U0339073

Juan M. Bilbao
Robert E. Schmidt

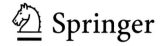

周围神经疾病的病理诊断

第 2 版

Biopsy Diagnosis of Peripheral Neuropathy

Second Edition

编 著 〔加〕胡安·M. 毕尔波
〔美〕罗伯特·E. 施密特
主 译 肖波 胡静
副主译 毕方方

天津出版传媒集团
天津科技翻译出版有限公司

著作权合同登记号:图字:02-2016-88

图书在版编目(CIP)数据

周围神经疾病的病理诊断 /(加)胡安·M.毕尔波
(Juan M. Bilbao),(美)罗伯特·E.施密特
(Robert E. Schmidt)编著;肖波,胡静主译. —天津:
天津科技翻译出版有限公司,2022.10
书名原文:Biopsy Diagnosis of Peripheral
Neuropathy
ISBN 978-7-5433-4194-4

Ⅰ.周…   Ⅱ.①胡… ②罗… ③肖… ④胡…   Ⅲ.
①周围神经系统疾病–诊疗   Ⅳ.①R745

中国版本图书馆 CIP 数据核字(2021)第 259305 号

Translation from English language edition:
Biopsy Diagnosis of Peripheral Neuropathy (2nd Ed.)
by Juan M. Bilbao and Robert E. Schmidt
Copyright © Springer International Publishing Switzerland 2015
Springer is part of Springer Science+Business Media
All Rights Reserved.

中文简体字版权属天津科技翻译出版有限公司。

授权单位:Springer International Publishing AG
出　　　版:天津科技翻译出版有限公司
出　版　人:刘子媛
地　　　址:天津市南开区白堤路 244 号
邮政编码:300192
电　　　话:(022)87894896
传　　　真:(022)87893237
网　　　址:www.tsttpc.com
印　　　刷:天津海顺印业包装有限公司
发　　　行:全国新华书店
版本记录:889mm×1194mm　16 开本　30 印张　700 千字
　　　　　2022 年 10 月第 1 版　2022 年 10 月第 1 次印刷
　　　　　定价:298.00 元

(如发现印装问题,可与出版社调换)

主译简介

肖波 湘雅医院一级主任医师,教授,博士生导师,中南大学湘雅医院神经医学中心主任,癫痫中心主任,国家周围神经疾病分中心主任,享受国务院特殊津贴。中南大学国家重点学科神经病学负责人,国家精品课程《神经病学》负责人,教育部优秀青年教师,全国高等学校优秀骨干教师。曾获"中南大学湘雅名医""湖南省湖湘名医""第三届国家名医""湖南省优秀青年科技工作者"称号、卫生部第十届赛克勒中国医师年度荣誉奖、卫生部优秀回国人员奖、吴阶平医学研究奖等。获国家科学技术进步二等奖、教育部科技进步一等奖。

现任中华医学会神经病学专业委员会副主任委员、中国抗癫痫协会副会长、中国医师协会神经病学分会癫痫专业委员会主任委员、科技部"973"计划项目复审专家,兼任《国际神经病学神经外科学杂志》主编、《神经病学与神经免疫学杂志》副主编、《中华神经科杂志》副总主编,以及20余本杂志的编委。

主编或主译《难治性癫痫》《癫痫治疗学》《抗癫痫持续状态的诊断与处理》《临床病案诊疗剖析》《神经病学住院医师手册》《神经病学药物治疗》等专著,主编专升本规划教材《神经病学》(第二版),参编全国高等医药院校五年制、七年制和八年制规划教材《神经病学》。

胡静 河北医科大学第三医院神经肌肉病科主任,二级教授,硕/博士研究生导师,留学日本鹿儿岛大学医学部,获神经病学博士学位。现任中华医学会神经病学分会(神经肌肉病学组、神经病理组、神经遗传学组)、ALS协作组委员,周围神经病协作组委员,《中华神经科杂志》编委。深耕骨骼肌和周围神经疾病诊断、治疗与研究,在骨骼肌、周围神经疾病病理诊断方面积累了丰富经验。编写《骨骼肌疾病临床病理诊断》1部。主持完成国家自然基金2项,发表SCI论文30余篇。

译者名单

主　译　肖　波　　中南大学湘雅医院
　　　　胡　静　　河北医科大学第三医院

副主译　毕方方　　中南大学湘雅医院

译　者　(按姓氏汉语拼音排序)
　　　　陈　锶　　中南大学湘雅医院
　　　　李　静　　中南大学湘雅医院
　　　　肖　飞　　重庆医科大学第一附属医院
　　　　徐严明　　四川大学华西医院
　　　　杨　欢　　中南大学湘雅医院
　　　　张　旻　　华中科技大学附属同济医院
　　　　张如旭　　中南大学湘雅三医院
　　　　赵玉英　　山东大学齐鲁医院
　　　　赵　哲　　河北医科大学第二附属医院
　　　　周瑾瑕　　中南大学湘雅医院

中文版前言

在我所从事神经病学临床工作的数十年里,诊断和治疗过无数周围神经疾病的病例,并对此具有独到的经验及深切的个人体会。作为一类临床上常见但病因繁多的疾病,周围神经疾病的诊断主要基于临床症状、电生理学以及影像学等特征。神经活检作为一种侵入性方法,其在周围神经疾病的诊断过程中并非是完全必需的,或因各种条件所限未能得到广泛的开展。然而,神经活检实际上是一种颇具价值的工具,对于某些病因引起或原因不明的周围神经疾病具有很大的临床应用意义,能够从病理学的角度提供疾病严重程度的信息以及诊断或鉴别诊断依据,并在某些情况下有助于指导后续治疗。

本书得到了众多具有丰富经验的神经病学专家和病理学专家的共同指导,通过加拿大多伦多的圣迈克尔医院收集或相关文献综述中所报道的大量神经活检病例,对周围神经的正常解剖、神经活检技术,以及各种原因所致周围神经疾病的临床表现、病理特征、发病机制和鉴别诊断进行了充分的阐述、分析与比较,为我们理解周围神经疾病提供了更为全面的视角。同时书中翔实的总结表格及高分辨率的光镜和电镜图片能够给予读者更好的体验。

有幸组织国内从事神经病学和病理学研究的学者对该书进行了翻译,诚挚地希望能够给广大医学相关专业人士展现神经活检独特的价值,增进其对于周围神经疾病的理解,激发其思维,为其临床工作或科学研究提供可靠的洞见和参考。我们要感谢 Gyl Midroni 和 Juan M. Bilbao 两位作者及其他医师和学者对本书撰写和出版所做出的贡献。同时我们也要感谢各位专家和编辑人员在中文翻译、校对以及本书出版过程中所付出的努力。

肖波

2022 年 3 月

序 言

    神经病学专家普遍认为周围神经系统疾病是神经病学中唯一没有"黑匣子"的领域：患者的临床症状、体征与病理过程、电生理结果之间的关系是非常明确的。然而，在 1995 年 Midroni 和 Bilbao 共同编写的《周围神经疾病的病理诊断》一书之前，其病理诊断的概念非常模糊，缺乏对活检和高质量图像处理与检测的指导，并过分强调神经纤维形态学的测量。本书内容可使我们从不同的学科进入这个领域，以确定进行神经活检的时机，充分了解首诊资料的临床意义，为我们提供了一种知识工具以达到病理诊断的目的。近 20 年过去了，分子遗传学仍然是诊断周围神经疾病的主要方法。虽然神经活检的数量减少了，但其重要性并没有降低。此外，详细地了解潜在的病理过程对于周围神经疾病患者的诊疗是至关重要的，即使是在没有进行活检的患者中。

    在新版中，Bilbao 和 Schmidt 医生对书的内容进行了更新，将分子生物学的研究进展和临床数据与组织学的结果整合到诊断的过程中，他们还介绍了周围神经疾病进行皮肤活检的研究进展。这本书一如既往地对相关文献进行了概括总结，行文简洁，并对相关手术操作的价值进行评估。本书充分地展示了高质量的病理图像，这将会给大多数的读者留下深刻的印象，并成为读者了解病理过程的主要工具。这本专著的优点之一在于它也是一本参考工具书，因为它的许多内容详细地描述了各种疾病的临床表现和发病机制。我非常愿意将本书推荐给任何正在寻求周围神经系统疾病指导的神经病学专家或病理学专家。不管读者是否使用显微镜，都会从本书中获得益处。

David G. Munoz, MD
圣迈克尔医院病理科
多伦多大学医学和病理学实验室
加拿大多伦多

前　言

本书是 1995 年出版的《周围神经疾病的病理诊断》(作者为 Gyl Midroni 和 Juan M. Bilbao,出版社:Butterworth Heinemann)的全新修订版本(并增加了新病例)。本书为第 2 版,向正在接受培训的神经活检病理学专家、神经学专家、神经病理学专家和神经科学家介绍了周围神经疾病的病理过程和发病机制。前 8 章介绍了周围神经的正常解剖及其细胞成分,并对活检进行评估(如何去除伪差的干扰),随后讨论了基本的病理过程,以及在诊断周围神经疾病时,神经活检与其他神经分析技术的不同作用。之后的 13 章则针对传统的神经疾病分类以及微观病理的谱系,展开详细的论述。

在过去的 20 年里, 分子遗传学在提高诊断的准确性和了解周围神经疾病的发病机制中发挥了重要的作用。1991 年,发现了 PMP-22 基因异常重复可导致 CMT1A,该病是最早被发现的,也是目前最常见的由基因缺陷引发的遗传性周围神经疾病。自那时以来,该组疾病的分子遗传学知识得到了迅速发展。通过采用第二代基因测序技术,确定了超过 70 种引发 CMT 及其相关疾病的致病基因。同样,DNA 直接测序也可以诊断大多数和周围神经疾病相关的遗传性淀粉样变性。因此,这些疾病神经活检的数量大幅下降。

尽管如此,和其他测试方法的结果以及发病机制相比,活检仍然是金标准。神经活检的指征包括:需要寻找间质病变(血管炎和非分泌型骨髓瘤淀粉样蛋白浸润),分子遗传学研究还不能帮助诊断遗传性多发性神经疾病,以及表现不典型的吉兰-巴雷综合征或不典型的慢性炎性脱髓鞘性多发性神经疾病,实验室结果阴性或临床表现不典型的多发性神经疾病(如结节病、运动症状为主的糖尿病性神经疾病)。在第 1 章和第 17 章中我们讨论了皮肤活检在评估小纤维神经疾病中的作用,这是一种可以避免腓肠神经活检的技术。这种方法可以对表皮内(无髓鞘)神经纤维进行可视化处理和定量分析。此外,无毛区皮肤活检最近被用于评估有髓鞘神经纤维和检测有无炎性改变和免疫球蛋白的沉积。无毛区皮肤有髓神经末梢和感受器的定量分析可以提高皮肤活检的作用,包括诊断远端型感觉性轴索病变。尽管如此,单纯的皮肤活检结果能否具有与全神经活检相同的诊断效能,仍有待证实。

我们感谢 Sandra Cohen 女士提供的电子显微镜的照片,感谢 Gyl Midroni 医生的建议。感谢 Charles Kassardjian 医生在第 1 章和第 8 章提出的宝贵建议。特别感谢 Maria Nolano 医生、William Kennedy 医生和李军医生提供了许多精致有益的皮肤正常和异常神经分布的共聚焦显微镜照片(见第 1 章),还有 Shinji Ohara 医生、Mitsunori Yamada 医生和 Hitoshi Takahashi 医生为我们提供了 AMAN 的案例介绍。我们也要感谢 Karen Green、Chris Dunham、Toral Patel、Connie Marshall 和 William Kraft 医生,以及我们在华盛顿大学的同事。感谢 Jordana Stewart 女士提供了文书协助。斯普林格出版公司(Springer)的主管 Martina Himberger 女士也提供了极大的帮助。Schmidt 医生要感谢他的妻子 Pam 对于他在准备这本书时的耐心和给予的忠告，并把他的工作成果献给他的孩子 Andrea 和 David。

Juan M. Bilbao

加拿大多伦多

Robert E. Schmidt

美国密苏里州圣路易斯

第一版前言

本书是在拥有 20 多年周围神经疾病病理学经验、在实际工作中应用神经活检的神经病学专家和病理学专家的指导下完成的，涵盖了多发性神经疾病的临床特征和神经的显微解剖结构以及相关病理变化的解释。本书注重于作为诊断工具的神经活检的实用性和局限性。以广阔的视角来看待问题，并大量综述了相关文献。希望我们努力提供的周围神经组织学和病理学的图片将有益于相关工作的进一步开展。

本书内容包括近 700 例神经活检，是在加拿大多伦多的圣迈克尔医院花费了 22 年的时间收集的。在该项研究中，我们采用的技术包括经典组织学、树脂组织学、免疫组织化学、电子显微镜，也涉及一些神经单纤维分离以及形态学测量。

我们认为皮下神经活检仅仅提供了周围神经疾病形态学改变的窗口，因此我们也参考了其他人体周围神经系统病理改变的书籍。

本书得到了圣约瑟夫姐妹医院、圣迈克尔医院病理科以及 Alan Hudson 医生的支持，负责本书的 Susan Pioli 编辑也给予了我们非常大的鼓励。

感谢 Dimitris Agamanolis(美国俄亥俄州)，George Davidson(加拿大多伦多)，John Deck(加拿大多伦多)，Venita Jay(加拿大多伦多)，Edward Johnson(加拿大艾德蕙顿)，Jacques Lamarche(加拿大魁北克省舍布鲁克市)，John Maguire(加拿大汉密尔顿)，Jean Michaud(美国蒙赫勒)，以及 David Munoz(英国伦敦)。

感谢 Peter Ashby，Sheldon Baryshnick，Neville Bayer 等医生和我们分享了丰富的临床案例。

Peter Ashby 医生、Kalman Kovacs 医生和 James Perry 医生为本书提供了许多有益的建议。我们感谢 Rob Macaulay 医生为本书所做出的贡献。美国密苏里州圣路易斯华盛顿大学医学院的 Daniel A. Hunter 完成了该项工作的形态学测量。圣迈克尔医院的图书馆为资料的收集提供了帮助。作者感谢加拿大 Mount Sinai 医院允许我们使用其器材和设备。Lianne Friesen 和 George Trogadis 提供了原始的图片。Maja Steinlin 和 Steffen Albrecht 医生提供了德语的翻译。

Sandra M. Cohen 感谢多伦多大学微生物实验室 Steven M. Doyle 提供了宝贵的技术援助和慷慨的贷款。

我们中的一位是对周围神经疾病有着特殊兴趣的临床神经病学专家，另一位则是经过临床神经病学远程培训和对神经病理学感兴趣的神经病理学专家。本人要感谢已故的 Morrison Finlayson 医生。

Juan M. Bilbao

加拿大多伦多

缩略词

AMAN	急性运动轴突神经疾病
CIDP	慢性炎性脱髓鞘性多发性神经疾病
EM	电子显微镜
GBS	吉兰-巴雷综合征
HE	苏木精-伊红
HMSN	遗传性运动感觉性神经疾病
LCA	白细胞共同抗原
LM	光学显微镜
MF	有髓鞘神经纤维
NMSC	不形成髓鞘的施万细胞
OB	洋葱球
PAS	过碘酸-希夫(染色反应)
PNS	周围神经系统
SC	施万细胞
SCSU	施万细胞亚基
UF	无髓鞘神经纤维

目 录

第 1 章

周围神经疾病和神经活检的作用

1.1 周围神经疾病的流行病学

周围神经疾病是一种重要的神经系统疾病,美国多发性神经疾病的发病率估计为 40/100 000,与癫痫或帕金森病接近(Kurtzke,1982),在一般人群中的患病率约为 2.4%(Martyn 和 Hughes,1997)。由于并未调查所有的患者,因此很难获得多发性神经疾病的病原学组成。例如,Dyck 等估计只有 10%患有遗传性运动感觉性神经疾病(HMSN–1 型或 CMT 1 型)的患者亲属以疾病症状作为就诊的直接原因(Dyck 等,1993)。许多患有轻度或亚临床神经疾病的个体,不论属于遗传性还是获得性的,可能不需要检查或治疗。关于周围神经疾病数目最大、记载最详尽的研究都来自专科中心或特定的活检病例,因此不能代表一般人群的神经疾病。

1.1.1 周围神经疾病的病因

对周围神经疾病的主要病因进行分类非常有用,即分为毒性获得性或代谢性、炎性或感染性、肿瘤性和副蛋白相关性以及遗传性(详见表 8.4)。毒性获得性或代谢性可能是神经疾病的主要因素,常见的原因包括糖尿病、酒精(乙醇)中毒、营养缺乏、药物毒性等。最常见的炎性和感染性神经疾病如吉兰–巴雷综合征(GBS)、慢性炎性脱髓鞘性多发性神经疾病(CIDP)、血管炎、HIV 相关性神经疾病以及麻风病相关性神经疾病。恶性肿瘤相关性神经疾病的致病机制包括副肿瘤、代谢紊乱以及肿瘤直接浸润神经等。最常见的家族性周围神经疾病是 CMT 1 型(CMT-1)和 2 型(CMT-2)。文献记载 10%~20%的神经疾病仍然是原因不明的(见后文)。一些病例报告来自有明确地理位置的患者,并给出了相关病变的发病频率。Prineas(1970)回顾了

1957—1966 年诊断为多发性神经疾病的 278 例住院患者,并排除了 49 例诊断存在疑问和检查不够完善的患者。30%~35%的患者存在中毒或代谢相关的患病因素,营养障碍性多发性神经疾病和酒精中毒性神经疾病的患者最多。维生素 B_{12} 缺乏性占 7%,药物引起的神经疾病占 7%,恶性肿瘤相关性为 7%,糖尿病性神经疾病占 5%。回顾性研究的数据表明,GBS 占 20%~25%,CIDP 占 7%~15%。梅奥诊所未确诊的周围神经疾病患者($n=205$)的最终诊断率为 76%(Dyck 等,1981)。21%的患者诊断为 CIDP,42%的患者诊断为遗传性神经病,其余的(糖尿病性、中毒性和肿瘤相关性)占 13%。原因可能是一些慢性特发性的患者,如存在家族史的遗传性病变的患者没有被包括在内。

在一个非常大的病例群体(>5000 例)中,包括尸检和神经活检后得到确切诊断的也只占 23%(Schröder,1998);常见的诊断包括血管炎(64%)、吉兰–巴雷综合征(10%)及淀粉样变性(4%)。在以色列 EMG 门诊的 120 例多发性神经疾病患者进行 3 年的观察随访中,可以看到糖尿病性神经疾病占 22%,而 20%为 GBS、CIDP 或血管炎;13%为遗传性,13%为代谢性,6%是药物导致的,4%合并恶性肿瘤,8%为其他原因,12%原因不明(Argov 等,1989)。来自法国的一项有关周围神经疾病的包含 380 例患者的前瞻性研究显示,酒精相关性或药物毒性的患者占 23%、糖尿病性占 16%,GBS 和 CIDP 占 16%,遗传性神经疾病占 10%,胶原病相关的神经疾病占 10%(Vallat 等,1983)。在多伦多大学进行的大样本(1000 例连续性资料)神经活检中,约 29%的病例得到了明确的诊断(Bilbao,2004)。Barohn(1998)研究了 402 例得克萨斯大学神经肌病门诊的患者,最常见的诊断是遗传性(30%),其次是隐源性多发性神经疾病(23%)、糖尿病

性(15%)以及炎性脱髓鞘性多发性神经疾病(13%)。在这些研究中,糖尿病性神经疾病数量通常被低估,因为许多糖尿病的患者并没有被转诊至神经科,而且很少由于神经疾病住院,或他们仅仅因临床表现或病程不典型而进行活检。

因此,尽管缺乏一般人群多发性神经疾病的发病率和类型的有关信息,粗略估计提示发达国家中的代谢性(包括糖尿病性)、毒性和营养性因素引发了超过50%的神经疾病,炎症性神经疾病(主要是GBS、CIDP和血管炎)为10%~20%,肿瘤相关性神经疾病为5%~10%,以及病因不明的占10%~20%,其余为各种各样罕见的神经疾病。小儿神经疾病的病因则不同,以家族性神经疾病为主(Ouvrier等,1990)。

地理因素也会影响人群神经疾病的发病率。印度患病人群调查显示66%的患者的神经疾病为糖尿病性,14%为麻风病相关,11%为吉兰-巴雷综合征(Wadia,1984)。其中,麻风病、营养和家族性神经疾病的患者纳入人数不足,GBS则是纳入人数过多。一项1980年的综述中,Osuntokun(1980)估计,在非洲接诊的神经疾病患者中,25%~40%为营养障碍性,5%~10%为麻风病、酒精性和吉兰-巴雷综合征,糖尿病和卟啉病各占3%。然而作者认为如果考虑所有的患者,包括没有被神经科接诊的患者,麻风病应该是引发神经疾病最常见的原因,糖尿病性神经疾病的比例也会更多。HIV在全球范围内引发的神经疾病也会增多,为10%~60%(Schifitto等,2002)。

1.1.2 不明原因的周围神经疾病

尽管有着不同的选择标准,不明原因的神经疾病占比却有着惊人的一致性,为10%~25%(Argov等,1989;Corvisier等,1987;Grahmann等,1991;McLeod,1984;Vallat等,1983;Wolfe等,1999)。1950—1970年报道的56%~70%的多发性神经疾病是病因不明的(Matthews,1952;Rose,1960),但是没有包括一些有明确病因的周围神经疾病,如GBS、CIDP、副蛋白相关的神经疾病、副肿瘤相关的神经疾病,以及无家族史的遗传性神经疾病(Dyck,1981)。

当重新检查一些慢性特发性神经疾病的患者时,可以进行一些病因诊断。McLeod等(1984)报道,约有1/3的慢性特发性神经疾病的患者可以在1年的随诊时间中得到确诊,Grahmann等(1991)报道了类似的

结果。在前面提到的205例未确诊患者的回顾性分析中,最终有76%的患者做出了病因诊断(Dyck等,1981);然而,这些患者进行的检查可能不如之前McLeod等(1984)的研究充分。和以上报道相反,Jann等(2001)在随访40例多发性感觉运动性神经疾病的患者4年后仍无法明确病因。同样,Notermans等(1994)发现随访5年的时间,75例患者中只有4例患者可以获得病因诊断。这些作者提出,对于不明病因的缓慢进展的多神经疾病患者,可以进行大量检查,但定期重复的检查没有必要。

病因不明的神经疾病的术语逐渐演变,目前首选的术语是慢性特发性轴突性多发性神经疾病(CIAP)(Singer等,2012)。最新的数据表明,经过详细的评估,最终确诊为CIAP的患者往往进展缓慢,无力的症状或残疾的程度非常轻微(Jann等,2001;Notermans等,1994;Wolfe等,1999)。CIAP患者的发病年龄为50岁~60岁,主要表现为麻木和感觉异常,并具有长度依赖性。肌力相对保留,反射减弱或者消失。事实上,基于一贯的临床特点和病程,CIAP可以作为一个独立的临床疾病(Wolfe等,1999;Singer等,2012)。

这些研究强调病史采集在诊断时的重要性,尤其是要询问是否有家族性的神经疾病或存在有毒物质接触史(Dyck等,1981;Jann等,2001;McLeod等,1984)。对家庭成员进行检查,即使没有出现症状也会有很大的帮助。在其他患者中,如果出现恶性肿瘤或其他系统性疾病时,病因就非常的明确,如果患者的临床病程偏离了我们所预估的CIAP时,就需要对患者进行重新评估。

1.2 神经活检对评估周围神经疾病的作用

对于很多患者来讲,神经活检并非是必需的步骤,例如,中毒性或代谢性的神经疾病、家族性的神经疾病、吉兰-巴雷综合征、已知存在副蛋白血症或系统性恶性疾病的患者。此外,怀疑CIDP的患者也没有必要行神经活检(见下文)。但无论如何,神经活检在诊断周围神经疾病中发挥了重要的作用(表1.1)。

1.2.1 圣迈克尔医院的经验回顾

1.2.1.1 组织学资料和临床数据

自1972年以来,圣迈克尔医院的周围神经疾病

表 1.1　可利用神经活检确诊的疾病

炎症性/感染性

巨噬细胞介导的脱髓鞘性神经疾病(CIDP,GBS)

血管炎性神经疾病

麻风病性神经疾病,尤其是原发性神经炎性麻风病

结节病,或肉芽肿性神经疾病

在免疫抑制的患者中巨细胞病毒神经炎

肿瘤/副蛋白相关的神经疾病

非淀粉样变性副蛋白相关的神经疾病

　髓鞘相关糖蛋白 IgM 的神经疾病[a]

　POEMS 综合征(不完全性脱髓鞘)[a]

免疫球蛋白沉积病

原发性淀粉样变性

肿瘤浸润性神经疾病

淋巴瘤样肉芽肿病

代谢性/中毒性

胺碘酮导致的神经疾病

六碳类药物导致的神经疾病

遗传性周围神经疾病

遗传性压力易感性神经疾病[b]

淀粉样变性,家族性

巨轴突神经疾病

神经轴突营养不良

葡聚糖神经疾病

遗传性感觉和自主神经性神经疾病

沉积病

　异染性脑白质营养不良[b]

　肾上腺脑白质营养不良[b]

　球形细胞脑白质[b]

　尼曼-皮克病[b]

　法布里病[b]

　Tangier 病[b]

神经元蜡样质脂褐质沉积症

[a] 没有必然的相关性。

[b] 可以避免组织检查进行无创生化或基因检测。

病理实验室已经处理了近 700 例神经活检样本。几乎全部为腓肠神经,极少数为桡神经或尺神经的皮支,或腓神经的侧支。在这段时间里,同一位病理学家(JMB)使用相同的分析方式(见第 7 章)来评估这些病例。回顾了 1986—1993 年 267 例神经活检的报告资料,将组织学改变分为非特异性(轴突变性、节段性脱髓鞘,同时存在轴突/脱髓鞘,炎症性或非炎症性)或在缺乏临床资料的情况下可做出特定诊断的表现(如血管炎、淀粉样变性)。临床医生使用所有可利用的信

息,包括活检结果和随访的结果来做出最终诊断。根据现有的临床资料,神经活检的作用被归类为三种:没有价值的、有益的,或对患者管理来说必不可少的。

一个没有价值的活检除了提供一定关于疾病严重程度和活动性的信息外,并不能改变患者的管理方式。有价值的活检应:①可以提供支持疑似病因的诊断证据,用于治疗或遗传咨询(例如,CIDP,CMT);②排除可能的诊断(例如,疑似 CMT-2 时发现了显著的沃勒变性);③区分两种可能影响治疗方案的诊断(例如,麻风病和来自麻风病流行区的血管炎性神经疾病患者)。患者管理必需的活检可有以下价值:①可对神经疾病进行明确的病因诊断;②对诊断有提示性但无法完全确定诊断,导致患者治疗方式的改变(例如,非干酪性肉芽肿提示结节病,或发现 CIDP 典型的"轴突"神经疾病)。

1.2.1.2　结果

回顾 267 例患者的神经活检和临床资料,患者的平均年龄为 57.5 岁(图 1.1),其中 234 例有足够的临床资料来确定临床和病理的相关性。234 例患者的病因诊断率最终达到了 76%(表 1.2)。16%的神经活检有诊断价值(表 1.3)。

神经活检在 48 例(21%)患者中有必要性。大多数患者有明确的诊断(例如,血管炎、淀粉样变性、麻风病)。在 3 个病例中,活检发现了之前未怀疑的典型 CIDP 改变。1 例患者临床诊断为 CMT-1,活检显示存

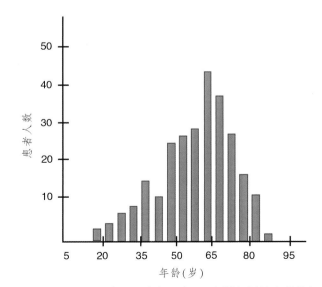

图 1.1　1986—1993 年圣迈克尔医院 267 例神经活检患者的年龄分布。

表 1.2 267 例神经活检患者的临床和病理相关性

组织学	N	特定病因		非特异性组织学			
				非炎症性的		炎性	
		混合	轴突	混合/脱髓鞘	轴突损害	混合/脱髓鞘	正常
获得最终诊断(n=177)							
CIDP/GBS	51	(4)[c]	5	12	7	27	1
血管炎	19	19	0	0	0	0	0
副蛋白血症	12	2	3	3	1	2	1
NASID	11	0	3	1	4	2	1
糖尿病	10	0	5	2	2	1	0
毒性/营养[a]	10	3	6	1	0	0	0
HMSN-1	5	0	0	5	0	0	0
HMSN-2	7	0	7	0	0	0	0
淀粉样变性	5	4	1	0	0	0	0
尿毒症	4	0	3	1	0	0	0
副肿瘤	4	0	2	0	2	0	0
其他[b]	13	10	2	0	1	0	0
非神经疾病	25	0	7	3	0	0	15
未获得最终诊断(n= 90)							
原因不明的	52	0	29	10	7	2	4
资料不完整	33	1	19	2	6	2	3
随机的	5	0	2	1	0	0	2
总计	267	39	94	41	30	36	27
		15%	35%	15.3%	11.2%	13.5%	10%

[a] 乙醇(3),胺碘酮(3),异烟肼/乙胺丁醇(1),苯妥英钠(1),普罗帕酮(1),严重营养不良(1)。

[b] 遗传性压力易感性神经疾病(3),肉芽肿性神经疾病(2),麻风病(2),淋巴瘤(2),法布里病(1),特发性感觉神经节炎(1),脊髓小脑变性症(1),甲状腺功能减退(1)。

[c] 电镜下观察到的 4 例巨噬细胞介导的脱髓鞘性神经疾病,见表 1.3 脚注。

在明确的 CIDP 的炎症特征。两例临床诊断为 CMT-2,活检显示存在其他病理结果,导致了患者治疗方案的改变:1 例患者因为药物的毒性反应而停用,另 1 例患者则给予激素治疗。

我们认为神经活检有助于 52 例患者(22%)的诊断。在大多数的病例中,活检支持 CIDP、CMT-1 或 CMT-2 的诊断,在其他病例中,治疗前通过显示以炎症为主的病理改变来区分副肿瘤和化疗相关性神经疾病,或确诊有不典型的病史和体征的 GBS 患者。在 1 例患者中,神经活检显示选择性有髓小纤维丧失提示淀粉样变性,但未发现淀粉样蛋白沉积;而直肠和肌肉组织的检查证实了这种猜测。

由于纳入研究的 267 例患者均进行了病理学实验室检查,因此该研究倾向于诊断困难的神经疾病以及活检有诊断价值的疾病。这种情况导致 CIDP 和血管炎的比例过高(24%),以及不明原因的神经疾病比例相对过高(表 1.2)。约半数不明原因的神经疾病患者症状轻微,表现为进行性或缓慢进展的神经疾病,和之前所报道的结果相同(Jann 等,2001;Wolfe 等,1999;Grahmann,1991;McLeod 等,1984)。

对这些材料的分析表明,神经活检对于神经疾病的诊断价值在轴突损害、髓鞘损害以及混合性病例表现之间是没有差异的(表 1.4)。实际上,轴突型神经疾病患者的神经活检可发现重要、且常常是意料之外的病理改变,如血管炎和淀粉样变性。此外,电生理提示轴突损害的 3 例患者的活检为典型的 CIDP 表现。

1.2.2 神经活检作用的文献资料数据

120 例行肌电图检查的患者中的 53 例进行了神经活检(Argov 等,1989)。53 例活检中有38%提供了有

表 1.3　43 例活检中的特异性发现

坏死性血管炎	20
淀粉样变性	4(2 例家族性 TTR,2 例特发性)
CIDP(MMD)[a]	4
腊肠体样神经病	3
胺碘酮	3
麻风病	2
副蛋白[b]	2
肉芽肿性(结节)	2
淋巴瘤(浸润性)	2
法布里病	1

[a] MMD: 巨噬细胞介导的脱髓鞘,这一发现主要见于 CIDP 和 GBS,并且比 4/52 更常见。然而,当临床证据和光镜结果一致时,可不必在电镜下寻找 MMD。

[b] 副蛋白神经疾病通常没有特征性发现。然而其中一个活检提示间隔很大的髓鞘与循环 IgM 副蛋白有强烈相关性,该 IgM 副蛋白有针对髓鞘相关糖蛋白的活性。另一例则表现为神经萎缩并伴有大量 kappa 轻链沉积。

表 1.4　电镜结果提示的活检的作用

	轴突	脱髓鞘/混合	正常
没有帮助	64	21	31
有用	21(19%)	30(46%)	0
必要	24(22%)	14(22%)	2(6%)

n=207

助于诊断的信息,其中一半(19%)改变了治疗方案。在另外一组 56 例腓肠神经活检中,27%提供了重要的诊断信息。另外 37%的活检结果没有特异性,但支持了怀疑的临床诊断和排除了部分鉴别诊断(Neundorfer 等,1990)。Oh(1990)总结 385 例活检的个人经验,发现 24%的患者能获得确切诊断。Chia 等(1996)发现在 100 例致残性神经疾病的老年患者的神经活检中,血管炎高发(达 1/3),提示老年患者病因不明的多灶性神经疾病应行神经活检。Deprez 等(2000)的另一项研究提示,结合临床特征可以提高神经活检的诊断率。这些研究者发现,神经活检可以帮助 50%~60%怀疑血管炎或 CIDP 患者确诊。其他已被证明可以提高神经活检实用性的特征包括临床或电生理的结果,以及症状开始 6 个月的活检结果(Schweikert 等,2007;Deprez 等,2000)。最终,50 例患者中,行腓肠神经活检的患者有 14%改变了诊断,60%改变了治疗方案,33%的患者在短期随访内出现

持续加重的疼痛(Gabriel 等,2000)。

因此,总的来看,20%~30%的神经活检可以提供关键性的诊断信息或改变患者治疗方案。如果神经疾病是急性、亚急性或者多灶性的(临床怀疑血管炎性神经疾病的概率较高),神经活检价值更高。

1.3　神经活检的适应证

有关神经活检的适应证没有明确规范。世界神经病学协会神经肌肉病学组 1967 年的一项研究指出:"神经活检应该在设施齐全、可以进行详细组织学研究的特定中心完成,并且该检查的临床适应证极少"(Thomas,1970)。尽管我们认为这项声明十分严格,我们同意对神经活检样本病理变化的理解需要相关经验。许多问题困扰着初学者,特别是活检过程中(挤压、拉伸)产生的伪差,包括活检的过程(处理粗糙,固定延迟,高渗性固定剂),和包埋(神经束定位不准确,树脂的类型)。神经组织处理必需的技术可以很容易从组织学实验室中获得改良,包括石蜡、冰冻和塑料切片中的塑料树脂包埋、电子显微镜和免疫组织化学。诊断很少需要更高难度的单纤维分离技术。关于神经活检的适应证,上文引述的观点已被采用,即:①CIDP 是一种可治疗的神经疾病;②具有免疫组化技术(例如,鉴定淀粉样蛋白);③存在非系统性血管炎性神经疾病的出现 (Dyck 等,1987)、巨轴突神经疾病(Asbury 等,1972)和遗传性压力易感性神经疾病(HNPP)(Behse 等,1972)。此外,与 20 世纪 60 年代采用的石蜡包埋技术相比,光学显微镜和电子显微镜使用的塑料包埋材料可以更好地检测髓鞘和轴突的病变。

Asbury 和 Gilliatt(1984)强调了神经活检在非对称性和多发性神经疾病中的实用性:"远端对称性多发性神经疾病,无论是亚急性或慢性,轴突损害或髓鞘损害,神经活检都不能进一步明确诊断。"然而我们发现,只有 1/3 的非对称性神经疾病的神经活检表现被归类为有治疗的必要性。50%~70%的血管炎性神经疾病和 HNPP 为非对称性的神经疾病。绝大多数的血管炎性神经疾病及全部的淀粉样变性、结节病、胺碘酮相关、直接浸润、副肿瘤性,以及炎症性脱髓鞘性神经疾病是对称性的神经疾病。

我们病例研究中的谱系和发病率与既往的文献报道非常相似(Argov 等,1989;Neundorfer 等,1990;Oh,

1990）。这表明尽管没有公认的神经活检指南，医生在不同机构进行的神经活检的适应证是类似的。如上所述，活检在 20% 的病例中提供了关键的信息，在另外 20% 的病例中提供了有用的信息。显然，神经活检是一个有价值的检查。不幸的是，在这些报告中 50% 或更多的神经活检没有提供任何有用的信息。判断患者不需要进行神经活检会降低无意义操作的发生率。虽然有人提出应"恰当选择"患者进行活检，但没有具体的活检标准（England 和 Asbury，2004；Said，1999）。

1.3.1　临床和电生理标准不能排除神经活检的必要性

尽管一些人认为轴突病变的诊断率要低于髓鞘损害（Argov 等，1989），但我们的结果（表 1.4）和 Neundorfer 等（1990）并不支持这一论断。Asbury 和 Gilliatt（1984）曾说远端对称性神经疾病的活检确诊率低，但我们在该类活检中发现了血管炎、淀粉样变性、肉芽肿病和副蛋白沉积。

最重要的是，临床标准不能排除血管炎周围性神经疾病的可能性。我们的活检切片中 7% 是血管炎，其他报道则是 4%~16%（Schweikert 等，2007；Harati 和 Niakan，1986；Hawke 等，1991；Oh，1990）。在一组 100 例致残性神经疾病的老年患者活检资料中，发现 33% 有血管炎性周围神经疾病，30% 为远端对称或远端轻度不对称的神经疾病（Chia 等，1996）。我们的 32 例临床资料的活检确诊病例中，血管炎性周围神经疾病最常见的综合征为远端对称性多发性神经病（46%）。38% 的患者表现为多发性单神经疾病，16% 是非对称性多发性神经疾病。尽管活检更多应用于多发性单神经疾病，19%~76% 的神经活检病例为不考虑血管炎的急性、亚急性或慢性进行性对称性远端感觉运动多发性神经疾病。此外，血管炎的经典电生理表现是轴突型神经疾病，32 例患者中的 3 例在圣迈克尔医院实验室经神经活检证实为坏死性血管炎，电生理提示传导速度减慢或传导阻滞。最后，以我们的 32 例患者中的 4 例为例，血管炎可局限于周围神经系统。因此，在一些情况下，仅神经活检就可以识别这种可治性神经疾病。

神经传导速度正常的患者活检诊断率较低（33 例活检中的 31 例没有参考价值），这并不奇怪。大多数患者最终发现没有神经疾病。两例病例（其中 1 例完全出乎意料）最终确诊为法布里病和肉芽肿性神经疾

病，后者 5 年后在尸检中才发现有结节病。

1.3.2　神经活检在疑似 CIDP 的患者中意义有限

1986—1993 年，圣迈克尔医院实验室进行的神经活检最常见的原因是临床医生希望诊断或排除 CIDP。其他实验室的工作人员报告了类似的情况（Solders，1988）。然而，在第 9 章的讨论中，我们的数据和文献表明，活检不能排除 CIDP 的诊断，除非存在另一种确切的诊断。在一项研究中，腓肠神经活检不能显示 CIDP 和慢性轴突性神经疾病之间有显著差异（Bosboom 等，2001）。因此，怀疑 CIDP 时进行活检的价值不大（Krendel 等，1989）。神经活检能鉴别 CIDP 和 CMT-1 或 CMT-1 叠加 CIDP，但临床和电生理表现和遗传学检查足以得出诊断（Dyck 等，1982；Gabreels-Festen 等，1993；Sladky 等，1986）。

对诊断疑似 CIDP 来说，更重要的是在缺乏临床证据的情况下发现 CIDP。就如我们 109 例患者中的 3 例一样，在一些电生理表现为轴突型神经疾病的患者中可出现典型的 CIDP 病理改变，从而指导有效的治疗（Barohn 等，1989）。

1.3.3　神经活检的使用指南

我们无法为神经活检的适应证制订固定的标准。如前所述，在完善临床和电生理检查，包括筛查遗传性神经疾病患者的亲属后，临床医生仍然不能得出最终的诊断，则认为该神经疾病原因不明。原因不明的轻度渐进性多发性神经疾病需要经过一段时间的观察和反复评估（Jann 等，2001；Notermans 等，1994；Grahmann 等，1981；McLeod 等，1984）。我们也有在患者没有接受治疗的情况下，通过活检对其做出明确诊断的经验。患者可能因为疾病症状轻微、治疗的毒性（通常是激素治疗）或者处于重症的终末期而拒绝治疗（如 HIV）。

神经活检在中毒性/代谢性和遗传性神经疾病中几乎不能提供任何有用的信息。虽然在一定数量的患者中，活检可能提示这些疾病（例如，六碳中毒的轴突肿胀，胺碘酮中毒的包涵体，HNPP 的髓鞘腊肠样结构），但这些疾病通常可以通过病史、体格检查和无创实验室检查来做出诊断。如前所述（同时参见第 9 章），由于 CIDP 和 GBS 的诊断建立在临床和电生理的基础上，临床医生可以选择先进行治疗，而将活检

留到治疗失败或疾病表现不典型时进行。

神经活检的最佳适应证是疑似血管炎性神经疾病，以及诊断不明确或在其他已完成检查结果的基础上无法诊断时。绝大多数的病例都是急性或亚急性和非对称性神经疾病；然而，正如前文所述，如果临床高度怀疑炎性神经疾病，即使是对称的远端性神经疾病也可行活检。根据临床怀疑的不同程度，在无组织学证据的前提下，血管炎性神经疾病也可以先行治疗，特别是已知患者有系统性血管炎的情况下。对于一些神经疾病，应考虑选择活检（见后文）。相关章节详细讨论了各种周围神经疾病神经活检的敏感性、特异性和适应证。另一个相对明确的神经活检指征，包括临床怀疑某种有着明确治疗或预后的疾病，或其他组织活检（如腹部脂肪垫）出现阴性结果，或病程中仅有周围神经系统损害。相关例子包括淀粉样变性、麻风病、恶性肿瘤（如淋巴瘤）。在一些可能有新治疗方案的疾病中这种情况尤为重要，如遗传性家族性淀粉样变性的二氟尼柳治疗（Berk 等，2013）。

根据前面的讨论，我们建议所有病因不明的多发性神经疾病都应进行活检，并应考虑以下几点：①患者应接受一套详尽的无创性检查，并在适当的情况下，活检应在容易取得组织的部位完成（例如，怀疑结节病时行结膜活检）。②如果活检发现炎症，神经疾病应足够严重且进行性加重，才考虑使用免疫治疗。在患者拒绝治疗或治疗指征不明确的情况下，活检可能是不合理的。③如无电生理异常，活检价值极低。然而，如果临床表现高度怀疑神经疾病，仍然可以考虑活检。④神经活检时尽可能避开拥有正常感觉的皮肤区域，以免产生新的症状。

1.4　活检的部位

1.4.1　活检部位的选择

进行神经活检时，临床医生必须考虑到该操作的创伤性和有阳性发现的概率。在淀粉样变性神经疾病中，腹部脂肪垫活检常常能识别淀粉样蛋白，诊断系统性淀粉样变性的敏感性超过 80%（van Gameren 等，2006）。对疑似麻风病的患者首先应完善皮肤检查，但神经活检在原发性麻风病性神经疾病中不可或缺。同样，皮肤或结膜活检容易发现糖原贮积病和轴突营养不良的特征性表现，包括巨轴突神经质（见第 19 章）、

营养不良（见第 19 章）、神经元蜡样质脂褐质沉积症、法布里病和尼曼–皮克病（见第 20 章），以及结节病。

在没有临床或电生理的证据支持存在神经疾病的情况下，我们偶尔也会进行神经活检，这是为了证实临床怀疑的系统性疾病，通常是血管炎。虽然部分活检有诊断价值，但大多数为阴性结果。在没有电生理证据支持神经疾病的情况下，我们不主张行神经活检。如果活检部位有相应的临床症状，如肾脏、皮肤、肝脏和肺，则活检阳性率会更高。我们的经验表明，肌肉活检较神经活检阳性率更高且损伤小。

1.4.2　活检的神经

Dyck 和 Lofgren（1968）列出了选取神经活检的最佳部位所需要考虑的因素。为明确诊断截取部分周围神经，应最大限度地避免损害。因此一般不选取运动神经（见下文）。活检部位应避免局部创伤可能产生改变的区域，这些改变可能会被误认为周围神经疾病。一般选取远端神经，因为在大多数神经疾病中，神经走行越长损伤越重。所选择的神经应该能够进行传导检查，并具有可预测的解剖学结构以及神经束构造。

由于腓肠神经比其他任何神经都更容易满足上述标准，因此它是目前最常用的活检部位。腓肠神经传导的检查在大多数实验室都可以完成，从而可以建立临床和病理改变之间的联系。我们实验室几乎所有的神经活检都是在这个部位进行的。最常见的暴露神经的位置是外踝关节的后上方，在外踝和跟腱之间的神经沟内。如有需要，切除长度可达 6~10cm，包含一些不显著的分支。与其他任何神经相比较，该神经具有更加规范的数据。相关步骤的细节，读者可以参考 Dyck 及其同事的文章（1984），以及 Asbury 和 Johnson 的著作（1978）。

其他浅表皮神经也可用于活检，Dyck 等已有总结（1984）。在法国，腓浅神经受到很多作者青睐。这种技术的优点在于通过同一切口更容易获得肌肉组织（Kissel 和 Mendel，1992）。此外，血管炎性神经疾病理论上讲最常累及腓总神经，一项回顾性研究数据显示腓浅神经和腓骨短肌联合活检诊断血管炎的诊断率为 30%（Collins 等，2000）。在腕关节处截取桡神经皮支会导致手部的感觉丧失，但在诊断主要累及上肢的神经疾病中可能有价值。有人提出桡神经皮支的示指分支是研究早期麻风病性神经疾病的一个合适的位置（Antia 等，1975）。其他可用于活检的皮肤神经包括

隐神经、前臂外侧皮神经和耳大神经(Dyck 等,1984)。

由于不同位置的表皮神经存在差异,术者应该选择一个合适的活检部位。例如,桡神经浅支有髓大神经纤维的比例比腓肠神经高(Tackmann 等,1976),而且腓肠神经中,与年龄相关的大纤维脱失较重(O'Sullivan 和 Swallow,1968)。尽管文献的数据有时自相矛盾,但这些神经在神经束面积和纤维密度上也有所不同(O'Sullivan 和 Swallow,1968;Tackmann 等,1976)。

多数情况下,由于运动神经活检会导致肌无力,运动神经不适合作为活检部位。然而,在纯运动性神经疾病等情况下,仅运动神经活检才能提供有诊断价值的病理学结果。Stevens 等(1973)描述了截取腓深神经运动支的步骤,并提供了标准值数据。Hall 等(1992)在局麻下对肱二头肌长头处肌皮神经的末端分支进行了采样。在某些情况下,有足够尺寸和髓鞘的肌内神经活检可以提供在神经疾病中运动纤维受累的证据。

1.4.3　神经和肌肉联合活检

在诊断血管炎和淀粉样变性时主张行神经和肌肉联合活检,这两种疾病同时也是神经活检的主要适应证。肌肉活检也是寻找结节病证据的方法之一(Stern 等,1985)。在坏死性血管炎中,在神经活检的基础上加行肌肉活检可提高 15%~45% 的诊断率(Dyck 等,1987;Hawke 等,1991;Vincent 等,1985;Vital 等,2006)。最新的 Meta 分析表明,与单独的神经活检相比,神经肌肉联合活检可以提高血管炎 5%~15% 的诊断率(Vrancken 等,2011)。在一项 83 例完成神经和肌肉活检的患者研究中,坏死性动脉炎在肌肉活检中出现率为 45%,在神经活检出现率为 20%,两者联合的出现率为 30%,包括选择性周围神经系统血管炎患者(Said 等,1988)。然而,这一发现并不常见。在一项 53 例活检确诊的血管炎性神经病的回顾性研究中,只有 1 例患者在肌肉活检中发现血管炎而在神经活检中没有发现(Bennett 等,2008)。总体而言,当临床医生怀疑患者为血管炎或淀粉样变性时,我们推荐联合神经活检和肌肉活检。

肌肉和神经联合活检中,单切口最大限度地减少了患者不适。我们通过中段小腿中线切口获得了良好的效果,腓肠神经在该处腓肠肌的头部之间穿过筋膜。另一种方案是腓浅神经和腓骨短肌活检(Kissel 和

Mendel,1992;Said 等,1988)。

1.4.4　神经束活检与全神经活检的对比

我们建议所有用于诊断目的的神经活检截取整个神经干的厚度。Dyck 和 Lofgren(1966)提出,神经束活检技术可降低术后感觉缺失。然而,大多数术者不采取这种方法 (Argov 等,1989;Asbury 和 Johnson 1978;Behse 等,1972;Neundorfer 等,1990;Oh 1990;Pollock 等,1983)。神经束活检减少了本就很少的可用于诊断的组织。在血管炎、淀粉样变、麻风病或恶性浸润等多灶性疾病中,诊断率降低。周围神经血管炎通常影响神经外膜,而神经束活检取得的组织中几乎没有神经外膜。此外,也无法比较神经束之间轴突数量和病理的异同。虽然正常神经的神经束活检难度不大,但当有明显的神经萎缩、炎症或纤维化时该技术的实施将会变得十分困难。而且由于神经束活检操作的精细程度,增加了产生伪差的机会。最后,尽管神经束活检的理论优势是减少活检后并发症的发生率,但是许多研究发现,其与全神经活检相比并无显著性差异(Pollock 等,1983;Solders,1988;Gabriel 等,2000)。一个可能运用该技术的适应证是诊断累及较大的运动神经的疾病,如经放射学证实的坐骨神经和臂丛神经损伤(Tracy 等,2012)。

1.5　神经活检的后遗症

如果行全神经活检,腓肠神经支配区域可能会出现部分感觉缺失(Flachenecker 等,1999;Pollock 等,1983)。这个结果本身并不会引起太多问题。部分患者可完全恢复腓肠神经支配区域的感觉(Solders,1988),而在大多数患者中,感觉麻木区域会在数月到数年内明显缩小至一个较小的范围 (Neundorfer 等,1990;poburski 等,1985)。

1.5.1　延迟愈合、伤口感染和神经瘤形成

1% 的患者会发生严重并发症,如严重的伤口感染或需要切除的神经瘤(Asbury 和 Johnson,1978;Oh,1990;Perry 和 Bril,1994)。虽然我们没有专门收集这些数据,但在 267 例活检中,我们发现只有两例患者有明显的伤口感染和一例患者需要切除神经瘤。这两例出现严重伤口感染的患者均患有系统性血管炎,以

及曾使用类固醇治疗。Oh(1990)也报告了类似结果。

1.5.2　短暂不适

30%~50%的患者会在术后立即出现疼痛(Perry 和 Bril,1994;Solders,1988)。在活检后 4 周,54 例患者中的 22% 由于其他疼痛或感觉异常而感到不适(Solders,1988)。Dyck 及其同事曾经报道 36% 的患者活检后 3 个月出现各种不适(Dyck 等,1984)。

1.5.3　持久的不适

在不同的队列研究中,持久感觉异常、感觉障碍或疼痛的发生率不同。Oh(1990)报道没有患者在活检后两年还会出现类似症状。更接近实际情况的是,大多数研究者报道活检后 6~12 个月显著感觉异常的发生率为 10%(Dyck,1982;Poburski 等,1985;Solders,1988),Perry 报道 19% 的患者存在持续性疼痛,50% 的患者存在持续的感觉异常症状,尽管这些症状都不算"严重"(Perry 和 Bril,1994)。同样,Flachenecker 等(1999)发现,19% 的患者有持续性的感觉异常,33% 的患者有持续性疼痛,两者在活检后两年的出现率有所降低。Dyck 等(1984)研究发现,40% 的患者在活检后的 1 年经历过活检相关不适,但多数患者症状轻微,为间歇性发作,并随着时间的推移有所改善,只有 10% 的患者存在显著的不适。尽管可能出现这些后遗症,但神经活检对谨慎选择出的患者的诊断仍然有很大价值(King 和 Ginsberg,2013)。

1.6　未来的方向

在过去的几十年里,对包括神经在内的活检组织的研究在于明确其组织学表现,以利于发现提示病因的病理过程。这些技术的不断改进,比如电镜和免疫组织化学染色,显著提高了研究者从组织中获取有效信息的能力。

1.6.1　皮肤活检

Wang 及其同事在 1990 年首次使用抗 9.5 蛋白基因产物抗体发现了表皮和真皮存在广泛神经支配。在随后的 21 年里,有大量的文献专注于利用皮肤活检来评估真皮和表皮神经纤维(IENF,参见 Mellgren 等 2013 年的综述)。皮肤活检已成为从以下三个方面评估皮肤神经支配的公认检查方式:表皮内无髓纤维定

量,真皮有髓神经纤维的病理特征,Meissner 小体(MCS)定量和形态学改变(Nolano 等,2003;Lauria 等,2009,2010)。皮肤活检可在身体的任何部位进行;因此对于长度依赖性的神经疾病,皮肤活检的位置在下肢的远端,外踝上约 10cm(Lauria 等,2009)。皮肤下的神经结构包括最远端的各种不同直径的神经纤维支配的自主神经和感觉器官,这些神经纤维起源于三叉神经、脊神经节以及交感神经节细胞。常规的电生理检查无法评估这些改变,但这些检查在未发现腓肠神经异常的情况下可能提供 PNS 病变的相关证据(Lauria 等,2009)。

在一部分有明确神经受累症状的患者中腓肠神经病理未发现异常,阻碍了小纤维神经疾病(SFN)的研究(Bednarik 等,2009)。在选择性累及表皮内无髓神经纤维的小纤维感觉性神经疾病中,显微镜下皮肤检查已成为一种有效的诊断方法(Lauria 等,2010)(图 1.2a-d)。表皮内无髓神经纤维在腿部多毛的皮肤部位较为常见(Ebenezer 等,2007;Peltier 等,2013;Myers 等,2013)。一些文献使用明视野免疫组织化学的方法对表皮神经纤维进行定量分析,从而提供了标准值范围(Lauria 等,2009)。

从肢体的无毛皮肤选取活组织检查(直径约 3mm),立刻用 2% 多聚甲醛-赖氨酸-碘酸固定 24 小时,然后放置在 -20℃ 的低温保护溶液中保存。根据使用明视野免疫组织化学还是间接免疫荧光法,将切片制备成 50μm 或 100μm 厚度(Lauria 等,2009)。

推荐使用的免疫组织化学(荧光)方法包括鉴定全轴突 9.5 蛋白基因产物(PGP9.5,所有类型的轴突都会着色)(图 1.3a,b),以评估每毫米表皮神经轴突的密度。此外,髓鞘碱性蛋白(图 1.3b)染色可显示真皮有髓纤维,电压门控钠通道抗体可显示郎飞结(Mellgren 等综述,2013;Peltier 等,2013;Nolano 等,2003)。为了突出显示真皮层(包括基底膜和血管)等微组织结构,可用Ⅳ型胶原蛋白抗体标记冰冻切片。神经纤维密度必须与相应年龄患者特定肢体的正常值数据进行比较。研究者用其他神经肽蛋白选择性免疫标记皮肤的特定结构以提供定量数据,如抗 β 微管蛋白抗体和 β 羟化酶多巴胺标记支配汗腺的自主神经,抗 PGP9.5 标记竖毛肌神经(见后文),还有毛囊和血管(Lauria 等,2009)。

最新研究已开始评估正常人群和各种周围神经

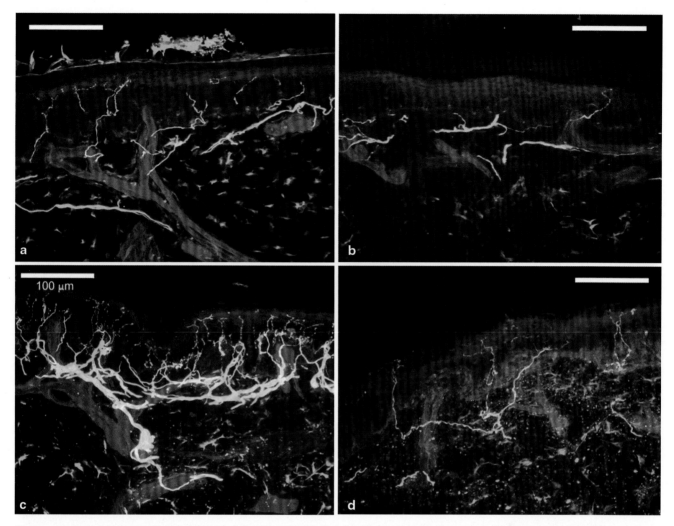

图 1.2 (a–d)来自健康对照者和患有神经疾病患者的皮肤活检共聚焦图像。50μm 厚度免疫组织化学染色的神经纤维(绿色,PGP9.5),血管基底膜(红色,Ⅳ型胶原)和表皮(蓝色荆豆凝集素 1 型)。(a,b)正常的小腿皮肤(a)和糖尿病患者(b)表皮内的轴突缺失。(c,d)正常背部皮肤(c)和一例家族性自主神经功能障碍患者(d),后者真皮和表皮内神经纤维大量丢失。(放大倍数:白条=100μm)

疾病患者的真皮有髓神经纤维。Saporta 和同事(2009)明确了正常真皮神经支配模式(图 1.3a,b),另外还发现 CMT-1A 患者的真皮有髓神经纤维结间区的长度变短(图 1.3c,d)。这些作者还发现慢性脱髓鞘性多发性神经疾病患者(CIDP,图 1.3e,f)的皮肤活检中存在结侧区脱髓鞘和结间区缩短。Lombardi 等(2005)对 14 例抗 MAG 神经疾病患者的皮肤活检切片进行了共聚焦显微镜双染色和三染色(抗 MAG,抗 IgM 和抗 PGP9.5)。他们发现 IgM 沉积在所有患者的皮肤有髓神经纤维中,这与腓肠神经活检的结果相一致。Provitera 等(2007)发现了系统性硬化症患者的皮肤感觉和自主神经纤维变性。

正常、不光滑、有毛的皮肤(图 1.4a)与正常无毛的皮肤(图 1.4b,c)比较,活检存在显著性差异(Provitera

等,2007;Myers 等,2013)。活检无毛的皮肤可以识别 Meissner 小体(MC,箭头所示,图 1.4b,c)和 Merkel 复合体(三角箭头所示,图 1.4b)并评估其密度,这两种结构属于有髓神经纤维的机械感觉传入末梢(Nolano 等,2003),其免疫标记为 S-100 蛋白、PGP9.5 和 MBP(Garcia Suarez 等,2009)。Meissner 小体(图 1.4b)和 Merkel 复合体(图 1.4b)位于真皮乳头的顶部和基层,分别位于表皮下和基底膜下面(图 1.4b)(Nolano 等,2003;Myers 等,2013)。与有毛皮肤相比,无毛皮肤中大的有髓神经纤维更加丰富,提示无毛皮肤的机械感受器的数量更多,且其分布呈"近多远少"模式。其他的机械感受器如环层小体和 Ruffini 神经末梢由于在深部的真皮中分布不规律,因此在常见的皮肤活检中很少见到(Myers 等,2013;Peltier 等,2013)。某些实验

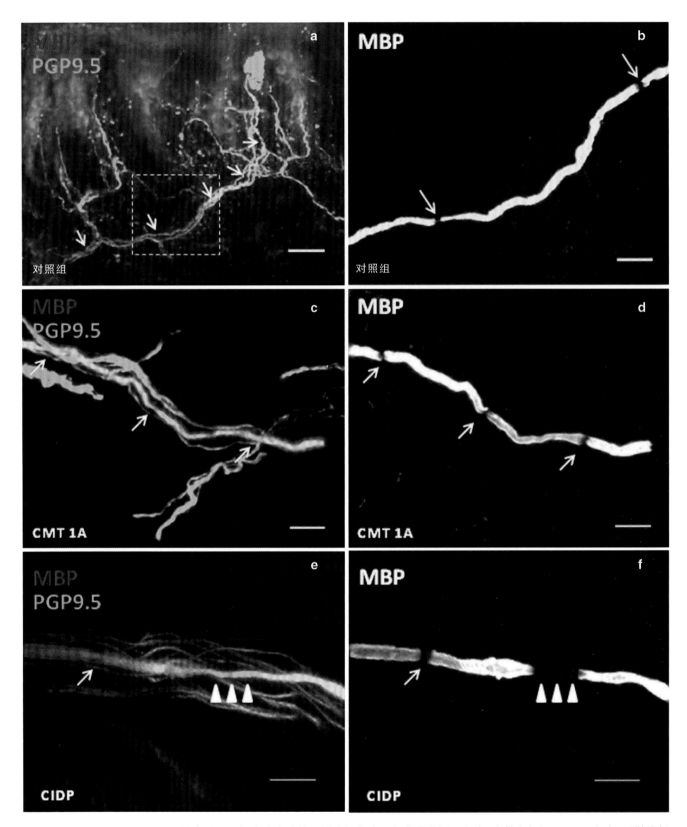

图 1.3　(a-f)CMT-1A、CIDP 和健康对照组的皮肤有髓神经纤维的免疫组织化学分析。(绿色,全轴突标记 PGP9.5;红色,髓鞘脂标记 MBP,郎飞结被短箭头标识)。(a,b)健康对照者的皮肤活检。识别受 Meissner 小体支配的纤维(箭头所示,a)和一个高倍镜下显示(b)的结间体(箭头之间)。(c,d)患者进行与 CMT-1A 类似的染色。注意,与对照组(b)比较 CMT-1A 患者的结间长度缩短(d)。(e,f)CIDP 患者的结间长度缩短。节段性脱髓鞘,包括结旁区(箭头所示),可见于所有 CIDP 患者。[放大倍数:(a)50μm,(b-d) 20μm,(e,f)10μm]

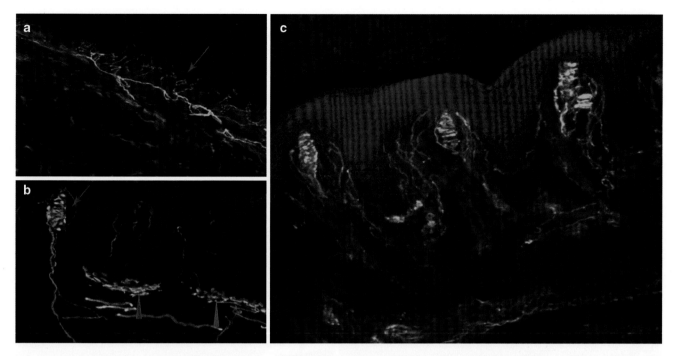

图1.4　对比正常有毛与无毛皮肤的神经分布。(a)多毛的皮肤显示表皮(箭头所示)神经纤维延伸的线性模式和起源于表皮下神经丛。表皮神经纤维呈绿色，基底膜和血管呈红色，表皮和内皮细胞呈蓝色。(红色，胶原蛋白Ⅳ型；绿色，PGP9.5；蓝色，荆豆素)。(b)无毛皮肤具有显著的 Meissner 小体(箭头所示)和特征性的轴突复合物支配的 Merkel 复合物(三角箭头所示)[红色，髓鞘基础蛋白(MBP)；绿色，PGP9.5；蓝色，荆豆素]。(c)在真皮乳头顶端的 Meissner 小体的正常分布(红色，胶原蛋白Ⅳ型；绿色，PGP9.5；蓝色，荆豆素)。

室选择第一和第二指间关节或中指末梢的一段 2mm 无毛皮肤作为活检部位。无毛皮肤活检也有助于定量评估糖尿病性周围神经疾病的有髓神经纤维的损失程度(Peltier 等，2013)。虽然在有毛皮肤的神经改变包括轴突丢失(图1.5a)和轴突肿胀，但无毛皮肤有髓神经纤维的改变由于真皮乳头的不同而不同 (图1.5b–d)，且在每个受其支配的 Meissner 小体中不同(箭头所示，图1.5b,d)。用选择性的免疫标志标记(图1.6b) 无毛皮肤活检可以显示郎飞结的详细外观和钠通道的分布(图1.6a)，可识别结旁区细胞器及其异常。无毛皮肤活检可发现各种有髓神经纤维轴突的病理改变(图1.7a–d)。皮肤活检可用于识别包括汗腺在内的各种皮肤附属器的自主神经分布(图1.8a)、动静脉吻合(图1.8c)，特别是在有毛的皮肤和立毛肌中(图1.8e)。糖尿病自主神经疾病导致汗腺的神经分布异常 (图1.8b)、动静脉分流(图1.8d)和立毛肌缺陷(图1.8f)。

小纤维感觉神经疾病(SFSN)通常是指传输冷热觉和痛觉的 C 和 Aδ 纤维的表皮无髓神经纤维的轴突损害(Lauria 和 Lombardi，2012)。虽然有特发性 SFSN 存在，但是许多组织病理学研究证实在慢性糖尿病和糖尿病前期患者中高发 IENF 变性 (Bednarik 等，

2009；Lauria 和 Lombardi，2012)，神经纤维损失的程度与病程长短相关。在 Friedreich 共济失调患者的皮肤活检中也观察到了小纤维的病理学改变(Nolano 等，2003)。表皮失神经支配可能是帕金森病的早期特征(Nolano 等，2008)。同样，帕金森病患者皮肤活检显示存在微血管、汗腺、立毛肌的自主神经变性(Dabby 等，2006)。已有文献报道 Ross 综合征患者的自主神经失神经支配现象(Nolano 等，2006)。Pan 及其同事(2003)在 20 例 CIDP 患者中发现 55% 的皮肤活检存在活动性表皮神经纤维变性伴随真皮神经丛碎片化。目前已经确认 HIV 感染相关的痛性神经疾病中的 IENF 肿胀和密度减少 (Lauria 等，2009；Zhou 等，2007；Polydefkis 等，2002)。Lauria 等(2009)在黏膜活检标本中，使用抗 PGP9.5 明视野免疫组织化学技术发现灼口综合征患者的舌肌存在小纤维变性。在一项 10 例家族性自主神经功能障碍患者的研究(Hilz 等，2004)中，发现患者表皮纤维的平均密度大大降低；其他皮肤异常包括表皮下神经丛纤维严重丢失和支配汗腺的神经分布密度降低(图1.2c,d)。最新研究表明在 GBS 和 CIDP 的患者中，郎飞结是免疫攻击的主要目标(Devaux，2012)。这些都可以通过皮肤

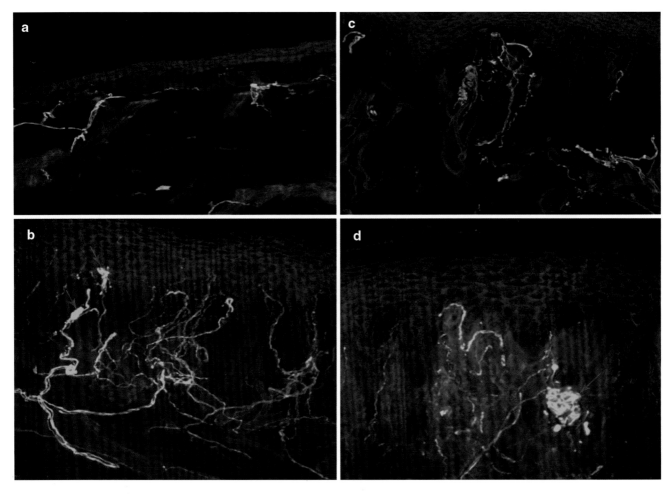

图 1.5　有毛和无毛皮肤的异常神经分布(红色,胶原蛋白Ⅳ型;绿色,PGP9.5;蓝色,荆豆素)。(a)神经疾病患者有毛皮肤的神经分布表现出明显的表皮和真皮神经支配的缺失。(b)无毛皮肤的神经分布显示邻近乳头和萎缩的 Meissner 小体(箭头所示)不均衡的缺失。(c,d)神经疾病患者无毛皮肤 Meissner 小体的附加模式显示形态和位置异常(低于在真皮乳头的顶端,箭头所示)。

活检的郎飞结(电压门控钠通道)和结旁区(神经束蛋白)蛋白质免疫染色显示(图 1.6b)(Doppler 等,2013)。

　　皮肤活检具有多次、多位点采集样本的特点,但也存在一定的局限性(Griffin 等,2001;Kennedy 等,2005),即身体不同部位的表皮神经纤维的密度不同,且受到性别和年龄的影响(纤维密度随年龄增加而降低,男性普遍较低)。皮肤活检的临床应用研究表明,这种技术具有高度特异性(95%~97%),敏感性范围为 45%~90%(更多细节参考 Hays,2010;Lauria 等,2010;Myers 等,2013)。淀粉样蛋白染色在皮肤活检标本中敏感性较高。尽管如此,皮肤活检很少能够确定个别周围神经疾病的病因。

1.6.2　周围神经系统成像

　　与磁共振成像(MRI)对于中枢神经系统是一种常规的一线检查手段不同,周围神经系统影像学在临床上并不常用。部分原因是成像的神经面积较小,以及周围神经系统(PNS)复杂多变的解剖结构。尽管如此,周围神经的磁共振成像(通常称为"MR 神经成像")已越来越普及,因为它可以为临床和电生理检查提供额外的信息(Amrami 等,2008;Chhabra,2013)。MR 神经成像可能在近端神经节段、神经根、臂丛和腰骶丛的定位和可视化方面较电生理检查更有优势。例如,在臂丛神经损伤时,MRI 可以帮助区分损伤是由辐射还是肿瘤侵袭造成的。在某些情况下,MRI 可以做出特定的诊断,例如,是压迫性损害还是周围神经的肿瘤。当通过影像学不能做出诊断时,它还可以指导外科医生进行手术切除,还可以跟踪随着时间推移的病程变化。在某些情况下,病灶增强模式有助于区分病变是恶性肿瘤还是炎性病变,虽然多数情况下做

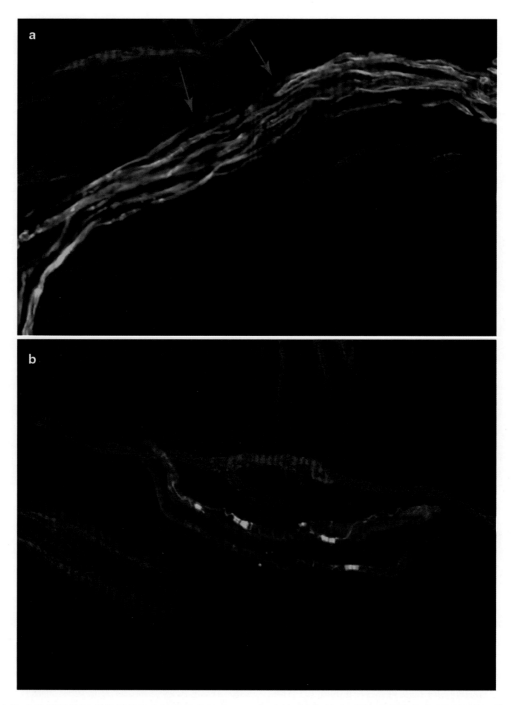

图 1.6　正常皮肤有髓纤维使用多种抗体染色结间体和结点。(a)郎飞结(箭头所示)的钠通道分布在不同的结间体(红色,钠通道;绿色,MBP;蓝色,荆豆素)。(b)髓鞘可视化和结点(红色,MBP;绿色,神经束蛋白;蓝色,荆豆素)。

出这种区分仍具有挑战性且不完善(Stoll 等,2009)。

　　磁共振成像和周围神经活检之间的交叉之一是影像学引导活检部位。识别神经的局灶性异常或增强区域可以指导靶向活检，有可能提高活检阳性率(Amrami 等,2008；Tracy,2012)。因此,MR 神经成像虽然不能取代神经活检,但也是一种评估周围神经疾病的补充检查,随着影像分辨率和成像技术的改善可能会得到更多的普及。

　　超声可用于识别怀疑 CMT-1 患者的弥漫性神经增粗(Zaidman 等,2013)。获得性疾病(包括 GBS、CIDP 和多灶性运动神经疾病)中均发现正常、轻度或局部增粗的神经；早期治疗的 CIDP 患者与治疗时间延后的患者相比较,神经异常增粗的程度降低。

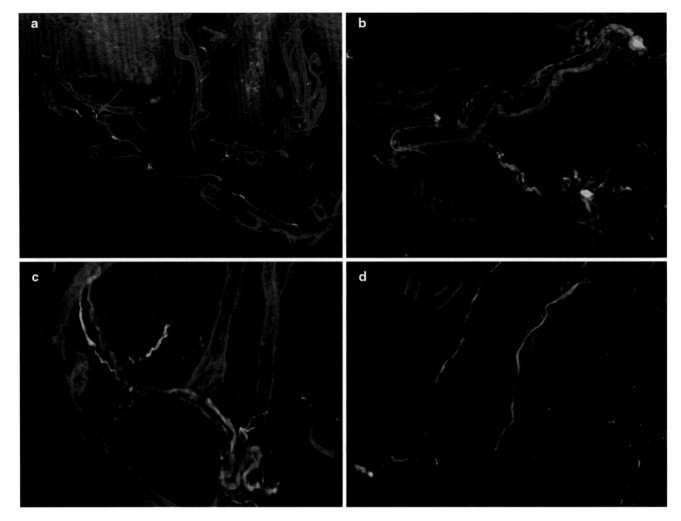

图 1.7 感觉性神经疾病的有髓鞘轴突的各种形态异常：(a)轴突变细和结间区隙扩大(箭头所示)(红色,MBP;绿色,神经束蛋白;蓝色,荆豆素)。(b)轴突肿胀,髓鞘破碎(红色,MBP;绿色,PGP9.5;蓝色,荆豆素)。(c)轴突收缩和不规则轴突(红色,MBP;绿色,PGP9.5;蓝色,荆豆素)。(d)轴突变细和节段脱髓鞘(红色,MBP;绿色,PGP9.5;蓝色,荆豆素)。

1.6.3 分子生物学技术

分子生物学的发展引发了临床医学的革命,病理实验室亦然,表现为需要完成神经活检的数量明显减少。因此,神经活检新方法的研究变得非常重要。

分子生物学进展的一个可能的影响是在诊断遗传性疾病时,活检的重要性降低。这种情况在大多数的沉积性疾病中十分明显,血清、白细胞和成纤维细胞酶活性测定,或特定 DNA 突变的遗传分析,都可以提供精确的无创性诊断(参见第 20 章)。在大多数的疑似遗传性神经疾病的患者中,基因检测已经取代神经活检,因为前者是无创性检查,并有可能提供确定的分子学诊断。已经发现超过 40 个基因的突变可导致 CMT、HNPP 等遗传性神经疾病,有研究者基于临床和电生理提出一种合理的检测方法(Saporta 等,

2011)。最新的一项大型研究显示,在 2001—2009 年收集的 CMT 患者中,67% 存在特定的基因突变(Saporta 等,2011)。尽管如此,由于众多的基因可能与遗传性周围神经疾病有关,神经疾病的分析重点在于搜索特定的基因突变(Vallat 等,2009)。分子学改变与结构/超微结构,特别是亚细胞之间的相关性,为探索发病机制提供了新思路。这些新思路造就了更多的实验模型(例如,改变线粒体病在 CMT 的表现形式,Baloh 等,2007),并可能将分子学背景与细胞之间连接的超微结构异常相关联(Kanda,2009)。

相比之下,我们期望新兴技术可以突破传统的组织学和免疫组织化学技术的限制,利用微量的 DNA 进行扩增,提高活检检出某些后天获得性疾病的敏感性和特异性。如果疾病选择性累及周围神经,那么神经活检就可能是活检组织的最佳来源。一种方法是使用聚

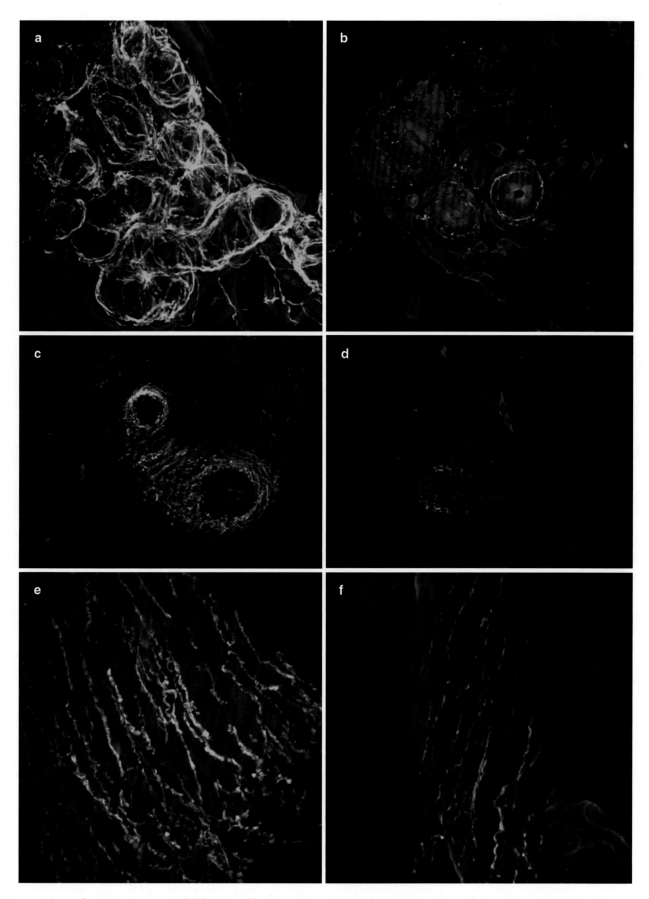

图 1.8　对比正常对照组(a,c,e)皮肤附件的自主神经支配和自主神经疾病的糖尿病患者(b,d,f)。(a,b)汗腺的神经支配(红色, Ⅳ型胶原;绿色,PGP9.5;蓝色,荆豆素)。(c,d)动静脉吻合(红色,VIP;绿色,DβH;蓝色,荆豆素)。(e,f)立毛肌(红色,Ⅳ型胶原;绿色,PGP9.5;蓝色,荆豆素)。

合酶链反应（PCR）检测用标准技术无法观察到的组织活检。该技术已在麻风病（DeWit 等，1991；Nishimura 等，1994）、莱姆病（Schwartz 等，1992）、HIV（Winer 等，1992），以及 CMV（Hughes 等，1992）感染中应用。商业上可使用的基因组探针可通过原位杂交技术探索 DNA 序列（Vital 等，1992）。恶性浸润性病变中，PCR 扩增微量 DNA 的能力可以对淋巴肿瘤进行单克隆测定，可用于研究免疫球蛋白基因的重排（Sleater 等，1994）。

在写作本书的时候，这些令人兴奋的新技术已经出现，并对神经活检检查和诊断产生了重大影响。目前分子生物学技术迅速发展的一项结果是在活检的同时对神经疾病进行全面分析。虽然用甲醛溶液固定石蜡包埋的材料可以进行多种检查，但冷冻组织对部分新的检查技术来说更适合，应尽可能地储存起来。

参考文献

Amrami KK, Felmlee JP, Spinner RJ (2008) MRI of peripheral nerves. Neurosurg Clin N Am 19:559–572

Antia NH, Mehta L, Shetty V, Irani PF (1975) Clinical, electrophysiological, quantitative, histological and ultrastructural studies of the index branch of the radial cutaneous nerve in leprosy I. Preliminary report. Int J Lepr Other Mycobact Dis 43:106–113

Argov Z, Steiner I, Soffer D (1989) The yield of sural nerve biopsy in the evaluation of peripheral neuropathies. Acta Neurol Scand 79:243–245

Asbury AK, Gilliatt RW (1984) The clinical approach to neuropathy. In: Asbury AK, Gilliatt RW (eds) Peripheral nerve disorders. A practical approach. Butterworths, London, pp 1–20

Asbury AK, Johnson PC (1978) Pathology of peripheral nerve, vol 9, Major problems in pathology. WB Saunders, Philadelphia

Asbury AK, Gale MK, Cox SC et al (1972) Giant axonal neuropathy: a unique case with segmental neurofilamentous masses. Acta Neuropathol 20:237–247

Baloh RH, Schmidt RE, Pestronk A, Milbrandt J (2007) Altered axonal mitochondrial transport in the pathogenesis of Charcot-Marie-Tooth disease from mitofusin 2 mutations. J Neurosci 27:422–430

Barohn RJ (1998) Approach to peripheral neuropathy and neuronopathy. Semin Neurol 18:7–18

Barohn RJ, Kissel JT, Warmolts JR et al (1989) Chronic inflammatory polyradiculoneuropathy. Clinical characteristics, course, and recommendations for diagnostic criteria. Arch Neurol 46:878–884

Bednarik J, Vlckova-Moravcova E, Bursova S et al (2009) Etiology of small-fiber neuropathy. J Peripher Nerv Syst 14:177–183

Behse F, Buchthal F, Carlsen F et al (1972) Hereditary neuropathy with liability to pressure palsies: electrophysiological and histopathological aspects. Brain 95:777–795

Bennett DLH, Groves M, Blake J et al (2008) The use of nerve and muscle biopsy in the diagnosis of vasculitis: a 5 year retrospective study. J Neurol Neurosurg Psychiatry 79:1376–1381

Berk JL, Suhr OB, Obici L et al (2013) Repurposing diflunisal for familial amyloid polyneuropathy: a randomized clinical trial. JAMA 310:2658–2667

Bilbao JM (2004) Peripheral nerves. In: Rosai J (ed) Rosai and Ackerman's surgical pathology, 9th edn. Mosby, Edinburgh, pp 2623–2662

Bosboom WMJ, van den Berg LH, Franssen H (2001) Diagnostic value of sural nerve demyelination in chronic inflammatory demyelinating polyneuropathy. Brain 124:2427–2438

Chhabra A (2013) Magnetic resonance neurography – simple guide to performance and interpretation. Semin Roentgenol 48:111–125

Chia L, Fernandez A, Lacroix C et al (1996) Contribution of nerve biopsy findings to the diagnosis of disabling neuropathy in the elderly: a retrospective review of 100 consecutive patients. Brain 119:1091–1098

Collins MP, Mendell JR, Periquet MI et al (2000) Superficial peroneal nerve/peroneus brevis muscle biopsy in vasculitic neuropathy. Neurology 55:636–643

Corvisier N, Vallat JM, Hugon J et al (1987) Les neuropathies de cause indeterminee. Etude de 48 cas. Rev Neurol 143:279–283

Dabby R, Djaldetti R, Shahmurov M et al (2006) Skin biopsy for the assessment of autonomic denervation in Parkinson disease. J Neural Transm 113:1169–1176

Deprez M, Ceuterick-de Groote C, Gollogly L et al (2000) Clinical and neuropathological parameters affecting the diagnostic yield of nerve biopsy. Neuromuscul Disord 10:92–98

Devaux JJ (2012) Antibodies to gliomedin cause peripheral demyelinating neuropathy and the dismantling of the nodes of Ranvier. Am J Pathol 181:1402–1413

DeWit MYL, Faber WR, Krieg SR (1991) Application of a polymerase chain reaction for the detection of mycobacterium leprae in skin tissues. J Clin Microbiol 29:906–910

Doppler K, Werner C, Sommer C (2013) Disruption of nodal architecture in skin biopsies of patients with demyelinating neuropathies. J Peripher Nerv Syst 18:168–176

Dyck PJ, Lofgren EP (1966) Method of fascicular biopsy of human peripheral nerve for electrophysiologic and histologic study. Mayo Clin Proc 41:778–784

Dyck PJ, Lofgren EP (1968) Nerve biopsy: choice of nerve, method, symptoms, and usefulness. Med Clin North Am 52:885–893

Dyck PJ, Oviatt KF, Lambert EH (1981) Intensive evaluation of referred unclassified neuropathies yields improved diagnosis. Ann Neurol 10:222–226

Dyck PJ, Swanson CJ, Low PA et al (1982) Prednisone responsive hereditary motor and sensory neuropathy. Mayo Clin Proc 57:239–246

Dyck PJ, Karnes J, Lais A et al (1984) Pathologic alterations of the peripheral nervous system of humans. In: Dyck PJ, Thomas PK et al (eds) Peripheral neuropathy, 2nd edn. WB Saunders, Philadelphia, pp 760–870

Dyck PJ, Benstead TJ, Conn DL et al (1987) Nonsystemic vasculitis neuropathy. Brain 110:843–854

Dyck PJ, Chance P, Lebo R, Carney JA (1993) Hereditary motor and sensory neuropathies. In: Dyck PJ, Thomas PK et al (eds) Peripheral neuropathy, 3rd edn. WB Saunders, Philadelphia, pp 1094–1136

Ebenezer GJ, Hauer P, Gibbons C et al (2007) Assessment of epidermal nerve fibers: a new diagnostic and predictive tool for peripheral neuropathies. J Neuropathol Exp Neurol 66:1059–1073

England JD, Asbury AK (2004) Peripheral neuropathy. Lancet 363:2151–2161

Flachenecker P, Janka M, Goldbrunner R et al (1999) Clinical outcome of sural nerve biopsy: a retrospective study. J Neurol 246:93–96

Gabreels-Festen AAWM, Gabreels FJM, Hoogendijk JE et al (1993) Chronic inflammatory demyelinating polyneuropathy or hereditary motor and sensory neuropathy? Diagnostic value of morphological criteria. Acta Neuropathol 86:630–635

Gabriel C, Howard R, Kinsella N et al (2000) Prospective study of the usefulness of sural nerve biopsy. J Neurol Neurosurg Psychiatry 69:442–446

Garcia-Suarez O, Montanyo JA, Esteban I et al (2009) Myelin basic protein positive nerve fibers in human Meissner corpuscles. J Anat 214:888–893

Grahmann F, Winterholler M, Neundorfer B (1991) Cryptogenic polyneuropathies: an out-patient follow-up study. Acta Neurol Scand 84:221–225

Griffin JW, McArthur JC, Polydefkis M (2001) Assessment of cutaneous innervation by skin biopsies. Curr Opin Neurol 14:655–659

Hall SM, Hughes RAC, Atkinson PF et al (1992) Motor nerve biopsy in severe Guillain-Barre syndrome. Ann Neurol 31:441–444

Harati Y, Niakan E (1986) The clinical spectrum of inflammatory-angiopathic neuropathy. J Neurol Neurosurg Psychiatry 49:1313–1316

Hawke SHB, Davies L, Pamphlett YP et al (1991) Vasculitic neuropathy. A clinical and pathological study. Brain 114:2175–2190

Hays AP (2010) Utility of skin biopsy to evaluate peripheral neuropathy. Curr Neurol Neurosci Rep 10:101–107

Hilz MJ, Axelrod FB, Bickel A et al (2004) Assessing function and pathology in familial dysautonomia: assessment of temperature perception, sweating and cutaneous innervation. Brain 127:2090–2098

Hughes R, Atkinson P, Coates P, Hall S, Leibowitz S (1992) Sural nerve biopsies in Guillain-Barre syndrome: axonal degeneration and macrophage – associated demyelination and absence of cytomegalovirus genome. Muscle Nerve 15:568–575

Jann S, Beretta S, Bramerio M et al (2001) Prospective follow-up study of chronic polyneuropathy of undetermined cause. Muscle Nerve 24:1197–1201

Kanda T (2009) Usefulness of sural nerve biopsy in the genomic era. Neuropathology 29:502–508

Kennedy WR, Wendelschafer-Crabb G, Polydelfkis M et al (2005) Pathology and quantitation of cutaneous innervation. In: Dyck PJ, Thomas PK (eds) Peripheral neuropathy. Elsevier Saunders, Philadelphia, pp 869–895

King R, Ginsberg L (2013) Chapter 9. The nerve biopsy: indications, technical aspects, and contribution. In: Said G, Krarup C (eds) Handbook of clinical neurology, vol 115, Peripheral nerve disorders (3rd series). Elsevier, Edinburgh/London/New York, pp 155–170

Kissel JT, Mendel JR (1992) Vasculitic neuropathy. Neurol Clin 10:761–781

Krendel DA, Parks HP, Anthony DC et al (1989) Sural nerve biopsy in chronic inflammatory demyelinating polyradiculoneuropathy. Muscle Nerve 12:257–264

Kurtzke JF (1982) The current neurological burden of illness in the United States. Neurology 32:1207–1214

Lauria G, Lombardi R (2012) Small fiber neuropathy: is skin biopsy the holy grail? Curr Diab Rep 12:384–392

Lauria G, Lombardi R, Camozzi F et al (2009) Skin biopsy for the diagnosis of peripheral neuropathy. Histopathology 54:273–285

Lauria G, Hsieh ST, Johansson O et al (2010) European Federation of Neurological Sciences/Peripheral Nerve Society Guideline on the use of skin biopsy in the diagnosis of small fiber neuropathy. Report of a joint task force of the European Federation of Neurological Societies and the Peripheral Nerve Society. Eur J Neurol 17:903–912

Lombardi R, Erne B, Lauria G et al (2005) IgM deposits in skin nerves in anti-Myelin-associated glycoprotein neuropathy. Ann Neurol 57:180–187

Martyn CN, Hughes RAC (1997) Epidemiology of peripheral neuropathy. J Neurol Neurosurg Psychiatry 62:310–318

Matthews WB (1952) Cryptogenic polyneuritis. Proc R Soc Med 53(45):667–669

McLeod JG, Tuck RR, Pollard JD et al (1984) Chronic polyneuropathy of undetermined cause. J Neurol Neurosurg Psychiatry 47:530–535

Mellgren SI, Nolano M, Sommer C (2013) Chapter 10. The cutaneous nerve biopsy: technical aspects, indications, and contribution. In: Said G, Krarup C (eds) Handbook of clinical neurology, vol 115, Peripheral nerve disorders (3rd series). Elsevier BV, Amsterdam, pp 171–188

Myers MI, Peltier AC, Li J (2013) Evaluating dermal myelinated nerve fibers in skin biopsy. Muscle Nerve 47:1–11

Neundorfer B, Graham F, Engelhartdt A et al (1990) Postoperative effects and value of sural nerve biopsies: a retrospective study. Eur Neurol 30:350–352

Nishimura M, Kwon KS, Shibuta K et al (1994) An improved method for DNA diagnosis of leprosy using formaldehyde-fixed paraffin embedded skin biopsies. Mod Pathol 7:253–256

Nolano M, Provitera V, Crisci C et al (2003) Quantification of myelinated endings and mechanoreceptors in human digital skin. Ann Neurol 54:197–205

Nolano M, Provitera V, Perretti A et al (2006) Ross syndrome: a rare or a misknown disorder of thermoregulation? A skin innervation study on 12 subjects. Brain 129:2119–2131

Nolano M, Provitera V, Stancanelli S et al (2008) Sensory deficit in Parkinson disease: evidence of a cutaneous denervation. Brain 131:1903–1911

Notermans NC, Wokke JHJ, van der Graaf Y et al (1994) Chronic idiopathic axonal polyneuropathy: a five year follow up. J Neurol Neurosurg Psychiatry 57:1525–1527

O'Sullivan DJ, Swallow M (1968) The fiber size and content of the radial and sural nerves. J Neurol Neurosurg Psychiatry 31:464–470

Oh SJ (1990) Diagnostic usefulness and limitations of the sural nerve biopsy. Yonsei Med J 31:1–26

Osuntokun BO (1980) Neuroepidemiology in Africa. In: Rose FC (ed) Clinical neuroepidemiology. Pitman Medical Limited, Kent, pp 57–86

Ouvrier R, McLeod JG, Pollard J (1990) Peripheral neuropathy in childhood, International review of child neurology series. Raven Press, New York

Pan C-L, Tseng T-J, Lin Y-U et al (2003) Cutaneous innervation in Guillain-Barre syndrome: pathology and clinical correlations. Brain 126:386–397

Peltier AC, Myers MI, Artibee KJ (2013) Evaluation of dermal myelinated nerve fibers in diabetes mellitus. J Peripher Nerv Syst 18:162–167

Perry JR, Bril V (1994) Complications of sural nerve biopsy in diabetic versus non-diabetic patients. Can J Neurol Sci 21:34–37

Poburski R, Malin JP, Stark E (1985) Sequelae of sural nerve biopsies. Clin Neurol Neurosurg 87:193–197

Pollock M, Nukada H, Taylor P et al (1983) Comparison between fascicular and whole sural nerve biopsy. Ann Neurol 13:65–68

Polydefkis M, Yiannoutsos CT, Cohen BA et al (2002) Reduced intraepidermal nerve fiber density in HIV-associated sensory neuropathy. Neurology 58:115–119

Prineas J (1970) Polyneuropathies of undetermined cause. Acta Neurol Scand 44(Suppl):1–72

Provitera V, Nolano M, Pagano A et al (2007) Myelinated nerve endings in human skin. Muscle Nerve 35:767–775

Rose FC (1960) Peripheral neuropathy. Proc R Soc Med 53:51–53

Said G (1999) Indications and value of nerve biopsy. Muscle Nerve 22:1617–1619

Said G, Lacroix C, Fujimura H et al (1988) The peripheral neuropathy of necrotizing arteritis: a clinicopathological study. Ann Neurol 23:461–465

Saporta MA, Katona I, Lewis RA et al (2009) Shortened internodal length of dermal myelinated nerve fibers in Charcot-Marie-Tooth disease type 1A. Brain 132:3263–3273

Saporta ASD, Sottile SL, Miller LJ et al (2011) Charcot Marie Tooth (CMT) subtypes and genetic testing strategies. Ann Neurol 69:22–33

Schifitto G, McDermott MP, McArthur JC et al (2002) Incidence and risk factors for HIV-associated distal sensory polyneuropathy. Neurology 58:1764–1768

Schröder JM (1998) Recommendations for the examination of peripheral nerve biopsies. Virchows Arch 432:199–205

Schwartz I, Wormser GP, Schwartz JJ et al (1992) Diagnosis of early Lyme disease by polymerase chain reaction amplification and culture of skin biopsies from erythema migrans lesions. J Clin Microbiol 30:3082–3088

Schweikert K, Fuhr P, Probst A et al (2007) Contribution of nerve biopsy to unclassified neuropathy. Eur Neurol 57:86–90

Singer MA, Vernino SA, Wolfe GI (2012) Idiopathic neuropathy: new paradigms, new promise. J Peripher Nerv Syst 17(Suppl):43–49

Sladky JT, Brown MJ, Berman PH (1986) Chronic inflammatory demyelinating polyneuropathy of infancy: a corticosteroid-responsive disorder. Ann Neurol 20:76–81

Sleater JP, Segal GH, Scott MD, Masih AS (1994) Intravascular (angiotropic) large cell lymphoma: determination of monoclonality by polymerase chain reaction on paraffin embedded tissues. Mod Pathol 7:593–598

Solders G (1988) Discomfort after fascicular sural nerve biopsy. Acta Neurol Scand 77:503–504

Stern BJ, Krumholz A, Johns C et al (1985) Sarcoidosis and its neurological manifestations. Arch Neurol 42:909–917

Stevens JC, Lofgren EP, Dyck PJ (1973) Histometric evaluation of branches of peroneal nerve: technique for combined biopsy of muscle nerve and cutaneous nerve. Brain Res 52:37–59

Stoll G, Bendszus M, Perez J et al (2009) Magnetic resonance imaging of the peripheral nervous system. J Neurol 256:1043–1051

Tackmann W, Spalke G, Oginszus HJ (1976) Quantitative histometric studies and relation of number and diameter of myelinated nerve fibres to electrophysiological parameters in normal sensory nerve of man. J Neurol 212:71–84

Thomas PK (1970) The quantitation of nerve biopsy findings. J Neurol Sci 11:285–295

Tracy JA, Rubin DI, Amrami KK et al (2012) Malignant peripheral nerve sheath tumor: the utility of fascicular biopsy and teased fiber studies. J Clin Neuromuscul Dis 14:28–33

Vallat JM, Corvisier N, Dumas M (1983) Analysis of 380 cases of peripheral neuropathy seen in a general hospital. In: Sobue I (ed) Peripheral neuropathy, proceedings of the international symposium on peripheral neuropathy. Excerpta Medica, Amsterdam, pp 111–113

Vallat J-M, Vital A, Magy L et al (2009) An update on nerve biopsy. J Neuropathol Exp Neurol 68:833–844

van Gameren II, Hazenberg BP, Bijzet J et al (2006) Diagnostic accuracy of subcutaneous abdominal fat tissue aspiration for detecting systemic amyloidosis and its utility in clinical practice. Arthritis Rheum 54:2015–2021

Vincent D, Dubas F, Haus JJ et al (1985) Microvasculites nerveuses et musculaires: 50 cas. Rev Neurol 141:440–446

Vital A, Beylot M, Vital C et al (1992) Morphological findings on peripheral nerve biopsies in 15 patients with human immunodeficiency virus infection. Acta Neuropathol 83:618–623

Vital C, Vital A, Canron M-H et al (2006) Combined nerve and muscle biopsy in the diagnosis of vasculitic neuropathy. A 16-year retrospective study of 202 cases. J Peripher Nerv Syst 11:20–29

Vrancken AFJE, Gathier CS, Cats EA et al (2011) The additional yield of combined nerve/muscle biopsy in vasculitic neuropathy. Eur J Neurol 18:49–58

Wadia NH (1984) Geographical patterns of neuropathy: India. In: Asbury AK, Gilliatt RW (eds) Peripheral nerve disorders. A practical approach. Butterworths, London, pp 287–302

Wang L, Hilliges M, Jernberg T et al (1990) Protein gene product 9.5-immunoreactive nerve fibers and cell in human skin. Cell Tissue Res 261:25–33

Winer JB, Bang B, Clarke JR et al (1992) A study of neuropathy in HIV infection. Q J Med 83:473–488

Wolfe GI, Baker NS, Amato AA et al (1999) Chronic cryptogenic sensory polyneuropathy: clinical and laboratory characteristics. Arch Neurol 56:540–547

Zaidman CM, Harms MB, Pestronk A (2013) Ultrasound of inherited vs. acquired demyelinating polyneuropathies. J Neurol 260:3115–3121

Zhou L, Kitch DW, Evans SE et al (2007) Correlates of epidermal nerve fiber densities in HIV-associated distal sensory. Polyneuropathy 68:2113–2119

第 2 章

周围(腓肠)神经的正常解剖

本章我们将回顾与活检相关的周围神经解剖。探讨神经外膜、神经束膜、神经内膜,以及与年龄增长相关的生理性改变。在接下来的章节中,我们将讨论轴突、施万细胞、髓鞘、神经血管的形态、超微结构、病理生理学等。由于腓肠神经是神经活检的普遍选择,所以我们的讨论将主要集中在腓肠神经。

2.1 周围神经的正常结构与功能

2.1.1 腓肠神经的大体解剖

组成腓肠神经的多数轴突来源于 S1 脊髓后根神经节。电生理学提示 L5、S2 神经根也参与该神经的组成,少数病例甚至有 L3 和 L4 神经根参与组成(Phillips 和 Park,1993;Liguori 等,1992)。轴突自后根发出,穿过腰骶干进入坐骨神经,大部分神经纤维走行于坐骨神经内侧,延伸为胫神经(图 2.1),少部分神经纤维走行于坐骨神经外侧,延伸为腓神经。在腘窝胫神经分出腓肠内侧皮神经,在相同水平或稍低水平,腓神经分出腓肠外侧皮神经,多数纤维并不参与腓肠神经。

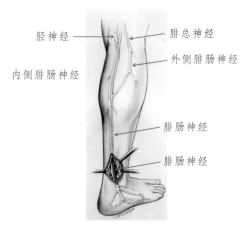

图 2.1　腓肠神经的正常解剖结构,右腿。

少部分与腓肠内侧皮神经共同组成腓肠神经(图 2.1)。两根神经结合点为腓肠神经起点。80%的患者腓肠神经起自外踝近端 11~20cm 处,20%的患者腓肠神经直接来源于胫后神经(Ortiguela 等,1987),极少数患者会出现腓肠神经完全来自腓神经的情况(Phillips 和 Park,1993)。约 5%的患者腓肠内侧皮神经与腓神经交通神经不交汇而出现两条独立的分支,较正常神经细小(Behse 等,1974)。腓肠神经随后向远端侧边走行,经外踝后 1~1.5cm 与小隐静脉伴行。经外踝 2~3cm 后,2~3 支皮神经自主干分离,分布于外踝附近(Ortiguela 等,1987)。

约 20%的人群由副腓深神经的分支支配趾短伸肌腱(Lambert,1969;Infante 和 Kennedy,1970),该神经走行于外踝后的腓肠神经之前。通常腓肠神经与腓深神经是两根独立的神经纤维。有关这些运动纤维走行于腓肠神经内的观点没有得到大数据研究的支持(Lambert,1969)。有时我们收到的神经活检标本仅包含少数显示不同寻常的髓鞘分布的神经束,我们猜测活检标本可能截取到了副腓神经分支,或者是没有汇入腓肠神经的腓内侧皮神经,而非整根腓肠神经(Behse 等,1974)。

腓肠神经是纯感觉神经,支配小腿后外侧和外踝、足外侧和第 5 趾的皮肤,以及踝关节的组成部分。虽然很多研究者推测有自主神经成分存在(如皮肤的汗腺调节神经及血管收缩神经),但进行相关研究的作者并没有发现任何表明活检部位的腓肠神经中存在这些纤维的证据(Chad 等,1981;Sjo 等,1976)。

2.1.2 神经的显微结构

2.1.2.1 神经外膜

神经外膜占神经干横断面的一半区域,主要由包绕并保护组成神经的神经束的结缔组织构成。腓肠神经(图 2.2)通常包含 6~15 个神经束,偶有多于 20 个的个例。胶原蛋白沿神经纵向走行,使神经束膜与神经束连接更紧密。纤维组织也在神经干的周围紧密排列,形成一个鞘状结构。Ⅰ型胶原在神经外膜中多于Ⅲ型(Shellswell 等,1979)。形成的胶原蛋白纤维直径为 60~110nm。不同数量的脂肪细胞混合入神经束。弹性纤维沿纵向伸展。

虽然神经外膜包含淋巴引流系统,但病理学家认为其中最重要的结构是毛细血管、小动脉及小静脉。在第 6 章中我们将详细讨论神经的血管解剖。值得注意的是,有时在正常人或定义未明的非炎症性神经疾病的神经外膜小血管周围,可偶见小淋巴细胞袖。神经外膜中正常存在的细胞还有成纤维细胞和肥大细胞。在常规显微镜下无法显示的是神经外膜、神经束膜中的神经网络(神经鞘神经),推测其参与控制血管舒缩以及某些感觉感知(神经梗死导致局部疼痛)(Beggs 等,1991)。在腓肠神经的神经外膜(图 2.3a)或神经内膜(图 2.3b)可偶见帕西尼小体。也有文献报道在神经内膜腔内有异常感觉的小体存在 (Hall 等,

1991)。

2.1.2.2 神经束膜

在横截面上,神经束膜(见 Pina-Oviedo 和 Ortiz-Hidalgo 2008 年的详细回顾)表现为一个板层状结构,围绕在所有神经束周围(图 2.2 和图 2.4a)。如果圆形的板层被"展开",神经束膜细胞可以被看作是扁平的多边形细胞,像被子的补丁一样彼此连接(Olsson,1990)。板层细胞的多少与神经束的大小相关(Tohgi 等,1977)。在肌内神经的远端神经束只有一层神经束膜细胞,但大的神经主干则多达 15 层;典型的腓肠神经通常有 5~8 层。神经束膜的外层混合了成纤维细胞以及神经外膜的胶原蛋白。

神经束膜细胞总是被基底膜包绕,通常比施万细胞或血管周围的基底膜厚(图 2.5a-c),除了在细胞互相交叉重叠的地方,每层神经束膜的板层有一个细胞的宽度(图 2.5c)。板层之间由胶原蛋白填充。在横断面上,神经束膜细胞可分叉,与邻近的板层融合。除细胞核周围的区域含有线粒体、糖原颗粒、内质网等细胞器外,这些细胞的细胞质都是稀薄的(图 2.5c)。细

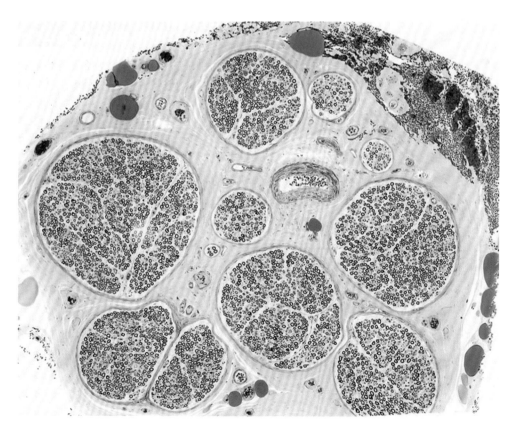

图 2.2　正常的腓肠神经:整个神经的半截面由十束薄神经束膜包裹的神经束组成,其中神经束膜逐渐融合到神经外膜。大型绿色外膜小体是脂肪细胞(1μm 厚的甲苯胺蓝染色切片)。

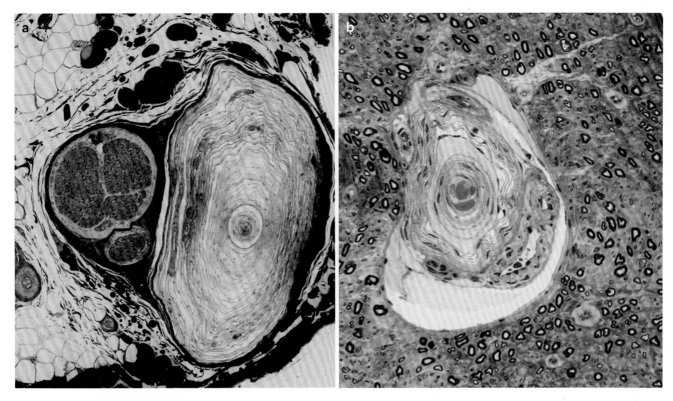

图 2.3 神经外膜(a)和内膜(b)的环层小体罕见且没有病理意义(1μm 厚的甲苯胺蓝染色切片)。

胞核细长,有时呈分叶状。神经束膜细胞含有类似平滑肌纤维的细丝。一个突出特点是大量光滑的与细胞膜相融合的胞饮囊泡(图 2.5a),电镜下可见其与相邻的神经束膜细胞紧密连接(箭头所示,图 2.5a,c),冰冻切片上显示这些连接存在于大量的长分支上(Beamish 等,1991)。这表明神经束膜有屏障的功能,基于血-神经屏障的功能研究也支持了这一观点。相邻的神经束膜细胞之间存在极少的缝隙连接(Beamish 等,1991)。

神经束膜各板层之间存在纵横交错的胶原纤维组成的网状组织,40~64nm 宽,其宽度明显小于神经外膜的胶原组织(图 2.5b)。尽管 I 型胶原蛋白同样存在,但这些小直径的胶原细丝和免疫组织化学研究都提示 III 型胶原蛋白是胶原纤维的重要组成部分(Lorimier 等,1992;Shellswell 等,1979)。同样可见直径在 10~12nm 的缠结不分叉细丝,又被称为耐酸纤维,是一种弹性纤维的纤维前体(见下文)。偶尔可见成纤维细胞。在正常人中可见长间距的胶原蛋白 (Luse 小体)(图 2.6a),偶尔可见神经束膜钙化(图 2.6b)。这些钙化可随年龄增加而增多,也可为突发性的,但在周围神经疾病中没有特异性(图 2.4b 和图 2.6b)。

神经束的横断面上经常发现神经内膜存在分隔,这些分隔由神经束膜组成,在神经束的分叉或交汇处形成并纵向延伸(图 2.4a 和图 6.4)。

神经束膜细胞由成纤维细胞分化而成(Bunge 等,1989), 神经束周围的神经外膜板层是神经后根周围的软脊膜的延伸 (Waggener 和 Beggs,1967;Piña-Oviedo 和 Ortiz-Hidalgo,2008)。有研究者认为由于神经束膜细胞对施万细胞基底膜结构的影响,来源于施万细胞的化学介质,例如"沙漠刺猬"蛋白,可能诱发并维持成纤维细胞的特异性分化并决定其组成形式(Thomas 和 Bhagat,1978;Pia-Oviedo 和 Ortiz-Hidalgo,2008)。神经纤维素可能也参与了神经束膜的形成。通过观察发现,神经再生、神经束内的内容物减少时,神经外膜细胞可表现出成纤维细胞的特性,而神经再生时则可恢复之前的形态(Thomas 和 Bhagat,1978)。当神经外膜被剥离后,其再生是由神经内膜的成纤维细胞外移随后分化成典型的神经外膜细胞(Nesbitt 和 Acland,1980)。

神经外膜被认为以血-神经屏障的形式,在维持神经内膜内环境中起重要作用。神经外膜含有高度代谢活动所必需的酶类(Olsson,1990)。多种染色和蛋白质示踪剂实验表明,大多数大分子不能通过神经束膜

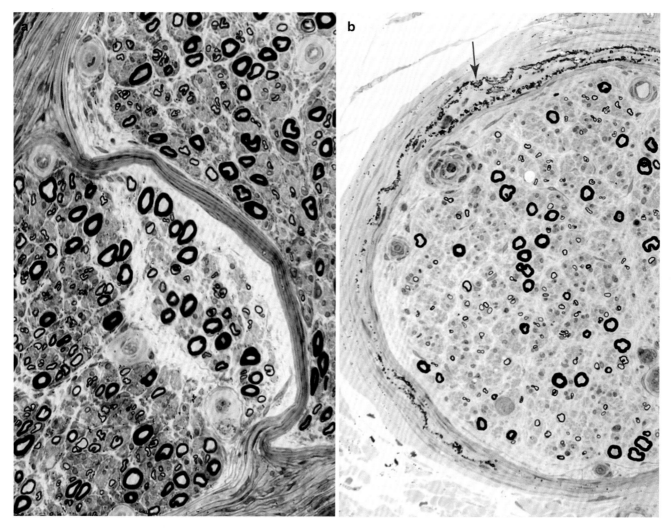

图 2.4　神经束膜:(a)显示没有神经外膜的干预,两层神经束膜相融合。(b)神经束膜钙化(箭头所示)(1μm 厚的甲苯胺蓝染色切片)。

的最内层(Olsson,1990),但电解质和糖原可缓慢通过。虽然研究人员尚不清楚大量神经外膜通过胞饮作用形成的囊泡的作用,推测其可能参与神经内膜特殊的渗透作用及分子组成。有趣的是,这些囊泡在神经外膜外层鞘膜比内层板层结构更多见(Reina 等,2003)。在动物模型或周围神经疾病患者中,出现快速进展的周围神经疾病时,神经外膜下可见充满碎片的巨噬细胞,同时碎片也可出现在神经外膜细胞内(Motte 等,1975)。

2.1.2.3 神经内膜

　　神经内膜由神经束膜的最内层组成,包含除神经束膜分隔神经束的板层结构以外所有的细胞外基质。在随后的章节我们将讨论轴突、施万细胞、神经血管系统的结构及功能。

　　神经内膜的压力来源于神经外膜,类似于神经外膜疝出的窗口(Spencer 等,1975)。由于技术上难以准确测量,神经内膜的压力范围为 0.4~2.7mmHg(1mmHg=0.133kPa)(Low 等,1977),神经束膜可扩张的弹性结构使每个神经束呈相同的圆形(Sunderland,1978),神经分叉处任何形态的偏离都提示病理改变或伪差。

　　除了雷诺小体,远端腓肠神经的神经内膜的横截面积为 0.65~1.26mm² (Behse,1990)。每个神经束为 0.02~0.46mm² 大小(Prineas 和 McLeod,1976)。有髓神经纤维及相关的施万细胞占总横截面积的 24%~36%,无髓神经纤维及包绕它们的施万细胞占 11%~12%(Behse,1990)。横截面中另一主要组成是间质结构,由胶原蛋白紧密填充(35%~45%,直径 30~65nm)。推测光镜下空白区域可能包含水和大分子物质(13%~14%)。在小鼠模型中,血管组织占神经内膜的 2%~3%

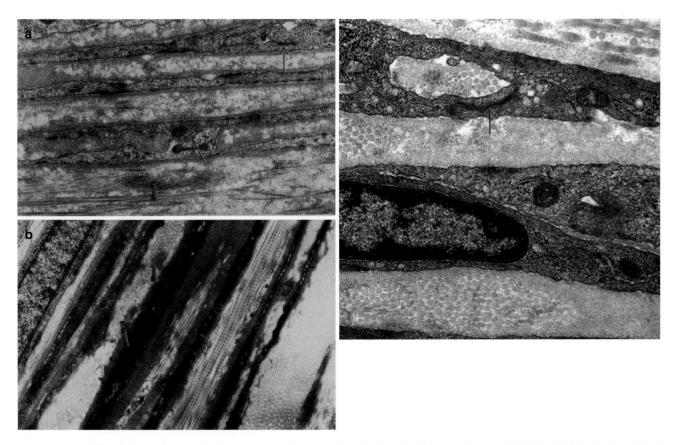

图 2.5　典型的神经束膜细胞紧密连接(箭头所示)和吞饮小泡。神经束膜细胞层之间出现纵向和环向网络的胶原。注意丛生的耐酸纤维(三角箭头所示)。(a,b,26 400×;c,40 000×)

(Bell 和 Weddell,1984),但在人类中这些区域可能少于 1%(Behse 等,1974)。

　　光镜下(图 2.7a,b)及电镜下(图 2.8),横断半薄切片可更清楚地显示神经内膜中轴突及施万细胞的结构及其之间的关系。光镜下 (图 2.7a,b)半薄切片(1μm)甲苯胺蓝染色可以清楚地区分轴突及髓鞘。即使最好的石蜡切片也不能与其媲美。通过染色可观察到两种类型轴突,有髓神经纤维(MF)及无髓神经纤维(UF),后者在光镜下显示更清楚。

2.1.2.4　有髓神经

　　除神经束膜下小范围的无细胞区域外,半薄切片可显示神经内膜中均匀分布的、直径大小不一的有髓神经纤维。随机检查均可见有髓神经纤维直径存在双峰谱。在灌注固定后,人类组织中获取的神经纤维中的有髓神经,极少表现出像实验动物中一样的完整的圆形轮廓。轴突与髓鞘是易碎的液体凝胶状结构。因此,腓肠神经的暴露、剪切、固定时造成的压力导致了圆形结构的缺失。在甲苯胺蓝染色下,轴突呈区域分

明的亮色,周围包绕着均匀深色的髓鞘。轴突内点状的区域通常为线粒体。每一段有髓神经的轴突只与一个施万细胞有关。每一段轴突及其髓鞘组成了神经纤维内的"结间区体",长度为 200~1800μm,取决于轴突的宽度及病理因素。多数横截面显示轴突周围紧密结合着髓鞘,在结间区体的中央可见与轴突及髓鞘相关的施万细胞的细胞核。在一项研究中,9%的小有髓纤维结间区体与 3%的大有髓纤维结间区体被从细胞核位置横断,提示施万细胞核的长度相对固定,且大有髓纤维结间区体的长度比小的长 3 倍 (Ochoa 和Mair,1969;Behse,1990)。

　　相邻的结间区体连接的地方称为朗飞结,是一段长 1μm 的没有髓鞘包裹的轴突组织。郎飞结及其分子组成已有深入研究和总结(见 Scherer 和 Wrabetz,2008),它与遗传性髓鞘病及腓骨肌萎缩症有明显相关性。在横截面上,轴突很少在结间区处横断,但横断发生在结间区时,不应被误认为是轴突脱髓鞘。在结间区处轴突浆染色密度增加,以及结旁区轴突增多提示上述情况的发生(图 4.1c,d)。轴突浆内缺乏与蛋白

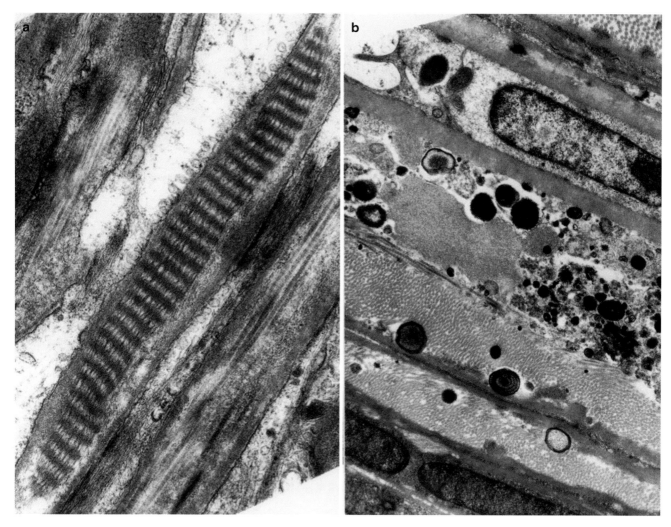

图 2.6　"浣熊尾巴"(长间距胶原,Luse 小体)在神经束膜细胞之间出现(a)。嗜锇体,部分呈同心层状结构,均表示神经束膜钙化(b)。(a,30 420×;b,12 070×)。

合成相关的细胞器,例如大量的核糖体(尽管在病理性轴突及正常人中有核糖体存在的报道)、粗面内质网以及高尔基体等。这些特性连同周围神经轴突的长度,对轴突的增长、长期的维护以及轴突浆运输机制有显著的影响。

轴突浆内的主要组成是电子密度的基质,其内含有神经丝及细胞器。最小的结构是直径 5~7nm 的微丝,它们占轴突浆内蛋白总量的 10%。戊二醛和锇酸对微丝稳定性的破坏导致在电子显微镜下微丝的数量减少。轴突浆内含量更多的成分是神经丝蛋白,包括纵向走行的神经丝,直径为 8~11nm,长度不定。神经丝蛋白沿单个纤维的长度保持恒定的密度,不受轴突直径的影响。神经丝蛋白经醛类固定剂固定后,保存完好,但易被内在的轴突钙激活蛋白酶消化分解,这可能是受损的轴突内神经丝蛋白消失的原因。由于

神经丝蛋白的丛集,在金属离子浸润后,轴突浆及细胞质内可见纤维状结构(例如,Bielschowsky 银染法)。微管("神经管")定义为直径较大的轴浆细胞骨架结构。它们呈中空结构,直径为 23~25nm,单独或并列纵向走行,相互之间无交叉。微管由球状的微管蛋白以格子状组成,当暴露于秋水仙碱及相关的有丝分裂纺锤体抑制剂时,其结构易被破坏。大轴突末端分支的微管的总数远大于近端。无髓鞘轴突内微管的密度较有髓鞘轴突大。轴浆还含有各种类型的膜性细胞器,包括线粒体、滑面内质网、溶酶体、囊泡,以及大小不等的致密核心囊泡。被膜囊泡出现在有髓纤维及无髓纤维的轴膜处,尤其是神经肌肉接头处以及郎飞结处。

研究者深入研究了腓肠神经的神经结构并进行了形态定量测定,与其他神经相比,该处的定量分析

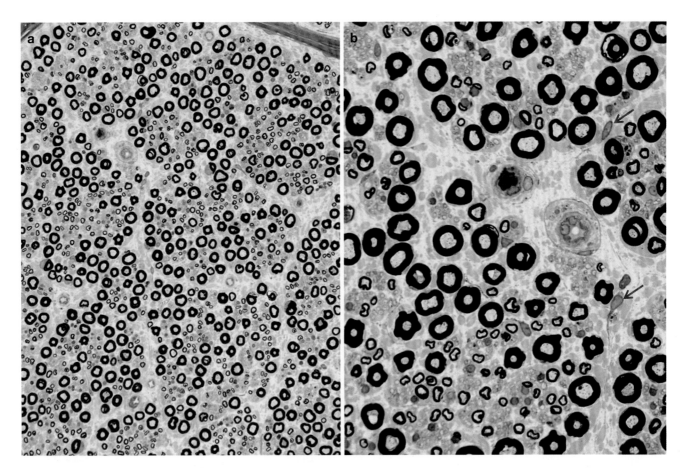

图 2.7　一个年轻人的腓肠神经。纤维密度和髓鞘正常。轴突含有点状结构,代表线粒体(a)。无髓神经纤维成群出现,常与小有髓神经纤维相关联,与大有髓神经纤维隔离。在(b),除了偶尔的成纤维细胞(箭头所示),大多数为施万细胞(1μm 厚的甲苯胺蓝染色,a,200×;b,1000×)。

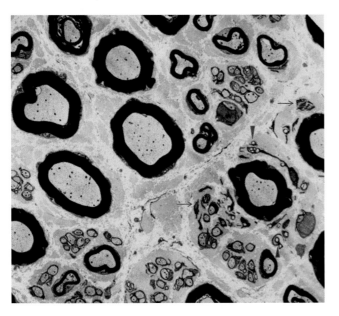

图 2.8　一个 25 岁女性的正常腓肠神经,可见失神经支配的施万细胞(箭头所示)和胶原袋(三角箭头所示)(3520×)。

更可信。大多数关于感觉神经纤维整体结构的相关信息是广泛适用的。下面提供的数据来自单一实验室(Behse,1990;Behse 等,1974),但这些数据具有文献代表性,在第 3 章将详细讨论神经活检发现的定量问题。

有髓神经纤维呈双峰分布。在定义轴突大小时,研究人员需要指明是轴突直径还是轴突加髓鞘的直径。研究者多数情况下使用后者,除非特殊说明,本书采用后者计量方法。大、小有髓神经纤维的直径范围有所重叠。通常,小有髓纤维直径为 2~6μm(轴突加髓鞘),大有髓纤维直径为 8~12μm,双峰分别为 4μm 和 10μm。以 7μm 作为区分的分界点,32%~45% 为大有髓神经纤维,55%~68% 为小有髓神经纤维。如果只考虑轴突的直径(与无髓神经轴突相比较),小有髓纤维直径为 1~3μm,大有髓纤维直径为 3~6μm,极少超过 7~8μm。

外踝处腓肠神经的有髓神经纤维的数目为 5200~9460,密度为 5200~8000/m²(Behse,1990)。很难说绝对纤维计数或纤维密度哪个是更好的测量方式。前者受正常人群解剖变异的影响更大,而后者难以解释在病理情况下的丛集改变,并且固定技术对其存在影响。研究者从实用性出发,认为通过计算数个有代表性的神经内膜区域的纤维数量得出纤维密度较为简易。

　　髓鞘的厚度与轴突的直径呈正比,并且反映了营养物质与分子之间复杂的相互作用(Quintes 等,2010;Pereira 等,2012)。这个特征决定了大有髓神经纤维及小有髓神经纤维稍微有所区别。大体上,有髓神经纤维的轴突横径与轴突加髓鞘的横径比为 0.5~0.7,其被称为"G 比率",在超薄电镜下最宜评估。在光镜下,甲苯胺蓝染色也可放大髓鞘厚度与轴突直径相关的趋势。

　　单纤维分离可测量结间区长度(IL)。结间区长度随轴突横径的增加而延长。对大有髓神经而言,结间区为 0.35~1.83mm,小有髓纤维为 0.18~0.66mm。这些数据在正常神经中存在明显的差异性,并且随病理改变及年龄增加差异更明显。

2.1.2.5 无髓轴突及其施万细胞

　　无髓神经纤维(UF)在神经束全束内走行,但在小有髓纤维附近多见,可能与它们有相同的起源有关(图 2.7 和图 2.8)(Thomas 等,1993)。在油镜下,无髓轴突显示为在无髓施万细胞包绕内的圆形区域。一个生成轴突的施万细胞仅会包绕其生成的髓鞘包绕的轴突,同时,与无髓轴突相关的施万细胞可能与数个神经纤维有关,并将每个轴突与相邻的轴突完全隔离。Sharma 和 Thomas 定义了施万细胞亚单位,即在横截面上任何一个单独的或一组由连续的基底膜封闭起来的施万细胞的剖面(Sharma 和 Thomas,1975)。它可以包含数个轴突或无轴突结构。在每个施万细胞亚单位的丛集剖面 2~5 个,但也曾有多达 20 个的报道(Behse 等,1975)。通常一个施万细胞亚单位有 1~4 个无髓神经纤维。没有轴突的施万细胞亚单位被认为是去神经的。在正常神经中可见缺乏轴突或连续胶原蛋白袋的施万细胞亚单位(图 2.8 和图 2.9),并且随年龄增加以及病理情况下也会增加。

　　在施万细胞亚单位中识别出轴突比较困难。有时,施万细胞可以部分或完全包绕一束胶原纤维,形成一个类似胶原蛋白袋的结构(图 2.9),在 1μm 厚的甲苯胺蓝染色切片的油镜图像类似轴突,但缺少轴突内明显的小点状的细胞器。超微结构下,轴突具有递

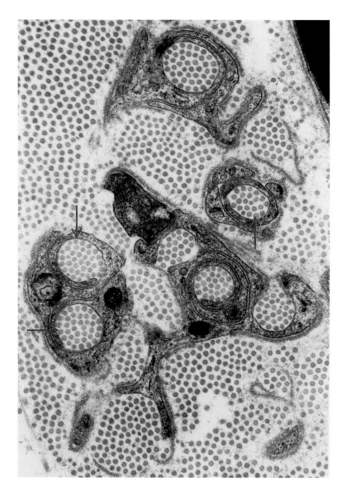

图 2.9　由施万细胞包围的胶原蛋白袋(箭头所示)。(21 840×)

质密度低、微管密度高以及缺少核糖体等特点,便于识别。轴膜通常比施万细胞膜厚。施万细胞周围明显的轴系膜可以区分二者。但是,轴突并不总是完全地被施万细胞包裹着,或者存在明显的轴系膜。正常神经中可以发现没有轴突的施万细胞突出的细胞质结构,例如失神经的施万细胞亚单位或胶原蛋白袋,随年龄或病理性增加(Behse 等,1975;Behse,1990)。

　　无髓神经纤维与有髓神经纤维的数量比约为 4:1,无髓神经纤维的数目变异性比有髓神经纤维的大,每根神经为 20 100~51 350 个,密度为 18 000~42 000/mm²。无髓轴突呈单峰分布,纤维大小为 0.1~3μm,峰值为 1~1.5μm,所以无髓轴突的直径区间与最小的有髓轴突存在重叠。它们的区别在于无髓神经纤维轴突微管比例高于神经丝,自主神经传出纤维中经常出现密集的囊泡,钠离子通道更多。无髓纤维的严格定量测定很复杂。尽管无髓神经纤维不像有髓神经纤维具有阶段分布,但其相关的施万细胞通常具有典型的长度范

围,为 200~500μm(Carlsen 等,1974)。

2.1.3 神经内膜细胞的其他成分

神经内膜的有核细胞包括施万细胞、成纤维细胞、血管内皮细胞、外膜细胞、平滑肌细胞、巨噬细胞、淋巴细胞、肥大细胞。人类腓肠神经的细胞数的定量分析表明,80%~90%为施万细胞,成纤维细胞占 10%,不形成髓鞘的施万细胞的胞核比有髓鞘的多 4 倍(Ochoa 和 Mair,1969)。未进行内皮细胞计数,在神经内膜中,除巨噬细胞外,其他类型的细胞数目较少(见下文)。在种系间以及不同神经间的统计存在差异性,可能与被检神经内的无髓纤维的组成差异有关(Thomas,1963)。

2.1.3.1 成纤维细胞

成纤维细胞是第二位最常见的神经内膜内有核细胞,数量占 10%,密度约为 300 个核/mm²(Ochoa 和 Mair,1969)。这些细胞被认为起源于神经嵴干细胞,在神经内膜中起重要作用,包括神经损伤后分泌白细胞介素、免疫监测以及机械性支持作用(Richard 等,2012),在神经内膜血管附近较为常见。用光学显微镜无法准确鉴别纤维细胞与施万细胞或神经内膜组织(Ochoa 和 Mair,1969)。免疫组织化学染色上,CD34 可免疫标记为成纤维细胞(Richard 等,2012),但在 S-100 和 EMA 染色中均不着色,从而可以将其与施万细胞进行区分。成纤维细胞可能具有非常薄的和细长的细胞形态(图 2.10a,b)。超微结构显示,它们具有丰富的颗粒内质网,一个致密的不规则外周染色的核,最重要的是,周围没有基底膜。在细胞膜上有时会出现局灶性的有高度特异性的电子致密区。细胞膜下常可见胞饮小泡。通常,成纤维细胞与胶原纤维及耐酸纤维紧密相接。一些成纤维细胞特有的特征是"巨大的空泡化"(图 2.9a,b),尤其是含有雷诺小体(见下文)以及"水肿"的区域。然而,尚不明确这些代表的是细胞内空泡化,还是一些极其复杂的细胞的横截面。

2.1.3.2 巨噬细胞

内源性巨噬细胞占神经内膜常驻细胞总量的 2%~9%(Griffin 等,1993)。它们在周围神经系统中的作用已被讨论过(Griffin 等,1993;Bonetti 等,1993;Müller 等,2006)。免疫组织化学染色发现,使用抗 CD-68、Iba-1 抗体,更具体地说,使用抗 CD-163 抗体可以可靠地识别这些细胞(Bonetti 等,1993;Griffin 等,1990)。静息(未被激活)神经内膜巨噬细胞形态细长,可能表现为沿神经纵轴分支的多刺样结构。它们没有环绕的基底膜,并且经常位于血管周围,沿神经纵轴延伸

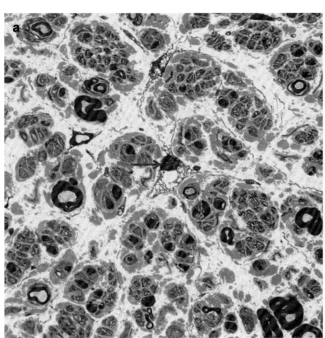
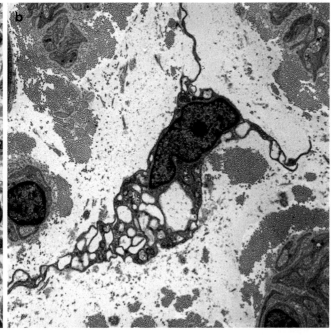

图 2.10 在 1μm 厚的甲苯胺蓝染色切片上显示的空泡化的成纤维细胞(a),以及电镜下图像(b)。(a,1μm 厚的甲苯胺蓝染色切片,1000×;b,6000×)。

(Griffin 等,1993;Bonetti 等,1993)。因此,横截面常常会低估这些细胞的数量,在人类腓肠神经中密度约为 50/mm²(Bonetti 等,1993)。它们与成纤维细胞的区别是含有粗面内质网,内有少量核糖体,以及被膜囊泡和致密颗粒物。尽管可见被膜囊泡的内吞作用,但胞饮活动不是特征性的。据报道,在 12 周内坐骨神经的定居巨噬细胞会有 50% 的生理性更换(Müller 等,2010)。

已发现这个细胞群具有数个功能。巨噬细胞的位置、消化可溶性大分子的能力、部分突触的树突状形态、组成表达 MHC Ⅱ 和 CD4 抗原,提示它们可能具有抗原提呈细胞的作用(Griffin 等,1993)。经典的假设是组织内的巨噬细胞无法进行反应性增殖,但神经内膜的巨噬细胞却可增殖并参与沃勒变性(Hann-Bonnekoh 等,1989;Müller 等,2006)。由于缺乏明确的标记物,体循环内和神经内膜内的巨噬细胞的作用难以区分。然而,嵌合鼠的 GFP 标记的细胞研究表明,巨噬细胞参与沃勒变性的早期应答作用、遗传性神经疾病、炎性神经疾病(Müller 等,2006)。该实验室进一步的研究表明,在慢性进展性周围神经疾病中,神经内膜内固有的巨噬细胞促使了巨噬细胞的炎性反应,并在明显损伤处由血源性巨噬细胞进行补充(Müller 等,2008)。巨噬细胞在神经再生、炎症性脱髓鞘和髓鞘脂质的清除和回收等作用也日益被关注(Griffin 等,1993)。

2.1.3.3 肥大细胞

肥大细胞位于神经外膜和神经内膜,在神经束膜也有少量存在。其光镜下的特征是含有肝素在内的众多异染颗粒的大椭圆形细胞(图 2.11)(Olsson,1968,1971)。肥大细胞经常位于血管旁,有时与施万细胞关系密切。肥大细胞在神经外膜比内膜更多见,通常单独出现,偶尔也可成对或呈小群出现(Knorr-Held 和 Meier,1990;Olsson,1968)。超微结构检查表明颗粒由膜分隔的层状结构组成,层状结构经常卷起来,呈卷轴状(图 2.11 插图)。这些结构可区分肥大细胞与嗜碱性细胞。正常情况下,肥大细胞的细胞外很少有颗粒物附着。部分肥大细胞的颗粒内可有微粒成分(Ghadially,1988)。许多小细胞会出现质膜突起(图 2.11 和图 2.12),并与神经内膜的其他细胞相接触(图 2.12),图中显示为淋巴细胞。

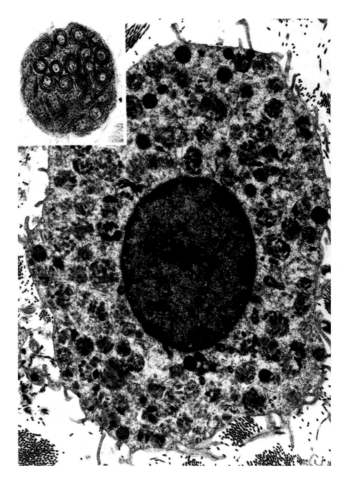

图 2.11 肥大细胞颗粒,在高倍镜下更清楚(插图)(12 996×,插图 74 400×)。

肥大细胞在周围神经疾病中的作用尚不清楚。它们合成并释放蛋白多糖、组胺、5-羟色胺、蛋白酶和细胞因子(Kaliner 和 Metcalfe,1993),增强毛细血管通透性和病理状态下巨噬细胞浸润。通常,肥大细胞在组织损伤后释放血管活性物质,并与细胞膜上 IgE 受体相结合。可诱导脱颗粒的分子谱很广泛(Kaliner 和 Metcalfe,1993)。在一项 31 例多原因周围神经疾病的腓肠神经活检的研究中(但不正常)(Rnon-Held 和 Meier,1990),肥大细胞的密度与损伤的严重程度相关,尤其是髓鞘的损伤。正如 Olsson(1971)所发现的那样,神经损伤并不一定是活动性的。在中毒性或遗传性周围神经疾病与血管源性或免疫性周围神经疾病中肥大细胞的数量区间存在重叠,总体来说在后者出现的价值更高。在周围神经疾病中存在非特异性肥大细胞增生,推测与纤维化过程相关的肥大细胞慢性脱颗粒相关(Claman,1993),在多数慢性周围神经疾病中是非特异性的常见现象。

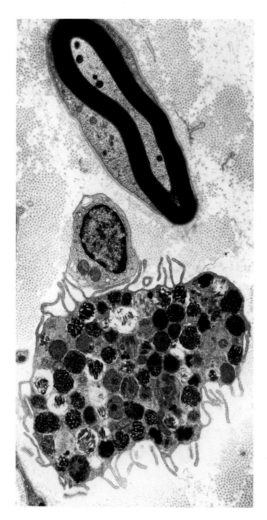

图 2.12 与神经内膜的淋巴细胞紧密接触的肥大细胞(11 000×)。

作为能够释放血管活性胺的细胞,肥大细胞可以改变血-神经屏障。Brosnan 及其同事(1990)认为肥大细胞的这种特性可能与神经损伤机制相关,他们通过以下实验进行了验证:用单胺消耗药物利舍平预处理,在实验性变态反应神经炎中含有颗粒的肥大细胞减少,证明肥大细胞脱颗粒发生在神经改变之前。在体外试验中,肥大细胞随髓鞘的生成而发生脱颗粒,更重要的是,肥大细胞的蛋白酶能直接损伤髓鞘(Johnson 等,1988)。作为沃勒变性或毒性轴突变性的一部分,肥大细胞进行原位增殖(Olsson,1968)。神经瘤内包含大量的肥大细胞。最近的研究表明,肥大细胞与感觉轴突间的双向通信可能涉及新的肥大细胞的细胞黏附因子(CADM-1)。

2.1.3.4 白细胞

白细胞在周围神经炎性反应中发挥重要作用,但

令人惊讶的是目前关于白细胞在周围神经中的正常数量及分布仍缺乏相关共识。常规光镜下很难发现和正确识别散在白细胞。我们发现利用淋巴细胞标记物进行免疫染色,可以发现石蜡包埋处理后的神经内少量的神经炎症细胞。细胞表面抗原家族,通常以 CD45 为例,存在于骨髓来源的白细胞表面,包括淋巴细胞、循环巨噬细胞、肥大细胞等(Ellis,1993)。CD45 染色可以发现神经内膜内固有的巨噬细胞,但没有前面提到的固有巨噬细胞可占全部细胞数的 2%~9%那样多(Griffin 等,1993)。对淋巴细胞亚型的进一步分类,我们通常使用血液病理学表面标记物进一步分型,使用 CD-3 作为 T 细胞标记物,将 CD20 和 CD79a 作为 B 细胞标记物(Lu 和 Chang,2011)。

最近的一些研究通过免疫组织化学法在“正常”神经组织中发现了白细胞。但结果有时难以解释,因为所使用抗体的不同以及免疫组织化学染色技术存在不可预见的偶然因素。Honavar 等(1991)以 5 例尸检标本作为参照组,发现每平方毫米有 10 个 LCA-阳性细胞和 6 个 UCHL1 阳性细胞(T 淋巴细胞)。Kerkoff 及其同事们(1991)通过 CD3 免疫组织化学染色发现 7/9 的腓肠神经中每平方毫米少于 10 个 T 淋巴细胞,发现正常神经中 T 细胞最高可达 30 个/mm^2。Pollard 等(1987)研究了 4 例腓肠神经活检标本,发现 T 细胞很少见。Monte 等发现在正常神经中,神经外膜为每平方毫米 2.8 个 LCA 阳性细胞,神经内膜为每平方毫米 4.1 个 LCA 阳性细胞,未发现 T 细胞或 B 细胞(de la Monte 等,1988)。Kerkoff 等考虑到了轴突变性本身是否引起淋巴细胞的渗透这一问题,并发现在有轴突变性和无轴突变性的神经之间,淋巴细胞的数目没有差别(Kerkoff 等,1993)。

我们的经验提示神经内膜中散在的少量 CD45 阳性的细胞没有病理意义。但是在神经内膜内血管周围呈套袖样分布的白细胞被认为是炎性反应的标志。在正常神经的神经外膜中,血管周围可以存在少量(3~4 个)白细胞。

2.1.3.5 神经内膜基质

神经内膜的胶原纤维比神经外膜的小,直径为 50~60nm。可能与 III 型胶原的分布比例较高有关(Salonen 等,1987;Junqueira 等,1979)。在与髓鞘型轴突相关的施万细胞基底膜外,存在一个紧密堆积的纵

向排列的胶原纤维鞘,在无髓鞘的轴突的施万细胞外少见,少数可呈斜的圆周形(Friede 和 Bischhausen,1978;Thomas,1963)。剩余的胶原蛋白排列并不紧密,有时呈大的纵列束状,有时形成完全或部分包绕无髓鞘的施万细胞的小袋。仔细观察可发现这些胶原蛋白袋结构位于施万细胞的基底膜之外(图 2.9)。少量的胶原蛋白袋是正常的,但随年龄的增加以及病理情况而增多。胶原纤维也多集中在神经内膜血管周围和神经束膜的内层下。

由于技术上的困难,通过免疫组织化学技术来明确神经内膜的结缔组织区域的大分子组成与定位较为困难(Lorimier 等,1992;Shellswell 等,1979)。和神经外膜相似,Ⅰ型和Ⅲ型胶原蛋白也同样见于神经内膜。但Ⅲ型胶原蛋白可能在前者中比在后者中更重要。免疫组织化学(Lorimier 等,1992)和形态学(Salonen 等,1987)的研究提示,Ⅲ型胶原蛋白对施万细胞的胶原纤维鞘特别重要。周围神经束膜细胞、施万细胞、内皮细胞和外膜细胞周围的基底膜中,Ⅳ型胶原蛋白和层粘连蛋白无处不在(Lorimier 等,1992)。

神经内膜的胶原蛋白来源于成纤维细胞(主要合成Ⅰ型胶原蛋白)和施万细胞(产生Ⅲ型胶原蛋白),其他类型的胶原蛋白的数量很少。神经内膜胶原的增加是慢性神经疾病的一个常见特征。已发现成纤维细胞在非神经组织中是损伤后纤维化和瘢痕形成的关键因素。在神经内膜纤维化中可能发挥作用的因素包括 T 细胞、肥大细胞和巨噬细胞的产物(Claman,1985)。作为损伤后再生反应的一部分,施万细胞也可能产生胶原蛋白(Salonen 等,1987)。

神经内膜中未发现成熟的弹性纤维(Ferreira 等,1987)。但是,在神经外膜束、血管或雷诺小体(见下文)周围可见直径 10~12nm 的完整的纤维性物质(图 2.13a~d)。形态学(Ghadially,1988)和免疫组织化学(Weis 等,1993)研究提示这种物质为耐酸纤维,最初是由其光镜下染色特性发现的(Ghadially,1988)。在弹性纤维形成过程中,耐酸纤维在无定形的弹性蛋白之上起支架作用(Ghadially,1988;Mecham 和 Heuser,1991)。目前,耐酸纤维通常指纤维性物质的超微外观结构(Ferreira 等,1987)。在一些文章中,耐酸纤维被误认为是淀粉样蛋白沉积,但其实它们具有不同的化学性质,并且耐酸纤维的外观与淀粉样蛋白的刚性外观存在差异(图 15.1)。我们有时可以观察到弹性纤维

形成更为成熟的阶段(图 2.13b,箭头所示),但只存在于异常神经的神经内膜中。

间质中能看到的视觉空白区域由水和大分子组成。神经内膜总蛋白质含量是血浆的一半左右,其中最重要的成分是白蛋白(Low 等,1982)。其他的神经内膜间质中的大分子成分包括透明质酸、硫酸软骨素、纤维连接蛋白和蛋白聚糖等(Lorimier 等,1992)。

2.1.3.6 雷诺小体

雷诺小体是一种漩涡状结构,通常位于神经束膜下的区域。它们在横截面上呈圆形或椭圆形(图 2.14a,b),在纵剖面,雷诺小体呈细长的结构并平行于神经长轴走行(图 2.14c)。雷诺小体内没有轴突,几乎没有血管,其主要组成为成纤维细胞。雷诺小体用戊二醛和 B5 固定后在横截面为直径 30~200μm 的椭圆形或圆形结构,有轻度嗜酸性和轻度三色染色(图 2.14d)和阿利新蓝染色(图 2.14e),PAS 或刚果红不着色。甲醛固定往往会导致其结构的破坏。我们偶尔可以发现雷诺小体集中在神经束内环绕轴突处,或呈环形包绕整个神经束,即所谓的神经束膜下水肿(图 2.15a,b)。与雷诺小体相毗邻的血管通常会有透明样改变。电子显微镜显示为由胶原混合细胞外纤维成分组成的直径在 10~12nm 的细丝组成的松散、漩涡状结构(图2.16)。成纤维细胞具有很长的衰减过程,它们与间质环绕和交融,有时显示出明显的空泡化(图 2.16 和图 2.17a,b)。在部分成纤维细胞上可见不连续的基底膜,提示神经束膜的部分分化,EMA 免疫组织化学染色常阳性可支持上述结论(Weis 等,1993)。免疫组织化学染色显示间质中存在胶原蛋白Ⅰ、Ⅲ、Ⅴ、Ⅵ型,耐酸染色阳性(Weis 等,1993)。后者大概相当于普遍存在于整个神经内膜的 10~12 nm 直径的细丝,但雷诺小体在神经束膜下和血管周围较多见(Weis 等,1993)。

对雷诺小体缺乏了解可能导致诊断错误。由于它们无定形的性质和类似的淀粉样纤维的表现(如耐酸纤维),雷诺小体有时被误认为淀粉样泛白或免疫球蛋白沉积。它们也曾被误认为神经内膜水肿或神经梗死。我们在 600 例腓肠神经活检发现约 2%有明显雷诺小体,与文献报道的 2%~7.5%相一致(Meier 和 Bischoff,1977;Bergouignan 和 Vital,1984;Weis 等,1993)。雷诺小体也可出现在正常神经中。当出现神经疾病时,雷诺小体增加的程度与疾病的严重程度并不一致。当然,

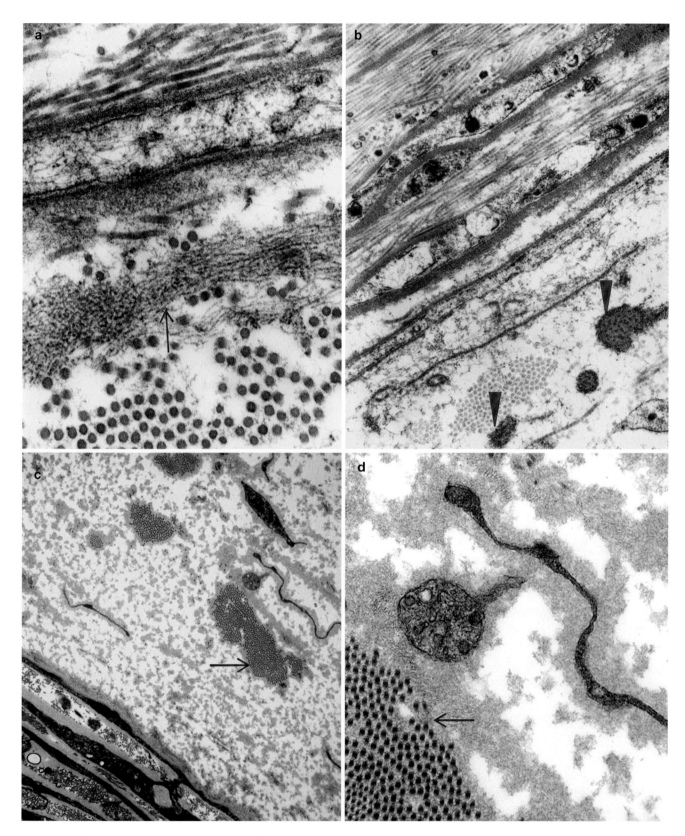

图 2.13 在神经外膜下区域可见耐酸纤维的聚集(箭头所示,a),而弹性蛋白少见(b),在这个患者的神经内膜中耐酸纤维与胶原蛋白相混合(箭头所示,c,d),并可见神经内膜水肿(a,43 400×;b,7920×;c,6000×;d,30 000×)。

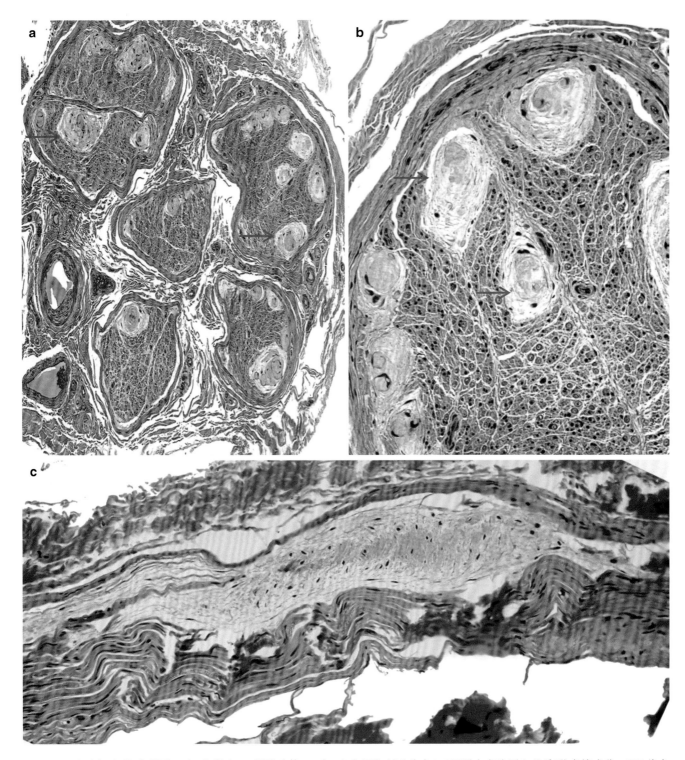

图 2.14　显示交叉(箭头所示,a,b)和纵向(c)雷诺小体。三色(d)和阿尔新蓝染色(e)证明含有胶原和基质/黏多糖成分。(HE 染色的石蜡切片:a,100×;b,400×;c,400×;d,400×;e,400×)。(待续)

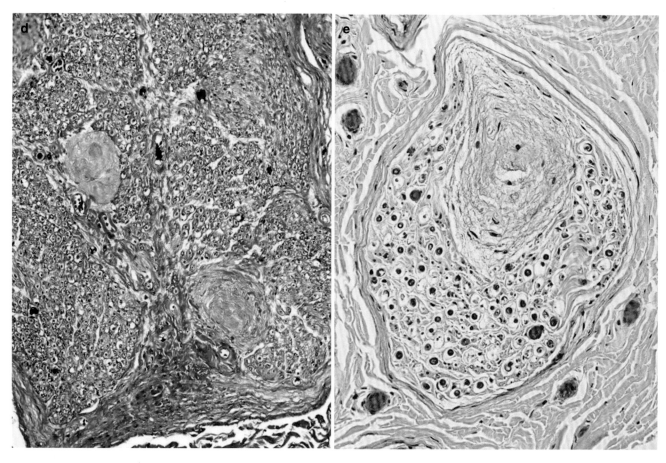

图 2.14(续)

在出现卡压性神经受损或年龄增加时,雷诺小体数量毫无疑问会增加(Bergouignan 和 Vital,1984)。有研究者认为雷诺小体在甲状腺相关的周围神经疾病中常见,但在两个大型的回顾性研究中,33 个具有雷诺小体的患者并没有甲状腺性神经疾病(Bergouignan 和 Vital,1984;Weis 等,1993)。

通过慢性卡压可实验性诱导雷诺小体的产生,该实验演示了该结构的形成过程:慢性压迫导致神经内膜水肿灶形成,成纤维细胞和各种纤维组织逐渐聚集,直到形成成熟的雷诺小体(Ortman 等,1983)。神经内膜毛细血管或神经纤维变性与雷诺小体形成之间不存在相关性,这表明它们的形成是一个机械压力的反应。然而,在轴突离断无再生的实验模型中,失神经支配的神经束在离断 1 年后充满了成纤维细胞且其纤维束形态与雷诺小体相似(Roytta 和 Salonen,1988)。

2.2 年龄相关性改变

正常的周围神经的外观随着年龄的变化而变化,从最初 5 年的快速发展演变到随年龄增加的缓慢退化。

2.2.1 老年人

在神经疾病进展中衰老的作用一直难以研究,因为即使在单一年龄组中,也可能出现很大差异。然而,病理学家必须意识到,衰老确实可导致病理改变,这一点对避免过度解读微小变化来说十分重要。临床上,健康老年人反射消失和远端感觉障碍的发生率增加(Bouche 等,1993)。这种损害在远端感觉纤维中最明显,电生理技术表明,波幅的降低比传导速度的下降更显著,提示远端轴突病以与年龄有关的周围神经疾病为基础(Bouche 等,1993),尽管功能上的改变可由于薄束核的感觉神经末梢营养不良而加重(楔束核程度较轻)。

2.2.2 生命早期

神经在生命的最初几年中发生的变化值得单独讨论,因为其反映了正常生长发育的过程。周围神经的发育是一个重要且复杂的问题,在本书中不会着重

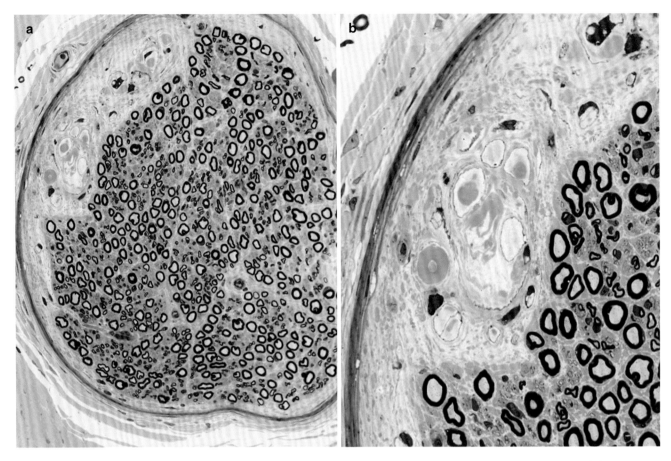

图 2.15 雷诺小体定位于神经外腹周围(a,b)及含有固体和纤维样的成分(a,400×;b,1000×,1μm 厚甲苯胺蓝染色切片)。

讨论(Webster,1993;Mezei,1993)。神经传导速度在出生时约为成年人的一半,到 3~5 岁时达到成人的水平(Kimura,1989)。

研究人员已经对人类腓肠神经的发展进行了一些定量研究(Jacobs 和 Love,1985;Gutrecht 和 Dyck,1970;Ouvrier 等,1987;Ferriere 等,1985;Schellens 等,1993)。髓鞘形成起始于妊娠 18 周左右(Ochoa,1971),到出生时,所有需要生成髓鞘的神经都已开始了这个过程,但人类腓肠神经活检的数据并未得到确定性证据。Gutrecht 和 Dyck(1970)的研究发现,腓肠神经有髓神经纤维的数量从出生时的 4000 增加到 5 岁时的 7000~12 000,但 Ferriere 等(1985)和 Schellens 等(1993)提供的数据提示出生后有髓神经纤维的数量没有明显变化,有的研究则显示有增加的趋势(Jacobs 和 Love,1985)。神经纤维密度在出生时最大,原因是神经内膜面积小得多(出生时近 0.2~0.5mm²,而成人为 0.6~1.2mm²)。出生时为 12 000~20 000MF/mm²,到 10 岁时下降到成人水平。随着生长发育,轴突的大小以及间隔均逐渐增加(Schellens 等,1993)。在出生时以及婴儿期,轴突的直径以及髓鞘的厚度均低于成人值(图 2.18),但 G 比率高于正常值,提示低髓鞘化。在 5 岁时,轴突直径达成人值,但最终髓鞘的厚度增加到正常值还需要 10 年时间(Schroder 等,1978;Ferriere 等,1985)。纤维直径-频率直方图出生时呈单峰型,成年后呈双峰,该转变发生在约 1 岁时(Schellens 等,1993)。随着年龄的增加,两个峰有发生重叠的趋势(Schellens 等,1993;Ferriene,1985),随体细胞的生长,结间区长度通常由出生时的 200~300μm 增加到成人的水平(200~1800μm)(Gutrechr 和 Dyck,1970;Schlaepfer 和 Myers,1973;Frrede 等,1981)。总的来说,可以将 10 岁(粗略)作为在人类腓肠神经组织学达到"成熟"的年龄指标。

2.2.3 年龄相关的"退行性"改变

一些年龄相关成人腓肠神经改变已有记录(Jacobs 和 Love,1985;Tohgi 等,1977;Ouvrier 等,1987;Schellens 等,1993;Takahashi,1966)。量化这些变化的意义不大,因为任何年龄均可能发生大的异常变化。

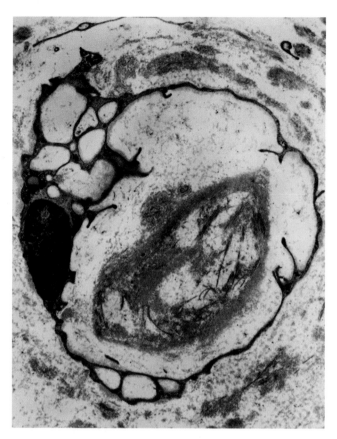

图 2.16 一个空泡样成纤维细胞环绕着一个夹杂着胶原纤维的耐酸纤维核(7200×)。

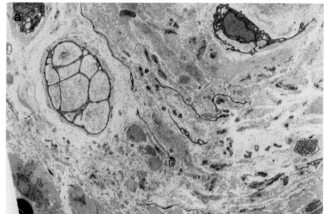

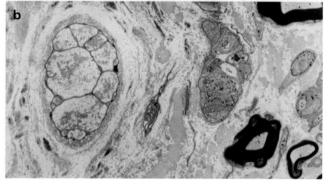

图 2.17 "蜂巢"结构的成纤维细胞突起围绕弹性纤维是雷诺小体的特征。(b)显示雷诺小体和神经内膜之间的界线(a,3200×;b,3840×)。

对年龄相关性神经疾病的判断常因为老龄相关并发症而复杂化 (Suzuki,2013)。定性观察的结果讨论如下,在第 3 章中提供定量数据。

(1)神经内膜面积和内膜胶原蛋白随着年龄的增加而增加。

(2)有髓神经纤维密度随成人年龄增加而持续性地减少。但是正常情况下存在广泛的差异性以及随年龄增加发生的缓慢减量,纯粹基于此参数不可能区分正常的"老龄"神经和"年轻"的神经。其中大有髓神经纤维的耗竭最为明显。在一项对 79 例腓肠神经的研究中,从 20 岁组到 80 岁组,大有髓神经纤维密度平均下降了近 50%,这两个年龄组的正常范围仍有重叠(Tohgi 等,1977)。

(3)结间区长度对轴突直径分布图也为 25%的纤维中逐渐常见的轴突变性和再生提供了证据(Arnold 和 Harriman,1970;Dyck 等,1993)。单纤维分离研究(如成排的髓鞘卵泡)中的活跃变性的发生率也可能随着年龄增加而增加,但仍属罕见 (Arnold 和 Harriman,1970)。很可能老年人中再生丛更常见,但缺乏相应的定量数据。

(4)随着年龄的增加,施万细胞亚单位(ScSu)的数量也增加,失神经支配的 ScSu 密度、胶原蛋白袋和单一的施万细胞的突起同样也增加(Kanda 等,1991)。

(5)髓鞘厚度或结间区长度与纤维直径的关系图显示分布更加分散,与 G 比率类似(Jacobs 和 Love,1985;Lascelles 和 Thomas,1966)。这些变化表明节段性脱髓鞘和髓鞘再生现象越来越频繁。该现象继发于轴突萎缩还是原发性改变尚不明确。

(6)轴突密度降低,可能部分因为神经内膜面积随着年龄增加,与之相反的是,核密度保持恒定或略有增加(Tohgi 等,1977)。

(7)内皮毛细血管可见越来越多的玻璃样变及内皮细胞增多、血管周基底膜增厚(Jacobs 和 Love,1985),但随年龄增加不会发生穿通。肌型血管没有出现明显变化(Tohgi 等,1997;Jacobs 和 Love,1985),神经束膜基底膜的厚度也随着年龄增加而增加,改变最显著的是外层板层。推测营养动脉粥样改变与年龄相关的轴突损失有一定关系(Takahashil,966)。

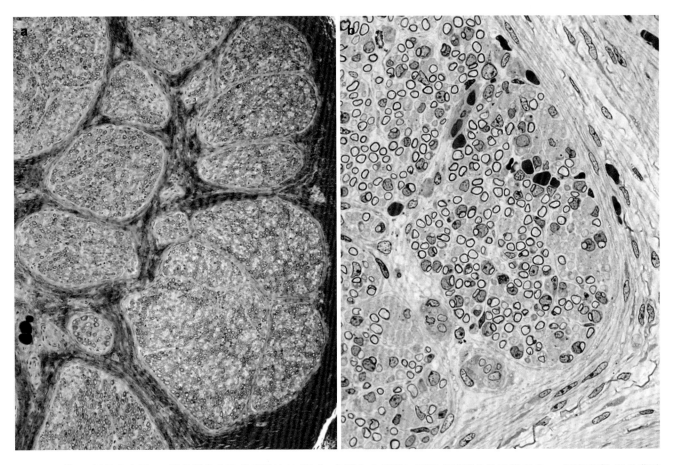

图 2.18 从 33 周早产存活 16 周的婴儿获取的周围神经(因此,实际为 9 周龄),可见有髓鞘的轴突形态单一,密度更高,以及薄髓鞘轴突(1μm 厚切片;a,200×;b,1000×)。

参考文献

Arnold N, Harriman DGF (1970) The incidence of abnormality in control human peripheral nerves studied by single axon dissection. J Neurol Neurosurg Psychiatry 33:55–61

Beamish NG, Stolinski C, Thomas PK et al (1991) Freeze fracture observations on normal and abnormal human perineurial tight junctions: alterations in diabetic polyneuropathies. Acta Neuropathol 81:269–279

Beggs J, Johnson PC, Olafsen A et al (1991) Transperineurial arterioles in human sural nerve. J Neuropathol Exp Neurol 50:704–718

Behse F (1990) Morphometric studies on the human sural nerve. Acta Neurol Scand 132(Suppl):1–38

Behse F, Buchthal F, Carlsen F, Knappeis GG (1974) Endoneurial space and its constituents in the sural nerve of patients with neuropathy. Brain 97:773–784

Behse F, Buchthal F, Carlsen F, Knappeis GG (1975) Unmyelinated fibres and Schwann cells of sural nerve in neuropathy. Brain 98:493–510

Bell MA, Weddell AGM (1984) A morphometric study of intrafascicular vessels of mammalian sciatic nerve. Muscle Nerve 7:524–534

Bergouignan FX, Vital C (1984) Occurrence of Renaut bodies in a peripheral nerve. Arch Pathol Lab Med 108:330–333

Bonetti B, Monaco S, Giannini C et al (1993) Human peripheral nerve macrophages in normal and pathological reactions. J Neurol Sci 118:158–168

Bouche P, Cattelin F, Saint-Jean O et al (1993) Clinical and electrophysiological study of the peripheral nervous system in the elderly. J Neurol 240:263–268

Brosnan CF, Claudio L, Tansey FA, Martiney J (1990) Mechanisms of autoimmune neuropathies. Ann Neurol 27(Suppl):S75–S79

Bunge MB, Wood PM, Tynan LB et al (1989) Perineurium originates from fibroblasts: demonstration in vitro with a retroviral marker. Science 243:229–231

Carlsen F, Knappeis GG, Behse F (1974) Schwann cell length in unmyelinated fibres of human sural nerve. J Anat 117:463–467

Chad D, Shoukimas GM, Bradley WG et al (1981) Peripheral nerve unmyelinated axons following lumbar sympathectomy. Ann Neurol 10:486–488

Claman HN (1985) Mast cells, T cells, and abnormal fibrosis. Immunol Today 6:192–195

Claman HN (1993) Mast cells and fibrosis. Hints from graft-versus-host disease and scleroderma. In: Kaliner MA, Metcalfe DD (eds) The mast cell in health and disease. Marcel Dekker, New York, pp 653–667

De la Motte DJ, Hall SM, Allt G (1975) A study of the perineurium in peripheral nerve pathology. Acta Neuropathol 33:257–270

De la Monte SM, Gabuzda DH, Ho DD et al (1988) Peripheral neuropathy in the acquired immunodeficiency syndrome. Ann Neurol 23:485–492

Dyck PJ, Giannini C, Lais A (1993) Pathologic alterations of nerves. In: Dyck PJ, Thomas PK et al (eds) Peripheral neuropathy, 3rd edn. WB Saunders, Philadelphia, p 540

Ellis DW (1993) Lymphoproliferative disorders. In: Leong ASY (ed)

Applied immunohistochemistry for the surgical pathologist. Edward Arnold, London, pp 124–126

Ferreira JMC, Cladini EG, Montes GS (1987) Distribution of elastic system fibers in the peripheral nerves of mammals. Acta Anat 130:168–173

Ferriere G, Denef JF, Rodriguez J, Guzzetta F (1985) Morphometric studies of normal sural nerves in children. Muscle Nerve 8:697–704

Forsythe P, Bienenstock J (2012) The mast cell- nerve functional unit: a key component of physiologic and pathophysiologic responses. In: Bienenstock J (ed) Allergy and the nervous system, vol 98, Chemical immunology and allergy. Karger, Basel, pp 196–221

Friede RL, Bischhausen R (1978) The organization of endoneurial collagen in peripheral nerves as revealed with the scanning electron microscope. J Neurol Sci 38:83–88

Friede RL, Meier T, Diem M (1981) How is the exact length of an internode determined? J Neurol Sci 50:217–228

Ghadially FN (1988) Ultrastructural pathology of the cell and matrix, 3rd edn. Butterworths, London, pp 1252–1259

Griffin JW, Stoll G, Li CY et al (1990) Macrophage responses in inflammatory demyelinating neuropathies. Ann Neurol 27(Suppl): S64–S68

Griffin JW, George R, Ho T (1993) Macrophage systems in peripheral nerves. A review. J Neuropathol Exp Neurol 52:553–560

Gutrecht JA, Dyck PJ (1970) Quantitative teased fiber and histological studies of human sural nerve during postnatal development. J Comp Neurol 138:117–130

Hall S, Hughes R, Atkinson P (1991) Lamellated sensory corpuscles within the endoneurium. J Neurol Neurosurg Psychiatry 54:744–745

Hann-Bonnekoh PG, Scheidt P, Friede RL (1989) Myelin phagocytosis by peritoneal macrophages in organ cultures of mouse peripheral nerve. A new model for studying myelin phagocytosis in vitro. J Neuropathol Exp Neurol 48:140–153

Honavar M, Tharakan JKJ, Hughes RAC et al (1991) A clinicopathological study of the Guillain-Barre syndrome. Nine cases and literature review. Brain 114:1245–1269

Infante E, Kennedy WR (1970) Anomalous branch of the peroneal nerve detected by electromyography. Arch Neurol 22:162–165

Ito A, Hagiyama M, Oonuma J (2008) Nerve-mast cell and smooth muscle-mast cell interaction mediated by cell adhesion molecule-1, CADM1. J Smooth Muscle Res 44:83–93

Jacobs JM, Love S (1985) Qualitative and quantitative morphology of human sural nerve at different ages. Brain 108:897–924

Jefferson D, Neary D, Eames RA (1981) Renaut body distribution at sites of human peripheral nerve entrapment. J Neurol Sci 49:19–29

Johnson D, Seeldrayers PA, Weiner HL (1988) The role of mast cells in demyelination. 1. Myelin proteins are degraded by mast cell proteases and myelin basic protein and P2 can stimulate mast cell degranulation. Brain Res 444:195–198

Junqueira LCU, Nontes GS, Krisztan RM (1979) The collagen of the vertebrate peripheral nervous system. Cell Tissue Res 202:453–460

Kaliner MA, Metcalfe DD (eds) (1993) The mast cell in health and disease. Marcel Dekker, New York

Kanda T, Tsukagoshi H, Oda M et al (1991) Morphological changes in unmyelinated nerve fibres in the sural nerve with age. Brain 114:585–599

Kerkoff A, Troost D, Louwerse ES et al (1993) Inflammatory cells in the peripheral nervous system in motor neuron disease. Acta Neuropathol 85:560–565

Kimura J (1989) Electrodiagnosis in diseases of nerve and muscle: principles and practice, 2nd edn. FA Davis Company, Philadelphia, pp 95–96

Knorr-Held S, Meier C (1990) Mast cells in human polyneuropathies: their density and regional distribution. Clin Neuropathol 9:121–124

Lambert EH (1969) The accessory deep peroneal nerve: a common variation in innervation of extensor digitorum brevis. Neurology 19:1169–1176

Lascelles RG, Thomas PK (1966) Changes due to age in internodal length in the sural nerve in man. J Neurol Neurosurg Psychiatry 29:40–44

Liguori R, Krarup C, Trojaborg W (1992) Determination of the segmental sensory and motor innervation of the lumbosacral spinal nerves. An electrophysiological study. Brain 115:915–934

Lorimier P, Mezin P, Labat Moleur F et al (1992) Ultrastructural localization of the major components of the extracellular matrix in normal rat nerve. J Histochem Cytochem 40:859–868

Low PA, Marchand G, Knox F, Dyck PJ (1977) Measurement of endoneurial fluid pressure with polyethylene matrix capsules. Brain Res 122:373–377

Low PA, Yao JK, Poduslo JF et al (1982) Peripheral nerve microenvironment: collection of endoneurially enriched fluid. Exp Neurol 77:208–214

Lu J, Chang KL (2011) Practical immunohistochemistry in hematopathology: a review of useful antibodies for diagnosis. Adv Anat Pathol 18:133–151

MacKinnon SE, Dellon AL, Hudson AR, Hunter DA (1986) Chronic human nerve compression – a histological assessment. Neuropathol Appl Neurobiol 12:547–565

Mecham RP, Heuser JE (1991) The elastic fiber. In: Day ED (ed) Cell biology of the extracellular matrix, 2nd edn. Plenum Press, New York, pp 79–109

Meier C, Bischoff A (1977) Polyneuropathy in hypothyroidism. Clinical and nerve biopsy study of 4 cases. J Neurol 215:103–114

Mezei C (1993) Myelination in the peripheral nerve during development. In: Dyck PJ, Thomas PK et al (eds) Peripheral neuropathy, 3rd edn. WB Saunders, Philadelphia, pp 267–281

Müller M, Leonhard C, Krauthausen M (2010) On the longevity of resident endoneurial macrophages in the peripheral nervous system: a study of physiological macrophage turnover in bone marrow chimeric mice. J Peripher Nerv Syst 15:357–365

Müller M, Stenner M, Wacker K et al (2006) Contribution of resident endoneurial macrophages to the local cellular response in experimental autoimmune neuritis. J Neuropathol Exp Neurol 65: 499–507

Müller M, Wacker K, Getts D et al (2008) Further evidence for a crucial role of resident endoneurial macrophages in peripheral nerve disorders: lessons from acrylamide-induced neuropathy. Glia 56:1005–1016

Neary D, Ochoa J, Gilliatt RW (1975) Subclinical entrapment neuropathy in man. J Neurol Sci 24:283–298

Nesbitt JA, Acland RD (1980) Histopathological changes following removal of the perineurium. J Neurosurg 53:233–238

Ochoa J (1971) The sural nerve of the human foetus: electron microscope observations and counts of axons. J Anat 108:231–245

Ochoa J, Mair WGP (1969) The normal sural nerve in man. I: ultrastructure and number of fibres and cells. Acta Neuropathol 13:197–216

Olsson Y (1968) Mast cells in the nervous system. Int Rev Cytol 24:27–70

Olsson Y (1971) Mast cells in human peripheral nerve. Acta Neurol Scand 47:357–368

Olsson Y (1990) Microenvironment of the peripheral nervous system under normal and pathological conditions. Crit Rev Neurobiol 5:265–311

Ortiguela ME, Wood MB, Cahill DR (1987) Anatomy of the sural nerve complex. J Hand Surg Am 12:1119–1123

Ortman JA, Sahenk Z, Mendell JR (1983) The experimental production of Renaut bodies. J Neurol Sci 62:233–241

Ouvrier RA, McLeod JG, Conchin T (1987) Morphometric studies of sural nerve in childhood. Muscle Nerve 10:47–53

Pereira JA, Lebrun-Julien F, Suter U (2012) Molecular mechanisms regulating myelination in the peripheral nerve. Trends Neurosci 35:123–134

Phillips LH, Park TS (1993) Electrophysiological mapping of the segmental innervation of the saphenous and sural nerves. Muscle Nerve 16:827–831

Piña-Oviedo S, Ortiz-Hidalgo C (2008) The normal and neoplastic perineurium: a review. Adv Anat Pathol 15:147–164

Pollard JD, Baverstock J, McLeod JG (1987) Class II antigen expression and inflammatory cells in the Guillain-Barre syndrome. Ann Neurol 21:337–341

Prineas JW, McLeod JG (1976) Chronic relapsing polyneuritis. J Neurol Sci 27:427–458

Quintes S, Goebbels S, Saher G et al (2010) Neuron-glia signaling and the protection of axon function by Schwann cells. J Peripher Nerv Syst 15:10–16

Reina MA, Lopez A, Villanueva MC et al (2003) La barrera hematon-erviosa en los nervios perifericos. Rev Esp Anestesiol Reanim 50:80–86

Richard L, Topilko P, Magy L et al (2012) Endoneurial fibroblast-like cells. J Neuropathol Exp Neurol 71:938–947

Roytta M, Salonen V (1988) Long term endoneurial changes after nerve transection. Acta Neuropathol 76:35–45

Salonen V, Roytta M, Peltonen J (1987) The effects of nerve transection on the endoneurial collagen fibril sheaths. Acta Neuropathol 74:13–21

Schellens RLLA, van Veen BK, Gabreels-Festen AAWN et al (1993) A statistical approach to fiber diameter distribution in human sural nerve. Muscle Nerve 16:1342–1350

Scherer SS, Wrabetz L (2008) Molecular mechanisms of inherited demyelinating neuropathies. Glia 56:1578–1589

Schlaepfer WW, Myers FK (1973) Relationship of internode elongation and growth in the rat sural nerve. J Comp Neurol 147:255–266

Schroder JM, Bohl J, Brodda K (1978) Changes of the ratio between myelin thickness and axon diameter in the human developing sural nerve. Acta Neuropathol 43:169–178

Sharma AK, Thomas PK (1975) Quantitative studies on age changes in unmyelinated nerve fibers in the vagus nerve in man. In: Kunze K, Desmedt JE (eds) Studies on neuromuscular diseases. S Karger, Basel, pp 211–219

Shellswell GB, Restall DJ, Duance VC, Bailey AJ (1979) Identification and differential distribution of collagen types in the central and peripheral nervous system. FEBS Lett 106:305–308

Sjo O, Buchthal F, Henriksen O et al (1976) The absence of fibres in the sural nerve mediating vasoconstriction. Acta Physiol Scand 98:379–380

Spencer PS, Weinberg GH, Raine CS, Prineas JW (1975) The perineurial window. A new model of focal demyelination and remyelination. Brain Res 96:323–329

Sunderland S (1978) Nerves and nerve injuries, 2nd edn. Churchill Livingstone, Edinburgh, pp 46–57

Suzuki M (2013) Peripheral neuropathy in the elderly. In: Said G, Krarup C (eds) Peripheral nerve disorders, vol 115, Handbook of clinical neurology (3rd series). Elsevier, Amsterdam, pp 803–813

Takahashi J (1966) A clinicopathologic study of the peripheral nervous system of the aged: sciatic nerve and autonomic nervous system. Geriatrics 21:123–133

Thomas PK (1963) The connective tissue of peripheral nerve: an electron microscope study. J Anat 97:35–44

Thomas PK, Bhagat S (1978) The effect of extraction of the intrafascicular contents of peripheral nerve trunks on perineurial structure. Acta Neuropathol 43:135–141

Thomas PK, Berthold CH, Ochoa J (1993) Microscopic anatomy of the peripheral nervous system. In: Dyck PJ, Thomas PK et al (eds) Peripheral neuropathy, 3rd edn. WB Saunders, Philadelphia, pp 28–73

Tohgi H, Tsukagoshi H, Toyokura Y (1977) Quantitative changes with aging in normal sural nerves. Acta Neuropathol 38:213–220

Waggener JP, Beggs J (1967) The membranous coverings of neural tissues: an electron microscope study. J Neuropathol Exp Neurol 26:412–426

Webster D dF (1993) Development of peripheral nerve fibers. In: Dyck PJ, Thomas PK et al (eds) Peripheral neuropathy, 3rd edn. WB Saunders, Philadelphia, pp 243–266

Weis J, Alexianu ME, Heide G, Schroder JM (1993) Renaut bodies contain elastic fiber components. J Neuropathol Exp Neurol 52:444–451

第 3 章

定量技术

特殊的技术有时能最大限度地从神经活检中获取信息。从 Gombault 开始的 19 世纪后期以来，采用单纤维分离技术研究个体的神经技术有着非常悠久的历史，对周围神经病理的发展做出了极大贡献。近年来，图像分析方法可自动采集各种参数，有时对研究神经的病理过程有一定帮助。虽然我们不依赖于这些技术，但本章对其进行简短的讨论。参考文献会提供更详细的信息。

3.1　单纤维分离

单纤维分离技术有益于对有髓神经的数个结间区之间进行神经病理研究。这是最敏感的检测节段性髓鞘的变化的方法，原则上，可以确定这些变化是原发性还是继发于轴突病变。

Dyck 及其同事提供了最详细的关于单纤维分离操作方法及技术说明(Dyck 等，1984;Dyck 和 Giannini，1993)。在评估活检标本时我们并不常规使用此方法，但在出现特殊情况下或进行研究时会采用这种技术。一些研究者也采取了类似方法(Logigian 等，1994;Oh，1990;Schaumburg 等，1992)。如 Dyck 所说，单纤维分离是一项烦琐复杂的工作，哪怕有经验的技师一天也只能准备 150~300 根纤维 (Dyck 和 Giannini，1993)。由于从分离的单纤维中获取的信息没有特异性，从经济角度考虑，这些有经验的技术人员应该把精力放在其他方面。

当分离操作不当时，所获取的信息可能是不可信的。检查的样本太少所获得的结论并不具有代表性。当技术人员经验不足时很可能会出现类似错误，因为即使最轻柔地分离纤维也会造成髓鞘伪差(Williams 和 Hall，1971)。大有髓纤维最容易分离成功，这就导致了选择的偏向性。Dyck 及其同事强调了适当采样的重要性，认为采样至少需要 100 根纤维 (Dyck 和 Giannini，1993)。要评价簇样脱髓鞘是原发性还是继发性脱髓鞘改变，需要至少含有 5 个结间区的单分离纤维。然而很多文献报道的"数据规范"仅基于 20~50 根分离纤维的分析结果。许多论文甚至忽略了标明研究纤维的数量。

在第 1 章中提到的(表 1.1)，腓肠神经活检可能是许多疾病的诊断手段，其中最重要的是血管炎、淀粉样变性和麻风病。实际上，这三种疾病以及其他所有腓肠神经活检可诊断疾病的诊断并不依赖于单纤维分离。大家最常使用单纤维分离纤维检测节段性髓鞘改变。此外，该技术还可以区分原发性和继发性脱髓鞘，但是通过本检查无法得出特定诊断。相较而言，电子显微镜可以发现在脱髓鞘性神经病中巨噬细胞介导的髓鞘剥离、板层变厚或各种包涵体，以上发现都有助于进行病因诊断。事实上，基于单纤维研究结果，长期以来我们认为 CMT1 中节段性脱髓鞘和髓鞘再生继发于轴突病变，并且近期的研究显示轴突及髓鞘均可出现缺陷蛋白，这使得我们怀疑脱髓鞘是否属于继发性的。

单纤维分离在揭示髓鞘细微变化方面优于半薄切片的程度并不清楚。在一项慢性炎症性脱髓鞘性多发性神经疾病的单纤维分离研究中(CIDP，Prineas 和 Mcleod，1976)，有 20% 或更多神经纤维存在节段性脱髓鞘，电子显微镜下有相同的改变，12 例 1%~10% 的纤维呈节段性脱髓鞘改变的病例中，仅 2 例有电镜下的改变。极少会有电镜发现单纤维分离检查没有检测到的节段性脱髓鞘(McLeod 等，1973)。虽然这些数据表明单纤维分离具有较高的灵敏性，但是对照组分离的单纤维中也发现了脱髓鞘现象。CIDP 的诊断标准要求至少 12% 分离的纤维应显示节段性髓鞘改变 (Ad Hoc Subcommittee,1991)。在其他作者的报道中,对照神经中平均 3.9%~20% 的结间区存在异常 (Behse, 1990;Dyck 和 Giannini,1993;Tsakuda 等,1987),有时一些正常神经会出现更多异常的变化。此外,老年对照组病理改变的发生率增加 (Dyck 和 Ginnini,1993)。结旁区髓鞘回缩现象在单纤维分离中很容易发现但意义难以判读,因为这种情况可以发生在节段性脱髓鞘的最早期、轴突变性 (Williams 和 Hall,1971) 以及正常人中 (Arnold 和 Harriman,1970)。

有证据表明,在"正常"神经也可以看到髓鞘卵形向线形拉伸的轴突变性,或者以均匀结间区缩短的方式变性和再生,并且随年龄的增加发生率增加 (Arnold 和 Harriman,1970)。当单纤维分离显示髓鞘卵形拉伸不超过 4% 时, 我们不认为其属于异常 (Arnold 和 Harriman,1990;Dyck 和 Giannini,1993)。此外,有证据显示,16%"正常"的神经纤维可以显示轴突再生 (Behse,1990)。Arnold 和 Harriman (1970) 报道,在超过 60 岁的患者中, 认定为神经有异常表现的标准是 24 根分离纤维中至少有 6 根显示轴突变性或再生。

因此,在正常神经的"病理性"改变限制了单纤维分离在检测神经细微变化方面的应用。在 9 例 Behse (1990) 的对照组病例中,7.5%~37.5% 可见除髓鞘皱褶以外的其他纤维异常,其中年龄最大者仅为 54 岁。事实上, 大多数正常值数据都源自基于年轻人的研究 (Jacobs 和 Love,1985;O'Sullivan 和 Swallow,1968;Vital 等,1990),然而,数个研究显示非特异性的变化随年龄增加而急剧增多。在我们实验室评估的神经约有一半来自 60 岁以上的患者 (图 1.1)。

最近的一项神经传导及腓肠神经活检相关性研究报告,52 例同时进行横截面和单纤维 (最少 50 根纤维) 检查的病例中,11 例 (约 21%) 的组织学诊断不一致 (Logigian 等,1994)。但是这些活组织切片中有48%,三个独立观察者对病理学判断不能达成一致。因此神经活检结果判读的主观性相比是否进行单纤维分离来说,更容易出现错误。值得注意的是,当仅考虑单纤维的结果时,并不改变电生理检查、活检之间的不一致现象 (63% 一致,14% 轻微不一致,23% 完全不一致) (Logigian 等,1994)。

总之,对至少 20 个半薄横切面进行光镜检查,并辅以精细的神经束电镜检查,几乎不需要进行单纤维分离。在腊肠样神经疾病等某些特定疾病中,单纤维分离可以提供可靠的病理学证据。但是我们并不认为我们现有的方法会导致诊断信息的丢失。我们承认单纤维分离在周围神经疾病研究中的价值,尤其是当技术人员可以研究多个神经中的大量纤维时。但是,在周围神经病理的日常实践中,这种方法似乎难以获得与其成本相符的有用信息。

3.2 神经活检的形态测量研究

一些定量分析工具可供那些寻求比主观的形态评价更精确的神经病理学描述的医生使用。这些"形态测量"技术已成为形态学的有用辅助手段。在我们的日常工作中,除了评估 MF 和 UF 损失的严重程度,我们很少进行形态分析,因为形态分析——而非形态测量——可以给出具体的诊断信息。

尽管如此,形态测量在周围神经功能和疾病认识的发展中是很重要的。定量技术有助于将大量的数据绘制成散点图或进行数据分析。阅读周围神经文献也需要对各种定量方法有一定的了解。因此,下面将讨论一些重要的形态测量学技术,但并非全面。若需要更详细的信息, 我们建议读者参考下列作者的研究:Behse (1990),Dyck 及其同事 (1984),Gibbels (1989),Hunter 等 (2007) 和 Thomas (1970)。

为了最大限度地提高纤维密度指标的实用性,各实验室应在标准的技术准备基础上使用自己的标准。比较来自不同实验室的数据时,需要考虑到不同固定剂造成的组织收缩程度的不同。同时应该对年龄匹配的正常神经和异常神经进行比较。一些文献假设脑卒中或 ALS 患者不会引起外周感觉神经异常,并将它们作为对照。Pollock 及其同事 (1984) 发现偏瘫肢体腓肠神经有可能发生改变。此外,越来越多的文献表明,运动神经元病患者可能发生感觉纤维的改变 (Isaacs 等,2007)。可以完成神经系统病史、查体,以及电生理检查的有偿正常人志愿者是最好的对照数据的来源。如果没有这样的数据,可以使用 Stoebner 等 (1989) 提出的方法, 他们的正常神经主要来自既往无神经病史,周围神经电生理检测正常的急性昏迷患者 (≤48h),在器官移植中遗弃的标本。因为严重的恶病质或卧床患者存在营养和压力性麻痹的风险,研究者不应认为他们的周围神经正常。

3.2.1　纤维计数与直方图

3.2.1.1　有髓神经纤维

研究者在研究周围神经纤维的绝对数量和密度上投入了大量的时间和精力(表3.1和表3.2)。有髓神经纤维密度(神经内膜截面面积MF/mm²)是标准的测量方法,通常用甲苯胺蓝染色的半薄切片(1μm)测定。虽然现代图像分析技术在很大程度上可自动进行这样的测量(da Silua等,2007;Hunter等,2007),但专家和计算机之间的合作仍是必需的。Dyck及其同事详细介绍了方法的细节问题(Dyck等,1984)。

在一项研究中,整个腓肠神经总数几乎是既往研究纳入的两倍,从5060根到9460根不等(Behse,

1990)。虽然受到部分作者的青睐,但与纤维密度测量相比,这种测量方法更难在神经活检标本上进行。纤维密度更常用,尽管它依赖于固定(10%~36%差异性)(Behse,1990;Tohgi等,1977)、适当的采样(Behse等,1974;Dyck等,1984),以及在病理性神经中神经内膜的内容物增生等因素(Behhe等,1974)。纤维密度随着年龄的增加而降低,一个研究显示在80岁时下降到30岁的70%(Tohgi等,1977),大多数学者都报告了类似的数据(Jacobs和Love,1985;O'Sullivan和Swallow,1968)。这种下降至少部分是由于随着年龄的增加,神经内膜面积增加所致(Jacobs和Love,1985)。大的有髓神经纤维比小的受影响更多。但有髓神经纤维密度固有的差异性使"老的"和"年轻"的神经几乎不可能区分。

表3.1　定量数据:正常腓肠神经

作者	N	年龄跨度(岁)	神经内膜面积(mm²)	MF/mm²	UF/mm²
儿童					
Gutrecht	5	5周至6岁9个月	0.16~0.69	12 145~24 732	N/A
Jacobs	13	3周至10岁	0.19~0.54	9400~25 890	35 800~193 200
Ouvrier	21	0~10	0.24~0.83	7110~18 340	N/A
成人					
Behse	12	14~54	0.65~1.25	5200~8000	18 000~42 000
Jacobs	14	21~77	0.5~1.2	3310~7950	17 300~41 600
Kanda	26	25~89	N/A	N/A	19 040~42 520
Ochoa	6	15~59	N/A	6604~10 129	21 755~33 859
O'Sullivan	27	17~71	N/A	3500~7000[a]	N/A
Ouvrier	6	13~59	N/A	3810~6420	N/A
Pollock	6	37~54	N/A	6078~9943	21 242~34 155
Tackmann	10	14~61	0.54~0.87	6030~9350	N/A

[a] 根据数据估计得出。

表3.2　定量数据:其他部位神经活检

神经	作者	N	年龄范围(岁)	MF/mm²	UF/mm²
内侧腓肠神经(小腿中部水平)	Ferriere	7	0~10	15 300~37 000	58 500~219 200
腓浅神经	Fujimura	2	12~17	10 300~12 400	44 100~45 000
		5	63±2.5	7600~9670	31 780~40 870
腓浅神经	Stevens 等,1973	6	6天至10岁	9877~32 837	N/A
腓深神经	Stevens 等,1973	11	15~71	4052~9995	N/A
		3	2~10	9183~11 414	N/A
		15	14~70	5141~12 026	N/A
桡神经(腕关节)	O'Sullivan	27	17~71	4900~10 000[a]	N/A
	Tackmann 等,1976	6	48~61	5370~8350	N/A

[a] 根据数据估计得出。

对于儿童,在生命的最初几年,腓肠神经有髓神经纤维数目绝对值可能增加(Gutrceht 和 Dyck,1970;Tacobs 和 Love,1985),尽管不是所有的研究者都观察到这一现象(Ferriere 等,1985)。纤维密度在 10 岁从出生时的 20 000 MF/mm² 大幅下降到成人值(Gutrecht 和 Dyck,1970;Jacobs 和 Love,1985;Ouvrier 等,1987)。这种减少与从出生到 10 岁时神经内膜面积增加同时发生,伴随着轴突的扩大和间隙空间的增加。

以轴突加髓鞘的宽度为定义,腓肠神经有髓神经纤维的直径为 3~14μm。有髓神经纤维数目与直径的比值为双峰图,一个峰值在直径 4μm,另一个是 10μm,两者存在一定重叠(图 3.1a,b)。以 7μm 为界,Behse(1990)发现,在正常的神经中 32%~45% 高于此值,68%~55% 低于此值。

以 CMT1 为例,有髓神经纤维丢失对于大纤维的影响较小纤维更严重(图 3.1c),这是一种常见的完全非特异性轴突耗竭模式。相反,在小有髓纤维很少发生相对严重的缺失(图 3.1d,表 7.7),但可以提供潜在病因诊断的线索。

当神经再生丛频繁出现时,有髓神经纤维的数量相对增加,可能形成大的有髓神经纤维相对损失的假象,双峰直方图的两个峰同时左移,可为轴突萎缩提供证据(Ohi 等,1985)。

3.2.1.2 无髓纤维

无髓纤维(UF)直径为 0.1~3μm(偶见直径 2~3μm),

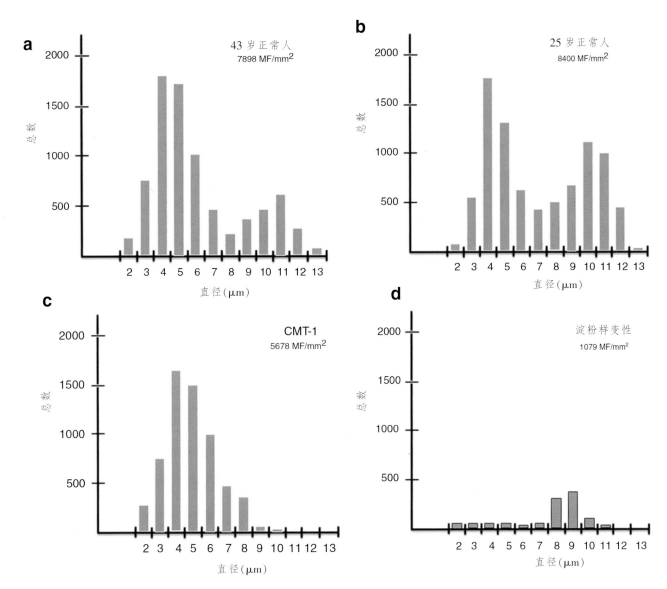

图 3.1　(a-d)有髓纤维的直径-频率直方图。注意单峰直方图主要表现为 CMT-1 典型的大纤维丢失(c)和淀粉样多神经疾病中相对较少的大有髓神经纤维(d)。

呈单峰分布，峰值为 1~1.3μm（Behse，1990）。尽管 Johnson 及其同事们（1994）推荐应用免疫细胞化学的方法，将在光镜下识别轴突作为识别无髓神经密度的方法，但多数研究者利用电子显微镜进行无髓神经纤维定量。无髓纤维的形态测量比有髓纤维在技术上更困难，因为它们数量庞大并且更容易出错。特别是在施万细胞内，很难区分轴突和其他圆形横截面。

无髓纤维的密度变化比有髓纤维更大（表 3.1）。UF 选择性减少很少发生，其鉴别诊断与小有髓纤维的缺失类似（表 7.7）。随着轴突变性和再生，无髓纤维的数量可以增加并超过正常范围，且分布变为双峰——因为大量极小的（微量）无髓纤维的增生（Behse 等，1975）。当试图量化无髓纤维来评估轴突受损时，必须明确所计量的轴突是否为再生芽，因为这些再生芽可能数量众多，从而导致无髓神经纤维不受影响的错误结论。因此，无髓神经纤维计数的过程是非常复杂的。Gibbels（1989）和 Ochoa（1969）提供了全面的讨论。

3.2.2　纤维计数和直方图在神经活检评价中的应用

如表 3.1 和表 3.2 所示，MF 和 UF 的密度在正常神经中变异明显，并随着年龄的增加而下降，部分由于神经内膜面积增加。随着轴突的变性和再生，再生丛的形成可能掩盖了轴突的损失。纤维密度在正常人中的极大变异度使其计量在检测轻度神经疾病时价值不大。对于无髓轴突来说，肉眼直观的轴突变性或间接证据如失神经支配的施万细胞、过量的胶原蛋白袋等可提示病理改变（见后文），并且在无髓神经纤维密度或数量降低到绝对异常值之前出现（Behse 和 Carlsen，1978）。

一个更有力的反对纤维计数的论据是检测到轴突数的轻度减少并不会让病理学家的病因学诊断更准确。同样的考虑适用于解释纤维大小的变化的频率直方图。除选择性小纤维减少外，甚至显著的纤维大小变化都是非特异性的。

因此，我们并不认为有髓鞘和无髓鞘的轴突的精确定量在腓肠神经病理学诊断中具有重要价值。形态学在科学研究中的应用无疑是重要的，特别是结合来自多根神经的数据时，可以了解神经疾病的重要趋势

以及周围神经病理生理学过程（Behse，1990）。在大多数情况下，在有代表性的切片上部分使用已知尺寸的目镜标线快速计量有髓轴突能提供足够的定量信息。

3.2.3　G 比率

不计髓鞘厚度的轴突直径与含有髓鞘厚度的轴突直径的比值称为"G 比率"。G 比率高提示髓鞘薄。理论上来说，0.6~0.7 的 G 比率是最佳的快速传导比率（Waxman 1980）。而正常神经的 G 比率确实与该数值接近。G 比率在小有髓纤维（如薄髓）比率较高，但在所有神经纤维中在 0.5~0.8 范围之间波动（Behse，1990；Tacobs 和 Love，1985）。由于出生时及前 20 年的相对低髓鞘化（Schooder 等，1978），该年龄段的 G 比率较高（Jacobs 和 Love，1985）。超过 60 岁后，G 比率的变异度大大增加，可能是由于反复的脱髓鞘和髓鞘再生导致部分轴突 G 比率增高，以及轴突萎缩导致轴突 G 比率降低（Jacobs 和 Love，1985）。

G 比率增高可能提示脱髓鞘、髓鞘再生、轴突变性（再生轴突芽呈薄髓）或原发性低髓鞘化。比正常人以及其他神经疾病明显增高的 G 比率是 CMT3 的标志。G 比率低提示髓鞘增生、轴突萎缩或两者皆有。

3.2.4　神经内膜面积和细胞计数

腓肠神经的正常神经内膜面积（不包括雷诺小体和神经束膜下面积）为 0.6~1.2mm²（Behse，1990）。这部分面积可在神经疾病时以非特异性的方式增大，而肥厚性神经疾病可导致其以最大幅度增加（4 倍或更多）（Behse 等，1974）。神经内膜面积增大是由于胶原沉积、"空"间质间隙、细胞结构增加（Behse，1974），导致纤维密度的假性降低。研究者们对正常和异常的腓肠神经中施万细胞以及成纤维细胞核进行了计数，发现在 28 例正常标本中，无髓纤维的施万细胞核为 700~3900/mm²。而 Ochoa 和 Mair（1969a）在 6 例正常标本中发现有髓或无髓纤维的施万细胞核为 1700~2700/mm²。施万细胞与成纤维细胞的核比率约 10:1（Ochoa 和 Mair，1969a）。

3.2.5　再生丛

再生丛是轴突变性与再生的标志（图 4.24）。再生丛被定义为 3 个及以上的有髓神经纤维紧密聚集，并

且可存在于正常神经中（Behse 等，1975）。每平方米20 个或者 40 个是再生丛正常数量的上限，但正常神经内通常是小数量的再生丛(Behse 和 Carlsen，1978；Fujimura 等，1991)。有髓神经纤维的再生丛比被定义为每 1000 个有髓神经纤维中再生丛的数量，它可以校正神经内膜面积的改变以及有髓神经纤维数量的减少（Gabreels Festen 等，1991）。如果再生丛数量的上限为每平方米 20 个，那么有髓神经纤维密度为 10 000/mm²，神经内膜面积为 1mm²，再生丛比为 2，即为"正常"神经的上限。

3.2.6 无髓纤维丢失的评估

前文已提及纤维计数对无髓神经缺失并不敏感。正常情况下，高达 1.8% 的无髓轴突可以发生活跃变性，但通常情况下该比例为 0.5% 甚至更少(Behse 等，1975；Gibbels，1989)。间接测量方法在这方面的敏感性可能更大（Behse 等，1975）。施万细胞的亚基(ScSu)仅在无髓纤维中适用，被定义为一组由一个共同的基底膜包围的横截面结构。一个 ScSu 通常有 2~5 个交错或并列的结构，最多可达 20 个（Behse 和 Carlsen，1978）。这个横截面代表施万细胞及其相关的无髓轴突。每个 ScSu 中无髓轴突的数量范围为 1~4，随着年龄的增加以及神经疾病而减少（Behse 等，1975；Kanda 等，1991）。没有轴突的 ScSu 被认为"失神经"(Ochoa 和 Mair，1969b)。这种结构可能是由无髓轴突缺失造成，或者可能反映了施万细胞的增殖过程((Kanda 等，1991)。失神经 ScSu 与 Büngner 带不同，后者是曾与有髓轴突相关的施万细胞团(表 7.10)。

部分施万细胞亚单位的改变是无髓纤维缺失变化的敏感指标。失神经的施万细胞亚单位可以在正常神经中出现，并且在检测到无髓纤维密度降低之前增加。在正常成人的神经，4%~37% 的 ScSu(10 000/mm²)是失神经支配的，但该现象出现的频率随年龄增加而增加，或在神经疾病中增加且无特异性(Behse 等，1975；Behse，1990；Gibbels，1989；Low 等，1978)。Ohnishi 及其同事(1974)和 Pollock 等(1984)的研究获得的失神经的施万细胞"集群"值明显更低，为 40~219/mm²，但他们没有提供识别这些结构的标准。

ScSu 内横截面的数量随病变出现而增加。研究者通常在 ScSu(<5%)中不会观察到超过 6 个的结构，但神经疾病患者中 50% 或更多的 ScSu 内可达到这个数目。胶原蛋白袋出现在 10%~24% 正常神经的 ScSu 中(3000~20 000/mm²)，这个数目同样随年龄以及神经疾病而增加（Behse，1990；Gibbels，1989；Low 等，1978；Pollock 等，1984）。在正常神经中孤立的施万细胞数量为 10~30 000/mm²，随着年龄的增加和神经疾病而增加(Behse 等，1975；Behse，1990；Gibbels，1989)。

关于儿童的正常值数据很少。3 名 2~13 岁的儿童具有 0~90/mm² 的失神经支配的施万细胞亚单位，250~1220/mm² 的胶原蛋白袋（Ouvrner 等，1981）。Ochoa 和 Mair(1969b)在两名 15 岁和 16 岁的儿童中发现失神经的施万细胞亚单位少于 1000/mm²，在一名 59 岁成人中是 3700/mm²，说明这一指标随着年龄增加呈大幅增加。

3.2.7 结间区长度

一个正常的有髓结间区的长度是一个轴突直径和体细胞生长的基础。单纤维分离允许多种直径轴突结间区的测量。20~50 个单纤维可以很好地显示出结间区与纤维直径之间的关系（Fullerton 等，1965）。结间区长度出现一定变异属于正常现象，但在周围神经疾病中可能会发生某些特定改变。当再生轴突髓鞘再生时，结间区均匀缩短至 200~400μm。这个范围类似于出生时的结间区(Jacobs 和 Love，1985)。因此，在轴突变性和再生的过程中，直方图显示各种不同直径的纤维的结间区均匀缩短。相反，随机的节段性脱髓鞘导致残余的长结间区与髓鞘再生的短结间区混合，从而造成了在同一纤维可出现结间区的范围较大。这种技术可以在周围神经的轴突和髓鞘的改变中提供有关的信息。不幸的是，即使在正常神经中，结间区长度的变化也在 2 倍之内(Behse，1990)，而随着年龄的增长，轴突和髓鞘的变化也越来越显著（Arnold 和 Haniman，1970；Jacobs 和 Love，1995）。因此，与大多数其他测定形态的技术的讨论相似，病理学家通常不能区分轻度或中度病理改变与正常的变异，尤其是在老年患者。

3.3 小结：形态计量学分析的应用

通过形态分析收集的数据可以显示纤维大小-频率直方图、G 比率，以及结间区与轴突直径的关系。这些方法简洁地展示出在神经研究中轴突与髓鞘的变化本质。然而，从病理学家试图做出病因诊断的角度来看，我们从这些方法中不能获得较多的有效信息，没有一种形态计量学分析方法可以提供特殊病因的诊断信息。由于周围神经参数内在变化较大，定量检测不能发现微小的变化。通常，计算机生成图和直方图取代了许多神经横截面检查。然而导致一些重要的点可能被遗漏，例如，单个血管显示血管炎、非典型炎细胞浸润或神经外膜肉芽肿等。在实践中，基于以上对各种措施的综述，我们认为再生丛数量的增多可以作为有髓纤维再生和脱髓鞘的有价值的体现。我们还采用了主观的失神经的施万细胞亚单位数目的增多作为无髓轴突病变的指标。我们使用直径-频率直方图和单纤维分离进行教学或研究。

参考文献

Ad Hoc subcommittee of the American Academy of Neurology AIDS task force. Research criteria for diagnosis of chronic inflammatory demyelinating polyneuropathy (1991) Neurology 41:617–618

Arnold N, Harriman DGF (1970) The incidence of abnormality in control human peripheral nerves studied by single axon dissection. J Neurol Neurosurg Psychiatry 33:55–61

Behse F (1990) Morphometric studies on the human sural nerve. Acta Neurol Scand 82(Suppl 132):1–38

Behse F, Carlsen F (1978) Histology and ultrastructure of alterations in neuropathy. Muscle Nerve 1:368–374

Behse F, Buchthal F, Carlsen F, Knappeis GG (1974) Endoneurial space and its constituents in the sural nerve of patients with neuropathy. Brain 97:773–784

Behse F, Buchthal F, Carlsen F, Knappeis GG (1975) Unmyelinated fibres and Schwann cells of sural nerve in neuropathy. Brain 98:493–510

da Silva AP, Jordão CE, Fazan VP (2007) Peripheral nerve morphometry: comparison between manual and semi-automated methods in the analysis of a small nerve. J Neurosci Methods 159:153–157

Dyck PJ, Giannini LA (1993) Pathologic alterations of nerves. In: Dyck PJ, Thomas PK et al (eds) Peripheral neuropathy, 3rd edn. WB Saunders, Philadelphia, pp 522–544

Dyck PJ, Karnes J, Lais A et al (1984) Pathologic alterations of the peripheral nervous system of humans. In: Dyck PJ, Thomas PK et al (eds) Peripheral neuropathy, 2nd edn. WB Saunders, Philadelphia, pp 760–870

Ferriere G, Denef JF, Rodriguez J, Guzzetta F (1985) Morphometric studies of normal sural nerves in children. Muscle Nerve 8:697–704

Fujimura H, Lacroix C, Said G (1991) Vulnerability of nerve fibres to ischaemia. A quantitative light and electron microscope study. Brain 114:1929–1942

Fullerton PM, Gilliatt RW, Lascelles RG, Morgan-Hughes JA (1965) The relation between fibre diameter and internodal length in chronic neuropathy. J Physiol 178:26P–28P

Gabreels-Festen AAWM, Joosten EMG, Gabreels FJM et al (1991) Hereditary motor and sensory neuropathy of neuronal type with onset in early childhood. Brain 114:1855–1870

Gibbels E (1989) Morphometry of unmyelinated nerve fibers. Clin Neuropathol 8:179–187

Gombault M (1886) Sur les lesions de la nevrite alcoolique. C R Acad Sci (D) 102:439–440

Gutrecht JA, Dyck PJ (1970) Quantitative teased fiber and histological studies of human sural nerve during postnatal development. J Comp Neurol 138:117–130

Hunter D, Moradzadeh A, Whitlock EL, Brenner MJ (2007) Binary

imaging analysis for comprehensive quantitative histomorphometry of peripheral nerve. J Neurosci Methods 166:116–124

Isaacs JD, Dean AF, Shaw CE et al (2007) Amyotrophic lateral sclerosis with sensory neuropathy: part of a multisystem disorder? J Neurol Neurosurg Psychiatry 78:750–753

Jacobs JM, Love S (1985) Qualitative and quantitative morphology of human sural nerve at different ages. Brain 108:897–924

Johnson PC, Beggs JL, Olafsen AG et al (1994) Unmyelinated nerve fiber estimation by immunocytochemistry. Correlation with electron microscopy. J Neuropathol Exp Neurol 53:176–183

Kanda T, Tsukagoshi H, Oda M et al (1991) Morphological changes in unmyelinated nerve fibres in the sural nerve with age. Brain 114:585–599

Logigian EL, Kelly JJ, Adelman LS (1994) Nerve conduction and biopsy correlation in over 100 consecutive patients with suspected polyneuropathy. Muscle Nerve 17:1010–1020

Low PA, McLeod JG, Prineas JW (1978) Hypertrophic Charcot-Marie-Tooth disease: light and electron microscope studies of the sural nerve. J Neurol Sci 35:93–115

McLeod JG, Prineas JW, Walsh JC (1973) The relationship of conduction velocity to pathology in peripheral nerves: a study of the sural nerve in 90 patients. In: Desmedt JE (ed) New developments in electromyography and clinical neurophysiology, vol 2. S Karger, Basel, pp 248–258

Ochoa J, Mair WGP (1969a) The normal sural nerve in man. I: ultrastructure and number of fibres and cells. Acta Neuropathol 13:197–216

Ochoa J, Mair WGP (1969b) The normal sural nerve in man. II. changes in the axons and Schwann cells due to aging. Acta Neuropathol 13:217–239

Oh SJ (1990) Diagnostic usefulness and limitations of the sural nerve biopsy. Yonsei Med J 31:1–26

Ohi T, Kyle RA, Dyck PJ (1985) Axonal attenuation and secondary segmental demyelination in myeloma neuropathies. Ann Neurol 17:255–261

Ohnishi A, Dyck PJ (1974) Loss of small peripheral sensory neurons in Fabry disease. Arch Neurol 31:120–127

O'Sullivan DJ, Swallow M (1968) The fiber size and content of the radial and sural nerves. J Neurol Neurosurg Psychiatry 31:464–470

Ouvrier RA, McLeod JG, Morgan GJ et al (1981) Hereditary motor and sensory neuropathy of neuronal type with onset in early childhood. J Neurol Sci 51:181–197

Ouvrier RA, McLeod JG, Conchin T (1987) Morphometric studies of sural nerve in childhood. Muscle Nerve 10:47–53

Pollock M, Nukada H, Allpress S et al (1984) Peripheral nerve morphometry in stroke patients. J Neurol Sci 65:341–352

Prineas JW, McLeod JG (1976) Chronic relapsing polyneuritis. J Neurol Sci 27:427–458

Schaumburg HH, Berger AR, Thomas PK (1992) Disorders of peripheral nerves, 2nd edn. FA Davis Co, Philadelphia, p 45

Schroder JM, Bohl J, Brodda K (1978) Changes of the ratio between myelin thickness and axon diameter in the human developing sural nerve. Acta Neuropathol 43:169–178

Stevens JC, Lofgren EP, Dyck PJ (1973) Histometric evaluation of branches of peroneal nerve: technique for combined biopsy of muscle nerve and cutaneous nerve. Brain Res 52:37–59

Stoebner P, Mezin P, Vila A (1989) Microangiopathy of endoneurial vessels in hypoxemic chronic obstructive pulmonary disease (COPD). A quantitative ultrastructural study. Acta Neuropathol 78:388–395

Tackmann W, Spalke G, Oginszus HJ (1976) Quantitative histometric studies and relation of number and diameter of myelinated nerve fibres to electrophysiological parameters in normal sensory nerve of man. J Neurol 212:71–84

Thomas PK (1970) The quantitation of nerve biopsy findings. J Neurol Sci 11:285–295

Tohgi H, Tsukagoshi H, Toyokura Y (1977) Quantitative changes with aging in normal sural nerves. Acta Neuropathol 38:213–220

Tsakuda N, Koh CS, Inoue A et al (1987) Demyelinating neuropathy associated with hepatitis B virus infection. Detection of immune complexes composed of hepatitis B virus surface antigen. J Neurol

Sci 77:203–216

Vital A, Vital C, Rigal B et al (1990) Morphological study of the aging human peripheral nerve. Clin Neuropathol 19:10–15

Waxman SG (1980) Determinants of conduction velocity in myelinated nerve fibers. Muscle Nerve 3:141–150

Williams PL, Hall SM (1971) Prolonged in vivo observations of normal peripheral nerve fibres and their acute reactions to crush and deliberate trauma. J Anat 108:397–408

第 4 章

轴突的正常结构及病理改变

神经活检最常见的结果是非特异性的轴突改变，如轴突变性、缺失和再生。病理学家可以评估损伤的严重性和慢性，但很少能找到某一个结构背后明确的原因。轴突病变主要有两种类型：一种提示轴突代谢紊乱（轴突病），另一种提示轴突变性（沃勒变性）。虽然电子显微镜比光镜能够提供更详细的正常病理功能的图像，但千篇一律的轴突沃勒变性或轴突病变都仅仅提示了疾病的发生，无法提供病因特异性诊断。只有很少的轴突改变有特异性提示，如巨轴突肿胀、丝状堆积或营养不良的典型表现等。

本章我们将回顾轴突的正常超微结构；了解轴突生理学的某些内容以方便理解这本书所介绍的致病机制；认识两个主要的轴突损伤：沃勒变性和远端轴突病变。本章最后将讨论轴突再生。

4.1 正常轴突

轴突是从细胞体发出的，传导电脉冲的细胞突。虽然还有其他重要的功能，如回复细胞（体）神经终端生化和激素的环境信息，但电脉冲快速直线传播是轴突的特有特征。神经组织活检的皮肤感觉轴突的细胞体位于脊神经节内，其轴突的直径与细胞体大小成正比。由于周围神经纤维的长度很长，在轴突的细胞数量超过了神经元细胞几个数量级。

4.1.1 正常轴突的内容物

虽然最近的研究表明，正常轴突（Koenig 等，2000）或病理性轴突（Court 等，2008）中很可能有重要功能的核糖体分散存在，但最重要的大分子，必须在细胞体内合成及离心输送。实现这一过程需要精细的结构和生理（近期回顾，Brown，2013）。正常的轴突包括微管、神经丝蛋白、线粒体膜结合微管囊泡，以及各种致密颗粒（图 4.1a，b）。这些细胞器参与轴突的运输过程。

4.1.1.1 神经丝和微管：细胞骨架

神经丝划分为中间丝，直径在 10nm 左右，是胞浆细胞器最丰富的结构，在轴突内平行排列，均匀分布，在各物种的无髓/有髓的神经纤维横截面上密度为 100~300 根神经丝/μm^2（Berthold，1978）。在猫（表 2，Berthold，1978）和鼠（表 1，Reles 和 Friede，1991）的有髓神经纤维中，纤维密度范围更小，为 125~186 个/μm^2。神经丝蛋白有助于调节轴突直径（见 4.1.4）。

微管直径为 25nm，并可能延伸至 350μm，它们单独或成组并行排列于轴突内。在较大的轴突中，它们的横截面密度减小（Friede 和 Samorajski，1971；Ohnishi 等，1976），在有髓神经纤维中，微管密度为 10~40 个/μm^2，无髓神经纤维内是 50~100 个/μm^2（Berthold，1978；Ohnishi 等，1976）。微管是轴突快速运输系统的基本组成部分，为物质移动的"轨道"（见后文）。此功能可能与微管与细胞质的聚集体和膜结合的细胞器之间的密切联系相关。

微管和神经丝蛋白构成了轴突细胞骨架。虽然以前认为它们位于轴浆内的固定位置，并通过由垂直于长轴排列的呈网格状的小梁互相连接，但最近的研究显示神经丝呈动态分布（Brown，2013；Brown 和 Jung，2013）。轴突沿微管运动是双向的（但顺行运动占主导地位），在整个轴突内神经丝蛋白呈反复循环运动和暂停状态。

4.1.1.2 线粒体

轴突的线粒体直径为 0.1~0.3μm，长度为 0.5~8μm，其基本超微结构特征与人类其他部位的线粒体没有区别。与微管类似，线粒体密度随轴突直径增加而降低（在横截面）。在每个横截面可能会看到无髓神

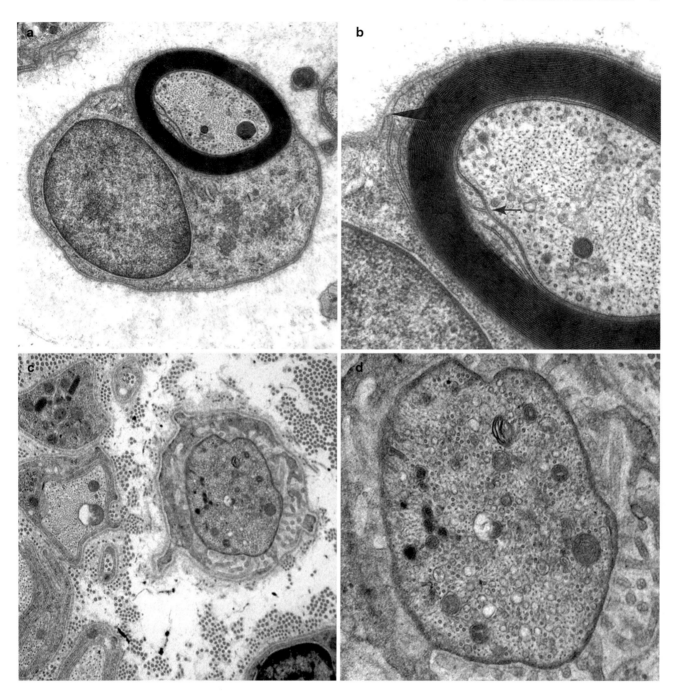

图 4.1　正常轴突。神经节横截面(a,b)显示内部(箭头所示,b)为神经微丝、外部(三角箭头所示,b)为周围的微管结构。在郎飞结处(c,d)细胞器的密度增加。(e)郎飞结纵断面。(放大倍数:a,20 000×;b,50 000×;c,20 000×;d,50 000×;e,12 000×)。(待续)

经纤维 1~2 个线粒体、有髓神经纤维 0.1~0.7 个线粒体。在结间区以及结旁区密度会增加数倍。

4.1.1.3 囊泡、扁平囊与膜管

　　轴突包含各种膜结构:有些看似空的,有些含有颗粒状物质,还有些含有嗜铌薄片样内容物。大多数这种膜结构组成轴浆网,由相连的管泡结构组成,但又不同于细胞体的内质网(Lindsey 和 Ellisman,1985;

Tsukita 和 Ishikawa,1976)。其他的囊泡和管状囊泡,直径为 50~250nm,来自高尔基体包体以及内质网,参与轴突内物质的运输(Lindsey 和 Ellisman,1985;Schnapp 和 Reese,1982;Tsukita 和 Ishikawa,1976)。致密板层体和多泡体大多数集中在远端结旁区位置,可能代表溶酶体或前向细胞体逆行运输溶酶体的细胞器(Lasek 和 Katz,1987)(图 4.2 和图 4.3b)。

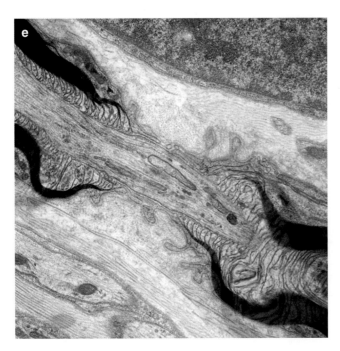

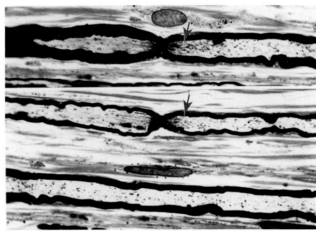

图 4.2　正常轴突。腓肠神经纵切面显示三个有髓神经纤维。在结间区和结旁区域轴浆缩小(箭头所示)。(1μm 厚切片,1000×)

图 4.1(续)

4.1.1.4 颗粒状物质

糖原表现为约 30nm 的电子致密颗粒,在轴突中的含量很少,且在不同物种之间有所差异(Berthold,1978;Zelena,1980)。更细的颗粒物质形成有时在轴突的郎飞结区内聚集,光镜和电镜检查有深染特性(图 4.3b)。

4.1.2　轴突的结构组成

虽然轴突是单一的、有时有分支的从细胞体延伸到神经末梢的连续管状结构,由于它们与分段的施万细胞紧密相连,髓鞘相关的轴突也有周期性结构。在人类腓肠神经中,有髓轴突结间区的直径(不包括髓鞘)在 1~7μm,无髓轴突则为 0.1~3μm(Behse,1990)。轴突内容的成分和组织取决于受检的区域是结间区还是结外旁区。

轴突的结间区内容物相对简单:神经丝和微管纵向相对均匀排列,偶尔混入微管囊泡和线粒体等结构(图 4.1a,b)。正常的结间区长为 200~1800μm,与轴突直径成正比。

郎飞结(图 4.1c~e)是两个施万细胞与它们的髓鞘之间无髓鞘的轴突部分,通常长为 1μm。在结间区的两边是结旁区部分,长为 10~75μm。邻近郎飞结处,轴突丧失其圆形的轮廓,并在其上覆盖的髓鞘的压迫

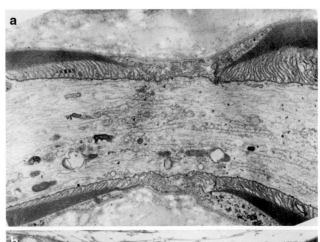

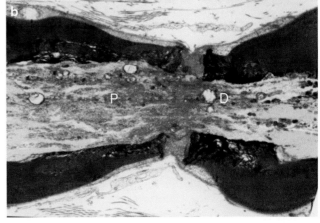

图 4.3　正常轴突。纵断面可见细的(a)和厚的有髓神经纤维的结间区和结旁区域。注意轴浆的凝集以及细胞器的聚集(b),节旁的远端区域是致密体的聚集(D),而在近端区域是囊泡微管等细胞器聚集(P)。(放大倍数:a,12 840×;b,11 000×)

下出现凹槽(图 5.5b)。这些凹槽在郎飞结段逐渐变浅,使得轴突的直径比在结间区处减少 50% 甚至更多

（图 4.2）。大纤维比小纤维郎飞结收缩的程度更大
（Reles 和 Friede，1991）。缩窄的轴突长 5~10μm，其中
央 1μm 是真正的郎飞结处（Rndmark 和 Berthold，
1983），两边 3~5μm 为髓鞘与轴突连接处（图 4.1e 和
图 4.3a）。

在郎飞结至结旁区有微管和膜结合细胞器集中
聚集。前者的密度在比结间区横截面看到的多几倍。
神经丝密度沿轴突变化不明显（Berthold，1978；Reles
和 Friede，1991）。微管囊泡的结构是纵向的而非网状
的（图 4.3a，b）。逆行运输的细胞器（致密层状体和多
泡体）倾向于在轴突远端的郎飞结和结旁区聚集，而
顺行运输的细胞器（尤其是微观囊泡成分）则在近端
处聚集（Berthold 等，1993）。两种类型的细胞器在郎飞
结比在结间区密度更大。光学显微镜下甲苯胺蓝染色
可显示郎飞结-结旁区 50% 的区域（图 4.1e 和图 4.2）。
超微结构显示是一种由直径为 5nm 的颗粒组成的弥
漫性电子致密颗粒物质（Berthold 等，1993）。

与有髓神经纤维相反，无髓神经纤维的轴突在整
个长度具有相同的外观，每一横截面都含有神经微
丝、微管、线粒体，以及相对罕见的微管成分和致密体。

4.1.3　轴突运输

大部分神经蛋白的合成发生在细胞核周围而不
是轴突。但最近的研究表明，轴突含有核糖体、起始和
延伸因子、RNA 信使，以及蛋白质和 microRNA 等，参
与 mRNA 的稳定性和翻译的调控，局部合成的轴突蛋
白包括细胞骨架蛋白、伴侣蛋白、代谢酶、部分膜蛋白
和分泌蛋白。局部轴突的合成功能在局部结构维护、
突触功能和损伤反应等方面具有重要作用。然而，就
其本身而言，局部轴突的合成不足以进行轴突维护。
虽然曾认为 mRNA 不在轴突内，但目前普遍认可在培
养的轴突再生过程中存在蛋白合成这一现象。但它的
程度和功能的重要性仍有待进一步研究。此外，在体
内，mRNA 的轴突运输和局部基因翻译已在斑马鱼胚
胎（Danio rerio）中得到证明，其发育轴突中生长锥频
繁聚集。此外，虽然支持细胞可能满足一些轴突的代
谢需求（Gainer 等，1977），但这是不够的，需要大多数
轴突物质必须从细胞体离心式长距离运输。几十年
来，调查人员已经意识到为达到这种目的有一种特殊
机制的存在（Griffin 和 Waston，1988；Ochs 和 Brimijoin，
1993），但直到最近才对细节有所明了（Brown，2013）。

轴突运输的目的并不总是将物质从细胞体直接
运输至轴突的最远端，有些结构例如线粒体在运输中
具有功能活性，通过持续的能量供应保证轴突的延
伸。在运输过程中，轴突动态获取与再分配这些物质，
以应对不断变化的生理和代谢需求。

轴突运输的机制取决于运输的方向（顺向或逆向）
以及速度（快或慢）（Brown，2013；Lasek 等，1984；Guzik
和 Goldstein，2004）。模型包括：

（1）快速顺向运输：（50~400mm/d）携带有高尔基
体的囊泡，其中包含膜生成/固定蛋白，以及神经末梢
轴突神经递质。

（2）快速逆向运输：（高达 200mm/d）携带有胞饮的
细胞器、溶酶体以及自噬的、对细胞体无效用的物质。
多泡体含有的多种胞质体可在核周体重新分配或被破
坏。其他的活性复合物，如 TRK/神经营养因子聚集体，
在神经末梢通过内吞作用生成并进入信号机制，作为
载体的核心，调节基因的表达。对轴突损伤局部合成特
定信号和调节蛋白提示受损神经元的损伤反应。

（3）缓慢的顺行运输（可能作为大分子复合物），
其中主要有两种类型：

慢成分 a（SCa）：（0.2~1mm/d）SCa 主要是由神经
丝蛋白、微管蛋白、血影蛋白、tau 蛋白、钙和钙依赖调
节蛋白酶 Ⅱ b（Brown，2013）组成。

慢成分 b（SCb）：（2~8mm/d）SCb 包含非膜的胞浆
蛋白，包括细胞骨架蛋白（肌动蛋白、微管蛋白、丝切
蛋白）、马达蛋白（动力蛋白、动力蛋白激活蛋白、肌球
蛋白）、代谢酶（醛缩酶、肌酸激酶、烯醇化酶等）与伴
侣蛋白（如热休克蛋白 hsp70）（Brown，2013）。

近几年来，研究者已经阐明了许多快速轴突运输
的机制（Sheetz 等，1989；Brown，2013）。囊泡可以直接
由划定路径通过微管顺行和逆行快速移动（Kachar
等，1987）。能量或钙缺失会阻止运输，同样也会影响
微管解聚。轴浆马达蛋白在轴突的运输中有重要作
用：顺行运输需要驱动蛋白，逆行运输需要动力蛋白。
这些蛋白质有一个结合细胞器的铰链区（尾区）和微
管（头部），利用 ATP 酶活性在 ATP 存在的情况下沿
着微管运动（Sheetz 等，1989；Vallee，1989）。因此，实
验数据提供了强有力的证据表明，快速轴突运输是一
个细胞质的肽类马达携带囊泡以及囊泡内容物通过
钙和能量依赖机制在微管中运输至适当的目的地。在
临界区的一个 β-微管蛋白（TUBB3）或马达的接头蛋

白 KIF1Bβ 的基因变异都可导致神经疾病，这也支持了以上观点（Niwa 等，2013；Brown，2013）。虽然逆行和顺行快速传输机制有很多共同之处，特异性抑制剂对它们的影响却不同（Edstrom 等，1988；Guzik 和 Goldstein，2004）。

慢轴突运输输送细胞骨架成分（神经丝蛋白主要是顺行）并可能控制轴突生长和再生率（Black 和 Lasek，1979）。经典的慢运输"结构"假说提出轴突细胞骨架由小管和纤维组成，在细胞体上组装，以恒定的速率缓慢地整体移动（Lasek 等，1984）。另一个"单一假说"认为，细胞骨架是固定的，它的内容物以未结合状态被运输到远端并在局部组装（Ochs 等，1989；Bamburg，1988）。近期研究（详见 Brown，2013）表明，快速和缓慢的运输都发生在微管；但二者不同的是"货物"与微管的联系保持的时间，即"占空比"（运输花费的时间的比例）。神经微丝运动快但存在间歇，每根丝在短时间的快速运动之间的停顿消耗了大部分时间（Tang 等，2013）。轴突的环境可能更准确地表现为聚合物液体而非交联的神经丝和微管。微管（所有方向的负端指向近端）和微丝（比较灵活的两股由 5~7nm 丝状聚合物组成的可多向定位的肌动蛋白）分别作为在轴突内轴向运输的轨道。神经丝蛋白聚合物本身沿着微管轨道运输。然而，微丝的肌球马达蛋白可能会影响线粒体的远距离运输行为，线粒体从它们的微管轨道提供细胞器的能量。大多数的马达蛋白通过"货物"表面的受体与其结合。单一的马达蛋白经常在不同的"货物"间互换。

4.1.4 轴突直径的调节

神经丝蛋白在决定轴突直径上发挥重要作用（Gold 等，1985；Hoffman 等，1984，1987）。以下观察结果支持这一结论：神经丝蛋白局部积累，构成局灶性轴突肿胀的基质，远端轴突的神经丝蛋白减少可导致数种类型的轴突萎缩（见后文）。目前认为，NFM 和 NFH 蛋白产生的侧壁可保持相邻神经丝的空间以及维持轴突大小，这是传导速度的关键（Brown 2013）。此外，一个刚性的神经丝蛋白交联网络可能会阻碍其他轴突性的运输活动。在突变的缺乏神经丝蛋白的动物中，轴突不能达到正常的直径并且出现传导速度延迟。

4.2 轴突变性

4.2.1 远端轴突

4.2.1.1 概念的演变

神经疾病导致神经变性由最远端的轴突向近端的细胞体进展，即逆死性神经疾病，在丙烯酰胺相关神经病、糖尿病、获得性免疫缺陷综合征（AIDS）、尿毒症，以及酒精、砷、铊、异烟肼等许多其他药物和有机溶剂中毒相关神经疾病中是很常见的模式（Spencer 和 Schaumburg，1977；Cavanagh，1979；Raff 和 Whitmore，2002）。表面上看这个概念很简单："如果神经元出现病变，其营养功能可能会受到损害，在这个条件下，可能会导致损害的区域最远的营养输入来源，即远端神经受损"。这个观点的结论是，大直径的轴突有更大的轴浆体积，代谢需求也较高，因此最早出现变化。另一个推论是，最远端中枢神经系统的神经元表现出类似远端周围神经纤维发生的改变（中央−周围远端轴突病）。

临床上值得注意的是，最长的周围神经纤维是感觉神经，如下肢最远端的感觉神经。此外，不同大小的神经纤维传递不同类型的感觉：小的有髓鞘和无髓鞘的轴突为痛觉和温度觉，大的有髓神经纤维传导振动和运动觉。因此，有人认为，在逆死性过程中，最早的表现是由于大量神经纤维感觉丧失而导致的对称性"袜套样"神经疾病的典型模式，组织学研究表明大的有髓神经纤维表现出相对更严重的缺失。事实上，这是在轴突性神经疾病中最常见的临床和病理的疾病模式。

临床和病理学观察的理论与现实之间的良好相关性使逆死性轴突病在周围神经疾病中占有特殊的地位。尿毒症性神经疾病中明确存在疾病严重程度由近至远逐渐严重的阶梯变化现象。萎缩是轴突病变的主要表现，在最远端的神经纤维可发生轴突变性（Dyck 等，1971），类似的变化在其他神经疾病中也可发现。

在一些毒素诱导的轴突变性的模型中，精确的超微结构和单纤维的研究表明，病理变化并不总是在一个逆死纤维中发生，轴突长度和直径相关的模式和轴突萎缩并不一定会发生。相反，轴突肿胀和髓鞘萎缩可发生在多灶性部位,更突出但不一定局限于最远端和最大轴突(Spencer 和 Schaumburg,1977;DeRojas 和 Goldstein,1990)。在一些研究中,轴突肿胀往往在一个特定结间区的近结旁区处发生。单纤维的研究表明,局灶性神经轴突肿胀可能会导致脱髓鞘,然后再生,以及由此继发脱髓鞘/髓鞘再生(Griffin 和 Price,1981)。

最初,Spencer 和 Schaumburg 在 1977 年提出了逆死性神经疾病理论的替代观点,即远端轴突病变,包含长度依赖性轴突变性过程的典型(尿毒症)以及不典型(中毒性)的各种类型。这个词可以适用于几乎所有的轴突代谢性多发性神经疾病,无论是由于毒素、内分泌失调、器官衰竭、遗传缺陷还是由于营养不良。缺血性神经疾病和神经疾病导致局部神经损伤(炎症、淀粉样蛋白)不包括在内。但是这些情况下可发生相似的特征(Said 等,1984)。下面所讨论的轴突病理性超微结构的改变是轴突代谢机制紊乱的反应,代表了病变的轴突或神经元的非特异性反应。

4.2.1.2 发病机制

远端轴突的病理生理学机制多年来一直是研究的焦点(Spencer 和 Schaumburg,1977)。经典的观点是,细胞体可产生轴突生存必不可少的物质的代谢功能,以某种未明的方式受损。即使在正常神经中,许多运输物质的浓度表现为近远端梯度性下降,可能是由于随着运输过程持续进行,运输物质的利用与降解(Miller 和 Spencer,1985)。因此,在重要的大分子的生产中运输的缺陷首先体现在远端轴突。通过评估氨基酸的吸收来研究细胞体的代谢活动产生了模棱两可的结果。一种来自丙烯酰胺中毒性神经疾病的假说认为,糖酵解的干扰导致轴突养护需要的高能细胞器的缺乏(Spencer 和 Schaumburg,1977),随后的研究却质疑了这些轴突代谢变化的意义(Miller 和 Spencer,1985)。

细胞体是远端轴突病变中首先受累的部位,轴突变性的另一种解释是可能源于局部轴突缺损。例如,循环毒素可能导致整个轴突的长度内一个关键的大分子的缺乏以及对其需求增多。由于这种分子可能会从核周到达,可能以较小的浓度在神经纤维远端发生(Miller 和 Spencer,1985),在这种模式中轴突的远端部分受影响最大(Spencer 和 Schaumburg,1977)。

上述两种机制均依赖于远端轴突病变中基本物质运输从细胞体到轴突远端的概念。近年来,轴突运

输缺陷作为远端轴突病变的原因引起了越来越多的关注。轴突肿胀是一些人类神经疾病(六碳类毒性、巨轴突性)的典型表现,是由局部神经细丝聚集所致。这种聚集表明,神经丝运输能力的减弱可能是神经疾病的源头。同样,远端轴突萎缩,在许多遗传性、代谢性、中毒性周围神经疾病中常见,可能与生成功能缺失以及神经丝的离心运输有关(Hoffman 等,1984,1987)。数据有时是相互冲突的(Spencer 和 Scdanmburg,1977),但轴突运输障碍导致神经疾病的具体例子,包括影响慢运输(亚氨基二丙腈,Griffrn 等,1978),影响快运输(六碳类,Meadell 等,1977),或者通过干扰运输体系的主干即微管的形成 (长春新碱、秋水仙碱、鬼臼毒素)(Paulson 和 McClure,1975;Sahenk 等,1987)。逆行运输失败或膜蛋白自上部返回下部的传递正常机制("周转缺陷")可能会导致前端异常的有毒物质的积累。这种情况已在丙烯酰胺神经疾病模型中得到证明,颗粒细胞器的局部聚集是一个显著的早期特征(Miller 和 Spencer,1985;Chretien 等,1981)。

最近关于糖尿病性周围神经疾病的研究提出了更多的远端轴突病变机制,逆死性轴突变性的结论反映了远端轴突部分自我损害机制的激活 (Raff 和 Whitmore,2002),并为神经元提供了多种选择。一个选择是通过控制自我调节的代谢情况,保存能量,使轴突末梢及临终轴突可以在随后神经应力减退时进行再生(Raff 和 Whitmore,2002)。通过线粒体病理学,可以看到继发于氧化应激损伤的线粒体基因组改变及线粒体钙稳态的失衡,可能导致远端轴突病变。在糖尿病性周围神经疾病(Chowdhnry 等,2013)中,Fernyhough 及其同事提出由于从侧支出芽和突触可塑性的形成(可能涉及变性/再生周期),远端轴突对 ATP 需求更高、波动更大。糖尿病动物远端轴突内备用呼吸功能的异常线粒体减少,被认为是不太能够适应高峰 ATP 需求的表现,从而导致其变性。

虽然实验结果往往基于神经毒素的研究,但在轴突运输类似的改变有助于了解各种各样的神经疾病。甚至"老化的神经疾病"也可能是由年龄相关的运输效率下降所致(McQuarrie 等,1989)。

4.2.2　轴突病变的病理改变

通过动物模型和人类病理学研究,研究者们提出了远端轴突的时空间排列的重要观点(Spencer 和

Schaumburg,1977;Prineas,1969a,b;Sahenk 和 Mendell,1980)。远端轴突变性的大多数变化是非特异性的,但一些疾病有特异性改变,例如,丙烯酰胺和六碳类中毒往往会引起神经微丝聚集以及轴突肿胀,TOCP 和锌吡啶硫酮产生微管囊泡聚集,铊中毒导致线粒体异常。然而,我们还不能将在动物毒性模型,以及人类的超微检查结果中的各种病理微管表现进行分类、组合。这对周围神经疾病的诊断没有价值。相反,下面的讨论将着重于轴突变性的超微结构变化出现的非特异性改变。中枢神经系统的轴突变性可出现类似的表现(Lampert,1967)。单一的改变不能提示诊断,甚至不一定是病理性改变,因为正常轴突外观、年龄相关的差异性,以及神经活检和固定的创伤引起的广泛变化可能会误导观察者。神经切断后或机械性牵拉可出现许多相似的沃勒变性。

4.2.2.1 轴突肿胀和神经丝状聚集

神经丝蛋白聚集是与轴突肿胀相关的超微结构改变,在众多的神经疾病中有不同程度的表现,包括巨轴突神经疾病、六碳类中毒、双硫仑、丙烯酰胺(Pauenpot 等,1976;Prineas,1969b)、亚氨基二丙腈(Griffin 等,1978)、二硫化碳(Gottfined 等,1985)重度所致神经疾病以及 CMT-2 谱(Vogel 等,1985)。研究者还在维生素 B_{12} 缺乏(Schochet 和 Chesson,1997)、淀粉样变性

(Hanye 等,1989;Jedrzeiowska,1977)和米索硝唑的毒性试验(Urtasun 等,1978)中观察到纤维聚集。通常,轴突肿胀时其直径是正常时的数倍,而且电子显微镜下可见大量的神经丝沿不同的方向旋转排列。其他细胞器数量减少或移位。局灶性肿块往往只涉及结间区一部分。在六碳类中毒性周围神经疾病,这些肿胀往往发生在郎飞结的近端,并且出现的频率随神经纤维远端的延伸而增加(Spencer and Schaumburg,1977)。轴突肿胀,其上的髓鞘可能会变薄,结旁髓鞘的收缩、局灶性脱髓鞘发生可通过单纤维分离得到验证。这种轴突变化可能在某些阶段仍然是可逆的。轴突扩张和缩小可能会造成髓鞘脱落,以及继发性的脱髓鞘与髓鞘再生,如果过程很缓慢,会有"洋葱球"形成(Spencer 和 Schaumburg,1977;Griffin 和 Price,1981)。

轴突肿胀外加神经丝蛋白的聚集虽然少见,但并不具有特异性,在 CIDP、CMT-2 或肉芽肿性病变中均可见(图 4.4a,b)。然而,当类似表现出现的数量变多,例如每个神经束内均可见数个类似表现,则具有诊断意义(表 7.12)。在长春新碱、顺铂中毒模型中,神经丝密度增加,但轴突增大不明显。我们研究了卟啉病的神经疾病活检病理,经常出现无髓鞘轴突肿胀和神经丝聚集(Thorner 等,1981)。

肌肉神经内轴突肿胀的病理意义是不确定的,因为肿胀在正常人肌神经内以及神经疾病内均有高比

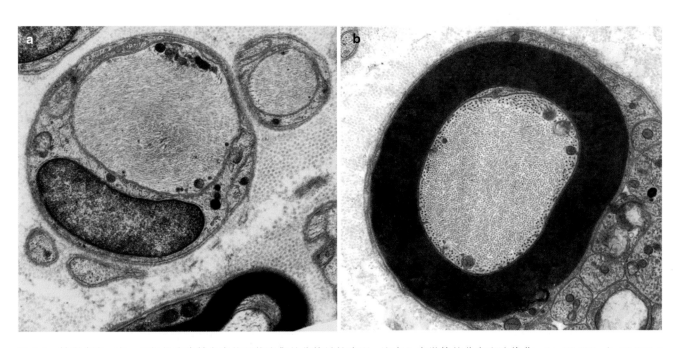

图 4.4 轴突病变。在一些慢性疾病轴突内的丝状聚集是非特异性表现。注意 b 中微管的分离和边缘化。(a,15 390×;b,20 000×)

例的发现,因此目前不认为轴突肿胀是远端轴突病的表现之一(Alderson,1992)。

4.2.2.2 轴突萎缩

轴突萎缩比轴突肿胀更难识别,因为这种变化可能非常细微,需要定量技术进行充分分析。轴突相对于髓鞘而言不适当地缩小,而且髓鞘中央出现空白的区域(图 4.5a,b),即为轴突萎缩的证据。很难通过电子显微镜看到髓鞘在病理情况解剖下如何与髓鞘分离,在与轴突分离的过程中,如何保持其结构的完整性。在某些情况下,细胞器鉴定表明"空"的空间是一个膨胀的施万细胞的轴突(图 4.5a)。可靠的萎缩表现需要一个精准的定量研究。Dyck 及其同事对各种神经疾病进行了这样的研究,包括尿毒症、Friedreich 的共济失调、副蛋白血症神经疾病、永久性神经损伤等(Dyck 等,1971,1981;Dyck 和 Lais,1973;Ohi 等,1995)。在人类和动物模型中也存在支持的数据,包括环氧乙烷毒性神经疾病 (Schroder 等,1985)、顺铂 (Gustaut 和 Pellisier,1984)、遗传性运动和感觉神经疾病(CMT)1 型和 2 型(Dyck 等,1993b)、遗传性感觉和自主神经疾病 (HSAN)(Dyck,1993),与 HIV 相关的神经疾病等(Fuller 等,1990)。

轴突萎缩准确的判断需要确切的纤维直径-频率直方图左移,轴突的直径与髓鞘厚度的比值减少,表明轴突直径相对于髓鞘的厚度来说变小(Ohi 等,1985)。髓鞘轴突萎缩和重塑往往表现为过度的皱褶与众多折叠环、髓鞘气泡和裂缝(Dyck 等,1994)。通过单纤维分析,常伴随继发性脱髓鞘改变。

神经丝数量很大程度上调节轴突的直径(见后文),但神经丝密度在不同的神经相对恒定。因此,神经丝密度保持恒定可支持观察到的轴突萎缩并不是人为造成的观点(Fniede,1971;Yasudn 等,1970)。另一方面,对"萎缩"的有髓鞘的轴突与神经丝蛋白密度明显增加应持怀疑态度。其他的细胞器,包括线粒体、微管、微管泡,轴突发生萎缩密度增大(Friede,1971)。

4.2.2.3 线粒体异常

线粒体可能呈现多种变化,包括局灶性聚集(图 4.6a)、嵴的无序扩大、基质电子密度增加、粗颗粒的积累(可能是糖原)或细颗粒状嗜锇物质聚集、不同程度的结构完整性的缺失和次晶或非晶电子致密体生成。这些改变在众多的神经疾病中均有描述,包括铊中毒、尿毒症、酒精中毒性神经疾病、毛细血管扩张共济失调,以及众多有毒物质导致的神经疾病。这些有毒物质包括丙烯酰胺、六碳类、INH、顺铂、长春新碱等(Bradley 等,1970;Schlaepfer 和 Hager,1964;Spencer 和

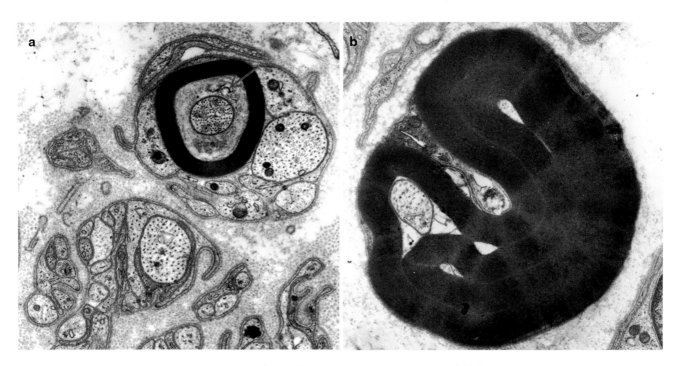

图 4.5　轴突病变。轴突"萎缩"在非特异性慢性神经疾病(a)和一例 HNPP 中可见。注意箭头处细胞器。(a,20 000×;b,12 000×)

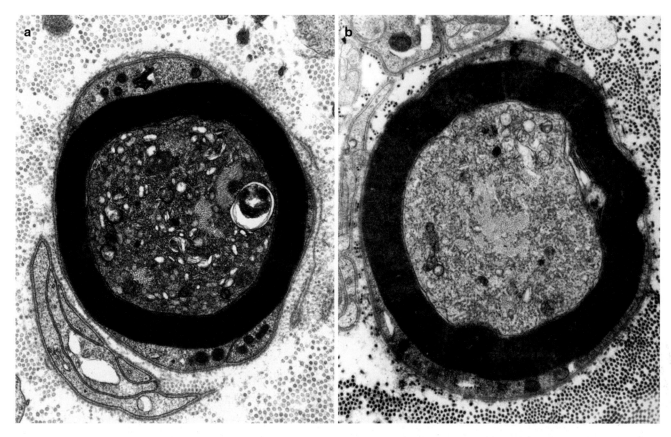

图 4.6　轴突病变。轴突的改变是神经丝蛋白和聚集的多形性囊泡分离。在(b)大部分的轴浆显示微管囊泡横截面中心处有一束神经。注意与营养不良性神经疾病的相似性(图 19.26 和图 19.27)。(a, 21 546×; b, 13 760×)

Schaumburg, 1977; Prineas, 1969b; Gastaut 和 Pellisier, 1984)。线粒体的改变也见于线粒体病(第 21 章),更突出的是施万细胞而非轴突。具体变化如结晶夹杂物是很少见的。

4.2.2.4　细胞器和致密体聚集

在猫有机磷中毒实验中,Prineas(1969a)观察到异常的膜包绕区域,表现为囊泡、小管和扁平的囊。这些区域也存在于二甲氨基丙腈中毒 (Pestronk 等, 1980)。它们是轴突性神经疾病的非特异性表现,包括家族性遗传性运动和感觉神经疾病(Yasuda 等, 1990)、硫胺素缺乏(Takahashi 和 Nakamura, 1976),异烟肼毒性神经疾病,淀粉样变性(Jedrzejowska, 1977)和 Tangier (Dyck 等, 1978)(图 4.6a, b)。相似的结论适用于"致密体"的积聚(Prineas, 1969b; Dyck 等, 1978; Meier 和 Bischoff, 1977; Tredici 和 Minassi, 1975)。细胞器会出现分离,含有大量神经丝的区域与只含有膜细胞器的区域相邻(图 4.6a, b)。随着局灶性神经缺血,轴突肿胀和细胞器的积累经常出现在近端区域,比远端、轴

突破坏的起始点处程度小(Korthals 等, 1978)。在营养不良性神经疾病中,基本病理改变是呈囊泡分布的、局部聚集的线粒体、细丝、糖原和各种致密体、颗粒、空泡(图 19.26 和图 19.27)。

4.2.2.5 施万细胞与轴突网络

施万细胞参与受损细胞器的清除和轴突碎片的清除(Spencer 和 Thomas, 1974)。施万细胞的细胞质形成的峰外翻到附近轴突细胞器进行收集,往往表现为不典型特征的轴突(线粒体肿胀、囊泡、小泡或密集的神经丝蛋白的膜状体的集合)。峰逐渐拉长、变薄,并环绕异常细胞器,然后包绕、自噬,隔离异常的轴浆物质。施万细胞外翻的外鞘保留,但内层消失,使被隔离的轴浆碎片进入施万细胞。在横截面上,轴突周围蜂窝样的外观支持这个结论,颗粒碎片被聚集在单一的"蜂巢"内(图 4.7a, b)。这些网络通常出现在结旁区域,最常在大的有髓神经纤维出现,无髓神经纤维很少出现(Spencer 和 Thomas, 1974)。

正常的轴突可显示为施万细胞-轴突网络,并且

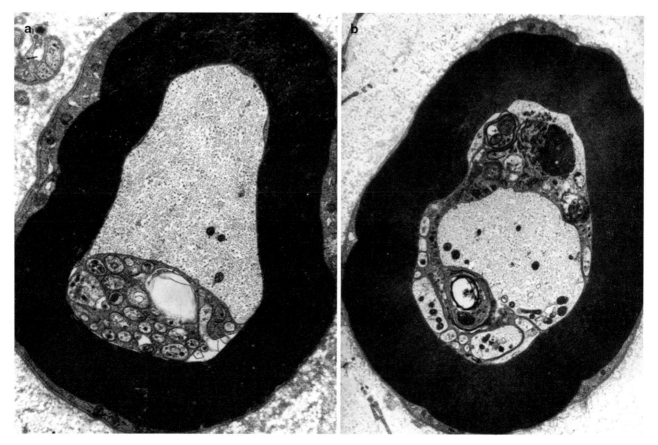

图 4.7　轴突病变。两 MFS 所示施万细胞-轴突网络。含退化细胞器轴浆口袋结合在施万细胞的细胞质内突处。(a,10 944×;b, 7820×)

在结旁区呈少量分布,与异常的髓鞘结构无关。这种情况也可发生在六碳类、铊、铅、顺铂,包括 CMT-2 (Yasuda 等,1990)、丙烯酰胺、异烟肼等中毒性周围神经疾病,以及大鼠硫胺素缺乏相关神经疾病(Collins 等,1964;Schlaepfer 和 Nager,1964);实验性氰碳氢化气物中毒、丙烯酰胺和铵中毒(Spencer 和 Thomas, 1974);顺铂(Gastnut 和 Pellisrer,1984);铅(Scllenska 和 Spalke,1975),和氰酸钠中毒性神经疾病(Ohnishi 等,1975)以及卟啉病、尿毒症或淋巴瘤相关的神经疾病 (Thorner 等,1981;Ahonen,1981;Vital 和 Vallat, 1987)。局灶性神经疾病近端也可能发生施万细胞-轴突网络改变,这与神经疾病的慢性血管功能不全有关 (Spencer 和 Thomas,1970)。这一发现可能揭示了一种非特异性的机制:在正常和病理情况下施万细胞清除碎片,并有助于维持轴突的完整性(Gatzinsky 和 Berthold, 1990)。总体而言,这种超微结构特征罕见,具有重要的理论意义,但对于人类周围神经疾病的鉴别诊断作用不大。

4.2.2.6 其他非特异性变化

轴突可有各种细胞器的减少,以及膜结合颗粒碎片聚集的减少。研究者观察到轴突中有一组丝状的、颗粒状的和层状的内容物,其中没有一种是特定于任何特定疾病的,甚至仅仅是病理的标志(图 4.8 至图 4.10)。轴突的糖原在甲状腺功能减退症和糖尿病中增加,但这仅是一种非特异性改变(图 4.11a,b)。

4.3　沃勒变性

轴突横断最常见的原因是外伤或缺血,接下来的研究则是神经的远端横断退化。这一过程称为沃勒变性,是病理学家观察到的远端早期的病理改变,且十分重要(Waller,1850)。人类的生理研究表明,远端横断的轴突不会立即发生退化。相反,它仍然具有电冲动并且能够保持传导冲动时间长达 4 天或以上,传导时间取决于神经远端长度,较长的可多存活几天

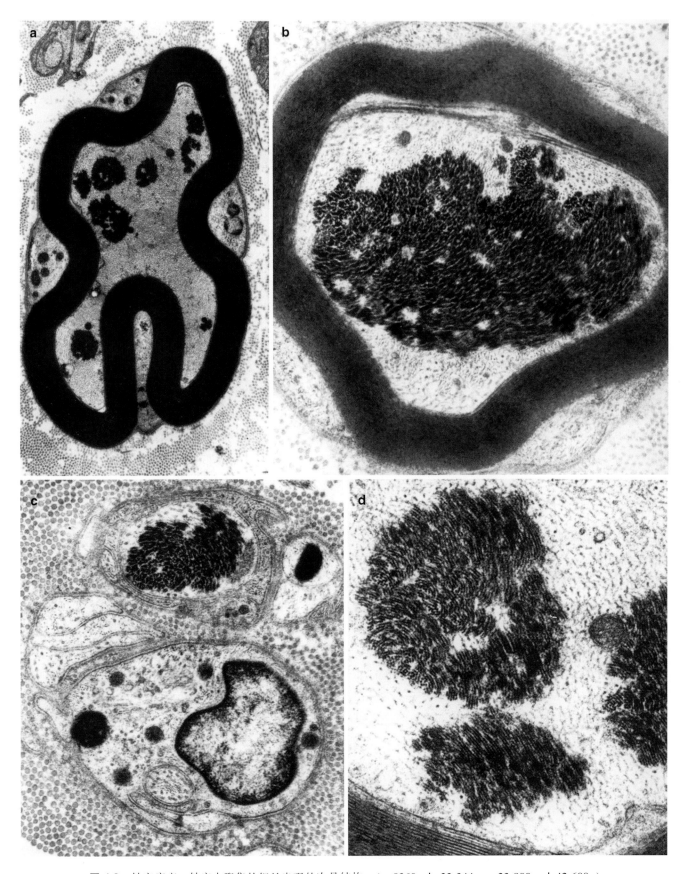

图 4.8　轴突病变。轴突内聚集的细丝出现的次晶结构。(a,8360×;b,22 344×;c,23 800×;d,42 600×)

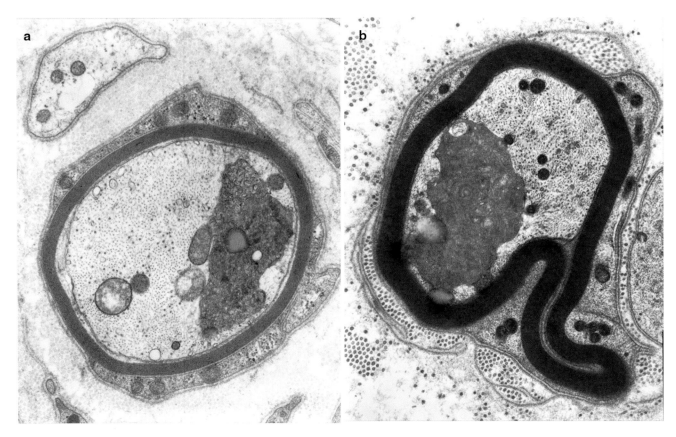

图 4.9　轴突病变。轴突内致密膜层结构为非特异性改变。(a, 25 048×; b, 26 600×)

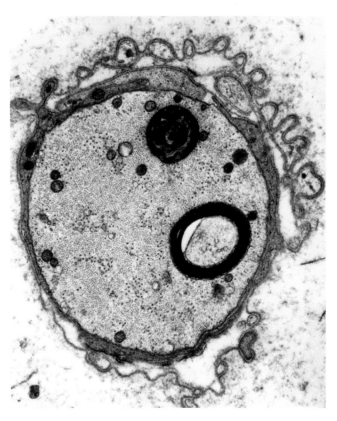

图 4.10　轴突病变。可见慢性轴突神经病异常大的轴突内髓样体。(15 000×)

(Chaudry 等, 1992)。在小型实验动物远端的生存时间较少, 通常为 1~2 天。近期沃勒变性动物模型的研究已显示, 越来越多的文献表明过程复杂(见后文)。

尽管术语"轴突变性"和"沃勒变性"往往交替使用, 可能它们有共同的发病机制, 但沃勒变性特指神经挤压或损伤部位远端的微观变化。在沃勒变性中组织学变化是刻板和同步的, 在神经疾病中, 轴突变性和再生常常同时发生。

4.3.1　横断远端的改变

4.3.1.1　轴突变化

横断神经远端某点的轴突后, 即使各种结构和生化改变立即开始, 脉冲传输仍可保持长达 48 小时。在横断部位的远端, 最早的形态学改变是轴突内异常线粒体、膜性细胞器与糖原的堆积、微管和神经丝蛋白结构的紊乱。组织化学方法显示在伤后 2 小时溶酶体聚集(Holtzman 和 Novikoff, 1965)。这些变化主要发生在距损伤点几厘米处, 在横断后 12~24 小时最显著(Ballin 和 Thoas, 1969; Donas 和 Wisniewski, 1973; Zolena, 1980)。

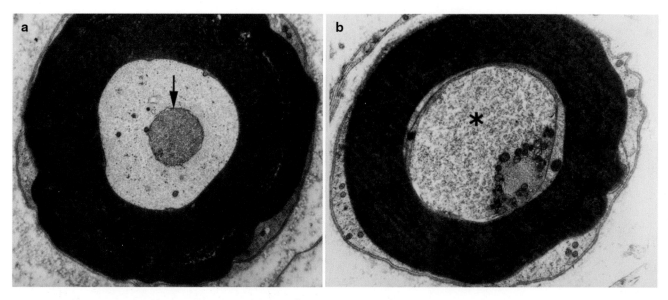

图4.11 轴突病变。神经活检中的非特异性表现包括轴突内糖原聚集,贴近膜(箭头所示,a)或弥漫性分布(*,b)。(a,9712×; b,10 260×)。

伤后1~2天,更远端轴突段开始出现"颗粒解体",失去正常细胞的骨架成分和膜性细胞器(图4.12a-d和图4.13a-c)。颗粒解体可导致内含颗粒和无定形碎片的水样轴浆,且由一个完整的髓鞘包围。研究人员很难确定轴突的"颗粒解体"是在中央部发生非常迅速,还是在整个神经纤维长度内同时发生(Chaudry等,1992)。几天后,免疫组织化学技术无法识别完整的神经丝蛋白,转而可见变性的轴突(Bignami等,1981)。横断端的近端轴突肿胀,形成球状,其内含各种类型的细胞器,在中央部有神经丝聚集(Donat和Wisniewski,1973)。这个区域或其吻突区域,将形成未来向远端再生的中心,即生长锥(见后文)。

4.3.1.2 髓鞘降解

施兰切迹在神经损伤处远端数分钟后即可增宽,24~36小时内进一步扩大到远端(Williams和Hall,1971a)。施万细胞胞浆体积增加,看起来向轴突内部挤压(Labinska,1977)。降解的轴突(和髓鞘)在光镜H&E染色切片以及树脂切片上均可见(图4.14a,b和图4.15)。在大鼠损伤后一般1~2天开始在切迹处形成卵形髓鞘(图4.14e)(Ghabriel和Allt,1979;Williams和Hall,1971a),髓鞘退行性变化沿远端方向发展,并且在小纤维中先发生(Lnbinska,1977)。在结间区,髓鞘回缩可能最早发生,并伴随小囊泡样髓鞘变性(Banix和Thomas,1969)。施万细胞的胞浆和结间区髓鞘塌陷

到先前轴突所在的空间,并"拒绝接纳"髓鞘(Benche和Frrede,1980),导致这个倒塌的髓鞘形成"卵形结构"(图4.14e),通常每个节间6~10个。施万细胞胞质分离的卵形(图4.14e),通常位于前面所提的切迹处。随后的几天和几周内,这些卵形逐渐变得更小,分离更广泛,同时小脂滴被移除、运走(Williams和Hall,1971b)。

在降解过程的最早期,细胞内存在的碎片具有髓鞘样周期,苏丹红染色不显色,证明髓鞘保持一定程度的结构和生化完整性。在巨噬细胞的降解之前,施万细胞内含一些髓鞘碎片及其降解(Holtzman和Novikoff,1965;Stoll等,1989)(图4.16a-c)。然而,在横断后3~4天,一大批吞噬细胞进入神经内。在慢性神经病的轴突中,可能会发现更多的内源性吞噬细胞,以慢运输方式参与轴突变性(Muller等,2008)。巨噬细胞的附着以及施万细胞管道的通透性(图4.17a-d),使大量无定形物以及层状碎片聚集。这些碎片的苏丹染色往往呈阳性,提示髓鞘退化为中性脂肪和胆固醇酯。神经内膜在光镜可见大量泡沫细胞(图4.18a-e),对应超微细胞结构的电子密度大于施万细胞,无基底膜,含有大量的无定形碎片和许多溶酶体,采用CD68免疫组织化学可显示(图4.18a)。在早期原代巨噬细胞诱导的脱髓鞘作用中,完整的髓鞘与巨噬细胞联合作用。与其相反,在沃勒变性的巨噬细胞只发生在轴突退化时(Stoll等,1989;Williams和Hall,1971a)。随

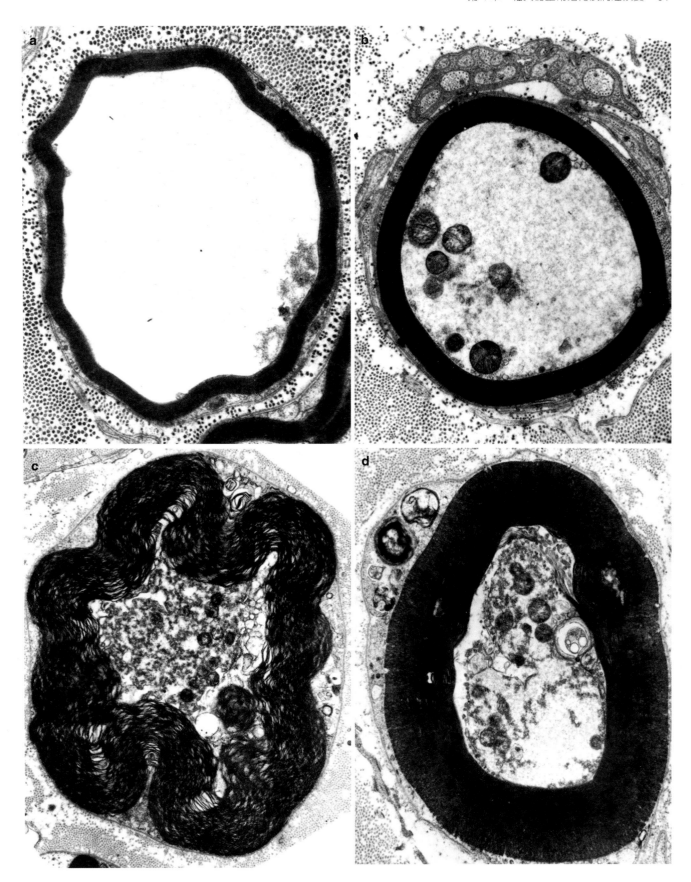

图 4.12 轴突变性。在早期阶段,变化范围从轴浆嗜锇聚集颗粒的溶解到早期髓鞘的分裂。(a,13 579×;b,12 141×;c,6841×;d,8892×)(d,来自 Bilbao,1995)。

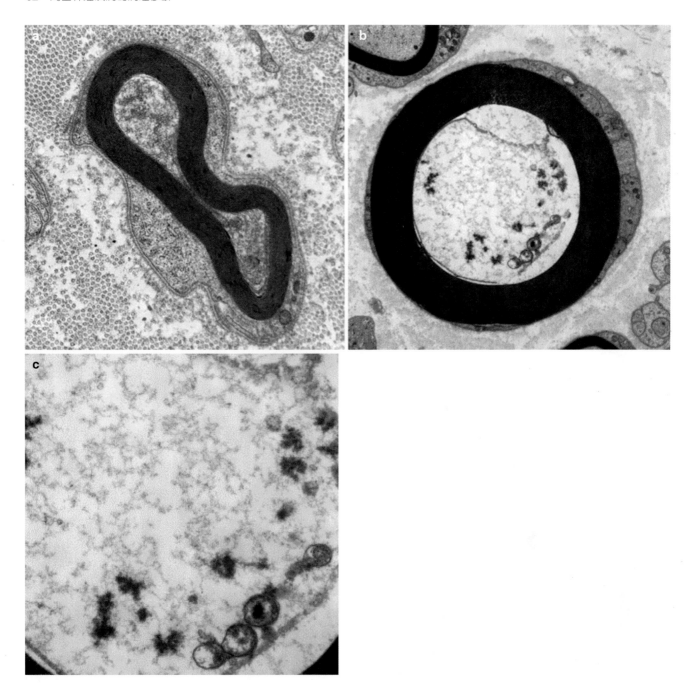

图 4.13 早期轴突变性。(a-c)早期轴突变性的特点包括轴突颗粒样、絮状、轴突细胞器退化所致苍白变性等,且无髓鞘变性。(a, 25 000×;b,7500×;c,20 000×)

着进一步发展，泡沫脂质积累可出现在所有类型的细胞,包括成纤维细胞、内皮细胞、施万细胞、神经束膜内层细胞等(Williams 和 Hall,1971a)。在啮齿类动物中，髓鞘碎片主要在降解发生后 2 个月内清除(Williams 和 Hall,1971b),但在人类神经内膜中,泡沫细胞在神经切断后可存在长达 7 个月(Griffin 等,1992)。

4.3.1.3 无髓纤维

无髓纤维变性与有髓神经纤维相似(Dyck 和 Hopkins,1972;Thomas 和 King,1974)(图 4.15)。当然,不是以卵形髓鞘的形式变性,但在 2~4 天后损伤的部位横截面(或更早的超微结构方法)远端出现肿胀,同时出现细胞器积累和颗粒解体。由施万细胞和巨噬细

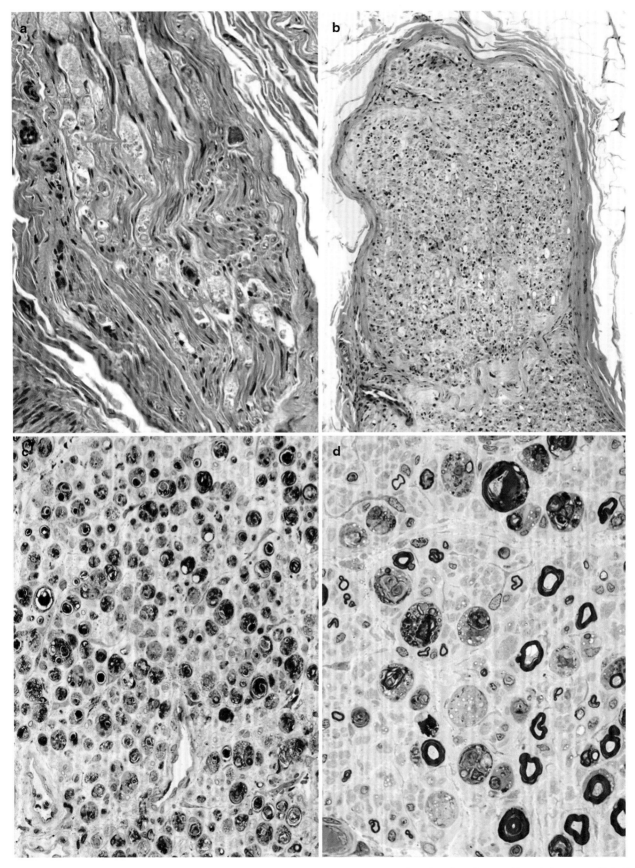

图 4.14　轴突变性,急性。(a)光镜下轴突变性表现为絮状碎片(箭头所示)。(b)腓肠神经束肿胀、细胞数目增多。(c)沃勒变性的特点是含有轴突和髓鞘碎片的大量施万细胞和巨噬细胞。注意,这位严重臂部损伤的患者所有的轴突处于同一变性阶段。(d)轴突变性是主动退化的轴突和残余维持正常的有髓鞘的轴突的混合物。(e)卵形的退化神经束纵断面的髓鞘和轴突碎片。(a、b 石蜡 HE 染色;c,d,e 1μm 厚切片)(a,400×;b,200×;c,d,1000×;e,400×)。(待续)

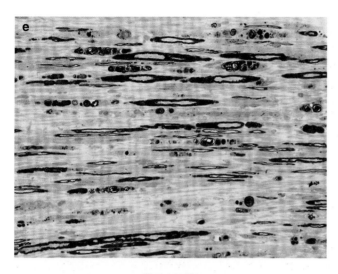

图 4.14(续)

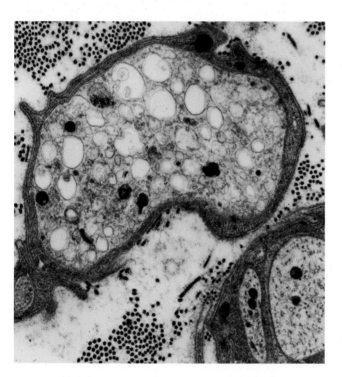

图 4.15 轴突变性。一个退化的无髓纤维的轴浆被小泡和致密体所占据。(13 750×)

胞携带轴突碎片(致密体、退化的细胞器)。多个扁平的施万细胞的突起包围退化的轴突。轴突退化一段时间后扁平的施万细胞持续存在,即所谓的神经带,作为无髓神经纤维丢失的标志(图 4.17)。

4.3.1.4 神经内膜的内容物

神经切断后一周内神经内膜细胞大量增加,不仅因为循环单核吞噬细胞浸润,还有神经内膜内大多数类型细胞的增殖的原因。有髓鞘和无髓鞘轴突的施万

细胞都会增殖,前者形成 Büngner 带,后者在施万细胞交错排列的由基底膜围成的范围(施万管)内发生神经再生,本章后面将会概述。如果没有增生,施万细胞会随着胶原沉积而萎缩, 数量减少 (Royffa 和 Snlonen,1988;Wernberg 和 Spencer,1978)。除非局部的损伤破坏了组织,在变性的起始时施万细胞的基底膜会保持完整。在此过程中,基底膜发生一些向内塌陷,但绝大多数情况下,施万管仍然是一个连续的可识别结构(图 4.18)。在随后的几个月,如果不进行神经移植术,Büngner 带萎缩和周围的基底膜可能断裂、消失(Giannini 和 Dyck,1990)。这就使这个区域的轴突有组织的再生希望渺茫。

成纤维细胞增殖也发生在第一周,随后这些细胞迁移至相邻变性的神经纤维。因此,施万细胞被细长的突起包围。只有正常神经内膜(50~60μm)一半厚度的胶原出现在相邻的施万细胞基底膜附近,可能是由施万细胞分泌的。如果发生再生,神经内膜的细胶原纤维扩大到正常直径,神经结构恢复正常(Roytta 等,1987)。如果轴突不进入施万细胞管,成纤维细胞包绕施万细胞并表现出与神经束膜细胞相似的特征性表现,形成局部基底膜,出现大量微管囊泡,并将神经内膜分隔成微束(Roytta 等,1987;Salonen 等,1987)(图 7.10)。

4.3.2 沃勒变性的机制

4.3.2.1 轴突

虽然沃勒变性典型的病理变化大部分已被了解,但仍需要大量的研究(参考 Wang 等,2012),特别是使用动物模型进行的研究。实验分析为轴突生理、轴突-施万细胞相互作用和神经再生提供了新高度(Chaudry 等,1992)。

Wlds(慢沃勒变性)突变小鼠轴突切断后仍保持功能,沃勒变性延迟 3 周,提示远端轴突变性不只是反映核周体综合支持 (Raff 和 Whitmore,2002; Wang 等,2012)。最近的研究将这些变化归因于:Wlds 融合蛋白表达升高,烟酰胺单核苷酸腺苷转移酶的表达增加(NMNAT2),核烟碱腺嘌呤二核苷酸(NAD)水平增加, 以及随后增加的 NAD 活性依赖的去乙酰化酶 SIRT1(Araki 等.2004)。Wlds 小鼠也对实验性毒性神经病有抵抗力(Glass,2004)。此外,轴突的神经丝蛋白和髓鞘基因表达的降解更慢,且不会发生损伤诱导

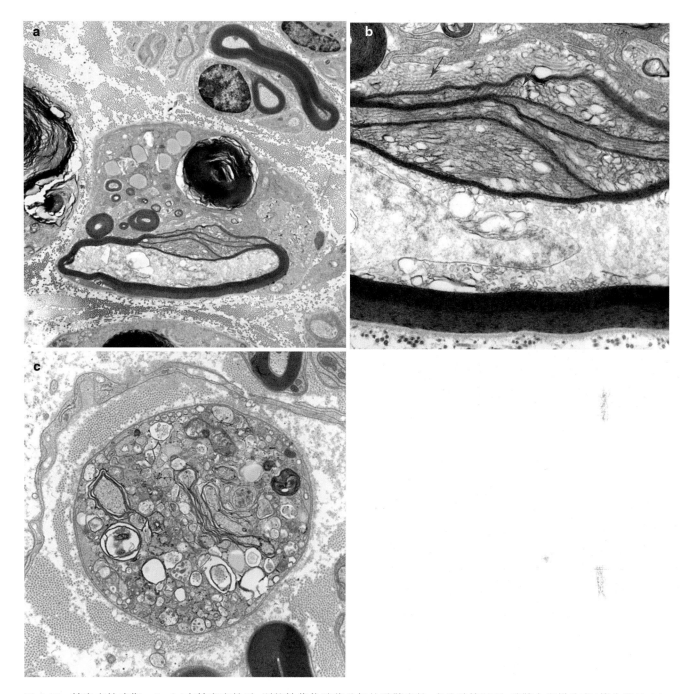

图 4.16 轴突变性晚期。(a,b)在轴突变性后,颗粒轴浆伴随着叠加的髓鞘变性;在这种情况下,髓鞘水泡样改变(箭头所示,b)。(c)原施万细胞基底层内髓鞘和轴突碎片被消化。(a,7500×;b,30 000×;c,12 000×)

的 NGF、p75、肌腱蛋白-CmRNA 水平的增加(Stoll 和 Muller,1999)。最近的研究表明,在果蝇和小鼠中通过 JNK 依赖性机制,双亮氨酸激酶(DLK)、果蝇蛋白(和哺乳动物的同源性 PHR1)和 Toll 样受体衔接蛋白可促进受损神经元轴突变性(Mille 等,2009;Xiong 等,2012;Babetto 等,2013;Osterloh 等,2012)。

当前的理论(在 Wang 等回顾中,2012)认为轴突变性涉及至少三个形态可辨的阶段。

第一阶段:急性非凋亡变性阶段,出现胞外钙离子内流、钙蛋白酶激活(Griffin 等,1922;Schlepfer 和 Hasler,1979)、蛋白酶体-泛素活化。激活钙蛋白酶参与降解神经丝蛋白和微管产生的水样无结构轴浆。损伤的近端和远端残端立即发生变化 (5~60min)(Kerschensteiner 等,2005),这一过程被 Wlds 基因表达抑制(见后述)。

第二阶段:潜伏阶段,这一时期,远端轴突可短时

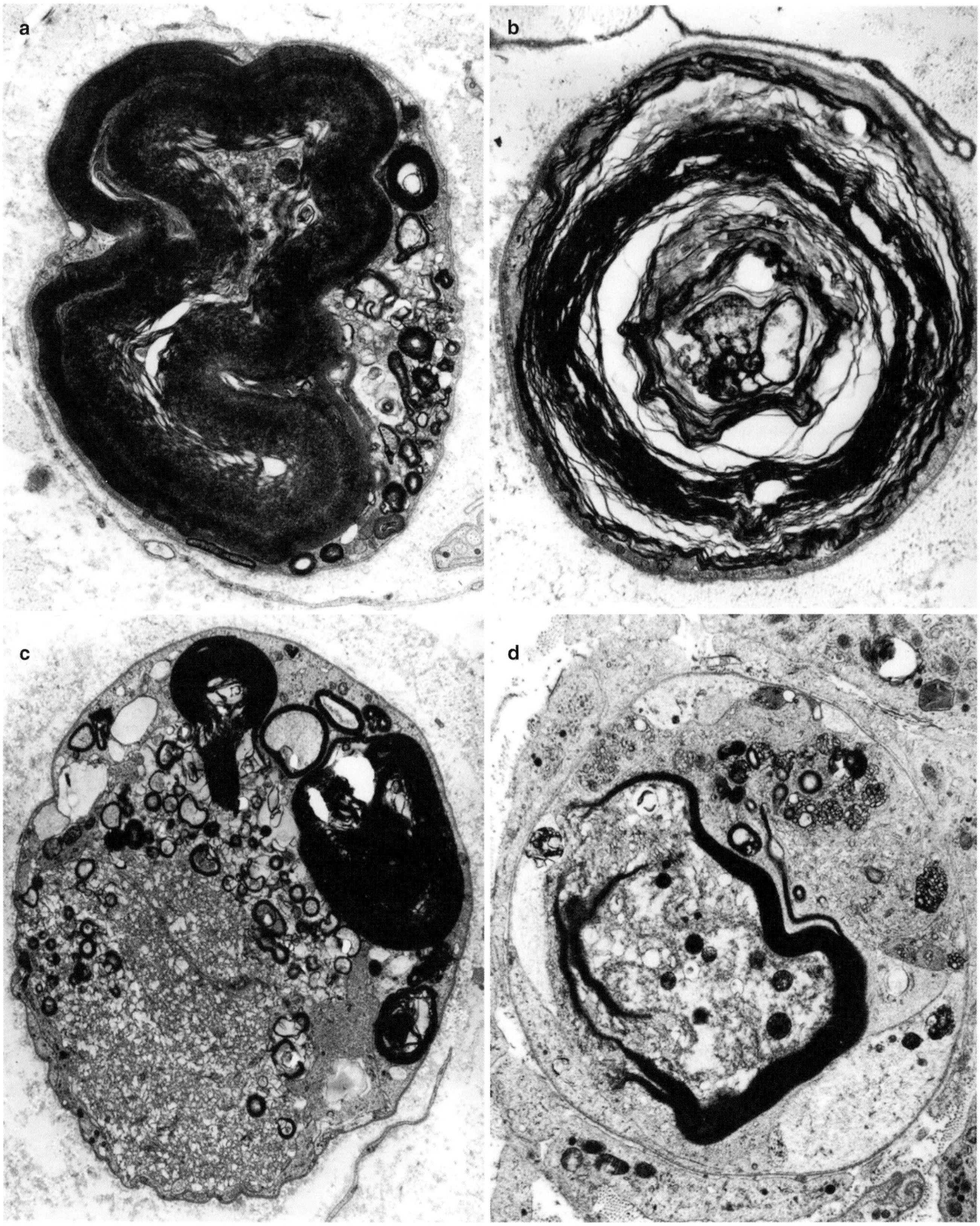

图 4.17　轴突变性晚期。在后期轴突消失与髓鞘的崩解和破碎相关。(d)来源于巨噬细胞和施万细胞的胞质占据施万细胞微管,贴壁的巨噬细胞穿透基底膜。(a,8379×;b,8379×;c,6589×;d,5928×)

间保持完整的形态与电兴奋,通过轴突运输的形式在断端形成营养障碍性球体。

第三阶段:颗粒变性阶段,整个轴突细胞骨架损伤部位远端碎片样改变。局灶性、急性、严重的伤害(即切断)造成远端方向的轴突变性;相反,在慢性损伤则是逆行性的(Beirowski 等,2005)。钙蛋白酶是这个阶段的主要产物(Ma,2013),并且和蛋白酶抑制剂相混合,可防止横断位置的完全分裂(Kerschen-steiner 等,2005)。

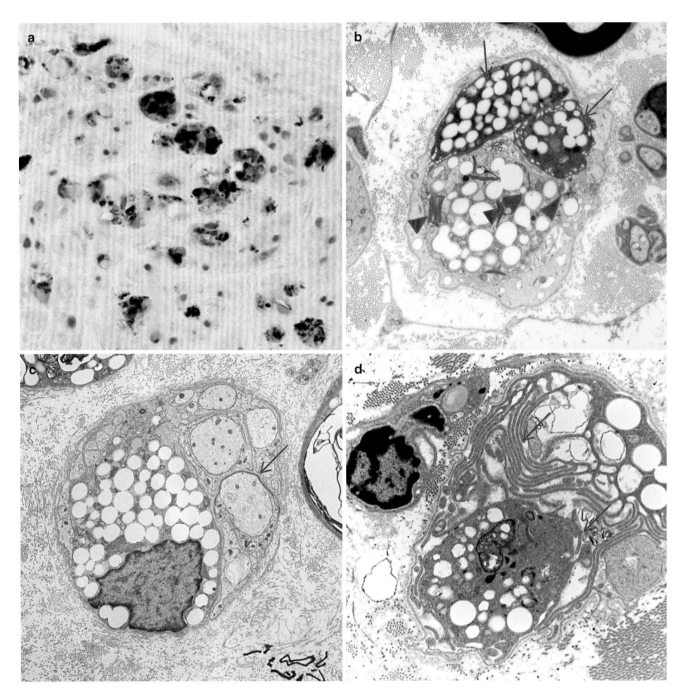

图 4.18　巨噬细胞和轴突变性。(a)通过 CD68 免疫组织化学显示在有大量退化轴突的神经束内膜中存在大量巨噬细胞。(b)退化前有髓神经轴突原始基板内的两个巨噬细胞(箭头所示)。持续有 Pi 颗粒(三角箭头所示)处的施万细胞内仍残存有少量碎片颗粒。(c)有脂质滴的巨噬细胞(在处理过程中提取)正离开包含再生轴突的施万细胞,同时髓鞘生成开始(箭头所示)。(d)一种不可见的施万细胞基底层内的含巨噬细胞的脂质碎片及其突起(箭头所示)。(e)含脂质碎片和 Pi 颗粒的巨噬细胞相邻的两个小静脉。(f)大量巨噬细胞聚集在两个神经内膜微静脉周围。注意一些有施万细胞轴突再生的数量(箭头所示)。(a,1000×;b,7500×;c,6000×;d,12 000×;e,10000×;f,1μm 厚切片,1000×)(待续)

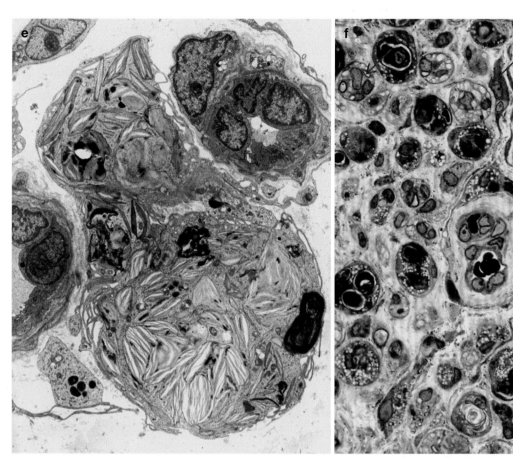

图 4.18(续)

4.3.2.2 巨噬细胞

巨噬细胞是沃勒变性和随后的轴突再生的重要组成部分(Beache 和 Friede,1984;Hann-Bonnekoh 等,1989)。激活内源性神经内膜巨噬细胞与施万细胞招募的血源性巨噬细胞共同作用[由基质细胞衍生因子1、白血病抑制因子(LIF)、肿瘤坏死因子(TNF-α)、2L-1β](Fonrich 和 Gordon,2004),通过它们释放的血管活性物质进行包含内皮转运到神经内膜与肥大细胞相连。施万细胞髓鞘代谢被认为是凝集素介导的,与调理素无关,巨噬细胞介导的髓鞘吞噬则是调理素依赖的,需要补体受体 3(CR3)在巨噬细胞和补体 C3 在变性髓鞘表达(Bruck 和 Frredo,1990)。施万细胞髓鞘碎片可以被巨噬细胞吞噬,因为它释放到细胞外(Hirata 等,1999);直接从施万细胞移除,但过程尚不明确;或者施万细胞的残渣被原地分解。巨噬细胞也参与脂类以及载脂蛋白的分泌与再利用过程。

4.3.2.3 施万细胞

退化的轴突相互之间的信号传递系统是很复杂的,包括施万细胞、招募的巨噬细胞以及神经内膜细胞。神经切断后的髓鞘改变不仅仅是施万细胞的反应。相反,至少一部分是由完整的轴突提供的维修信号丢失所致(LeBlanc 和 Pobuslo,1990;Lubinskn,1977)。神经内膜成纤维细胞、内皮细胞和施万细胞增殖,导致巨噬细胞的大量涌入(Beuche 和 Friede,1984)。神经内膜基质的变化也参与诱导支持轴突再生(Tona 等,1993)。之前形成髓鞘的施万细胞去分化为形成髓鞘或不形成髓鞘的前施万细胞亚型,增殖(最多 3~4 天),并在原有的施万细胞-轴突的基底膜形成的亚单元内形成多个突触("Büngner"带)。有趣的是,施万细胞对周围有髓神经的变性反应会形成 Remak 束,而对无髓神经则不会有类似反应 (Murinson 和 Grittin,2004)。研究认为施万细胞首先回应轴突生成的神经调节蛋白,涉及轴突的大小和髓鞘厚度;低髓鞘化和高髓鞘化分别是神经调节过度和减少的结果(Michailou 等,2004)。

在这些过程的早期阶段(在大鼠是前 3 天),巨噬细胞大量进入神经内,施万细胞在切迹处和节旁区域开始髓鞘瓦解、分裂的过程,有少量碎片隔离在施万细胞内(Stoll 等,1989)。溶血磷脂胆碱(LPC)由施万细胞衍生的磷脂酶 A2(PLA2)产生,可能是沃勒变性引发的髓鞘崩解的早期表达。神经内膜原始的巨噬细胞占神经内膜细胞总数的 2%~9%,它们的作用尚不清楚(Griffin 等,1993;Hann-Bonnekon 等,1989),但可能与血液来源的巨噬细胞共同作用。退化的髓鞘而非轴浆可能提供了召唤巨噬细胞参与碎片清除任务的最重要的信号,但仍需要补体 (Bruck 和 Friede,1991;Griffin 等,1992)。巨噬细胞释放 IL-1,是施万细胞产生神经生长因子(NGF)最主要的刺激因素,对后续的再生过程很重要。

在变性和再生的早期阶段血-神经屏障(BNB)失去了它的完整性(Oharn 和 Ikata,1985;Olsson,1990),但在几个月后可以恢复。完整性的恢复是否需要轴突和髓鞘的恢复仍不清楚 (Bouldin 等,1991;Latker 等,1991;Seiri 等,1989)。血-神经屏障的破坏是各种原因所致的神经疾病中非特异性的改变。

4.4　神经活检标本的轴突病理

本章主要基于实验数据描述了轴突变性和再生过程,这种描述被认为在人类周围神经疾病中有价值。经验表明,在实验模型中所描述的超微结构的变化也发生在人类神经疾病中。研究人员只在神经损伤或横断动物模型研究沃勒变性。在人类疾病活检中发现,急性神经缺血最有可能类似横断损伤,在人类中轴突死亡的其他原因有远端轴突病或局限性神经内膜紊乱,例如局部淀粉样变性(Sobue 等,1990),或炎症的毒性产物(Said 和 Hontebegrie-Joskowicz,1992)。显然,损伤的类型与神经内膜内容物的变化在代谢性轴突变性中不同,表明沃勒变性过程的实验阐明可能不一定适用于其他类型的轴突病。

幸运的是,实验数据表明,真正的沃勒变性的变化不同于其他轴突变性的速度和程度,但这些过程基本有相似之处 (Srnger 和 Steinberg,1972;Stoll 等,1989)。因此,当一个神经标本有髓鞘卵的形成和轴突

变性的表现时,轴突退化的原因可包括急性缺血或外伤,细胞体或远端轴突损伤,或由于炎症造成的局部轴突损伤或淀粉样蛋白沉积。

4.4.1　轴突包涵体

4.4.1.1　葡聚糖体

葡聚糖体(PGB)是胞质内包涵体,横截面直径为 10~70μm,可见于神经系统各个部位和多种情况下。研究人员认为,在显微镜下不能区分淀粉样小体、葡聚糖体、Bielschowsky 小体、Lafora 小体等(Robitaille 等,1980)。

PGB 在 H&E 染色下呈嗜碱性,甲苯胺蓝可着色。此外,它们的各种组织化学染色呈阳性,包括 PAS(淀粉酶抵抗)、碘、蛋白银和阿利新蓝(图 4.19a-e)。虽然 PGB 的横截面呈圆形,但纵向切割神经可显示它们是细长的。电子显微镜观察表明,PGB 没有界膜,由随机排列的颗粒和 6~8nm 宽的分支的丝状体组成。电子透亮区经常由分支丝状体围绕(图 4.19)。有时,特别是在较大的葡聚糖体,其中心是密度更大、组成更紧密的聚集的细丝。糖原颗粒可突出在外围(Yangishita 等,1977)或明显缺失(Robrtaille 等,1980)。

对淀粉样小体和 Lafora 小体的聚集物进行化学分析,推测其与其他类型葡聚糖体相似(Robtaille 等,1980),它们几乎完全由异常分支糖原(支链淀粉)和少量蛋白、硫酸和磷酸基团组成 (Cafferty 等,1991;Stam 和 Roukema,1973;Steyaert 等,1990)。

葡聚糖体最常见于有髓轴突,但它们也可见于无髓轴突、施万细胞、巨噬细胞和内皮细胞等。在正常神经中,尤其是随着年龄的增加,15%神经活检标本可见到 1~2 个 PGB (Arerback 和 Langerin,1978;Bernsen 等,1989)。葡聚糖体在肌内神经中数量更多。但是,神经活检发现数个 PGB 是不正常的,病理学家要警惕几种诊断的可能性,如成人葡聚糖体疾病、Lafora 小体病和 IV 型糖原贮积病。

4.4.1.2　次晶体丝状聚集体

在脱髓鞘神经疾病或轴突病变、代谢/毒性神经疾病、遗传代谢性或几乎无病变的神经的有髓或无髓轴突中,可以见到一个或多个嗜锇次晶结构(图 4.8a-d)。在巨轴突神经疾病中也可能出现这些小体,也许由神经丝组成(Donaghy 等,1988)。我们不认为这些结构有任

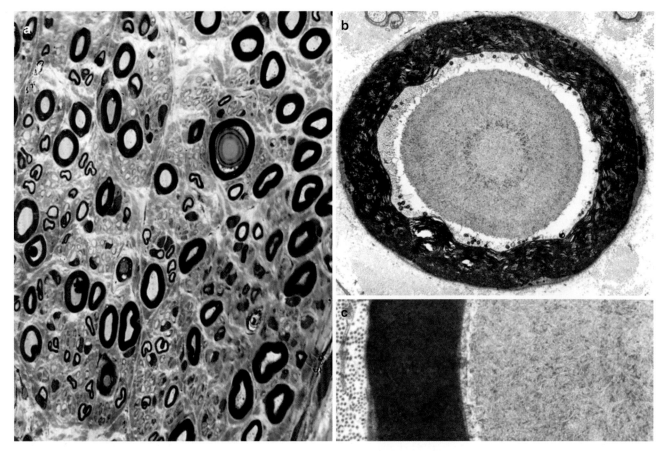

图 4.19　葡聚糖体。(a)扩张的神经纤维髓鞘呈轴内圆形结构,由不同密度的同心带组成。1μm 厚切片(b,c)。这种包含物的典型特征是紧密随机排列的短分支结构,周围的光环可能是人为造成的。(a,1000×;b,11 856×;c,24 282×)。

何病理意义,除了可能作为非特异性轴突损害的指标。

4.5　轴突再生

4.5.1　再生机制

伤后两天内,原髓鞘施万细胞内髓鞘定向蛋白质 mRNA 水平下降 (Roff 和 Whitmore,2002;LeBlanc 和 Poduslo,1990)。随后,它们分化并形成功能类似于前髓鞘/不形成髓鞘的施万细胞,从神经调节蛋白依赖性转化为对内源性非神经调节蛋白依赖。与轴突无关联的施万细胞最终凋亡,而与其相关的则在髓鞘形成之前沿轴突增生移动(Garroll 等,1997)。

但是,施万细胞的失神经带是体积不等的(Hoke 等,2006)。失神经支配和神经再支配的皮肤感觉神经显示神经生长因子(NGF)、脑源性神经营养因子(BDNF)、血管内皮生长因子、肝细胞生长因子和胰岛素样生长因子 1 的 mRNA 表达上调,但在神经前根未发现类似

的变化。相反,多效蛋白 mRNA 和胶质细胞源性神经营养因子的表达在神经前根比皮神经表达程度更大。即使轴突正在发生沃勒变性,再生过程也可同时进行(图 4.20)。在原有的基板腔内(图 4.20b),增殖的施万细胞在多种细胞活素和巨噬细胞产物的刺激下,增加了表面黏附分子、神经生长因子及其受体(Taninchi 等,1986)、层粘连蛋白和其他细胞外物质的混合物的表达,以利于再生的轴突存活并找到其路径(Scurpin 等,1989;Tona 等,1993)。再生起始于受损轴突的尖端,局部有生长锥形成,并沿着周围环境提供的路径移动(图 4.20c)。当原始基底膜保持完整时,施万细胞的损耗并不干扰轴突延长, 这对再生很重要(Fugleholm 等,1994)。

生长锥是远端轴突的末端扩大,含有许多不同形态和内容的囊泡结构,有中央的核心,也许还有一个薄的外围细丝层(Yamada 等,1976)(图 4.21a–c)。囊泡可能起源于神经元胞体,似乎与生长锥细胞膜相互作用, 它们的作用之一是能够为轴突提供膜材料(Lasek

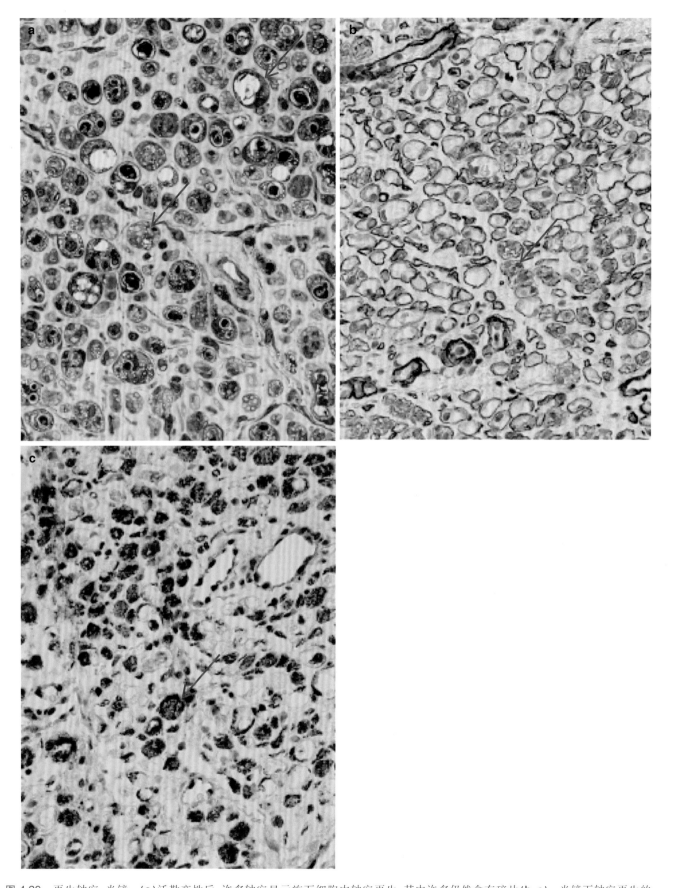

图 4.20 再生轴突、光镜。(a)沃勒变性后,许多轴突显示施万细胞内轴突再生,其中许多仍然含有碎片(b,c)。光镜下轴突再生的施万细胞基底膜管内可能有一个或多个管内核(箭头所示,b)。相邻部分显示微小再生轴突的集合(c)。(a:1μm 切片;b:石蜡切片,Ⅳ型胶原染色;c:石蜡切片,神经丝蛋白免疫组织化学;a-c,1000×)。

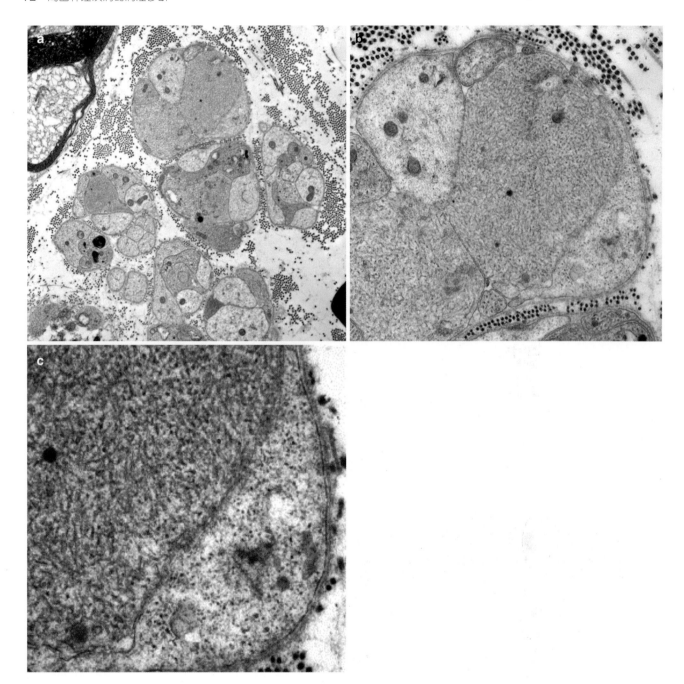

图4.21　再生轴突、超微结构。(a-c)再生轴突髓鞘的集合,如无髓芽状结构,含有大量微管囊泡样结构,高倍镜下更清楚(b,c)。(a,10 000×;b,30 000×;c,60 000×)。

和Katz,1987)。在其他蛋白中,丝蛋白、肌动蛋白在生长锥中大量增生,为丝状(活动的长条状突起)和板状伪足(宽片)提供结构框架,从而引导轴突向周围生长。最近的研究表明,再生轴突的施万细胞可能通过核糖体输送蛋白质的合成机制和机械输送mRNA以支持局部的轴突蛋白合成(Court等,2008,2011)。特定生长方向的选择,可能是基于外部环境和个体细胞突起之间的趋化作用(Bray,1989)。生长锥有时会达到巨大的比例(图4.22a),可能提示正常再生过程失

败(Griffin等,1977)。

轴突再生速度为3~5mm/d,随着年龄的增加而下降(Black和Lasek,1979)。这个速度超过了神经丝SCa运输速度,但与肌动蛋白和其他肽类成分在神经丝微管网络内通过SCb自生长锥向远端的移动相关(Wnjek和Lsaek,1983)。在损伤后5天,在新形成的轴突微管内含有一些神经丝芽,施万细胞开始围绕新的轴突芽。随后,随着轴突直径增大,出现正常细胞骨架成分,开始形成早期髓鞘。成功的再生需要运动轴

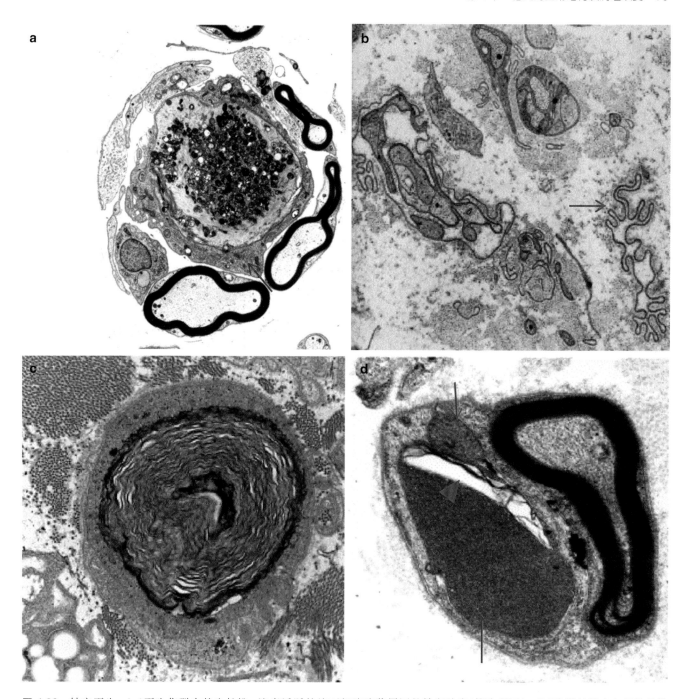

图 4.22　轴突再生。(a)再生集群内的生长锥。注意活跃的施万细胞胞浆周围的轴突肿胀(箭头所示)。(b)晚期的特点包括神经施万细胞带和"摆脱"基底膜(箭头所示),部分连续的部分为碎片。(c)无再生轴突的施万细胞中的脂质碎片。(d)三个轴突再生集群,即一个再生轴突和其他两个(箭头所示)具有营养不良性微管囊泡成分聚集和裂隙(三角箭头所示)。(a,7200×;b,13 400×;c,15 000×;d,20 000×)。

突沿运动神经的路径进行延伸,因为 L2/HNK-1 分子家族的引导作用,在神经后根和皮肤感觉神经中没有发现这一现象(Martini 等,1994),它的侧支分支过程分支成适当和不适当的分支,随后修剪不适当的分支。

4.5.2　再生的组织学标志

　　多个轴突芽往往出现在一个生长锥上,由数个小的有髓轴突占据原单一的大的有髓轴突的空间。这样的结构代表"再生丛",定义为 3 个或更多的有髓鞘轴突的紧密结合(图 4.23a,b)。属于退化的有髓纤维的单一的基底层可环绕再生丛(图 4.24a~c),但这个基底层最终会瓦解,而每个髓鞘的轴突会有自己的基底膜。再生丛超微结构检查通常显示其附近的无髓轴突和它们相关的施万细胞。有些可能是来自相同的生长

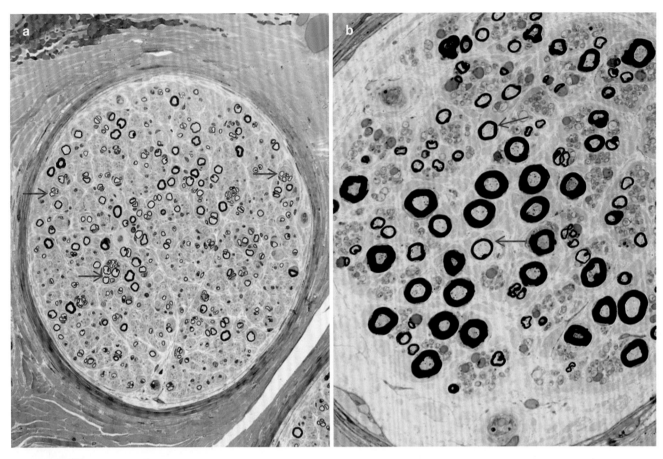

图 4.23 再生轴突。(a) 由众多再生丛组成的神经束 (箭头所示)。(b) 正常再生阶段晚期再生的髓鞘口径相较轴突要薄 (箭头所示) (a,b,1μm 厚切片,1000×)。

锥,但未出芽。再生轴突的髓鞘开始时非常薄 (图 4.23b),但随着纤维成熟可恢复到正常厚度。

出生时正常的结间区长度为 200~300μm。许多学者认为结间区可随体细胞的生长逐渐拉长,直至正常成人的 2000μm 长。神经再生时,结间区均匀缩短至 200~400μm 长是新生成轴突的特点 (Fullerton 等, 1965)。因为没有体细胞的生长,结间区永久保留提示轴突退化和再生。

在某些情况下,肿胀的生长锥标志着再生失败或非典型再生 (图 4.22a)。在慢性神经疾病中会出现施万细胞体外碎片 (图 4.22c),或无神经支配的基底膜 (图 4.22b),但不会发生再生。再生丛中营养不良的表现是非常不正常的再生现象 (图 4.22d)。

正常神经活检可见少量的再生丛 (<20/mm²),极少的单纤维分离可见均匀缩短的体节,表明某种程度的轴突变性和再生是在正常范围内。这些变化随着年龄的增加而增多,但原因不明。病因也许是慢性压迫或与年龄相关的轴突代谢紊乱。在某些神经疾病中,再生丛数量会急剧增多,造成纤维直径直方图显示小有髓纤维数量的绝对增长。在神经元病变中不会发生再生丛,因为一个濒死的细胞体不可能有再生的能力。

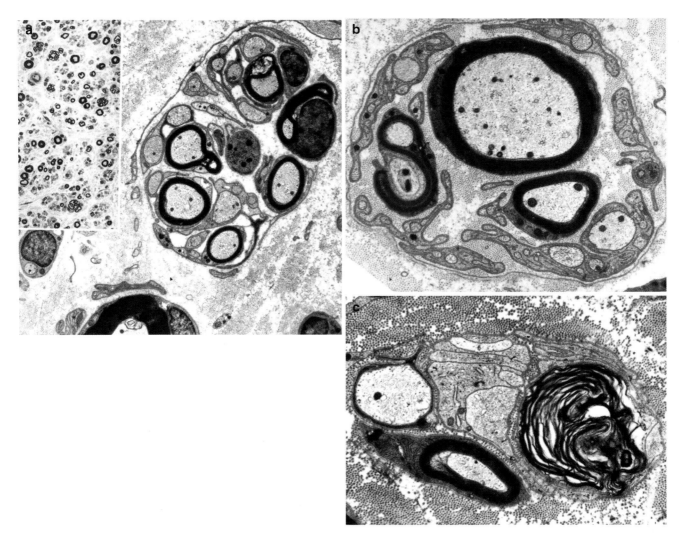

图 4.24 轴突再生。(a)再生丛由一组有髓和无髓纤维组成;插图显示了相应的横截面。(b)连续的基底膜包绕三个有髓神经纤维和众多的 UF 集群。(c)这一结构包括再生的轴突、一个完全失神经、有髓鞘的施万细胞带和施万细胞质的口袋包绕的髓鞘碎片。(a,9257×,插图 1000×;b,7752×;c,14 523×)。

参考文献

Ahonen RE (1981) Peripheral neuropathy in uremic patients and in renal transplant recipients. Acta Neuropathol 54:43–53

Alderson K (1992) Axonal swellings in human intramuscular nerves. Muscle Nerve 15:1284–1289

Araki T, Sasaki Y, Milbrandt J (2004) Increased nuclear NAD biosynthesis and SIRT1 activation prevent axonal degeneration. Science 305:1010–1013

Averback P, Langevin H (1978) Corpora amylacea of the lumbar spinal cord and peripheral nervous system. Arch Neurol 35:95–96

Babetto E, Beirowski B, Russler EV et al (2013) The Phr1 ubiquitin ligase promotes injury-induced axon self-destruction. Cell Rep 3(5):1422–1429

Ballin RH, Thomas PK (1969) Changes at the nodes of Ranvier during wallerian degeneration: an electron microscope study. Acta Neuropathol 14:237–249

Bamburg JR (1988) The axonal cytoskeleton: stationary or moving matrix. Trends Neurosci 11:248–249

Barron SA, Heffner RR (1978) Weakness in malignancy: evidence for a remote effect of tumor on distal axons. Ann Neurol 4:268–274

Behse F (1990) Morphometric studies on the human sural nerve. Acta Neurol Scand Suppl 132:1–38

Beirowski B, Adalbert R, Wagner D (2005) The progressive nature of Wallerian degeneration in wild-type and slow Wallerian degeneration (WldS) nerves. BMC Neurosci 6:6 http://dx.doi.org/10.1186/1471-2202-6-6

Bernsen R, Busard H, Ter Lakk HJ et al (1989) Polyglucosan bodies in intramuscular motor nerves. Acta Neuropathol 77:629–633

Berthold CH (1978) Morphology of normal peripheral axons. In: Waxman SG (ed) Physiology and pathobiology of axons. Raven Press, New York, pp 3–63

Berthold CH, Fabricius C, Rydmark M, Andersen B (1993) Axoplasmic organelles at nodes of Ranvier. I Occurrence and distribution in large myelinated spinal root axons of the adult cat. J Neurocytol 22:925–940

Beuche W, Friede RL (1984) The role of non-resident cells in Wallerian degeneration. J Neurocytol 13:767–796

Bignami A, Dahl D, Nguyen BT, Crosby CJ (1981) The fate of axonal debris in wallerian degeneration of rat optic and sciatic nerves. J Neuropathol Exp Neurol 40:537–550

Bilbao JM (1995) Peripheral nerves. In: Rosai J (ed) Ackerman's surgical pathology, 8th edn. CV Mosby Company, St. Louis

Black MM, Lasek RJ (1979) Slowing the rate of axonal regeneration during growth and maturation. Exp Neurol 63:108–119

Bouldin TW, Earnhardt TS, Goines ND (1991) Restoration of blood-nerve barrier in neuropathy is associated with axonal regeneration and remyelination. J Neuropathol Exp Neurol 50:719–728

Bradley WG, Lassman LP, Pearce GW, Walton JN (1970) The neuromyopathy of vincristine in man. Clinical, electrophysiological and pathological studies. J Neurol Sci 10:107–131

Bray D (1989) Growth cone formation and navigation: axonal growth. Curr Opin Cell Biol 1:87–90

Brown A (2013) Axonal transport. In: Pfaff DW (ed) Neuroscience in the 21st century. From basic to clinical, Springer, New York, pp. 255–308. doi:10.1007/978-1-4614-1997-6_14

Brown A, Jung P (2013) A critical reevaluation of the stationary axonal cytoskeleton hypothesis. Cytoskeleton 70:1–11

Bruck W, Friede RL (1990) Anti-macrophage CR3 antibody blocks myelin phagocytosis by macrophages in vitro. Acta Neuropathol (Berl) 80:415–418

Bruck W, Friede RL (1991) The role of complement in myelin phagocytosis during PNS wallerian degeneration. J Neurol Sci 103:182–187

Cafferty MS, Lovelace RE, Hays AP et al (1991) Polyglucosan body disease. Muscle Nerve 14:102–107

Carroll SL, Miller ML, Frohnert PW et al (1997) Expression of neuregulins and their putative receptors, ErbB2 and ErbB3, is induced during Wallerian degeneration. J Neurosci 17:642–659

Cavanagh JB (1979) The "dying back" process. A common denominator in many naturally occurring and toxic neuropathies. Arch Pathol Lab Med 103:659–664

Chaudry V, Glass JD, Griffin JW (1992) Wallerian degeneration in peripheral nerve disease. Neurol Clin 10:613–627

Chowdhury SKR, Smith DR, Fernyhough P (2013) The role of aberrant mitochondrial bioenergetics in diabetic neuropathy. Neurobiol Dis 51:56–65

Chretien M, Patey G, Souyri F, Droz B (1981) "Acrylamide induced" neuropathy and impairment of axonal transport of proteins. II. Abnormal accumulations of smooth endoplasmic reticulum at sites of focal retention of fast transported proteins. Brain Res 205:15–28

Collins GH, Webster H dF, Victor M (1964) The ultrastructure of myelin and axonal alterations in sciatic nerves of thiamine deficient and starving rats. Acta Neuropathol 3:511–521

Court FA, Hendriks WTJ, MacGillavry HD et al (2008) Schwann cell to axon transfer of ribosomes: toward a novel understanding of the role of glia in the nervous system. J Neurosci 28:11024–11029

Court FA, Midha R, Cisterna BA et al (2011) Morphological evidence for a transport of ribosomes from Schwann cells to regenerating axons. Glia 59:1529–1539

Davenport JG, Farrell DF, Sumi SM (1976) "Giant axonal neuropathy" caused by industrial chemicals: neurofilamentous axonal masses in man. Neurology 26:919–923

DeRojas TC, Goldstein BD (1990) Lack of evidence for the size principle of selective vulnerability of axons in toxic neuropathies. I. The effects of subcutaneous injections of 2,5-hexanedione on behaviour and muscle spindle function. Toxicol Appl Pharmacol 104:47–58

Donaghy M, Brett EM, Ormederod IEC et al (1988) Giant axonal neuropathy: observations on a further patient. J Neurol Neurosurg Psychiatry 61:991–994

Donat JR, Wisniewski HM (1973) The spatio-temporal pattern of Wallerian degeneration in mammalian peripheral nerves. Brain Res 53:41–53

Dyck PJ (1993) Neuronal atrophy and degeneration predominantly affecting peripheral sensory and autonomic neurons. In: Dyck PJ, Thomas PK et al (eds) Peripheral neuropathy, 3rd edn. WB Saunders, Philadelphia, pp 1065–1093

Dyck PJ, Hopkins AP (1972) Electron microscopic observations on degeneration and regeneration of unmyelinated fibres. Brain 95:223–234

Dyck PJ, Lais AC (1973) Evidence for segmental demyelination secondary to axonal degeneration in Friedreich's ataxia. In: Kakulas BK (ed) Clinical studies in myology. Excerpta Medica, Amsterdam,

pp 253–263

Dyck PJ, Johnson WJ, Lambert EH, O'Brien PC (1971) Segmental demyelination secondary to axonal degeneration in uremic neuropathy. Mayo Clin Proc 46:400–431

Dyck PJ, Ellefson RD, Yao JK, Herbert PN (1978) Adult-onset of Tangier disease. I Morphometric and pathologic studies suggesting delayed degradation of neutral lipids after fiber degeneration. J Neuropathol Exp Neurol 37:119–137

Dyck PJ, Lais AC, Karnes JL et al (1981) Permanent axotomy, a model of axonal atrophy and secondary segmental demyelination and remyelination. Ann Neurol 9:575–583

Dyck PJ, Nukada H, Lais AC, Karnes JL (1984) Permanent axotomy: a model of chronic neuronal degeneration preceded by axonal atrophy, myelin remodeling, and degeneration. In: Dyck PJ, Thomas PK et al (eds) Peripheral neuropathy, 2nd edn. WB Saunders, Philadelphia, pp 666–690

Dyck PJ, Giannini C, Lais A et al (1993a) Pathologic alterations of nerves. In: Dyck PJ, Thomas PK (eds) Peripheral neuropathy, 3rd edn. WB Saunders, Philadelphia, pp 544–556

Dyck PJ, Chance P, Lebo R, Carney JA et al (1993b) Hereditary motor and sensory neuropathies. In: Dyck PJ, Thomas PK (eds) Peripheral neuropathy, 3rd edn. WB Saunders, Philadelphia, pp 1094–1136

Edstrom A, Kanje M, Rusovan A (1988) Orthograde and retrograde axonal transport in the regenerating frog sciatic nerve show different sensitivities to vanadate. Acta Physiol Scand 134:437–441

Farinon AM, Marbini A, Gemignani F et al (1984) Skeletal muscle and peripheral nerve changes caused by chronic arterial insufficiency: significance and clinical correlations, histological, histochemical and ultrastructural study. Clin Neuropathol 3:240–252

Fenrich K, Gordon T (2004) Canadian Association of Neuroscience review: axonal regeneration in the peripheral and central nervous systems – current issues and advances. Can J Neurol Sci 31:142–156

Friede RL (1971) Changes in microtubules and neurofilaments in constricted, hypoplastic nerve fibers. Acta Neuropathol 5(Suppl):216–225

Friede RL, Samorajski T (1971) Axon caliber related to neurofilaments and microtubules in sciatic nerve fibers of rats and mice. Anat Rec 167:379–388

Fugleholm K, Schmalbruch H, Krarup C (1994) Early peripheral nerve regeneration after crushing, sectioning, and freeze studied by implanted electrodes in the cat. J Neurosci 14(Part 1):2659–2673

Fuller GN, Jacobs JM, Guiloff RJ (1990) Axonal atrophy in the painful peripheral neuropathy in AIDS. Acta Neuropathol 81:198–203

Fullerton PM, Gilliatt RW, Lascelles RG, Morgan-Hughes JA (1965) The relation between fibre diameter and internodal length in chronic neuropathy. J Physiol 178:26P–28P

Gainer H, Tasaki I, Lasek RJ (1977) Evidence for the glia-neuron protein transfer hypothesis from intracellular perfusion studies of squid giant axons. J Cell Biol 74:524–530

Gardner MB, Goodman WN (1969) Ataxia–Telangiectasia. Electron microscopic study of a nerve biopsy. Bull Los Angeles Neurol Soc 34:23–38

Gastaut JL, Pellisier JF (1984) Neuropathie au cisplatine, etude clinique electrophysiologique et morphologique. Rev Neurol 141:614–626

Gatzinsky KP, Berthold CH (1990) Lysosomal activity at nodes of Ranvier during retrograde axonal transport of horseradish peroxidase in alpha-motor neurons of the cat. J Neurocytol 19:989–1002

Ghabriel MN, Allt G (1979) The role of Schmidt-Lanterman incisures in Wallerian degeneration. I A quantitative teased fiber study. Acta Neuropathol 48:83–93

Giannini C, Dyck PJ (1990) The fate of Schwann cell basement membranes in permanently transected nerves. J Neuropathol Exp Neurol 49:550–563

Glass JD (2004) Wallerian degeneration as a window to peripheral neuropathy. J Neurol Sci 220:123–124

Gold BG, Griffin JW, Price D (1985) Slow axonal transport in acrylamide neuropathy: different abnormalities produced by single dose and continuous administration. J Neurosci 5:1755–1768

Gottfried MR, Graham DG, Morgan M et al (1985) The morphology of carbon disulfide neurotoxicity. Neurotoxicology 6:89–96

Griffin JW, Price DL (1981) Demyelination in experimental IDPN and hexacarbon neuropathies: evidence for an axonal influence. Lab Invest 45:130–141

Griffin JW, Watson DF (1988) Axonal transport in neurological disease. Ann Neurol 23:3–13

Griffin JW, Price JW, Drachman DB (1977) Impaired axonal regeneration in acrylamide intoxication. J Neurobiol 8:355–370

Griffin JW, Hoffman PN, Clark AW et al (1978) Slow axonal transport of neurofilament proteins: impairment by 3,3'-iminodipropionitrile administration. Science 202:633–635

Griffin JW, George R, Lobato C et al (1992) Macrophage responses and myelin clearance during Wallerian degeneration: relevance to immune mediated demyelination. J Neuroimmunol 40:153–165

Griffin JW, George R, Ho T (1993) Macrophage systems in peripheral nerves. A review. J Neuropathol Exp Neurol 52:553–560

Guzik BW, Goldstein LS (2004) Microtubule-dependent transport in neurons: steps towards an understanding of regulation, function and dysfunction. Curr Opin Cell Biol 16:443–450

Hann-Bonnekoh PG, Scheidt P, Friede RL (1989) Myelin phagocytosis by peritoneal macrophages in organ cultures of mouse peripheral nerve. A new model for studying myelin phagocytosis in vitro. J Neuropathol Exp Neurol 48:140–153

Hanyu N, Ikeda S, Nakadai A et al (1989) Peripheral nerve pathological findings in familial amyloid polyneuropathy: a correlative study of proximal sciatic nerve and sural nerve lesions. Ann Neurol 25:340–350

Hirata K, Mitoma H, Ueno N et al (1999) Differential response of macrophage subpopulations to myelin degradation in the injured rat sciatic nerve. J Neurocytol 28:685–695

Hirokawa N (1982) Cross-linker system between neurofilaments, microtubules, and membranous organelles in frog axons revealed by the quick-freeze, deep etching method. J Cell Biol 94:129–142

Hoffman PN, Griffin JW, Price DL (1984) Control of axonal caliber by neurofilament transport. J Cell Biol 99:705–714

Hoffman PN, Cleveland DW, Griffin JW et al (1987) Neurofilament gene expression: a major determinant of axonal caliber. Proc Natl Acad Sci U S A 84:3472–3476

Hoke A, Redett R, Hameed H et al (2006) Schwann cells express motor and sensory phenotypes that regulate axon regeneration. J Neurosci 26:9646–9655

Holtzman E, Novikoff AB (1965) Lysosomes in the rat sciatic nerve following crush. J Cell Biol 27:651–669

Jedrzejowska H (1977) Some histological aspects of amyloid polyneuropathy. Acta Neuropathol 37:119–125

Kachar B, Bridgeman PC, Reese TS (1987) Dynamic shape changes of cytoplasmic organelles translocating along microtubules. J Cell Biol 105:1267–1271

Kerschensteiner M, Schwab ME, Lichtman JW et al (2005) In vivo imaging of axonal degeneration and regeneration in the injured spinal cord. Nat Med 11:572–577

Koenig E, Martin R, Titmus M, Sotelo-Silveira JR (2000) Cryptic peripheral ribosomal domains distributed intermittently along mammalian myelinated axons. J Neurosci 20:8390–8400

Korthals JK, Korthals MA, Wisniewski HM (1978) Peripheral nerve ischemia. Part 2 Accumulation of organelles. Ann Neurol 4:487–498

Lampert PW (1967) A comparative electron microscopic study of reactive, degenerating, regenerating and dystrophic axons. J Neuropathol Exp Neurol 26:345–368

Lasek RJ, Katz MJ (1987) Mechanisms at the axon's tip regulate metabolic processes critical to axonal elongation. Prog Brain Res 71:49–60

Lasek RJ, Garner JA, Brady ST (1984) Axonal transport of the cytoplasmic matrix. J Cell Biol 99:212 s–221s

Latker CH, Wadhwani KC, Balbo A, Rapoport SI (1991) Blood-nerve barrier in the frog during Wallerian degeneration: are axons necessary for maintenance of the barrier function. J Comp Neurol 308:650–664

LeBlanc AC, Poduslo JF (1990) Axonal modulation of myelin gene expression in the peripheral nerve. J Neurosci Res 26:317–326

Lindsey JD, Ellisman MH (1985) The neuronal endomembrane system. III The origins of the axoplasmic reticulum and discrete axonal cisternae at the axon hillock. J Neurosci 5:3135–3144

Lubinska L (1977) Early course of Wallerian degeneration in myelinated fibres of the rat phrenic nerve. Brain Res 130:41–63

Ma M (2013) Role of calpains in the injury-induced dysfunction and degeneration of the mammalian axon. Neurobiol Dis 60:61–79

Martini R, Schachner M, Brushart TM (1994) The L2/HNK-1 carbohydrate is preferentially expressed by previously motor axon-associated Schwann cells in reinnervated peripheral nerves. J Neurosci 14(Pt 2):7180–7191

McQuarrie IG, Brady ST, Lasek R (1989) Retardation in the slow axonal transport of cytoskeletal elements during maturation and aging. Neurobiol Aging 10:359–365

Meier C, Bischoff A (1977) Polyneuropathy in hypothyroidism. Clinical and nerve biopsy study of 4 cases. J Neurol 215:103–114

Mendell JR, Sahenk Z, Saida K et al (1977) Alterations of fast axoplasmic transport in experimental methyl n-butyl ketone neuropathy. Brain Res 133:107–118

Michailov GV, Sereda MW, Brinkmann BG et al (2004) Axonal neuregulin-1 regulates myelin sheath thickness. Science 304:700–703

Miller MS, Spencer PS (1985) The mechanism of acrylamide axonopathy. Annu Rev Pharmacol Toxicol 25:643–666

Miller BR, Press C, Daniels RW et al (2009) A dual leucine kinase-dependent axon self destruction program promotes wallerian degeneration. Nat Neurosci 12:387–389

Muller M, Wacker K, Getts D et al (2008) Further evidence for a crucial role of resident endoneurial macrophages in peripheral nerve disorders: lessons from acrylamide-induced neuropathy. Glia 56:1005–1016

Murinson BB, Griffin JW (2004) C-fiber structure varies with location in peripheral nerve. J Neuropathol Exp Neurol 63:246–254

Niwa S, Takahashi H, Hirokawa N (2013) β-tubulin mutations that cause severe neuropathies disrupt axonal transport. EMBO J 32:1352–1364

Nixon RA (1992) Slow axonal transport. Curr Opin Cell Biol 4:8–14

Ochoa J (1970) Isoniazid neuropathy in man: quantitative electron microscope study. Brain 93:831–850

Ochs S, Brimijoin WS (1993) Axonal Transport. In: Dyck PJ, Thomas PK et al (eds) Peripheral neuropathy, 3rd edn. W.B. Saunders, Philadelphia, pp 331–360

Ochs S, Jersild RA Jr, Li JM (1989) Slow transport of freely movable cytoskeletal components shown by beading partition of nerve fibers in the cat. Neuroscience 33:421–430

Ohara S, Ikuta F (1985) On the occurrence of the fenestrated vessels in Wallerian degeneration of the peripheral nerve. Acta Neuropathol 68:259–262

Ohi T, Kyle RA, Dyck PJ (1985) Axonal attenuation and secondary segmental demyelination in myeloma neuropathies. Ann Neurol 17:255–261

Ohnishi A, Peterson CM, Dyck PJ (1975) Axonal degeneration in sodium cyanate-induced neuropathy. Arch Neurol 32:530–534

Ohnishi A, O'Brien PC, Dyck PJ (1976) Studies to improve fixation of Human Nerves V. Effect of temperature, fixative, and CaCl$_2$ on density of microtubules and neurofilaments. J Neurol Sci 35:167–179

Olsson Y (1990) Microenvironment of the peripheral nervous system under normal and pathological conditions. Crit Rev Neurobiol 5:265–311

Osterloh JM, Yang J, Rooney TM et al (2012) dSarm/Sarm1 is required for activation of an injury-induced axon death pathway. Science 337:481–484

Paulson JC, McClure WO (1975) Inhibition of axoplasmic transport by colchicine, podophyllotoxin and vinblastine: an effect on microtubules. Ann N Y Acad Sci 253:517–527

Pestronk A, Keogh JP, Griffin JW (1980) Dimethylaminopropionitrile. In: Spencer PS, Schaumberg HH (eds) Experimental and clinical neurotoxicology. Williams & Wilkins, Baltimore, pp 422–429

Prineas J (1969a) The pathogenesis of dying-back polyneuropathies. Part I An ultrastructural study of experimental tri-ortho-cresyl phosphate intoxication in the cat. J Neuropathol Exp Neurol 28:571–597

Prineas J (1969b) The pathogenesis of dying back polyneuropathies: II. An ultrastructural study of experimental acrylamide intoxication in the cat. J Neuropathol Exp Neurol 28:598–621

Raff MC, Whitmore AV (2002) Finn JT (2002) Axonal self-destruction and neurodegeneration. Science 296:868–871

Reles A, Friede RL (1991) Axonal cytoskeleton at the nodes of Ranvier. J Neurocytol 20:450–458

Robitaille Y, Carpenter S, Karpati G, DiMauro S (1980) A distinct form of adult polyglucosan body disease with massive involvement of central and peripheral neuronal processes and astrocytes. Brain 103:315–336

Roytta M, Salonen V (1988) Long term endoneurial changes after nerve transection. Acta Neuropathol 76:35–45

Roytta M, Salonen V, Peltonen J (1987) Reversible endoneurial changes after nerve injury. Acta Neuropathol 73:323–329

Rydmark M, Berthold CH (1983) Electron microscopic serial section analysis of nodes of Ranvier in lumbar spinal roots of the cat. A morphometric study of nodal compartments in fibres of different sizes. J Neurocytol 12:537–565

Sahenk Z, Mendell JR (1980) Ultrastructural study of zinc pyridinethione-induced peripheral neuropathy. J Neuropathol Exp Neurol 38:532–550

Sahenk Z, Brady ST, Mendell JR (1987) Studies on the pathogenesis of vincristine-induced neuropathy. Muscle Nerve 10:80–84

Said G, Hontebeyrie-Joskowicz M (1992) Nerve lesions induced by macrophage activation. Res Immunol 143:589–599

Said G, Ropert A, Faux N (1984) Length dependent degeneration of fibrils in Portuguese amyloid neuropathy. Neurology 34:1025–1032

Salonen V, Roytta M, Peltonen J (1987) The effects of nerve transection on the endoneurial collagen fibril sheaths. Acta Neuropathol 74:13–21

Scarpini E, Ross A, Beretta S et al (1989) Expression of NGF receptors during human nerve development and in peripheral neuropathies. In: Scarpini E, Fiori MG, Pleasure D, Scarlato GS (eds) Peripheral nerve development and regeneration: recent advances and clinical applications. Liviana Press, Padova, pp 121–133

Schlaepfer WW, Hager H (1964) Ultrastructural studies of INH-induced neuropathy in rats: I. early axonal changes. Am J Pathol 45:209–220

Schlaepfer WW, Hasler MB (1979) Characterization of the calcium induced disruption of neurofilaments in rat peripheral nerves. Brain Res 168:299–309

Schlenska GK, Spalke G (1975) Zur klinik und morphologie der blei-polyneuropathie des menschen. Nervenarzt 46:501–508

Schnapp BJ, Reese TS (1982) Cytoplasmic structure in rapid-frozen axons. J Cell Biol 94:667–679

Schochet SS Jr (1971) Mitochondrial changes in axonal dystrophy produced by Vitamin E deficiency. Acta Neuropathol Suppl 5:54–60

Schochet SS, Chesson AL Jr (1977) Giant axonal neuropathy: possibly secondary to Vitamin B12 malabsorption. Acta Neuropathol 40:79–83

Schroder JM, Hoheneck M, Weis J, Deist H (1985) Ethylene Oxide polyneuropathy: clinical follow-up study with morphometric and electron microscopic findings in a sural nerve biopsy. J Neurol 232:83–90

Seitz RJ, Reiners K, Himmelmann F et al (1989) The blood nerve barrier in Wallerian degeneration: a sequential long-term study. Muscle Nerve 12:627–635

Sheetz MP, Steuer ER, Schroer TA (1989) The mechanism and regulation of fast axonal transport. Trends Neurosci 12:474–478

Singer M, Steinberg MC (1972) Wallerian degeneration: a reevaluation based on transected and colchicine poisoned nerves in the amphibian Triturus. Am J Anat 133:51–84

Sobue G, Nakao N, Murakami K (1990) Type I familial amyloid polyneuropathy. A pathological study of the peripheral nervous system. Brain 113:903–919

Spencer PS, Schaumburg HH (1977) Central Peripheral distal axonopathy: the pathology of dying back poly neuropathies. In: Zimmerman H (ed) Progress in neuropathology. Grune & Stratton, New York, pp 253–295

Spencer PS, Thomas PK (1974) Ultrastructural studies of the dying-back process. II The sequestration and removal by Schwann cells and oligodendrocytes of organelles from normal and diseases axons. J Neurocytol 3:763–783

Spencer PS, Sabri MI, Schaumberg HH et al (1979) Does a defect of energy metabolism underlie axonal degeneration in polyneuropathies? Ann Neurol 5:501–507

Stam FC, Roukema PA (1973) Histochemical and biochemical aspects of corpora amylacea. Acta Neuropathol 25:95–102

Steyaert A, Cisse S, Merhi Y et al (1990) Purification and polypeptide composition of corpora amylacea from aged human brain. J Neurosci Methods 31:59–64

Stoll G, Muller HW (1999) Nerve injury, axonal degeneration and neural regeneration: basic insights. Brain Pathol 9:313–325

Stoll G, Griffin JW, Li CY, Trapp D (1989) Wallerian degeneration in the peripheral nervous system: participation of both Schwann cells and macrophages in myelin degradation. J Neurocytol 18:671–683

Takahashi K, Nakamura H (1976) Axonal degeneration in beriberi neuropathy. Arch Neurol 33:836–841

Tang Y, Scott D, Das U (2013) Fast vesicle transport is required for the slow axonal transport of synapsin. J Neurosci 33:15362–15375

Taniuchi M, Clark HB, Johnson EM Jr (1986) Induction of nerve growth factor receptor in Schwann cells after axotomy. Proc Natl Acad Sci U S A 83:4094–4098

Thomas PK, King RHM (1974) The degeneration of unmyelinated axons following nerve section: an ultrastructural study. J Neurocytol 3:497–512

Thorner PS, Bilbao JM, Sima AAF, Briggs S (1981) Porphyric neuropathy: an ultrastructural and quantitative case study. Can J Neurol Sci 8:281–287

Tona A, Perides G, Rahemtulla F, Dahl D (1993) Extracellular matrix in regenerating rat sciatic nerve: a comparative study on the localization of laminin, hyaluronic acid, and chondroitin sulfate proteoglycans, including versican. J Histochem Cytochem 41:593–599

Tredici G, Minazzi M (1975) Alcoholic neuropathy. An electron microscopic study. J Neurol Sci 25:333–346

Tsao JW, Brown MC, Carden MJ et al (1994) Loss of the compound action potential: an electrophysiological, biochemical and morphological study of early events in axonal degeneration in the C57BL/Ola mouse. Eur J Neurosci 6:516–524

Tsukita S, Ishikawa H (1976) Three dimensional distribution of smooth endoplasmic reticulum in myelinated axons. J Electron Microsci 25:141–149

Urtasun RC, Chapman JD, Feldstein ML et al (1978) Peripheral neuropathy related to misonidazole: incidence and pathology. Br J Cancer 37(Suppl III):271–275

Vallee RB, Shpetner HS, Paschal BM (1989) The role of dynein in retrograde axonal transport. Trends Neurosci 12:66–70

Vital C, Vallat JM (1987) Ultrastructural study of the human diseased peripheral nerve, 2nd edn. Elsevier, New York, figure 67

Vogel P, Bariel M, Goebel HH, Dyck PJ (1985) Hereditary motor sensory neuropathy type II with neurofilament accumulation: new finding or new disorder. Ann Neurol 17:455–461

Waller AV (1850) Experiments on the section of the glossopharyngeal and hypoglossal nerves of the frog, and observations of the alterations produced thereby in the structure of their primitive fibres. Philos Transact Royal Soc London B 140:423–429

Wang JT, Medress ZA, Barres BA (2012) Axon degeneration: molecular mechanisms of a self-destruction pathway. J Cell Biol 196:7–18

Weinberg HJ, Spencer PS (1978) The fate of Schwann cells isolated from axonal contact. J Neurocytol 7:555–569

Williams PL, Hall SM (1971a) Prolonged in vivo observations of normal peripheral nerve fibres and their acute reactions to crush and deliberate trauma. J Anat 108:397–408

Williams PL, Hall SM (1971b) Chronic Wallerian degeneration – an in vivo and ultrastructural study. J Anat 109:487–503

Wolfhart G (1957) Collateral regeneration from residual motor nerve fibers in amyotrophic lateral sclerosis. Neurology 7:124–134

Wujek JR, Lasek RJ (1983) Correlation of axonal regeneration and slow component B in two branches of a single axon. J Neurosci 3:243–251

Wulfhekel U, Dullmann J (1972) Ein licht und elektronenoptischer. Beitrag Zur vinca alkaloid: polyneuropathie. Virchows Arch Pathol Pathol Anat 357:163–178

Xiong X, Hao Y, Sun K et al (2012) The highwire ubiquitin ligase promotes axonal degeneration by tuning levels of Nmnat protein. PLoS Biol 10:e1001440

Yagishita S, Ito Y, Nakano T (1977) Corpora amylacea in the peripheral nerve axons. Acta Neuropathol 37:73–76

Yamada KM, Spooner BS, Wessells NK (1971) Ultrastructure and function of growth cones and axons of cultured nerve cells. J Cell Biol 49:614–635

Yasuda H, Shigeta Y, Dyck PJ (1990) Axon caliber and neurofilament content and three dimensional alterations of axon in hereditary motor and sensory neuropathy type II. In: Lovelace RE, Shapiro KH (eds) Charcot-Marie-Tooth disorders: pathophysiology, molecular genetics, and therapy. Wiley-Liss, New York, pp 87–92

Zelena J (1980) Arrays of glycogen granules in the axoplasm of peripheral nerve at pre-ovoid stages of Wallerian degeneration. Acta Neuropathol 50:227–232

第 **5** 章

周围神经系统的施万细胞和髓鞘

5.1 施万细胞和髓鞘的正常结构及功能

施万细胞(SC)在胚胎发育过程中起源于神经嵴(Webster,1993)并环绕所有周围神经的轴突;从功能上可分为两类,一类形成髓鞘围绕有髓纤维,另一类包绕无髓纤维但不形成髓鞘。因为功能上的不同,这两类施万细胞无论是在外观还是生理功能上都有着截然不同的区别,我们将分别对其进行论述。包绕无髓纤维的施万细胞被称为 Remak 细胞,但在这里我们将其理解为不形成髓鞘的施万细胞(NMSC),因为施万细胞是否产生髓鞘并不取决于在其分化过程中出现的一些关键性的或不可逆的变化,而是取决于它包绕轴突的直径 (Weinberg 和 Spencer,1976;Aguayo等,1976;Pereira 等,2012;Quintes 等,2010), 以及轴突本身产生的神经调节蛋白所传递的一些信号(Birchmeier 和 Nave,2008)。轴突的神经调节蛋白会把轴突的尺寸信息传递给施万细胞,低髓鞘化和过髓鞘化分别取决于神经调节蛋白的减少或过度表达(Michailov 等,2004)。极少数情况下,无髓纤维也会沿着其走行出现一个或多个短髓鞘结间区,这一现象在生理性衰老中表现得尤其明显(Heath,1982)。2008年, 由 Woodhoo 和 Sommer 教授编著的关于神经胶质细胞的专著中,有施万细胞生物学的一个专门章节。

5.1.1 形成髓鞘的施万细胞

一条有髓纤维是由中心的轴突及其外周沿长轴纵向排列的一个个连续的施万细胞以及基底膜构成的膜性管腔,即"施万管"。有髓纤维的神经节被定义为由一个施万细胞髓鞘所包绕的区间, 即结间区,长度为 200~2000μm(Scherer,1999)。朗飞结是指两个相邻施万细胞之间的区域,长约 1μm,该区域的轴突无髓鞘覆盖。如果纵向看,除了在施万细胞的细胞核区域略显粗大及两端的结旁区略有缩窄外,有髓纤维的直径在整个结间区基本一致(Thomas 等,1993)。形成髓鞘的施万细胞的细胞核形态狭长,长约 50μm,因此在横截面上,约 3% 的大有髓纤维和 9% 的小有髓纤维会包含施万细胞的细胞核(Ochoa 和 Mair,1969)。

5.1.1.1 有髓纤维的结间结构

结间区的横断面显示为致密的髓鞘,以及髓鞘近轴突侧和远轴突侧分别包绕的一薄层施万细胞胞浆(图 5.1)。从理论上讲,如果把螺旋卷曲缠绕的髓鞘板层展开,其中绝大部分是致密的髓鞘,在其内外两侧的半致密带分别是一薄层施万细胞胞浆。施万细胞狭长的细胞核与有髓纤维长轴平行,通常位于结间区中心,与细胞质的延伸有关,胞浆中有各种细胞器,如瘦长的线粒体、内质网、高尔基体、10nm 直径的粗丝、微管、中心粒和一些包涵体,另外胞浆中还有数量不等的游离糖原。施万细胞的绝大部分细胞器都集中分布在核周区域,而质膜囊泡与施万细胞的细胞膜最外层在胞浆延伸区域融合(Mugnaini 等,1977)。

第一圈髓鞘板层在内轴突系膜处重叠,重叠区域由施万细胞胞膜外侧的两层基底膜紧密连接、密封,形成第一条板层间线。另外,一条连续的宽 12~14nm 的细胞外间隙将髓鞘最内侧和轴突基底膜分离。而外轴突系膜指的是施万细胞最后一圈紧密连接的胞浆重叠区域,并在此与细胞外间隙连接。在施万细胞的胞浆最外层总有一层基底膜包绕,这层细胞外结构由层粘连蛋白、IV 型和 V 型胶原、硫酸乙酰肝素及其他大分子物质构成,该基底膜从神经元细胞体一直延伸至神经末梢,形成一个连续的包绕神经纤维的"施万管"(Bunge,1993),细胞培养研究发现这层基底膜是由施万细胞自身所合成的(Bunge,1993)。

5.1.1.2 施兰切迹(SL)

近轴突和远轴突的各层半致密和非致密施万细胞胞浆区域通过横越螺旋样致密髓鞘板层间的通道相联系,这些通道被称为施密特–兰特曼切迹,即施兰切迹(SL)(Ghabriel 和 Allt,1981)(图 5.2 和图 5.3)。施兰切迹处因富含胞浆而与致密的髓鞘截然不同(主致密线未融合)。

施兰切迹的结构较脆弱,所以在普通的活检中很难见到一个完整的切迹。通常,一个部分或完整的环状"裂隙"代表被破坏的施兰切迹区域(图 7.1)。在横截面上完整的施兰切迹会呈现为部分或完整的环状排列的堆叠式的施万细胞胞浆小袋,主致密线处的髓鞘板层被分隔开(图 5.2)。在纵切面上,这些小袋呈锥形排列并与神经纤维长轴成 9°角(图 5.3a)。施兰切迹椎体尖部并不指向一个确定的方向,相邻的施兰切迹方向可能相同或相反(图 5.3a)。

施兰切迹的线性密度随髓鞘板层的层数增多而

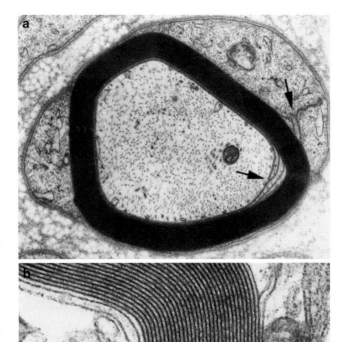

图 5.1　正常有髓纤维。(a)箭头所示内轴系膜和外轴系膜。(b)可见高分辨率电镜下的双层"板层间线"。(a,32 200×;b,13 1520×)

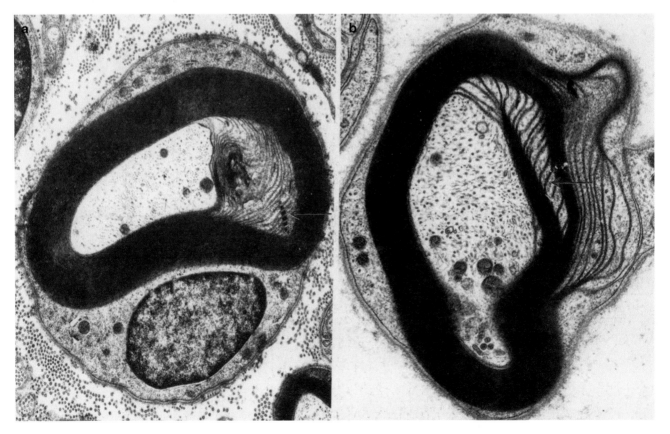

图 5.2　施兰切迹。(a)箭头所示施兰切迹的半桥粒样区域。(b)箭头所示切迹处胞浆内的微管。(a,13 307×;b,21 888×)

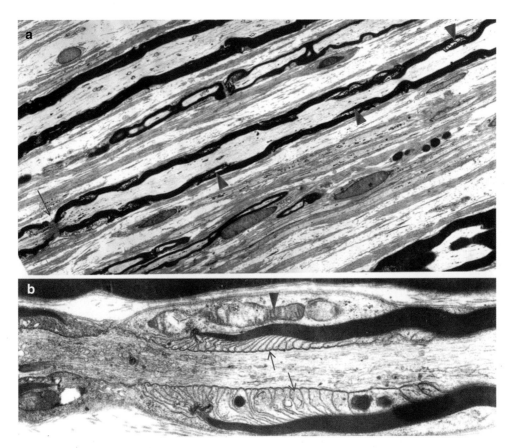

图 5.3　(a)纵切面有髓纤维及郎飞结可见(箭头所示)。三角箭头所示切迹锥的顶端并不朝向一个方向。(b)显示结旁区胞浆袋的末端(三角箭头所示)与轴突相连形成结区及结旁区的轴膜。结旁区施万细胞胞浆中含有线粒体(箭头所示)。(a,1450×;b,17 040×)

增加。1987 年,Buchthal 等在人腓肠神经的大有髓纤维发现每毫米有 35 个切迹, 每个切迹长度大约 13μm;而在人腓肠神经的小有髓纤维,每毫米有 8 个切迹,每个切迹长度大约 9μm。因此,在横截面上,33%~50%的大有髓纤维和 5%~10%的小有髓纤维可能看到施兰切迹,施兰切迹甚至在最细的有髓神经纤维中可见(Hall 和 Williams,1970;Ghabriel 和 Allt,1981)。

　　施兰切迹内的细胞质通常呈颗粒状而且只含有一个微管,极少含有线粒体等膜结构细胞器(图 5.3)。切迹膜和结旁祥的膜结构类似,都缺少致密的髓鞘膜蛋白而富含髓鞘相关糖蛋白(MAG)。免疫组织化学研究发现连接蛋白 32 在施兰切迹处表达丰富。最外层的施兰切迹可能会呈现电子致密的桥粒样区域。除经典的施兰切迹外,髓鞘也含有另外一些横跨胞浆的通道,但这些通道呈盲端结构且不连接胞浆内外带。另外, 髓鞘中也含有与纤维长轴平行的纵行通道(Mugnaini 等,1977)。

　　施兰切迹的功能目前并不清楚,之前曾一度被认为是伪差, 但我们在横截面上看到的大多数髓鞘裂隙实际上是变形的施兰切迹 (图 7.1)。在 1970 年, 最终在体内实验中证实了它们的存在 (Hall 和 Williams,1970), 它们可能是细胞内沟通施万细胞内外层胞浆间隔的通道。一些研究者认为施兰切迹是髓鞘上新合成的细胞膜接合的位置(Celio,1976),而且可能使得神经纤维更易耐受弯曲和拉伸(Buchthal 等,1987)。

　　在沃勒变性的早期,两个施兰切迹之间会形成髓鞘椭圆体(Williams 和 Hall,1971;Ghabriel 和 Allt,1979)。在 POEMS 综合征副蛋白性周围神经疾病中髓鞘变得疏松,而这种改变通常从施兰切迹开始,但是真正要区别是早期髓鞘松解还是施兰切迹处正常的结构变化却相当困难(见后文)。Schroder 和 Himmelmann(1992)对施兰切迹处的病理改变进行了研究,他们认为在神经疾病早期施兰切迹会发生颗粒样变性、空泡化、膜状涡轮形成以及包涵体的贮积,但这些改变并不特异,似乎更常见于髓鞘脱失的过程中。

5.1.1.3 朗飞结及结旁结构

结旁区位于结间区两端,长 5~5.7μm,长度取决于轴突的直径(Berthold 和 Rydmark,1983)。神经纤维越靠近郎飞结(图 5.4a),其圆形的轮廓就越不规则,髓鞘及相应部位的轴突出现了多条凹陷的深沟,形成了在横截面上圆锯齿状的外观(图 5.4b)。每一个圆锯齿凹槽中是富含膜性细胞器的胞浆,尤其是大量的线粒体(图 5.3b 和图 5.4b)。结旁区轴突的结构已经在第 4 章中进行了详细的描述,在此不再赘述。另外,关于郎飞结和结旁区域更深入的结构和分子水平的阐述可以参考一些相关的著作 (Berthold 和 Rydmark,1983;Salzer 等,2008;Scherer,1999;Scherer 和 Wrabetz,2008;Thomas 等,1993;Buttermore 等,2013;Kidd 等,2013)。结间区最后面的 3~5μm 是髓鞘祥的终末端。纵向观察,在结旁区随着主致密线打开形成小的"末端胞浆袋",最内层髓鞘板层最先终止,这个小袋会通过缝隙连接样复合体与轴膜相连(图 5.3b);在此连接处,轴突周围间隙 3~5nm 厚,远远薄于结间区部位的 12~14nm。最内层髓鞘祥与相应部位轴膜的接合点是包含接触蛋白、CASPR 和 NF155(神经束蛋白的一种亚型)的复合物

(见 Kidd 等的回顾)。外层的髓鞘板层与之类似,但是在厚髓轴突,并没有足够的空间让所有的髓鞘板层均与轴突相连,因此 80%~90% 的髓鞘祥末端盘绕在下层髓鞘祥顶端,可以连续盘绕 10~25 个髓鞘祥,形成了类似"麦穗"状的结构(Thomas 等,1993)。有连接结构将髓鞘祥末端各层之间,以及将髓鞘祥末端与轴膜连接在一起,而冰冻断裂研究发现这些连接结构可能为包含有离子通道的膜微粒结构复合体,这些离子通道对于轴突的电传导功能起着至关重要的作用(Wiley 和 Ellisman,1980)。

一个约 1μm 的空隙将两个相邻的结旁区髓鞘祥末端隔开,轴突从这个间隙的中心穿行(图 5.3b),结间区的施万细胞在朗飞结区有轻微的延伸折叠,遮盖在该空隙上方,形成大量的微绒毛,放射状投射至结间隙并终止在距离轴突 5nm 的范围内。微绒毛内富含肌动蛋白微丝和肌动蛋白相关蛋白,而在微绒毛周围,施万细胞的结突和基底层之间有一个组织间隙,该间隙内富含附着正电荷并具有离子交换能力的黏多糖,用于保持钠离子渗透压的惰性状态,并限制钾离子从朗飞结处外流扩散。包绕在所有施万细胞周围的施万管(基底膜)桥接朗飞结及结旁结构,该结构也

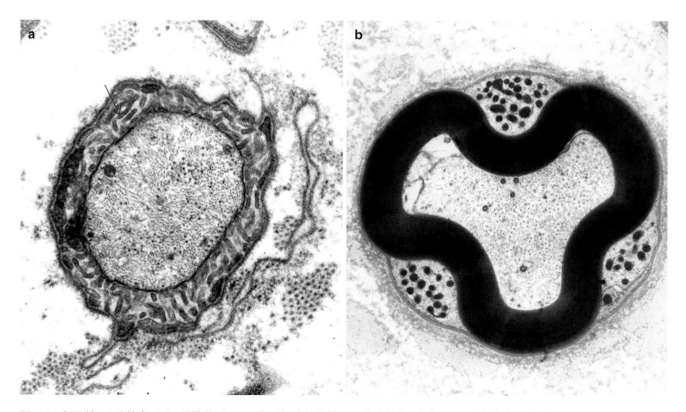

图 5.4　郎飞结(a)及结旁区(b)的横截面。(a)施万细胞的微绒毛环绕着轴突(箭头);(b)圆锯齿状不规则的髓鞘及 3 个富含线粒体的胞浆袋。(a,16 302×;b,9230×)

是由胶原、层粘连蛋白、巢蛋白、纤维连接蛋白和蛋白多糖(例如,磷脂酰肌醇聚糖和基底膜蛋白多糖)等构成的复合物(Aszodi 等,2006)。

5.1.2 髓鞘

髓鞘是多板层膜样物质,是施万细胞的细胞膜经过结构及生化修饰产生(Webster,1993;Mezei,1993;Scherer,1999;Scherer 和 Wrabetz,2008;Svaren 和 Meijer,2008)。在示意图上,成熟的髓鞘呈光滑的圆柱形结构,但实际上,连续切片会发现髓鞘表面偶尔会有一些内陷及凸起,它们在横截面上可表现为孤立的卵圆形或环形髓鞘小体,这种变化在大有髓纤维更易见到,特别是近郎飞结区(Webster 和 Spiro,1960),极易被误认为病理改变或人为假象。Elzholz 小体和髓鞘"褶皱"也很可能与这种不规则的髓鞘结构有关。

5.1.2.1 结间体参数的决定因素

决定有髓纤维传导的 3 个主要参数是轴突直径、髓鞘厚度和结间区长度(Waxman,1980)。在刚出生时人体最大的结间区长度为 $200\sim300\mu m$,之后随身体的成长逐渐增长至成人长度(Gutrecht 和 Dyck,1970;Schlaepfer 和 Myers,1973;Friede 等,1981)。在髓鞘发生之前,郎飞结的位置就已经由与施万细胞密切关联、并限制其纵向延伸的特异性轴膜所决定(Wiley-Livingston 和 Ellisman,1980;Waxman,1980)。从髓鞘发生到成年期体细胞伸长是决定结间区长度的主要因素(Friede 等,1981)。直径较大的轴突其结间区也较长,可能是因为这部分纤维髓鞘化更早,从而受身体成长影响更大(Thomas 和 Young,1949;Schlaepfer 和 Myers,1973)。然而,这个解释并不完善,因为人类神经中的所有大、小纤维的发育完成都可能发生在生命的最早期(Jacobs,1988)。

髓鞘的厚度与轴突的直径呈正比,粗略估计,所有有髓纤维的横截面显示两者之间呈现一种单一的良好的线性关系(Behse 1990)。然而,小有髓纤维与大有髓纤维相比可能有更厚的髓鞘(Behse,1990;Friede 和 Bischhausen,1982)。对于确定直径的轴突,髓鞘的厚度似乎随结间体长度的增加而有轻度增加,这个发现与理论上的推测是相一致的(Friede 和 Bischhausen,1982;Friede 和 Beuche,1985)。

5.1.2.2 致密髓鞘的结构

在体内,周围神经系统致密髓鞘单一板层的厚度为 18nm,虽然固定后由于脱水会减少至 15nm(Kirshner 和 Ganser,1984)。主致密线大约 6nm 厚,由施万细胞胞浆面的两层细胞膜构成,中间被厚约 2nm 的细胞内间隙分隔。然而,经甲醛和四氧化锇固定,将水和一些膜脂质去掉,就可以将两层膜融合在一起(Kirshner 和 Ganser,1984)。板层间线(IPL)是由两条更细的线组成,每条线代表施万细胞的细胞膜外侧基底膜,中间相隔约 4nm(图 5.1b)。因此,板层间线两层之间的区域是与细胞外环境相通的,而主致密线内的间隙则与施万细胞胞浆相通。

尽管板层间线两层之间的间隙是与细胞外间质相通的,在内、外轴系膜及朗飞结区域的连接复合体从某种程度上可以限制该区域分子、离子的流动(Chernousov 等,2008)。因为细胞膜在板层间线侧是带负电荷的(Inouye 和 Kirschner,1988),相比于阴离子和中性分子,阳离子更易进入其中(Ropte 等,1990)。在这个间隙内存在的阳离子对于保证正常的圆周板层非常重要,因为如果正电荷被移走,该区域会因裸露出来的负电荷相互排斥而增宽(Ropte 等,1990)。

5.1.2.3 髓鞘的成分

髓鞘是施万细胞细胞膜的一种修饰结构。它含有重约 45% 的水,脱水后的人类髓鞘成分为 71% 的脂质和 29% 的蛋白质(Inouye 和 Kirschner1988;Norton 和 Cammer,1984),其中最重要的脂质成分是磷脂(占全部脂质的 55%)、糖脂(脑苷脂类、硫脂类和神经节苷脂占全部脂质的 22%)和胆固醇(占全部脂质的23%)。其中有重要生理学和临床意义的蛋白,包括 P_0、P_1 和 P_2 糖蛋白,周围髓鞘蛋白(PMP)-22,以及髓鞘相关糖蛋白(MAG)。

糖脂只存在于施万细胞细胞膜外层,因此一般位于板层间线处(Inouye 和 Kirschner,1988)。用半乳糖基神经酰胺免疫后的实验动物能够出现实验性变应性神经炎(ENA),即吉兰-巴雷综合征的动物模型(Stoll等,1986)。神经节苷脂的单克隆和多克隆抗体被认为是潜在的引起人类脱髓鞘和轴突性神经疾病的致病因素。异染性脑白质营养不良和 Krabbe 病是因糖脂代谢缺陷造成的遗传性疾病,可以出现脱髓鞘性神经疾病,但其具体发病机制尚不清楚。

P_0 是一种 30 kDa 的跨膜糖蛋白,它约占所有周围神经髓鞘蛋白总重的 60%,但并不存在于中枢神经系统髓鞘或不形成髓鞘的施万细胞中(Giese 等,1992),其功能可能是保持髓鞘板层间线和主致密线的致密性(Lemke 等,1988;Filbin 和 Tennekoon,1991)。用 P_0 蛋白免疫处理后可出现 ENA(Milner 等,1989),而且抗 P_0 蛋白抗体被认为与一种严重的儿童肥大性周围神经疾病相关(Ben Jelloun-Dellagi 等,1992)。在 P_0 蛋白表达缺陷的老鼠,绝大部分髓鞘失去其致密性,但部分的髓鞘结构保留提示存在其他起着重要作用的蛋白(Giese 等,1992)。在人类遗传性周围神经疾病 CMT-1B 和 Dejerine-Sottas 综合征(CMT-3)中发现了 P_0 蛋白突变。

P_1 蛋白等同于中枢神经系统髓鞘基本蛋白,作为主要的神经源性抗原而用于诱导实验性变应性脑炎模型的研究(Linington 和 Brostoff,1993)。它是一种有多种亚型的糖蛋白,其中 18 kDa 亚型最为重要。它占一个物种中所有周围神经系统蛋白的 2%~16%。P_1 蛋白位于施万细胞细胞膜的胞浆面,但它在周围神经髓鞘中的功能尚不清楚(Linington 和 Brostoff,1993;Peterson 和 Bray,1984)。

P_2 是一种主要存在于周围神经系统的 14.8kDa 的糖蛋白,占髓鞘蛋白的 2%~15%(Linington 和Brostoff,1993)。它位于施万细胞细胞膜胞浆面,特别是髓鞘不致密的区域(Trapp 等,1979)。P_2 蛋白的生理功能并不确定。P_2 糖蛋白也是最主要的诱导周围神经髓鞘免疫后 EAN 的抗原(Rostami,1993)。

周围髓鞘蛋白 22(PMP-22)是最近被发现的 18kDa 的膜整合蛋白,主要存在于周围神经系统髓鞘内(Suter 等,1993)。虽然它大多位于致密的髓鞘处,但它的生理作用并不清楚,PMP-22 基因突变的小鼠表型多样。在人类,PMP-22 基因缺陷与 CMT-1A 和遗传性压力易感性周围神经疾病(HNPP)密切相关。

髓鞘相关糖蛋白(MAG)是 100kDa 的跨膜蛋白,既存在于中枢神经系统,也存在于周围神经系统。该蛋白在施万细胞及少突胶质细胞细胞膜外侧面含有一个类免疫球蛋白区域,在数量上,它只占周围神经髓鞘蛋白的 0.1%(Trapp,1990)。在周围神经髓鞘中,MAG 多在轴突周围间隙、结旁区域、施兰切迹和内、

外轴系膜表达(Trapp,1990;Kidd 等,2013)。所有含有 MAG 的膜性结构与邻近膜结构相隔 12~14nm(Trapp,1990)。MAG 是细胞黏附分子家族的一员,可能在维持髓鞘–轴突单元解剖和生理完整性方面起作用,也可能在髓鞘形成过程的启动及控制某一部分施万细胞胞浆致密化方面起着重要的作用(Leblanc 和 Poduslo,1990;Trapp,1990)。已有强有力的证据表明特异性抗 MAG 的 IgM 副蛋白可导致人类常见的脱髓鞘性周围神经疾病。

5.1.3 不形成髓鞘的施万细胞

通过人腓肠神经的核计数发现,不形成髓鞘的施万细胞(NMSC)的数量远远超过形成髓鞘的施万细胞,比值大约为 4:1(Ochoa 和 Mair,1969),而且两者在生物学上有明显的差异(详见 Griffin 和 Thompson,2008)。不同于在横截面上有髓纤维中轴突与施万细胞严格 1:1 的比例,一个或多个 NMSC 可以无相关轴突而单独存在,或一个 NMSC 可以支撑 1~2 个或更多的轴突。一个施万细胞亚单位(ScSu)的定义为在横截面上被连续的基膜包裹的一个或一组施万细胞(Sharma 和 Thomas,1975)。施万细胞环绕一组无髓轴突被命名为 Remak 纤维,此名词仅限用于无髓纤维。Remak 施万细胞纵向延伸 50~100μm,并以不同方式包绕轴突。无髓轴突在它们整个走行中频繁穿梭于不同的 Remak 束(Kidd 等,2013)。关于施万细胞亚单位的定量会在其他地方进行综述,在这里我们主要关注其超微结构特点。

绝大多数的无髓轴突被施万细胞胞浆完全环绕,仅偶尔可见一段轴突与周围基膜直接接触。无髓轴突轴系膜的形成被认为是 Ⅲ 型神经调节蛋白 1 分泌的结果(Taveggia 等,2005)。NMSC 胞浆内含有与髓鞘化施万细胞相同的细胞器成分。NMSC 细胞核是狭长的,长 10~20μm,在横截面上只有 1/14 的施万细胞能够看到细胞核(Carlsen 等,1974);典型的 NMCS 的长度为 200~500μm(Carlsen 等,1974)。

当横截面无细胞核时,区分环形的 NMSC 和轴突可能十分困难或根本不可能,但有一些标准可以有助于区分(Dyck,1969;Gibbels,1989)。相比于施万细胞,轴突更可能是圆形的,而且电子密度更低。在无髓轴突中可以发现数量大致相等的神经细丝和神经小管,但是在施万细胞中,小管远不如细丝明显。在环形结

构周围有轴系膜形成，那么提示这个环形结构更可能是轴突。相比施万细胞细胞膜，轴膜的电子密度更大。

偶尔可见多个施万细胞会环绕一个轴突，而这种情况多发生在纵轴上一个施万细胞结束而下一个刚开始的区域，这些连接点并不像有髓纤维中朗飞结那样分界明确。1970年，Eames和Gamble教授阐述了施万细胞如何在连接点形成各式各样不同的复杂的重叠与交错，通常重叠区域最内层的施万细胞胞浆是电子高密度的（Eames和Gamble，1970）。成束的胶原可能部分或完全被施万细胞胞浆环绕，这些"胶原囊"（图2.12）随着年龄的增加或神经疾病的严重程度而逐渐变得明显。失神经支配的ScSu可以通过轴突缺失被辨认，但这种情况也可以在正常情况下出现，只是随年龄增加而出现的概率增加。

5.1.3.1 髓鞘表型的控制

髓鞘形成需要转录过程的正负向调节因子达到平衡时才能完成，这些正向调节因子包括Krox-20、Sox-10和Oct-6，负向调节因子包括Notch、Sox-2、Pax-3、Id2、Krox-24和Egr-3，后者需要在髓鞘形成前表达并随着髓鞘化的进程而表达下调，但当受伤后施万细胞去分化而需要有效的神经再生时会被再次激活表达。

5.1.4　施万细胞包涵体

5.1.4.1 Reich Pi 颗粒

这些包涵体通常存在于形成髓鞘的施万细胞核周围（图5.5a，b），在光学显微镜下可在核周区域观察到（图5.6a，b）。Reich发现它们对苯胺染色的异染性，并指出它们与其他大的细胞颗粒有不同的染色特性，这一观点在当时备受争议（Reich，1903）。Pi颗粒在甲苯胺蓝染色（图5.5a）、Hirsch-Peiffer染色和亚甲蓝染色均呈异染性，在偏振光下可折射（图5.5b），在冰冻切片上，苏丹黑染色和PAS染色阳性（Noback，1953；Olsson和Sour，1969）。酸性磷酸酶染色呈阳性，表明

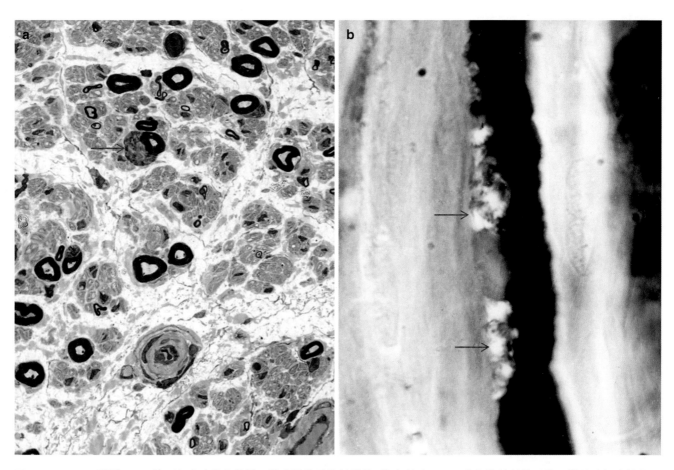

图5.5　Reich Pi颗粒。(a)施万细胞胞浆的核周区域嗜锇的异染性结构（箭头所示）。(b)分离的单纤维近核区域具有折光性的Pi小体（箭头所示）。(a，1μm厚切片 1000×；b，半偏振光显微镜下分离的单纤维)

是溶酶体（Weller 和 Herzog，1970）。Pi 颗粒在电镜下观察最佳，在电镜下它们为单层膜细胞器，通常为约 1μm 大小，其内容物多在处理过程中部分或完全流失了。然而，当一个结构能够被识别时，通常会有一个薄于髓鞘板层的层样结构（5nm）（图 5.6b）。有时它们可能会类似"斑马体"或含有不同形状的嗜锇成分的小球。它们的形状可呈长条状、卵圆形或多边形。在活动性变性时，我们在巨噬细胞中会发现 Pi 颗粒样包涵体，可能代表了施万细胞中不能被消化的部分。1993年，Thomas 教授等认为 Pi 颗粒不存在于不形成髓鞘的施万细胞中。Pi 颗粒样包涵体很少在 NMSC 中发现，因此这种构造可能仅代表失神经支配的形成髓鞘的施万细胞。

Reich Pi 颗粒通常出现在形成髓鞘的施万细胞，但是大多局限于核周区域，因此在大多数纤维的横截面上并不能观察到它们。它们可能会出现在施万细胞结旁胞浆中，但这种情况非常少见。它们不存在于幼儿的周围神经中（8 岁以下，Robson，1951）；Reich（1903）指出在出生后第一年不会出现包涵体。虽无定量数据，大多数作者认为 Pi 颗粒随年龄增加而增多，提示这是一个与"磨损"相关的贮积（Babel 等，1970；Weller 和 Herzog，1970；Leibowitz 等，1983；Asbury 和

Johnson，1978；Thomas 等，1980；Robson，1951）。值得注意的是，在近期髓鞘再生的纤维中不会出现 Pi 颗粒（Weller 和 Herzog，1970）。

Pi 颗粒在周围神经疾病中更为明显（Evans 等，1965；Dyck 和 Lambert，1970；Shetty 等，1988），但并非特异。它们可能也在一些贮积性疾病中增多，但是工作人员需要仔细分辨，以避免将 Pi 颗粒与斑马体或其他异常沉积的物质混淆（Olsson 和 Sour，1969）。

自从 20 世纪 50 年代 Noback 发现了关于 Pi 颗粒是由硫脂和磷脂构成的组织化学证据，至今对 Pi 颗粒本质的理解并无明显的进展（Noback，1953，1954）。

5.1.4.2 Elzholz 小体（Mu 颗粒）

Elzholz 小体是圆形、嗜锇、Marchi 阳性的小体，含有不饱和脂质，出现在形成髓鞘的施万细胞的胞浆及致密髓鞘外侧，最常出现在核周及结旁区域（Schroder 和 Himmelmann，1992；Dyck 等，1984a）（图 5.7）。电子显微镜发现其环状板层结构类似于髓鞘，可存在于正常神经，具体病理意义未明。最可能的猜测是，它们的形成与髓鞘重构及在正常或不正常的有髓纤维中髓鞘环和多余的髓鞘折叠相关（Webster 和 Spiro，1960；Schroder 和 Himmelmann，1992）。

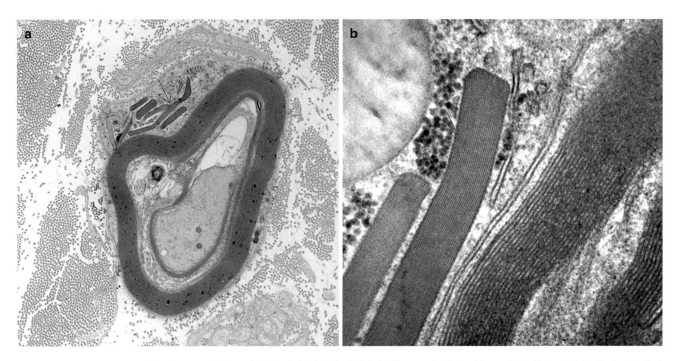

图 5.6　Reich Pi 颗粒。核周区域可见不同嗜锇特性的膜包被的多形性包涵体。一些杆状的颗粒（a，箭头所示）在高倍镜下显示为不同于相邻髓鞘的规律板层样结构（b，箭头所示）。（a，12 000×；b，100 000×）。

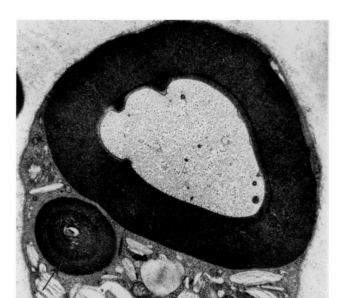

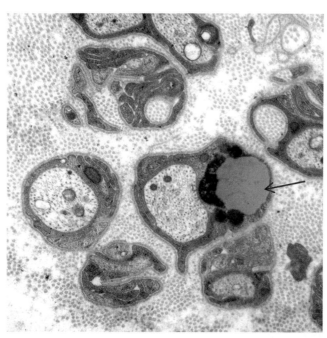

图 5.8　施万细胞的包涵体。不形成髓鞘的施万细胞内的脂褐质(箭头所示)。(a:20 235×;b:8915×)

图 5.7　Elzholz 小体。与 Pi 小体不同的是,Elzholz 小体呈圆形,且具有同髓鞘一致的板层样结构。(11 400×)

5.1.4.3　脂褐质

脂褐质是存在于人体不同组织中的一种不溶性的细胞内色素沉积。细胞内脂褐质沉积是由于自噬后不可消化物质的逐渐积累,也可以是衰老过程"磨损"的表现。在周围神经系统,脂褐质沉积的主要位置为不形成髓鞘的施万细胞(NMSC),表现为与膜性结构结合的自发荧光物质,大多为电子致密的颗粒样或无定形物质,并与低-中电子密度的脂滴相混杂在一起(图5.8)。在一项研究中,从 17 岁到 69 岁,人迷走神经无髓纤维中脂褐质颗粒数量增加了 4 倍(Sharma 和 Thomas,1975)。虽然脂褐质在正常情况下通常不存在于形成髓鞘的施万细胞中(Thomas,1993),但在 Refsum 病、肾上腺脑白质营养不良和尼曼-皮克病中可以出现。我们在一个 Dejerine-Sottas 综合征患者的活检组织中发现形成髓鞘的施万细胞中也含有丰富的脂褐质。

5.1.4.4　其他包涵体

施万细胞的某些特异性包涵体在贮积性疾病和特定毒素中毒的诊断中意义重大,这些将在其他章节讨论(见第 20 章及表 7.9)。另外在施万细胞中也可观察到其他致密的但意义不明的膜性包涵体,有些很可能被认为是 Elzholz 小体。在病变或应激损伤的施万细胞中会观察到数量更多的嗜锇包涵体,它们可能是自噬空泡。在两种施万细胞中偶尔可能会出现显著的糖原沉积,这一改变缺乏特异性。而在糖原贮积病和甲状腺功能减退中施万细胞中这种糖原的增加会特别突出(Dyck 和 Lambert,1970)。

在不形成髓鞘的施万细胞中可能会观察到双层膜包被的亚晶体线样包涵体,其中含有小的不定形的电子致密区(图5.9a,b)。这种包涵体最开始在 Refsum 病中发现,一些研究者认为它可能会对线粒体进行修饰(Fardeau 和 Engel,1969)。随后,工作人员在中毒性、代谢性和遗传性的神经疾病中也发现了类似的结构(Thomas 和 King,1974;Lyon 和 Evrard,1970;Vallat等,1973;Schroder 和 Sommer,1991)。另外,在 280 例非选择性周围神经疾病中有 25 例发现此类包涵体存在于 10% 以上的 NMSC 线粒体中(Schroder 和 Sommer,1991),说明该包涵体缺乏诊断特异性。我们在 CIDP、结节病性周围神经疾病、双硫仑神经疾病、糖尿病性神经疾病、特发性轴突性神经疾病和老年患者的周围神经中都发现了这些包涵体。相似的包涵体在线粒体病中被发现并被特别强调 (Yiannikas 等,1986;Schroder 和 Sommer,1991),在胺碘酮相关神经疾病不同类型细胞中这种包涵体会非常突出,另外胆固醇合成

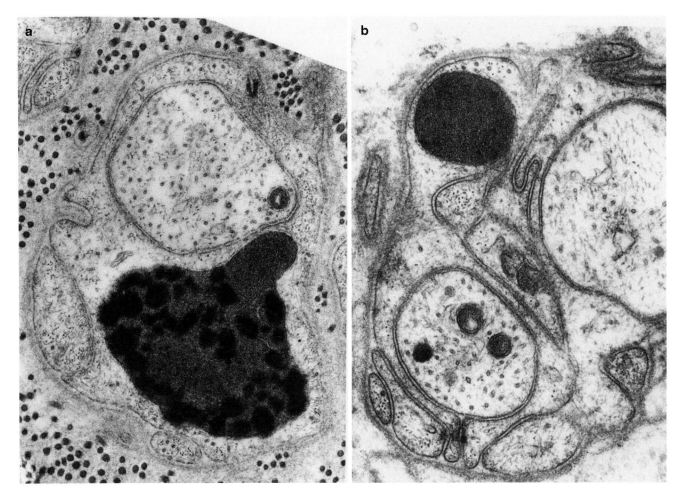

图 5.9　施万细胞包涵体。在慢性周围神经疾病常可以看到的亚晶体线样包涵体,可能为线粒体来源并含有脂质成分。(a,34 884×;b, 35 700×)。

抑制剂可以诱导产生该包涵体的实验性小鼠模型 (Hedley-White,1973;Suzuki 和 DePaul,1972)。

5.2　脱髓鞘

在分析周围神经的病理时,首先必须判定有没有轴突损伤或脱髓鞘,因为这与患者的诊断和预后密切相关。或许两者并不能截然分开,因为施万细胞和轴突是紧密相关、相互依存的,轴突的变性会导致施万细胞代谢紊乱和髓鞘结构异常,反之髓鞘的脱失也会导致轴突的形态学改变。诸如中毒、创伤、缺血、炎症等导致的周围神经损伤,极少仅影响髓鞘或仅轴突受累。

由施万细胞或髓鞘缺陷直接造成的脱髓鞘,被称为原发性脱髓鞘,而一些典型的脱髓鞘改变也可继发于轴突的损伤,此时称之为继发性脱髓鞘。当施万细胞代谢障碍或受到直接的外来打击而不能维持髓鞘

的正常结构时就会发生原发性脱髓鞘。导致髓鞘损伤的原因有很多,但是往往最终出现的脱髓鞘却缺乏特异性。下面,我们将一起回顾脱髓鞘的一些特异性及非特异性改变,特别是一些可以帮助定性和鉴别诊断的特异性表现。

5.2.1　脱髓鞘的非特异性改变

在光镜下看到正常的大直径轴突周围围绕着变性的髓鞘或轴突完全裸露,提示存在脱髓鞘(图 5.10a, b 和图 5.11)。环绕轴突周围或神经内膜其他部位的施万细胞内充填着具有嗜铌特性的髓鞘崩解物,提示存在活跃的脱髓鞘进程,在数日或数周内这些崩解物将会被外源性的巨噬细胞所清除。尽管施万细胞在非生理条件下可以清除髓鞘崩解产物,但在活的有机体内,清除任务由巨噬细胞来完成(Friede 和 Bruch,1993; Griffin 等,1993)。

脱髓鞘早期的改变包括致密髓鞘的劈裂或空泡

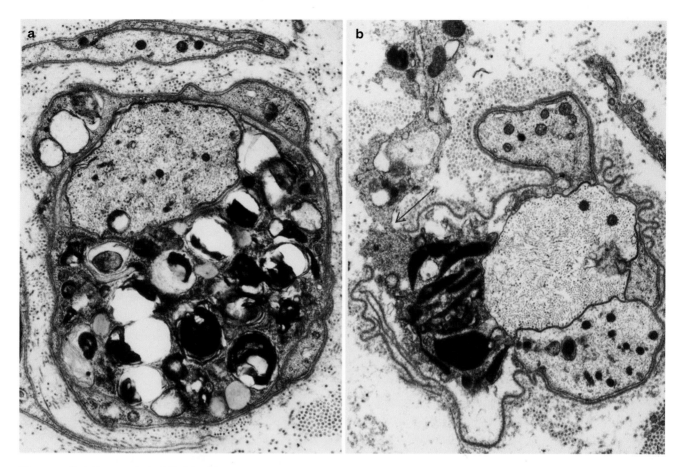

图 5.10　脱髓鞘。(a)含有髓鞘崩解产物的巨噬细胞。(b)巨噬细胞通过增宽的基底膜间隙进入(箭头所示)。(a,13 760×;b,12 070×)

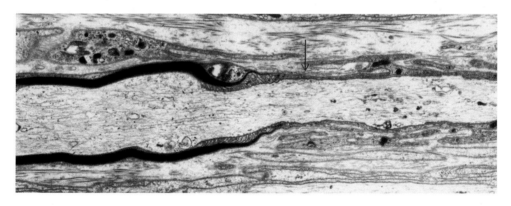

图 5.11　脱髓鞘。箭头所示为脱髓鞘的轴突与髓鞘再生的结间区的交界处。(7800×)

化、局灶性空泡变性以及施万细胞胞浆内出现髓样小体。郎飞结旁髓鞘袢终末端的改变、节旁区域小的"洋葱球"样结构的形成,以及施万细胞的皱缩及结间隙的增宽通常被认为是各种原因脱髓鞘早期的改变(Asbury 等,1969,1978;Lampert 和 Schochet,1968;Masurovsky 等,1967;Allt,1983),包括继发于轴突损伤(Dyck 等,1981)和轴突变性(Ballin 和 Thomas,

1969a)的脱髓鞘。因此,结旁区髓鞘的改变不应作为原发性脱髓鞘的依据。

有髓神经轴突外周的髓鞘变性或脱失预示着脱髓鞘,而薄髓纤维则预示着髓鞘再生。髓鞘反复脱失与再生最重要的标志就是"洋葱球"结构的形成,即在轴突(有髓纤维或其他)周围有多个同心圆样排列的施万细胞围绕,而正常情况下应该只有一个施万细胞围绕。

在神经活检中我们经常会看到髓鞘的折屈（髓球）、劈裂、凹陷、翘起以及局灶性的轴突脱离，上述变化虽然偶尔也可见于正常神经，但是如果上述改变太过明显和突出，而且同时在单纤维分离上可以观察到相应的髓鞘折皱，则提示周围神经疾病的发生（Dyck等，1971，1984b；Webster和Spiro，1960）。这种改变在正常老化过程中出现的频率会增加（Dyck等，1993；表30.4），但是在继发于轴突萎缩变性的髓鞘重构过程中最为常见（Dyck等，1984b），有时在活检或处理标本过程中一些机械或化学的损伤也可以出现类似的改变。

5.2.2 原发性脱髓鞘性周围神经疾病中特异性的髓鞘改变

5.2.2.1 巨噬细胞介导的髓鞘剥脱

巨噬细胞介导的破坏性的髓鞘剥脱是炎症性脱髓鞘性周围神经疾病、GBS 和 CIDP 中发生脱髓鞘的核心机制，且通常具有特异性（Prineas，1981；Brechenmacher 等，1987）。巨噬细胞穿过施万细胞的基底膜和细胞膜，使施万细胞的胞浆与髓鞘分离，推动胞浆进入髓鞘的板层结构中。这些改变最常见于特发性 CIDP 和 GBS，但是这种巨噬细胞介导的脱髓鞘亦可见于其他临床综合征，如 HIV 感染（Cornblath 等，1987）、IgG（Pollard 等，1983；Bleasel 等，1993）或 IgM（Vital 等，1991）相关的副蛋白血症或淋巴瘤（Sumi 等，1983）。在实验性变态反应性神经炎（EAN）、GBS 动物模型（Wisniewski 等，1969）以及几种动物疾病，如 Marek 病和猎犬瘫痪综合征，都可以观察到巨噬细胞介导的脱髓鞘。在溶血磷脂胆碱诱发的自身免疫介导的医源性复发性脱髓鞘患者中，也可以观察到这种现象（Hall，1984）。巨噬细胞介导的髓鞘脱失极少会出现在家族性肥大性周围神经疾病（Vital 等，1992；Madrid 等，1977）和尿毒症性周围神经疾病中（Said 等，1983），我们在这两类患者中也从未观察到此种现象，或许巨噬细胞进入施万细胞只是为了清除变性的髓鞘而已，另一种可能的解释是上述两种疾病并非属于炎症性脱髓鞘周围神经疾病，而可能属于另一种疾病范畴。

巨噬细胞介导的脱髓鞘可能是各种免疫异常相关周围神经疾病的共同最终结局，在各种炎症性周围神经疾病的施万细胞细胞膜上可以发现补体和免疫

球蛋白的沉积（Hays 等，1988），从理论上讲它们会通过激活巨噬细胞表面的免疫球蛋白和补体受体而促进髓鞘的吞噬过程（Stoll 等，1991），但实际上在一项中枢神经系统炎性脱髓鞘的研究中却发现是因为 IgG 直接与髓鞘结合（Wayne Moore 和 Raine，1988）而使其陷入巨噬细胞的有包被的小窝中（Epstein 等，1983）。然而，髓鞘结合抗体或补体的发现却与 CIDP 和 GBS 的一些研究不一致（相关讨论见第 9 章），这些物质的沉积或许仅仅是炎症性周围神经疾病早期血管通透性改变的一种继发现象。

通常认为细胞的侵入及髓鞘崩解产物的清除是由巨噬细胞完成的。但是，用 GBS 患者的血清处理没有巨噬细胞存在的培养的神经元细胞株，无髓纤维的施万细胞却出现了同样的病理过程（Birchem 等，1987），另外还有研究（Vital 等，1975；Sumi 等，1983）发现，慢性淋巴细胞白血病的恶性淋巴细胞明显可以直接诱导髓鞘的剥脱。

5.2.2.2 空泡性脱髓鞘

完整轴突周围的髓鞘崩解通常是通过主致密线周围的裂隙和形成大约 80nm 直径的网络样空泡而进行的（如图 7.4a~c）（Arnason 和 Soliven，1993；Brechenmacher 等，1987），不管是从三维结构的各个角度还是切片的不同平面评估，该过程都是同样存在的（Carpenter，1972），而这些空泡化的脱髓鞘片段通常会被巨噬细胞吞噬清理。但是一些研究发现在尸检和对照的正常周围神经中发现了类似的改变，由此推断这些改变可能是标本固定不及时而造成的人工伪差（Honavar 等，1991），但实际上，在 GBS 患者尸检和活检标本中更容易出现囊状脱髓鞘（Brechenmacher 等，1987；Vital 等，1985；Prineas，1972；Sumi 等，1983）。我们观察了一些经妥善处理的神经活检标本，其中大部分是糖尿病性周围神经疾病，确认这些改变最常见的原因是延迟固定或挤压伪差。用 GBS 患者的血清处理培养的神经细胞或动物的周围神经可以造成髓鞘的空泡变性（Hirano 等，1971；Birchem 等，1987；Saida 等，1982；Brown 等，1987）。在一些试验性变态反应性神经炎（EAN）模型中，人们发现空泡性脱髓鞘的发生与巨噬细胞的侵入密切相关（Dal Canto 等，1975），或者空泡变性在炎性细胞出现之前就已经发生（Rosen 等，1990）。Rosen 等提出如下假说，空泡样髓鞘变性是由

针对髓鞘抗原的特异性抗体介导的体液免疫所致,而并非细胞免疫相关的巨噬细胞介导的脱髓鞘(Rosen等,1990)。而这种空泡变性在一些非免疫介导的周围神经疾病动物模型中也可以观察到, 如铅中毒(Lampert 和 Schochet,1968)、碲中毒(Lampert 和 Garrett,1971)和放射性损伤(Masurovsky 等,1967)。用钙离子和钙载体孵育周围神经将导致快速且严重的弥漫性髓鞘空泡变性,而轴突却不被波及(Smith 和 Hall,1988), 这说明空泡性脱髓鞘是任何可导致施万细胞钙超载及继发的内源性磷脂酶 A2 激活相关病理过程的非特异性改变(Smith 和 Hall,1988)。

5.2.2.3 髓鞘板层的异常

如上所述, 在新鲜标本髓鞘单一板层的厚度是18nm,在固定状态下是 12~17nm。在一些周围神经疾病和实验性神经损伤模型都可以观察到髓鞘板层均匀性增厚。King 和 Thomas(1984)强调了区别髓鞘松解与髓鞘间隙增宽(WSM)(图 5.12)的重要性。同时具备上述两种改变的情况很少见,但如果同时观察到则具有非常重要的诊断价值。

髓鞘松解

在髓鞘松解(UCM)中,螺旋状缠绕轴突的施万细胞的两层细胞膜不再平行紧密贴合,而是充填了一定数量的胞浆成分,使主致密线两层分离(图 5.13a,b)。通常是施万细胞细胞膜的外层难以贴合,使得髓鞘板层不能形成。这种病理性改变多见于一些免疫相关的

人类周围神经疾病和实验动物模型中(表 5.1)。在松解髓鞘部位的胞浆中可以观察到螺旋状的膜性结构,相应部位轴突周围的轴系膜空间可能也会扩大(Vital等,1983)。髓鞘板层结构的松解可能涉及髓鞘的全层,也可以仅出现在局部,出现在施兰切迹附近时,如果改变不明显则病理意义不大,判断时应该谨慎(Vital等,1994)。

神经病理可见髓鞘松解的病例报告大多是POEMS病患者,据说在 1%~16% 的结间区横截面可以观察到这一现象(Vital 等,1994)。在 1981 年,Ohnishi和 Hirano 最早描述了这一改变,并认为髓鞘松解通常起源于异常的髓鞘袢末端, 与 Allt 等在 1969 年研究髓鞘再生时观察到的现象一致。实际上,很多研究者认为,髓鞘松解是髓鞘再生过程中断所致,而不是致密髓鞘板层的原发性改变(Vital 等,1983)。在出现松解部位的膜结构里并没有观察到免疫球蛋白的异常沉积(Vital 等,1994)。1991 年,Yoshikawa 和 Dyck 在HNPP 患者中也观察到了髓鞘松解现象, 由此推断某种髓鞘蛋白在髓鞘主致密线和板层间线的形成过程中起了全关重要的作用,而 P_0 蛋白作为首选责任蛋白受到关注,1992 年 Giese 等通过实验对此进行了验证。在 PMP22 点突变的 Trembler 小鼠模型中,在电镜下可以观察到较为突出的髓鞘松解现象(Ayers 和Eerson,1975;Low,1976;Suter 等,1992)。值得关注的是,在 17 号染色体 PMP22 基因部分缺失导致的 HNPP 患者中也观察到了这一现象(Yoshikawa 和 Dyck,1991)。

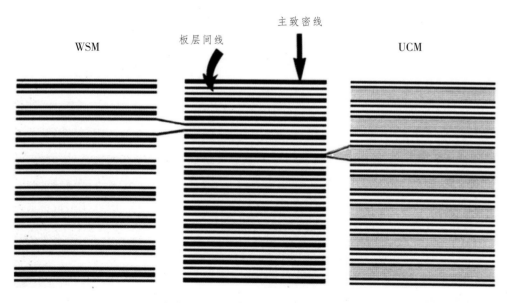

图 5.12　髓鞘环状板层结构的改变。左图示板层间线的分离(弯箭头所示)导致髓鞘板层间隙增宽。而右图示主致密线(箭头所示)的分离导致的髓鞘松解。

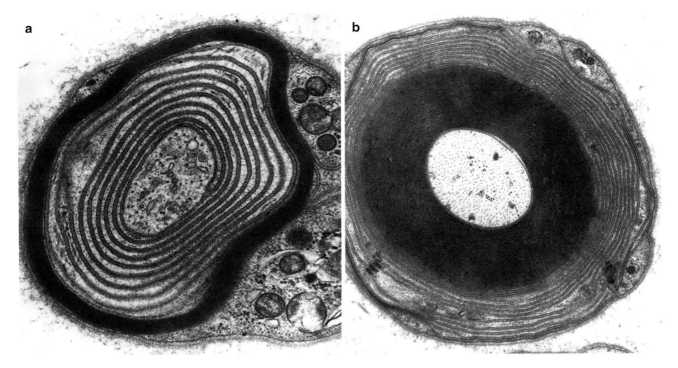

图 5.13　松解的髓鞘。内层的髓鞘板层 (a) 和外层的髓鞘板层 (b) 松解，被施万细胞胞浆充填（来源于 POEMS 患者）。(a, 12 000×, b, 10 000×)

表 5.1　可致髓鞘松解的周围神经疾病

人类疾病	
POEMS 综合征	Vital 等, 1994
不符合 POEMS 诊断标准的 IgG 或 IgA 副蛋白血症相关周围神经疾病	Vital 等, 1983
遗传性压力易感性周围神经疾病	Yoshikawa 和 Duck, 1991
GBS	Brechenmacher 等, 1987
CIDP	Vital 等, 1990
门体分流术后急性脱髓鞘神经炎	Vital 等, 1978
副肿瘤性	Lamarche 和 Vital, 1987
先天性髓鞘发育不良性周围神经疾病	Asbury 和 Johnson, 1978；Lyon, 1969
长春新碱相关周围神经疾病	Vital 和 Vallat, 1987
实验动物模型	
实验性变应性神经炎	King 和 Thomas, 1984
辐射	Masurovsky 等, 1967
Trembler 老鼠	Ayers 和 Eerson, 1975

髓鞘间隙增宽（WSM）

　　板层间线（IPL）的分离导致了髓鞘间隙的增宽，正常情况下板层间线是由两层间距 2~4nm 的膜构成，当这一间隙增加至 20~30nm 时，两层主致密线就被细胞间质分隔开（图 5.14a, b）。这种分隔如果非常显著、规则而且使髓鞘板层增厚，就可排除伪差和一些非特异性改变的可能。髓鞘间隙的增宽最常见于最外侧板层，而髓鞘松解则最容易发生于最内侧板层或贯穿整个髓鞘，这些异常可以起始于外层的轴突系膜，再延伸至髓鞘板层内部，外层的轴突系膜本身可以增厚或变形。增宽的细胞外间隙中通常可以发现中等电子致密颗粒样物质的存在。在活检标本中，可以在几个有髓纤维或在所有的可见的有髓纤维中观察到髓鞘间隙增宽，而且直径越小的纤维越容易受累（Pollard 等,

1985)。这种髓鞘间隙的增宽也可以见于结旁区施兰切迹之间、相邻髓鞘祥的终末端之间、施万细胞和其基底膜之间，以及所有可能的细胞外间隙(Jacobs 和 Scadding，1990)。正常情况下，轴突旁间隙的宽度是13nm，结旁连接最为狭窄处约4nm，当连接处发生崩解破坏时间隙就会增宽(King 和 Thomas，1984)。

髓鞘间隙增宽最常见于副蛋白血症相关周围神经疾病，通常(但不总是)与抗髓鞘相关糖蛋白(MAG)的活性有关(表5.2)。实际上，髓鞘间隙增宽与IgM副蛋白关系紧密，以致有研究者推测发生在髓鞘外层的间隙增宽是由不明意义的IgM副蛋白、具有抗 MAG

或其他髓鞘抗原活性的多克隆免疫球蛋白所致。MAG是一种位于细胞外表面的抗原、在细胞黏附与分离过程中起着重要的作用，由此可推测 MAG 被封闭以后该功能发生异常从而导致髓鞘板层的分离(Attia等，1989)。目前已经通过免疫学方法将副蛋白定位于增宽髓鞘间隙的细胞外间质中(Lach 等，1993)，也进一步验证了上述假说。在实验性变态反应性脑炎模型，可以清楚地观察到广泛存在的髓鞘板层分离，并且在构成板层间线的两层基底膜的外侧面有免疫球蛋白的沉积(Johnson 等，1979)，这些球蛋白是带正电荷的分子，它们与带负电荷的板层间线的基底膜互相

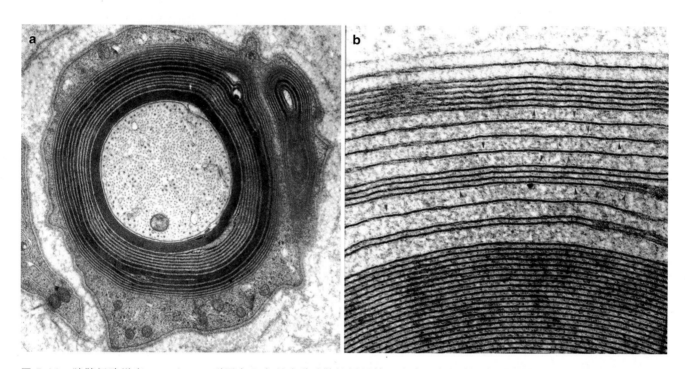

图 5.14 髓鞘间隙增宽。(a,b)IgM 副蛋白血症所致脱髓鞘性周围神经疾病患者的典型板层间线的分离(箭头所示)。(a，25 000×;b,137 000×)

表 5.2 可致髓鞘间隙增宽的周围神经疾病

人类疾病	
副蛋白血症性周围神经疾病,IgM,IgG 或 IgA	
CIDP	King 和 Thomas,1984;Vital 等,1986
GBS	Vallat 等,1994
实验动物模型	
固定前在低张溶液中浸泡	King 和 Thomas,1984
实验性变应性神经炎	King 和 Thomas,1984;Lampert 等,1977
GBS 或 EAN 血清注入周围神经或培养的神经细胞	Hirano 等,1971;Raine 和 Bornstein,1979
辐射	Masurovsky 等,1967
硝酸银诱导的脑水肿	Hirano 等,1965

强烈吸引。髓鞘板层之间的分离可能归因于维持正常髓鞘紧密贴合关系的静电力发生改变（Ropte 等，1990；Thomas 等，1993）。

1984 年 King 和 Thomas 等将神经在固定前先浸入低张液中，然后就观察到了髓鞘间隙的增宽，这表明髓鞘的异常水化也可以导致这种改变的发生。其他研究者也通过非免疫手段，如辐射（Masurovsky 等，1967）、硝酸银浸泡（Hirano 等，1965）等诱导了该现象的发生，由此推测髓鞘间隙增宽为髓鞘内水肿的结果。

髓鞘松解与髓鞘间隙增宽是完全不同的两种改变，一定要注意鉴别。髓鞘松解是指髓鞘的板层不规则、呈波浪状的分离，可见于麻风病性周围神经疾病和异染性脑白质营养不良，但在其他类型的周围神经疾病中也可以观察到。另外，Vital 和 Vallat 指出，很多情况下，髓鞘的松解也可以是由人为因素所致（Vital 和 Vallat，1987），我们的研究也支持这一观点。

髓鞘内水肿

以前当有髓纤维的轴突明显小于常规尺寸时，认为存在轴突萎缩，但现在结合超微结构的研究，发现它应该是由轴周板层髓鞘内水肿所致（图 5.15a，b）。

5.2.3　施万细胞病

一些脱髓鞘性周围神经疾病可以归为施万细胞病，施万细胞发生代谢异常从而不足以维持髓鞘的正常形态，施万细胞内容物的改变为其提供了充分的证据（表 5.3）。施万细胞发生病变的其他非特异性证据包括内质网的增生或减少、空泡化、糖原聚集、线粒体形态异常、电子致密无定形或板层样的包涵体聚集，

表 5.3　伴有施万细胞包涵体的脱髓鞘性周围神经疾病

贮积性疾病（见第 20 章）
异染性脑白质营养不良
Krabbe 病
尼曼–皮克病
Farber 病
肾上腺脑白质营养不良
脑腱黄瘤病
胺碘酮、哌克昔林、氯喹
麻风病（见第 12 章）
巨细胞病毒神经炎

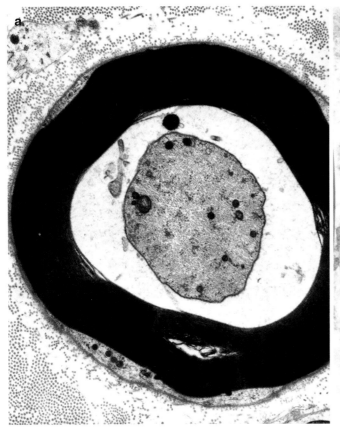
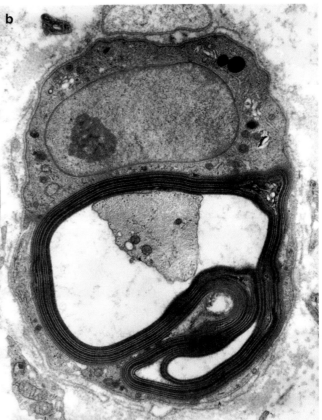

图 5.15　在尿毒症性周围神经疾病（a）和 IgM 副蛋白血症（b）中的髓鞘内水肿。（a，8000×；b，12 780×）

以及轴周系膜和环绕髓鞘的施万细胞的胞浆边缘水化、肿胀。

5.2.3.1 髓鞘厚度及形态的改变

有髓纤维腊肠样改变是指髓鞘同心圆样或偏心样的增厚，也可以表现为突出的局灶性的外折和内折，这种改变最常见于 HNPP 的患者。相反，在薄髓鞘性周围神经疾病中，髓鞘与轴突的直径相比明显变薄。广泛性的髓鞘变薄可能是先天性的，也可能是由后天的脱髓鞘或髓鞘再生所致。先天性周围神经病罕见不稳定的脱髓鞘表现，如髓鞘碎片化趋势及形成髓球。

5.2.4　继发性脱髓鞘

一百多年以前，也就是 1886 年，Gombault 认为轴突病变可以继发脱髓鞘。在 20 世纪 70 年代，Dyck 及其同事对一些周围神经疾病的病例和动物模型进行了研究，发现上述推论是确实可信的。在这一概念被清晰划定之前，一些原发性轴突变性周围神经疾病被误判为脱髓鞘性周围神经疾病，如糖尿病、卟啉病和尿毒症相关周围神经疾病。

5.2.4.1 支持继发性脱髓鞘的实验室证据

1971 年，Dyck 及同事在两例肾衰竭伴尿毒症性周围神经疾病患者的腓肠神经活检标本中，首次运用定量的方法分析了继发性脱髓鞘的发生。活检标本中存在明确的脱髓鞘证据，但是以非随机的方式沿着某些特定的轴突发生。神经近端最明显的异常是髓鞘的皱缩，而远端则表现为突出的轴突变性和节段性的脱髓鞘，将显示存在节段性脱髓鞘的单纤维横断做连续切片就会发现相应部位的轴突萎缩。这种现象同样在 Friedreich 共济失调患者的周围神经中可以观察到（Dyck 和 Lais，1973），这表明远端的轴突萎缩导致了节段性脱髓鞘的发生。尽管这些研究极具说服力，但在尿毒症和 Friedreich 共济失调，施万细胞本身应该都会存在或多或少的功能缺陷。于是 Dyck 及其同事运用永久性轴突横断模型进行研究，发现横断处的近段神经会发生萎缩，同时髓鞘皱缩之脱失，随而断离处近端的轴突却没有明显的脱失，这再一次有力地证明了继发性脱髓鞘的发生（Dyck 等，1981）。目前将轴突变性、萎缩导致的髓鞘皱缩、结旁区或节段性的脱髓鞘以及髓鞘再生一系列的改变称为继发性脱髓鞘。但是轴突萎缩导致髓鞘发生皱缩的机制目前尚不明确，或许仅仅是机械力学改变的原因（Dyck 等，1984b)，也或许是由于轴突与施万细胞之间存在重要的相辅相成的生理学关联。

5.2.4.2 继发性脱髓鞘的病理学改变

区分原发性与继发性脱髓鞘是非常困难的，实际上，在判断时经常会权衡轴突和髓鞘病变的程度。有时，薄髓纤维可能是继发于严重的轴突脱失或活跃的轴突变性。如果轴突脱失或轴突变性非常轻微，但是却有活跃的或慢性的脱髓鞘，我们会推测是原发性脱髓鞘。但当轴突和髓鞘病变都相当严重时，则判断会非常困难，这在临床实践中经常会碰到。

仔细地观察一些细节可能会提供帮助鉴别的线索。"洋葱球"和裸髓纤维可见于继发性脱髓鞘，但通常这些改变应该更倾向于原发性脱髓鞘的判断。

在前面我们曾经讨论过原发性脱髓鞘的特异性改变（施万细胞的内容物改变，巨噬细胞介导的髓鞘剥脱，髓鞘间隙增宽等），从理论上讲如果出现这些改变则应诊断为原发性脱髓鞘或施万细胞病。电镜有助于鉴别脱髓鞘部位的轴突是正常的还是发生了病变，如萎缩、细胞器聚集或形态异常，而光镜和单纤维分离技术并不能提供这方面的信息。

在权衡各方面的因素之后，通常可以判断病变是原发性脱髓鞘，还是原发性轴突损伤。而当区别并不足以诊断时，单纤维分离和定量技术则会提供有效的帮助。纤维尺寸的柱状图如果呈现向左侧偏移的双峰，则提示轴突直径变小（Ohi 等，1985），如果髓鞘的结间长度与轴突直径不成比例地延长，也有同样的提示意义（Ohi 等，1985），然而最具说服力的方法是利用单纤维分离技术得到的单根纤维来进行比对。在继发性脱髓鞘，病变的轴突全程绕以多个异常的结间区，并与周围绕以正常结间结构的正常轴突混杂存在，因此可以看到某一段轴突周围有一簇异常的髓鞘片段（Dyck 和 Lais，1973），在原发性脱髓鞘中这些异常片段会沿神经纤维随机分布，与在铅中毒周围神经疾病动物模型中观察到的一样（Windebank 和 Dyck，1984）。

单纤维分离技术有助于研究周围神经疾病，但是在临床实践中却极少应用。要做到满意的单纤维分离并获取满意的数据,要求至少有 100 根纤维,且每根纤维至少有 5 个完整的结间区(Dyck 等,1971),这远远超出了大多数病理实验室的能力范围,其中也包括我们,这是因为除了很难找到一个细心、耐心的专业技术员,同时这一技术耗时、耗力而且花费不菲,投入与产出不成正比。判断是原发性还是继发性脱髓鞘有助于缩小鉴别诊断的范围,但是却不能据此给出最终的病因学诊断。但在一些情况下,也可以依靠神经横截面的观察发现神经周围间质中特异性的改变来找到病因。另外,用树脂包埋切片染色更容易观察髓鞘和轴突的外貌特征。

有些研究者并不想去寻找原发性或继发性脱髓鞘的区别,他们只是简单地把超过轴突脱失程度的脱髓鞘称为原发性脱髓鞘(Honavar 等,1991)。另一种方法就是只注明"显著的脱髓鞘"或"显著的轴突损伤",如果两者均有同等程度的损伤,则标记为"混合型或中间型"(Barohn 等,1989;Logigian 等,1994)。我们认为这些方法过于主观臆断,而且很容易误判,但尽管如此,这些分类法却很实用,而且能够满足日常临床工作的需求。

5.2.4.3 继发性脱髓鞘的临床意义

继发性脱髓鞘明确见于尿毒症(Dyck 等,1971)、Friedreich 共济失调(Dyck 和 Lais,1973)、一些副蛋白血症性周围神经疾病(Ohi 等,1985),以及硫胺素缺乏(Ohnishi 等,1980)。而在某些副蛋白血症性周围神经疾病(Schlaepfer,1974)、六碳类中毒(见第 8 章)及 Tangier 病(Pollock 等,1983)中,可能会出现继发性脱髓鞘。在任何轴突病变包括淀粉样变性(Said 等,1984)、血管炎(Nukada 和 Dyck,1987)及所有的远端轴突病中,都可能会有一定程度的继发性脱髓鞘。有趣的是,有充分的实验室证据显示 CMT-1 属于远端轴突病并伴有继发性脱髓鞘,但是在绝大多数 CMT-1 的患者中,外周髓鞘蛋白(PMP-22)的异常导致了疾病的发生。显而易见,轴突与施万细胞的相互作用是非常复杂的,仅通过形态学改变去判断哪个因素引发了周围神经疾病是非常困难的。

5.2.5 脱髓鞘机制

我们之前曾提到过几种可能的脱髓鞘机制,包括巨噬细胞或抗体介导的攻击,继发于轴突萎缩,钙内流和磷脂酶激活(Smith 和 Hall,1988)或内源性的蛋白酶的作用(Koski,1992;Banik,1992)。钙内流可能是由于补体膜攻击复合物的激活(Koski,1992)。在肉芽肿及炎症性周围神经疾病中,炎性反应产生的髓鞘毒性物质可能起着重要的作用。巨噬细胞来源的中性蛋白酶在体外实验可以造成选择性的脱髓鞘(Said 和 Hontebeyrie-Joskowicz,1992;Cammer 等,1978)。在白喉相关脱髓鞘周围神经疾病的研究中发现,毒素并不攻击髓鞘而是抑制髓鞘蛋白的合成(Pappenheimer 和 McGill,1973),干扰了髓鞘 P_0 蛋白与基础蛋白的正常转换(Pleasure 等,1973),这是白喉研究历史上重要的拐点。同样,铅中毒周围神经疾病也可能是施万细胞的代谢异常所致,但是具体分子机制未明(Windebank 和 Dyck,1984)。

5.3 髓鞘再生

5.3.1 正常髓鞘再生

基于各种脱髓鞘机制的实验动物模型已经建立,包括反复髓鞘免疫激活(Pollard 等,1975)、注射溶血磷脂胆碱(Hall,1983)、白喉毒素暴露(Allt,1969)、亚胺二丙腈中毒(Griffin 等,1987)以及机械压迫(Griffin 等,1987)。但髓鞘再生的过程似乎与脱髓鞘发生机制无关。无论脱髓鞘的发生是否由巨噬细胞介导,而髓鞘最终的崩解产物都是由巨噬细胞吞噬清除的,但目前关于巨噬细胞的诱导信号机制仍不明确(Griffin 等,1993)。

在实验动物模型中发现,在脱髓鞘发生后 2 天,伴随施万细胞增生的髓鞘再生就已经开始(Griffin 等,1987),失去髓鞘结构的施万细胞紧邻新生的不形成髓鞘的施万细胞,并提供细胞增生的环境(Griffin 等,1990)。在髓鞘再生的起始阶段,轴突的基底膜内可以看到几个施万细胞(Ballin 和 Thomas,1969b;Pollard 等,1975;Dyck,1969),然而最终只有一个施万细胞能够包绕轴突形成髓鞘,其他细胞则环绕在外围,直至最终坏死、消解(图 5.17)(Pollard 等,1975)。发生脱髓鞘和髓鞘再生的轴突,其周围的基底膜会发生折叠、增厚,据推测这可能与早期髓鞘再生过程中多余的施万细胞崩解产物填充所致(图 5.16a)(Dyck,1969)。

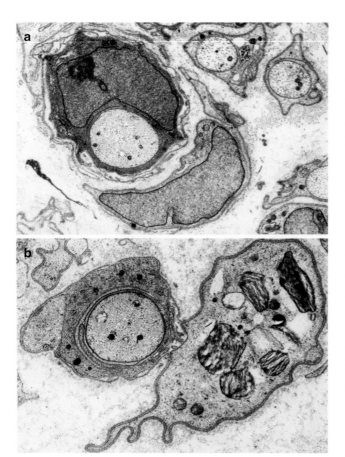

图 5.16　髓鞘再生。髓鞘再生的纤维周围环绕 2~3 圈松解的施万细胞胞浆。(a)显示过多的基底膜及即将被清除掉的施万细胞("S")。(b)在移位的施万细胞突起中,含有 Pi 颗粒的基底层与再生纤维的突起是连续的。(a,13 680×;b,16 416×)。

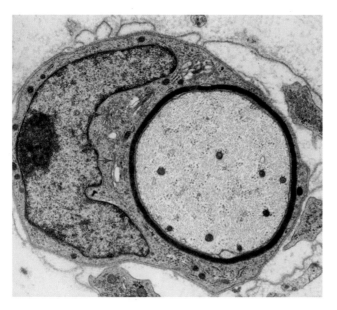

图 5.17　薄髓鞘的髓鞘再生纤维。施万细胞富含高尔基体(箭头所示)、大量的内质网和丰富的基底膜(18 616×)。

再生过程中胞浆丰富的施万细胞通常富含内质网、线粒体、高尔基器及游离的核糖体(图 5.17)。当多层环绕的髓鞘最终形成,最外层的髓鞘板层与轴突紧密结合形成郎飞结(Prineas,1972)。起初,髓鞘板层较为疏松,但随着缠绕圈数的增加而最终形成致密的髓鞘(图 5.16b)。脱髓鞘发生 4 周后,轴突就会有一个新的致密的薄髓鞘,以后的几个月髓鞘的厚度会不断增加,最终达到与原来髓鞘相似的厚度(Pollard 等,1975)。

髓鞘再生的机制从一定程度上取决于脱髓鞘节段的长短。如果仅仅是结旁区一小段髓鞘脱失,则这一空缺会被一个新的结间区填充(Allt,1969;Griffin 等,1987)。如果结旁区的脱髓鞘片段非常短,如小于 15μm,则邻近的已经回缩的施万细胞胞浆可以延伸覆盖裸髓片段,而不形成新的结间区(Allt,1969)。如果整个结间区脱髓鞘,经典的修复则是形成几个更小的结间区,新的较短的结间区掺杂在较长的正常的结间区之间,使得结间区长短不一。

几乎所有对髓鞘再生的细节描述都在关注无髓纤维与脱髓鞘轴突周围增生的施万细胞之间的关系(Pollard 等,1975;Dyck,1969;Hall,1983)。无髓纤维可能相当于那些被包埋在多层施万细胞形成的"洋葱球"结构中心的轴突。这些轴突的来源并不清楚,可以在没有任何轴突变性证据的情况下出现(Hall,1983),或许这些无髓纤维是脱髓鞘轴突的芽生侧枝。随着时间的推移,无髓纤维的芽生数量在减少也支持这一假说,说明这些无髓纤维并不是之前就有且恒定存在的(Pollard 等,1975)。在基底膜中可以发现无髓轴突是支持该学说的进一步证据(Pollard 等,1975)。然而在 1987 年,Griffin 及其同事发现,在髓鞘脱失轴突周围的未形成髓鞘的施万细胞参与了髓鞘再生的过程,这意味着无髓轴突可能只是髓鞘再生过程的一个中间形态。

髓鞘再生也可能发生异常(图 5.18),髓鞘除了包绕轴突之外,还将施万细胞自身也环绕在内。在某些情况下,与脱髓鞘或变性的轴突相邻的未损伤的施万细胞会被刺激增生,发生罕见的有丝分裂而形成 Remak 束(图 5.19)。

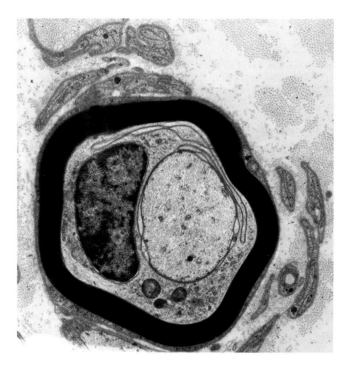

图 5.18 异常的脱髓鞘。髓鞘将施万细胞的细胞核及相邻的无髓纤维包绕在内，后者外围竟绕有几圈疏松的施万细胞膜（12 000×）。

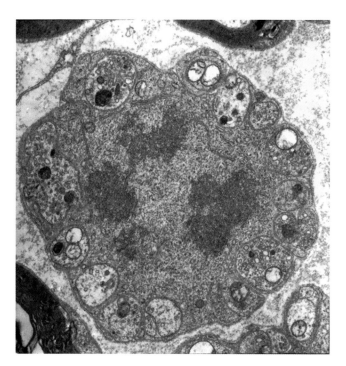

图 5.19 在 Remak 束内正常的施万细胞极其罕见的有丝分裂相（12 000×）。

5.3.2 "洋葱球"形成

动物模型表明单一的脱髓鞘/髓鞘再生时间不足

以形成洋葱球，但是反复的或持续的脱髓鞘能够产生大量的"洋葱球"（Pollard 等，1975；Dyck，1969）。然而，即使在一个完整的脱髓鞘和髓鞘再生期后，有髓轴突完全恢复正常（除了髓鞘稍薄），反复的类似事件产生"洋葱球"的机制仍不十分清楚。当然，在一些反复脱髓鞘的模型中，形成这些结构是十分困难的（Raine，1977；Hall，1983）

在电子显微镜下观察脱髓鞘的每一个周期，那些未能成功捕获包绕轴突的施万细胞最终萎缩，并被新的再生的位于轴突偏心位置的施万细胞所取代。通常情况下，这些临时再生的细胞中只有一个会最终包绕轴突形成髓鞘，其余则会废弃、消解。而在旧的再生的施万细胞尚未消解之前新的脱髓鞘过程又开始启动，这种过程周而复始，于是轴突周围就围绕了多层扁平排列的同心圆状的施万细胞及其基底膜，形成"洋葱球"结构（Pollard 等，1975）。由此推测，在迁延的脱髓鞘疾病如 CIDP 或遗传性肥大性周围神经疾病，脱髓鞘与髓鞘再生同时出现并不断此消彼长、循环往复，就会形成大的"洋葱球"结构，但在反复发生脱髓鞘的周围神经中并未见到真正的"洋葱球"，这表明除了脱髓鞘和髓鞘再生外，应该有其他因素参与其中，比如施万细胞的遗传或代谢缺陷（Hall，1983；Raine，1977）。

通过对患者（Pleasure 和 Towfighi，1972）和实验动物模型（Pollard 等，1975）的研究观察，"洋葱球"的存在往往提示活跃的脱髓鞘至少已经存在几个月甚至更长，且病程越长"洋葱球"结构越多。尽管"洋葱球"结构在原发性脱髓鞘疾病中更容易观察到，但在轴突损伤的继发性脱髓鞘过程中也可以观察到这种改变，"洋葱球"结构的形成可能取决于慢性的病程，以及在轴突最终崩解之前其髓鞘的剥脱与重建的次数（Griffin 和 Price，1981）。

参考文献

Aguayo AJ, Epps J, Charron L, Bray GM (1976) Multipotentiality of Schwann cells in cross-anastomosed and grafted myelinated and unmyelinated nerves. Brain Res 104:1–20

Allt G (1969) Repair of segmental demyelination in peripheral nerves. Brain 92:639–646

Allt G (1983) The node of Ranvier in experimental allergic neuritis. An electron microscopic study. J Neurocytol 4:63–76

Arnason BGW, Soliven B (1993) Acute inflammatory demyelinating polyneuropathy. In: Dyck PJ, Thomas PK et al (eds) Peripheral neuropathy, 3rd edn. W.B. Saunders, Philadelphia, pp 1437–1497

Asbury AKB, Arnason G, Adams RD (1969) The inflammatory lesion in idiopathic polyneuritis. Medicine 48:173–215

Asbury AK, Johnson PC (1978) Pathology of peripheral nerve, vol 9, Major problems in pathology. WB Saunders, Philadelphia

Aszodi A, Legate KR, Nakchbandi I et al (2006) What mouse mutants teach us about extracellular matrix function. Annu Rev Cell Dev Biol 22:591–621

Attia J, Tropak M, Johnson PW et al (1989) Modulated adhesion: a proposal for the role of myelin-associated glycoprotein in myelin wrapping. Clin Chem 35:717–720

Ayers MM, Anderson R (1975) Development of onion bulb neuropathy in the Trembler mouse. Acta Neuropathol 32:43–59

Babel J, Bischoff A, Spoendlin H (1970) Ultrastructure of the peripheral nervous system and sense organs. CV Mosby, St. Louis, p 48

Ballin RH, Thomas PK (1969a) Changes at the nodes of Ranvier during wallerian degeneration: an electron microscope study. Acta Neuropathol 14:237–249

Ballin RH, Thomas PK (1969b) Electron microscope observations on demyelination and remyelination in experimental allergic neuritis. 2 Remyelination. J Neurol Sci 8:225–237

Banik NL (1992) Pathogenesis of myelin breakdown in demyelinating diseases: role of proteolytic enzymes. Crit Rev Neurobiol 6:257–271

Barohn RJ, Kissel JT, Warmolts JR et al (1989) Chronic inflammatory polyradiculoneuropathy. Clinical characteristics, course, and recommendations for diagnostic criteria. Arch Neurol 46:878–884

Behse F (1990) Morphometric studies on the human sural nerve. Acta Neurol Scand Suppl 132:1–38

Ben Jelloun-Dellagi S, Dellagi K, Burger D et al (1992) Childhood neuropathy with autoantibodies to myelin glycoprotein P0. Ann Neurol 32:700–702

Berthold CH, Rydmark M (1983) Electron microscopic serial section analysis of nodes of Ranvier in lumbosacral spinal roots of the cat: ultrastructural organization of nodal compartments in fibres of different sizes. J Neurocytol 12:475–505

Birchem R, Mithen FA, L'Empereur KM et al (1987) Ultrastructural effects of Guillaine-Barre serum in cultures containing only rat Schwann cells and dorsal root ganglion neurons. Brain Res 421:173–185

Birchmeier C, Nave K-A (2008) Neuregulin-1, a key axonal signal that drives Schwann cell growth and differentiation. Glia 56:1491–1497

Bleasel AF, Hawke SH, Pollard JD et al (1993) IgG monoclonal paraproteinemia and peripheral neuropathy. J Neurol Neurosurg Psychiatry 56:52–57

Brechenmacher C, Vital C, Deminiere C et al (1987) Guillaine-Barre syndrome: an ultrastructural study of peripheral nerve in 65 patients. Clin Neuropathol 6:19–24

Brown MJ, Rosen JL, Lisak RP (1987) Demyelination in vivo by Guillaine-Barre syndrome and other human serum. Muscle Nerve 10:263–271

Buchthal F, Carlsen F, Behse F (1987) Schmidt-Lanterman clefts: a morphometric study in human sural nerve. Am J Anat 180:156–160

Bunge MB (1993) Schwann cell regulation of extracellular matrix biosynthesis and assembly. In: Dyck PJ, Thomas PK et al (eds) Peripheral neuropathy, 3rd edn. WB Saunders, Philadelphia, pp 299–316

Buttermore ED, Thaxton CL, Bhat MA (2013) Organization and maintenance of molecular domains in myelinated axons. J Neurosci Res 91:603–622

Cammer W, Blood BR, Norton WT et al (1978) Degradation of basic protein in myelin by neutral proteases secreted by stimulated macrophages: a possible mechanism of inflammatory demyelination. Proc Natl Acad Sci U S A 75:1554–1558

Carlsen F, Knappeis GG, Behse F (1974) Schwann cell length in unmyelinated fibres of human sural nerve. J Anat 117:463–467

Carpenter S (1972) An ultrastructural study of an acute fatal case of the Guillain-Barre Syndrome. J Neurol Sci 15:125–140

Celio MR (1976) Die Schmidt-Lantermann'schen Einkerburgen der Myelinscheide des Mauthner-axons: Orte Longitudinalen Myelinwachstums. Brain Res 108:221–235

Chernousov MA, Yu W-M, Chen Z-L (2008) Regulation of Schwann cell function by the extracellular matrix. Glia 56:1498–1507

Cornblath DR, McArthur JC, Kennedy PGE et al (1987) Inflammatory demyelinating peripheral neuropathies associated with human T-cell lymphotropic virus type III infection. Ann Neurol 21:32–40

Dal Canto M, Wisniewski HM, Johnson AB et al (1975) Vesicular disruption of myelin in autoimmune demyelination. J Neurol Sci 24:313–319

Dyck PJ (1969) Experimental hypertrophic neuropathy. Arch Neurol 21:73–95

Dyck PJ, Lais AC (1973) Evidence for segmental demyelination secondary to axonal degeneration in Friedreich's ataxia. In: Kakulas BK (ed) Clinical studies in myology. Excerpta Medica, Amsterdam, pp 253–263

Dyck PJ, Lambert EH (1970) Polyneuropathy associated with hypothyroidism. J Neuropathol Exp Neurol 29:631–658

Dyck PJ, Johnson WJ, Lambert EH, O'Brien PC (1971) Segmental demyelination secondary to axonal degeneration in uremic neuropathy. Mayo Clin Proc 46:400–431

Dyck PJ, Lais AC, Karnes JL et al (1981) Permanent axotomy, a model of axonal atrophy and secondary segmental demyelination and remyelination. Ann Neurol 9:575–583

Dyck PJ, Karnes J, Lais A et al (1984a) Pathologic alterations of the peripheral nervous system of humans. In: Dyck PJ, Thomas PK et al (eds) Peripheral neuropathy, 2nd edn. WB Saunders, Philadelphia, pp 760–870

Dyck PJ, Nukada H, Lais AC, Karnes JL (1984b) Permanent axotomy: a model of chronic neuronal degeneration preceded by axonal atrophy, myelin remodeling, and degeneration. In: Dyck PJ, Thomas PK et al (eds) Peripheral neuropathy, 2nd edn. W.B. Saunders, Philadelphia, pp 666–690

Dyck PJ, Giannini C, Lais A (1993) Pathologic alterations of nerves. In: Dyck PJ, Thomas PK et al (eds) Peripheral neuropathy, 3rd edn. WB Saunders, Philadelphia, pp 30–34, Table 30–4

Eames RA, Gamble HJ (1970) Schwann cell relationships in normal human cutaneous nerves. J Anat 106:417–435

Epstein LG, Prineas JW, Raine CS (1983) Attachment of myelin to coated pits on macrophages in experimental allergic encephalomyelitis. J Neurol Sci 61:341–348

Evans MJ, Finean JB, Woolf AL (1965) Ultrastructural studies of human cutaneous nerve with special reference to lamellated cell inclusions and vacuole containing cells. J Clin Pathol 18:188–192

Fardeau M, Engel KW (1969) Ultrastructural study of a peripheral nerve biopsy in Refsum's disease. J Neuropathol Exp Neurol 28:278–294

Filbin MT, Tennekoon G (1991) The role of complex carbohydrates in adhesion of the myelin protein P0. Neuron 7:845–855

Friede RL, Beuche W (1985) A new approach toward analysing peripheral nerve fiber population. I. variance in sheath thickness corresponds to different geometric proportions of the internodes. J Neuropathol Exp Neurol 44:60–72

Friede RL, Bischhausen R (1982) How are sheath dimensions affected by axon caliber and internodal length? Brain Res 235:335–350

Friede RL, Bruch W (1993) Macrophage functional properties during myelin degradation. Adv Neurol 59:327–336

Friede RL, Meier T, Diem M (1981) How is the exact length of an internode determined? J Neurol Sci 50:217–228

Ghabriel MN, Allt G (1979) The role of Schmidt-Lanterman incisures in Wallerian degeneration. I. A quantitative teased fiber study. Acta Neuropathol 48:83–93

Ghabriel MN, Allt G (1981) Incisures of Schmidt-Lanterman. Prog Neurobiol 17:25–58

Gibbels E (1989) Morphometry of unmyelinated nerve fibers. Clin Neuropathol 8:179–187

Giese KP, Martini R, Lemke G et al (1992) Mouse P0 gene disruption leads to hypomyelination, abnormal expression of recognition molecules, and degeneration of myelin and axons. Cell 71:565–576

Goebel HH, Zeman W, Pilz H (1976) Ultrastructural investigations of peripheral nerves in Neuronal Ceroid -Lipofuscinoses (NCL). J

Neurol 213:295–303

Gombault M (1886) Sur les lesion de la nevrite alcoolique. C R Acad Sci Hebd Seances Acad Sci D 102:439–440

Griffin JW, Price DL (1981) Demyelination in experimental IDPN and hexacarbon neuropathies: evidence for an axonal influence. Lab Invest 45:130–141

Griffin JW, Thompson WJ (2008) Biology and pathology of nonmyelinating Schwann cells. Glia 56:1518–1531

Griffin JW, Drucker N, Benzaquen M et al (1987) Schwann cell proliferation and migration during paranodal demyelination. J Neurosci 7:682–699

Griffin JW, Stocks EA, Fahnestock K et al (1990) Schwann cell proliferation following lysolecithin-induced demyelination. J Neurocytol 19:367–384

Griffin JW, George R, Ho T (1993) Macrophage systems in peripheral nerves. A review. J Neuropathol Exp Neurol 52:553–560

Gutrecht JA, Dyck PJ (1970) Quantitative teased fiber and histological studies of human sural nerve during postnatal development. J Comp Neurol 138:117–130

Hall SM, Williams PL (1970) Studies on "incisures" of Schmidt and Lanterman. J Cell Sci 6:767–791

Hall SM (1983) The response of the (myelinating) Schwann cell population to multiple episodes of demyelination. J Neurocytol 12:1–12

Hall SM (1984) The effects of multiple sequential episodes of demyelination in the sciatic nerve of the mouse. Neuropathol Appl Neurobiol 10:461–478

Hays AP, Lee SS, Latov N (1988) Immune reactive C3d on the surface of myelin sheaths in neuropathy. J Neuroimmunol 18:231–244

Heath JW (1982) Double myelination of axons in the sympathetic nervous system. J Neurocytol 11:249–262

Hedley-White ET (1973) Myelination of rat sciatic nerve: comparison of undernutrition and cholesterol biosynthesis inhibition. J Neuropathol Exp Neurol 32:284–303

Hirano A, Zimmermann HM, Levine S (1965) The fine structure of cerebral fluid accumulation. IX. Edema following silver nitrate implantation. Am J Pathol 47:537–548

Hirano A, Cook SD, Whittaker JN et al (1971) Fine structural aspects of demyelination in vitro. The effects of Guillain-Barre serum. J Neuropathol Exp Neurol 30:249–265

Honavar M, Tharakan JKJ, Hughes RAC et al (1991) A clinicopathological study of the Guillain-Barre syndrome. Nine cases and literature review. Brain 114:1245–1269

Inouye H, Kirschner DA (1988) Membrane interactions in nerve myelin. II Determination of surface change from biochemical data. Biophys J 53:247–260

Jacobs JM (1988) On internodal length. J Anat 157:153–162

Jacobs JM, Scadding JW (1990) Morphological changes in IgM paraproteinaemic neuropathy. Acta Neuropathol 80:77–84

Johnson AB, Raine CS, Bornstein MB (1979) Experimental allergic encephalomyelitis: serum immunoglobulin binds to myelin and oligodendrocytes in cultured tissue. Ultrastructural-immunoperoxidase observations. Lab Invest 40:568–575

Kidd GJ, Ohno N, Trapp BD (2013) Chapter 5. Biology of Schwann cells. In: Said G, Krarup C (eds) Handbook clinical neurology, vol 115, 3rd series, Peripheral nerve disorders. Elsevier BV, Amsterdam, pp 55–79

King RHM, Thomas PK (1984) The occurrence and significance of myelin with unusually large periodicity. Acta Neuropathol 63:319–329

Kirshner DA, Ganser AL (1984) Diffraction studies of molecular organization and membrane interactions in myelin. In: Morell P (ed) Myelin, 2nd edn. Plenum Press, New York, chapter 2

Koski CL (1992) Humoral mechanisms in immune neuropathies. Neurol Clin 10:629–649

Lach B, Rippstein P, Atack D et al (1993) Immunoelectron microscopic localization of monoclonal IgM antibodies in gammopathy associated with peripheral demyelinative neuropathy. Acta Neuropathol 85:298–307

Lamarche J, Vital C (1987) Carcinomatous neuropathy. An ultrastructural study of 10 cases. Ann Pathol 7:98–105

Lampert PW, Garrett R (1971) Mechanism of demyelination in tellurium neuropathy. Lab Invest 25:380–388

Lampert PW, Schochet SS (1968) Demyelination and remyelination in lead neuropathy. J Neuropathol Exp Neurol 27:527–545

Lampert PW, Garrett R, Powell H (1977) Demyelination in allergic and Marek's disease virus induced neuritis. Comparative electron microscopic studies. Acta Neuropathol 40:103–110

LeBlanc AC, Poduslo JF (1990) Axonal modulation of myelin gene expression in the peripheral nerve. J Neurosci Res 26:317–326

Leibowitz S, Gregson NA, Kennedy M, Kahn SN (1983) IgM paraproteins with immunological specificity for a Schwann cell component and peripheral nerve myelin in patients with polyneuropathy. J Neurol Sci 59:153–165

Lemke G, Lamar E, Patterson J (1988) Isolation and analysis of the gene encoding peripheral myelin protein zero. Neuron 1:73–83

Linington C, Brostoff SW (1993) Peripheral nerve antigens. In: Dyck PJ, Thomas PK et al (eds) Peripheral neuropathy, 3rd edn. WB Saunders, Philadelphia, pp 404–417

Logigian EL, Kelly JJ, Adelman LS (1994) Nerve conduction and biopsy correlation in over 100 consecutive patients with suspected polyneuropathy. Muscle Nerve 17:1010–1020

Low PA (1976) Hereditary hypertrophic neuropathy in the Trembler mouse. Part II. (Histopathological studies: electron microscopy). J Neurol Sci 30:343–368

Lyon G (1969) Ultrastructural study of a nerve biopsy from a case of early infantile chronic neuropathy. Acta Neuropathol 13:131–142

Lyon G, Evrard P (1970) Sur la presence d'inclusions cristallines dans les cellules de Schwann dans divers neuropathies peripheriques. C R Acad Sci Hebd Seances Acad Sci D 271:1000–1002

Madrid R, Bradley WG, Davis CJF (1977) The peroneal muscular atrophy syndrome. Clinical, genetic, electrophysiological and nerve biopsy studies. Part 2. Observations on pathological changes in sural nerve biopsies. J Neurol Sci 32:91–122, Figure 7

Masurovsky EB, Bunge MH, Bunge RP (1967) Cytological studies of organotypic cultures of rat dorsal root ganglia following X-irradiation in vitro. II. Changes in Schwann cells, myelin sheaths, and nerve fibers. J Cell Biol 32:497–518

Mezei C (1993) Myelination in the peripheral nerve during development. In: Dyck PJ, Thomas PK et al (eds) Peripheral neuropathy, 3rd edn. W.B. Saunders, Philadelphia, pp 267–281

Michailov GV, Sereda MW, Brinkmann BG et al (2004) Axonal neuregulin-1 regulates myelin sheath thickness. Science 304:700–703

Milner P, Lovelidge CA, Taylor WA et al (1989) P0 myelin protein produces experimental allergic neuritis in Lewis rats. J Neurol Sci 790:275–285

Mirsky R, Woodhoo A, Parkinson DB et al (2008) Novel signals controlling embryonic Schwann cell development, myelination and dedifferentiation. J Peripher Nerv Syst 13:122–135

Mugnaini E, Osen KK, Schnapp B, Friedrich VL (1977) Distribution of Schwann cell cytoplasm and plasmalemmal vesicles (caveolae) in peripheral myelin sheaths. An electron microscopic study with thin sections and freeze-fracturing. J Neurocytol 6:647–668

Noback CR (1953) The protagon (Pi) granules of Reich. J Comp Neurol 99:91–100

Noback CR (1954) Metachomasia in the nervous system. J Neuropathol Exp Neurol 13:161–167

Norton WT, Cammer W (1984) Isolation and characterization of myelin. In: Morell P (ed) Myelin, 2nd edn. Plenum Press, New York, chapter 5

Nukada H, Dyck PJ (1987) Acute ischemia causes axonal stasis, swelling, attenuation, and secondary demyelination. Ann Neurol 22:311–318

Ochoa J, Mair WGP (1969) The normal sural nerve in man. I: Ultrastructure and number of fibres and cells. Acta Neuropathol 13:197–216

Ohi T, Kyle RA, Dyck PJ (1985) Axonal attenuation and secondary segmental demyelination in myeloma neuropathies. Ann Neurol 17:255–261

Ohnishi A, Tsuji S, Igisu H et al (1980) Beriberi neuropathy. Morphometric study of sural nerve. J Neurol Sci 45:177–190

Ohnishi A, Hirano A (1981) Uncompacted myelin lamellae in dysglobulinemic neuropathy. J Neurol Sci 51:131–140

Olsson Y, Sourander P (1969) The reliability of the diagnosis of metachromatic leukodystrophy by peripheral nerve biopsy. Acta Paediatr Scand 58:15–24

Pappenheimer AM, McGill DM (1973) Diphtheria - recent studies have clarified the molecular mechanism involved in its pathogenesis. Science 182:352–358

Pereira JA, Lebrun-Julien F, Suter U (2012) Molecular mechanisms regulating myelination in the peripheral nerve. Trends Neurosci 35:123–134

Peterson AC, Bray GM (1984) Hypomyelination in the peripheral nervous system of shiverer mice and shiverer-normal chimera. J Comp Neurol 227:348–356

Pleasure DE, Towfighi J (1972) Onion bulb neuropathies. Arch Neurol 26:289–301

Pleasure DE, Feldmann B, Prockop DH (1973) Diphtheria toxin inhibits the synthesis of myelin proteolipid and basic proteins by peripheral nerves in vitro. J Neurochem 20:81–90

Pollard JD, King RHM, Thomas PK (1975) Recurrent experimental allergic neuritis. J Neurol Sci 24:365–383

Pollard JD, MacLeod JG, Gatenby P et al (1983) Prediction of response to plasma exchange in chronic relapsing polyneuropathy. J Neurol Sci 58:269–287

Pollard JD, McLeod JG, Feeney D (1985) Peripheral neuropathy in IgM kappa paraproteinaemia: clinical and ultrastructural studies in two patients. Clin Exp Neurol 21:41–54

Pollock M, Nukada H, Frith RW et al (1983) Peripheral neuropathy in Tangier disease. Brain 106:911–928

Prineas JW (1972) Acute idiopathic polyneuritis. An electron microscope study. Lab Invest 26:133–147

Prineas JW (1981) Pathology of the Guillain-Barre syndrome. Ann Neurol 9(suppl):6–19

Quintes S, Goebbels S, Saher G et al (2010) Neuron-glia signaling and the protection of axon function by Schwann cells. J Peripher Nerv Syst 15:10–16

Raine CS (1977) Schwann cell responses during recurrent demyelination and their relevance to onion bulb formation. Neuropathol Appl Neurobiol 3:453–470

Raine CS, Bornstein MB (1979) Experimental allergic neuritis. Ultrastructure of serum induced myelin aberration in peripheral nervous system cultures. Lab Invest 40:423–432

Reich F (1903) Uber eine neue granulation in den nervenzellen. Arch Anat Physiol (Physiol Abt) 27:208–214

Robson JT (1951) Protagon granules in the normal sciatic nerve with some observations on the greater splanchnic nerve. J Neuropathol Exp Neurol 10:77–81

Ropte S, Scheidt P, Friede RL (1990) The intermediate dense line of the myelin sheath is preferentially accessible to cations and is stabilized by cations. J Neurocytol 19:242–252

Rosen JL, Brown MJ, Hickey WF et al (1990) Early myelin lesions in experimental allergic neuritis. Muscle Nerve 13:629–636

Rostami AM (1993) Pathogenesis of immune-mediated neuropathies. Pediatr Res 33(suppl 1):S90–S94

Said G, Hontebeyrie-Joskowicz M (1992) Nerve lesions induced by macrophage activation. Res Immunol 143:589–599

Said G, Boudier L, Zingraff J et al (1983) Different patterns of uremic polyneuropathy: a clinicopathologic study. Neurology 33:567–574, Figure 8

Said G, Ropert A, Faux N (1984) Length dependent degeneration of fibrils in Portuguese amyloid neuropathy. Neurology 34:1025–1032

Saida T, Saida K, Lisak RP et al (1982) In vivo demyelinating activity of sera from patients with Guillain-Barre syndrome. Ann Neurol 11:69–75

Salzer JL, Brophy PJ, Peles E (2008) Molecular domains of myelinated axons in the peripheral nervous system. Glia 56:1532–1540

Schlaepfer WW (1974) Axonal degeneration in the sural nerves of cancer patients. Cancer 34:371–381

Schlaepfer WW, Myers FK (1973) Relationship of internode elongation

and growth in the rat sural nerve. J Comp Neurol 147:255–266

Scherer SS, Wrabetz L (2008) Molecular mechanisms of inherited demyelinating neuropathies. Glia 56:1578–1589

Scherer SS (1999) Nodes, paranodes, and incisures: from form to function. Ann N Y Acad Sci 883:131–142

Schroder JM, Himmelmann F (1992) Fine structural evaluation of altered Schmidt-Lanterman incisures in human sural nerve biopsies. Acta Neuropathol 83:120–133

Schroder JM, Sommer C (1991) Mitochondrial abnormalities in human sural nerves: fine structural evaluation of cases with mitochondrial myopathy, hereditary and non-hereditary neuropathies, and review of the literature. Acta Neuropathol 82:471–482

Sharma AK, Thomas PK (1975) Quantitative studies on age changes in unmyelinated nerve fibers in the vagus nerve in man. In: Kunze K, Desmedt JE (eds) Studies on neuromuscular diseases. S Karger, Basel, pp 211–219

Shetty VP, Antia NH, Jacobs JM (1988) The pathology of early leprous neuropathy. J Neurol Sci 88:115–131

Smith KJ, Hall SM (1988) Peripheral demyelination and remyelination initiated by the calcium-selective ionophore ionomycin: in vivo observations. J Neurol Sci 83:37–53

Stoll G, Schwendemann G, Heininger K et al (1986) Relation of clinical, serological, morphological, and electrophysiological findings in galactocerebroside-induced experimental allergic neuritis. J Neurol Neurosurg Psychiatry 49:258–264

Stoll G, Schmidt B, Toyka KV et al (1991) Expression of the terminal complement complex (C5b-9) in autoimmune-mediated demyelination. Ann Neurol 30:147–155

Sumi SM, Farrell DF, Knauss TA (1983) Lymphoma and leukemia manifested by steroid-responsive polyneuropathy. Arch Neurol 40:577–582

Suter U, Welcher AA, Ozcelik T et al (1992) Trembler mouse carries a point mutation in a myelin gene. Nature 356:241–244

Suter U, Welcher AA, Snipes GJ (1993) Progress in the molecular understanding of hereditary peripheral neuropathies reveals new insights into the biology of the peripheral nervous system. Trends Neurosci 16:50–56

Suzuki K, DePaul LD (1972) Myelin degeneration in sciatic nerve of rats treated with hypocholesterolemic drug AY9944. Lab Invest 26:534–539

Svaren J, Meijer D (2008) The molecular machinery of myelin gene transcription in Schwann cells. Glia 56:1541–1551

Taveggia C, Zanazzi G, Petrylak A et al (2005) Neuregulin-1 type III determines the ensheathment fate of axons. Neuron 47:681–694

Thomas PK (1993) Phytanic acid storage disease: pathology of Refsum's disease. In: Dyck PJ, Thomas PK et al (eds) Peripheral neuropathy, 3rd edn. WB Saunders, Philadelphia, pp 28–73

Thomas PK, King RHM (1974) Peripheral nerve changes in amyloid neuropathy. Brain 97:395–406

Thomas PK, Young JZ (1949) Internode length in the nerves of fishes. J Anat 83:336–350

Thomas PK, King RHM, Sharma AK (1980) Changes with age in the peripheral nerves of the rat. An ultrastructural study. Acta Neuropathol 52:1–6

Thomas PK, Berthold CH, Ochoa J (1993) Microscopic anatomy of the peripheral nervous system. In: Dyck PJ, Thomas PK et al (eds) Peripheral neuropathy, 3rd edn. WB Saunders, Philadelphia, pp 28–73

Trapp BD (1990) Myelin-associated glycoprotein. Location and potential functions. Ann N Y Acad Sci 605:29–43

Trapp BD, McIntyre JJ, Quarles RH et al (1979) Immunocytochemical localization of rat peripheral nervous system myelin proteins: P2 protein is not a component of all peripheral nervous system myelin sheaths. Proc Natl Acad Sci U S A 76:3552–3556

Vallat JM, Vital C, Vallat M et al (1973) Neuropathie peripherique a la vincristine. Etude ultrastructurale d'une biopsies due muscle et du nerf peripherique. Rev Neurol 129:365–368

Vallat JM, Leboutet MJ, Jauberteau MO et al (1994) Widenings of the myelin lamellae in a typical Guillain-Barre syndrome. Muscle Nerve 17:378–380

Vital C, Vallat JM (1987) Ultrastructural study of the human diseased peripheral nerve, 2nd edn. Elsevier, New York

Vital C, Staeffen J, Series C et al (1978) Relapsing polyradiculitis after portocaval anastomosis. Eur Neurol 17:108–116

Vital C, Bonnaud E, Arne L et al (1975) Polyradiculonevrite au cours d'une leucemie lymphoide chronique. Etude ultrastructurale d'une biopsie de nerf peripherique. Acta Neuropathol 32:169–172

Vital C, Brechenmacher C, Reiffers J et al (1983) Uncompacted myelin lamellae in two cases of peripheral neuropathy. Acta Neuropathol 60:252–256

Vital C, Brechenmacher C, Cardinaud JP et al (1985) Acute inflammatory demyelinating polyneuropathy in a diabetic patient: predominance of vesicular disruption in myelin sheaths. Acta Neuropathol 67:337–340

Vital C, Dumas P, Latinville D et al (1986) Relapsing inflammatory demyelinating polyneuropathy in a diabetic patient. Acta Neuropathol 71:94–99

Vital A, Vital C, Brechenmacher C et al (1990) Chronic inflammatory demyelinating polyneuropathy in childhood: ultrastructural features of peripheral nerve biopsy in four cases. Eur J Pediatr 149:654–658

Vital A, Latinville D, Aupy M et al (1991) Inflammatory demyelinating lesions in two patients with IgM monoclonal gammopathy and polyneuropathy. Neuropathol Appl Neurobiol 17:415–420

Vital A, Vital C, Julien J et al (1992) Occurrence of active demyelinating lesions in children with hereditary motor and sensory neuropathy (HMSN) type I. Acta Neuropathol 84:433–436, figure 2

Vital C, Gherardi R, Vital A et al (1994) Uncompacted myelin lamellae in polyneuropathy, organomegaly, endocrinopathy, M-protein and skin changes syndrome. Ultrastructural study of peripheral nerve biopsy from 22 patients. Acta Neuropathol 87:302–307

Waxman SG (1980) Determinants of conduction velocity in myelinated nerve fibers. Muscle Nerve 3:141–150

Wayne Moore GR, Raine CS (1988) Immunogold localization and analysis of IgG during immune-mediated demyelination. Lab Invest 59:641–648

Webster D d F (1993) Development of peripheral nerve fibers. In: Dyck PJ, Thomas PK et al (eds) Peripheral neuropathy, 3rd edn. WB Saunders, Philadelphia, pp 243–266

Webster H d F, Spiro D (1960) Phase and electron microscopic studies of experimental demyelination I. Variations in myelin sheath contour in normal guinea pig sciatic nerve. J Neuropathol Exp Neurol 19:42–69

Weinberg H, Spencer PS (1976) Studies on the control of myelinogenesis II. Evidence for neuronal regulation of myelinogenesis. Brain Res 113:363–378

Weller RO, Herzog I (1970) Schwann cell lysosomes in hypertrophic neuropathy and in normal human nerves. Brain 93:347–356

Wiley CA, Ellisman MH (1980) Rows of dimeric particles within the axolemma and juxtaposed particles within glia, incorporated into a new model for the paranodal glial-axonal junction at the Node of Ranvier. J Cell Biol 84:261–280

Wiley-Livingston CA, Ellisman MH (1980) Development of axonal membrane specializations defines nodes of Ranvier and precedes Schwann cell myelin elaboration. Dev Biol 79:334–355

Williams PL, Hall SM (1971) Prolonged in vivo observations of normal peripheral nerve fibres and their acute reactions to crush and deliberate trauma. J Anat 108:397–408

Windebank AJ, Dyck PJ (1984) Lead intoxication as a model of primary segmental demyelination. In: Dyck PJ, Thomas PK et al (eds) Peripheral neuropathy, 2nd edn. W.B. Saunders, Philadelphia, pp 650–665

Wisniewski H, Prineas J, Raine CS (1969) An ultrastructural study of experimental demyelination and remyelination, part I. Lab Invest 21:105–118

Woodhoo A, Sommer L (2008) Development of the Schwann cell lineage: from the neural crest to the myelinated nerve. Glia 56:1481–1490

Yiannikas C, McLeod JG, Pollard JD, Baverstock J (1986) Peripheral neuropathy associated with mitochondrial myopathy. Ann Neurol 20:249–257

Yoshikawa H, Dyck PJ (1991) Uncompacted inner myelin lamellae in inherited tendency to pressure palsy. J Neuropathol Exp Neurol 50:649–657

第 6 章

周围神经血供

6.1 正常的结构及功能

6.1.1 血管解剖

滋养血管来自大血管,并且垂直于神经干长轴深入神经。这些血管的位置和直径差异很大(可达1mm),不同的个体以及同一个体内部的差异都很大。例如,在前臂部位的正中神经和尺神经,滋养血管的直径分别为1~11μm(平均3.24μm)和2~19μm(平均7.75μm)(Sunderland,1978)。进入神经干后,滋养血管分为纵向上升和下降的分支,以及供应数组沿神经分布的通过斜向或横向通道互相联合的血管。

Lundborg 将周围神经的血供系统分为外部和内部系统两个部分(Lundborg,1970;Lundborg 和 Branemark,1968)。 外部系统由"节段性的滋养血管所组成,能够提供神经血管床血供。这些血管间距长短不等。"内部系统的血管网位于神经内,由沿着神经纵向分布的血管网组成,彼此间有丰富的吻合通路。该系统包括神经外膜和神经内膜血管。最近,一些学者采用"内部系统"一词描述神经束内血管丛(McManis 等,1993;Olsson,1972)。

神经外膜(位于神经束外)固有血管包括纵向走行在神经外膜最表浅的小动脉。这些小动脉有时可见于神经表面。神经外膜固有血管还包括一系列深入神经的小动脉(图6.1a),由神经束膜分隔(图6.1b)。一个神经干的横截面可能显示几个小动脉,但是通常只有一个小动脉占主导地位(三角箭头,图6.1a)。缺乏弹力层可以用来区分小静脉和小动脉,小静脉的数量超过小动脉(图6.1a 和图6.2a,b)。

神经内膜毛细血管系统在神经内纵行走行,并与其中众多的横向和纵向血管吻合(图6.1a 和图6.3)。文献报道中神经内膜中是否存在小动脉尚不清楚。Bell 和 Weddell(1984)描述神经内膜动脉存在1~2层平滑肌细胞和一个不完整的内弹力膜,但是Sunderland(1978)认为神经内膜中不存在动脉血管。这种分歧可能仅仅是因为一些结构的定义存在分歧,比如神经内膜和小动脉。Beggs 等(1991)指出,严格意义来说,真正的动脉,当出现在神经束内时,应该局限于神经束膜而不应当出现在神经内膜(图6.4)。此外,是否出现动脉还取决于研究对象为何种神经以及物种(Beggs 等,1991)。Bell 和 Weddell(1984)的研究采用的是包括人在内的几种动物的坐骨神经。我们从来没有在神经束膜之外的神经内膜中发现动脉。

神经内膜毛细血管密度在人类腓肠神经为60~100 个/mm²,随着年龄增加会有部分减少 (Dyck 等,1985;Giannini 和 Dyck,1993)。这些神经内膜微血管与其他器官有所不同(Bell 和 Weddell,1984)。其高碱性磷酸酶活性表明其毛细血管的本质。然而,大多数此种血管管壁与一种胞浆体积超过50%细胞总体积的内皮周边细胞相关,从而使人联想到毛细血管后微静脉。此外,神经内膜微血管的平均直径(9μm)比其他组织的更大,比如肌肉组织中的微血管(平均直径为5.2μm)(Bell 和 Weddell,1984)。Giannini 和 Dyck(1993)发现神经内膜微血管的直径范围在5~22μm。

神经内膜毛细血管内衬一层薄的内皮细胞,每个血管横截面大概有5个内皮细胞,彼此依靠,紧密连接(图6.5 和图6.6a)。紧密连接与多种分子有关[闭合蛋白 1,2,5,12,19;紧密连接蛋白(ZO)1,2 以及其他一些黏附分子,Ubogu,2013]。毛细血管内皮细胞含有Weibel-Palade 体(图6.6a),这些小体能够产生Ⅷ因子相关抗原(Rondaij 等,2006),内皮细胞也可以表达许

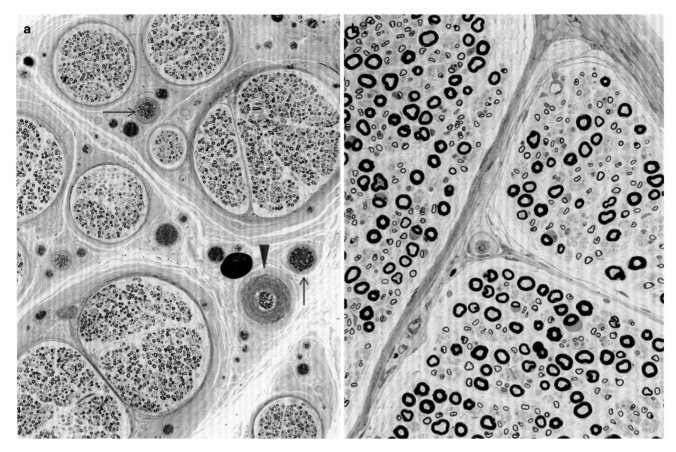

图 6.1　(a)神经外膜的一个微动脉(三角箭头所示)和几个小静脉(箭头所示)。(b)神经束膜的小血管(1 μm 厚甲苯胺蓝染色切片,1000×)。

多趋化因子、细胞因子和生长因子,这些分子可能参与神经疾病。神经外膜和神经束膜的正常内皮细胞可存在孔隙,但是神经内膜的内皮细胞没有这种表现。与毛细血管紧密相连的是围绕在神经内膜周围的致密胶原。然而,与中枢神经系统的血管结构不同,周围血管周围有一个细胞外空间,而没有"神经胶质细胞"支撑血管壁。

神经束膜穿过动脉连接神经外膜和神经内膜血管网。Beggs 及其同事(1991)定义神经束膜穿通动脉为一段具有连续的平滑肌层并局限在神经束膜中的血管,包括所有的神经束膜的动脉和神经束膜分隔的内膜中的小动脉(图6.5)。这些小动脉直径 10~25μm,斜向或横向地穿过神经束膜(Beggs 等,1991)。这些血管平滑肌细胞上的轴突终板的存在,表明其管径大小受潜在的神经调节(Beggs 等,1991)。

不完整的平滑肌细胞层以及比动脉内皮细胞更薄的内皮细胞层,是神经内膜微静脉的特征,可以此与动脉区分(Bell 和 Weddell,1984)。

神经内膜静脉血管注入神经外膜静脉血管,这些血管数量超过神经外膜动脉,最终回流到大的静脉血管,这些静脉血管与滋养动脉伴行。

神经外膜中存在的淋巴引流系统,但在神经内膜中未发现(Sunderland,1978)。我们发现神经外膜的一些大血管的内皮细胞的中间丝与局部的致密基底膜相连(图 6.6b,c)。这些复合物出现的频率提示,它们是存在于正常结构的淋巴管。

沿神经走向神经内膜和神经束膜下间隙是连续的;因此,即使注入神经内膜室的物质未扩散至神经外膜,也可在相当长的神经干上被检测到。事实上,神经内膜间质室与蛛网膜下隙相连(Olsson,1990)。

6.1.2　周围神经对缺血损害的耐受

总的来说,有四个纵向的血管网:神经外膜浅层、神经外膜深层、神经束膜和神经内膜血管网,每一级血管直径逐级减小。在神经外膜动脉的管腔直径为 75~250μm,外膜穿通小血管为 10~25μm,神经内膜毛

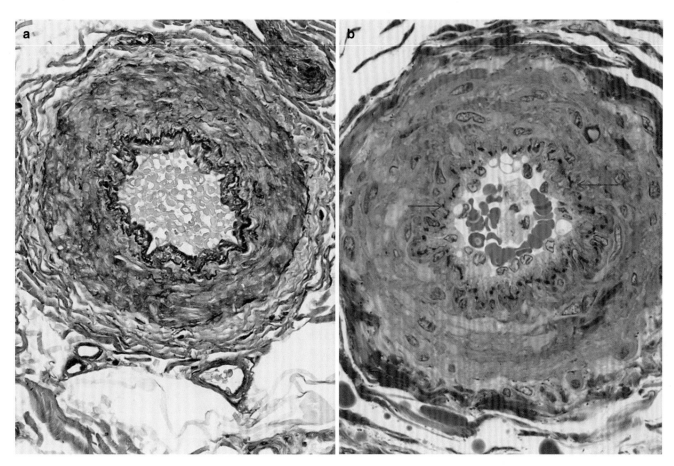

图 6.2 (a)一个神经外膜小动脉弹力纤维层 verhoeff-van Gieson 染色。弹力纤维层在半薄切片内(箭头所示)不明显。(a 石蜡切片,b 1μm 厚甲苯胺蓝染色切片)

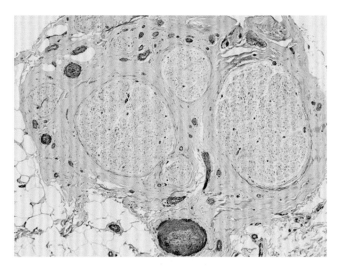

图 6.3 平滑肌肌动蛋白免疫组织化学染色显示神经外膜和神经内膜微血管(石蜡切片,100×)。

细血管为 5~20μm(Beggs 等,1991;Dyck 等,1972,1985,1987;Giannini 和 Dyck,1993)。神经束内外存在众多的血管吻合,所以神经对于缺血具有较好的耐受性。

兔胫神经的体内研究表明,阻塞几厘米长神经的所有滋养血管并不会引起血流量明显变化,也不会引起神经外膜血管剥离(Lundborg 和 Branemark,1968)。据推测,神经束内纵向血流循环进行了很好的代偿。相反,将神经在检测点上下各 3 厘米切断,从而阻断神经束内的纵向血流,不会导致缺血现象。假设血流量能够维持是因为滋养动脉对神经外膜血管的血供,而神经外膜血管易于同神经束内毛细血管建立血供联系。事实上,在缺乏神经束内血液循环的情况下,两条滋养动脉就足以维持局部节段神经的血供(Lundborg 和 Branemark,1968)。

最近对周围神经缺血的研究表明,神经内膜血流有两个来源,一个是神经外膜节段性的穿通动脉的吻合血管,另一个是神经束内的纵向血流(Myers 等,1991)。

周围神经的血管系统有良好的功能储备能力,具有众多的血管吻合支,能够在神经温度轻度上升或者其他血管血流中断时开放(Lundborg,1970)。交感神经活动调节血管的肌肉层(神经外膜、束膜,外膜穿通动

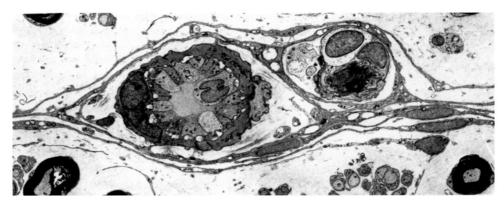

图 6.4　神经束膜分区的终端小动脉(2070×)。

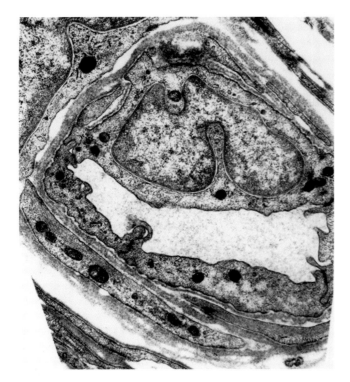

图 6.5　典型的神经内膜微血管表现出强烈的吞饮活动,紧密连接和细胞周围成分(13 794×)。

脉),从而调节神经血流量 (Beggs等,1991;Kihara 和 Low,1990;Lundborg,1970)。

6.1.3　血-神经屏障

神经内膜构成了一个特殊的离子和大分子环境 (Ubogu,2013),对于神经功能,特别是神经冲动的传递具有重要的作用(Olsson,1972)。神经内膜流体的静水压力大于神经外膜,对血浆而言是高渗,但是蛋白含量比血浆更少(Low 等,1977;Myers 等,1983)。维持神经内膜这种特殊的成分构成需要神经内膜同血管

和神经外膜隔离开来。这种隔离是由血-神经屏障(BNB)和神经束膜屏障(PB)来完成的,Olsson(1990)和 Ubogu(2013)对此分别进行过综述。

早期的研究表明,当标志物注射到试验动物的血液循环中,各种标记物仅有极少量穿透或者根本不能进入神经内膜。微观研究表明,信号传导最慢或者阻滞的部位是神经束膜的最内层,以及神经内膜中正常的非有孔内皮细胞;PB 和 BNB 的解剖学基础分别是这两处的电子致密连接。神经外膜和神经束膜的血管含有大量的孔隙且缺乏紧密连接。研究采用血管内给予实验动物肥大细胞脱颗粒促进剂证实,这个结构性屏障也是一个功能屏障。肥大细胞成分释放在神经外膜而非神经内膜(Olsson,1972)。BNB 在不同的物种存在巨大的差异(Olsson,1972)。因此,在何种程度上可以将动物的数据应用到人类健康和疾病组织是不确定的。

白蛋白可以进入神经内膜(Poduslo,1993),正常神经活检标本的免疫组织化学研究表明,IgG 和较少量的 IgA 也能穿透神经内膜,而 IgM 和补体(C3)可能无法大量进入(Liebert 等,1985;Schenone 等,1988;Takatsu 等,1985)。这些现象表明,BNB 是一个相对的屏障,也就是说,比起其他分子(如 IgG),一个大分子(如 IgA)进入神经内膜扩散或转运的速度要慢得多,但如果有足够的时间和浓度梯度差,一定量的两种大分子都会进入神经内膜(Mata 等,1987)。正常和异常的神经中的神经束膜下区域,大分子聚集较为常见(Graham 和 Johnson,1985;Liebert 等,1985;Schenone 等,1988;Van Lis 和 Jennekens,1977),不应视为异常。

这种血-神经屏障在脊神经根和背根和自主神经节区域是通透的,允许外源示踪剂、一些毒素和血浆

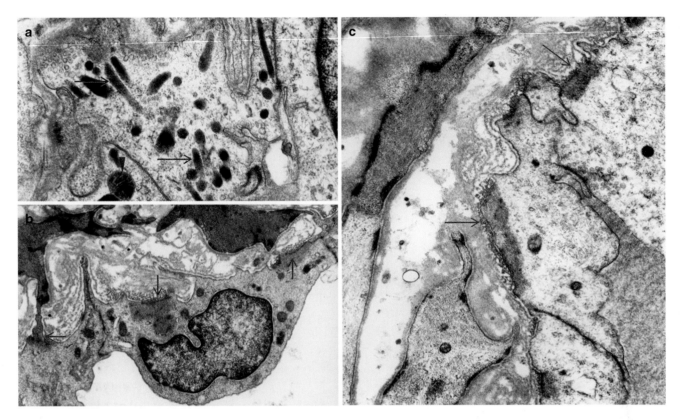

图 6.6　(a)在神经内膜毛细血管内皮中可见大量 Weibel-Palade 体(箭头所示)。该患者患有法布里病,可见一个脂质包涵体(三角箭头所示)。在(b,c)中,一组致密的基底膜和与之相对的锚定在其上聚集的细胞微丝(箭头所示)提示这些是淋巴管。(a,37 180×;b,19 760×)。

蛋白进入。这是因为这些位置的神经内膜的毛细血管内皮细胞间缺乏紧密连接。

6.2　病理性改变

6.2.1　神经疾病中的血-神经屏障的改变

许多周围神经疾病会引起血-神经屏障(BNB)的改变。糖尿病、吉兰-巴雷综合征、副蛋白血症、麻风病、铅中毒引起的周围神经疾病已经被深入研究,通过仔细研究发现 BNB 有时存在异常,并可能在周围神经疾病的发病机制中发挥重要作用 (具体参见相应的章节)。在大多数患者中,BNB 的改变是原发还是继发,仍然是还没有解决的核心问题(见后述)。现有理论认为,BNB 的改变可使有毒物质进入神经内,引起神经内膜压力增加,从而降低血液和营养物质的流动,导致神经内微环境成分的变化。这些变化反过来可能诱发某些病理过程,如纤维化(Olsson,1990)。血流进入神经内膜可能引起电解质浓度改变,这对于周围神经轴突正常的电传导功能十分重要(Myers 等,1983)。

免疫组织化学技术可以研究人类各种周围神经疾病所致的 BNB 改变 (Liebert 等,1985;Neuen 等,1987;Van Lis 和 Jennekens,1977)。IgM 通常被阻隔在神经内膜之外,但在炎症性和血管炎性神经疾病常出现在神经内膜中。另一方面,在代谢、遗传或中毒性神经疾病中神经内膜中通常不会发现 IgM。一些较小的大分子如 IgG 和白蛋白,在一些非炎症性神经疾病的神经内膜中含量增加,可能提示存在轻微的 BNB 变化,但不足以使 IgM 进入神经内膜。一项研究发现,BNB 破坏的严重程度与炎症的严重程度的相关性,大于髓鞘和轴突的损伤程度的相关性(Neuen 等,1987)。

大分子聚集在内神经束膜层之下很常见,可能是通过神经内膜毛细血管进入,但为神经束膜阻隔所致(Van Lis 和 Jennekens,1977)。这种大分子聚集似乎在增生性神经疾病中尤其突出(Van Lis 和 Jennekens,1977),可能与这种情况下常见的神经束膜下水肿有关。

神经内膜血管开窗异常较为常见(图 6.7)。除了常见于麻风病(Boddingius,1977,1984)、CIDP(Johnson,

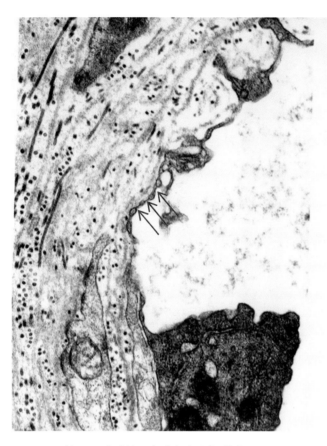

图 6.7　一例 CIDP 患者神经内膜内皮开窗(箭头所示)(25 536×)。

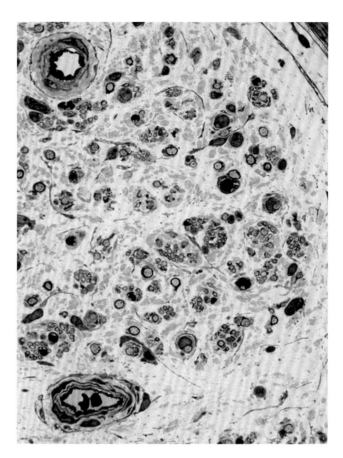

图 6.8　CIDP 中显示细胞间基质增加,导致神经内膜成分分散(1 μm 厚甲苯胺蓝染色切片,1000×)。

1977)和副蛋白血症神经疾病(Lach 等,1993)外,这种改变也存在于糖尿病神经疾病(Powell 等,1985)和沃勒变性中(Ohara 和 Ikuta,1985)。除了以上这些病因,我们也在不明原因的慢性轴突神经疾病中发现了神经内膜开窗。

6.2.2　神经内膜"水肿"

神经内膜和神经束膜下区域不规则性的间隙增宽是一种常见、非特异性的光镜下发现。然而,这一发现与肥厚性、家族性或获得性神经疾病关系最为密切(Behse 等,1974;Matthews 等,1970)(图 6.8)。神经纤维间间隔增宽和神经束膜下空间增宽分别被称为"神经内膜水肿"和"神经束膜下水肿"。这种"水肿"轻度嗜伊红,弱阿尔新蓝或甲苯胺蓝染色,并且不被PAS 或刚果红染色(Asbury 等,1971)。电子显微镜表现没有特异性,除了正常物质的扩散,有时可见细颗粒状物质积累。这个颗粒状物质可能代表"酸性黏多糖物质",与前述的免疫组织化学染色性质相符合。这种颗粒状物质在我们所做的神经活检组织切片中并

不是一个重要的发现,也许是固定或准备样本时产生的伪迹。

在正常神经和病变神经中,大分子积聚在神经束膜下区域的趋势可能与经常观察到的神经束膜下"水肿"有关(Van Lis 和 Jennekens,1977)。Watanabe 和Ohnishi(1979)发现,在多发性神经根神经疾病和硫胺素缺乏相关神经疾病中神经束膜下区域明显增大。未发现神经束膜下"水肿"显著程度与神经纤维损伤的严重程度和病程相关(Watanabe 和 Ohnishi,1979)。这种神经束膜下"水肿"在各种炎症、中毒、代谢和遗传性神经疾病中均可见。

神经内膜"水肿"区域可能与雷诺小体有关。在"水肿"区和雷诺小体中经常可见到一种弹性纤维的纤维状前体蛋白,即耐酸纤维。在这两个部位也常发现有巨大空泡的成纤维细胞。增大的神经束膜下区域不含有轴突但含有很少或没有其他细胞成分,因此经常被描述为"神经束膜下水肿"。但是当在这个区域见到具有成纤维细胞形态的典型的雷诺小体(图 2.13c, d 和图 2.15a,b),区分"水肿"和雷诺小体就变得困难。某些不确定的环境条件诱导成纤维细胞的结构和功能的改变,产生大的空泡样的形态改变和酸性黏多糖物质和耐酸纤维(即"水肿")。在某些情况下,这个过程可以进一步导致雷诺小体的形成。事实上,慢性神经压迫实验模型能够精确再现这一过程(Ortman 等,1983)。

而神经"水肿"可能反映了耐酸酸性黏多糖或纤维沉积,或可能是固定时产生的伪迹,也可能由于组织间液渗透压增加所致。静水压力和渗透压力平衡调节神经内膜水含量(Olsson,1990)。在间质中大分子成分的增加会导致流体的流入。这种间质水分的增加可能由于病理性的血管通透性增加,从而导致白蛋白和其他大分子的进入,但理论上 BNB 也可以没有改变。例如,水分的流入可能作为一种神经内膜细胞释放的大分子,或者由神经内膜通过生化合成而释放的物质所引起(Olsson,1990)。

神经内膜间质的增加并不总是由于"水肿"。我们在 IgM 副蛋白血症性周围神经疾病中发现大量 IgM 存在于患者的神经内膜,并引发神经疾病。在这种状态下,细胞外空间 PAS 染色阳性。

6.2.3　血-神经屏障的重要病理改变

一个核心问题是,在神经疾病时看到的 BNB 通透性的增加是否继发于轴突和(或)髓鞘损害,或者说通透性改变是否是原发的病变导致的神经损伤。有关沃勒变性的研究和中毒性周围神经疾病的研究表明,BNB 的完整性在轴突变性或者脱髓鞘的早期就遭到了破坏,随后经数个月的时间逐步恢复,通常与轴突和髓鞘的恢复同步(Bouldin 等,1991;Ohara 和 Ikuta,1985;Seitz 等,1989)。Latker 等(1991)发现在没有神经纤维再生的时候 BNB 也能够恢复,但是 PB 却不能。在铅中毒性周围神经疾病模型中,只有当大量的铅进入神经内膜后,BNB 的通透性和液体成分才会发生改变(Poduslo,1993)。虽然这些数据表明轴突和施万细胞病理改变是主要的,但是血管通透性和神经内膜液体成分的改变常常被认为与各种神经疾病的严重程度有关,包括糖尿病性、炎症性、麻风病和淀粉样周围神经疾病(Boddingius,1977;Brosnan 等,1990;Hahn 等,1985;Koski,1992;Poduslo,1993)。计算机模

型和体内实验表明,神经束膜穿通血管,特别是静脉,当神经内膜的压力增加时会变得扭曲和收缩,可能会导致血流量减少和神经损伤(Kalichman 和 Myers,1991;Myers 等,1986,1991)。

6.3　周围神经局灶性缺血损伤

如前所述,周围神经的血管结构导致其具有高度的抗局灶性缺血的能力。此外与其他神经组织相比,周围神经的代谢需求较低(Kihara 和 Low,1990)。尽管如此,急性缺血仍然是临床上重要的病理生理损伤(Olsson,1972),在血管炎性周围神经疾病中最为显著,也可能在糖尿病性周围神经疾病中发挥作用。目前已经进行了大量的神经缺血动物实验模型研究,但应用这些实验数据到人体缺血性神经损伤时,需要注意不同物种间的血管结构和功能的物种间差异(Olsson,1972)。相反,在人类的血管炎性周围神经疾病中不能排除由于炎症介质这个混杂因素介导的神经损伤。因此,以下将结合人体和动物实验的资料进行综述,以期明确局灶性缺血对于周围神经的影响。

6.3.1　神经损伤的神经束分布

6.3.1.1　人体标本

Dyck 等对类风湿性关节炎患者尸检的肢体神经进行了研究。在一个病例中检查了超过 15 000 张切片后,这项研究使得在人类疾病状态下局灶性缺血损伤导致的神经损伤的分布这一方面取得了巨大的成果(Dyck 等,1972)。各种轴突损伤的类型得以被发现。在近端神经节段,神经纤维的中央束变性是最常见的,但是越到神经的远端,可见越多的正常纤维和变性纤维的混合交织存在。这种情况推测可能是由于神经干延伸到远端时正常的束间和束内神经纤维的交叉。未见凝固性坏死,轴突变性的区域与相应区域的血管是否阻塞也不存在相关性。与之类似,我们对血管炎性周围神经疾病的神经活检研究发现,神经损伤最常见的损伤改变是邻近神经束不同程度的多灶性沃勒变性。较为少见的是中央束损伤或者扩展到神经束膜的楔形区域的轴突丢失。这个观察结果是预料之中的,因为腓肠肌属于远端神经干。

6.3.1.2 实验动物标本

在大血管闭塞的实验动物模型中，中央束型的轴突变性最常见，典型部位在大的近端神经束。另一方面，远端神经节段表现出更随机的多灶性轴突变性模式（Hess 等，1979；Korthals 和 Wisniewski，1975）。大血管结扎缺血模型能够导致神经束的中心区的血流更稀少（Sladky 等，1985），进而引起选择性的中央束损伤。另一种可能性是，在神经内膜缺血时，通过简单扩散方式进入的氧供应了部分神经的需求，因而保护了神经束膜下区域（McManis 等，1993）。另外，Nukada 和 Dyck（1984）发现与中央束区域相比，神经束膜下的血管密度更高。McManis 和 Low（1988）的研究也支持神经束膜穿通动脉氧扩散的重要性。在急性缺血时中央束区域和神经束膜下区域没有明显的血流量梯度差别，但氧分压在神经束膜下区域明显要高一些，可能是由于在外周的神经束氧气直接扩散。这个解释同人们观察到的小纤维束比大纤维束受损更轻的现象一致（Korthals 等，1978），因为前者能够通过神经束膜扩散获取更多的物质。楔形或神经束膜下区域的轴突变性相对较少（Nukada 等，1993）。神经束膜穿通动脉梗阻，可能通过增加神经内膜压，导致神经束膜下缺血和轴突变性（Nukada 等，1993）。

为了研究微血管闭塞对神经产生的影响，Nukada 和 Dyck（1984）将 15μm 微球注入大鼠坐骨神经的供血动脉，以阻断毛细血管血流。单个的微血管阻塞并不会引起神经纤维变性，但是当足够多血管发生阻塞就会出现中央束型纤维变性。Parry 和 Brown（1982）将花生四烯酸注入大鼠股动脉，通过血小板聚集并阻塞神经滋养血管制造缺血模型，再一次证实神经束中央区域的轴突变性。

因此，动物实验和临床数据表明，不管大或小的血管闭塞，神经束中心区相比神经束膜下区域更加不耐受缺血损伤。但是，这个现象通常只出现在近端的"分水岭"区域。神经干向远端延伸后逐渐出现混杂有多灶性轴突变性神经纤维，是近端神经缺血事件的后果。

6.3.2　神经内膜成分受累

6.3.2.1 人体标本

关于血管炎性周围神经疾病患者是否有某一种纤维类型更容易受损存在争议。Said，Fujimura 及其同事认为大有髓轴突比起小有髓鞘轴突更容易受损，除了在特别严重损害的情况下，无髓纤维相对不受累（Fujimura 等，1991；Said 等，1988）。但是其他一些学者并没有观察到这一现象（Hawke 等，1991；Vital 和 Vital，1985）。在血管炎性周围神经疾病中可见节段性脱髓鞘（Fujimura 等，1991），并被认为是继发于轴突损伤或者是缺血对施万细胞产生的直接损害所致（Vital 和 Vital，1985）。

虽然轴突和施万细胞是周围神经缺血损伤的主要靶点，但是其他类型的细胞仍然可被累及。神经束膜可能出现局灶性损伤和增生。微小神经瘤在血管性神经疾病中是一种罕见但具有高度提示意义的表现（图 17.2 和图 17.4）。

6.3.2.2 实验动物标本

动物实验结果不一致。Hess 等（1979）在血管结扎缺血模型中未发现选择性有髓纤维丢失的证据，但是不累及无髓纤维。Parry 和 Brown（1982）采用花生四烯酸注射模型的结果恰恰相反，小有髓纤维和无髓纤维受累是最严重的。

在缺血区域的边界可以看到轴突内一些细胞器的聚集，这提示轴浆运输发生了某些改变（Korthals 等，1978；Nukada 和 Dyck，1987）。在其他的缺血动物模型中，靠近轴突变性的近端节段纤维有时表现为脱髓鞘和髓鞘再生。在没有轴突变性的情况下也能看到以上现象，不过相对少见（Hess 等，1979）。同样，Nukada 和 Dyck（1987）进行的微球注射动物模型中发现脱髓鞘与严重缺血区域周边的轴突内细胞器聚集有关。以上观察结果提示脱髓鞘继发于轴突损伤。

6.4　慢性供血不足

急性缺血和神经损伤之间的关系是明确的，与此

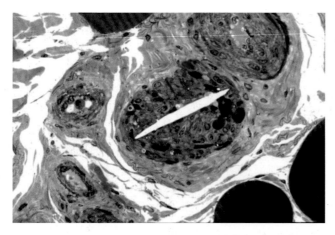

图 6.9　在胆固醇栓塞患者小动脉腔内的 Lucent 胆固醇碎片（箭头所示）（1μm 厚甲苯胺蓝染色切片，1000×）。

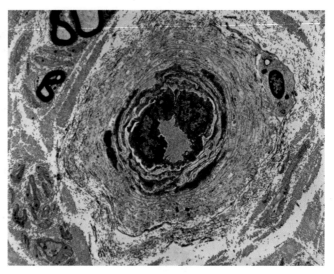

图 6.10　一个神经内膜微血管内大量胶原纤维在基底膜重叠（3830×）。

不同的是，由血管疾病导致的慢性缺血的作用是难以量化、重现和解释的。但是，仍被认为是各种神经疾病的致病因子，包括糖尿病、淀粉样变性、麻风病、异常蛋白血症及"老年性神经疾病"。缺血性神经疾病也可能由以下情况导致：主动脉粥样硬化，使用主动脉内球囊反搏，腹主动脉瘤或其修复手术，整体低心排出量、高凝/高黏状态，使用如麦角新碱等血管收缩剂，手术中长时间使用外科止血带（Laghi Pasini 等，1996）。

一项对 32 例重度症状性下肢血管疾病患者（不伴有其他明确的神经疾病）的研究证明了慢性血管供血不足的重要性。大多数患者出现感觉异常和感觉缺失，一半患者有肌无力或肌肉萎缩（Eames 和 Lange，1967）。13 例患者踝反射减弱或者消失，这与肢体血管病变的严重程度相关。血运重建不能修复神经损伤（Hunter 等，1988）。

部分有血管导管史和严重主动脉粥样硬化的患者存在周围神经疾病。在此类患者中，在神经外膜小外膜动脉管腔中可见胆固醇结晶（箭头，图 6.9）。胆固醇栓塞综合征（Bendixen 等，1992）仅偶尔导致坏死性动脉炎，但是会导致周围神经和肌内神经的慢性轴突变性。

研究人员将许多组织学改变归因于慢性动脉供血不足（Eames 和 Lange，1967；Farinon 等，1984；Hunter 等，1988；Vital 等，1986）。不同程度的活动性或慢性轴突丢失已有报道，与对照组相比没有显著变化（Chopra 和 Hurwitz，1969）到 50% 的轴突损失（Farinon 等，1984；Hunter 等，1988）。大有髓纤维更容易严重受累，但也有例外（Vital 等，1986）。失神经施万细胞带的

增加和许多萎缩的无髓鞘轴突表明无髓神经纤维也不能幸免（Vital 等，1986）。轴突缺失的严重程度与血管病变的严重程度不平行（Farinon 等，1984）。再生活动可能十分明显（Gemignami 等，1989）。其他一些观察到的非特异性轴突变性包括萎缩、细胞器聚集以及施万细胞-轴突网络。也观察到广泛的节段性髓鞘改变，包括洋葱球样结构（Farinon 等，1984）。

神经内膜毛细血管基底膜增厚和重复，内皮细胞增生、肥大，内皮细胞小突起进入血管腔（图 6.10）。少数区域可见微血管阻塞（Eames 和 Lange，1967；Hunter 等，1988）。在神经外膜血管可以表现为平滑肌增殖和血管壁结构紊乱。

这些非特异性的变化难以解释。以上研究对象大多在 60 岁以上，这些组织学改变也可见于正常老年人。实际上，慢性缺血被认为与老年性神经疾病和糖尿病性周围神经疾病有关，都具有相似的组织学表现。通常，动脉血管疾病患者，即使没有糖尿病，也常伴有小血管疾病。因此，目前很少有确凿的证据表明大血管缺血会引起明显的周围神经损伤。在慢性神经内膜缺血动物模型中，主要的形态异常为轴突肿胀和郎飞结的髓鞘收缩和重塑，但没有明显的轴突缺失（Sladky 等，1991）。这与神经传导减慢有关。

6.5　慢性低氧血症

慢性低氧性肺部疾病患者有时会伴发轻度的，不

能归因于其他原因的神经疾病（Appenzeller 等,1968；Malik 等,1990；Paramelle 等,1986）。症状包括轻度的感觉异常，客观体征轻微，主要是限于远端的感觉异常或踝反射消失。电生理检查显示远端为主的轴突损害。

　　此类患者神经活检的病理改变与缺氧时间及严重程度具有很大的相关性（Appenzeller 等,1968；Malik 等,1990；Paramelle 等,1986）。虽然 Malik 及其同事（1990）未发现有髓神经纤维的数量和分布出现明显变化，但是其他学者发现了显著的活动性和慢性的轴突变性（Appenzeller 等,1968；Paramelle 等,1986）。失神经的施万细胞分解增加和无髓鞘轴突减少同时发生（Paramelle 等,1986）。受累神经纤维主要表现为郎飞结周围脱髓鞘和轻度增加的轴突退行性变（Malik 等,1990）。可以见到显著的神经束膜增厚。神经内膜血管内皮细胞增生、肥大，基底膜增厚导致血管腔狭窄（Malik 等,1990；Paramelle 等,1986；Stoebner 等,1989）。这种变化的意义并不明确，因为以上提到的这些慢性供血不足引起的神经改变同慢性低氧血症导致的神经病理改变存在相似之处。

参考文献

Appenzeller O, Parks RD, MacGee J (1968) Peripheral neuropathy in chronic disease of the respiratory tract. Am J Med 44:873–880

Asbury AK, Cox SC, Baringer JR (1971) The significance of giant vacuolation of endoneurial fibroblasts. Acta Neuropathol 18:123–131

Beggs J, Johnson PC, Olafsen A et al (1991) Transperineurial arterioles in human sural nerve. J Neuropathol Exp Neurol 50:704–718

Behse F, Buchthal F, Carlsen F, Knappeis GG (1974) Endoneurial space and its constituents in the sural nerve of patients with neuropathy. Brain 97:773–784

Bell MA, Weddell AGM (1984) A descriptive study of the blood vessels of the sciatic nerve in the rat, man, and other mammals. Brain 107:871–898

Bendixen BH, Younger DS, Hair LS et al (1992) Cholesterol emboli neuropathy. Neurology 42:428–430

Boddingius J (1977) Ultrastructural changes in blood vessels of peripheral nerves in leprosy neuropathy. II. Borderline, borderline-lepromatous, and lepromatous leprosy patients. Acta Neuropathol 40:21–39

Boddingius J (1984) Ultrastructural and histophysiological studies of the blood–nerve barrier and perineurial barrier in leprosy neuropathy. Acta Neuropathol 64:282–296

Bouldin TW, Earnhardt TS, Goines ND (1991) Restoration of blood–nerve barrier in neuropathy is associated with axonal regeneration and remyelination. J Neuropathol Exp Neurol 50:719–728

Brosnan CF, Claudio L, Tansey FA, Martiney J (1990) Mechanisms of autoimmune neuropathies. Ann Neurol 27(Suppl):S75–S79

Chopra JS, Hurwitz LJ (1969) Sural nerve myelinated fibre density and size in diabetics. J Neurol Neurosurg Psychiatry 32:149–154

Dyck PJ, Conn DL, Okazaki H (1972) Necrotizing angiopathic neuropathy: three–dimensional morphology of fiber degeneration related to sites of occluded vessels. Mayo Clin Proc 47:461–475

Dyck PJ, Hansen S, Karnes J et al (1985) Capillary number and percentage closed in human diabetic sural nerve. Proc Natl Acad Sci U S A 82:2513–2517

Dyck PJ, Benstead TJ, Conn DL et al (1987) Nonsystemic vasculitic neuropathy. Brain 110:843–854

Eames RA, Lange LS (1967) Clinical and pathologic study of ischaemic neuropathy. J Neurol Neurosurg Psychiatry 30:215–226

Farinon AM, Marbini A, Gemignani F et al (1984) Skeletal muscle and peripheral nerve changes caused by chronic arterial insufficiency: significance and clinical correlations, histological, histochemical and ultrastructural study. Clin Neuropathol 3:240–252

Fujimura H, Lacroix C, Said G (1991) Vulnerability of nerve fibres to ischaemia. A quantitative light and electron microscope study. Brain 114:1929–1942

Gemignami F, Fiocchi A, Capocasale E et al (1989) Regeneration in ischemic nerve damage due to peripheral vascular disease. In: Scarpini E, Fiori MG, Pleasure MG, Scarlatto G (eds) Peripheral nerve development and regeneration: recent advances and clinical applications, vol 19, Fidia Research Series. Liviana Press, Padova, pp 283–287

Giannini C, Dyck PJ (1993) Ultrastructural morphometric features of human sural nerve endoneurial microvessels. J Neuropathol Exp Neurol 52:361–369

Graham AR, Johnson PC (1985) Direct immunofluorescence findings in peripheral nerve from patients with diabetic neuropathy. Ann Neurol 17:450–454

Hahn AF, Feasby TE, Gilbert JJ (1985) Blood–nerve–barrier studies in experimental allergic neuritis. Acta Neuropathol 68:101–109

Hawke SHB, Davies L, Pamphlett YP et al (1991) Vasculitic neuropathy. A clinical and pathological study. Brain 114:2175–2190

Hess K, Eames RA, Darveniza P, Gilliatt RW (1979) Acute ischemic neuropathy in the rabbit. J Neurol Sci 44:19–43

Hunter GC, Song GW, Nayak NN et al (1988) Peripheral nerve conduction abnormalities in lower extremity ischemia: the effects of revascularization. J Surg Res 45:96–103

Johnson PC (1977) Fenestrated endothelium in the human peripheral nervous system. J Neuropathol Exp Neurol 36:607, abstr

Kalichman M, Myers R (1991) Transperineurial vessel constriction in an edematous neuropathy. J Neuropathol Exp Neurol 50:408–418

Kihara M, Low PA (1990) Regulation of rat nerve blood flow: role of epineurial alpha–receptors. J Physiol 422:145–152

Korthals J, Wisniewski H (1975) Peripheral nerve ischemia: 1. Experimental model. J Neurol Sci 24:65–76

Korthals JK, Korthals MA, Wisniewski HM (1978) Peripheral nerve ischemia. Part 2. Accumulation of organelles. Ann Neurol 4:487–498

Koski CL (1992) Humoral mechanisms in immune neuropathies. Neurol Clin 10:629–649

Lach B, Rippstein P, Atack D et al (1993) Immunoelectron microscopic localization of monoclonal IgM antibodies in gammopathy associated with peripheral demyelinative neuropathy. Acta Neuropathol 85:298–307

Laghi Pasini F, Pastorelli M, Beermann U et al (1996) Peripheral neuropathy associated with ischemic vascular disease of the lower limbs. Angiology 47:569–577

Latker CH, Wadhwani KC, Balbo A, Rapoport SI (1991) Blood–nerve barrier in the frog during Wallerian degeneration: are axons necessary for maintenance of the barrier function. J Comp Neurol 308:650–664

Liebert UG, Seitz RJ, Weber T, Wechsler W (1985) Immunocytochemical studies of serum proteins and immunoglobulins in human sural nerve biopsies. Acta Neuropathol 68:39–47

Low PA, Marchand G, Knox F, Dyck PJ (1977) Measurement of endoneurial fluid pressure with polyethylene matrix capsules. Brain Res 122:373–377

Lundborg G (1970) Ischemic nerve injury. Experimental studies on intraneural microvascular pathophysiology and nerve function in a limb subjected to temporary circulatory arrest. Scand J Plast Reconstr Surg Hand Surg Suppl 6:7–107

Lundborg G, Branemark PI (1968) Microvascular structure and function of peripheral nerves. Vital microscopic studies of the tibial nerve in the rabbit. Adv Microcirc 1:66–88

Malik RA, Masson EA, Sharma AK et al (1990) Hypoxic neuropathy: relevance to human diabetic neuropathy. Diabetologia 33:311–318

Mata M, Staple J, Fink DJ (1987) The distribution of serum albumin in rat peripheral nerve. J Neuropathol Exp Neurol 46:485–494

Matthews WB, Howell DA, Hughes RC (1970) Relapsing corticosteroid dependent polyneuritis. J Neurol Neurosurg Psychiatry 33:330–337

McManis PG, Low PA (1988) Factors affecting the relative viability of centrifascicular and subperineurial axons in acute peripheral nerve ischemia. Exp Neurol 99:84–95

McManis G, Low PA, Lagerlund TD (1993) Microenvironment of nerve: blood flow and ischemia. In: Dyck PJ, Thomas PK et al (eds) Peripheral neuropathy, 3rd edn. W.B Saunders, Philadelphia, pp 453–473

Myers RR, Heckman PM, Powell HC (1983) Endoneurial fluid is hypertonic. J Neuropathol Exp Neurol 42:217–224

Myers RR, Murakami H, Powell HC (1986) Reduced nerve blood flow in edematous neuropathies: a biomechanical mechanism. Microvasc Res 32:145–151

Myers RR, Heckman HM, Galbraith JA, Powell HC (1991) Subperineurial demyelination associated with reduced nerve blood flow and oxygen tension after epineurial vascular stripping. Lab Invest 65:41–50

Neuen E, Seitz RJ, Langenbach M, Weschler W (1987) The leakage of serum proteins across the blood–nerve barrier in hereditary and inflammatory neuropathies. An immunohistochemical and morphometric study. Acta Neuropathol 73:53–61

Nukada H, Dyck PJ (1984) Microsphere embolization of nerve capillaries and fiber degeneration. Am J Pathol 115:275–287

Nukada H, Dyck PJ (1987) Acute ischemia causes axonal stasis, swelling, attenuation, and secondary demyelination. Ann Neurol 22:311–318

Nukada H, Powell HC, Myers RR (1993) Spatial distribution of nerve injury after occlusion of individual major vessels in rat sciatic nerve. J Neuropathol Exp Neurol 52:452–459

Ohara S, Ikuta F (1985) On the occurrence of the fenestrated vessels in Wallerian degeneration of the peripheral nerve. Acta Neuropathol 68:259–262

Olsson Y (1972) The involvement of vasa nervorum in diseases of peripheral nerves. In: Vinken PJ, Bruyn GW (eds) Handbook of clinical neurology: vascular diseases of the nervous system, part II. North-Holland Publishing Company, Amsterdam, pp 644–664

Olsson Y (1990) Microenvironment of the peripheral nervous system under normal and pathological conditions. Crit Rev Neurobiol 5:265–311

Ortman JA, Sahenk Z, Mendell JR (1983) The experimental production of Renaut bodies. J Neurol Sci 62:233–241

Paramelle B, Vila A, Pollak P et al (1986) Frequence des polyneuroapthies dans les bronchopneumopathies chroniques obstructive. Presse Med 15:563–567

Parry GJ, Brown MJ (1982) Selective fiber vulnerability in acute ischemic neuropathy. Ann Neurol 11:147–154

Poduslo JF (1993) Albumin and the blood–nerve barrier. In: Dyck PJ, Thomas PK et al (eds) Peripheral neuropathy, 3rd edn. WB Saunders, Philadelphia, pp 446–452

Powell HC, Rosoff J, Myers RR (1985) Microangiopathy in human diabetic neuropathy. Acta Neuropathol 68:295–305

Rondaij M, Bierings R, Kragt A et al (2006) Dynamics and plasticity of Weibel Palade bodies in endothelial cells. Arterioscler Thromb Vasc Biol 26:1002–1007

Said G, Lacroix C, Fujimura H et al (1988) The peripheral neuropathy of necrotizing arteritis: a clinicopathological study. Ann Neurol 23:461–465

Schenone A, De Martini I, Tabaton M et al (1988) Direct immunofluorescence in sural nerve biopsies. Eur Neurol 28:262–269

Seitz RJ, Reiners K, Himmelmann F et al (1989) The blood nerve barrier in Wallerian degeneration: a sequential long–term study. Muscle Nerve 12:627–635

Sladky JT, Greenberg JH, Brown MJ (1985) Regional perfusion in normal and ischemic rat sciatic nerves. Ann Neurol 17:191–195

Sladky JT, Tschoepe RL, Greenberg JH, Brown MJ (1991) Peripheral neuropathy after chronic endoneurial ischemia. Ann Neurol 29:272–278

Stoebner P, Mezin P, Vila A (1989) Microangiopathy of endoneurial vessels in hypoxemic chronic obstructive pulmonary disease (COPD). A quantitative ultrastructural study. Acta Neuropathol 78:388–395

Sunderland S (1978) Nerves and nerve injuries, 2nd edn. Churchill Livingstone, Edinburgh, pp 46–57

Takatsu M, Hays AP, Latov N et al (1985) Immunofluorescence study of patients with neuropathy and IgM M proteins. Ann Neurol 18:173–181

Ubogu EE (2013) The molecular and biophysical characterization of the human blood-nerve barrier: current concepts. J Vasc Res 50:289–303

Van Lis JMJ, Jennekens FGI (1977) Plasma proteins in human peripheral nerve. J Neurol Sci 34:329–341

Vital A, Vital C (1985) Polyarteritis nodosa and peripheral neuropathy: ultrastructural study of 13 cases. Acta Neuropathol 67:136–141

Vital A, Vital C, Brechenmacher C et al (1986) Quantitative, histological, and ultrastructural studies of peripheral nerve in arteriosclerotic non-diabetic patients. Clin Neuropathol 5:224–229

Watanabe S, Ohnishi A (1979) Subperineurial space of the sural nerve in various peripheral nerve diseases. Acta Neuropathol 46:227–230

第 **7** 章

周围神经活检技术

本章简要介绍了周围神经组织的制备方法,并对周围神经活检的组织学检查进行了系统的研究,重点是鉴别诊断。

7.1 方法

标本的制备是基础,周围神经疾病的病理学研究中可有 4 种方法。在腓肠神经切除后,技术人员会接到一块置于牙蜡上的标本,并切下 5mm 用以冷冻,将其余部分拉直并稍微拉伸后置于一根木棍上,立即浸入 pH 值 7.4 的 0.025M 二甲基胂酸盐缓冲液中冷却的 2.5%戊二醛,其渗透压为 300~330 mOsm。5 分钟后,将部分组织取出,用于石蜡包埋和单纤维分离;然后将标本放回新鲜的戊二醛中。

7.1.1 石蜡包埋切片

圣迈克尔医院实验室以 B5 作为主要的固定剂,效果较好。在约 3 小时后,用福尔马林来固定组织,并选择切片进行横切和纵切。常规染色包括 H&E 和刚果红(淀粉样蛋白)。其他常用染色剂还有 Verhoeffc-Van Gieson(弹性蛋白)、Perl 的普鲁士蓝(铁)、fite(抗酸杆菌,AFB)、Martius 猩红和磷钨酸(PTAH)(纤维蛋白)。

大多数免疫组织化学反应都是在石蜡包埋的组织上进行的。常用的免疫组织化学染色包括 cd-3(T 细胞)、cd-20 和 CD79a(B 细胞)、CD68 和 CD163(巨噬细胞)、神经纤维层、Ki67(增殖细胞)、CD34 和平滑肌肌动蛋白(内皮细胞,血管壁完整性)、胶原蛋白 IV(基底膜细胞)、上皮膜抗原(成纤维细胞)等等。

7.1.2 塑料包埋切片

在神经标本的评估中,对塑料包埋切片进行甲苯胺蓝染色至关重要。用戊二醛浸泡 2 小时后,在解剖显微镜下观察神经。使用新的刀片和生物钳,将标本细分为 3~4mm 长的段;4~5 个这样被保留完好的组织,代表整个神经的横截面积。其余部分神经在纵向平面最多可分为 20~30 个,每一个有 2~3 个束。神经组织的形状,即有一个可识别的束状排列的板,使技术人员能够准确地调整神经束横向和纵向切片。我们认为,神经活检组织不应切成小块或不加区别地切成小方块,因为这样的方块不能为技术专家提供导向。即使对于大的切块,溶液的渗透始终是充足的。这种方法可切出适于光学显微镜的尺寸,并可在多个层面检查神经的整个横截面。必须充分切除神经外膜组织,以促使脱水和树脂浸润,同时要保留足够的神经外膜,以利于超微结构的观察。所有的组织都在当晚或在周末,再次浸在新戊二醛中。然后,在室温下浸入 1%的 O₄ Millonig 缓冲液中 3~5 小时,然后脱水,用树脂浸润,并用环氧树脂(Hayat,1989)包埋。因为一些用环氧树脂包埋的成分已不可再用,我们使用了 Embed 介质,必要时可在脱水阶段中断加工。神经组织可用 70%的酒精、4℃下保存整夜而不产生任何损伤。

从每一个活检组织采集(最好)20 个标本(包括所有横向放置的标本)半薄切片(约 1μm 厚),以玻璃切片贴片,并用甲苯胺蓝染色。对用醋酸铀酰乙酸染色的薄片进行超微结构检查,并在近 1/2 的病例中,包括那些包含所有神经束的组织,用柠檬酸铅染色。使用钻石刀方便切割大块的组织,但用标准玻璃刀也可得到类似的结果。在宽网或格式涂层的槽格上贴片，可使研究者更好地在低倍电镜下观察神经内膜。

7.1.3　冰冻切片

活检时冷冻的组织可用于生化研究、脂质染色，并用于免疫荧光研究。

7.1.4　单纤维分离

本研究机构不常规使用单纤维分离，1~1.2厘米神经段活检后立即在甲醛溶液固定，在室温下用含四氧化锇的pH值为7.4的Millonig缓冲液浸泡3~5小时后固定，通过30%~100%的分级丙三醇，神经组织可以保存数周。

7.2　样本检验方法

7.2.1　活检检查

活组织检查包括：
(1)筋膜的解剖和标本质量评估
(2)光镜
- 神经外膜
- 神经束膜
- 神经内膜
- 神经病理过程
- 其他病理
(3)超微结构检查(选定的组织块)
(4)免疫组织化学检查(特定情况下)
(5)单纤维分离、形态测量(很少使用)

7.2.2　检测应注意的要点

检测必须解决的要点是：
(1)是否有周围神经疾病的证据？
(2)病理过程是轴突、脱髓鞘，还是两者都有？
(3)病理过程是急性还是慢性？
(4)有什么特征可供特殊的病因诊断吗？

在这些案例中，超过一半都没有发现特殊改变。在这种情况下，我们会提供最可能的病因及鉴别诊断。我们努力确保获得每个神经活检患者的临床、实验室和电生理信息，使得组织解释更有意义，有时还可加做特殊染色或处理。例如，如果强烈怀疑血管炎、淀粉样变性或麻风病，而在首次组织检查中只看到非

特异改变，我们可能会重新切片，并使用特殊染色来寻找诊断性病变。如果我们发现临床和组织学改变不符可能会让临床医生重新评估患者，进一步的询问可能会揭示一些重要的信息，如阳性家族史或毒物暴露史。当有提示(如疑似血管炎)时，可以检查冷冻切片以快速诊断。

7.3　样本质量评价

周围神经极易受到伪差的影响，不应误读这些伪差为病理改变(表7.1)。神经束在体内时是圆形的，这是神经束膜的弹性特性，以及神经内膜和神经外膜结构之间压力梯度的结果。任何偏差都可能属于伪差，尽管病变严重的神经束也可能变形。同样，除了结旁区呈锯齿状以外，在体内有髓鞘的结间区是圆形的。另一个发现伪差的线索是观察神经束内的异常结构，没有细胞反应性改变的证据。

在髓鞘中，部分或全周的分裂很常见(图7.1a~d)。这些对应于施兰切迹，它们是极其脆弱的结构，容易被活检的创伤放大和扭曲。在正常的大髓鞘中，施兰切迹可见于33%~50%的横截面中，而仅在5%~10%的小有髓纤维中可见。这种差异解释了为什么髓鞘质分裂在大有髓纤维中更为常见。"神经角蛋白"伪差指的是甲醛溶液固定的有髓纤维在纵切面上呈人字形或在横切面上为车轮样外观(图7.2a,b)。Asbury和Johnson(1978)认为这是一种髓鞘空泡自溶的结果。在甲醛溶液之前用B5固定数小时可显著减少这种改变的发生，在戊二醛固定的组织中不会出现这种改变。

神经活检术已有详细的步骤(Dyck等,1993;Asbury和Johnson,1978)。细致的技术和精细的操作是必不可少的。在操作的任何阶段均不应使用电凝。虽然病理学家总是要求获得更长的神经组织，但外科医生希望尽量减小切口，获得的具有明显受损的过短神经组织不断给我们带来挑战。通过一个小切口把神经拉下来，截取一段过长的神经，然后让神经的断端回缩到组织中去，是不合理的。虽然这对于获取神经组织来说是合理的，但对于进行神经活检诊断是不能接受的。

识别伪差是神经活检阅片的一个重要部分，特别是在不是由我们帮助固定和处理组织的情况下，由其他机构提供时。在活检标本(图7.3a~d)的末端，通常

表 7.1　神经活检标本(石蜡和树脂组织学)

程序	外观	原因
活组织检查	血管内急性炎细胞(图 7.9)	过程太长
	出血	创伤
	施兰切迹中髓鞘分裂(图 7.1)	拉伸创伤
	髓鞘和轴突的局部畸变和膨胀	拉伸创伤
	血管或膜破裂(图 7.3)	粉碎的创伤
	组织空泡,染色损失(图 7.7)	电凝法
固定	"神经角蛋白"制品(图 7.2)	甲醛溶液固定
	收缩,有新月形的束状和纤维环形的丧失(图 7.8)	高渗透基本固定剂
	细胞肿胀,溶解,细胞膜溶解	延迟固定,尸检材料
修剪	髓鞘斜切	组织定位不佳
	神经束膜皱褶	不完整的神经外膜切边
		热板截面的不完全热稳定
包埋	在高强度电子束下进行检查时,"弹出"部分常出现在脂质积累或降解的部位	树脂类型
切片	刀痕	钝刀
	组织皱褶	热板过热
染色	染色剂沉淀,污染	未过滤染色剂
	斑片状染色	由于热板过热而使溶液蒸发
	深染失去对比	切片过厚,时间过长

会看到扭曲的神经束和被压碎的血管。血管有时会内收套叠,看起来就像瘢痕一般(图 7.3c)。髓鞘有时可以在一个明显完整的轴突周围进行分解,通过在主要致密线上分裂,形成一个直径 80nm 的网状结构。这种改变既可能是伪差,也可见于各种神经疾病。所示病例(如图 7.4a–c)为活检患者的组织固定延迟,因此极有可能是伪差。固定延迟也可能引起施万细胞的细胞质肿胀和清除(图 7.4d)。一种少见的伪差是"双色调髓鞘"(图 7.5a–c),其中髓鞘的渗透不均匀,可能是由于锇渗透 (King,1999) 所致。一种常见的改变如图 7.6a 所示,导致了髓鞘结构明显丧失(图 7.6b),可能是由于在加工过程中出现脱水所致。神经的热凝导致出现空泡化外观(箭头所示,图 7.7a),使研究者几乎无法进行病理阅片,而且这一表现与活动轴突变性的表现类似(图 7.7b)。

对于准确的形态学测量优化固定的重要性已被反复强调。固定神经的内膜相对于快速冷冻神经减少了 10%~43%(Behse 等,1974;Dyck 等,1979)。收缩程度的最主要决定因素是固定化溶液的渗透性,在等渗固定剂(约 300 渗透压)中收缩 10%,高渗固定剂(约 640 渗透压)中收缩 43%(图 7.8a,b)。增加的渗透性是由于戊二醛浓度升高还是蔗糖的加入尚无定论(Dyck 等,1979)。在等渗固定(Behse 等,1974)中,板层的分离降低了 17%。轴突面积和循环量随固位渗透性的增大而减小;900mOsm 与 410mOsm 的渗透压相比,相差 10%~18%(Ohnishi 等,1976;Holland,1982)。延长戊二醛固定的时间也有类似的影响,固定 1 小时与 12 小时相比,轴突面积减少 17%(Ohnishi 等,1974)。在束状区域内并没有减少,额外的空间被认为是内膜上的裂隙(Ohnishi 等,1974)。但是,我们注意到即使神经在戊二醛中保留一周,标本的变化也很小。

7.4　光学显微镜

7.4.1　神经外膜的检查

7.4.1.1 分支解剖

记录活组织切片所提供的筋膜的数量、形状和数量是有必要的。典型的腓肠神经有 6~15 束,但我们接收的样本只有 2~3 个束,可能是腓侧神经或腓神经的非融合后胫骨或腓骨肌。活检对于检测血管炎、淀粉样变性、恶性细胞感染或肉芽组织的敏感性,与可供

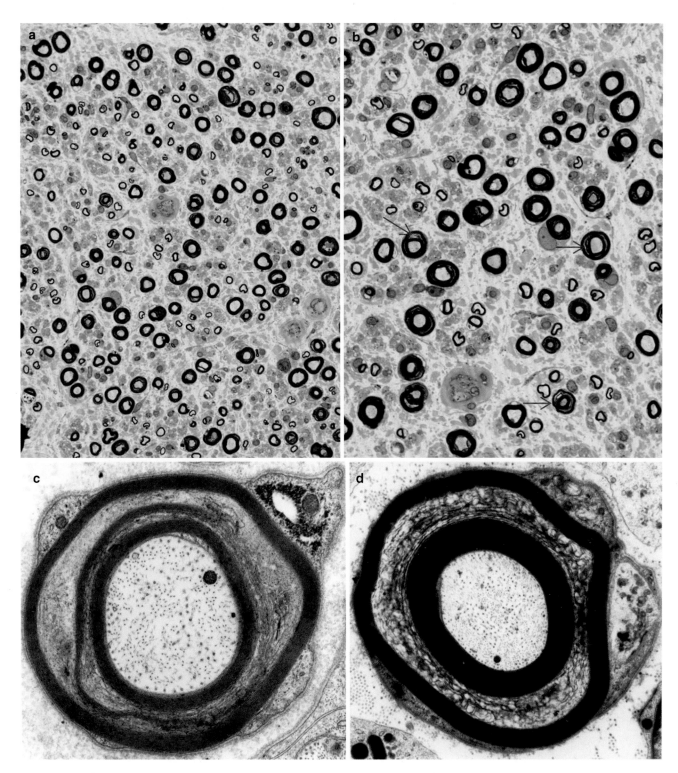

图 7.1 拉伸伪差。髓鞘分裂(箭头所示,b)与未压实髓鞘相似。大型 MF 首先受到冲击。(a、b 1μm 厚甲苯胺染色切片,a,400×;b,1000×;c,d 电子显微图,c,21 600×;d,11 440×)

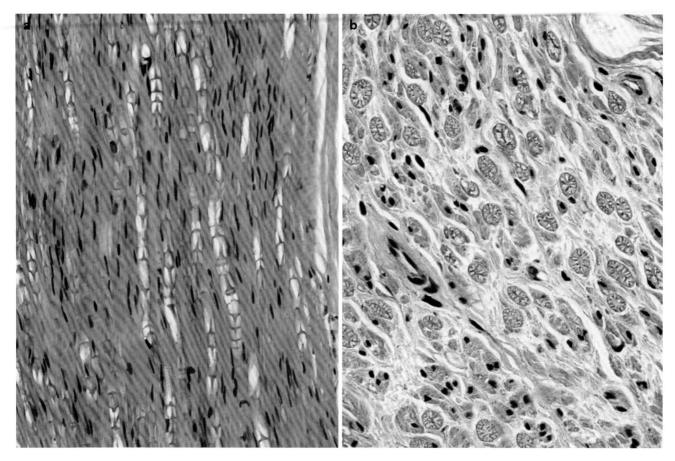

图 7.2　神经角蛋白纵向("人字形",a)和横截面("车轮",b)是常见的甲醛溶液固定后影像(伪差石蜡切片,600×)。

检查的组织数量成正比例。

　　神经肿大暗示多种诊断(表 7.2)。在结核或边缘性麻风病中可见神经外丛和束状结构的闭塞。

7.4.1.2 神经外膜血管

　　神经外膜中可见小动脉、静脉、不同程度的脂肪组织及少量弹性纤维。脂肪细胞在石蜡切片上表现为空白,而在塑料切片中,它们表现出不同程度的嗜锇性;四氧化锇可以防止脂肪在乙醇中溶解。甲苯胺蓝染色可将半薄片中的加工时未溶解的脂肪染成绿色。神经外膜的血管以纵向为主,尽管在血管分叉处可以观察到一些横向的或斜行的血管。对血管的评估应从石蜡切片开始, 寻找急性或远端血管炎的证据 (图 7.10,表 13.2)。应评估最容易累及的血管的口径、位置和类型,即神经外膜、神经束膜血管或神经内膜血管,或小动静脉。我们必须避免忽略非诊断性血管改变(图 7.11a,b),即使是对于有明确病史的患者。当检测到活跃的炎性浸润时,应确定细胞类型(表 7.3)。

　　血管周围有单个核细胞套较为常见,容易被白细胞共同抗原(LCA,CD45)免疫组织化学染色以识别。更具体地说,使用 T(CD3)或 B(CD20)细胞的免疫标记物。在非炎性神经疾病和正常神经中偶尔可在神经外膜血管周围看到一些单核细胞, 因此不应过度解释。显著的炎性细胞浸润可见于病理状态,但无特异性(表 7.4)。重要的是确定血管周围炎性细胞套和血管炎的分界, 特别是在非常小的血管和毛细血管中。明显的血管套有时被称为"微血管炎",这对文献的理解造成了一些困难。我们认为血管炎的诊断需要血管损伤的证据;否则,即使在血管壁中有偶见的炎性细胞也称之为 "血管周围套"。采用 LCA、Verhoeffs-Van Gieson、Martius Scarlet 蓝和 Perl 铁氰化物对切片交替进行染色检查在这方面是有帮助的。弥漫性或斑片状的炎性细胞积聚,特别是含有非典型细胞,提示为浸润性淋巴恶性肿瘤,但也可见于淋巴瘤性肉芽肿病、麻风病和血管神经疾病。

　　神经外膜血管增生提供了血管损伤的间接证据,在远端的血管炎和糖尿病中最常见,但也见于卡斯特雷曼症和麻风病 (Schroder,1986; 多纳吉等,1989;

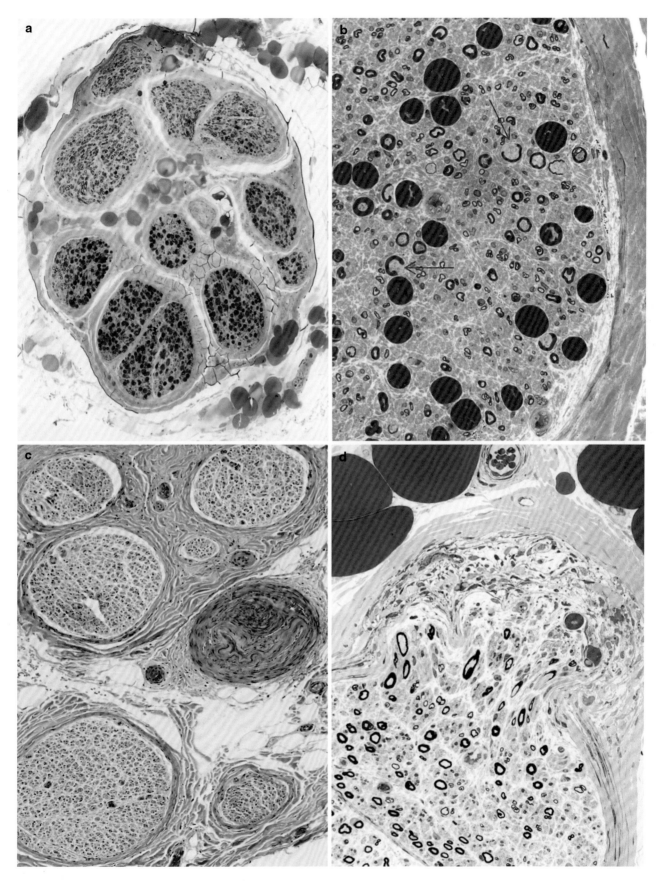

图 7.3   挤压伪差。(a,b)在神经束中可见深染髓鞘的集聚(箭头所示,b),包括人为造成的 MF 肿胀,轴浆通过人为造成的髓鞘间隙被挤出。(c)人工伸缩的神经外膜小动脉可能被误认为是愈合的血管炎(箭头所示)。(d)可见中断的神经束膜伴神经内膜挤压(a、b,1μm 厚甲苯胺染色切片,400×;c,红花苏木桃红,HPS 三色,200×;d,1μm 厚甲苯胺染色切片,600×)。

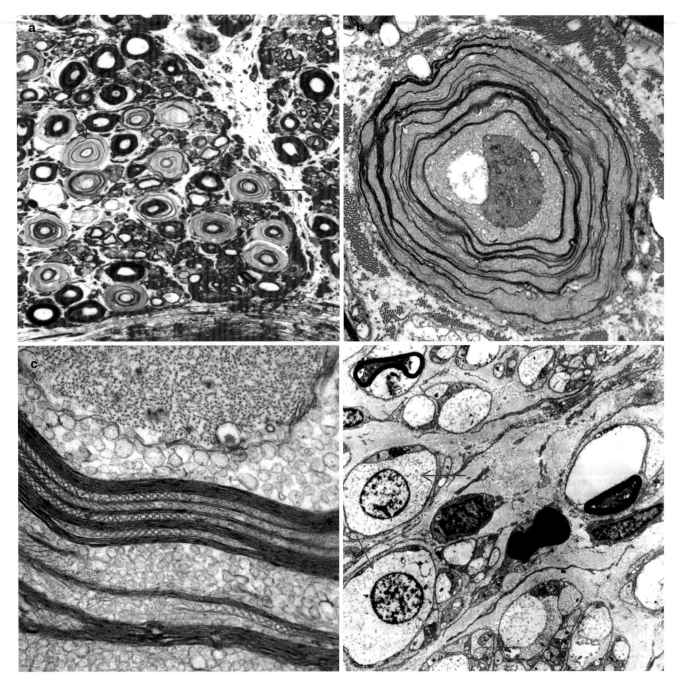

图 7.4　延迟固定伪差。(a)甲苯胺蓝染色显示,苍白扩张的鞘(箭头所示)替代正常的髓鞘。(b,c)超微结构显示,苍白的髓鞘鞘代表已完全被水泡髓(b)所取代,在高倍镜下可见(c)。(d)在尸检中可见施万细胞轴浆明显肿胀和空泡化(箭头所示)。(1μm 厚切片,a,1000×;b,12 000×;c,50 000×;d,3000×)

Jacobs 等,1993)。在极少数情况下,血管内容物本身可以提供一种特定的诊断,如血管内淋巴瘤(Vital 等,1989)或胆固醇栓塞综合征(Bendixen 等,1992)。

7.4.1.3 外膜的其他元素

　　我们经常在偏振光下检测刚果红染色横截面切片和(或)免疫荧光下检测刚果红染色的切片。如果临床医师考虑淀粉样蛋白变性诊断,我们会检查整根神经组织的多个切片。在一个病例中,淀粉样蛋白沉积可能非常细微, 我们仅能在神经外膜脂肪观察到它们。神经外膜结缔组织增生是非特异性的,但如果特别严重,可能暗示与硬皮病有关的神经疾病(Richter,1954)。上皮样细胞聚集或明确的肉芽肿支持结节病的诊断,但根据疾病定义患者应该有多系统受累的证

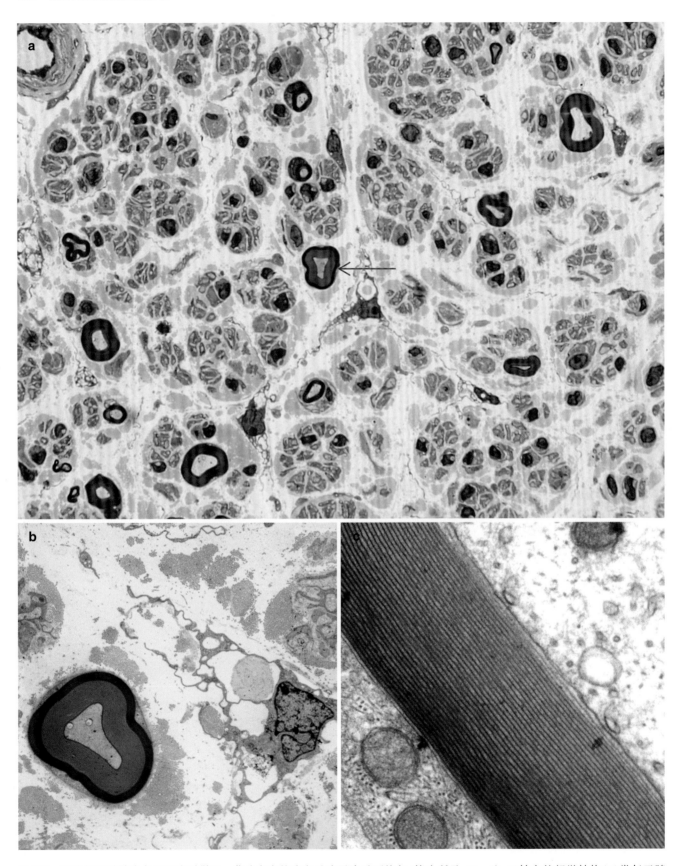

图 7.5　不均匀的髓鞘染色("双音髓鞘")。薄片密度的改变反映了渗透不均匀(箭头所示,a)。(b,c)轴突的超微结构(a)类似于髓鞘周期性的变化,该结果未在更高倍数放大图像(c)中证实。(a,1μm 甲苯胺蓝染色切片,1000×;b,电子显微图像,5000×;c,100 000×)。

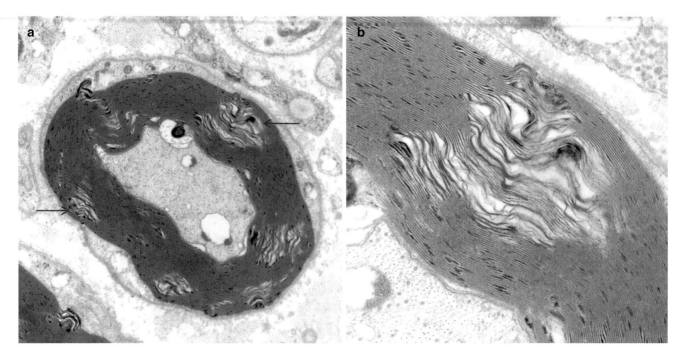

图 7.6 髓鞘间隙。这些苍白的髓鞘分离在低放大倍数(箭头所示,a)和高放大倍数(b)下均可见,并被认为是脱水处理过程中的伪差(King,1999)。(a,15 000×;b,50 000×)。

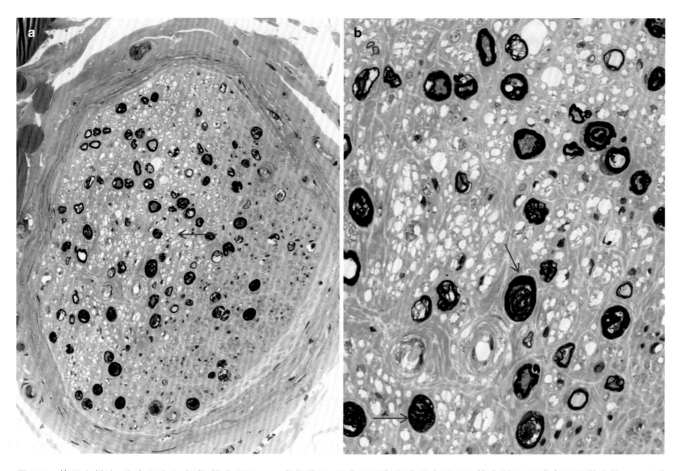

图 7.7 伪差电凝法。注意空泡和成膜(箭头所示,a)。高倍镜下,扭曲和不断膨胀的大型 MF(箭头所示,b)类似于沃勒变性(1μm 厚甲苯胺蓝染色切片)。(a,400×;b,1000×)

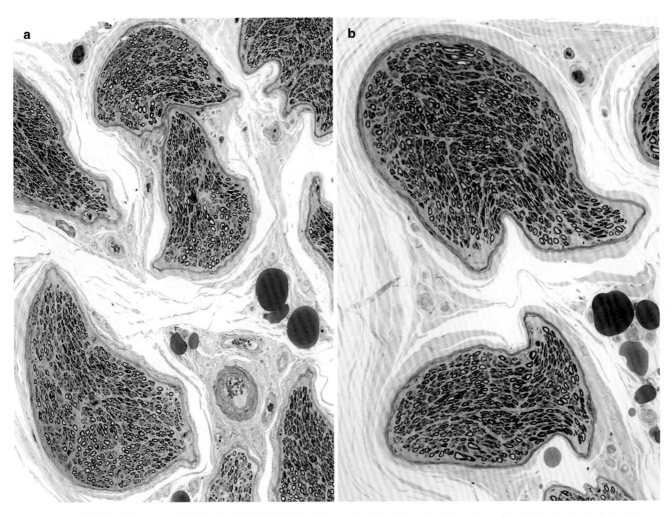

图 7.8　高渗性伪差。(a,b)注意萎缩的新月形神经束和纤维循环的丧失(1μm 厚甲苯胺蓝染色切片)。(a,100×;b,400×)

表 7.2　引起神经增粗的疾病

麻风病

"洋葱球"神经疾病

　CMT-1 间质性神经炎(CMT-3)

　CIDP

　Refsum 病

间隙增大

　淀粉样变性

　肢端肥大症

神经肿瘤

据(第 10 章),此外还应考虑其他诊断(表 7.5)。在神经外膜和束膜中偶尔见到的帕西尼小体和其他感觉神经器官是一种正常现象,不应被认为是病理改变(图 2.3)。

7.4.2　神经束膜检查

一些累及周围神经的疾病可选择性累及神经束膜,通常表现为神经束膜炎症。神经外膜或内膜可能完全不受累,但更常见的情况是以上区域出现轻度炎症,通常在血管周围。这种现象无特异性,但可能提示某些诊断(表 7.6)。麻风病最常见的表现累及神经束膜,因此,应该使用特殊染色法(fite 或金胺-罗丹明染色),对神经组织的多个切片进行检查。

神经束膜钙化是慢性神经疾病的一种非特异性发现(图 2.4 和图 2.6)。由于组织制备方法会导致该结构被去除,因此通常不会被检测到 (Van Lis 等,1979)。我们的实验室在 3 例胺碘酮神经疾病病例和 1 例肾衰竭患者中观察到神经束膜的钙化 (Paetau 和 Haltia,1985)。钙沉积通常具有靶样结构,并在神经束

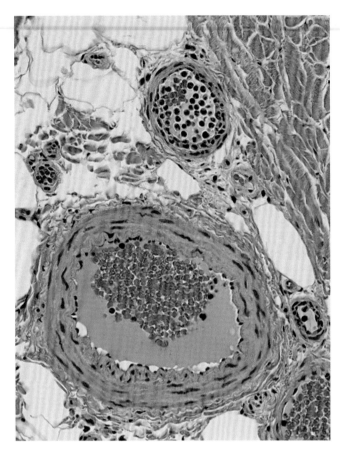

图 7.9　中性粒细胞周边通过血管壁迁移可见于长时间的手术中。(石蜡切片,HE 染色,400×)。

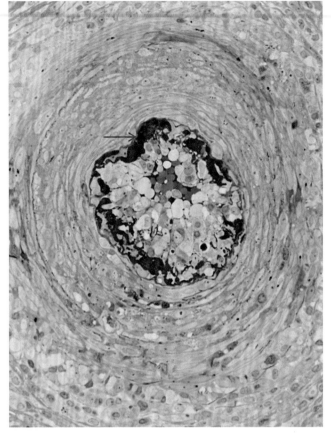

图 7.10　急性坏死性血管炎:半薄片纤维样坏死是嗜锇性和深蓝色的(箭头所示)。(1μm 厚甲苯胺蓝染色塑料部分)

膜板层中散在分布。"鬼体"是圆形、边缘清晰的间质结构,表现为不规则的电子密度;它们可见于多种发生钙化的组织(Anzil 和 Palmucci,1983)。

　　在某些神经损伤后,局灶性的神经束膜细胞增殖并浸润内膜可导致"微束"形成。这是一种神经束膜细胞对损伤的非特异性反应,并可见于麻风病(图 7.12a、b)、糖尿病性和结节性神经疾病(Pearson 和 Weddell,1975;Vallat 等,1991;Thomas 和 Bhagat,1978;Nesbitt 和 Acland,1980;Johnson 和 Kline,1989)。偶尔会有少量紊乱的神经纤维侵入神经束膜甚至外膜,形成微神经瘤,这是对神经和神经细胞损伤的一种反应,我们偶尔会在糖尿病性神经疾病(图 17.2 和图 17.4b)中观察到这种情况。

　　脂质细胞浸润神经束膜可见于麻风病性神经疾病,这在我们检查的一例特发性神经束膜炎病例中极为明显(图 10.7),还可见于原发性胆汁性肝硬化(Thomas 和 Walker,1965),可能与高血清胆固醇相关。在法布里病和尼曼-皮克病,以及胺碘酮和其他两亲

性阳离子毒素的神经疾病中,神经束膜细胞也可能会有脂质沉积。在一些脂质沉积性疾病中新鲜冷冻组织的偏振光检查,可表现为"马耳他十字"形态(图 20.10),但这是各向异性胆固醇酯的非特异性表现(Weller,1967;Hirsch 和 Peiffer,1957)。

7.4.3　神经内膜检查

7.4.3.1 光镜:神经疾病过程的特征

　　病理学家必须确定是否存在神经疾病,如果是,确定其性质。

是否有髓鞘缺失?是否有选择地影响大或小纤维?

　　甲苯胺蓝染色中,我们在 20 倍放大镜下可快速判断是否有严重、中度、轻度,或无明显的轴突损伤。考虑到正常神经的广泛变异性,任何损耗<25%的轴突损失都无法检查到,尽管纤维频率直径直方图可能在有髓纤维总数正常的前提下显示大有髓纤维与小纤维的比值的明显改变(定量形态测量学的更多讨论

表7.3   神经浸润的临床意义

细胞类型	意义
淋巴细胞	提示血管内炎如血管壁,但无特异性(见正文)
中性粒细胞	几乎总是提示坏死性血管炎;然而,可能是由于过长的活检过程而产生的伪差
嗜酸性粒细胞	可能出现在坏死性血管炎中,但更有利于肉芽肿性血管炎,如果非常突出;可能出现嗜酸性粒细胞综合征、毒性油综合征和嗜酸性粒细胞性肌痛综合征
泡沫细胞	麻风病,晚期沃勒变性,脂质贮积病
类上皮组织细胞	结节病、麻风病
多形炎性浸润细胞	淋巴瘤样肉芽肿,坏死性血管炎,麻风病
浆细胞	浆细胞病、梅毒、血管炎、莱姆病、麻风病
非典型单核细胞(单克隆免疫表型)	染淋巴细胞性疾病、淋巴瘤样肉芽肿病

表7.4   炎性神经疾病

坏死性血管炎
非坏死性感染神经疾病(干燥综合征,SLE 等)
炎性脱髓鞘神经病(GBS,CIDP)
多种疾病
　感觉运动神经疾病
　血管炎性神经疾病
　亚急性感觉神经疾病
血蛋白异常神经疾病
神经束膜炎
移植物与宿主病的神经疾病
结节病
传染病
　麻风病
　HIV DSPN
　莱姆病
　巨细胞病毒神经炎
　查加斯病(Chimelli 和 Schieber,1994)
昆虫叮咬有关的非溶性神经炎
毒素暴露
　掺假的菜籽油中毒
　嗜酸性粒细胞

表7.5   肉芽肿性神经疾病

结节病
无干酪肉芽肿性神经疾病(无系统性疾病证据)
麻风病(TT,BT,BB)
变应性肉芽肿性血管炎
韦格纳肉芽肿病
淋巴瘤样肉芽肿病
血管免疫母细胞性淋巴结病

表7.6   相对选择性的神经束膜炎症

麻风病
特发性炎症
毒性油综合征,嗜酸性粒细胞性肌痛综合征
冷沉球蛋白血症(异常)
结节病(异常)
莱姆病(异常)
淋巴瘤(异常)

见第 3 章)。即使没有形态学检查,也应该对大和小的髓鞘纤维丢失相对比例进行粗略估计。不管病因是什么,前者更常受累。通过形态学检查(图 7.13b)确定的选择性小髓纤维减少(图 7.13a)是一种非常重要的发现,其鉴别诊断不多(表 7.7)。尽管早期的工作人员使用银浸渍法来估计无髓纤维数量甚至直径,但光学显微镜并不能轻易地对常规切片的非髓鞘细胞数量进行评估(Thomas 等,1993)。Johnson 等(1994)最近提倡使用光镜下免疫细胞化学标记来快速估计 UF 密度。轴突损失的进程是多少?

如果发现轴突变性,则应评估其进展过程。光镜下可发现的急性轴突变性的最早变化是轴浆染色变浅和代表线粒体的点状密度降低(图 4.13)。通过髓鞘卵可识别进展的沃勒变性(即"活跃轴突变性")(图 4.14)。在切面或单纤维分离中,髓鞘卵很容易被视为在前轴间隙内纵行排列的髓鞘碎片(图 4.14e)。

在横截面上,每个平均大小的神经束含一个髓鞘卵可能是正常的,特别是当总数正常且没有其他改变时。在老年患者(>60 岁)中,每个神经束内 2~3 个变性轴突属于正常范围,或符合"老化的神经疾病"改变。

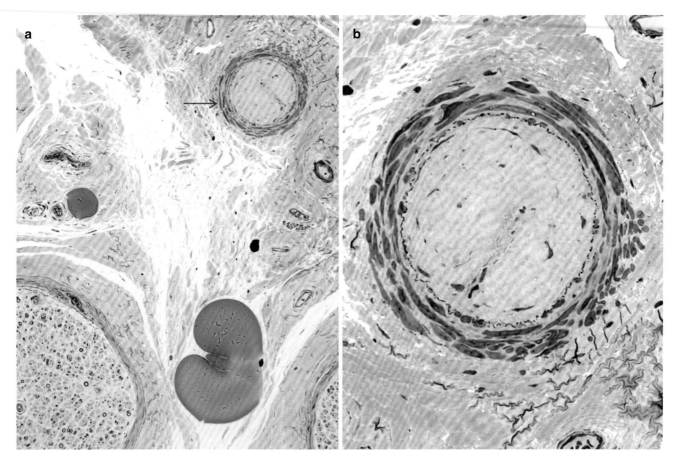

图 7.11　非诊断性血管改变(a,b):该非糖尿病患者表现为多发性神经疾病。神经外小动脉(箭头所示,a)显示出玻璃样腔隙闭塞内部弹性膜保留,虽然提示这一病变并不足以得出血管炎的诊断,但这是整个标本中唯一的血管改变。(1μm 厚甲苯胺蓝染色切片,a:200×;b:600×)。

因此,熟悉类似轴突变性(图 7.5 至图 7.9)的伪差也很重要。

当轴突数量减少且没有活跃的沃勒变性时,病变过程显然是慢性的。急性的大量轴突变性经常出现在血管炎和中毒性神经疾病中,而在大多数遗传性疾病中也能看到慢性进展的病程。慢性轴突减少合并急性变性常见于血管性神经疾病。

是否存在轴突再生?

三种及以上有髓细胞紧密相连(再生丛)是髓鞘再生的标志。形态学研究表明,每毫米最多发现 20 个再生丛,甚至可能存在 40 个。因此,粗略认为每一个平均大小的神经束中存在 1~2 个再生丛并不一定是异常表现。当有严重的轴突脱失时,最好估计每 1000 个有髓细胞的所含再生丛数目,正常范围的上限为 2.0。再生可能见于任何轴突性神经,因此是非特异性的。然而我们一直对 CMT-2 中的再生丛簇印象深刻。

在任何一种轴突性神经疾病中,缺乏再生丛提示神经疾病,如感觉神经疾病、一些脊髓小脑变性,或淀粉样神经疾病。

是否存在活跃的脱髓鞘?

有髓纤维的髓鞘缺失或变性是活跃的脱髓鞘的证据,常出现在吞噬大量髓鞘碎片的巨噬细胞中。即使仅存在一个活跃脱髓鞘的轴突也可能是异常的病理改变,提示脱髓鞘神经疾病,但需要更多证据才能做出可靠的诊断。在光学显微镜下可能非常明显,尤其是在油镜下,但最好通过超微结构评估,后者可以较好地保留轴突,并可更仔细地评估疑似的脱髓鞘改变。必须确定邻近的碎片填充细胞是被动的变性髓鞘碎片清道夫,还是导致髓鞘破坏的元凶。后者最终需要电子显微镜证实(见后文)。不应把郎飞结中罕见的有髓纤维轴突横截面误认为脱髓鞘轴突,该部位的轴浆密度高于正常(箭头所示,图 7.14)。

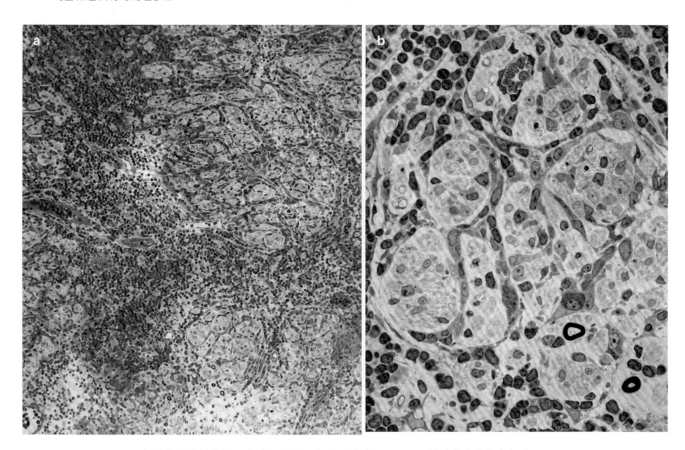

图 7.12　(a,b)麻风病微束是由神经束膜细胞的反应增殖形成的。(1μm 厚甲苯胺蓝染色切片,a,400×;b,1000×)

表 7.7　选择性小纤维/无髓纤维缺失

淀粉样变性
糖尿病性小纤维神经疾病
法布里病
Tangier 病(假脊髓空洞型)
遗传性感觉和自主神经疾病
酒精性神经疾病(罕见)
特发性急性泛自主神经疾病(Kita 等,1984;Pavesi 等,1992)
特发性慢性无汗症(病例记录 MGH 1994)
二甲基氨基丙腈毒性神经疾病(见表 18.2)

是否有脱髓鞘或髓鞘再生?

　　带有稀疏髓鞘的轴突提示脱髓鞘后髓鞘再生。但该改变也见于原发性髓鞘减少或再生轴突周围。最好通过电镜图评估髓鞘厚度,但塑料包埋的半薄切片(1μm 厚)可以得出可靠的评估。如果横截面不完全垂直于神经纤维的长轴(Dyck 等,1968),较厚的切片导致髓鞘的厚度可能会被高估。G 比率为髓鞘状态提供了图解。普遍低髓鞘化的发现强烈提示遗传性脱髓鞘或髓鞘形成不良性神经疾病,典型的例子是间质性神经炎综合征(CMT-3)。在异染性白质营养不良、尼曼-皮克病,以及偶尔在 CIDP 中,我们也可以观察到普遍的低髓鞘化,尽管该改变在尼曼-皮克病中没有那么严重(即 G 比率较低)(图 20.1 和图 20.14)。在 CIDP 和 CMT-1 中,髓鞘的厚度变化很大,一些纤维在正常范围内,而另一些纤维则为超薄的髓鞘。

是否存在洋葱球结构?

　　洋葱球结构的形成是反复脱髓鞘的标志。石蜡包埋无法很好地显示这些结构;塑料包埋组织则可靠得多。洋葱球从未见于正常的神经。电子显微镜可检测到被光学显微镜忽略的早期洋葱球,并帮助排除"伪"洋葱球(见后文)。虽然洋葱球可见于多种神经疾病(表 7.8),但以洋葱球为主要特征的神经疾病的鉴别诊断有限;在实践中,鉴别诊断可缩小到 CMT-1 与 CIDP。如发现个别仅有一层冗余施万细胞突触包绕的"早期"洋葱球且有提示脱髓鞘的其他改变,这种类型诊断意义较低,原因在于这种改变可见于脱髓鞘改变非原发性病变的神经疾病,即它们属于继发轴突改变的脱髓鞘。

　　我们在一例最终确诊为脊髓栓系的病例中发现

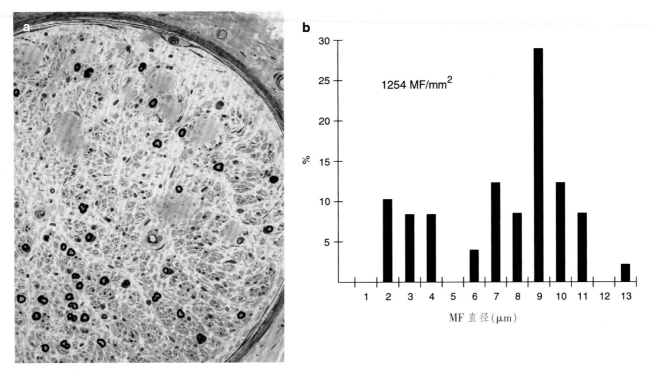

图 7.13　形态学分析。(b)淀粉样神经疾病中可见伴随大 MF 相对保留的严重的轴突脱失。(a,1μm 厚甲苯胺蓝染色切片,400×)

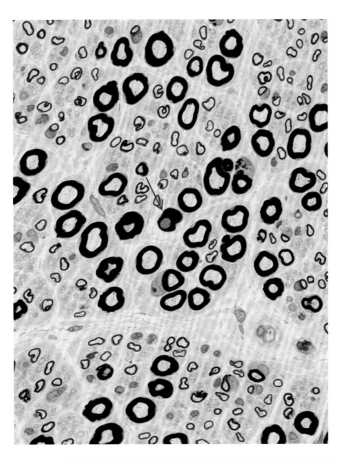

图 7.14　轴浆密度的增加及髓鞘的异常形态(箭头所示)代表穿过结旁区的一段(1μm 厚甲苯胺染色切片)。

了大量洋葱球和广泛的脱髓鞘。手术治疗可改善临床。虽然这个患者可能患有脊髓栓系和获得性肥厚性神经疾病(家族性神经疾病不会出现症状改善),但没有临床证据支持这种情况。我们怀疑慢性牵引所致的神经根反复急性脱髓鞘继发于轴突改变。

确定神经病理过程的本质

　　通过上述问题所收集的信息,应该用于构建神经疾病的过程性质的整体观点:轴突、脱髓鞘或混合,急性、慢性或两者兼有。在单独的情况下,轴突和脱髓鞘的改变通常很明显。然而,当两者都存在时,核心问题是当存在轴突异常时, 脱髓鞘是原发的还是继发的。因为原发性脱髓鞘比轴突变性有更好的预后,鉴别诊断更少。严重的脱髓鞘,如裸轴突或活跃脱髓鞘的轴突更加提示原发性脱髓鞘。洋葱球并不一定提示活跃脱髓鞘,除非数量很多,但它们的存在更提示这种可能性。

　　最棘手的常见情况是活检所示的慢性轴突脱失和数量不定的薄髓鞘轴突。应考虑轴突和髓鞘改变的相对严重程度。大量的薄髓纤维以及无明显轴突减少提示原发性脱髓鞘,而偶见的薄髓纤维合并大量轴突减少则提示继发性脱髓鞘或不完全再生。在这两个极端之间,这个过程被描述为"混合"而没有进一步的区

表7.8 洋葱球神经疾病

由基因决定

CMT-1(均可见)(图19.1至19.5)

先天性神经疾病(常见)(图19.14至图19.16)

遗传性神经疾病与压力性麻痹 (常见)(图19.14至图19.18)

线粒体疾病(有时可见)

Refsum 病(常见)

Tangier 病(有时可见)

异染性脑白质营养不良(有时可见)

球状细胞脑白质营养不良(有时可见)

肾上腺脑白质营养不良(不常见)(图20.25至图20.27)

尼曼–皮克病(不常见)(图20.16至图20.20)

脑腱黄瘤病(有时可见)

着色性干皮病

Cockayne 综合征

艾滋病

CIDP(20%的活组织切片)

(图9.11和图9.12,图9.14和图9.15,图9.17和图9.18,图9.19至图9.30)

持续传导阻滞多灶性神经疾病(图9.31至图9.33)

IgM 副蛋白相关性神经疾病(常见)(图14.2和图14.3,图14.5和图14.6,图14.9至图14.12)

非 IgM 副蛋白相关性神经疾病(罕见)

多种脱髓鞘疾病(变量)

肢端肥大症的神经疾病(经常)

糖尿病(不常见)(图17.1至图17.9)

甲状腺神经疾病(罕见)

毒性神经疾病

胺碘酮(罕见)

Eosinophilia-myalgia 综合征(罕见)

该列表排除了已描述的有罕见"早期"洋葱球的神经疾病。

分。精准的形态学测量和单纤维分离可能有利于解决原发性或继发性髓鞘改变的问题,但这两种技术非常耗时且诊断价值存疑。超微结构检查可以解决这个问题,且可提供关键的诊断信息(见后文)。

病理改变分布的评估

确定神经受累为广泛的、局灶性的还是多灶性的很有价值。广泛受累提示遗传或中度/代谢过程,而局灶性或多灶性病理是典型的血管、感染和感染性疾病。在一些肥厚性神经疾病中,这可能是区分 CIDP(局灶性、多灶性)和 CMT-1(弥漫性)最有用的方法,尽管

区别并不绝对(Gabreels-Festen 等,1993)。同样,显示多个区域活跃的轴突变性的神经总是提示存在血管病变,即使在现有组织中未发现特定的血管异常。

7.4.3.2 光镜:内膜的其他病理特征

髓鞘和轴突的改变

在 LM 上很容易看到巨大的轴突肿胀,如果存在数量较多,则对遗传性或中毒性巨轴突神经疾病有诊断价值(图19.19至图19.21)(表7.12)。必须使用电镜证实纤维堆积。偶见的轴突肿胀是轴突病变的非特异改变,也可能代表生长锥肿胀(图4.22a)。虽然个别轴突多葡聚糖体是非特异性改变,特别是在老年个体中,但发现多个轴突内葡聚糖体提示葡聚糖病、Lafora 病或IV型糖原病。

只要排除了伪差的可能,神经活检发现数个巨大的厚髓纤维而其他纤维显示冗余环路这一现象,就可以诊断腊肠样神经疾病。虽然这绝大部分提示压力易感性遗传性神经疾病,但仍须考虑其他诊断的可能性;基因分析可能会有所帮助。

其他细胞改变

神经内膜单核细胞浸润的意义重大;LCA 免疫染色可显示这些细胞。炎性细胞和肿瘤单核细胞的区别依赖于其他免疫组织化学标志物和非典型性细胞学证据。我们的免疫染色经验表明,在正常神经中可看到神经束中有一两个散在淋巴细胞(T 细胞)。与神经外膜个别小血管周围淋巴细胞套可能无病理意义的情况相反,我们认为在内膜中发现炎性细胞提示炎症性神经疾病。无论在血管周围还是随机分布在神经内膜内,重要的是鉴别浸润细胞的性质(表7.3)。血管炎可累及内膜血管,尽管更多情况下为神经外膜受累。根据我们的经验,神经内膜血管周套最常见的病因为CIDP。淋巴细胞在 GBS 中罕见,后者神经内膜浸润细胞以巨噬细胞为主。

非典型性细胞提示肿瘤浸润,通常是淋巴瘤,但在无淋巴瘤(第14章)的副蛋白性神经疾病中也可见。在 HIV 患者的周围神经中也发现了巨细胞,巨细胞还可见于合并多发单神经炎和 CMV 的 HIV 患者的周围神经,而内皮细胞可能含 CMV 包涵体(图11.3)。肉芽肿和巨细胞可见于神经内膜或神经外膜,提示多种诊断(表7.5)。增多的内膜细胞也可能是施万细胞或成纤维细胞增生,这是对周围神经损伤的非特殊反应。

表 7.9　**具有诊断价值的包涵体神经疾病**

感染性

　麻风病

　　巨细胞病毒

中毒性

　两条性阳离子药物(胺碘酮、氯喹)

遗传性周围神经疾病

　鞘脂病

　　异染性脑白质营养不良

　　球形细胞脑白质营养不良

　　法布里病

　　尼曼–皮克病

　　GM₁ 和 GM₂ 神经节苷脂贮积症

　　腺脊髓神经病/肾腺脑白质营养不良

　　Batter-Kufs 病

　　Tangier 病

　脑腱性黄瘤病

　巨轴突神经疾病

　神经轴突营养不良

其他

　葡聚糖神经疾病

虽然肥大细胞在神经疾病中增加，但无特异性。在 Chediak-Higashi 综合征(见第 19 章)中，肥大细胞颗粒增加了 10 倍。

神经内出血常见于血管炎性神经疾病，但也可见于出血体质患者，如白血病、免疫血小板减少症，或血友病 (Brun 等，1964；Greenberg 和 Sonoda，1991；Katz 等，1991)。

包涵体

在半薄片中，特别是在油镜下(表 7.9)，可看到多种神经内膜细胞类型的沉积性物质。在脑白质营养不良患者的甲苯胺蓝染色半薄切片中可看到成对的异染性保留。应该用电子显微镜来观察，在这种情况下，病理学沉积物可与诸如 Reich Pi 颗粒等正常的内容物区分开来，更多内容见第 20 章。

间质成分

明确并加宽的非细胞区在神经内膜或神经束膜下被称为"水肿"，但这一现象的生化性质和意义尚不明确。通常，这种"水肿"在甲苯胺蓝染色或者 Alcian 蓝染色中浅染，且包含部分有细突触的成纤维细胞。如果在这个空间中没有看到类似着色以及没有细胞

存在，该改变很可能是伪差。尽管如此，真正的"水肿"在肥厚性神经疾病(遗传性或获得性)中最为显著，但在其他神经疾病中也可见，不具有鉴别诊断价值。雷诺小体具有神经内膜"水肿"的某些特征，在约 5% 的神经活检中可见。虽然它们与慢性压迫有关，但不具有诊断价值。我们曾经认为环形雷诺小体的结构是"神经束膜下水肿"(图 2.15)。神经纤维瘤是许多活组织检查的非特异性结果，其唯一价值在于提示疾病的慢性病程。

神经内膜中的无定形沉积物提示淀粉样蛋白或非淀粉样蛋白免疫球蛋白沉积的可能。采用刚果红染色在偏光显微镜检查可显示淀粉样蛋白，而非淀粉样蛋白免疫球蛋白沉积虽然 PAS 阳性，但不具有折射性。研究者还使用硫黄素–S 来检测淀粉样蛋白，尽管偶尔人为增加背景染色会干扰它的效用。免疫组织化学技术可确定该沉积物的免疫球蛋白性质。

7.5　电子显微镜

我们在约一半的神经活检中进行超微结构检查。通过油镜光学显微镜选择合适的塑料包埋材料。

7.5.1　无髓纤维的评估

无髓神经纤维(UF)很难进行精确评估，我们很少进行 UF 计数。然而，如本书其他部分所讨论的，通过检查施万细胞亚单位(ScSu)组成，可以大致了解是否存在 UF 疾病。Ochoa(1978)和 Gibbels(1989)提供了权威的综述。可以检查 ScSu 去神经支配的频率、施万细胞分布与轴突分布的比例、ScSu 分布总数以及胶原袋和孤立施万细胞预测的频率。"失神经"的 ScSu 和胶原蛋白袋通常也可见，但会随着年龄增加和神经疾病而增加 (Kanda 等，1991；Behse 等，1975；Ochoa，1978)。 最早的变化是施万细胞突触数量的增加，其次是每个 ScSu 的施万细胞增加，以及失神经施万细胞亚基的数目增加。可检测到的无髓轴突数量减少不是早期发现(Behse 等，1975)。无髓纤维再生可能会导致轴突数量的正常化和失神经 ScSu 数量的减少 (Behse 等，1975)。"失神经"的 ScSu 可能不仅仅是无髓鞘轴突丢失的结果，还可能是由于非形成髓鞘的施万细胞的增殖和(或)每个细胞的突触数量增加 (Kanda 等，1991)。

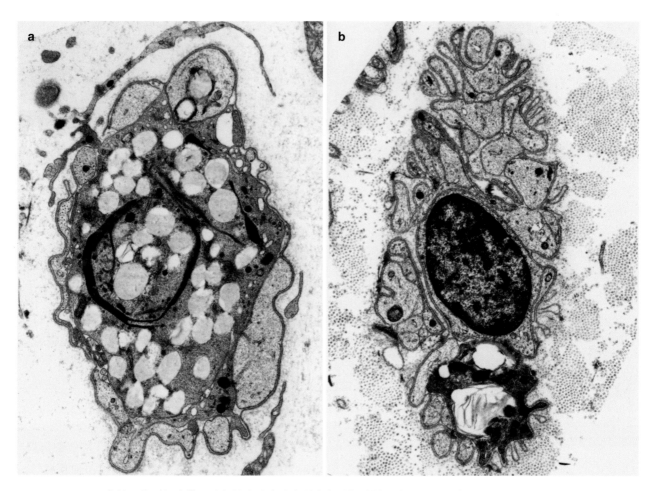

图 7.15   失神经施万细胞带。残留的脂质碎片表明来自早期髓鞘形成的施万细胞。(a, 10 055×; b, 11 332×)

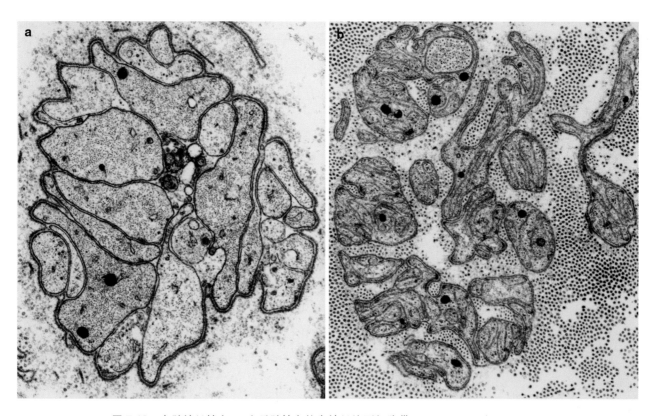

图 7.16   有髓神经轴突 (a) 和无髓轴突的失神经施万细胞带。(a, 16 302×; b, 13 760×)

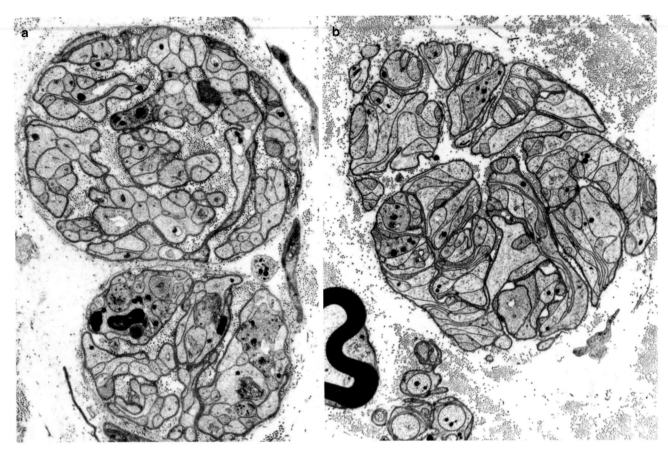

图 7.17　失神经施万细胞带。这些结构的来源是髓鞘化还是非髓鞘化的施万细胞尚不确定。它们可能代表再生丛的去神经支配。(a,5928×;b,6202×)

显然仅通过目测来评估这种变化是很困难的,而量化的实际价值存疑;UF 的变化几乎总是非特异性的(Behse 等,1975)。我们依靠观察失神经 ScSu 的数量作为无髓纤维减少的指标。不幸的是,这种发现在正常人中存在很大差异:高达 25% 的 ScSu 在一些成人患者中没有轴突,在老年患者中可能甚至更多(Behse,1990;Kanda 等,1991)。每个 ScSu 去神经支配的数量增加是有意义的,对照组仅有 5% 的 ScSu 有 6 个以上的去神经支配,而在神经疾病中,50% 或更多的 ScSu 可能有 6 个以上的去神经支配(Behse 等,1975)。

另一个难点是,并非所有失神经施万细胞都是由于无髓纤维的丢失所致。由髓轴突缺失导致的施万细胞(Büngner 带)聚集可能很难与失神经支配 ScSu 区分开来,但一些标准是有用的(Ochoa,1978;Behse 等,1975)(图 7.15 至图 7.17)(表 7.10)。

无髓纤维活跃变性是一种特殊的发现,<0.5% 的正常人中可有这种表现(Behse 等,1975)。微小(直径<0.8μm)无髓轴突的增加可能表明无髓轴突变性和再生(Ochoa,1978),而 UF 直方图是评估此问题的最佳方式。

UF 疾病的研究显然是一项艰巨的任务,即使发现严重的无髓轴突疾病,除非有髓鞘轴突相对不受累,否则诊断价值极低(表 7.7)。

7.5.2　电子显微镜:髓鞘和脱髓鞘的评估

周围神经超微结构检查的价值在于评估髓鞘变化。电子显微镜可以证实脱髓鞘在没有进行性轴突疾病(即原发性)的情况下发生,可以显示特定的脱髓鞘和髓鞘病模式,并且可以确定具有诊断特异性的施万细胞包涵体。关于提示施万细胞病的改变的讨论见本书其他部分。

7.5.2.1 支持继发性脱髓鞘的改变

当在电子显微镜上观察到髓鞘改变时,若同时出现轴突病理改变,那么这种发现通常是非特异性的

（表 7.11），可能提示轴突病为原发性病变。特别是常见的表现为轴突萎缩或局灶性轴突肿胀伴有细胞器或细胞积聚。多余的髓鞘环和髓内分裂对应于在 B 型单纤维分离改变中看到的髓鞘皱褶（Dyck 等,1984）。这是非特异性的，但是在实验和人类模型中发现，在继发性髓鞘改变的轴突病中可见。

7.5.2.2 支持原发性脱髓鞘的改变

髓鞘本身可能表现出诊断性改变,例如,发现间隔很宽的髓鞘（图 14.5 和图 15.4），显著但不总是与 IgM 副蛋白血症神经疾病密切相关但不完全相关（表 5.2）。髓鞘疏松是一种较少见的具有诊断意义的表现,其中最重要的是 POEMS 综合征和骨硬化性骨髓瘤（表 5.1）。脱髓鞘神经疾病中最常见和最重要的超微结构改变是巨噬细胞介导的脱髓鞘。当观察到典型的巨噬细胞过程穿透并破坏完整轴突周围的髓鞘时,可诊断 CIDP 或 GBS,从而影响治疗和预后。完整轴突周围的囊状脱髓鞘也与炎性脱髓鞘神经疾病相关,但除尸检材料外我们并未发现这种情况是常见的。在完整的轴突周围存在的清道夫巨噬细胞应与巨噬细胞介导的脱髓鞘区分开来。

7.5.2.3 洋葱球

在洋葱球的研究中,电子显微镜可作为高倍数光学显微镜的补充。根据它们的形态学特征可以几乎做出病因学诊断,甚至区分获得性疾病和遗传性疾病。在任何肥厚性神经疾病的洋葱球中都可以看到基底膜平行排列,但是当其非常显著时则提示先天性髓鞘形成障碍性神经疾病（包括间质性神经炎综合征）。我们也在明显不属于间质性神经炎的非典型成人发病家族性神经疾病中观察到这种情况（图 19.8）。在具有持续传导阻滞的多灶性神经疾病中很少见到含有大量异常洋葱球的非正常局灶区域的神经（图 9.33 至图 9.35）。

有时很难确定观察到的结构是真正的洋葱球,还是仅是一个具有许多无髓侧枝芽的再生丛形成的"伪"洋葱球（图 7.18 至图 7.20）。光学显微镜下往往不足以区分真正的洋葱球和假洋葱球（图 7.18a~d）。但是,临床和家族史、实验室和神经活检的病理学分布可能有助于区分。在典型的洋葱球上看到一些无髓轴突是正常的，但是如果大多数同心施万细胞含有轴突,检查的结构比脱髓鞘和髓鞘再生更能代表变性和

再生。此外,重要的是要了解病理学所持续存在的伴随改变,如部分脱髓鞘的形式、在不同肌束间的分布等。超微结构检查可以通过证实轴突和许多施万细胞带来的全面损失来解决塑性切片引起的混淆（图 7.20a,b）。有些病例难以单独由病理诊断（图 7.20c）,尽管病史也可能导致将病变误认为是假洋葱球,如本图所示的情况。

7.5.3　轴突超微结构改变

很多非特异性轴突超微结构改变（表 7.11）没有诊断特异性。如果比正常人更显著,也只能做出轴突病的判断。只有少数特异性轴突改变有助于病理学家做出诊断，或至少缩小鉴别而不是报告阴性的结果,即非特异性轴突变性。

7.5.3.1 细丝聚集的轴突肿胀

这提示某些中毒性神经疾病或巨大轴突神经疾病的可能性（表 7.12）。中毒性巨大轴突神经疾病不具有典型巨大轴突神经疾病中所见的局灶性嗜锇性的特征,临床特征提示 CMT-2 有巨轴突改变（Vogel 等,1985）。正如我们在 CIDP（髓鞘完整时）结节病病例横切片中偶尔看到的,没有轴突肿胀的细丝积聚是非特异性的。脱髓鞘/低髓鞘/髓鞘形成不良的轴突可能会出现弥漫性轴突萎缩,导致细丝密度增加（图 9.27）。

7.5.3.2 神经轴突营养不良

"神经轴突营养不良"这一术语通常用于描述轴突细胞器的数量和形态的非特异性改变,并且包括表中描述的大部分改变。在婴儿神经轴突营养不良（INAD,赛特贝格病）中,这些改变可见于小管状结构的特异性聚集,有时呈明显的裂隙和松散堆积的平行线形或圆形的聚集体（比较图 19.26、图 19.27 和图 4.6）。

7.5.3.3 轴突包涵体

具有诊断特异性的包涵体在轴突中比在施万细胞中少得多。胺碘酮的毒性（大概是其他两亲性阳离子毒素）、麻风病和多葡聚糖体症都可能表现出特征性轴突内容物,但在前两种情况下,这些在其他神经内膜或神经外膜细胞中的发现更可靠（见下文）。在其他正常神经中可以发现多葡聚糖体,但是在某些临床情况下,存在几个具有明确鉴别诊断意义的多葡聚糖体（第 21 章）。随着年龄的增长,多葡聚糖体的发生率增加（图 21.2）;它们在儿科人群中的表现始终是值得

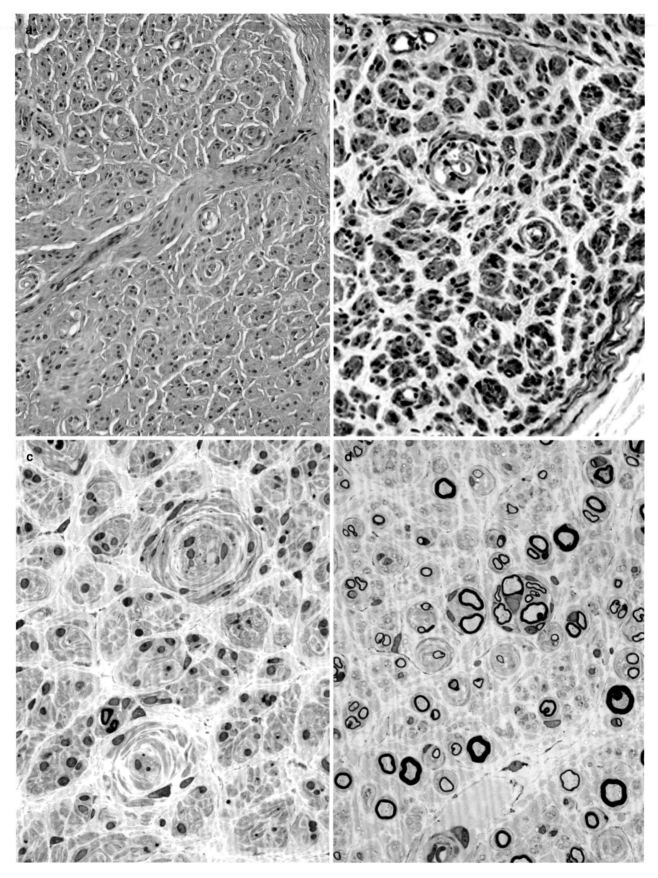

图 7.18　假洋葱球。通过 HE 染色(a)和 IV 型胶原染色(b)光学显微镜下,假洋葱球与真洋葱球非常相似。(c)其至这个 1μm 厚塑封神经切片显示出大同心洋葱球,尽管(d)中神经切片所示使具有薄的有髓鞘的轴突簇的轴突变性的结果更有说明力。(a,b 石蜡切片,400×;c,d 1μm 厚甲苯胺蓝染色切片,1000×)

表 7.10   失神经施万细胞带

标准	无髓	有髓细胞(Büngner 带)
大小(最少使用)	1~4μm	3~8μmBM
BM 的轮廓	轮廓光滑	不规则
髓鞘残片	无	有时
其他特征	片状过程的团块	

表 7.11   轴突病变的非特异性超微结构变化

囊泡的局灶性积聚(致密核心,层状,空洞,管状)
小管或细丝聚集体
未扩大轴突
线粒体异常数目或形态
糖原轴突萎缩
施万细胞轴突网络的储积

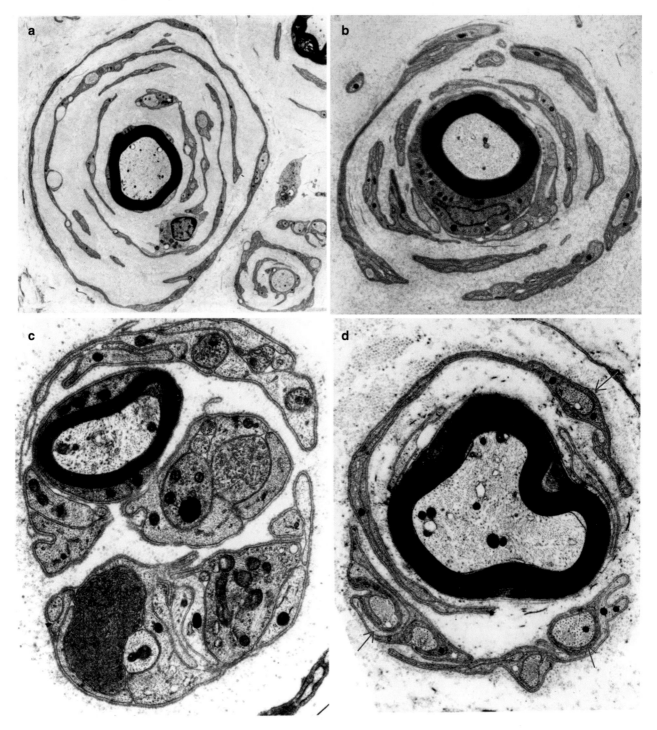

图 7.19   假洋葱球的超微结构。假洋葱球的典型表现是施万细胞突起,这些突起通常由小轴突(a-c)填充;然而,(d)中所示易被误判,因为看似是典型的真正的洋葱球,但几乎所有周围的施万细胞过程包围无髓轴突(箭头所示)。(a,b,10 000×;c,15 390×;d,10 522×)

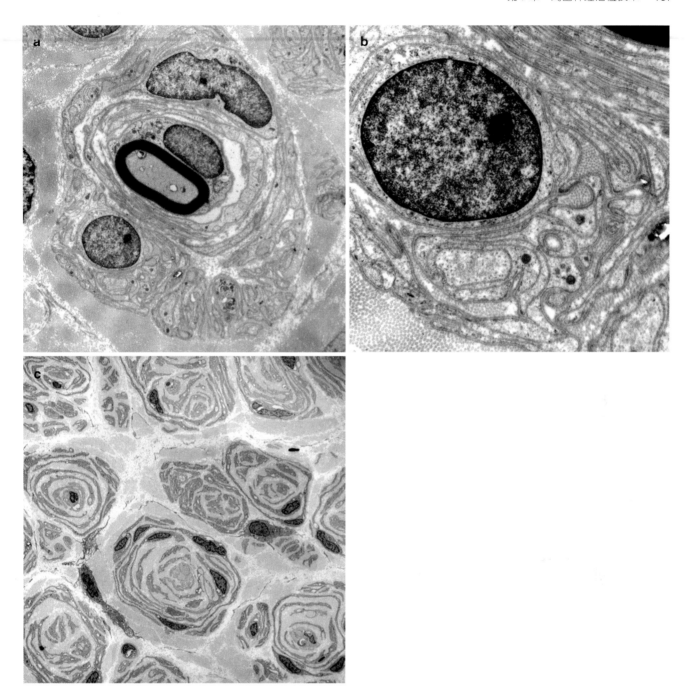

图 7.20　异形假洋葱球。(a,b)是围绕有髓鞘轴突的同心突起的集合;然而,假洋葱球还含有许多典型的轴突变性的施万细胞突起的失神经支配带。(c)一个没有任何轴突的区域。然而,在其他肌束中,分散的有髓鞘轴突没有明确的脱髓鞘形式,临床病史可支持。(a,6000×;b,20 000×;c,4000×)

关注的问题。在一些沉积性疾病中(第 20 章),典型的细胞体在轴突中很少被发现,但在其他细胞成分(MLD、法布里病,GM1 和 GM2 神经节苷脂沉积症)中较为明显。

我们已经在各种情况下看到了弥漫性轴突改变,并怀疑这些是否具有诊断价值,因为它们在"正常"神经中可被观察到(Ochoa 和 Mair,1969)。

7.5.4　内膜细胞内包涵体的超微结构检查

关于超微结构、细胞分布和某些神经疾病的特征性储存细胞体频率的细节,可见第 20 章。

在正常周围神经中发现的包涵体包括在形成髓鞘的施万细胞中观察到的 Reich Pi 颗粒和不形成髓鞘施万细胞中的脂褐质色素。在本书其他部分有详

表7.12 伴轴突肿胀和细胞积聚的神经疾病

巨大轴突神经疾病
毒素暴露
正己烷
甲基正丁基酮
双硫仑和二硫化碳
丙烯酰胺
其他特征不明显的病变
"CMT–2"（一个谱系）
B$_{12}$缺陷[a]
淀粉样变性[a]

[a] 不像典型的巨大轴突神经疾病那样严重。

述。这两种包涵体随着年龄增长而增加，并且可能以非特异性方式随神经疾病而增加。尼曼–匹皮病的包含物可能与脂褐素无法区分，并且确定是否存在代谢障碍取决于形成髓鞘和不形成髓鞘施万细胞以及其他神经内膜细胞中是否有大量蓄积性物质存在。巨大施万细胞溶酶体可能在 Chediak-Higashi 综合征中见到。巨细胞多核细胞染色的施万细胞核是共济失调毛细血管扩张症的一个特征。

肾小管间质包涵体（TRI，眼球网状结构和狼疮包涵体）是亚细胞结构，大小为 0.1~3μm，可见于各种疾病状态，但不在正常人体组织中（Grimley 和 Schaff，1976）。它们表现为位于内质网内的分支膜小管的聚集体，并且偶见于核周包膜内。小管的直径为 20~30nm，可以组织成紧密的蜂窝状或松散的缠结。肾小管间质包涵体最常见于内皮细胞、淋巴细胞和巨噬细胞中，并已在多种细胞类型中被发现，但在神经元或施万细胞中尚未被发现。膜状细管最初被认为起源于病毒，现在认为是由于高水平干扰素导致的内质网的内陷（Luu 等，1989）。作为人类疾病的标志物，TRI 是非特异性的，并且在大多数胶原疾病、肿瘤、病毒感染和几种神经变性和贮积性疾病（Grimley 和 Schaff，1976），以及使用静脉内干扰素治疗的患者中已有发现（Grimley 等，1983）。它们在周围神经疾病病理学中的重要性在于提示胶原病或 HIV 相关神经疾病（图 11.2 和图 13.16）。典型的 GBS 或 CIDP 中没有 TRI。

7.5.5 间质

电子显微镜检查发现，细纤维物质分散在整个神经内膜中，主要位于血管周围、神经束膜下区域和雷诺小体内。这种物质是羟基乙酸，有时被误认为淀粉样蛋白。超微结构可区别于氧化铁原纤维，显示出比淀粉样蛋白原纤维略大的宽度和"刚性"的外观（图 15.1）。我们对两例副蛋白性神经疾病中神经纤维蛋白原（未成熟弹性蛋白）的沉积印象深刻（图 2.13b）。 耐酸纤维的积累通常与空泡化的成纤维细胞有关，但这没有诊断价值。

Schoene 等（1970）描述的遗传性感觉神经疾病中的巨大空泡化成纤维细胞，随后在肥厚性神经疾病（Asbury 等，1971）、有基底膜洋葱球结构的 CMT-3（Joosten 等，1974）和表现为"局灶性黏液样变性"的 CMT-1（Meier，1979）患者中有描述。在雷诺小体中可见空泡成纤维细胞，并且在雷诺小体形成的实验模型中，空泡化成纤维细胞被证明在神经内膜"水肿"进入雷诺小体的过程中出现（Ortman 等，1983）。在这些情况下，空泡化的成纤维细胞的存在与局灶性或弥漫性聚集的无定形内膜物质在 LM（光镜）上具有黏液样染色模式，并在 EM（电子显微镜）上具有粒状和纤维状（氧醌）结构。Joosten 等（1974）观察到在髓内沉积物中发现的细小颗粒物质亦见于纤维母细胞"液泡"中，Meier（1979）发现形态学证据表明成纤维细胞分泌神经内膜黏液物质。"空泡"实际上可能是一个极其复杂且衰减的细胞破碎形成的细胞外空间。我们观察到的这种成纤维外观，通常在各种各样的获得性和基因决定的神经疾病中的神经内膜"水肿"区域，并且它们没有特别的意义。

几种非特异性血管改变是常见的。血管周围基层的非重叠化是慢性神经疾病的非特异性研究，但在糖尿病性神经疾病中最显著。这一表现随着年龄增加也日益突出。在别处讨论的神经内膜内皮细胞的开窗常常是不正常的，我们在 CIDP 中最常见到这种情况。"幽灵"血管是结疤内神经内的陈旧血管，通常见于末期糖尿病性神经疾病或"烧坏"血管炎性神经疾病。

7.6 免疫组织化学技术

免疫组织化学技术在神经活检材料的检测中具有越来越高的实用性和可靠性。我们经常使用白细胞抗原（LCA）免疫染色检测不明显的炎细胞。随着我们对这一技术的经验的不断增加，我们已经认识到，即使是位于小血管周围袖,检测到少量神经外淋巴细胞也没有任何显著的意义。相比之下,我们认为数个神经外膜淋巴细胞属于正常范围,但神经内膜的血管周围炎细胞套袖为病理性改变。更严格的定量并没有产生一致的结果。

大量神经内膜或外膜 LCA 阳性细胞的存在并不一定提示炎性神经疾病。浸润性肿瘤性神经疾病几乎总见于淋巴瘤,通常表现为神经内明显炎性细胞浸润,但我们也曾见过异常细微的局灶性炎性细胞聚集。因此,如果细胞在常规的 LM 或 EM 检查中无异型性,应使用 B 细胞、T 细胞和免疫球蛋白标记来寻找单克隆。

淀粉样神经疾病的诊断比其他任何病变都要多,可用于确诊淀粉样神经疾病的免疫染色使该病的诊断发生了革命性的变化(第 15 章)。当诊断淀粉样神经疾病时,必须进行 TTR、κ 和 λ 链的免疫染色。我们发现 TTR 非常可靠,但是轻链免疫染色变异性较大,可能是由于缺乏或掩盖了在淀粉样蛋白沉积的轻链 C 区域。为了验证病灶免疫染色异常与淀粉样蛋白沉积相对应,对刚果红和相关免疫染色的步骤切片进行检查是必要的。否则,非淀粉样轻链或重链沉积可能被误认为淀粉样蛋白,尽管这些是不同的疾病(第 15 章)。

周围神经病理学文献中有大量免疫组织研究报道,表明 IgM、IgG、IgA、补体和其他大分子的神经沉积,有报道指出这些技术可能具有诊断价值。然而,已经发表了许多关于这个问题的研究,表明几乎所有这些发现都是非特异性的 (Van Lis 和 Jennekens,1977;Schenone 等,1988;Liebert 等,1985 年;Graham 和 Johnson,1985;Takatsu 等,1985;Neuen 等,1987)。在众多的炎性和非炎性神经疾病和正常神经中可能出现神经束膜或神经束膜下内免疫球蛋白沉积。与之类似,弥漫性内膜 IgG 阳性以及很可能的 IgA 阳性是没有意义的,因为这些大分子可部分透过血-神经屏障。IgM 通常不存在于神经内膜中,因此 IgM 染色阳性为病理改变,尤其是 IgM 副蛋白性神经疾病。这种技术唯一重要的用处是使用免疫组织化学或免疫荧光技术在髓鞘中发现 IgM 沉积。后者提示,IgM 为髓鞘相关糖蛋白抗体相关的神经疾病可能,尽管它既不是 100% 的敏感,也不是特异性的诊断。然而,鉴于 Fc-γ 和补体受体在正常人类神经中的分布(Vedeler 等,1989 年),这一发现的意义尚不清楚。我们不建议在常规神经活检中使用免疫球蛋白、补体或其他大分子的

免疫球蛋白或免疫组织化学技术。人类免疫缺陷病毒(HIV)感染的患者有不典型神经疾病和严重的免疫抑制,可能有巨细胞病变相关的血管性神经疾病,免疫染色可诊断。

7.7　单纤维分离

我们对大多数标本不进行单纤维分离,感兴趣的读者可参考 Dyck 等(1993)的著作。在无瘤神经疾病中,单纤维分离是显示多余髓鞘形成的一种很好的方法,单纤维分离在检测节段性脱髓鞘和髓鞘再生方面的灵敏度和可靠性可能优于横截面,即使是 EM,但很难区分轻度病理与正常范围内的发现,而且其结果通常不能明确诊断。

参考文献

Anzil AP, Palmucci L (1983) Of Ghost bodies and calcified globules: a common finding in the perineurium of adult human peripheral nerve. Clin Neuropathol 2:42–45

Asbury AK, Johnson PC (1978) Pathology of peripheral nerve. Major problems in pathology, vol 9. WB Saunders, Philadelphia

Asbury AK, Cox SC, Baringer JR (1971) The significance of giant vacuolation of endoneurial fibroblasts. Acta Neuropathol 18:123–131

Behse F (1990) Morphometric studies on the human sural nerve. Acta Neurol Scand Suppl 132:1–38

Behse F, Buchthal F, Carlsen F, Knappeis GG (1974) Endoneurial space and its constituents in the sural nerve of patients with neuropathy. Brain 97:773–784

Behse F, Buchthal F, Carlsen F, Knappeis GG (1975) Unmyelinated fibres and Schwann cells of sural nerve in neuropathy. Brain 98:493–510

Bendixen BH, Younger DS, Hair LS et al (1992) Cholesterol emboli neuropathy. Neurology 42:428–430

Brun A, Caviness V, Rudnick P, Tyler HR (1964) Hemorrhages in peripheral nerves in association with leukemia. J Neuropathol Exp Neurol 23:719–725

Case Records of the Massachusetts General Hospital (1994) Case 29 1994. New Engl J Med 331:259–264

Chimelli L, Schieber MB (1994) The peripheral nerve in Chagas' disease. Morphological findings in the sural nerve of 45 autopsied cases. Brain Pathol 4:560 (Abstr.)

Donaghy M, Hall P, Gawler J et al (1989) Peripheral neuropathy associated with Castleman's disease. J Neurol Sci 89:253–267

Dyck PJ, Gutrecht JA, Bastron JA et al (1968) Histologic and teased fiber measurements of sural nerve in disorders of lower motor and primary sensory neurons. Mayo Clin Proc 43:81–123

Dyck PJ, Low PA, Sparks MF et al (1979) Effect of serum hyperosmolality on morphometry of healthy human sural nerve. J Neuropathol Exp Neurol 39:285–296

Dyck PJ, Nukada H, Lais AC, Karnes JL (1984) Permanent axotomy: a model of chronic neuronal degeneration preceded by axonal atrophy, myelin remodeling, and degeneration. In: Dyck PJ, Thomas PK et al (eds) Peripheral neuropathy, 2nd edn. WB Saunders, Philadelphia, pp 666–690

Dyck PJ, Giannini C, Lais A (1993) Pathologic alterations of nerves. In: Dyck PJ, Thomas PK et al (eds) Peripheral neuropathy, 3rd edn. WB Saunders, Philadelphia, pp 514–595

Gabreels-Festen AAWM, Gabreels FJM, Hoogendijk JE et al (1993)

Chronic inflammatory demyelinating polyneuropathy or hereditary motor and sensory neuropathy? Diagnostic value of morphological criteria. Acta Neuropathol 86:630–635

Gibbels E (1989) Morphometry of unmyelinated nerve fibers. Clin Neuropathol 8:179–187

Graham AR, Johnson PC (1985) Direct immunofluorescence findings in peripheral nerve from patients with diabetic neuropathy. Ann Neurol 17:450–454

Greenberg MK, Sonoda T (1991) Mononeuropathy multiplex complicating idiopathic thrombocytopenic purpura. Neurology 41:1517–1518

Grimley PM, Schaff Z (1976) Significance of tubuloreticular inclusions in the pathobiology of human diseases. Pathobiol Annu 6:221–257

Grimley PM, Kang YH, Silverman RH et al (1983) Blood lymphocyte inclusions associated with alpha interferon. Lab Invest 48:30A

Hayat MA (1989) Principles and technique of electron microscopy. Biological applications, 3rd edn. CRC Press, Boca Raton, pp 79–137

Hirsch T, Peiffer J (1957) A histochemical study of the pre-lipid and metachromatic degeneration products in leukodystrophy. In: Cumings JN (ed) Cerebral lipidoses. Blackwell, Oxford, pp 68–73

Holland GR (1982) The Effect of buffer molarity on the size, shape, and sheath thickness of peripheral myelinated nerve fibres. J Anat 135:183–190

Jacobs JM, Shetty VP, Antia NH (1993) A morphological study of nerve biopsies from cases of multibacillary leprosy given multidrug therapy. Acta Neuropathol 85:533–541

Johnson PC, Kline DG (1989) Localized hypertrophic neuropathy: possible focal perineurial barrier defect. Acta Neuropathol 77:514–518

Johnson PC, Beggs JL, Olafsen AG et al (1994) Unmyelinated nerve fiber estimation by immunocytochemistry. J Neuropathol Exp Neurol 53:176–183

Joosten E, Gabreels F, Gabreels-Festen A et al (1974) Electron microscopic heterogeneity of onion-bulb neuropathies of the Dejerine-Sottas type: two patients in one family with the variant described by Lyon (1969). Acta Neuropathol 27:105–118

Kanda T, Tsukagoshi H, Oda M et al (1991) Morphological changes in unmyelinated nerve fibres in the sural nerve with age. Brain 114:585–599

Katz SG, Nelson IW, Atkins RM et al (1991) Peripheral nerve lesions in hemophilia. J Bone Joint Surg 73:1016–1019

King RHM (1999) Chapter 3: Artefact. In: Atlas of peripheral nerve pathology. Oxford University Press, New York, pp 21–28

Kita K, Keizo H, Naoki I (1984) Acute idiopathic pandysautonomia: clinical features, laboratory studies and criteria. In: Sobue I (ed) Peripheral neuropathy. Proceedings of the international symposium on peripheral neuropathy. Excerpta Medica, Amsterdam, pp 151–164

Liebert UG, Seitz RJ, Weber T, Wechsler W (1985) Immunocytochemical studies of serum proteins and immunoglobulins in human sural nerve biopsies. Acta Neuropathol 68:39–47

Luu J, Bockus D, Remington F et al (1989) Tubuloreticular structures and cylindrical confronting cisternae. A review. Hum Pathol 20:617–627

Meier C (1979) "Focal mucoid degeneration" in sural nerve biopsy of a case of peroneal muscular atrophy. Light and electron microscope study. In: Serratrice G, Roux H (eds) Peroneal atrophies and related disorders. New York, New York, pp 119–124

Nesbitt JA, Acland RD (1980) Histopathological changes following removal of the perineurium. J Neurosurg 53:233–238

Neuen E, Seitz RJ, Langenbach M, Weschler W (1987) The leakage of serum proteins across the blood–nerve barrier in hereditary and inflammatory neuropathies. An immunohistochemical and morphometric study. Acta Neuropathol 73:53–61

Ochoa J (1978) Recognition of unmyelinated fiber disease: morphologic criteria. Muscle Nerve 1:375–387

Ochoa J, Mair WGP (1969) The normal sural nerve in man. II. Changes in the axons and schwann cells due to aging. Acta Neuropathol 13:217–239

Ohnishi A, Offord K, Dyck PJ (1974) Studies to improve fixation of human nerves. Part 1. Effect of duration of glutaraldehyde fixation on peripheral nerve morphometry. J Neurol Sci 23:223–226

Ohnishi A, O'Brien PC, Dyck PJ (1976) Studies to improve fixation of human nerves. Part 3. Effect of osmolality of glutaraldehyde solutions on relationship of axonal area to number of myelin lamellae. J Neurol Sci 27:193–199

Ortman JA, Sahenk Z, Mendell JR (1983) The experimental production of Renaut bodies. J Neurol Sci 62:233–241

Paetau A, Haltia M (1985) Calcification of the perineurium. A case report. Acta Neuropathol 36:185–191

Pavesi G, Gemignani F, Macaluso GM et al (1992) Acute sensory and autonomic neuropathy: possible association with Coxsackie B virus infection. J Neurol Neurosurg Psychiatry 55:613–615

Pearson JMH, Weddell AGM (1975) Perineurial changes in leprosy. Lepr Rev 46:51–67

Richter RB (1954) Peripheral neuropathy and connective tissue disease. J Neuropathol Exp Neurol 13:168–180

Schenone A, De Martini I, Tabaton M et al (1988) Direct immunofluorescence in sural nerve biopsies. Eur Neurol 28:262–269

Schoene WC, Asbury AK, Astrom K-E et al (1970) Hereditary sensory neuropathy. A clinical and ultrastructural study. J Neurol Sci 11:463–487

Schroder JM (1986) Proliferation of epineurial capillaries and smooth muscle cells in angiopathic peripheral neuropathy. Acta Neuropathol 72:29–37

Takatsu M, Hays AP, Latov N et al (1985) Immunofluorescence study of patients with neuropathy and IgM M proteins. Ann Neurol 18:173–181

Thomas PK, Bhagat S (1978) The effect of extraction of the intrafascicular contents of peripheral nerve trunks on perineurial structure. Acta Neuropathol 43:135–141

Thomas PK, Walker JG (1965) Xanthomatous neuropathy in primary biliary cirrhosis. Brain 88:1079–1088

Thomas PK, Berthold CH, Ochoa J (1993) Microscopic anatomy of the peripheral nervous system. In: Dyck PJ, Thomas PK et al (eds) Peripheral neuropathy, 3rd edn. WB Saunders, Philadelphia, pp 71–72

Vallat JM, Leboutet MJ, Henry P et al (1991) Endoneurial proliferation of perineurial cells in leprosy. Acta Neuropathol 81:336–338

Van Lis JMJ, Jennekens FGI (1977) Plasma proteins in human peripheral nerve. J Neurol Sci 34:329–341

Van Lis LMJ, Jennekens FGI, Veldman H (1979) Calcium deposits in the perineurium and their relation to lipid accumulation. J Neurol Sci 43:367–375

Vedeler CA, Nilsen R, Matre R (1989) Localization of Fc gamma receptors and complement receptors CR1 on human peripheral nerve fibers by immunoelectron microscopy. J Neuroimmunol 23:29–33

Vital C, Heraud A, Vital A et al (1989) Acute mononeuropathy with angiotropic lymphoma. Acta Neuropathol 78:105–107

Vogel P, Bariel M, Goebel HH, Dyck PJ (1985) Hereditary motor sensory neuropathy Type II with neurofilament accumulation: new finding or new disorder. Ann Neurol 17:455–461

Weller RO (1967) Cytochemistry of lipids in atherosclerosis. J Pathol Bacteriol 94:171–182

第 **8** 章

周围神经疾病的临床

在诊断周围神经疾病时,如果对相关的临床问题进行简短的讨论,将有助于病理学家从他们的神经学同事那里获取临床数据,并将其和活检结果结合分析。将临床医生和病理学家紧密联系起来,可以从活检中获取更多的信息。临床和组织学所呈现出的差异,应该对两类数据进行重新评估。例如,当活检显示慢性、显著的再生丛增生等非特异性的现象,病理学家可能会提出遗传性神经疾病的可能性,这有助于医生对患者家族史的重新评估,或者更加强调了检查足部畸形或脊椎侧弯的重要性。相反,当临床医生怀疑血管炎或淀粉样变性时,如果最初按活检结果无明显发现时,那么病理学家可能对活检标本其他部分进行特殊染色。

8.1 周围神经疾病的临床路径

8.1.1 临床问题

当怀疑一个患者可能有周围神经疾病时,考虑几个问题有助于定位, 以及缩小可能的病因学范围(Bromberg,2010)。首先,需要询问临床表现及检查特点是否支持周围神经疾病,如果支持,那么受累神经在解剖上是如何分布的? 属于什么纤维类型? 过程如何? 最初的病理过程是脱髓鞘性还是轴突性的? 本章将依次论述这些临床问题。

8.1.1.1 是否存在周围神经疾病? 该病变是否导致患者症状?

确定周围神经疾病是否存在以及是否具有临床意义并不容易,特别是伴有显著的感觉症状或者出现其他的神经系统病理异常时。常见的运动和感觉症状

可能是因为许多其他的周围或中枢神经系统原因。在来自圣迈克尔实验室的连续 267 例活检(1987—1993年)中,33 例正常或者无明显异常;大部分情况下,除了周围神经疾病以外,也包括其他的诊断,包括神经丛病变、神经根病变、脊髓病变、神经肌肉关节异常,或者肌肉病变。相似的结果也有报道(Prineas,1970)。在解决这个问题方面,电生理检查尤其重要,但敏感性不是 100%(参考后文)。神经系统的检查也有助于排除中枢神经系统的病因。因为许多神经疾病主要累及远端且对称分布,应对双手及双足的肌肉体积进行评估。足部畸形,例如锤状趾和弓形足,可能在慢性神经疾病中见到。在大多数周围神经疾病中,应存在症状对应的解剖区域的腱反射减弱和消失。应根据基于病史的鉴别诊断来指导感觉的检查,特别需要注意感觉缺失是否是由于单个神经、多发神经、神经根、或者远端对称分布(手套和袜套样)等的神经损伤导致。小的纤维(痛觉、温度觉)和大的纤维(震动觉、本体感觉)的形态都应被评估。

8.1.1.2 周围神经疾病的分布如何?

病史、体格检查和电生理检查有助于阐明患者周围神经疾病的分布类型。单神经疾病只影响一根神经, 多发性单神经疾病则累及数根单独的神经干,包括神经根或颅神经。多发性神经疾病是周围神经广泛受累的疾病,临床上常常呈对称分布且有长度依赖性(远端更明显)。做出症状学的诊断很重要,因为这在很大程度上缩小了诊断的可能范围,而且有利于指导下一步检测。例如,如果除桡神经或腓总神经麻痹以外,无其他疾病相关的证据时,不应行腓肠神经活检。电生理检查对于发现亚临床的多发性神经疾病、多灶性神经疾病具有重要作用。

多发性单神经疾病和多发性神经疾病间的界限常常不清楚。随着受累的单个神经的数目增多,两者间的差异可能相融合,且临床特点可能与以远端为主的多发性神经疾病相似(Waxman 等,1976)。此外,电生理检查可能会发现不对称的异常变现或者明显的近端受累的证据,两者都支持融合性的多发性单神经疾病(Vavra 和 Rubin,2011;Olney 1992)。

8.1.1.3 受累的纤维类型是什么?

大多数神经疾病中,运动神经和感觉神经的功能都受累。早期,患者常主诉肢体远端感觉障碍(感觉异常、麻木),因为他们不太可能注意到远端固有足肌无力。这种情况下,详细的体格检查以及电生理检查对于明确受累的纤维类型是至关重要的。临床上,确定主要是小的感觉纤维还是大的感觉纤维受累很重要。疼痛觉和温度觉的缺失(小纤维),而关节位置觉和振动觉相对保留(大纤维)是小纤维神经病的证据。由于鉴别诊断的局限性(表7.7),这种受累模式不常见,但是只要发现,则非常有帮助。更常见的非特异性表现示非选择性的纤维缺失或大纤维的明显受累。值得注意的是,深反射和常规的电生理检查不能评价小纤维的功能,所以这种情况下检查结果可能完全正常。小纤维神经疾病经常累及自主神经系统,通过检查自主神经反射,有助于对无髓纤维的异常提供一些信息。

单纯的感觉或运动性神经疾病有其特定的鉴别诊断意义(表8.1和表8.2)。表8.3列举了具有明显的小纤维和(或)自主神经受累的一些神经疾病。

8.1.1.4 疾病的病程

在神经系统术语方面,急性病程指的是病程进展不超过2~4周, 慢性病程指的是在数年内逐渐进展,亚急性病程则介于两者之间(经常是数月到一两年)。鉴于急性神经疾病的鉴别诊断相当有限,这种区别分类是很重要的(表8.4)。一般来说,如果病变呈急性起病,应该考虑吉兰-巴雷综合征(GBS)或者血管炎,以及更为少见的感染、血卟啉病、中毒的可能 (例如,砷)。复发性的病程常和炎症相关,例如慢性吉兰-巴雷综合征(CIDP)或者血管炎,但是也可见于血卟啉病。

表 8.1　感觉神经主要受累的病变 *

炎症相关
和肿瘤无关的炎症性多发性神经节性神经疾病(IPG)
干燥综合征(可和 IPG 相关)
以感觉受累为主的吉兰-巴雷综合征(不常见)
以感觉受累为主的 CIDP(不常见)
血管炎性神经疾病(不常见)
感觉性神经束膜炎
感染相关
HIV 远端为主的感觉神经疾病(DSPN)
麻风病
莱姆病
代谢性
糖尿病
甲状腺功能减退
尿毒症
肝脏疾病(包括原发性胆汁性肝硬化)
营养相关
维生素 B_{12} 缺乏
维生素 B_6(吡哆醇)过量
维生素 B_1(硫胺素)缺乏(非典型病例)
维生素 E 缺乏
斯特罗恩综合征(古巴神经疾病)
毒素
顺铂
氯霉素
甲硝唑,米索硝唑
异烟肼,乙硫异烟胺
一氧化二氮
左旋色氨酸
沙利度胺
环氧乙烷
毒死蜱(有机磷杀虫剂)
肿瘤形成相关
副肿瘤性感觉性神经节病变
副蛋白相关的
淋巴瘤/白血病浸润
由基因决定
与脊髓小脑变性相关,尤其是弗里德希共济失调
遗传性感觉自主神经疾病(HSAN)
法布里病
Tangier 病(高密度脂蛋白缺乏症)

* 神经疾病可主要以感觉的形式表现,但并不总是这样。

表 8.2 主要累及运动神经的病变

炎性/脱髓鞘性
GBS 或 CIDP,以运动神经受累为主(常见)
多灶性运动神经疾病伴传导阻滞
感染相关的
白喉
代谢性的
血卟啉病
低血糖相关性神经疾病
与中毒相关的
铅,汞
氨苯砜
有机磷中毒
肿瘤形成相关的
淋巴瘤相关性运动神经疾病
副蛋白相关性运动神经疾病
POEMS 综合征
由基因决定的
CMT-1
CMT-2

此外,还应考虑脊肌萎缩症、远端型脊肌萎缩症(远端型遗传性运动神经疾病)

表 8.3 主要累及小纤维神经的病变

炎性的
GBS
自身免疫性自主神经节病
感染性的
HIV 相关的
瘤型麻风病
代谢性或系统性疾病
糖尿病(最常见的病因学)
淀粉样变性
血卟啉病
类肉状瘤病
酒精
肿瘤形成相关的
副肿瘤性神经疾病
由基因决定的
遗传性感觉自主神经疾病(HSAN)
法布里病
丹吉尔病(高密度脂蛋白缺乏症)
淀粉样变性(家族性)

表 8.4 周围神经疾病的症状学分类

局灶性神经病/单发性神经疾病
压迫/创伤
糖尿病
血管炎
带状疱疹
肿瘤
辐射
麻风病
类肉状瘤病
甲状腺功能减退,肢端肥大症,恶病质:易引起单发性神经疾病(例如,腕部正中神经疾病)
多灶性神经疾病
脱髓鞘
多发性压迫
CIDP
GBS
多灶性运动神经疾病
遗传性神经疾病伴压力性麻痹(HNPP)
POEMS 综合征
Tangier 病(高密度脂蛋白缺乏症)(部分病例)
轴突性
血管炎
原发性血管炎:结节性多动脉炎,肉芽肿病伴多血管炎(Wegener),肉芽肿性血管炎
继发于结缔组织疾病或系统性疾病:类风湿性关节炎,SLE,HIV,冷球蛋白血症(经常合并 C 型肝炎)
单独的 PNS 血管炎
糖尿病
类肉状瘤病
麻风病
莱姆病
神经束膜炎
细菌性心内膜炎
肿瘤性神经浸润
出血性体质
原发性神经肿瘤(例如,多发性神经纤维瘤)
轴突性多发性神经疾病
急性
轴突性 GBS
血卟啉病
危重病多发性神经疾病
暴露于有毒物质中
米索硝唑,呋喃妥英
砷,铊
酒精/营养性的
获得性亚急性/慢性
糖尿病

(待续)

表 8.4　周围神经疾病的症状学分类(续)

暴露于有毒物质中(酒精,毒品,工业物质)
血管炎
胶原蛋白疾病不伴有血管炎
营养物质缺乏(维生素 B_{12},B_6,B_1,维生素 E)
尿毒症
甲状腺功能减退
HIV,HTLV-I
莱姆病
副蛋白血症
副肿瘤性的
肿瘤性浸润
类肉状瘤病
嗜酸性粒细胞增多症
神经束膜炎
由基因决定的慢性
　CMT-2
　CMT-X(女性)
　遗传性感觉自主神经疾病(HSAN)
　淀粉样变性(获得性或家族性)
　脊髓小脑变性
　法布里病
　线粒体细胞病
　肾上腺脑白质营养不良/肾上腺髓质神经疾病
　Tangier 病(高密度脂蛋白缺乏症)(部分病例)
　多葡聚糖体病

脱髓鞘性多发性神经疾病
　急性
　　GBS
　　白喉
　亚急性/慢性-不均匀性脱髓鞘
　　CIDP
　　副蛋白相关性神经疾病
　　POEMS 综合征
　　遗传性神经病伴压力性麻痹(HNPP)
　　左旋色氨酸毒性(嗜酸性粒细胞增多-肌痛)
　　草酸过多症
　慢性-不均匀性脱髓鞘
　　CMT-1
　　CMT-X(女性)
　　Dejerine-Sottas 综合征
　　Refsum 病
　　异染性脑白质营养不良
　　球形细胞样脑白质营养不良(Krabbe 病)
　　肾上腺脑白质营养不良(经常主要是轴突性的)
　　　MNGIE 综合征
　　　尼曼-皮克病
　　Tangier 病(高密度脂蛋白缺乏症)(部分病例)

8.1.1.5 轴突变性还是脱髓鞘导致神经损伤?

判断神经疾病主要是脱髓鞘性神经疾病还是轴突性神经疾病可以很大程度上缩小鉴别诊断的范围。由于许多脱髓鞘性神经疾病是炎症性的,这个特点对于预后和治疗有深远的意义。这种情况临床上经常不容易区分,所以一定要做电生理检查(见后文)。检查中提示脱髓鞘过程的线索包括与无力不成比例的反射的早期缺失,运动缺失比感觉缺失更严重,以及可触及的粗大神经。

8.2　周围神经疾病的分类

表 8.4 列举了周围神经疾病的症状学分类。根据病因学(最容易理解),也可以制订神经疾病的分类(表 8.5)。本章第二部分就是根据表 8.5 对神经疾病展开了讨论。

8.3　周围神经疾病的实验室检查

在进行神经活检前,使用所有合理的非侵入的无创伤或创伤小的诊断方法。值得强调的是,和皮肤活检、骨髓活检或者腹部脂肪垫针吸活检相比,神经活检会合并更多的短期和长期后遗症。表 8.6 列举了对周围神经疾病诊断有帮助的常规及特别的诊断性试验。

8.3.1　电生理检查

不能过分强调电生理检查在周围神经疾病评估中的价值。这些检测方法只是体格检查的一个延伸,使临床医生可以带着更高的敏感性和准确性来回答上述第一部分的几个问题。特别是神经传导功能检查(NCS)可以进一步证实主要的病理机制是脱髓鞘性还是轴突变性,本章节将不对此做详细的讨论,我们将只讨论神经传导检查。对周围神经检查感兴趣的病理学家应了解神经传导检查所提供的信息,在常规不能行活检时,其有助于周围神经领域的探索。

肌电图(EMG)可评估运动单位的状态,也不在此进一步讨论。通过在肌肉中插入针状电极,来记录电活动,后者提示伴有运动单位侧支出芽和神经再生的失神经化或慢性失神经化。感兴趣的读者可参阅几篇更详细的文献(Kimura,2001;Preston 和 Shapiro 2005)。

表 8.5　周围神经疾病的病因学分类

获得性脱髓鞘性神经疾病 　　吉兰–巴雷综合征 　　慢性炎症性脱髓鞘性多发性神经根性神经疾病(CIDP) 　　继发性 CIDP(和结缔组织病、副蛋白、HIV 相关) 　　多灶性运动神经疾病伴传导阻滞 **其他炎症性(非感染性)神经疾病** 　　肉瘤样神经疾病 　　结缔组织病(类风湿性关节炎,系统性红斑狼疮,干燥综 　　　合征,混合性结缔组织病,硬皮病) 　　神经束膜炎 　　和昆虫蜇伤/咬伤相关的神经束膜炎(莱姆病除外) **感染性的或与感染相关的神经疾病** 　　麻风病性神经疾病 　　HIV 相关性神经疾病 　　免疫抑制的患者合并巨细胞病毒性(CMV)神经炎 　　HTLV–I 相关性神经炎 　　莱姆病性神经炎 　　白喉性神经疾病 　　克雅病合并神经疾病 　　查加斯病 　　C 型肝炎(伴有或不伴有冷球蛋白) **血管炎性神经疾病** 　　原发性血管炎:结节性多动脉炎,肉芽肿病伴多发性血管 　　　炎(Wegener),肉芽肿性血管炎 　　继发性血管炎:与结缔组织病相关 　　单发性 PNS 血管炎 **蛋白异常血症相关性神经疾病(原发性淀粉样变性除外)** 　　IgM 副蛋白(MGUS,巨球蛋白血症,淋巴瘤,抗–MAG 综 　　　征) 　　IgG 或 IgA MGUS 或多发性骨髓瘤 　　POEMS 综合征和骨硬化性骨髓瘤 　　冷球蛋白血症 **淀粉样变性** 　　原发性淀粉样变性 　　家族性淀粉样多发性神经疾病 　　　转甲状腺素蛋白 　　　载脂蛋白 A 　　　凝溶胶蛋白 **与肿瘤形成相关的神经疾病(副蛋白除外)** 　　副肿瘤性神经疾病 　　浸润性神经疾病 　　　淋巴瘤 　　　白血病 　　卡斯尔曼病相关性神经疾病	**代谢性神经疾病** 　　内分泌性的 　　　糖尿病 　　　甲状腺功能减退 　　　肢端肥大症 　　脏器病变 　　　肾衰竭 　　　肝脏疾病 　　　慢性缺氧 　　　乳糜泻 　　营养性的 　　　维生素 B 缺乏(B₁₂,B₁,B₅) 　　　维生素 E 缺乏 　　　维生素 B₆ 过量 **中毒性神经疾病** 　　酒精 　　大量毒素(见第 18 章) **基因决定的神经疾病** 　　CMT(腓骨肌萎缩症)和其变异型[a] 　　CMT-1 　　CMT-2 　　CMT-X 　　CMT-4 　　Dejerine-Sottas 综合征 　　遗传性神经疾病伴压力性麻痹 **遗传性感觉自主性神经疾病** 　　常染色体显性:HSAN1 　　常染色体隐性:HSAN2,3,4,5 **贮积性疾病** 　　神经鞘脂贮积病 　　　异染性脑白质营养不良 　　　球型细胞性脑白质营养不良 　　　法布里病 　　　尼曼–皮克病 　　　Farber 病 　　肾上腺脑白质营养不良 　　脑腱黄瘤病 　　无 β 脂蛋白血症 **家族性淀粉样变性** 　　TTR 突变,载脂蛋白 A 突变,凝溶胶蛋白突变 **遗传性共济失调合并神经疾病** 　　弗里德希共济失调 　　其他常染色体隐性遗传性共济失调:毛细血管扩张性共 　　　济失调,无 β 脂蛋白血症,共济失调–眼球运动不能 　　常染色体显性遗传性共济失调(脊髓小脑共济失调)

(待续)

表8.5(续)

| 线粒体细胞病 |
| MNGIE 综合征 |
| NARP 综合征 |
| MELAS 综合征 |
| 其他遗传性神经疾病 |
| 血卟啉病 |
| Tangier 病(高密度脂蛋白缺乏症) |
| 多葡聚糖体病 |
| 巨轴突性神经疾病 |
| 其他原因引起的神经疾病 |
| 危重病多发性神经疾病 |
| 和线粒体病相关的神经疾病 |
| 非副肿瘤性炎症性多发性神经疾病 |
| 高嗜酸性粒细胞综合征性神经疾病 |
| Madelung 病合并神经疾病 |

ᵃ 如需了解更详细的分类,请参见表20.1。

8.3.1.1 神经传导检查

神经传导检查的方法是在一个指定的位置刺激神经,然后在第二个位置记录电反应活动。运动神经传导的检查包括刺激神经和记录由此神经支配的肌肉的活动情况。所记录的波形是由每个单独的肌纤维动作电位整合而产生的复合肌肉动作电位(CMAP)。复合肌肉动作电位是一种很直观的波形,波幅在毫伏范围内。感觉神经传导的检查包括在一个点刺激神经和当神经信号传导经过时,在第二个点记录感觉神经运动电位(SNAP)。感觉神经运动电位波幅小得多,在微伏范围内。通过物理测量传播距离,就可以计算出神经动作电位传播速度(图8.1a)。采用不同的刺激和记录方法来测量近端神经(神经根和神经丛)的传导速度,所形成的波形称为 F 波。

在神经传导测量过程(感觉或运动)中,波幅的主要决定因素是参与传播神经冲动的轴突的数量。对于感觉传导电位,其波幅主要反映完整的大型有髓纤维的数量,其次,小有髓纤维以及无髓纤维也对此有微弱的作用(Behse 和 Buchthal,1978)。

所测量的传导速度反映的是最快的传导部分的速度,比如大型有髓纤维。传导速度的决定因素更加复杂。其中最重要的因素是有髓纤维的直径,其和传导速度的最大成正比(Waxman,1980)。整个有髓纤维

表8.6　有助于周围神经疾病诊断的检测方法

| 周围神经疾病常规的实验检测方法 |
| 全血细胞计数 |
| 血沉 |
| 血尿素氮,肌酐,电解质 |
| 肝酶,胆红素,白蛋白 |
| 糖化血红蛋白,葡萄糖耐量试验 |
| 甲状腺功能检查 |
| 抗核抗体,类风湿因子 |
| 血清和尿液免疫电泳和免疫固定电泳 |
| 维生素 B_{12} |
| 其他常用的实验室检测方法 |
| 胸部 X 线片(肉状瘤,恶性肿瘤,系统性疾病) |
| 脑脊液检查(恶性肿瘤,淋巴细胞,蛋白质水平增高) |
| 骨骼检查(单发或多发的浆细胞瘤,尽管免疫电泳结果显示阴性) |
| 莱姆血清学(在流行区域或临床特征提示) |
| C 型肝炎血清学 |
| 脂肪抽吸活检(针对淀粉样蛋白) |
| 皮肤或结膜活检(针对类肉瘤病) |
| 增强 MRI(神经根或神经的增强或增大,常常见于 CIDP) |
| 临床特征提示的疾病选择非侵袭性的检测方法 |
| 针对 CMT 突变筛查选择的 DNA 检测技术 |
| 头发或尿液的重金属分析(如果怀疑有金属暴露) |
| 抗神经节苷脂 (单唾液酸四己糖神经节苷脂,硫苷脂),抗-MAG 血清活性 |
| 抗-RO,抗-LA 抗体(如果怀疑干燥综合征) |
| 抗中性粒细胞胞浆抗体-ANCA(如果怀疑血管炎) |
| 副肿瘤性抗体(抗-Hu 感觉性神经节病变) |
| 血清冷球蛋白 |
| 抗醇溶蛋白抗体 |
| 腹部超声或 CT(针对难以发现的恶性肿瘤) |
| 胆固醇和血脂化验,脂蛋白电泳分析(高密度脂蛋白缺乏症,无 β 脂蛋白血症) |
| 维生素 E 水平(吸收不良综合征,无 β 脂蛋白血症) |
| 脂质代谢检测(如果临床特征提示) |
| 血清或白细胞的芳基硫酸酯酶(异染性脑白质营养不良) |
| 尿中硫苷脂排泄的定量分析(异染性脑白质营养不良) |
| 血清或白细胞中的 β-半乳糖苷酶活性(Krabbe 脑白质营养不良) |
| 血清或白细胞中的 α-半乳糖苷酶 A(法布里病) |
| 血清或细胞培养鞘磷脂酶活性(I 型尼曼-匹克病) |
| 血清极长链脂肪酸(肾上腺脑白质营养不良) |
| 血清植烷酸(植烷酸贮积症) |

的直径包括轴突的直径和周围髓鞘的厚度。仅是轴突直径的增加会减少电流传播时的轴浆电阻(加快传导速度),但是相反却会增加膜的传导性(减慢传导速度)。髓鞘厚度的增加反过来会减弱膜的传导性,增加传导速度。所以,就最大有髓纤维而言,兼有更大的轴突直径和更厚的髓鞘从而使传导速度更快(Kimura,2001)。一般情况下,结间体的长度并不是决定传导速度的重要因素,髓鞘再生后的纤维可达到和脱髓鞘前一样快的传导速度,即使结间体较之前更短,这种现象也可以明确说明(Gilliatt,1966;Waxman,1980)。

8.3.1.2 神经传导检查结果的解读

神经传导检查结果显示波幅正常,但传导速度减慢时,一般表明是髓鞘的缺失(脱髓鞘)或者有髓纤维直径的总体下降,比如轴突萎缩(图 8.1b)。根据上述基本原则,神经传导检查结果显示传导速度尚可,但波幅降低时,则说明有轴突损伤,如轴突性神经疾病

(图 8.1c)。

在实际操作中,对神经传导检查结果的解读更为复杂。轴突的损伤可以导致传导速度的降低,而且反过来,脱髓鞘也可以引起波幅的降低。第一种情况发生的原因是在轴突性神经疾病中,有神经纤维的损伤,包括(经常具有相对选择性)影响传导速度的大型有髓纤维(图 8.1c)。这些传导速度最快的纤维的损伤导致所测最大传导速度的降低。在轴突损伤时,由于仍然存在一些更小的、传导更慢的有髓纤维,传导速度不会明显降低(达到脱髓鞘范围)。第二种情况是由脱髓鞘引起的波幅降低,其发生是由于正常的 CMAP 或 SNAP 沿着许多单独的轴突采集的信号的叠加总合。甚至轻微的去同步化信号也可能导致同时发生负向和正向电压,往往会相互抵消。由于与 CMAP 相比,SNAP 波幅更低、时限更短,所以对这个问题也更敏感。这也就解释了为什么无论刺激神经的近端或是远端,CMAP 或 SNAP 的波幅通常都会降低的原因。从近

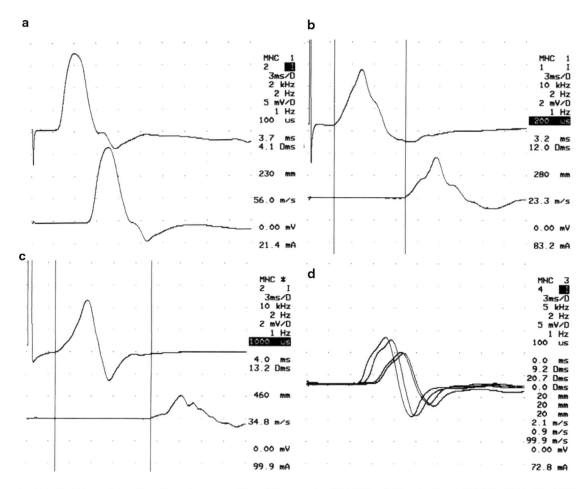

图 8.1　运动神经传导检查。(a)正常的患者。(b)CMT-1 传导减慢(23.3m/s),但波幅相对正常。(c)CMAP 波幅严重降低,传导速度 34.8m/s,符合轴突性神经疾病。(d)在第二个和第三个刺激间,可见局部传导阻滞,伴 30%波幅的下降。(Recordings courtesy of Mr. G. Trogadis)

端的刺激位点到远端的记录位点之间的较长的距离加大了传导最快的和最慢的有髓纤维传导速度之间的离散。脱髓鞘导致波幅降低的另外一种方式是传导阻滞。一组脱髓鞘的轴突不能传导运动电位,因此在脱髓鞘处有传导阻滞。如果刺激脱髓鞘近端处的神经,那么在脱髓鞘的(阻滞的)轴突部分不能产生相应的远端记录的 CMAP,从而导致波幅降低(Preston 和 Shapiro,2005)。如果刺激脱髓鞘远端的神经,则会产生正常的 CMAP(因为轴突是完好无损的)。通过刺激近端和远端神经,发现存在明确的传导阻滞,一般提示存在脱髓鞘现象。

所以,必须综合分析波幅和传导速度,而且要权衡这些参数改变的相对重要性,同样,病理学家需要考虑活检中轴突与脱髓鞘改变的相对权重,从而确定脱髓鞘病变是原发性的,还是继发于轴突改变(图 8.1c)。针对 CIDP 提出的几项诊断标准中,就可以很好地说明这一点(Ad Hoc Committee,1991;Nicolas 等,2002)。诊断标准中指出,如果波幅达到正常值下限的 80%,传导速度降低到正常值下限(LLN)的 80% 或更低时,提示只有脱髓鞘。如果波幅小于正常值下限的 80%,传导速度减低到低于正常值下限(LLN)的 70% 时,提示脱髓鞘。

传导速度异常的模式也可以提供有用的信息。在许多基因确诊的神经疾病中,检测的所有神经呈弥漫性的传导减慢,严重程度相似,大概可能因为此过程非常慢性,且累及所有神经(Gabreels-Festen 等,1993;Kaku 等,1993)。相比之下,在获得性脱髓鞘性神经疾病中,远端和近端的神经节段间,甚至在同一肢体不同的神经间,减慢的传导速度之间差异很大。这种情况的发生是因为病变过程是多灶性的 (Lewis 和 Sumner,1982)。传导阻滞(图 8.1d)经常表明存在局灶性脱髓鞘,而且在一些获得性脱髓鞘性神经疾病中非常重要(第 9 章)。

8.3.1.3 比较神经传导检测和活体组织检查,以及两者间的相关性

神经传导检测可以在很多位置上对周围神经系统进行评估,包括非常近的神经节段,比如神经根或神经丛,进而可检测运动神经和感觉神经。这方面相比神经活检方法具有明显的优势,后者是通过单一的 3~6cm 的纯感觉神经来评估周围神经系统的病理形态。然而,神经活检有可能发现神经疾病的原因,例如

表 8.7 神经传导检测和活检结果的相关性

	电生理检查		
	轴突性	脱髓鞘性/混合性	正常
活检			
轴突性	86	19	14
脱髓鞘性/混合	20	45	3
正常	3	1	15
总和	109	65	33

血管炎、淀粉样蛋白、麻风病、异染性脑白质营养不良等等,神经传导检测仅仅描述了疾病的形式。

当症状体征很轻微或者难以解释时,临床医生依靠神经传导检测来判断是否存在神经疾病。然而,在发现轻微病变方面, 神经活检具有非常高的敏感性。通过回顾我们自己的经历发现,32 例神经传导检测正常的患者中,17 例活检异常;然而,19 例活检正常的患者中,4 例神经传导异常(表 8.7)。Logigian 等(1994)报道了几乎一样的结果,另外在一项类似的研究中,33 例怀疑神经疾病的患者中,腓肠神经电位均正常,其中 23 例有轻微异常的组织学表现,然而反过来,却是错误的(Behse 和 Buchthal,1978)。Schweikert 等(2007)在 6 例电生理检查正常的患者中,通过神经活检发现轻微轴突损害的证据。

电生理检测结果和组织学结果往往具有相对的关联性(表 8.7);最近在对我们的材料进行回顾时发现,207 例患者中,146 例神经传导检测结果和活检结果一致, 而且其他作者也报道了类似的数据(Schweikert 等,2007;Logigian 等,1994)。Schweikert 等报告的 38 例中,14 例最后通过神经活检而得出明确的诊断,11 例活检和电生理结果一致。然而,神经病理结果和临床或电生理特点不一致的情况并不少见。Bosboom 等(2001)将 21 例 CIDP 患者与 13 例原发性轴突性多发神经疾病患者的腓肠神经活检的结果进行了比较。尽管两组间存在病理学差异性,然而在 CIDP 和轴突性神经疾病间, 两者病理学结果也有很大的重叠。伴有明显的传导减慢的神经疾病,活检可能发现只有轻度的脱髓鞘改变,或者相反,伴有轻度传导减慢的神经疾病,组织学上可能具有显著的肥厚性的特征 (Gherardi 等,1983;McLeod 等,1973)。 前者更为常见,可能是因为活检时远端的神经节纤维更容易被损伤,远端部分仅有轴突变性。

参考文献

Ad Hoc Subcommittee of the American Academy of Neurology AIDS Task Force (1991) Research criteria for diagnosis of chronic inflammatory demyelinating polyneuropathy. Neurology 41: 617–618

Behse F, Buchthal F (1978) Sensory action potentials and biopsy of the sural nerve in neuropathy. Brain 101:473–493

Bosboom WMJ, van den Berg LH, Franssen H et al (2001) Diagnostic value of sural nerve demyelination in chronic inflammatory demyelinating polyneuropathy. Brain 124:2427–2438

Bromberg MB (2010) An approach to the evaluation of peripheral neuropathies. Semin Neurol 30:350–355

Gabreels-Festen AAWM, Gabreels FJM, Hoogendijk JE et al (1993) Chronic inflammatory demyelinating polyneuropathy or hereditary motor and sensory neuropathy? Diagnostic value of morphological criteria. Acta Neuropathol 86:630–635

Gherardi R, Bouche P, Escourolle R et al (1983) Peroneal muscular atrophy. Part 2. Nerve biopsy studies. J Neurol Sci 61:401–416

Gilliatt R (1966) Nerve conduction in human and experimental neuropathies. Proc R Soc Med 59:989–993

Kaku DA, Parry GJ, Malamut R et al (1993) Uniform slowing of conduction velocities in Charcot–Marie–Tooth polyneuropathy type I. Neurology 43:2664–2667

Kimura J (2001) Electrodiagnosis in disease of nerve and muscle: principles and practice, 3rd edn. Oxford University Press, Toronto

Lewis RA, Sumner AJ (1982) The electrodiagnostic distinctions between chronic familial and acquired demyelinative neuropathies. Neurology 32:592–596

Logigian EL, Kelly JJ, Adelman LS (1994) Nerve conduction and biopsy correlation in over 100 consecutive patients with suspected polyneuropathy. Muscle Nerve 17:1010–1020

McLeod JG, Prineas JW, Walsh JC (1973) The relationship of conduction velocity in pathology to peripheral nerves: a study of the sural nerve in 90 patients. In: Desmedt JE (ed) New developments in electromyography and clinical neurophysiology, vol 2. S. Karger, Basel, pp 248–258

Nicolas G, Maisonobe T, Le Forestier N, Leger J-M, Bouche P (2002) Proposed revised electrophysiological criteria for chronic inflammatory demyelinating polyradiculoneuropathy. Muscle Nerve 25:26–30

Olney RK (1992) AAEM mini-monograph #38: neuropathies in connective tissue disease. Muscle Nerve 15:531–542

Preston DC, Shapiro BE (2005) Electromyography and neuromuscular disorders: clinical-electrophysiologic correlations, 2nd edn. Butterworth-Heinemann, Philadelphia

Prineas J (1970) Polyneuropathies of undetermined cause. Acta Neurol Scand 44(Suppl):1–72

Schaumburg HH, Berger AR, Thomas PK (1992) Disorders of peripheral nerves, 2nd edn. FA Davis Company, Philadelphia

Schweikert K, Fuhr P, Probst A et al (2007) Contribution of nerve biopsy to unclassified neuropathy. Eur Neurol 57:86–90

Vavra MW, Rubin DI (2011) The peripheral neuropathy evaluation in an office-based neurology setting. Semin Neurol 31:102–114

Waxman SG (1980) Determinants of conduction velocity in myelinated nerve fibers. Muscle Nerve 3:141–150

Waxman SG, Brill MH, Geschwind N et al (1976) Probability of conduction deficit as related to fiber length in random distribution models of peripheral neuropathies. J Neurol Sci 29:39–53

第 **9** 章

炎性脱髓鞘神经疾病

9.1 吉兰-巴雷综合征

吉兰-巴雷综合征(GBS,Arnason 和 Soliven,1993;Ropper 等,1991;McFarlin,1990;以及最近 Rinaldi,2013)是急性亚急性神经疾病最常见的病因,全世界每 10 万人中有 1.5~2 例 (Arnason 和 Soliven,1993)。GBS 的特点是迅速进展的麻痹性综合征,虽然经常被认为是一种运动性疾病,但在运动功能障碍之前可能会出现感觉和自主症状。尽管有数种亚型,但大多数病例表现十分典型,可根据临床表现做出诊断。

9.1.1 临床表现

临床 GBS 可分为几个临床病理分类(Winer,2011),其中最常见的是急性感染脱髓鞘神经疾病("经典 GBS",AIDP)和急性运动神经疾病 ("轴突GBS",AMAN)。

9.1.1.1 急性感染脱髓鞘神经疾病(AIDP)

任何年龄的人都可发生 AIDP。约 2/3 的病例发病前 1~3 周出现前驱感染。最常见的是一种非特异性的上呼吸道疾病,还有 AIDP 相关的微生物感染,包括巨细胞病毒、EB 病毒、肺炎支原体和人类免疫缺陷病毒(HIV)。其他可能的先驱事件包括疫苗接种、怀孕、蚊虫叮咬和外科手术(Arnason 和 Soliven,1993)。

GBS 最重要的临床特征[Arnason 和 Soliven,1993;Ropper 等,1991(有详尽的临床回顾);Ropper,1992]包括：

(1)在数小时到 4 周内达到峰值,单相病程。

(2)累及运动和感觉,通常超过一个肢体的感觉缺失。

(3)腱反射减弱或消失。

感觉异常通常预示着发病,并伴随或很快出现无力。近端和远端肌肉可受累,通常是对称的。大约一半患者出现了"上升性麻痹"模式,但上肢无力可能从一开始就很严重。感觉障碍常被运动障碍掩盖。颅神经,尤其是面部神经常受累,也可能为起病表现。约 1/3 的患者存在需要气管插管的球麻痹和呼吸衰竭。这种类型 GBS 的临床亚型包括纯运动或感觉主要受累的综合征,Miller Fisher 综合征(共济失调、眼外肌麻痹和腱反射减弱),以及自主神经受累者。多达 5% 的患者可见视盘水肿。

细胞计数正常而 CSF 蛋白升高在诊断 GBS 时一直是非常重要的,但多达 30% 患者可无该表现,且经常不出现在发病的第一周(Ropper 等,1991)。神经电生理检查比较敏感，但早期的异常可能很微妙(Ropper 等,1991)。通常情况下,最近端和远端神经的传导时间延长,然后是传导速度的弥漫性减慢和传导阻滞。常有轴突受损改变,但通常不占主导地位。

若病程进展超过 8 周,应将其归类为 CIDP,而中间病例则是一个无法解释的难题。在神经障碍到达顶峰后,通常会有一个稳定的阶段,持续数天到数周,接下来是几个星期到几个月的逐步改善。80%的患者预后较好,15%出现不同程度的神经功能缺损,5%的患者死亡(Ropper 等,1991)。高龄、机械通气及电生理检查有轴突变性的证据,提示预后较差。

支持治疗对于患者,特别是需要呼吸辅助的患者是治疗的基石。血浆置换(法国吉兰-巴雷综合征合作组织,1987;吉兰-巴雷综合征研究小组,1985)和静脉注射免疫球蛋白(van der Meche 等,1992)对许多患者有效,而共识是类固醇治疗无价值(Ropper,1992)。

9.1.1.2 "轴突型"GBS[急性运动性轴突型神经疾病(AMAN),急性运动感觉性轴突型神经疾病(AMSAN)]

上述 GBS 的定义并未表明是否有一个轴突或脱髓鞘的病理学是该综合征的基础。在欧洲和美国,GBS 已经成为急性炎症性脱髓鞘神经疾病(AIDP)的代名词,这是 AIDP 最常见的形式,而轴突病变则为继发性改变(Arnason 和 Soliven,1993)。不久以前,研究者在一些案例的基础上提出了一种 "轴突型" 亚型(Feasby 等,1986)。其特点是病程更激进,预后更差,电生理无兴奋性和其他电生理检查的"轴突"改变,以及与空肠弯曲菌感染有强关联 (Yuki 等,1991;Vriesendorp 等,1993;Ropper,1991)。这种有 GBS 的临床和电生理特征的原发性轴突病(Feasby 等,1986)最初并没有作为单独综合征被接受,而早期尸检病例提示弥漫性脱髓鞘或混合病理(Fuller 等,1992;Berciano 等,1993;Kanda 等,1989)。由于远端神经轴突变性并不能证明原发性轴突损伤(Feasby 等,1993),因此早期很多研究者不赞成将轴突型 GBS 从 AIDP 中分离出来。相反,远端运动神经脱髓鞘可解释传导研究的"轴突"发现(Hall 等,1992;Triggs 等,1992),早期研究讨论了这一疾病是否真的存在,或实际上代表了一种原发性炎性脱髓鞘以及合并的轴突损伤的 GBS 亚型 (见后文,Cros 和 Triggs,1994;Fuller 等,1992;Yokota 等,1992;Triggs 等,1992;van der Meche 等,1991;Brown 等,1993;Dyck,1993;Feasby 等,1993;Vallat 等,1990)。

关于 GBS"轴突"变异的最有力论证,来自中国对于麻痹综合征的描述,这是一种急性运动神经疾病,主要见于中国北方农村地区的儿童,并在夏季高发(McKhann 等,1991,1993)。一些患者的尸检资料显示轴突的非炎性神经疾病(McKhann 等,1993)。其中 85% 的患者都有血清学检查提示近期空肠弯曲菌感染(Griffin,1994),这引起了研究者的极大兴趣,因为同一关联也可见于某些严重的 GBS 病例中,这两者可能有共同的发病机制。这种临床表现与 GBS 抑制的急性进展的麻痹性损伤并不局限于中国患者,还占亚洲和中南美洲 GBS 病例总数的 30%~65%。AIDP 与 AMAN 之间存在临床差异,例如,腱反射消失是诊断 GBS 必要的临床标准,但 AMAN 患者腱反射可有正常甚至活跃。电诊断标准显示,在欧洲和北美,只有 3%~17% 的 GBS 病例被诊断为 AMAN,而 AIDP 亚型占

69%~90%(Kuwabara 和 Yuki,2013)。

目前已经接受 AMAN/AMSAN 或轴突型 GBS 是单独的 GBS 亚型,不同于 AIDP(Kuwabara 和 Yuki,2013)。AMAN/AMSAN 有明显的电生理和病理证据的轴突损失,几乎没有脱髓鞘,而且病程经常比 AIDP 严重。感染性微生物的抗原表位,如空肠弯曲菌的脂多糖和周围神经有共同抗原,前者是一种导致胃肠炎的革兰染色阴性的感染禽类的微生物。与 AIDP 相比,空肠弯曲菌与 AMAN 联系更紧密,而空肠弯曲菌性肠炎的发病率可能是世界不同地区 GBS 发病率不同的原因。此外,HLA 抗原表位的种群差异提示免疫遗传因素参与发病(Ho 等,1995;Magira 等,2003)。

9.1.2 病理学

9.1.2.1 总则

大多数 GBS 病例不需要进行活检,因为典型的综合征很容易被识别。最重要的引起快速进展的周围神经疾病是血管炎性神经疾病。在一些受累明显不对称或主要为轴突型的 GBS 病例中,需要排除血管炎。

AIDP 的组织学特征为单核炎性浸润和巨噬细胞介导的脱髓鞘和不同程度的轴突损伤。受累神经的组织学改变可能不明显(Ropper 等,1991;休斯等,1992),即使尸检证明其他部位同时存在进行性脱髓鞘,通常位于神经根(Kanda 等,1989;Berciano 等,1993)。损伤可从神经根延伸到肌内小神经,并可能导致远端感觉轴突以及脊髓和交感神经节损伤(Asbury 等,1969)。不能从文献中评估周围神经显微镜检查的敏感性,因为并非所有患者都要进行活检。可能超过一半的标本在进行电子显微镜检查时显示特定的异常(Brechenmacher 等,1987;休斯等,1992),但不少病例无异常改变,且有些改变为非特异性。当腓肠神经传导正常时,活检也很可能没有病理改变 (Ropper 等,1991)。在这种情况下,如果有必要,应考虑电性浅表面感觉神经活检,甚至是运动神经(Hall 等,1992)。后者也是 GBS 不寻常的"纯运动神经"案例中的一个考虑因素。

9.1.2.2 光学显微镜

AIDP

常见巨噬细胞淋巴细胞(主要为 CD4+)组成的神经内膜单核炎细胞浸润(图 9.1),虽然主要细胞类型

可能取决于神经损伤的阶段,通常情况下巨噬细胞数量最多 (图 9.1 至图 9.3)(Wisniewski 等,1969;Brechenmacher 等,1987;Pollard 等,1987)。淋巴细胞的数量在文献中有很大的不同。Asbury 及其同事提及"特发性多神经炎中淋巴细胞性病灶的重要性"(Asbury 等,1969)",但在大多数研究中,即使使用免疫组织化学染色(Honavar 等,1991),也很少或没有发现淋巴细胞(Mancardi 等,1988;Hughes 等,1992;Kanda 等,1989;Berciano 等,1993)。值得注意的是,迄今为止最大规模的 GBS 神经活检报告中,57 例标本中仅有 5 例发现神经内膜下淋巴细胞增多(Brechenmacher 等,1987),尽管大多数的标本都有活跃的脱髓鞘。有人认为腓肠神经活检没有淋巴细胞是因其固有的局限性,但有几项解剖研究仔细检查了神经根 (Honavar 等,1991;Kanda 等,1989;Berciano 等,1993), 没有发现支持性证据。当有淋巴细胞浸润时,其可能在血管周围或神经外膜和内膜中散在分布(图 9.1)。充满细胞碎片的

巨噬细胞有时见于轴突周围,分布在血管周围或神经束膜下或在神经束中散在分布(图 9.3)。AIDP 的施万细胞通常不含髓鞘碎片,这不同于施万细胞作为原发降解位点的典型脱髓鞘。施万细胞与髓鞘分离,重新进入细胞周期, 在原基板的外面分裂出施万细胞,然后重新进入剥蚀的结间区。轴突丧失或轴突病变可能代表一个"旁观者效应",由于神经内膜毒性细胞因子(例如,TNF-α)或水肿引起局部缺血和压缩。令人惊讶的是,AIDP 经常显示大量的轴突脱落(图 9.2)。施万细胞增殖在疾病发作后 1~2 周开始(Asbury 等,1969),并有助于神经内膜细胞的增殖。已有报道多形核细胞浸润见于早期的暴发性疾病(Asbury 等,1969),但尚未在腓肠神经中观察到这一点, 也未见于其他大型研究(Prineas,1972;Brechenmacher 等,1987)。浆细胞是不常见的。神经内膜水肿经常出现,但我们从未在其他病理学的情况下见过, 这与 Haymaker 和 Kernohan(1949)最初的报告相反。在急性疾病发生后的几个月

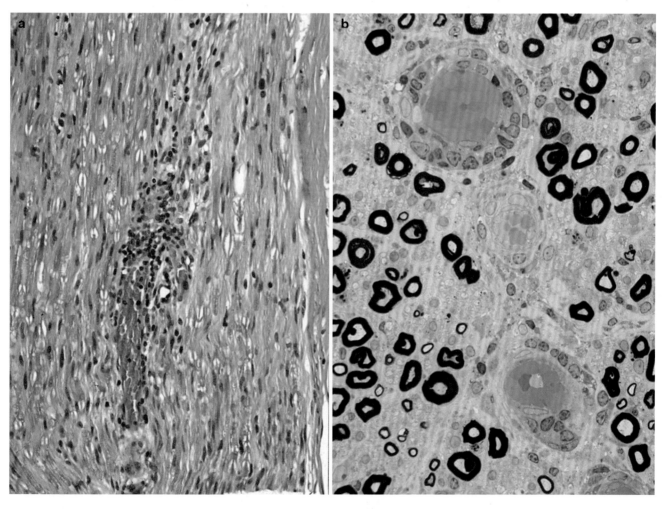

图 9.1　GBS。可见 HE 染色的神经内膜血管周单核细胞袖套状分布和 1μm 厚切片。(a,石蜡切片,400×;b,塑性切片,1000×)

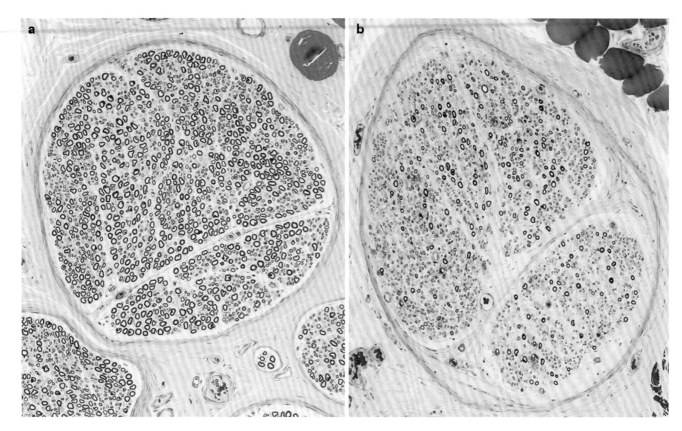

图 9.2　正常人(a)和 GBS 纤维密度和神经内膜细胞结构患者的差别,AIDP 亚型(b)腓肠神经。(a、b:1μm 厚塑性切片,200×)

其至数年,在周围神经(Asbury 等,1969)中仍可看到感染的细胞。

AIDP 的主要病理过程是节段性脱髓鞘和髓鞘再生。从正常髓鞘到薄髓纤维再到裸轴突均可见(图 9.2 和图 9.3)。纵向切片显示裸轴突纵行延伸(箭头所示,图 9.3d),周围紧密环绕着许多包含髓鞘的巨噬细胞。这些改变的严重程度通常取决于疾病的持续时间。有些病例可能选择性累及大有髓细胞。活跃轴突变性并不少见,但相对于脱髓鞘的变化来说程度较轻。如不使用光学显微镜观察,脱髓鞘的轴突与邻近的巨噬细胞,和髓鞘碎片一起,可能被误认为轴突变性的髓鞘。由于施万细胞没有积累大量的碎片,任何含有髓鞘分解产物的细胞都可能是巨噬细胞。如诊断为"与 GBS 一致的原发性脱髓鞘",则轴突退化不应占主导地位。

郎飞结间隙的增宽是一种早期但非特殊的改变,无论是在 GBS(Asbury 等,1969),还是在其他脱髓鞘或轴突神经疾病。在报告为 GBS(Prineas,1972)的病例中出现了洋葱球,它们的存在表明发生了慢性疾病,且患者更有可能受到 CIDP 的影响,且以前的亚临床疾病急性加重。

AMAN/AMSAN

在最初轴突型 GBS(AMAN)的解剖研究中,周围神经仅显示轴突的变性和少量炎性细胞浸润(Feasby 等,1986),与临床典型 GBS 的一些病例重叠(Prineas,1972;Hughes 等,1992;Vallat 等,1990)。虽然典型 AMAN 病例仅有轻度的感觉轴突变性,但一些轴突型 GBS 病例可能表现出广泛的感觉变化,被定义为急性运动感觉轴突型神经疾病(AMSAN)。这些病例被认为属于同一个免疫系统攻击轴突疾病谱,不同在于其严重程度、免疫学表现或关键的表位分布 (Griffin 等,1996,见后文)。自从发现 AMAN/AMSAN 的其他病例后,AIDP 和 AMAN/AMSAN 之间最显著的差异是缺少淋巴细胞浸润和脱髓鞘,以及在 AMAN/AMSAN 中有不同程度的轴突变性。轴突病变范围从弥漫性轴突变性到远端轴突损伤,以及神经肌连接点变性,后者变化可能会迅速逆转。

病例 9.1

一位 66 岁的日本妇女,约 3 周前出现流感样症状,起病表现为手足远端感觉异常和无力,后者很快超过相对轻微的感觉症状。在一天时间内,患者迅速

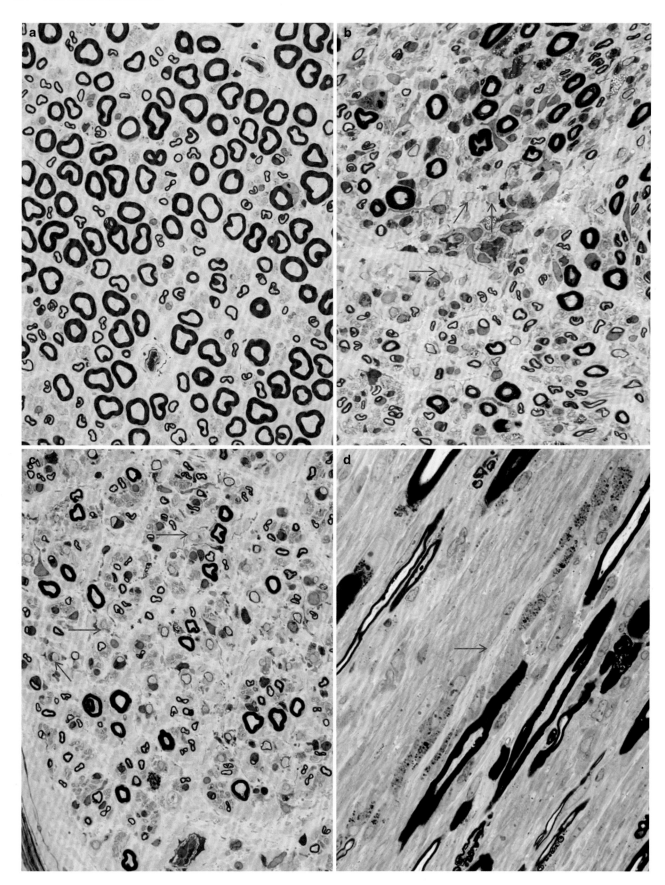

图 9.3　GBS, AIDP 亚型:正常的腓肠神经(a)与典型的吉兰–巴雷综合征(b–d)相比较。显示在内膜上的大量细长和不规则的细胞、MF 值的丢失,髓鞘破裂,伴大量神经轴突剥离(箭头,b,c)。(d)纵切片显示一个裸轴突(箭头)周围多个施万细胞和巨噬细胞与髓鞘碎片(a,b,1μm 厚塑性切片;c,d,1μm 厚切片,1000×)。

进展至在没有支撑的情况下无法站立和言语、吞咽困难,导致住院。当时,患者仍然清醒、警觉,定向正常,瞳孔对光反射和眼外肌运动正常,但有轻度面肌无力和伸舌困难。患者四肢对称性无力,全身腱反射减弱或消失。但患者在住院第二天即出现四肢瘫痪。住院第三天,患者突然进展至循环衰竭,经心肺复苏后处于持续昏迷状态。患者在发病41天后死亡。进行尸检并对多处神经前根和后根进行取样。

患者腰髓神经前根受累最严重。L4前根的近段显示少量轴突变性(图9.4a),伴有极少炎性细胞或巨噬细胞。然而,L4前根的远端部分显示广泛的轴突变性(图9.4b)和巨噬细胞浸润。另一部分L4前根显示残留的轴突变性,但已形成再生群(箭头所示,图9.4c),类似于神经瘤的小神经束。胸髓前根样本也显示正在

进行的轴突变性,尽管在这个水平上,后根似乎受累最轻(图9.4d)。巨噬细胞在延长的郎飞结处(图9.5a),或在完整的髓鞘套内与轴突相邻(图9.5b,c)。(本病例由Shirji Ohara博士、Missunori Yamada和Hitoshi Takahushi提供)

9.1.2.3 电子显微镜

AIDP

超微结构检查显示了一组复杂的病理发现(图9.6),其中包括裸轴突、水肿分离轴突、巨噬细胞与碎片脱髓鞘的背景(箭头,图9.6)和髓鞘再生(箭头,图9.6)。超微结构分析对于确定巨噬细胞介导脱髓鞘的诊断至关重要(图9.7至图9.9),是炎性脱髓鞘神经疾病的标志,无论是急性(GBS)还是慢性(CIDP)。经典

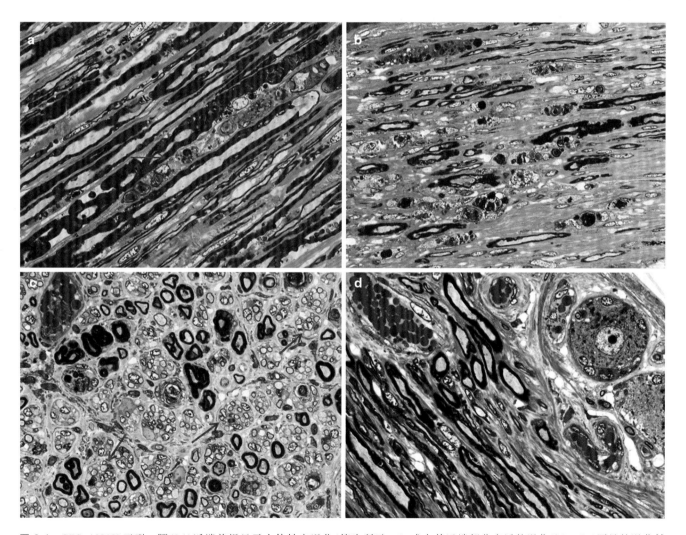

图9.4 GBS,AMAN亚型。腰(L4)近端前根显示个体轴突退化(箭头所示,a),或在其远端部分广泛的退化(b)。(c)罕见的退化轴突被大量再生轴突(箭头所示)包围。(d)近端部分胸后根显示了DRG神经元和轴突退化。(1μm厚塑性切片,400×)(Case provided by Drs. Shinji Ohara, Mitsunori Yamada, and Hitoshi Takahashi)

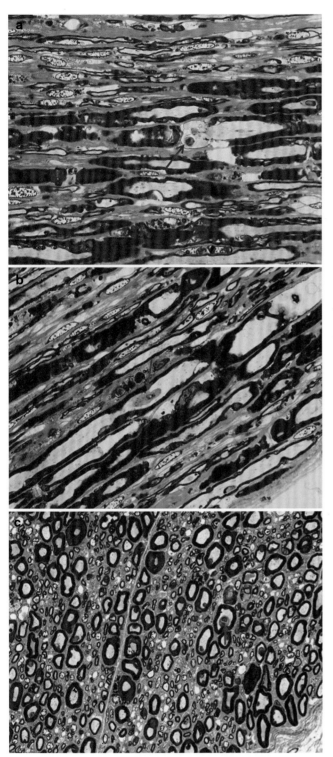

图 9.5　GBS,AMAN 亚型:L4 前根显示结旁区肿胀伴有巨噬细胞浸润(a)。纵向和横截面显示与完整轴突相邻的完整髓鞘内的巨噬细胞(箭头所示,b,c)(1μm 厚塑性切片;a-c,1000×)

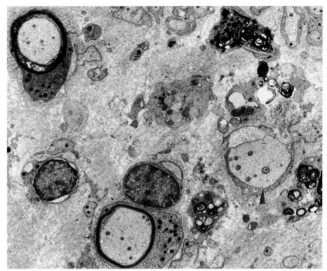

图 9.6　5 周病程的 GBS AIDP 亚型。神经内膜包含充满脊髓碎片的巨噬细胞突起,轴突脱髓鞘(箭头所示)和两个髓鞘再生纤维(箭头所示)(9256×,From Bilbao,1995)。

鞘破坏似乎是通过与巨噬细胞接触部位的溶解或轴突上髓鞘的分离、吞噬和去除而发生的。入侵的巨噬细胞富含细胞器,包括光滑的 ER、线粒体、高尔基体和核糖体,但插入髓鞘的过程基本上没有这些。轴突一直保持着相对正常的外观。有时几个过程可能同时攻击髓鞘,目前尚不清楚它们是否属于一个或多个巨噬细胞。碎片通常表现为压实的髓鞘、空泡化髓鞘、层状无组织的嗜锇性物质或无定形的球状物(图 9.8 至图 9.10)。很少情况下可能检测到细胞外的碎片(Prineas,1972)。

　　上面描述的改变并不常见。更常见的是过多的细胞突触和残存的施万细胞和脱髓鞘轴突共存于同一个施万管内(图 9.8)。在更远的部位,巨噬细胞可能存在,但与受影响的纤维分离。巨噬细胞穿透的部位大概发生在切片平面外。由于施万细胞经常不在 AIDP 中积累髓鞘碎片,有理由推断,细胞过程中产生的吞噬脂质碎片是巨噬细胞的细胞(Prineas,1972)。施万细胞可能完全没有,轴突共享一个只有巨噬细胞的施万管。单纯巨噬细胞介导的脱髓鞘并不能说明节段性脱髓鞘。综上所述,巨噬细胞介导的脱髓鞘的特点是通过手指状巨噬细胞的扩展分离或剥离正常出现的髓鞘。在髓鞘解体完成后,这个过程不能由组织学检查发现,在这样的情况下,不能确定巨噬细胞是破坏的主要效应器还是简单的清除细胞(图 9.10)。在

的图片是一个巨噬细胞穿透施万细胞基底膜(图 9.7a,b,箭头所示),使施万细胞的胞质与它的完整髓鞘分离(图 9.7c),并将细胞质的指端插入髓鞘的内腔。髓

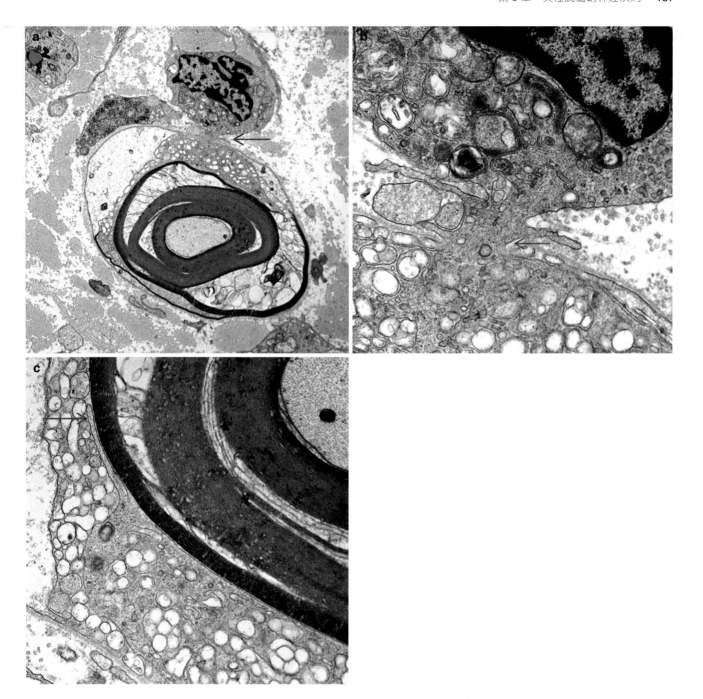

图 9.7　GBS,AIDP 亚型。在箭头(a)巨噬细胞开始的潜入施万细胞/轴突复合体(a),在(b)较高的放大倍数中看到。在巨噬细胞的作用下,髓鞘已经开始分解,巨噬细胞含有相对较少的消化后的髓鞘。在所示部位(箭头所示,c),较高放大率显示巨噬细胞突起位于最外层的髓鞘层附近。(a,6000×;b,40 000×;c,25 000×)

GBS 中很少报道髓鞘的周期性变化,包括未压实的髓鞘(Brechenmacher 等,1987)和被广泛分离的髓鞘,包括髓鞘(Vallat 等,1994)两三个最外层的髓鞘。

　　施万细胞与髓鞘分离,或表现出反应性或退行性变化,有扩张的 ER、细胞器的丢失和水的膨胀,这是正常的。在它们内部很少或没有髓鞘碎片聚集。大多数轴突在周围髓鞘破坏时表现为正常,但有些则表现

出不同阶段的退化,从电子密度损失到沃勒变性。由于髓鞘的流失,裸轴突的体积缩小了 50%,从而增加了小管和纤维层的密度, 以及轴突小体的皱纹(Prineas 和 McLeod,1976;Carpenter,1972;Raine 等,1969)。最近发现的重度脱髓鞘的证据是发现很薄的髓鞘和富含细胞器的施万细胞包围的轴突。

　　有时可见无髓轴突减少,但这种减少非常罕见,

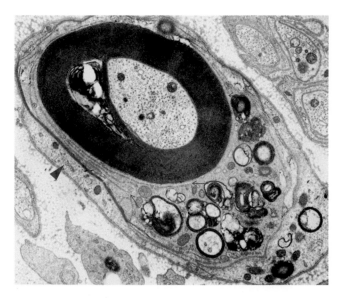

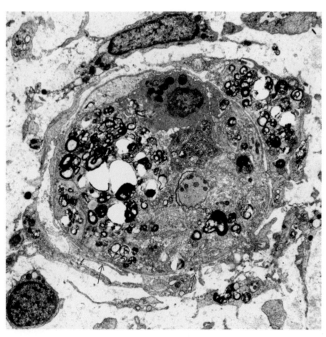

图 9.8　GBS,AIDP 亚型。管内的巨噬细胞突起剥离髓鞘。注意板状髓鞘和舌状巨噬细胞延伸(箭头所示)的交错。施万细胞被推出周边(箭头所示)(20 800×)。

图 9.10　GBS,AIDP 亚型。一纤维脱髓鞘的高级阶段,其收缩的轴突在中心。施万细胞基底层的椎板被插入至少四个位置(箭头所示)。在纤维外可见巨噬细胞的过程和淋巴细胞。(8914×, From Bilbao,1995)。

也不会占主导地位(Prineas,1972)。在 HIV 感染相关的 GBS(Fuller 和 Jacobs,1989)中,内皮细胞和巨噬细胞中很少见到管状包涵体,但典型的 GBS 从未观察到类似现象。我们在 2 例病例中发现不含细胞碎片的单核细胞存在于看似完整且没有任何可检测的轴突的髓鞘内。这些病例具有严重的病程和显著的轴突变性,但由于观察到的次数过少,无法得出广泛性结论。从未在 GBS 之外观察到这种现象。Brechenmacher 等

(1981)也报告了类似的观察结果。一份报告声称在典型 GBS(Sibley,1972)的神经内发现了"病毒颗粒",但在没有任何确凿的观察结果的情况下,这肯定受到了质疑。PCR 研究未能证明 GBS 患者的神经标本中 CMV 基因组的证据(Hughes 等,1992)。

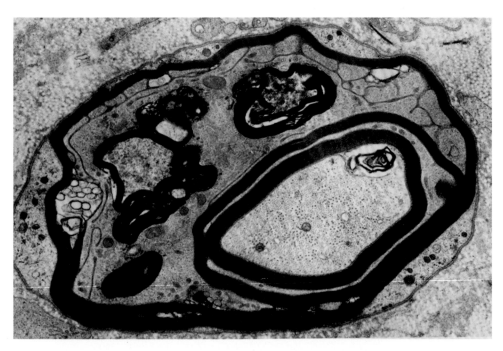

图 9.9　GBS,AIDP 亚型。内含髓内巨噬细胞过程显示线粒体和液泡,其中包含髓鞘碎片。相邻的髓鞘被"剥落"(15 620×)。

虽然在 GBS(图 9.2b)中有髓鞘的轴突数量明显减少,但持续的轴突变性可能在任何时候都是不常见的。尽管如此,一些 GBS 的病例表现出了如此多的轴突变性(图 9.11a),以至于可能被误认为是纯轴突变性。图中所示的病例最初被认为是仅代表暴发性轴突变性。然而,对仍存在有髓鞘的轴突的其他神经束的检查显示了巨噬细胞介导的脱髓鞘(图 9.11b,c)。

AMAN/AMSAN

超微结构的变化包括巨噬细胞的渗透进入偏旁或远端的外周空间(图 9.12a),并在完整的轴突附近

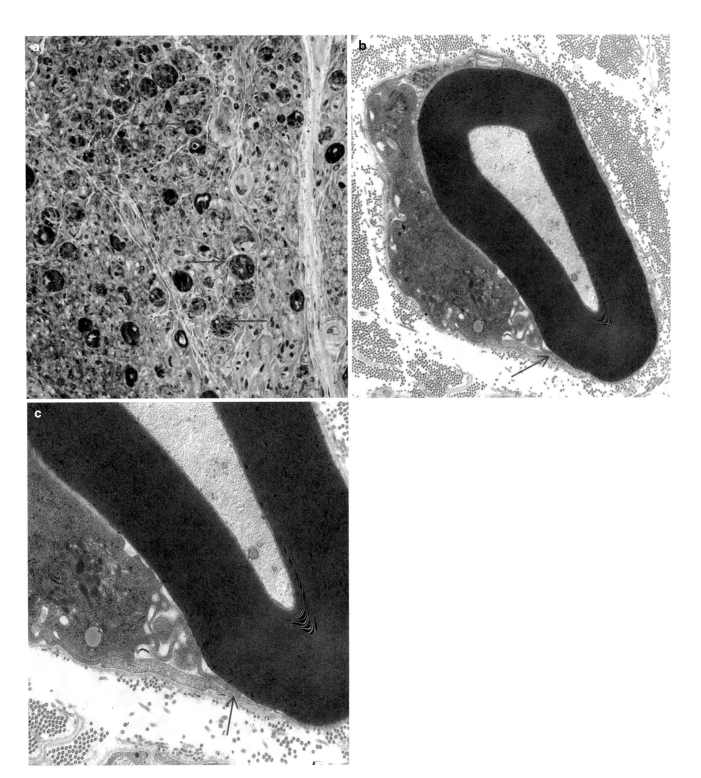

图 9.11 GBS,AIDP 亚型,轴突变性明显。很活跃的退化轴突并不提示脱髓鞘过程,尽管如此,在相邻分束的其他部位,巨噬细胞介导的特征性脱髓鞘提示此为 GBS,AIDP 亚型。(a,1μm 厚切片,1000×;b,12 000×;c,20 222×)

的髓鞘内显示整个巨噬细胞(图 9.12b,不同的病例)。随着郎飞结的扩大而出现的结内结构改变和结间区髓鞘变形的改变,接下来可能出现最外层髓鞘板层末梢环变性,最终导致局部的施万细胞细胞质变性而不累及结间区髓鞘。

9.1.2.4　免疫组织化学

与其他炎症性神经疾病一样,使用免疫组织化学染色检测白细胞可能显示轻微的炎性浸润。由于巨噬细胞、施万细胞或淋巴细胞可通过免疫组织化学分离而增加细胞内端的细胞数量。正常范围并没有很好地确定,任何小于血管周围袖的变化意义尚不明确,特别是出现在神经外膜中时。

通常采用免疫组织化学和免疫荧光在施万细胞和髓鞘中寻找 IgG、IgM 或补体沉积(Brechenmacher 等,1987;Hughes 等,1992;Honavar 等,1991)但并不总是 (Luijten 和 Baart de la faille-kuyper,1972;Nyland 等,1981;Vall 等,1994)在 AIDP 中为阴性。免疫组织化学可能有助于描述在 AMAN/AMSAN 的结间区抗神经节苷抗体的结合。

9.1.3　发病机制

GBS 的 AIDP 的基本病理过程是原发性脱髓鞘,但轴突变性严重程度不一。病理改变发生在周围神经系统中,而在脊神经根并非最突出(Asbury 等,1969)。有关发病机制的实验文献主要集中在淋巴细胞、巨噬细胞、体液因子和血神经屏障的改变上。在 AMAN,免疫攻击的主要目标是轴突(尤其是淋巴结/副神经节),而不是施万细胞或髓鞘,运动轴突受累更重。最近的证据表明,郎飞结是 GBS 和 CIDP 患者中免疫攻击的主要靶点(Devaux,2012),解释已得到皮肤活检的支持(Doppler 等,2013)。该活检使用免疫组织化学描述结间区的蛋白质(电压门控钠通道)和结旁区(神经束蛋白)。

9.1.3.1　淋巴细胞

对淋巴细胞作用的重视在很大程度上起始于 1969 年的一项大规模的尸检综述,该综述显示了在 GBS 早期的周围神经中有许多细胞(Asbury 等,1969)。淋巴细胞在发病机制中的重要性随后得到了 GBS(见

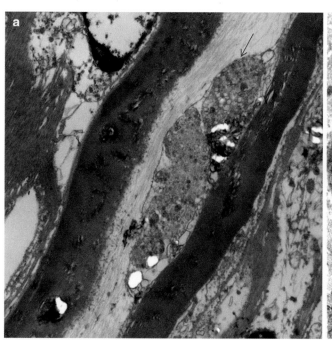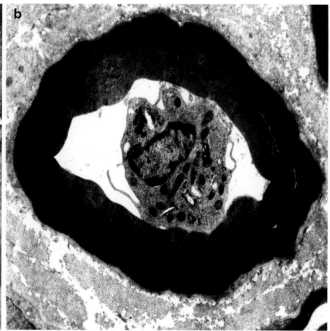

图 9.12　GBS(轴突型,AMAN)。(a)与完整的轴突和完整髓鞘相邻的巨噬细胞突起(箭头所示)。(b)单核细胞、巨噬细胞,包围着一个完整髓鞘(不同的)例子。(a,12 000×;b,4560×)

后义)动物模型研究的支持。有趣的是,尸检和腓肠神经活检报告的学者提出,他们标本中淋巴细胞相对较少(Honavar 等,1991;Brechenmacher 等,1987;Mancardi 等,1988;Kanda 等,1989)。这可能表明,不止一种病理生理机制可能导致相同的临床表现，或者更可能的是,该疾病被检查时正处于不同阶段。

实验性过敏性神经炎(EAN)动物模型,在其众多的排列中，一直是 GBS 研究的基础 (Waksman 和 Adams,1955;Raine,1985;Hartung 和 Toyka,1990;Hartung 和 Toyka,1990)。实验表明,EAN 是 T 细胞介导的自身免疫性疾病(Hartung 和 Toyka,1990)。注射后 8~12 天,淋巴细胞和巨噬细胞通过内皮毛细血管进入间质(Hahn 等,1985),然后脱髓鞘。最重要的抗原刺激是 P2 蛋白质(Rostami 等,1984)。CD4+ T 细胞对全髓鞘,P2 蛋白甚至是 P2 蛋白的某些中性基因片段敏感，可以转移疾病 (Linington 等,1984;Rostami 等,1985 年;Rostami,1993)。在 T 细胞受体衰竭的动物中,EAN 的严重性明显降低(Brosnan 等,1987,1988;Strigard 等,1988)。白细胞介素-2 受体抗体的应用阻断了 T 细胞的活化并阻止了疾病的发展(Hartung 等,1989)。

一些学者强调淋巴细胞浸润是最早的变化(Asbury 等,1969;Iqbal 等,1981)。与对照组(Hartung 和 Toyka,1990)相关的 GBS 患者血清 IL-2 及其受体增加,与疾病活动相关(Hartung 等,1991)。GBS 患者淋巴细胞对 P2 蛋白的特异性敏化检测不一致 (Taylor 等,1991;Sheremata 等,1975;Iqbal 等,1981;Burns 等,1986)和抗淋巴细胞抗体治疗对该病没有影响(Feasby,1991)。

AMAN 的发病机制可能是抗体早期结合郎飞结或结旁轴膜的一个成分,最可能是神经节苷脂激活补体,招募巨噬细胞;这些导致轴突功能障碍,或在某些情况下导致轴突变性。为了支持这一假设,使用神经节苷或 GM1 进行免疫的兔子可能会出现无力、高滴度抗 GM1 抗体,以及类似于人类 AMAN 的病理变化,在没有炎症的情况下,轴突变性主要发生于运动神经根上(Susuki 等,2003,2007)。一些接种过神经节苷脂的人群可进展为轴突型 GBS。

9.1.3.2 巨噬细胞

巨噬细胞在炎性脱髓鞘中起着重要的作用。在疾病活动高峰期，它们是炎性细胞的主要组成成分

(Iqbal 等,1981;Brechenmacher 等,1987。巨噬细胞是 EAN 早期进展后主要的浸润细胞类型(Lampert,1969;Raine,1985),抑制其活性可减轻脱髓鞘的严重程度(Hartung 等,1988)。在人类和动物的炎性脱髓鞘中,超微结构检查显示髓鞘的破坏始于巨噬细胞经环绕髓鞘纤维的基底膜插入的过程。髓鞘板层分裂,产生的碎片在巨噬细胞中被清除。在人类疾病中,巨噬细胞介导的髓鞘剥离仅见于 CIDP 和 GBS。对髓鞘特异性攻击的原因尚不清楚。在 AIDP(Luijten 和 Baart de la faille-kuyper,1972)中,可见施万细胞补体和免疫球蛋白沉积(Nyland 等,1981),并可能起到调节髓鞘及促进巨噬细胞黏附和攻击的作用。然而,这一结论并不一致(Brechenmacher 等,1987;Hughes 等,1992)且不具特异性(Hays 等,1988)。

巨噬细胞也可能在轴突损伤中起重要作用。研究者发现在 EAN 模型和人类炎性脱髓鞘神经疾病中,轴突损失的严重程度与局部炎症和脱髓鞘的严重程度相关 (Asbury 等,1969;Feasby 等,1990;Madrid 和 Wisniewski,1977)。肿瘤坏死因子是一种被激活的巨噬细胞释放的细胞因子，已被证明会引起轴突退化(Said 和 Hontebeyrie-Joskowicz,1992)。巨噬细胞与 AMAN/AMSAN 的轴突病变程度直接相关。

9.1.3.3 抗体和补体

在 GBS 患者中有针对周围神经组织的高滴度循环抗体,非炎性神经疾病和对照组则没有这种现象(Lundkvist 等,1989;van Doorn 等,1987)。在 95% 以上 GBS 患者的血清中,存在周围神经髓鞘的补体结合抗体 (Koski 1990)。抗体滴度可能与临床(Vriesendorp 等,1991;Koski 等,1986)或组织学(Koski,1990)疾病严重程度相关或为治疗反应(van Doorn 等,1987)。然而,一些学者未发现抗髓鞘抗体(Winer 等,1988),而 IgG 可通过胎盘屏障从母亲传给胎儿,母体 GBS 不会引起新生儿神经疾病(Ropper 等,1991)。此外,血浆置换可以去除循环抗体,但也可能通过去除细胞因子(Pollard,1987)或循环抗原(Harvey 等,1988)发挥作用。

免疫球蛋白可通过激活补体介导髓鞘损伤。向动物神经注射吉兰-巴雷 AIDP 患者血清可能导致脱髓鞘(Saida 等,1982;Feasby 等,1982),即使在没有巨噬细胞的情况下(Birchem 等,1987)。末端补体复合体

也是脱髓鞘所必需的(Koski,1990)(Sawant-Mane 等,1991;Feasby 等,1987)。补体级联随着 C5b-9 膜攻击复合物的形成而终止,这是一种通过允许离子流入引起细胞裂解的跨膜通道。由此流入的钙离子可能会激活内源性中性蛋白酶,从而能够清除重要的髓鞘蛋白。事实上,钙离子流入施万细胞可导致囊状脱髓鞘和巨噬细胞介导髓鞘剥离(Smith 和 Hall,1988)。在体内,补体激活的标记物均存在于血清中,以及 GBS 患者的脊髓神经根和周围神经(Koski 等,1987;Sanders 等,1986)。

免疫球蛋白可通过激活巨噬细胞介导髓鞘的损伤。

在 EAN 模型发病前,在神经末梢上可观察到施万细胞和髓鞘膜的一过性补体沉积,补体聚集区域与巨噬细胞增加区域吻合(Stoll 等,1991)。在实验性变应性脑脊髓炎中,髓鞘附着在巨噬细胞表面的包膜上,提示受体-配体相互作用(Epstein 等,1983)。然而在髓鞘或施万细胞膜上发现免疫球蛋白或补体沉积是不一致的(Luijten 和 Baart de la faille-kuyper,1972;Nyland 等,1981;Brechenmacher 等,1987;Hughes 等,1992;Schenone 等,1988)。

补体或巨噬细胞抗髓鞘抗体的抗原特导性是研究的焦点。一些髓鞘抗原与 GM1 与一些中性和酸性的髓鞘有关。其中一些髓鞘抗原和与 GBS 有关的微生物有交叉反应:GM1 与弯曲杆菌有关,中性髓鞘与 Forssman 抗原有关,可见于多种病毒制剂(Koski,1992)。然而,这些抗体在有炎性脱髓鞘性神经疾病的患者中所占比例较低,而在对照组中比例较高,而在对照组中与其所谓的交叉反应性周围神经抗原没有关联(Quarles 等,1990;Svennerholm 和 Fredman 1990;Vriesendorp 等,1993;Enders 等,1993;Mithen 等,1992)。

AMAN 与 GM1、GD1a 和 GalNAc-GD1a 神经节的血清 IgG 结合。AMAN 对运动轴突的选择性可能反映了抗 GD1a 抗体对感觉 GD1a 和运动 GD1a 的不同的亲和力,有一些证据表明,运动轴突和小的感觉轴突(Lunn 等,2000)的亚种群会先被染色。免疫球蛋白 G(IgG)抗 GD1a 抗体在有轴突 GBS 的患者中占 60%,但在 AIDP(Lunn 等,2000)患者中只有 4%,而抗 GM1 抗体在两种亚型(Ho 等,1999)中都很常见。最近,AMAN 和 AMSAN 因其与神经节抗体的密切相关性而被归为 nodo-paranod 病(Uncini 等,2013)。另一些人提出,在 NMJ 的突触前膜(Fewou 等,2013)中针对抗原

的自身抗体代表另一种选择性途径。越来越多的证据表明,至少有一些抗体("神经节苷复合物抗体")能诱发致病效应(Rinaldi,2013)。尽管在一些病例中(Griffin 和 Sheikh,2005)已经发现了扰神经节苷 GM1、GM2、基底板成分和某些髓鞘蛋白的抗体,但在 AIDP[与急性运动轴突神经疾病(AMAN)相比,见后文]中没有建立反神经节苷酯抗体的特征性模式。不同血清型神经节苷类的多糖抗原在空肠弯曲菌中可能会影响到 AMAN 的可能性,因为只有一小部分空肠弯曲菌的肠炎患者发展为 AMAN。AMAN 和 AMSAN 被认为是同一个免疫攻击的轴突疾病谱的一部分(Griffin 等,1996),抗 GM1(64%)、抗 GM1b(66%)和抗 GalNAc-GD1a(33%)的 IgG 免疫球蛋白同时存在(Yuki 等,1999;Hughes 和 Cornblath,2005)以及二者与空肠弯曲菌肠炎的相关性支持这一论点。

实验动物研究显示用牛大脑神经节苷酯或分离 GM1 免疫可导致抗体结合郎飞结、单相病程的肌无力和无淋巴细胞浸润或脱髓鞘的显著轴突变性。补体活化的最终产物,补体膜攻击复合体,沉积在郎飞结轴膜。随着补体的沉积和郎飞结暴露于结旁区,郎飞结的钠通道群消失,安全系数降低。自体免疫的攻击导致结旁区接触蛋白等黏附分子的消失,破坏轴突并导致结旁区髓鞘末端环的分离,在电子显微镜下可观察到这些现象(Kuwabara 和 Yuki,2013)。

9.1.3.4 血-神经屏障的改变

GBS 患者的血清没有脱髓鞘活性,除非它以某种方式绕过血脑屏障(Tandon 等,1980)。在 EAN 模型中,血管通透性的改变与免疫球蛋白的变化一致,已在其他病程改变出现之前或同时出现(Powell 等,1983;Hahn 等,1985)。研究者在 EAN 模型中发现,在淋巴细胞出现和症状出现前肥大细胞脱粒增加,并表明在适当的时间拮抗肥大细胞血管活性胺活性可延迟 EAN 症状的出现(Brosnan 等,1990)。因此,血-神经屏障的早期渗透性变化可能在 GBS 的发病机制中起重要作用。

9.1.3.5 总结

通过对实验性变应性神经炎的分析,由于在抗原提呈细胞表面存在 MHC Ⅱ 和协同刺激分子,AIDP T 细胞可以识别自身抗原,可能是感染性病原体上的表

现("分子拟态")的缩影,尽管如此,在 AIDP 中没有发现这样的特异性诱导抗体的特征模式。

9.1.4 鉴别诊断

在临床的基础上,对肌肉、神经根和脊髓等类似 GBS 的神经疾病进行了分类。在临床神经病理学中常见的是神经活检的非特异性发现,如慢性炎症和轴突变性,都是 GBS 和血管性神经疾病的特征。神经外膜炎症、粒细胞的存在、强烈的多灶性轴突损伤更倾向于血管炎诊断,而内膜炎症、巨噬细胞浸润,以及轻度的轴突变性支持 GBS。

与 GBS 保持一致的非特异性组织学也可见于其他神经疾病的临床鉴别诊断中。这些神经疾病包括副肿瘤感觉运动神经疾病、副蛋白-相关神经疾病(第 14 章)、卟啉症、莱姆神经炎、酒精(Tabaraud 等,1990)、砷和铊中毒(第 18 章),以及神经淋巴瘤病(diazar-arrastia 等,1992)。还有一例患有肉芽肿性神经疾病的患者,以 GBS 的进展(第 10 章,病例 10.1)速度发展。

巨噬细胞介导的脱髓鞘是 GBS、AIDP 亚型(或 CIDP)唯一的病理特征。在探索施万细胞和髓鞘巨噬细胞穿透的过程中,研究了在油镜下的许多半薄切片,然后选择有提示区域进行超微结构检查。髓鞘的空泡变性特异性较低。在假定 GBS 的情况下,发现洋葱球提示 CIDP。

9.2 慢性炎性脱髓鞘多神经根神经疾病

慢性炎性脱髓鞘多神经根神经疾病的患者(CIDP)之前有过许多名称,其中包括慢性复发多神经炎(Prineas 和 Mcleod,1976)、肥厚性间质神经根神经疾病(Anstin,1956),慢性复发免疫消失多神经疾病(Dalakas 和 Engel,1981)和慢性吉兰-巴雷综合征(托马斯等,1969)。临床和病理谱已明确界定(Dyck 等,1975;Prineas 和 McLeod,1976;McCombe 等,1987;Barohn 等,1989),鉴于许多患者对治疗反应良好,且是一种常见的周围神经疾病(Dyck 等,1982a),CIDP 已成为一种非常重要的神经系统综合征。

9.2.1 临床表现

9.2.1.1 典型的综合征

CIDP 的诊断标准已由若干研究组制订(Barohn

等,1989;Dyck 等,1975,1993;Ad Hoc Subcommittee,1991)。临床特点包括:

(1)进展超过 2 个月,通常超过几个月。

(2)进展性或复发性病程。

(3)运动和(或)感觉(通常两种)症状和体征。

(4)腱反射减弱或消失。

可在任何年龄发病,症状通常对称。运动症状往往占主导地位,近端和远端肌肉受累。大纤维感觉障碍可以很明显(振动觉、关节位置觉),但通常所有的感觉都受到影响。颅神经麻痹,经常是第七对颅神经,见于 14%~43% 患者 (Barohn 等,1989;Prineas 和 McLeod,1976;McCombe 等,1987),自主神经功能障碍不常见。在 11% 的患者中(Dyck 等,1975)有明显的神经膨大(Prineas 和 McLeod,1976),不明原因的乳头水肿占 7%(Dyck 等,1975)。

在 90%~95% 的患者中,CSF 蛋白升高,细胞计数正常(Dyck 等,1975;Prineas 和 McLeod,1976;Barohn 等,1989)。神经传导检查通常表现为脱髓鞘,近端最严重,但也可见程度不一的轴突病变(Prineas 和 McLeod,1976;Dyck 等,1975;McCombe 等,1987;Barohn 等,1989)。大多数患者表现出至少两根周围神经传导减慢。感觉电位可能会丧失,运动的远端潜伏期也会延长。由于该疾病主要影响近端,而标准神经传导检查评估远端神经比近端神经好,疾病早期仅可发现微小的异常 EMG 检查可显示急性或慢性神经源性改变。

9.2.1.2 与 CIDP 相关的疾病

在 8%~30% 的病例中可发现循环系统中的副蛋白(Barohn 等,1989;Bromberg 等,1992),但是一些研究者排除了这些患者 (Dalakas 和 Engel,1981;Dyck 等,1975),或将其归类为与并发疾病有关的 CIDP(Ad Hoc Committee,1991)。临床上,两者之间没有明显区别(Bromberg 等,1992),尽管 IgM 副蛋白相关的神经疾病较为特殊(第 14 章)。通常,副蛋白神经疾病和 CIDP 的病理不同,但可能有重叠。目前仍有待确定的是,副蛋白阳性或阴性的 CIDP 是否存在不同的病理生理机制(Dyck,1990)。类似的问题也见于 HIV 阳性的患者,他们可以合并一种临床、病理以及治疗反应(Vita 等,1992)与典型的 CIDP(Cornblath 等,1987)类似的综合征,但与 HIV 感染相关的神经疾病患者 CSF 中细胞数增加。此外,在系统性红斑狼疮患者、慢性活动性肝炎、溃疡性结肠炎、淋巴瘤(Sunmi 等,1983),和其他系统性疾病包括糖尿病、恶性肿瘤(如黑色素瘤)、干燥综合征和丙型肝炎的患者中,偶尔有报道类似 CIDP 的疾病表型。目前尚不清楚是否与单纯的 CIDP 存 在 区 别 (Rechthand 等,1984;Barohn 等,1989)。据报道,在糖尿病患者中 CIDP 更严重,但尚未明确。

复发的吉兰-巴雷综合征(GBS)和 CIDP 之间的鉴别很困难(Grand'Maison 等,1992)。在疾病发作间期完全恢复更支持复发 GBS(Dyck 等,1993)。CIDP 与多发性硬化症之间的关系是令人迷惑的,因为在其他典型的 CIDP(Dyck 等,1975)中,可有中枢神经系统的 蛋白质受累 (Mendell 等,1987;Uncini 等,1991;Thomas 等,1986),在多发性硬化症可出现周围神经疾病(Schoene 等,1977;Pollock 等,1977)。这些变化是否代表一个与孤立的 CIDP 不同的过程尚有待验证。少数患者有恶性浆细胞病和免疫球蛋白 G(IgG)(更少见的情况下是 IgA)引起的综合征。大多数 CIDP-MGUS 和 IgG 或 IgA 单克隆蛋白的患者都有一种与原发性 CIDP 难以区分的疾病,包括免疫疗法的改善和自主累及的神经根量化。

9.2.1.3 治疗

多数情况下 CIDP 患者的治疗效果良好,强调了诊断的重要性。39%~95%接受糖皮质激素治疗的患者病情明显改善 (Dyck 等,1975;Prineas 和 McLeod,1976;McCombe 等,1987),经受住了受控测试(Dyck 等,1982a)。患者也可自行缓解。血浆置换(Dyck 等,1986)和静脉注射免疫球蛋白治疗 (Faed 等,1989;Van Doorn 等,1991)也是有效的,临床疗效通常在几天到几周内变得明显。

9.2.2 病理学

9.2.2.1 总则

主要累及近端神经(根、丛、大神经)的多灶性周围神经疾病是 CIDP 的一种亚型(Milder 等,1985;Dyck 等,1975;Thomas 等,1969)。对腓肠神经的检查只能代表全部受累神经的部分改变。然而,自 20 世纪 70 年代明确描述这种可治疗的神经疾病以来,活检已被用于明确诊断和指导治疗。近年来,在我们研究中心腓肠神经活检的常见指征为确定 CIDP 诊断。其他研究者也描述了类似的经历 (Krendel 等,1989;Solders,1988;Oh,1990)。

对 CIDP 的神经活检中获得的信息的理解会使人们怀疑本项技术对 CIDP 的诊断价值。活检的适应证尚未完全定义,明确是否使用激素治疗时,或临床医生制订长期的复杂治疗方案前采用活检明确诊断(Krendel 等,1989)。然而,在多达 24%的病例中可以看到完全正常的腓肠神经,主要的轴突病变并不罕见,多数情况下神经活检的改变没有特异性(表 9.1 和表 9.2)。在 2/3 及以下的标本中可见炎症,而且约一半

表 9.2　51 例患者 CIDP 的活检结果

	炎症	非炎症
正常的		1(2%)
轴突	7(14%)	5(10%)
脱髓鞘 [a]	3(6%)	1(2%)
混合的	23(45%)	11(22%)

方法细节见第 1 章;3 例患者有相关的副蛋白。

[a] 10 例活检发现洋葱球形成(20%)。

表 9.1　文献中的 CIDP 系列活检结果

活检显示	Dyck 等,(1975)(n = 26)	Prineas 和 McLeod (1976)(n = 26)	Barohn 等,(1989)(n = 56)	Small 和 Lovelace (1993)(n = 19)	Krendel 等,(1989)(n = 14)
炎症	54%	轻微的	11	11	29%神经内膜
洋葱球	15%	40%	NA	21%	36%
正常的	NA	24%	18%	37%	NA
轴突	纤维研究表明,轴突变性比节段脱髓鞘更常见	脱髓鞘的变化在轴突上占主导地位,但通常轻微和混合的	21%	16%	NA
混合的			13%	N/A	N/A
脱髓鞘			48%	26%	50%

可见特征性的炎性脱髓鞘改变(表9.1)。我们也见过一些仔细寻找炎症或脱髓鞘改变但仅发现慢性轴突变性的病例,患者符合CIDP的临床标准,且对免疫调节治疗有反应。

　　CIDP的临床定义是一个复杂的问题 (Ad Hoc Subcommittee,1991)。最常出现的特征是CSF蛋白增多(95%,Barohn 等,1989),但这一现象为非特异性,意义较小。诊断的"金标准"可能是尸检,其中最常见的是近端神经炎症和脱髓鞘。然而也会有临床典型的CIDP病例的尸检, 发现既无炎症也无脱髓鞘(Julien 等,1989)。神经活检显示在少数病例中存在炎症和脱髓鞘,轴突改变常见。神经传导检查可能很少或不会提示脱髓鞘(Barohn 等,1989)。因此,神经疾病似乎既无炎症,也不是脱髓鞘。电生理检查发现轴突或脱髓鞘改变与腓肠神经活检发现轴突或脱髓鞘病变(Barohn 等,1989)的相关性较差。最后,对治疗的反应程度与临床表现、神经传导/肌电图的发现或组织学上改变无关(Barohn 等,1989)。

　　当评估以上所有问题时,我们认为除非有其他诊断(如淀粉样变性或血管炎),否则在怀疑患有CIDP的患者中不应常规进行神经活检。 这种侵入性的操作不能排除 CIDP, 在50%或更少的病例中显示典型表现,并没有提供有用的预后信息。有慢性进行性无力的患者,哪怕其腓肠神经显示正常的组织学或轴突改变,仍可能患有CIDP,如果怀疑CIDP,则应接受诊断性治疗。也许活检应该在这样的试验失败后才进行。如果是鉴别诊断CIDP与CMT-1,这种情况并不少见,活检可能有帮助, 但临床和实验室标准可能更可靠(Gabreels-Festen 等,1993);脑脊液检查远比神经活检创伤小。此外,无创基因检测的日益增多可能会解决这个问题(第19章,Gabreels-Festen 等,1993)。

9.2.2.2 CIDP 的典型光镜发现

　　CIPD 的受累模式为多灶性,而非弥漫性,这是区分 CIDP 与家族肥厚性神经疾病的重要线索。在腓肠神经的单一横截面上,可以观察到正常神经束、有轻度的节段髓鞘的神经束,以及表现出严重的脱髓鞘和在不同的形成阶段中的洋葱球的神经束(图9.13 至图

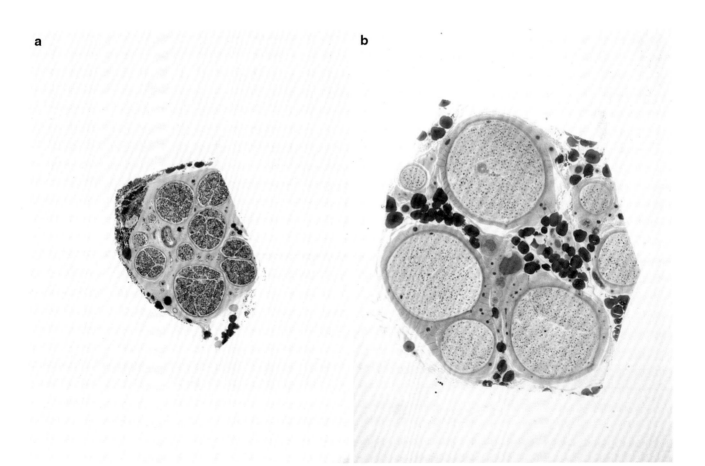

a　　　　　　　　　　　　b

图 9.13　在相同放大倍数下比较正常人(a)和 CIDP 患者(b)的腓肠神经。(a、b,1μm 厚塑性切片:40×)。

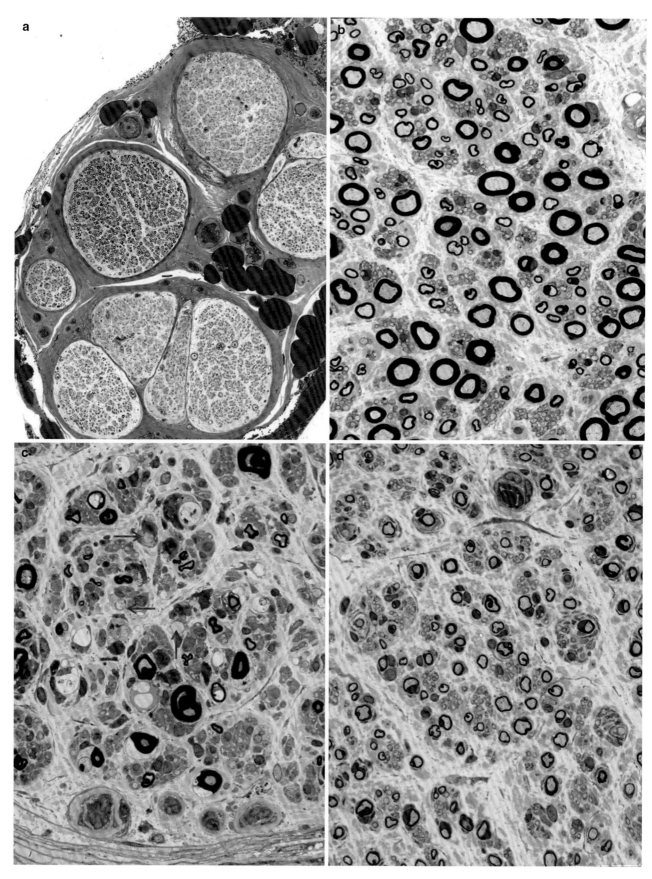

图 9.14　CIDP：70 岁女性，具有 1 年中等严重的进展性感觉运动性多神经疾病病史。经活检后，类固醇治疗效果显著。束间纤维密度差异显著(a)。在某些区域，纤维的数量几乎是正常的(b)。油镜下可检测到裸轴突(箭头所示，c)，而其他纤维一般显示薄髓鞘(d)。(a，100×；b，1000×；c，1000×；d，1000×，1μm 厚塑性切片)

9.15）。当存在明显受累时,整个神经面积可能明显增大（比较图9.13a,b,放大倍数相同）。

在大样本量的研究中,有0%~50%的病例出现炎性浸润且并不多见（Dyck 等,1975；Barohn 等,1989；Dalakas 和 Engel,1981；Krendel 等,1989；Oh,1990；Cornblath 等,1990；Sluga 和 Poewe,1983；Small 和 Love,1993；Gorson 和 Katz,2013）。石蜡切片的光镜图像显示不同程度的炎性浸润, 不仅累及神经外膜血管（图9.15a）,还以血管周围浸润（9.15b）或弥漫性浸润的方式累及神经内膜,从而增加神经内膜的细胞密度（图9.15a）。根据我们的经验,炎症更常见,有65%的可能与我们经常使用免疫组织化学技术检查有关。单核炎性细胞为巨噬细胞和淋巴细胞,后者可见于神经内膜或神经外膜,可见明显的神经周围淋巴细胞浸润（Poewe 等,1981）。即使神经内膜或神经外膜血管周围的淋巴细胞浸润很明显,但没有真正的血管炎的特征（图9.15）。一些研究者（Prineas 和 McLeod,1976）并未发现血管周围模式,其他研究者则否认观察到了全

部的炎性浸润。浆细胞不常见,浆细胞样淋巴细胞的发现提示存在循环的副蛋白（图14.1）。CIDP 中无多形核细胞,它们的存在提示了血管炎的诊断。CD4+和CD8+ T 细胞以及激活的巨噬细胞浸润（Gorson 和Katz,2013）,但没有大量的 B 细胞浸润。

早期文献强调神经束膜下和神经内膜间质内的嗜酸性“水肿样”改变（图9.16a,b）,伴甲苯胺蓝和阿利新蓝轻度染色、PAS、Azure A 或刚果红不着色的无定型物质沉积 （Prineas 和 McLeod,1976；Dyck 等,1975 年；Matthew 等,1970）。这通常会造成一个神经束膜下细胞稀疏区域,不应与雷诺小体混淆。提示“内膜水肿”与无髓纤维缺失之间存在相关性（Prineas 和 McLeod,1976）。

经典 CIDP 活检显示原发性脱髓鞘、许多薄髓轴突、充满颗粒碎片的巨噬细胞,以及洋葱球的形成表明慢性复发性脱髓鞘和髓鞘再生,程度从几乎完全正常（图9.14b）到广泛脱髓鞘和不同程度的洋葱球形成（图9.15c,d）,再到洋葱球已经“过老”的区域 （图

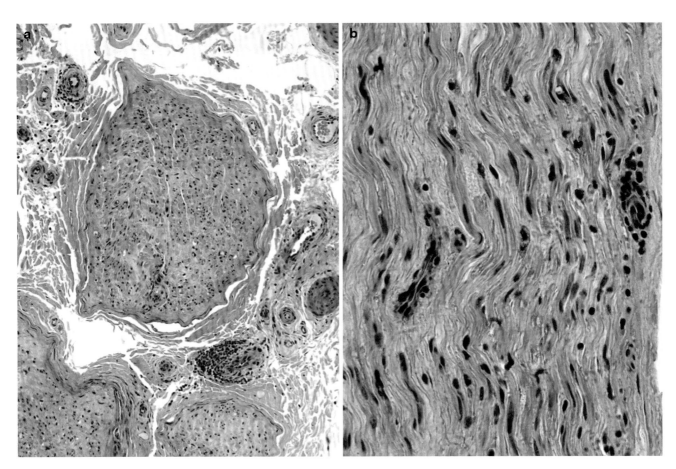

图9.15 CIDP。在神经外膜中存在炎症(a),主要是血管周围的血管,并伴有一个整体细胞增多的单一神经束。(b)血管内膜异核细胞浸润（石蜡,H&E）。

9.16b)。在典型病例中,轴突损失非常细微。然而这种明确的情况仅见于少数病例(表9.2),其表现取决于疾病的持续时间。如果只看到少量有髓鞘或裸轴突,则这个过程的脱髓鞘本质可能很难被解释。在这种情况下,可能需要更多切片检查或单纤维分离。在光学显微镜下,哪怕是发现个别的充满细胞碎片的细胞附在看似完好的裸轴突上,都提示节段性脱髓鞘。但正如电子显微镜所显示的,在光学显微镜下看起来完好的轴突可以已经处在变性早期。在15%~40%的标本(图9.17和图9.18a,b)中可以看到洋葱球(表9.1),偶尔洋葱球数量极大则提示家族性肥厚性神经疾病。细胞数较少的胶原蛋白化的失神经洋葱球,则提示这些结构存在反复的脱髓鞘/髓鞘再生和轴突脱失(图9.16b)。其他文献提供了关于洋葱球形态的详细讨论。唯一可能将CIDP的洋葱球与其他任何肥厚性神经疾病的洋葱球区别开来的形态学特征是施万细胞板层之间存在部分炎细胞。尽管不能保证完全如此,因为一些遗传性洋葱球神经疾病可能出现淋巴细胞浸润。

轴突损伤程度不一。即使在有明显原发性脱髓鞘(Pollard等,1983)的情况下,有髓纤维数目也可以正常(Pollard等,1983),但大多数情况下,轴突数量减少,而降至正常下限的50%以下亦不少见(Prineas和McLeod,1976;Dyck等,1975)。活检显示轴突变性为主,大有髓纤维可选择性受累。轴突丧失可能表现为沃勒变性或轴突的减少,推测可能是累及更近端的疾病。双峰轴向的频率直方图可以保留。再生丛并不少见。没有髓鞘的轴突也可能受损,但这很难证明且也不是显著特征(Gibbels和Kentenich,1990;Ingall等,1990)。

9.2.2.3 典型CIDP的超微结构检查

巨噬细胞突触侵入有髓纤维的基底膜和嵌入髓鞘板层之间,提示巨噬细胞介导的脱髓鞘,为GBS和CIDP典型的病理改变。然而更常见的情况是穿透部位并不明显。横截面可以显示多余的细胞突起与轴突、施万细胞和一些变性髓鞘共存(图9.19至图9.21)。当细胞层中含有碎片时,可以推断它们属于巨噬细胞。连续切片可能显示基底膜被穿透的部位。巨

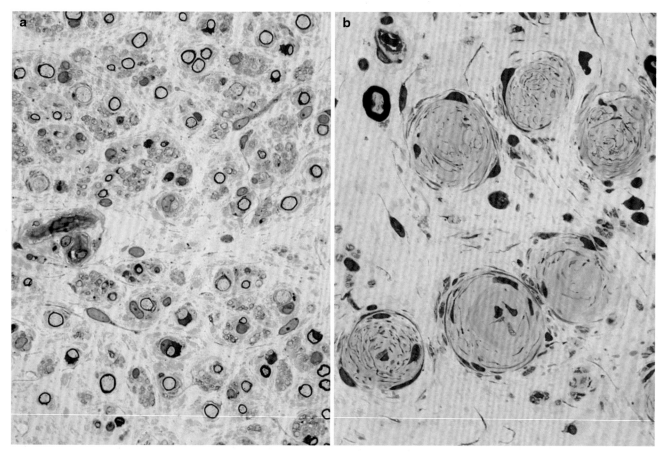

图9.16 CIDP:内含物的弥散是由于内膜的累积(a)。陈旧的洋葱球以及残留有髓纤维如(b)所示。(1μm厚塑性切片)

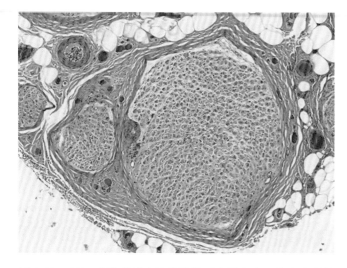

图9.17 CIDP中洋葱球在这种情况下大量存在，并夸大了从神经束到神经束(石蜡,HE)的大小差异。

噬细胞介导脱髓鞘的关键是摄取正常出现的髓鞘(图9.19和图9.20)。当看到巨噬细胞吞噬或移除已经被广泛破坏的髓鞘时，就不能确定巨噬细胞是脱髓鞘的

主要原因还是清除(Griffin等,1993)，也不能诊断巨噬细胞介导的脱髓鞘。就像在GBS中囊状脱髓鞘可能存在,但与髓鞘剥离相比并不常见(Bonnaud等,1974;Prineas和McLeod,1976;Rizzuto等,1982)。

囊状脱髓鞘是一项有争议的发现。在文献中,这种髓鞘的变化最常见于尸检的组织 (Honavar等,1991;Kanda等,1989;Carpenter,1972;Hart等,1972;Arstila等,1971;Mei Liu,1970)。然而,神经活检组织中的囊状脱髓鞘已被大量研究者描述(Brechenmacher等,1987;Hall等,1992;Hughes等,1992;Vital等,1985;Fuller等,1992),很难将这一发现视为死后或固定不良的产物。它可能与正在进行的髓鞘剥离 (图9.21a,b)(Prineas,1972)相同。有时囊状脱髓鞘可能是最突出的过程,尽管这些似乎见于更为暴发性的病例,但这一概念并没有被系统地研究。虽然髓鞘剥离通常需要巨噬细胞的存在,但在附近没有炎症细胞的情况下也可以观察到囊泡变化。实际上,在非炎性轴突神经疾病中可看到囊状髓鞘变性。通常,在主要致

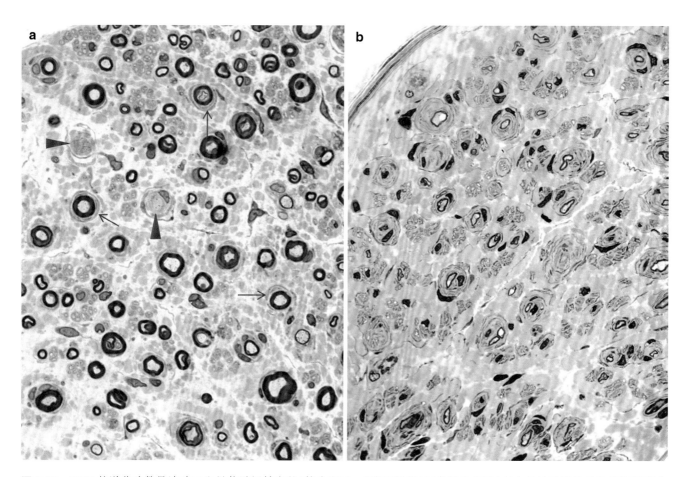

图9.18 CIDP的洋葱球数量波动于少量伴随裸轴突的(箭头所示,a)施万细胞(三角箭头所示)与大量且形态良好的施万细胞之间。(1μm 厚塑性切片,1000×)

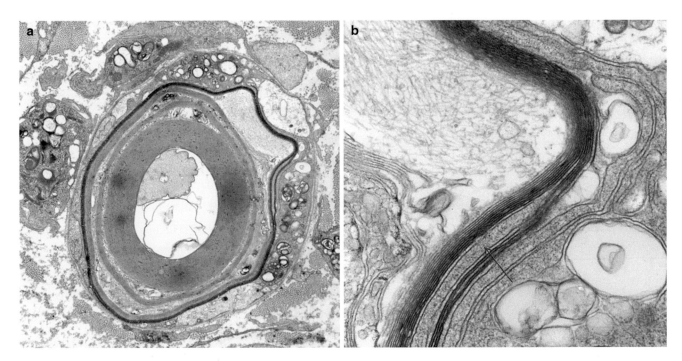

图 9.19　CIDP 的多个巨噬细胞突起围绕着一个由巨噬细胞介导的脱髓鞘的有髓轴突(a)。一个交错的巨噬细胞突起(箭头所示，b)分隔单个髓髓片层。(a,7500×;b,50 000×)

密线上的髓鞘形成囊状和圆柱形，直径约 80μm。随着这一过程的进展，髓鞘退化为囊泡和管网，可以是局灶性或完全围绕轴突(图 9.21b)。髓鞘靠近炎性细胞

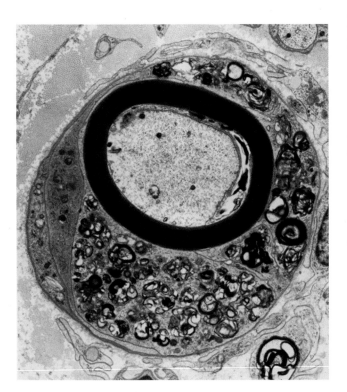

图 9.20　CIDP 中多个包含髓碎片的巨噬细胞突起包绕着部分变性轴突(10 000×)。

也可能表现出其他非特异性的退行性变化，如施万细胞。也有罕见的髓鞘增宽或髓鞘不紧实的报道，通常被认为高度提示蛋白异常血症相关的神经疾病。

在成熟洋葱球内，轴突偶尔会发生变性，导致洋葱球没有中央轴突(图 9.22a,b)。在脱髓鞘末期时仍有一个中央的裸轴突，由单个或多个包含残骸的巨噬细胞占据腔内空间(图 9.23 和图 9.24)。在巨噬细胞离开后 (图 9.25 和图 9.26)，被多个突触包绕的裸轴突 (图 9.25)或没有突触包绕的裸轴突代替(图 9.26)，基本上没有碎片，其中一些可能代表了施万细胞 (图 9.25)。剩余的裸脱髓轴突可通过神经纤维密度增加和反应性施万细胞胞浆的皱缩来识别(图 9.27)。

在髓鞘再生的早期可以发现轴突，存在少量松散致密的髓鞘和富含细胞器的施万细胞 (图 9.6 和图 9.28)。在髓鞘再生的最初阶段，几个施万细胞可能与一个轴突接触，但当髓鞘再生完成时，只有一个施万细胞保留。施万细胞突触带和胶原蛋白袋可作为无髓纤维丢失的证据。

神经束膜下和神经内膜基质"水肿"的超微结构被描述为胶原和直径为 8~11nm 的纤维聚集 (图 9.29 和 图 9.30)(Watanabe 和 Ohnishi,1979;Prineas 和 McLeod,1976)，也发现了 20~50nm 酸性黏多糖样神

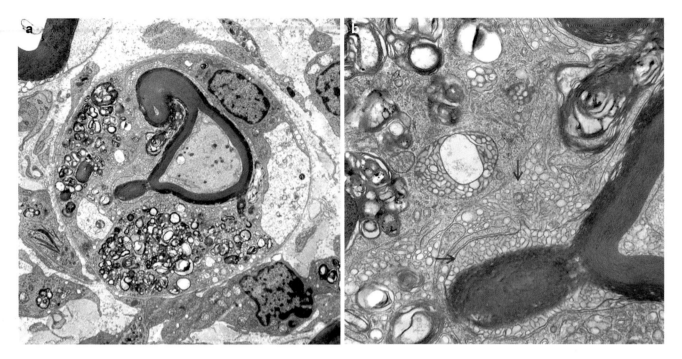

图 9.21 CIDP:在巨噬细胞介导的脱髓鞘中,囊泡髓鞘改变(箭头所示,b)。(a,6000×;b,25 000×)

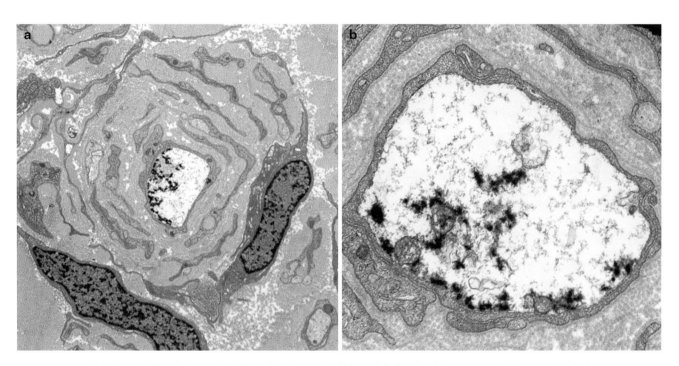

图 9.22 CIDP:在高倍镜下可见(b)洋葱球中央轴突脱髓鞘和活动性变性(a)。(a,7500×;b,25 000×)

经内膜颗粒。有些纤维性物质是耐酸纤维。在一份发表的文献中强调非晶质沉积物是雷诺小体。肿胀的内皮细胞并不少见,在 CIDP 中,我们偶尔观察到内皮血管小孔(图 9.30)。有时可在神经内膜、血管周围或洋葱球中发现单核炎性细胞(图 9.31 和图 9.32)。

9.2.2.4 单纤维分离

在大多数 CIDP 病例中,单纤维分离可识别节段性脱髓鞘(Prineas 和 McLeod,1976)。Dyck 等(1975)如果进行了适当的统计研究并证明这些病理改变随

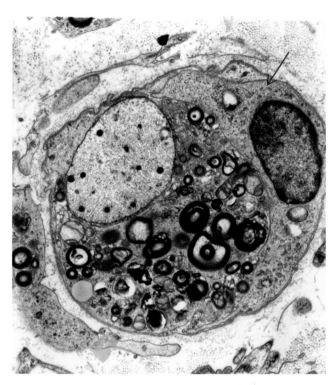

图 9.23 CIDP 中显示分段脱髓鞘晚期。根据髓鞘碎片缺乏识别残存的施万细胞(箭头所示)。(9230×)

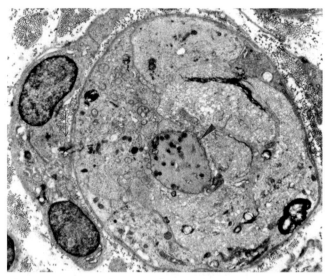

图 9.25 CIDP 中施万细胞基底膜内有大量细胞突起。中心可见轴突(箭头所示),并可见巨噬细胞穿透部位(箭头所示)。(11 240×)

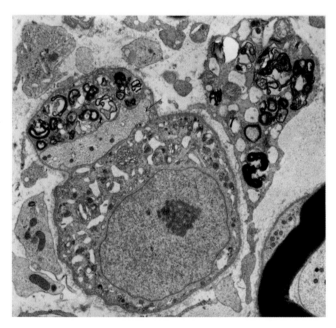

图 9.24 CIDP 中节段脱髓鞘终末期。三个细胞突起被施万细胞基膜包围;一个有核的施万细胞有明显的细胞器,裸轴突(箭头所示),巨噬细胞突起中有大量髓鞘碎片。(13 406×)

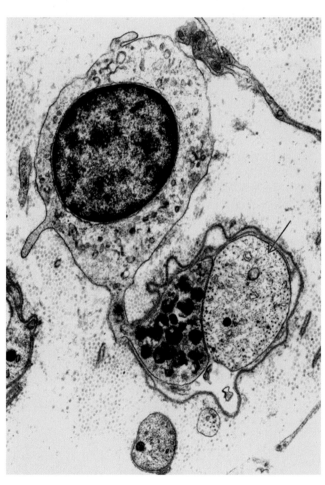

图 9.26 CIDP 中终末期节段脱髓鞘。巨噬细胞通过基底膜的间隙从施旺管中流出。注意残余轴突(箭头所示)是由基底膜参与组成的,没有施万细胞突介入。(13 490×)

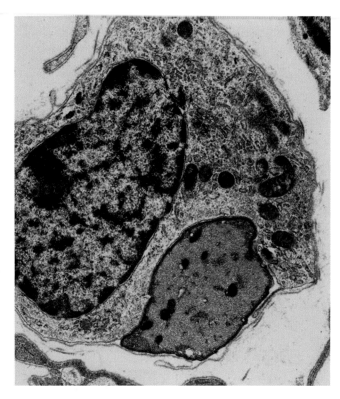

图 9.27 CIDP：在脱髓鞘轴突中常见轴浆凝结。施万细胞细胞质显示反应性变化（12 312×）。

机存在，那么原发性脱髓鞘就会被记录下来。然而，在单纤维分离中最常见的异常是活跃轴突变性（Dyck 等，1975）。考虑到节段性髓鞘改变在分离的单纤维或"正常"纤维中出现频率不定，研究者必须谨慎解释轻微改变：17 例 Prineas 的节段性脱髓鞘病例中，有 8 例显示 5% 或更少的纤维存在这一改变（Prineas 和 McLeod，1976）。髓鞘回缩伴郎飞结增宽被认为是早期和敏感的脱髓鞘信号，但没有特异性。对巨噬细胞的免疫组织化学染色可能更容易发现其附着于完整的轴突，相对来说对诊断巨噬细胞介导的脱髓鞘有特异性（Krendel 等，1989；Griffin 等，1990）。

9.2.2.5 免疫组织化学

在常规染色不具有说服力的情况下使用 LCA 免疫组织化学可发现少量白细胞。在 CIDP 中，其数量为零到几百个（Cornblath 等，1990）。在正常范围内（<20/mm²）有少量的神经外膜或内膜淋巴细胞，通常可以在神经外膜血管周围发现少量的淋巴细胞形成小血管袖。神经内膜毛细血管淋巴细胞套属于病理改变，在每个神经束中超过 2 个以上的白细胞应视为异常。在 CIDP

中，CD4+/CD8+ 比率通常为 （1~2）:1（Cornblath 等，1990；Pollard 等，1986）。

Dalakas 和 Engel（1980）使用直接免疫荧光发现 IgM、IgG 和补充沉积在内膜血管和在施万细胞表面。血管沉积物呈颗粒状，提示免疫复合物沉积，而施万细胞沉积在正常细胞上呈线性模式，提示与细胞膜上的抗原结合。

在 10 个非免疫介导的神经疾病或正常神经中没有发现这些沉积物。然而后来的研究很少或从未描述过类似的改变（McCombe 等，1989；Hays 等，1988；Schenone 等，1988；Small 和 Lovelace，1993）。

9.2.3 发病机制

与吉兰-巴雷综合征一样，人们认为 CIDP 是由于免疫系统对周围神经的攻击所致。与 GBS 一样，对 CIDP 原因的了解甚至更少。现有的动物模型基于反复大剂量神经抗原免疫，与研究 GBS 的实验性过敏性神经炎模型类似（Harvey 等，1987 年；Pollard 等，1975）。支持体液因素在 CIDP 发病机制的重要性的证据来自 CIDP 与副蛋白相关神经疾病的临床相似性。对 CIDP 的发病机制已有综述（Dyck 等，1993；Gorson 和 Katz，2013；Krarup，2013）。最近的证据表明，郎飞结是 GBS 和 CIDP（Devaux，2012）患者免疫攻击的主要目标。可以在皮肤活组织免疫染色检查（Doppler 等，2013）中发现郎飞结（电压门控钠通道）和结旁区（神经束蛋白）特异的蛋白质 。

GBS 与 CIDP 有许多相似之处，其中包括通过巨噬细胞介导的脱髓鞘、炎性浸润，以及与血浆置换和静脉注射免疫球蛋白的临床改善。然而二者显然存在差异，因为 GBS 是一种自限性单相性疾病，而介导 CIDP 的机制必须持续或间歇性地进行。

相对于其他神经疾病和其他非炎性神经疾病患者，GBS 和 CIDP 患者的血清 IL-2（T 细胞活化的指示剂）升高。但 GBS 的水平远高于 CIDP（Hartung 等，1991）。CIDP 与 GBS 患者中发现有许多相同的周围神经髓鞘血清抗体（参见 GBS 讨论），但较少见（Koski，1990；Ilyas 等，1992；McCombe 等，1989；Quarles 等，1990；Lundkvist 等，1989；van Doorn 等，1987）。补体激活也很相似（Koski 等，1987）。早期关于免疫球蛋白和补体在周围神经血管和施万细胞膜上沉积的初步报道（Dalakas 和 Engel，1981）在后续的工作中未得到证

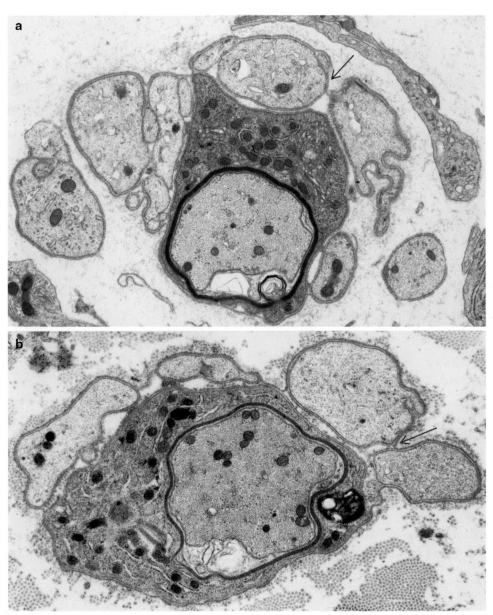

图 9.28 CIDP:髓鞘再生。两种新的有髓鞘轴突与施万细胞有关,后者的细胞质富含细胞器。周围可见到施万细胞,但仍有一个共同的基底膜(箭头所示)。(a,15 048×;b,16 997×)

实 (McCombe 等 ,1989;Hays 等 ,1988;Schenone 等 ,1988)。CIDP 患者的血清注射到神经中(McCombe 等,1989) 导致脱髓鞘的效果比 GBS 血清要差, 尽管 Heininger 等(1984)证明了在猴子肌内注射 CIDP 患者血清中纯化的免疫球蛋白可出现神经传导速度减慢。最近,CIDP 患者的血清中有 57% 的血清有 IgG 或 IgM 抗体选择性的 β 管蛋白,与 GBS 患者的 20% 相比,对照组与其他神经疾病患者只有 2%。这一发现的意义目前还不清楚(Connolly 等 ,1993)。

因此,目前对于 CIDP 中周围神经的炎症性攻击启动和维持的机制,目前尚无明确的结论,尽管体液因素可能很重要。在 CIDP 和 GBS 的免疫参数之间还没有出现主要的差异,这导致了这两种常见的神经疾病之间的密切关系尚存疑问。

9.2.4 鉴别诊断

患者神经活检缺乏特定的诊断,甚至是病理的证据,若临床高度怀疑,不应排除治疗。副蛋白(Pollard 等,1983)或 HIV 感染(Vital 等,1992)相关的 CIDP 综合征可能会表现为典型的巨噬细胞介导的脱髓鞘。鉴别应该是临床的,而不是组织学上的。同样与炎症性肠病、淋巴瘤、慢性活动性肝炎(Barohn 等,1989)或 SLE(Rechthand 等,1984)有关的 CIDP 病例,也没有明显的组织学特征。

在本书其他部分描述的许多神经疾病都有组织学的变化,尤其是淋巴细胞浸润,类似于 CIDP。部分

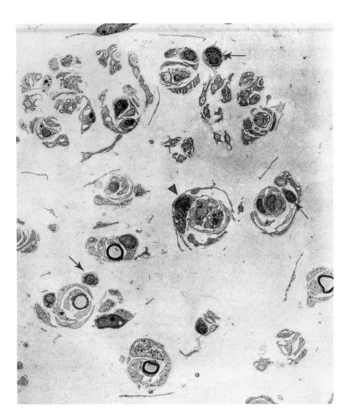

图 9.29 CIDP：低功率电子显微镜图显示神经内膜其后扩张。含有脱髓鞘和髓鞘再生纤维的洋葱球被广泛分离。注意巨噬细胞（箭头所示）和淋巴细胞（箭头所示）。(2610×)

在这种情况下，特殊染色、连续切片、免疫组织化学和超微结构的研究可能有助于发现隐藏的血管介入血管炎、早期肉芽肿结节病、边缘型麻风病的更具体的特征、副蛋白的克隆血浆淋巴细胞或淋巴瘤相关神经疾病和异常的髓鞘周期性 IgM 副蛋白神经疾病。糖尿病可能会伴有远端感觉运动神经疾病和亚急性进化的神经丛受累，这可能类似于 CIDP 的临床特征。一种潜在的相关疾病，慢性免疫感觉多神经疾病（CISP；感觉 CIDP），选择性地影响后根大髓纤维，可能是一种受限的 CIDP(Oh 等，1992)。其他的 CIDP 变异体已经被描述过，包括 Lewis-Sumner 多灶性 CIDP 和易累及上肢。

家族性肥厚神经疾病通常可从临床和电生理上区别于 CIDP。然而，当神经活检显示大量洋葱球时，可能会出现家族性神经疾病的问题。许多组织学特征有利于 CIDP 的诊断（表 9.3）。多灶性（而非弥漫性）受累、充满碎片的细胞附近活跃的脱髓鞘或炎性浸润强烈支持 CIDP 的诊断。巨噬细胞介导的髓鞘剥离支持此背景下的 CIDP 诊断。然而，家族性肥厚性神经疾病可能合并 CIDP，而且在所有年龄段的患者中都应考虑

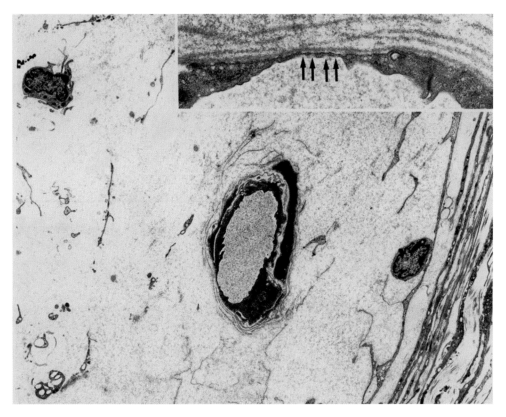

图 9.30 CIDP：神经内膜水肿。血管显示有窗口的内皮细胞（箭头所示，插图）。(4000×；插图，26 600×)

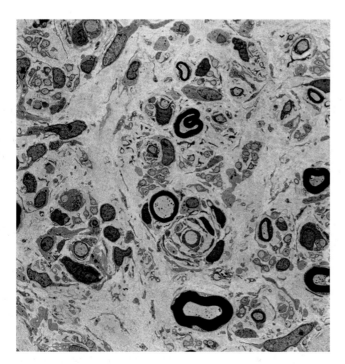

图 9.31　CIDP：内膜增生是由于非原生细胞，即淋巴细胞或巨噬细胞。注意髓鞘厚度的变化和早期洋葱球形成。（1890×）

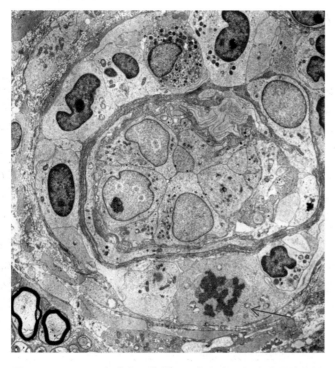

图 9.32　CIDP：此内膜微血管周围环绕有大量细胞质的单核细胞。其中一个细胞存在有丝分裂（箭头所示）。（2720×）

两者的可能性，包括婴儿（Dyck 等，1982b；Bird 和 Sladky，1991；Sladky 等，1986）（第 19 章）。Gabreels-

Festen 等（1993）已经详细考虑了这个问题。这些研究者发现 42 例 CMT-1 活检中，有 5 例是血管淋巴细胞性的，其中 3 例在神经外膜，2 例在内膜中。尽管我们不认为神经外膜血管周围炎细胞有很大病理意义，但神经内膜的血管炎细胞袖总是异常的。从临床来说，这些患者在家族性神经疾病的基础上合并 CIDP 不太可能。在 CMT-1 的 42 例对照组病例中，没有一个表现为神经束间疾病严重程度不一，尽管 8 例新发突变中的 1 例有类似情况（Gabreels-Festen 等，1993）。21% 的 CMT-1 病例表现出明显的神经内膜水肿，根据经验，这并不是区分获得性和遗传性肥厚性神经疾病的可靠方法。这些工作人员也证实了在 CMT-1 中，纤维直方图通常显示出一个宽的单峰，与小有髓纤维相比，大有髓纤维的损失更明显（Gabreels-Festen 等，1993）。

病例 9.2

一名 28 岁的男子，因感觉异常而转诊至神经科。症状从 20 岁开始，表现为无名指和小指放电样刺痛。在就诊前 4 年，患者注意到右手的小肌肉萎缩。脚趾也出现麻木和刺痛感，通常与交叉坐姿有关，患者还观察到前臂上的深压可能导致类似的感觉。该患者曾是一名机动车机械师，但没有任何特殊的神经毒性暴露可以识别，他否认使用振动工具。医学和家庭病史无异常。

非神经系统检查无异常，颅神经正常。双侧骨间肌萎缩，右手束颤，双侧趾短伸肌萎缩。肌力检查示尺神经支配的双侧肌肉无力，左手肌肉无力较轻。上下肢所有其他肌肉均正常。所有的腱反射均对称存在，但上肢腱反射相对于下肢迟钝。足底反应为屈肌反应。尽管患者有症状，包括振动觉、关节位置觉、针刺觉、轻触觉或两点辨别觉在内的感觉正常。双侧尺神经均增大。

肾功能、肝功能、免疫电泳和尿液、血管炎筛查试验、尿卟啉和血清植酸均正常。电生理检测示腓肠神经和正中神经电位未引出。运动传导显示远端潜伏期明显增加（3~4 倍正常），上肢神经速度为 22~25m/s，下肢为 40m/s，未引出 F 波，CMAP 显著弥散，但未进行局灶传导阻滞的寸移评估。在患者症状出现 8 年后进行了腓肠神经活检（图 9.31 至图 9.33）。类固醇治疗、细胞毒性药物和血浆交换并不能改善神经疾病。在活组织检查后 10 年，患者的病情没有明显进展，而且他没有接受任何治疗（临床材料由 G. Sawa 博士

表 9.3　支持 CIDP/CMT-1 的组织学特征

神经束间非弥漫性受累
巨噬细胞介导的髓鞘剥离
血管周围淋巴细胞性浸润,尤其是内膜
活跃性脱髓鞘的迹象(儿童不太可靠)
许多裸轴突
分散神经内膜巨噬细胞
施万细胞有丝分裂
一种双峰频率直方图

和 C. Lambert 博士提供)。

9.3　持续传导阻滞的多灶性神经疾病

9.3.1　临床综合征

多灶性神经疾病综合征的特点是成人发病,男性为主,慢性进行性、不对称的肌肉萎缩、痉挛、肌束颤动,以及持续传导阻滞和无感觉功能障碍(Lewis 等,1982;亚当斯 等,1965;Gibbels 等,1993;Vlam 等,2011)。当这些发现在本质上是运动神经受累时,本病原称为 "多灶性运动神经疾病"(Parry 和 Sumner,1992)。典型表现是非常缓慢的渐进性的多灶性疾病,其功能缺陷通常与单根神经支配区域保护尤其是上肢的神经区域,而不是表现出 CIDP 的典型远端受累。最重要的诊断标准是持续(数月至数年)和非常局灶性的传导阻滞表现。有些人认为这种综合征是 CIDP 的变异型(Parry 和 Sumner,1992),但是针对 GM1 的抗体与多灶性运动神经疾病的特异性结合表明存在不同的实体(Kornberg 和 Pestronk,1994)。大多数患者都有高滴度的抗神经节苷脂 GM1 (Pestronk 和 Choksi,1999)或 NP-9 IgM 抗体,部分患者其他糖脂质抗体阳性。这些抗体虽然不是 MMN 的特异性抗体,但在 ALS/运动神经元疾病中却未见过。

9.3.2　持续传导阻滞多灶性运动神经疾病的发现

我们做过 1 例有持续性传导阻滞的典型多灶性神经疾病患者的腓肠神经活检(例子见后文 9.1)。本组织活检清楚显示一种炎性肥厚性神经疾病,在传导阻滞区域内的多灶性脱髓鞘、周围神经和内膜炎症和洋葱球结构,以及运动轴突变性和缺失(特别是大轴突)。然而该病例的不同在于其明显的局限性特点,表现为包含巨大洋葱球的增粗神经束紧挨着几乎为正常的神经束,该表现较为罕见(图 9.33a~c)。未在神经内膜中发现单核细胞,通常是在洋葱球中施万细胞的层间,但没有巨噬细胞介导的脱髓鞘证据(图 9.34 和图 9.35)。Gibbels 等(1993)的病例 1 与我们的病例非常相似,Nukada 等(1989)所描述的患者表现不那么明显,但也有类似的情况。其他关于神经疾病的神经病理活检报告显示,从正常到轻度轴突丢失、炎症和脱髓鞘的不同排列组合, 与典型的 CIDP 无差异(Lewis 等,1982;Krarup 等,1990;van den Bergh 等,1989;Pestronk 等,1988;Adams 等,1965;Gibbels 等,1993;Verma 等,1990), 即使在没有重要的临床和电生理感觉表现的情况下。一篇 10 例多灶性神经疾病患者的腓肠神经活检的简短报告中记录了轻度脱髓鞘的变化,"小"洋葱球,没有明显的轴突损伤或炎性浸润(Corse 等,1994)。在这些报告中没有提到巨噬细胞介导的脱髓鞘,尽管进行了广泛的搜索,我们也没有在病例中观察到这一点。最近,一项针对 7 例患者的病理研究显示多灶性轴突变性,并无脱髓鞘(Taylor 等,2004)。

我们检查了 2 例缓解–复发性肥厚性臂丛神经炎患者的手术切除组织。受累神经丛的周围神经显示一种有大而不典型洋葱球结构的肥厚性神经疾病,与我们曾经在一例持续传导阻滞的多灶性神经疾病患者中的发现 (Cusimano 等,1988)(图 9.34 和图 9.35)极为类似(图 9.36)。文献回顾表明,在多灶性神经疾病中, 有持续性传导阻滞 (Adams 等,1965;Bradley,1988;Auer 等,1989;Kaji 等,1993)。在一个传导阻滞部位的手术切除臂丛分支,发现了大量具有炎性浸润的洋葱球(Adams 等,1965;Bradley,1988)或局灶性脱髓鞘区域,少量洋葱球结构,无炎症(Auer 等,1989;(Kaji 等,1993)。我们的组织材料中,肱神经炎组织学的独特特征包括大量的单核细胞炎性浸润形成淋巴小结,内皮细胞的管网状包涵体和淋巴细胞,以及血管炎(Cusimano 等,1988)。CIDP 与持续传导阻滞多灶性神经疾病与肥厚性臂丛神经疾病的关系尚不清楚。这些发现与 CIDP 在缺乏巨噬细胞介导脱髓鞘的情况不同。在尸检病例中发现了运动神经根的免疫球蛋白沉积和炎症脱髓鞘(Oh 等,1995)。

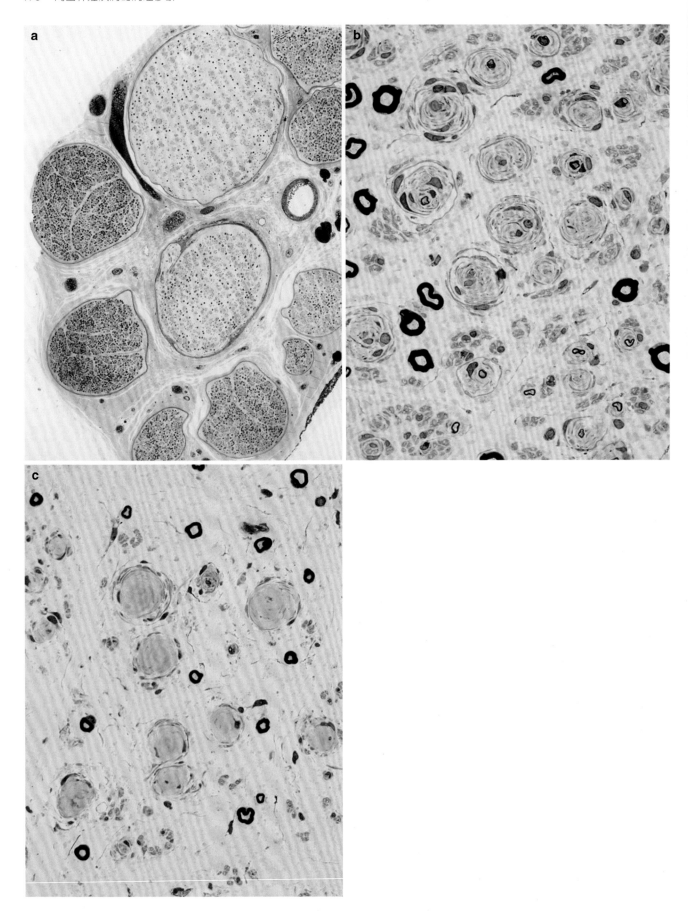

图 9.33 持续传导阻滞多灶性神经疾病。神经受累不均匀,受影响的神经束肿胀(a)。洋葱球结构由发育良好至"烧坏"(c)。(1μm
厚塑性切片,a,100×;b、c,1000×)

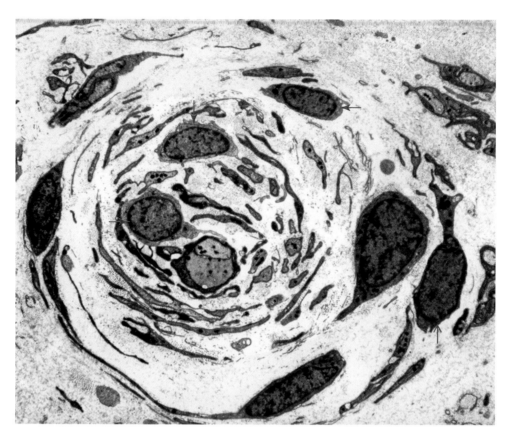

图 9.34 持续传导阻滞多灶性神经疾病,大洋葱球。在施万细胞层之间发现的许多细胞都没有基膜,并有少量细胞质(箭头所示);最可能是淋巴细胞。(17 100×)

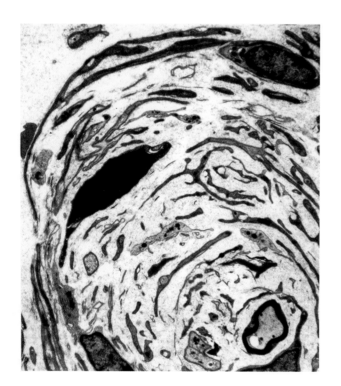

图 9.35 持续传导阻滞多灶性神经疾病。以有髓纤维为中心的巨大"白菜卷"。(4788×)

9.3.3 发病机制

MMN 的发病机制尚不清楚,目前认为有可能免疫介导和抗 GM1 抗体参与致病(最近的评论包括 Guimaraes-Costa 等,2013;Galban-Horcajoa 等,2013;Arcila-Londono 和 Lewis,2013;Nobile-Orazio 和 Gallia,2013),可能与 AMAN(Yuki,2013)有一些共同之处。在高 IgM 抗 GM1 抗体和 MMN 患者的神经内壁注射后,在体内和体外诱导局灶传导阻滞,而非纯化的抗 GM1 抗体(Harvey 等,1995)。抗 GM1 抗体与空肠弯曲菌的脂多糖发生反应,但只有 5% 的 MMN 患者具有较高的空肠弯曲菌抗体水平(Oh 等,1995)。

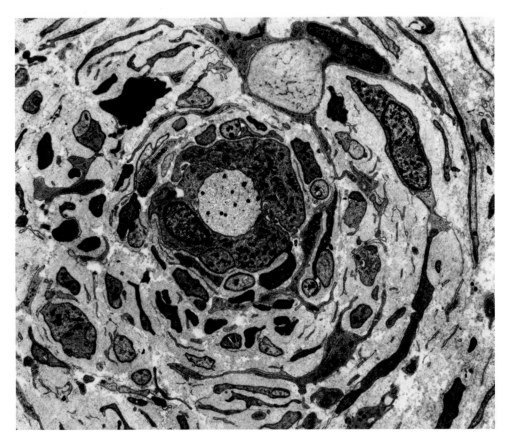

图 9.36 肥厚性臂丛神经炎。与持续性传导阻滞的多灶性神经疾病相似的不典型洋葱球(图 9.32 和图 9.33)。(2880×)

参考文献

Ad Hoc Subcommittee of the American Academy of Neurology AIDS Task Force (1991) Research criteria for diagnosis of chronic inflammatory demyelinating polyneuropathy (CIDP). Neurology 41:617–618

Adams RD, Asbury AK, Michelsen JJ (1965) Multifocal pseudohypertrophic neuropathy. Trans Am Neurol Assoc 90:30–34

Arcila-Londono X, Lewis RA (2013) Multifocal motor neuropathy. Chapter 24. In: Said G, Krarup C (eds) Peripheral nerve disorders, vol 115 (3rd series), Handbook of clinical neurology. Elsevier, Amsterdam, pp 429–442

Arnason BGW, Soliven B (1993) Acute inflammatory demyelinating polyneuropathy. In: Dyck PJ, Thomas PK et al (eds) Peripheral neuropathy, 3rd edn. WB Saunders, Philadelphia, pp 1437–1497

Arstila AU, Riekkinen PJ, Rinne UK et al (1971) Guillain-Barre syndrome. Neurochemical and ultrastructural study. Eur Neurol 5:257–269

Asbury AKB, Arnason G, Adams RD (1969) The inflammatory lesion in idiopathic polyneuritis. Medicine 48:173–215

Auer RN, Bell RB, Lee MA (1989) Neuropathy with onion bulb formations and pure motor manifestations. Can J Neurol Sci 16:194–197

Austin JH (1956) Observations on the syndrome of hypertrophic neuritis (the hypertrophic interstitial radiculo-neuropathies). Medicine 35:187–237

Barohn RJ, Kissel JT, Warmolts JR et al (1989) Chronic inflammatory demyelinating polyradiculoneuropathy. Clinical characteristics, course, and recommendations for diagnostic criteria. Arch Neurol 46:878–884

Berciano J, Coria F, Monton F et al (1993) Axonal form of Guillain-Barre syndrome: evidence for macrophage mediated demyelination. Muscle Nerve 16:744–751

Bilbao JM (1995) Peripheral nerves. In: Rosai J (ed) Ackerman's surgical pathology, 8th edn. The CV Mosby Company, St. Louis

Birchem R, Mithen FA, L'Empereur KM et al (1987) Ultrastructural effects of Guillain-Barre serum in cultures containing only rat Schwann cells and dorsal root ganglion neurons. Brain Res 421:173–185

Bird SJ, Sladky JT (1991) Corticosteroid responsive dominantly inherited neuropathy in childhood. Neurology 41:437–439

Bonnaud E, Vital C, Cohere G et al (1974) Recurrent and relapsing polyneuritis. Four cases with ultrastructural studies of the peripheral nerves. Pathol Eur 9:109–118

Bradley WG, Bennet RK, Good P, Little B (1988) Proximal chronic inflammatory polyneuropathy with multifocal conduction block. Arch Neurol 45:451–455

Brechenmacher C, Vital C, Laurentjoye L et al (1981) Ultrastructural study of peripheral nerve in Guillain-Barre syndrome: presence of mononuclear cells in axons. Acta Neuropathol Suppl 7(Suppl VII):249–251

Brechenmacher C, Vital C, Deminiere C et al (1987) Guillain–Barre syndrome: an ultrastructural study of peripheral nerve in 65 patients. Clin Neuropathol 6:19–24

Bromberg MB, Feldman EL, Albers JW (1992) Chronic inflammatory demyelinating polyradiculoneuropathy: comparison of patients with and without an associated monoclonal gammopathy. Neurology 42:1157–1163

Brosnan JV, Craggs RI, King RHM et al (1987) Reduced susceptibility of T cell–deficient rats to induction of experimental allergic neuritis. J Neuroimmunol 14:267–282

Brosnan JV, King RHM, Thomas PK et al (1988) Disease patterns in experimental allergic neuritis (EAN) in the Lewis rat. Is EAN a good model for the Guillain-Barre syndrome? J Neurol Sci 88:261–276

Brosnan CF, Claudio L, Tansey FA, Martiney J (1990) Mechanisms of autoimmune neuropathies. Ann Neurol 27(Suppl):S75–S79

Brown WF, Feasby TE, Hahn AF (1993) Electrophysiological changes in the acute "axonal" form of Guillain–Barre syndrome. Muscle Nerve 16:200–205

Burns J, Krasner LJ, Rostami A et al (1986) Isolation of P_2 protein-reactive T-cell lines from human blood. Ann Neurol 19:391–393

Carpenter S (1972) An ultrastructural study of an acute fatal case of the Guillain-Barre syndrome. J Neurol Sci 15:125–140

Connolly AM, Pestronk A, Trotter JL et al (1993) High–titer selective serum anti–beta–tubulin antibodies in chronic inflammatory demyelinating polyneuropathy. Neurology 43:557–562

Cornblath DR, McArthur JC, Kennedy PGE et al (1987) Inflammatory demyelinating peripheral neuropathies associated with human T–cell lymphotropic virus type III infection. Ann Neurol 21:32–40

Cornblath DR, Griffin DE, Welch D et al (1990) Quantitative analysis of endoneurial T–cells in human sural nerve biopsies. J Neuroimmunol 26:113–118

Corse AM, Chaudhry V, Crawford TO et al (1994) Demyelinating pathology in sural nerves in multifocal motor neuropathy. Muscle Nerve Suppl 1:S216, abstract

Cros D, Triggs WJ (1994) There are no neurophysiologic features characteristic of "axonal" Guillain–Barre syndrome. Muscle Nerve 17:675–677

Cusimano MD, Bilbao JM, Cohen SM (1988) Hypertrophic brachial plexus neuritis: a pathological study of two cases. Ann Neurol 24:615–622

Dalakas MC, Engel WK (1980) Immunoglobulin and complement deposits in nerves of patients with chronic relapsing polyneuropathy. Arch Neurol 37:637–640

Dalakas MC, Engel WK (1981) Chronic relapsing (dysimmune) polyneuropathy: pathogenesis and treatment. Ann Neurol 9(Suppl):134–145

Devaux JJ (2012) Antibodies to gliomedin cause peripheral demyelinating neuropathy in and the dismantling of the nodes of Ranvier. Am J Pathol 181:1402–1413

Diaz-Arrastia R, Younger DS, Hair L et al (1992) Neurolymphomatosis: a clinicopathologic syndrome re-emerges. Neurology 42:1136–1141

Doppler K, Werner C, Sommer C (2013) Disruption of nodal architecture in skin biopsies of patients with demyelinating neuropathies. J Peripher Nerv Syst 18:168–176

Dyck PJ (1990) Intravenous immunoglobulin in chronic inflammatory demyelinating polyradiculoneuropathy and in neuropathy associated with IgM monoclonal gammopathy of unknown significance. Neurology 40:327–328

Dyck PJ (1993) Is there an axonal variety of GBS? Neurology 43:1277–1280

Dyck PJ, Lais AC, Ohta M et al (1975) Chronic inflammatory polyradiculoneuropathy. Mayo Clin Proc 50:621–637

Dyck PJ, O'Brien PC, Oviatt KF et al (1982a) Prednisone improves chronic inflammatory demyelinating polyradiculoneuropathy more than no treatment. Ann Neurol 11:136–141

Dyck PJ, Swanson CJ, Low PA et al (1982b) Prednisone responsive hereditary motor and sensory neuropathy. Mayo Clin Proc 57:239–246

Dyck PJ, Daube J, O'Brien P et al (1986) Plasma exchange in chronic inflammatory demyelinating polyradiculoneuropathy. N Engl J Med 314:461–465

Dyck PJ, Prineas J, Pollard J (1993) Chronic inflammatory demyelinating polyradiculoneuropathy. In: Dyck PJ, Thomas PK et al (eds) Peripheral neuropathy, 3rd edn. WB Saunders, Philadelphia, pp 1498–1517

Enders U, Karch H, Toyka KV et al (1993) The spectrum of immune responses to Campylobacter jejuni and glycoconjugates in Guillain-Barre syndrome and in other neuroimmunological disorders. Ann Neurol 34:136–144

Epstein LG, Prineas JW, Raine CS (1983) Attachment of myelin to coated pits on macrophages in experimental allergic encephalomyelitis. J Neurol Sci 61:341–348

Faed JM, Day B, Pollock M et al (1989) High dose intravenous human immunoglobulin in chronic inflammatory demyelinating polyneuropathy. Neurology 39:422–425

Feasby TE (1991) Treatment of Guillain-Barre syndrome with anti–T cell monoclonal antibodies. J Neurol Neurosurg Psychiatry 54:51–54

Feasby TE, Hahn AF, Gilbert JJ (1982) Passive transfer studies in Guillain-Barre polyneuropathy. Neurology 32:1159–1167

Feasby TE, Gilbert JJ, Brown WF et al (1986) An acute axonal form of Guillain–Barre polyneuropathy. Brain 109:1115–1126

Feasby TE, Gilbert JJ, Hahn AF et al (1987) Complement depletion suppresses Lewis rat experimental allergic neuritis. Brain Res 419:97–103

Feasby TE, Hahn AF, Lovgren DS et al (1990) Axonal degeneration and demyelination in peptide–induced experimental allergic neuritis. Neurology 40(Suppl 1):389, abstract

Feasby TE, Hahn AF, Brown WF et al (1993) Severe axonal degeneration in acute Guillain–Barre syndrome: evidence of two different mechanisms? J Neurol Sci 116:185–192

Fewou SN, Plomp JJ, Willison HJ (2013) The pre-synaptic motor nerve terminal as a site for antibody-mediated neurotoxicity in autoimmune neuropathies and synaptopathies. J Anat. doi:10.1111/joa.12088

French Cooperative Group on Plasma Exchange in Guillain-Barre Syndrome (1987) Efficiency of plasma exchange in Guillain-Barre syndrome: role of replacement fluids. Ann Neurol 22:753–761

Fuller GN, Jacobs JM (1989) Cytomembranous inclusions in the peripheral nerves in AIDS. Acta Neuropathol 79:336–339

Fuller GN, Jacobs JM, Lewis PD et al (1992) Pseudoaxonal Guillain-Barre syndrome: severe demyelination mimicking axonopathy. A case with pupillary involvement. J Neurol Neurosurg Psychiatry 55:1079–1083

Gabreels-Festen AAWM, Gabreels FJM, Hoogendijk JE et al (1993) Chronic inflammatory demyelinating polyneuropathy or hereditary motor and sensory neuropathy? Diagnostic value of morphological criteria. Acta Neuropathol 86:630–635

Galban-Horcajoa F, Fitzpatrick AM, Hutton AJ (2013) Antibodies to heteromeric glycolipid complexes in multifocal motor neuropathy. Eur J Neurol 20:62–70

Gibbels E, Kentenich M (1990) Unmyelinated fibers in sural nerve biopsies of chronic inflammatory demyelinating polyneuropathy. Acta Neuropathol 80:439–447

Gibbels E, Behse F, Kentenich M, Haupt WF (1993) Chronic multifocal neuropathy with persistent conduction block (Lewis–Sumner syndrome). A clinico-pathologic study of two further cases with review of the literature. Clin Neuropathol 12:343–352

Gorson KC, Katz J (2013) Chronic inflammatory demyelinating polyneuropathy. Neurol Clin 31:511–532

Grand'Maison F, Feasby TE, Hahn AF et al (1992) Recurrent Guillain–Barre syndrome. Clinical and laboratory features. Brain 115:1093–1106

Griffin JW (1994) Treatment of Guillain–Barre syndrome. In: Drachman DB (ed) Immunosuppressive treatment for neurologists. Course #341, American Academy of Neurology

Griffin JW, Sheikh K (2005) The Guillain–Barré syndromes. In: Dyck J, Thomas PK (eds) Peripheral neuropathy. Elsevier-Saunders, Philadelphia, pp 2197–2219

Griffin JW, Stoll G, Li CY et al (1990) Macrophage responses in inflammatory demyelinating neuropathies. Ann Neurol 27(Suppl):S64–S68

Griffin JW, George R, Ho T (1993) Macrophage systems in peripheral nerves. A review. J Neuropathol Exp Neurol 52:553–560

Griffin JW, Li CY, Ho TW et al (1996) Pathology of the motor-sensory axonal Guillain-Barré syndrome. Ann Neurol 39:17–28

Guillain-Barre Syndrome Study Group (1985) Plasmapheresis and acute Guillain-Barre syndrome. Neurology 35:1096–1104

Guimaraes-Costa R, Bombelli F, Leger J-M (2013) Multifocal motor neuropathy. Curr Opin Neurol 26:503–509

Hahn AF, Feasby TE, Gilbert JJ (1985) Blood–nerve barrier studies in experimental allergic neuritis. Acta Neuropathol 68:101–109

Hahn AF, Feasby TE, Wilkie L et al (1990) Dose-dependent demyelination and axonal degeneration in passive cell–transfer EAN. Neurology 40(Suppl 1):389, abstract

Hall SM, Hughes RAC, Atkinson PF et al (1992) Motor nerve biopsy in severe Guillain-Barre syndrome. Ann Neurol 31:441–444

Hart MN, Hanks DT, MacKay R (1972) Ultrastructural observations in Guillain-Barre syndrome. Arch Pathol 93:552–555

Hartung HP, Toyka KV (1990) T–Cell and macrophage activation in experimental autoimmune neuritis and Guillain–Barre syndrome. Ann Neurol 27(Suppl):S57–S63

Hartung HP, Schafer B, Heininger K et al (1988) The role of macrophages and eicosanoids in the pathogenesis of experimental allergic neuritis. Serial clinical, electrophysiological, biochemical, and morphological observations. Brain 111:1039–1059

Hartung HP, Schafer B, Diamantstein T et al (1989) Suppression of P_2–T cell line–mediated experimental autoimmune neuritis by interleukin–2 receptor targeted monoclonal antibody. Brain Res 489:120–128

Hartung HP, Reiners K, Schmidt B et al (1991) Serum Interleukin–2 concentrations in Guillain-Barre syndrome and chronic idiopathic demyelinating polyradiculoneuropathy. Comparison with other neurological diseases of presumed immunopathogenesis. Ann Neurol 30:48–53

Harvey GK, Pollard JD, Schindhelm K et al (1987) Chronic experimental allergic neuritis. An electrophysiological and histological study in the rabbit. J Neurol Sci 81:215–225

Harvey GK, Schindhelm K, Antony J et al (1988) Membrane plasma exchange in experimental allergic neuritis: effect on antibody levels and clinical course. J Neurol Sci 88:207–218

Harvey GK, Toyka KV, Zielasek J et al (1995) Failure of anti-GM1 IgG or IgM to induce conduction block following intraneural transfer. Muscle Nerve 18:388–394

Haymaker W, Kernohan JW (1949) The Landry-Guillain-Barre syndrome. A clinicopathologic report of fifty fatal cases and a critique of the literature. Medicine 28:59–141

Hays AP, Lee SSL, Latov N (1988) Immune reactive C3d on the surface of myelin sheaths in neuropathy. J Neuroimmunol 18:231–244

Heininger K, Liebert UG, Toyka KV et al (1984) Chronic inflammatory polyneuropathy. Reduction of nerve conduction velocities in monkeys by systemic passive transfer of immunoglobulin G. J Neurol Sci 66:1–14

Ho TW, Mishu B, Li CY et al (1995) Guillain-Barré syndrome in northern China: relationship to Campylobacter jejuni infection and anti-glycolipid antibodies. Brain 118(Part 3):597–605

Ho TW, Willison HJ, Nachamkin I, et al (1999) Anti-GD1a antibody is associated with axonal but not demyelinating forms of Guillain-Barré syndrome. Ann Neurol 45:168–173

Honavar M, Tharakan JKJ, Hughes RAC et al (1991) A clinicopathological study of the Guillain-Barre syndrome. Nine cases and literature review. Brain 114:1245–1269

Hughes RA, Cornblath DR (2005) Guillain–Barré syndrome. Lancet 366:1653–1666

Hughes R, Atkinson P, Coates P et al (1992) Sural nerve biopsies in Guillain-Barre syndrome: axonal degeneration and macrophage–associated demyelination and absence of cytomegalovirus genome. Muscle Nerve 15:568–575

Ilyas AA, Mithen FA, Dalakas MC et al (1992) Antibodies to acidic glycolipids in Guillain-Barre syndrome and chronic inflammatory demyelinating polyneuropathy. J Neurol Sci 107:111–121

Ingall TJ, McLeod JG, Tamura N (1990) Autonomic function and unmyelinated fibers in chronic inflammatory demyelinating polyradiculoneuropathy. Muscle Nerve 13:70–76

Iqbal A, Oger JJF, Arnason BGW (1981) Cell-mediated immunity in idiopathic polyneuritis. Ann Neurol 9(Suppl):565–569

Julien J, Vital C, Lagueny A et al (1989) Chronic relapsing idiopathic polyneuropathy with primary axonal lesions. J Neurol Neurosurg Psychiatry 52:871–875

Kaji R, Oka N, Tsuji T et al (1993) Pathological findings at the site of conduction block in multifocal motor neuropathy. Ann Neurol 33:152–158

Kanda T, Hayashi H, Tanabe H et al (1989) A fulminant case of Guillain-Barre syndrome: topographic and fibre size related analysis of demyelinating changes. J Neurol Neurosurg Psychiatry 52:857–864

Kornberg AJ, Pestronk K (1994) The clinical and diagnostic role of anti–GM1 antibody testing. Muscle Nerve 17:100–104

Koski CL (1990) Characterization of complement-fixing antibodies to peripheral nerve myelin in Guillain-Barre syndrome. Ann Neurol 27(Suppl):S44–S47

Koski CL (1992) Humoral mechanisms in immune neuropathies. Neurol Clin 10:629–649

Koski CL, Gratz E, Sutherland L et al (1986) Clinical correlation with anti–peripheral–nerve myelin antibodies in Guillain–Barre syndrome. Ann Neurol 19:573–577

Koski CL, Sanders ME, Swoveland PT et al (1987) Activation of terminal components of complement in patients with Guillain-Barre syndrome and other demyelinating neuropathies. J Clin Invest 80:1492–1497

Krarup C, Stewart JD, Sumner AJ et al (1990) A syndrome of asymmetric limb weakness with motor conduction block. Neurology 40:118–127

Krendel DA, Parks HP, Anthony DC et al (1989) Sural nerve biopsy in chronic inflammatory demyelinating polyradiculoneuropathy. Muscle Nerve 12:257–264

Kuwabara S, Yuki N (2013) Axonal Guillain-Barré syndrome: concepts and controversies. Lancet Neurol 12:1180–1188

Lampert PW (1969) Mechanism of demyelination in experimental allergic neuritis: electron microscopic studies. Lab Invest 20:127–138

Lewis RA, Sumner AJ, Brown MJ et al (1982) Multifocal demyelinating neuropathy with persistent conduction block. Neurology 32:958–964

Linington C, Izumo S, Suzuki M et al (1984) A permanent rat T cell line that mediates experimental allergic neuritis in the Lewis rat in vivo. J Immunol 91:1946–1950

Luijten JAFM, Baart de la Faille-Kuyper EH (1972) The occurrence of IgM and complement factors along myelin sheaths of peripheral nerves: an immunohistochemical study of the Guillain-Barre syndrome. J Neurol Sci 15:219–224

Lundkvist I, van Doorn PA, Vermeulen M et al (1989) Regulation of autoantibodies in inflammatory demyelinating polyneuropathy: spontaneous and therapeutic. Immunol Rev 110:105–117

Lunn MP, Johnson LA, Fromholt SE et al (2000) High-affinity anti-ganglioside IgG antibodies raised in complex ganglioside knockout mice: reexamination of GD1a immunolocalization. J Neurochem 75:404–412

Madrid RE, Wisniewski HM (1977) Axonal degeneration in demyelinating disorders. J Neurocytol 6:103–117

Magira EE, Papaioakim M, Nachamkin I et al (2003) Differential distribution of HLA-DQ beta/DR beta epitopes in the two forms of Guillain–Barré syndrome, acute motor axonal neuropathy and acute inflammatory demyelinating polyneuropathy (AIDP): identification of DQ beta epitopes associated with susceptibility to and protection from AIDP. J Immunol 170:3074–3080

Mancardi GL, Cadoni A, Zicca A et al (1988) Schwann cell reactivity in peripheral neuropathies of different origins. Neurology 38:848–852

Matthews WB, Howell DA, Hughes RC (1970) Relapsing corticosteroid dependent polyneuritis. J Neurol Neurosurg Psychiatry 33:330–337

McCombe PA, Pollard JD, McLeod JG (1987) Chronic inflammatory demyelinating polyradiculoneuropathy. A clinical and electrophysiological study of 92 cases. Brain 110:1617–1630

McCombe PA, Pollard JD, McLeod JG (1989) Chronic inflammatory demyelinating polyradiculoneuropathy. In: Assal JPH, Liniger C (eds) Peripheral neuropathies: what is significantly new? Liviana Press, Padova, pp 546–557

McFarlin DE (1990) Immunological parameters in Guillain–Barre syndrome. Ann Neurol 27(Suppl):S25–S29

McKhann GM, Cornblath DR, Ho T et al (1991) Clinical and electrophysiological aspects of acute paralysis disease of children and young adults in northern China. Lancet 338:593–597

McKhann GM, Cornblath DR, Griffin JW et al (1993) Acute motor axonal neuropathy: a frequent cause of acute flaccid paralysis in China. Ann Neurol 33:333–342

Mei Liu H (1970) Ultrastructure of remyelination of peripheral nerves in Landry–Guillain–Barre syndrome. Acta Neuropathol 16:262–265

Mendell JR, Kolkin S, Kissel JT et al (1987) Evidence for central nervous system demyelination in chronic inflammatory demyelinating polyradiculoneuropathy. Neurology 37:1291–1294

Milder DG, Rail DHL, Broe GA (1985) Neuropathological findings in a case of chronic inflammatory polyneuropathy. Clin Exp Neurol 21:165–170

Mithen FA, Ilyas AA, Birchem R et al (1992) Effects of Guillain-Barre sera containing antibodies against glycolipids in cultures of rat Schwann cells and sensory neurons. J Neurol Sci 112:223–232

Nobile-Orazio E, Gallia F (2013) Multifocal motor neuropathy: current therapies and novel strategies. Drugs 73:397–406

Nukada H, Pollock M, Haas LF (1989) Is ischemia implicated in chronic multifocal demyelinating neuropathy? Neurology 39:106–110

Nyland H, Matre R, Mork S (1981) Immunological characterization of sural nerve biopsies from patients with Guillain-Barre syndrome. Ann Neurol 9(Suppl):80–86

Oh SJ (1990) Diagnostic usefulness and limitations of the sural nerve biopsy. Yonsei Med J 31:1–26

Oh SJ, Joy JL, Kuruoglu R (1992) 'Chronic sensory demyelinating neuropathy': chronic inflammatory demyelinating polyneuropathy presenting as a pure sensory neuropathy. J Neurol Neurosurg Psychiatry 55:677–680

Oh SJ, Claussen GC, Odabasi Z, Palmer CP (1995) Multifocal demyelinating motor neuropathy: pathologic evidence of 'inflammatory demyelinating polyradiculoneuropathy'. Neurology 45:1828–1832

Parry GJ, Sumner AJ (1992) Multifocal motor neuropathy. Neurol Clin 10:671–684

Pestronk A, Choksi R (1999) Multifocal motor neuropathy: serum IgM anti-GM1 ganglioside antibodies in most patients detected using covalent linkage of GM1 to ELISA plates. Neurology 49:1289–1292

Pestronk A, Cornblath DR, Ilyas AA et al (1988) A treatable multifocal motor neuropathy with antibodies to GM1 ganglioside. Ann Neurol 24:73–78

Poewe W, Sluga E, Aichner F (1981) Subacute–chronic polyneuritis. Acta Neuropathol Suppl 7:262–267

Pollard JD (1987) A critical review of therapies in acute and chronic inflammatory demyelinating polyneuropathies. Muscle Nerve 10:214–221

Pollard JD, King RHM, Thomas PK (1975) Recurrent experimental allergic neuritis. J Neurol Sci 24:365–383

Pollard JD, MacLeod JG, Gatenby P et al (1983) Prediction of response to plasma exchange in chronic relapsing polyneuropathy. J Neurol Sci 58:269–287

Pollard JD et al (1986) Class II antigen expression and T lymphocyte subsets in chronic inflammatory demyelinating polyneuropathy. J Neuroimmunol 13:123–134

Pollard JD, Baverstock J, McLeod JG (1987) Class II antigen expression and inflammatory cells in the Guillain-Barre syndrome. Ann Neurol 21:337–341

Pollock M, Calder C, Allpress S (1977) Peripheral nerve abnormality in multiple sclerosis. Ann Neurol 2:42–48

Powell HC, Braheny SL, Meyers RR et al (1983) Early changes in experimental allergic neuritis. Lab Invest 48:332–337

Prineas JW (1972) Acute idiopathic polyneuritis. An electron microscope study. Lab Invest 26:133–147

Prineas JW, McLeod JG (1976) Chronic relapsing polyneuritis. J Neurol Sci 27:427–458

Quarles RH, Amjad AI, Willison HJ (1990) Antibodies to gangliosides and myelin proteins in Guillain-Barre syndrome. Ann Neurol 27(Suppl):S48–S52

Raine CS (1985) Experimental allergic encephalomyelitis and experimental allergic neuritis. In: Koetsier JC (ed) Demyelinating diseases, vol 47, Handbook of clinical neurology. Elsevier, Amsterdam, pp 429–466

Raine CS, Wisniewski H, Prineas J (1969) An ultrastructural study of experimental demyelination and remyelination. Part II. Chronic experimental allergic encephalomyelitis in the peripheral nervous system. Lab Invest 21:316–327

Rechthand E, Cornblath DR, Stern BJ et al (1984) Chronic demyelinating polyneuropathy in systemic lupus erythematosus. Neurology 34:1375–1377

Rinaldi S (2013) Update on Guillain-Barre syndrome. J Peripher Nerv Syst 18:99–112

Rizzuto N, Moretto G, Monaco S et al (1982) Chronic relapsing polyneuritis: a light- and electron- microscopic study. Acta Neuropathol 56:179–186

Ropper AH (1992) The Guillain-Barre syndrome. N Engl J Med 326:1130

Ropper AH, Wijdicks EFM, Truax BT (1991) Guillain-Barre syndrome, vol 34, Contemporary neurology series. FA Davis, Philadelphia

Rostami AM (1993) Pathogenesis of immune–mediated neuropathies. Pediatr Res 33(Suppl 1):S90–S94

Rostami A, Brown MJ, Lisak RP et al (1984) The role of myelin P_2 protein in the production of experimental allergic neuritis. Ann Neurol 16:680–685

Rostami A, Burns JB, Brown MJ et al (1985) Transfer of experimental allergic neuritis with P_2 reactive T–cell lines. Cell Immunol 91:354–361

Said G, Hontebeyrie-Joskowicz M (1992) Nerve Lesions induced by macrophage activation. Res Immunol 143:589–599

Said G, Krarup C (2013) Chronic inflammatory demyelinative polyneuropathy. Chapter 22. In: Said G, Krarup C (eds) Peripheral nerve disorders, vol 115 (3rd series), Handbook of clinical neurology. Elsevier, Amsterdam, pp 403–413

Saida T, Saida K, Lisak RP et al (1982) In vivo demyelinating activity of sera from patients with Guillain-Barre syndrome. Ann Neurol 11:69–75

Sanders ME, Koski CL, Robbins D et al (1986) Activated terminal complement in cerebrospinal fluid in Guillain-Barre syndrome and multiple sclerosis. J Immunol 136:4456–4459

Sawant-Mane S, Clark MB, Koski CL (1991) In vitro demyelination by serum antibody from patients with Guillain-Barre syndrome requires terminal complement complexes. Ann Neurol 29:397–404

Schenone A, De Martini I, Tabaton M et al (1988) Direct immunofluorescence in sural nerve biopsies. Eur Neurol 28:262–269

Schoene WC, Carpenter S, Behan PO et al (1977) "Onion Bulb" formations in the central and peripheral nervous system in association with multiple sclerosis and hypertrophic polyneuropathy. Brain 100:755–773

Sheremata W, Colby S, Kakhanis Y et al (1975) Cellular hypersensitivity to basic myelin (P_2) protein in Guillain-Barre syndrome. Can J Neurol Sci 2:72–81

Sibley WA (1972) Polyneuritis. Med Clin North Am 56:1299–1319

Sladky JT, Brown MJ, Berman PH (1986) Chronic inflammatory demyelinating polyneuropathy of infancy: a corticosteroid–responsive disorder. Ann Neurol 20:76–81

Sluga E, Poewe W (1983) Chronic idiopathic polyneuritis. Clin Neuropathol 2:31–41

Small GA, Lovelace RE (1993) Chronic inflammatory demyelinating polyneuropathy. Semin Neurol 13:305–312

Smith KJ, Hall SM (1988) Peripheral demyelination and remyelination initiated by the calcium–selective ionophore ionomycin: in vivo observations. J Neurol Sci 83:37–53

Solders G (1988) Discomfort after fascicular sural nerve biopsy. Acta Neurol Scand 77:503–504

Stoll G, Schmidt B, Toyka KV et al (1991) Expression of the terminal complement complex (C5b–9) in autoimmune–mediated demyelination. Ann Neurol 30:147–155

Strigard K, Olsson T, Larsson P et al (1988) Modulation of experimental allergic neuritis in rats by in vivo treatment with monoclonal anti T cell antibodies. J Neurol Sci 83:283–291

Sumi SM, Farrell DF, Knauss TA (1983) Lymphoma and leukemia manifested by steroid–responsive polyneuropathy. Arch Neurol 40:577–582

Susuki K, Nishimoto Y, Yamada M et al (2003) Acute motor axonal neuropathy rabbit model: immune attack on nerve root axons. Ann Neurol 54:383–388

Susuki K, Rasband MN, Tohyama K et al (2007) Anti-GM1 antibodies cause complement-mediated disruption of sodium channel clusters in peripheral motor nerve fibers. J Neurosci 27:395639–395667

Svennerholm L, Fredman P (1990) Antibody detection in Guillain–Barre syndrome. Ann Neurol 27(Suppl):S36–S40

Tabaraud F, Vallat JM, Hugon J et al (1990) Acute or subacute alcoholic neuropathy mimicking Guillain-Barre syndrome. J Neurol Sci 97:195–205

Tandon DS, Griffin JW, Drachman DB et al (1980) Studies on the humoral mechanisms of inflammatory demyelinating neuropathies. Neurology 30:362, abstract

Taylor WA, Brostoff SW, Hughes RAC (1991) P_2 specific lymphocyte transformation in Guillain-Barre syndrome and chronic idiopathic demyelinating polyradiculoneuropathy. J Neurol Sci 104:52–55

Taylor BV, Dyck PJ, Engelstad J et al (2004) Multifocal motor neuropathy; pathologic alterations at the site of conduction block. J Neuropathol Exp Neurol 63:129–137

Thomas PK, Lascelles RG, Hallpike JF et al (1969) Recurrent and chronic relapsing Guillain-Barre polyneuritis. Brain 92:589–606

Thomas PK, Walker RWH, Rudge P et al (1986) Chronic demyelinating peripheral neuropathy associated with multifocal central nervous system demyelination. Ann Neurol 20:123, abstract

Triggs WJ, Cros D, Gominak SC et al (1992) Motor nerve inexcitability in Guillain-Barre syndrome. The spectrum of distal conduction block and axonal degeneration. Brain 115:1291–1302

Uncini A, Gallucci M, Lugaresi A et al (1991) CNS involvement in chronic inflammatory demyelinating polyneuropathy: an electrophysiological and MRI study. Electromyogr Clin Neurophysiol 31:365–371

Uncini A, Susuki K, Yuki N (2013) Nodo-paranodopathy: beyond the demyelinating and axonal classification in anti-ganglioside antibody-mediated neuropathies. Clin Neurophysiol 124:1928–1934

Vallat JM, Hugon J, Tabaraud F et al (1990) Quatre cas de syndrome de Guillain-Barre avec lesions axonales. Rev Neurol 146:420–424

Vallat JM, Leboutet MJ, Jauberteau MO et al (1994) Widenings of the myelin lamellae in a typical Guillain–Barre syndrome. Muscle Nerve 17:378–380

Van den Bergh P, Logigian EL, Kelly JJ Jr (1989) Motor neuropathy with multifocal conduction blocks. Muscle Nerve 12:26–31

Van der Meche FGA, Meulstee J, Kleyweg RP (1991) Axonal damage in Guillain-Barre syndrome. Muscle Nerve 14:997–1002

Van der Meche FGA, Schitz PIM et al (1992) A randomized trial comparing intravenous immune globulin and plasma exchange in Guillain-Barre syndrome. N Engl J Med 326:1123–1129

Van Doorn PA, Brand A, Vermeulen M (1987) Clinical significance of antibodies against peripheral nerve tissue in inflammatory polyneuropathy. Neurology 37:1798–1802

Van Doorn PA, Vermeulen M, Brand A et al (1991) Intravenous immunoglobulin treatment in patients with chronic inflammatory demyelinating polyneuropathy. Clinical and laboratory characteristics associated with improvement. Arch Neurol 48:217–220

Verma A, Tandan R, Adestina AM et al (1990) Focal neuropathy preceding chronic inflammatory demyelinating polyradiculoneuropathy by several years. Acta Neurol Scand 81:516–521

Vital C, Brechenmacher C, Cardinaud JP et al (1985) Acute inflammatory demyelinating polyneuropathy in a diabetic patient: predominance of vesicular disruption in myelin sheaths. Acta Neuropathol 67:337–340

Vital A, Beylot M, Vital C et al (1992) Morphological findings on peripheral nerve biopsies in 15 patient with human immunodeficiency virus infection. Acta Neuropathol 83:618–623

Vlam L, van der Pol WL, Cats EA et al (2011) Multifocal motor neuropathy: diagnosis, pathogenesis and treatment strategies. Nat Rev Neurol 8:41–58

Vriesendorp FJ, Mayer RF, Koski CL (1991) Kinetics of anti–peripheral myelin antibody in patients with Guillain-Barre syndrome treated and not treated with plasmapheresis. Arch Neurol 48:858–861

Vriesendorp FJ, Mishu B, Blaser MJ et al (1993) Serum antibodies to GM1, GD1b, peripheral nerve myelin, and Campylobacter jejuni in patients with Guillain–Barre syndrome and controls: correlation and prognosis. Ann Neurol 34:130–135

Waksman BH, Adams RD (1955) Allergic neuritis: an experimental disease of rabbits induced by the injection of peripheral nervous tissue and adjuvants. J Exp Med 102:213–236

Watanabe S, Ohnishi A (1979) Subperineurial space of the sural nerve in various peripheral nerve diseases. Acta Neuropathol 46:227–230

Winer JB (2011) Guillain-Barré syndrome: clinical variants and their pathogenesis. J Neuroimmunol 231:70–72

Winer JB, Gray IA, Gregson NA et al (1988) A prospective study of acute idiopathic neuropathy III. Immunological studies. J Neurol Neurosurg Psychiatry 51:619–625

Wisniewski H, Terry RD, Whitaker JN et al (1969) Landry Guillain-Barre syndrome. A primary demyelinating disease. Arch Neurol 21:269–276

Yokota T, Kanda T, Hirashima F et al (1992) Is the acute axonal form of Guillain-Barre syndrome a primary axonopathy? Muscle Nerve 15:1211–1213

Yuki N (2013) Acute motor axonal neuropathy and multifocal motor neuropathy: more in common than not. Muscle Nerve. doi:10.1002/mus.23871

Yuki N, Sato S, Itoh T et al (1991) BLA–B35 and acute axonal polyneuropathy following Campylobacter infection. Neurology 41:1561–1563

Yuki N, Kuwabara S, Koga M, Hirata K (1999) Acute motor axonal neuropathy and acute motor-sensory axonal neuropathy share a common immunological profile. J Neurol Sci 168:121–126

第 **10** 章

特发性炎性周围神经疾病

10.1 结节病

10.1.1 临床表现

结节病是一种多系统受累的、以组织器官内非干酪性肉芽肿形成为特点的疾病，以非洲裔美国人、欧洲人特别是瑞典人多发。其中5%的患者可有神经系统受累（Delaney，1977），部分患者可仅有神经系统受累（Chapelon等，1990）。结节病中神经系统任何部位均可受累，以第7对颅神经麻痹最常见，约1/3的神经结节病患者中可见到（Delaney，1977；Chapelon等，1990；Oksanen，1986）；颅神经豁免的周围神经疾病占神经结节病的15%～40%（Delaney，1977；Chapelon等，1990；Okasnen，1986），这一部分患者可仅有周围神经损伤而不伴有其他系统以及中枢神经系统受累的症状（Chapelon等，1990）。另外，在结节病中亚临床的周围神经疾病更为常见（Challenor等，1984）。尽管既往的文献比较重视多发性单神经疾病，实际上相对较轻的慢性进展性远端受累为主的多发性周围神经疾病更为常见（Chapelon等，1990；Zuniga等，1991），而且在我们最近病理证实的每一个神经结节病患者都可以看到，甚至也可见于那些伴有血管改变的患者。周围神经结节病可以表现为单神经疾病（Chapelon等，1990），而类吉兰-巴雷综合征表现的神经结节病仅见于极少数个例报道（Chapelon等，1990；Oksanen 1986；Miller等，1989）（病例10.1）。电生理检查多表现为远端对称性或多灶性的轴突损害为主的周围神经疾病（Challenor等，1984；Zuniga等，1991），但是传导速度减慢、表现为脱髓鞘的病例亦有报道（Chapelon等，1990；Galassi等，1984）。脑脊液多见蛋白升高、细胞数轻度升高或葡萄糖水平降低。

结节病的治疗目前尚缺乏对照研究，临床经验是类固醇治疗，可改善并稳定病情（Chapelon等，1990），有时甚至有戏剧性的效果（Godwin和Sahn，1990）。

10.1.2 病理

10.1.2.1 神经活检的意义

结节病的周围神经病理改变罕有报道，因为大部分患者已获得系统性诊断，或者已通过其他受累部位的活检病理诊断，所以很难评价周围神经活检对于诊断该病的敏感性。一例尸检研究表明，尽管多条周围神经有明显的轴突丢失，但仅能发现一些散在的炎细胞浸润，而无干酪样肉芽肿（Zuniga等，1991）。我们有一例最初周围神经活检为阳性的结节病患者，之后疾病播散至多系统，但5年后尸检时所检查的5根周围神经均未发现明显病变。无论临床有无肌肉受累的表现，肌肉活检可有约50%的阳性率（Stern等，1985），因此，结节病患者最好建议神经、肌肉联合活检，后者有助于与不累及肌肉的结核瘤型麻风病相鉴别。接下来的讨论主要基于11个文献确诊病例的回顾性分析（Brochet等，1988；Ide等，1984；Gainsborough等，1991；Galassi等，1984；Krendel和Costigan 1992；Nemni等，1981；Oh，1980；Vital等，1982；Yakane等，1986）及我们诊断的两个病例。Krendel和Costigan（1994）也描述了一个高度怀疑结节病的病例，该病例有肉芽肿性神经束膜炎、皮肤试验无反应及肺弥散功能异常。

10.1.2.2 光镜表现

结节病性肉芽肿主要是由吞噬细胞分化而来的上皮细胞增生形成的致密的团块样病灶，这些细胞分泌和杀菌作用增强而吞噬能力相对减弱。随着时间的推移,成纤维细胞开始出现,病灶周围纤维化开始形成。围绕在病灶周围的淋巴细胞数量不定,可以呈中等数量(图 10.1a,b),也可以完全没有(图 10.2)。T 淋巴细胞在活跃的肉芽肿病灶内明显增多,其中辅助 T 细胞/抑制性 T 细胞的比值明显增加(Said,2013)。Th1 型 T 细胞被认为通过分泌 IFN-γ、TNF-α 和 IL-12,促进了活动性病灶的肉芽肿反应 (Katatia 和 Holter,1997)。病灶周围偶可见到浆细胞和嗜酸性粒细胞。有时可以观察到自巨噬细胞向上皮细胞演变以及上皮细胞融合成多核巨细胞的过程(Soler 和 Bassett,1976),但后者在周围神经中极少出现,另外在周围神经不会出现干酪样变。

肉芽肿可见于神经内膜或神经外膜中(图 10.1 至图 10.4),血管受累的程度不一,可以完全正常(Nemni 等,1981)、可以表现为血管周围炎(Galassi 等,1984;Ide 等,1984;Yakane 等,1986),或伴有纤维素样坏死和管腔阻塞的真正意义上的血管炎 (Vital 等,1982;Said 等,2002)。有时可仅有淋巴细胞套袖样改变,而无肉芽肿(图 10.1a)。有时可见到神经束膜周围明显的上皮样组织细胞浸润(图 10.4a),类似麻风病或特异性神经束膜炎的表现 (Brochet 等,1988;Krendel 和 Costigan 1994;Oh,1980)。

一个明显的病理改变为不同程度的轴突丢失,可呈多灶性或弥漫性, 可以非常活跃或表现为慢性过程;有时可见到再生丛,无髓纤维相对不受累。节段性的脱髓鞘和髓鞘再生亦可见到,尤以邻近神经内膜肉芽肿处最为明显(图 10.5)。一些单纤维研究提示其病理为原发性脱髓鞘(Nemni 等,1981),然而另外一些研究则提示单纯的轴突变性(Oh,1980)或继发脱髓鞘改变(Gainsborough 等,1991)。

10.1.2.3 电镜表现

上皮样组织细胞形态大而狭长,细胞表面有长突起并与邻近的细胞相互交错(图 10.5),相邻细胞间的界限不清。细胞核形态不规则、扭曲,核仁明显。胞浆内包含很多的线粒体、活跃的高尔基体以及积聚的粗内质网,另含有丰富的、小的被单层膜包绕的囊泡,某

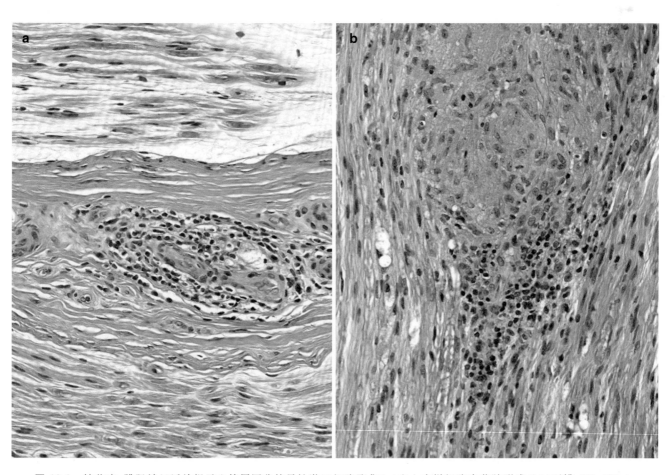

图 10.1　结节病:腓肠神经活检提示血管周围非特异性淋巴细胞聚集(a)和上皮样细胞肉芽肿形成(b)(石蜡,HE,400×)。

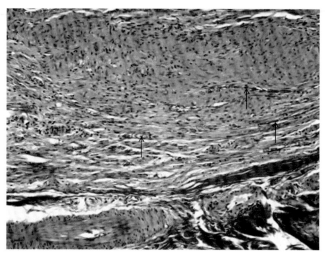

图 10.3　结节病。上皮样细胞肉芽肿邻近的、LFB-HE 染为蓝色的、扭曲变形的神经纤维。(箭头所示,paraffin,400×)

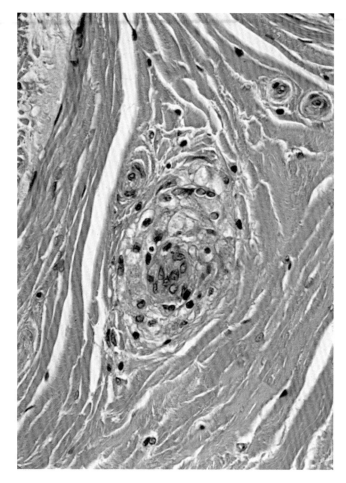

图 10.2　结节病。典型的"裸露的"肉芽肿出现在神经外膜的血管周围间隙。多核巨细胞在神经结节病中并不常见。(paraffin,HE,400×)

些囊泡含有难以定性的颗粒样物质。巨噬细胞因含有溶酶体和相对少的细胞突起而较易与上皮样组织细胞区分。在肉芽肿邻近区域的神经纤维扭曲变形(Gainsborough 等,1991)。在我们的 1 例患者中发现,和肉芽肿紧邻的轴突出现了纤维丝聚集、肿胀,有些类似"巨轴突"样改变(图 10.5)。

10.1.3　发病机制

　　结节病相关的周围神经疾病的主要病理改变是轴突损害。一些活检结果提示神经内膜肉芽肿导致了神经纤维的明显扭曲、变形,而不伴有血管损伤或缺血的表现,故提出了局灶性周围炎性损伤机制。实际上,组织细胞分泌的细胞毒性物质确实有局部损伤作用 (Said 和 Hontebeyrie-Joskowicz,1992;Selmaj 和 Raine,1988)。在我们的神经结节病的病例中,这种轴突肿胀、纤维丝聚集的情况仅在邻近肉芽肿的神经观

察到。这种模式化、多发的、随机的、小的神经内膜损伤,可累积并导致以远端为主的多发性周围神经疾病(Waxman 等,1976)。但某些研究者却发现存在血管损伤(Ide 等,1984;Oh,1980;Vital 等,1982),并倾向于神经缺血机制,此机制可以解释结节病中出现的多发性单神经疾病。如果伴有神经根和背根神经节的受累,也要考虑结节病的可能(Camp 和 Grierson,1962;James 和 Sharma,1967;Manz,1983)。

　　表现为类吉兰-巴雷综合征样的神经结节病罕有报道, 更没有相关的组织病理研究(Oksanen,1986;Miller 等,1989),而且某些报道的 GBS 样病例临床表现并不典型(Strickland 和 Moser,1967)。1986 年 Oksanen 等报道的 2 例患者有可能在系统性结节病的基础上并发了 GBS(Miller 等,1989)。后文所描述的病例10.1 开始表现为 GBS,但此后的临床过程并不符合典型的 GBS 病程发展模式。

10.1.4　鉴别诊断

　　结节病的诊断不能单纯依靠周围神经活检,因为本病为一种"原因不明显、多系统受累的、非干酪性上皮样细胞肉芽肿疾病"(James 等,1976)。尽管如此,周围神经活检一旦发现肉芽肿常常提示患者存在系统性疾病,而神经麻风病是个例外。有趣的是,在下面所描述的病例 10.1 中并未发现结节病的证据,而且大部分已报道的周围神经结节病患者的胸部 X 线片并无异常,系统性的证据亦不明显(Krendel 和 Costigan,1994)。因为没有其他病原微生物像麻风病一样可引

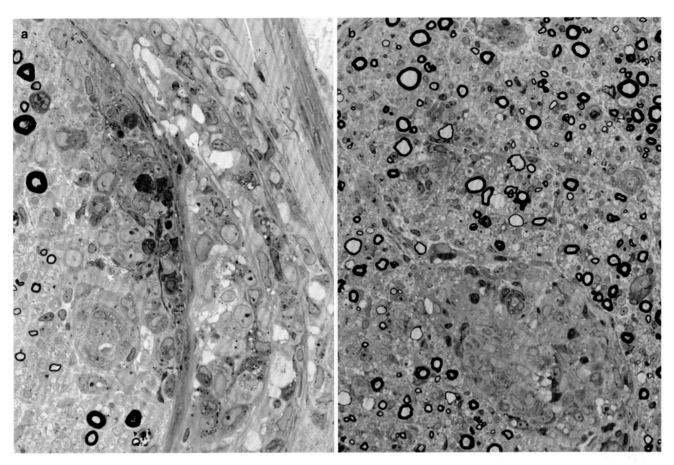

图 10.4　结节病。神经束膜局部的淋巴细胞和组织细胞浸润(a)，可能伴有神经内膜上皮样细胞肉芽肿形成(b)。很多肉芽肿周围的神经纤维髓鞘变薄。(甲苯胺蓝染色，a、b，600×)

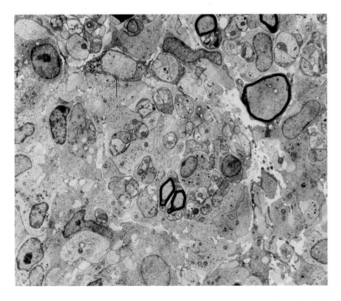

图 10.5　结节病。邻近肉芽肿的神经纤维有神经丝的聚集(箭头)和节段性的脱髓鞘(三角箭头所示)。(4160×)

起结核样病灶，故而临床信息对于鉴别诊断至关重要。在特发性的神经束膜炎，炎症和上皮样细胞浸润大部分集中在神经束膜，仅此表现很难将其与结节病区别(Krendel 和 Costigan，1994)。

结节病中，上皮样细胞浸润、破坏血管的现象时有发生。此种情况在瓦格纳肉芽肿、淋巴瘤样肉芽肿病、变应性肉芽肿性血管炎、结节性多动脉炎和巨细胞动脉炎中亦可见到，血管内神经淋巴瘤病亦应考虑。浸润细胞的细胞学和免疫表型有助于上述疾病之间的鉴别。用嗜酸性粒细胞作为诊断变应性肉芽肿性血管炎的标志物其实并不可靠。

病例 10.1

65 岁女性，因消化道不适、恶心、腹痛 3 个月就诊，包括消化道内镜在内的相关检查均未发现明确病因。随后患者开始出现对称性的肢体感觉异常，2~3 周后开始出现对称性、双下肢中度无力，伴下肢远端的所有感觉丧失。否认中毒、旅游史。四肢腱反射消失。神经传导提示对称性的轴突损害为主的多发性周围神经疾病，远端肌肉可见活动性失神经电位。脑脊液检查未见明显异常。进一步的检查发现 ESR 39

(Westergren)，ANA 1∶320。血细胞计数、免疫固定电泳、血钙、血清 ACE、卟啉病筛查、胸部 X 线片、肺功能、腹部超声均未见明显异常。发病 2 个月后行神经活检(图 10.1 至图 10.3)。

神经活检后，给予泼尼松治疗，但本患者不能耐受，病情无改善。发病 6 个月后再次给予泼尼松治疗，接下来的一年患者病情逐渐改善，双下肢力量恢复正常，感觉障碍亦大部分恢复，遗留异常的疼痛感。数月后停止激素治疗，病情未再加重(临床资料由 C. Zahn 医师提供)。

10.2　特发性神经束膜炎

10.2.1　临床表现

特发性神经束膜炎早在 1972 年就已被描述(Asbury 等，1972)，目前仍然不常见。患者表现为明显的感觉症状，包括受累神经区域的感觉异常、疼痛、触觉过敏 (Bourque 等，1985；Matthews 和 Squier，1988；Logigian 等，1993；Simmons 等，1992；Younger 和 Quan，1994)。既往报道的病例多着重描述感觉受累，其实运动功能亦受累。本病多进展数周至数月，临床及电生理表现可类似多发性单神经疾病 (Logigian 等，1993；Simmons 等，1992)、远端为主的感觉运动性周围神经疾病 (Bourque 等，1985)(参见病例 10.2)，或 CIDP (Chad 等，1986)。如其命名，尽管本病无明确的病因，亦无特殊的系统性症状，但激素及血浆置换可改善症状(Bourque 等，1985；Logigian 等，1993；Simmons 等，1992)。

继发性神经束膜炎，即相对选择性的神经束膜炎症，可出现在某些特殊的系统性疾病相关的周围神经疾病中，如冷球蛋白血症(Konishi 等，1982)、结节病(Krendel 和 Costigan，1994；Oh，1980)、溃疡性结肠炎(Chad 等，1986)、摄入假菜籽油(Ricoy 等，1983)、进食左旋色氨酸(Smith 和 Dyck，1990)，以及系统性恶性肿瘤(Matthews 和 Squier，1988)。

10.2.2　病理表现

受累神经表现为不同时段的斑片状损害，以神经束膜受累为主(图 10.6a-d)。神经束之间受累不均一(图 10.6a)；与严重受累的神经束相邻的神经束可完全幸免(图 10.7a-d)。上皮细胞膜抗原(EMA)免疫染色提示神经束膜增生(图 10.6d)。活跃的病灶经常累及一段神经束膜，表现为上皮样细胞、淋巴细胞浸润，有时甚至接近于肉芽肿形态(图 10.7)。有时候可以发现一些细胞形态类似于巨细胞，但真正的多核细胞没有 或 罕见 (Asbury 等，1972；Bourque 等，1985；Matthews 和 Squier，1988)。胶原纤维、成纤维细胞和炎性细胞自神经束膜向外扩散，形成"洋葱皮样"外观(图 10.7b，d)。慢性病灶可以表现为神经束膜纤维化伴少量的炎细胞浸润。神经束膜的血管可以增生，神经内、外膜的血管可以出现血管周围炎性袖套样改变，但并非真正的血管炎，可以观察到明显的血管壁透明样变(图 10.7c)。Logigian 等(1993)描述的两例患者有典型的神经束膜炎，但炎症同时累及了神经内膜。除了淋巴细胞的炎性浸润，我们发现的一例患者神经束膜尚有明显的胆固醇结晶和巨噬细胞的泡沫样改变(图 10.7d，图 10.8 和图 10.9；病例 10.2)。

神经束膜炎邻近区域可见到有髓纤维密度减少和活跃的轴突变性。严重的病变区域，神经内膜内的结构几近丧失(图 10.6c)，轴突丢失似乎与神经束膜炎的程度相一致(图 10.7b)。然而，仅有少量炎细胞或没有炎细胞浸润的神经束内，亦可以出现轴突丢失(图 10.7)。有时可见到髓鞘再生、薄髓纤维，甚至小的洋葱球形成。

电镜下可发现神经束膜层的劈裂和细胞坏死(图 10.8 和图 10.9)。而在下面描述的病例中，我们没有发现内皮细胞管网状包涵体。

免疫组织化学技术显示，受累区域的神经束膜具有异常通透性，导致多价的 IgG 和 IgM 漏出(Bourque 等，1985；Chad 等，1986；Simmons 等，1992)，不过此发现并无特异性。

10.2.3　发病机制

神经束膜炎的病例报道较少，以致难以分析其可能的发病机制。尽管神经束膜免疫球蛋白异常沉积一度被重视，但这可能是局部的神经束膜屏障破坏以后的非特异性表现。Asbury 等(1972)提出假设，增厚的神经束膜"压制"了神经内膜的结构，因为供应神经内膜的血管横穿神经束膜，故神经束膜炎可能会导致神经内膜的缺血。本病与结节病之间的关系尚未明确(Krendel 和 Costigan，1994)。

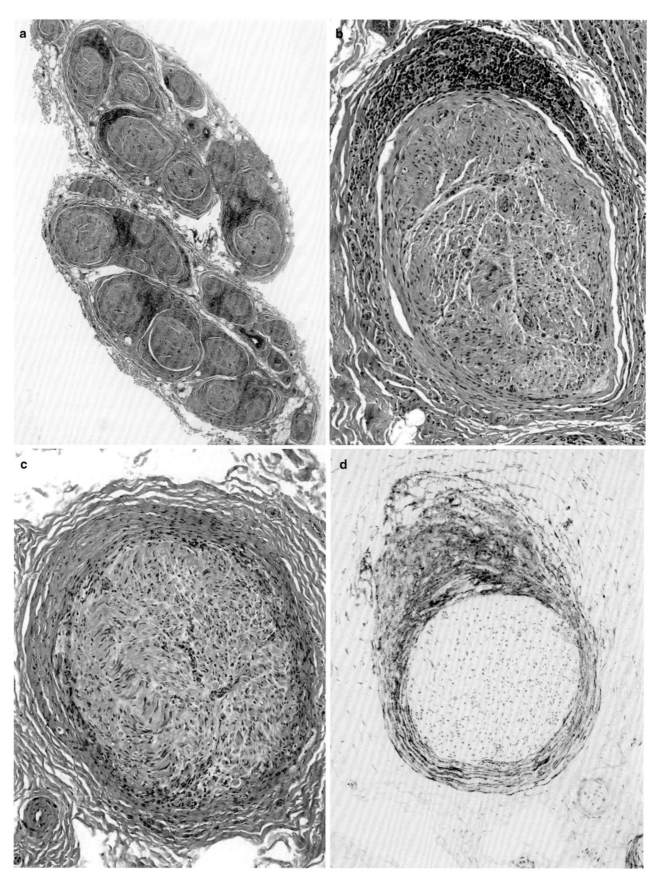

图 10.6　神经束膜炎灶性分布的神经束膜炎症(a),部分神经束受累,部分神经束豁免,各神经束之间受累程度不同(b)。(c)明显神经束膜炎导致其内的轴突几乎完全丢失。(d)EMA 免疫染色可观察到炎细胞浸润导致神经束膜明显增生(石蜡;a,40×;b,200×;c、d,200×)。

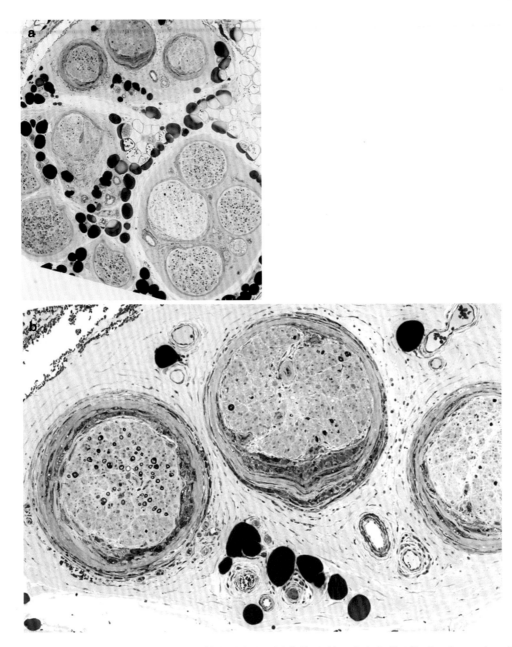

图 10.7　神经束膜炎：(a,b)神经束膜炎症、纤维化和轴突丢失的不同背景下,神经束存在明显的不一致。(c,d)一个受累神经束内的血管壁出现了明显的透明样变。(c)神经束膜层内充满脂肪的组织细胞(d)。(甲苯胺蓝染色,a,100×;b,200×;c、d,1000×)(待续)

10.2.4　鉴别诊断

瘤型和界线型的麻风性神经炎均须与之鉴别,应仔细查找麻风病分枝杆菌,如果 Fite 或荧光染色为阴性,可进一步行最敏感的 PCR 技术(Nishimura 等,1994)。系统性证据不明显时,应仔细鉴别结节病(Krendel 和 Costigan,1994)。某些毒物亦可造成神经束膜炎,如掺假的菜籽油、左旋色氨酸,但这些病例多有流行病学特征,且未再有新发的病例报道。莱姆病可表现为明显的神经束膜受累,但同时会有广泛的血

管周围炎(Vallat 等,1987)。20 世纪前半期的文献有报道梅毒性周围神经束膜炎,但现代的文献未再有相关描述,Merrtitt 和 Adams 并不认可该疾病实体的存在(Merritt 等,1946)。Thomas 和 Walker 报道的原发性胆汁淤积性肝硬化中的黄瘤型神经疾病,没有炎症的描述,仅仅有神经束膜的脂质沉积。

总之,特发性感觉性神经束膜炎是一个排除性诊断。神经束膜炎的病理表现应积极排查是否为麻风病、结节病、冷球蛋白血症、莱姆病、系统性血管炎以及溃疡性结肠炎,仔细询问某些毒性物质的暴露史。

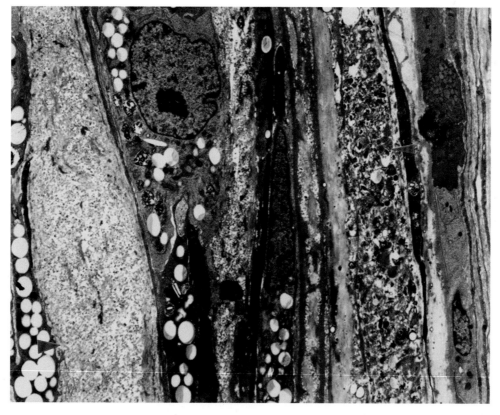

图 10.7(续)

图 10.8　神经束膜炎：散在的神经束膜细胞、巨噬细胞，和两个介入的坏死细胞(三角箭头所示)。(6240×)

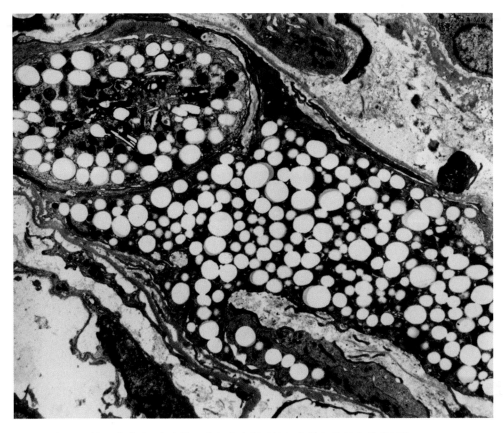

图 10.9　神经束膜炎;泡沫样巨噬细胞占据了神经束膜细胞基底膜的间隙。(6300×)

Matthews(Matthews 和 Squier,1988)建议应该同时查找可能潜在的肿瘤。

病例 10.2

56 岁男性,因双手及足部进行性麻木、感觉异常,伴双膝疼痛 6 周就诊。麻木及感觉异常呈手套、袜套样分布,同时伴有轻度的双手及双足轻度无力。随后症状相对稳定。患者有嗜酒史,发病后开始戒酒。除了双膝疼痛外,患者诉腕部肿胀并于 2 周左右逐渐缓解。

发病 6 个月时体格检查显示,双手、双下肢远端肌肉轻度萎缩、无力,手套、袜套样针刺痛觉减退,振动觉和关节位置觉正常。踝反射消失,余腱反射正常。风湿科医师报告 21 个关节活动性炎症,以上肢的远端小关节为主,但不能明确为一种风湿性疾病。其他检查未见明显异常。

生化、血液、血清学检查(肝功能、胆固醇、ESR、ANA、免疫固定电泳、循环免疫复合物、冷球蛋白和梅毒 VDRL)均正常。胸部 X 线片、脑脊液检查正常。周围神经传导及肌电图提示轻度的混合性、以感觉运动轴突受累为主的多发性周围神经疾病。发病 9 个月时行神经活检。肌肉、肝脏、皮肤活检均未见明显异常。

接下来的 1 年给予糖皮质激素治疗,患者症状轻度改善。1 年后停用激素,此后的体格检查和肌电图检查较前无明显变化。

周围神经疾病出现 3 年后,即 59 岁时,患者于数天内出现进行性的意识状态下降,再次住院时为接近昏迷的状态。住院期间患者出现全血细胞减少,于入院后数天内死亡。尸检提示颅内多发出血、系统性脓毒症、早期的酒精性肝硬化。未行周围神经检查(临床资料由 P. Ashby 医师提供)。

参考文献

Asbury AK, Picard EH, Baringer JR (1972) Sensory perineuritis. Arch Neurol 26:302–312

Bourque CN, Anderson BA, del Campo CM et al (1985) Sensorimotor perineuritis–an autoimmune disease? Can J Neurol Sci 12:129–133

Brochet B, Louiset P, Lagueny A (1988) Neuropathie peripherique revelatrice d'une sarcoidose. Rev Neurol 144:590–595

Camp WA, Grierson JG (1962) Sarcoidosis of the central nervous system. Arch Neurol 7:78–87

Chad DA, Smith TW, DeGirolami U, Hammer K (1986) Perineuritis and ulcerative colitis. Neurology 36:1377–1379

Challenor YB, Felton C, Brust JCM (1984) Peripheral nerve involvement in sarcoidosis: an electrodiagnostic study. J Neurol Neurosurg Psychiatry 47:1219–1222

Chapelon C, Ziza JM, Piette JC et al (1990) Neurosarcoidosis: signs, course and treatment in 35 confirmed cases. Medicine 69:261–276

Delaney P (1977) Neurologic manifestations in sarcoidosis. Review of the literature with a report of 23 cases. Ann Intern Med 87: 336–345

Gainsborough N, Hall SM, Hughes RA, Leibowitz S (1991) Sarcoid neuropathy. J Neurol 238:177–180

Galassi G, Gibertoni M, Mancini A et al (1984) Sarcoidosis of the peripheral nerve: clinical, electrophysiological and histological study of two cases. Eur Neurol 23:459–465

Godwin JE, Sahn SA (1990) Sarcoidosis presenting as progressive ascending lower extremity weakness and asymptomatic meningitis with hypoglycorrhachia. Chest 97:1263–1265

Ide M, Kumamoto T, Yoshida O et al (1984) A case of sarcoidosis with multiple cranial mononeuropathies and peripheral polyneuropathy. Rinsho Shinkeigaku 24:180–188

James DG, Sharma OP (1967) Neurological complications of sarcoidosis. Proc R Soc Med 60:1169–1172

James DG, Turiaf J, Hosoda Y et al (1976) Description of sarcoidosis: report of the subcommittee on classification and definition. Ann N Y Acad Sci 278:742

Kataria YP, Holter JF (1997) Immunology of sarcoidosis. Clin Chest Med 18:719–739

Konishi T, Saida K, Ohnishi A, Nishitani H (1982) Perineuritis in mononeuritis multiplex with cryoglobulinemia. Muscle Nerve 5: 173–177

Krendel DA, Costigan DA (1992) Polyneuritis with granulomatous features: possible restricted expression of sarcoidosis. Muscle Nerve 15:743–745

Krendel DA, Costigan DA (1994) Nonvasculitic neuritis. Neurology 44:193–194

Logigian EL, Shefner JM, Frosch MP et al (1993) Nonvasculitic steroid responsive mononeuritis multiplex. Neurology 43:879–883

Manz HJ (1983) Pathobiology of neurosarcoidosis and clinicopathologic correlation. Can J Neurol Sci 10:50–55

Matthews WB, Squier MV (1988) Sensory perineuritis. J Neurol Neurosurg Psychiatry 51:473–475

Merritt HH, Adams RD, Solomon HC (1946) Neurosyphilis. Oxford University Press, New York, p 341

Miller R, Sheron N, Semple S (1989) Sarcoidosis presenting with an acute Guillain-Barre syndrome. Postgrad Med J 65:765–767

Nemni R, Galassi G, Cohen M et al (1981) Symmetric sarcoid polyneuropathy: analysis of a sural nerve biopsy. Neurology 31: 1217–1223

Nishimura M, Kwon KS, Shibuta K et al (1994) An improved method for DNA diagnosis of leprosy using formaldehyde–fixed paraffin embedded skin biopsies. Mod Pathol 7:253–256

Oh SJ (1980) Sarcoid polyneuropathy: a histologically proven case. Ann Neurol 7:178–181

Oksanen V (1986) Neurosarcoidosis: clinical presentation and course in 50 patients. Acta Neurol Scand 73:283–290

Ricoy JR, Cabello A, Rodrigues J et al (1983) Neuropathologic studies on the toxic syndrome related to adulterated rapeseed oil in Spain. Brain 106:817–835

Said G (2013) Sarcoidosis of the peripheral nervous system. Chapter 27. In: Said G, Krarup C (eds) Peripheral nerve disorders, vol 115 (3rd series), Handbook of clinical neurology. Elsevier BV, Amsterdam, pp 485–495

Said G, Hontebeyrie-Joskowicz M (1992) Nerve lesions induced by macrophage activation. Res Immunol 143:589–599

Said G, Lacroix C, Plante-Bordeneuve V et al (2002) Nerve granulomas and vasculitis in sarcoid peripheral neuropathy: a clinicopathological study of 11 patients. Brain 125(Part 2):264–275

Selmaj K, Raine CS (1988) Tumour necrosis factor induces myelin damage in organotypic cultures of nervous tissue. Ann N Y Acad Sci 540:568–570

Simmons Z, Albers JW, Sima AAF (1992) Case of the month: perineuritis presenting as mononeuritis multiplex. Muscle Nerve 15:630–635

Smith BE, Dyck PJ (1990) Peripheral neuropathy in the eosinophilia–myalgia syndrome associated with L–tryptophan ingestion. Neurology 40:1035–1040

Soler P, Bassett F (1976) Morphology and distribution of a sarcoid granuloma: ultrastructural study of serial sections. Ann N Y Acad Sci 278:147–160

Stern BJ, Krumholz A, Johns C et al (1985) Sarcoidosis and its neurological manifestations. Arch Neurol 42:909–917

Strickland GT, Moser KM (1967) Sarcoidosis with a Landry–Guillain–Barre syndrome and clinical response to steroids. Am J Med 43: 131–135

Thomas PK, Walker JG (1965) Xanthomatous neuropathy in primary biliary cirrhosis. Brain 88:1079–1088

Vallat JM, Hugon J, Lubeau M et al (1987) Tick–bite meningoradiculoneuritis: clinical, electrophysiologic, and histologic findings in 10 patients. Neurology 37:749–753

Vital C, Aubertin J, Ragnault M et al (1982) Sarcoidosis of the peripheral nerve: a histological and ultrastructural study of two cases. Acta Neuropathol 58:111–114

Waxman SG, Brill MH, Geschwind N et al (1976) Probability of conduction deficit as related to fiber length in random distribution models of peripheral neuropathies. J Neurol Sci 29:39–53

Yakane K, Takeuchi M, Kitamura E et al (1986) A case of sarcoid polyneuropathy with granuloma in the peripheral nerve. Nippon Naika Gakkai Zasshi 75:522–527

Younger DS, Quan D (1994) Non-vasculitic neuritis. Neurology 44:194

Zuniga G, Ropper AH, Frank J (1991) Sarcoid peripheral neuropathy. Neurology 41:1558–1561

第 11 章

感染性疾病所致周围神经疾病

与其他器官相比,周围神经较少受到传染病的影响。然而,这些疾病的影响是巨大的,比如不发达国家的麻风病相关性周围神经疾病和全球性的 HIV 相关的周围神经疾病。影响周围神经系统的病原体包括朊病毒、病毒螺旋体和寄生虫;其中一些将在本章中进行介绍。麻风病在第 12 章进行讨论。Connor 和 Manz (1993)讨论了寄生虫相关的周围神经疾病。

11.1 HIV 病毒感染

由于对 HIV 病毒感染相关疾病谱的认识在过去的 10 年中有所发展(表 11.1),现在可以清楚地认识到,在疾病末期(即艾滋病阶段),几乎所有患者都存在周围神经的病理上的变化,尽管这种变化通常是无症状的 (Fuller 等,1991,1993;Gastaut 等,1989;de la Monte 等,1988)。在 HIV 病毒感染的早期阶段,只有 0.5% 的患者出现有症状的周围神经疾病,但随着患者病情的发展, 这种症状急剧增加 (Fuller 等,1993;Barohn 等,1993;So 等,1988;Hall 等,1991)。

表 11.1 与 HIV 病毒感染相关的周围神经疾病

远端对称性(主要是感觉)多发性周围神经疾病

炎症性脱髓鞘性多发性周围神经疾病(GBS、CIDP)

HIV 感染相关的多发性单神经疾病

巨细胞病毒相关的周围神经疾病(腰骶多发性神经根病,巨
   细胞病毒性血管炎)

复发性带状疱疹

Ddl/ddC 相关周围神经疾病

浸润性(淋巴瘤)周围神经疾病

弥漫性浸润性淋巴细胞增多症

自主神经疾病

Lange(1994)、Gabbati 等(2013)和 Centner 等(2013)对与 HIV 感染相关的神经肌肉痉挛进行了总结。

与 HIV 感染相关的周围神经疾病综合征往往发生在疾病进展的特定阶段 (Cornblath 和 McArthur,1988)。在对疫苗产生抗体或随后的无症状阶段,有时可见与吉兰-巴雷综合征(GBS)或慢性炎症性脱髓鞘性多发性神经疾病(CIDP)相同的神经疾病。多发性单神经疾病是 HIV 感染早期症状阶段(ARC,CDC Ⅲ 类和 IVA 类)的一个不常见的特征(图 11.1 和图 11.2)。远端对称性多发性神经疾病(DSPN)是艾滋病严重免疫缺陷患者中最常见的综合征,因为使用 ddI(2'3'-双脱氧肌苷)和 ddC(2'3'-双脱氧胞苷)治疗抗反转录病毒疗法就会有发生神经疾病的风险(表 18.1)。巨细胞病毒多发性神经根炎越来越被认为是 HIV 感染的并发症(图 11.3 和图 11.4),也可能发生淋巴瘤性周围神经疾病(Gold 等,1988;Cohen 等,1993;Fuller 等,1993)。最后,已报导在艾滋病进程的晚期有自主神经疾病,典型的特征是直立性活动的不耐受,分泌活动和胃肠道不适(Compostella 等,2008)。

CD8+细胞感染所诱发的炎症被称为"弥漫性浸润性淋巴细胞增多症"(DILS),在某些情况下可能与淋巴瘤相混淆。前者的特点是多发性淋巴细胞增多伴多发性 CD8+ T 细胞浸润, 特别是涉及唾液腺导致口干燥症。此外,还有明显的血管中心性炎症而不伴有血管生成(Moulignier 等,1997)。已有 2 例报道在周围神经巨噬细胞中可以找到鸟型细胞内分枝杆菌(MAI)(Cornblath 等,1993),但其是否起到致病作用还不清楚。潜在感染性周围神经疾病患者可能出现 IRIS(免疫重建炎症综合征,Beishuizen 和 Geerlings,2009),可能表现为急性炎症性脱髓鞘性多发性神经病, 即吉兰-巴雷综合征。

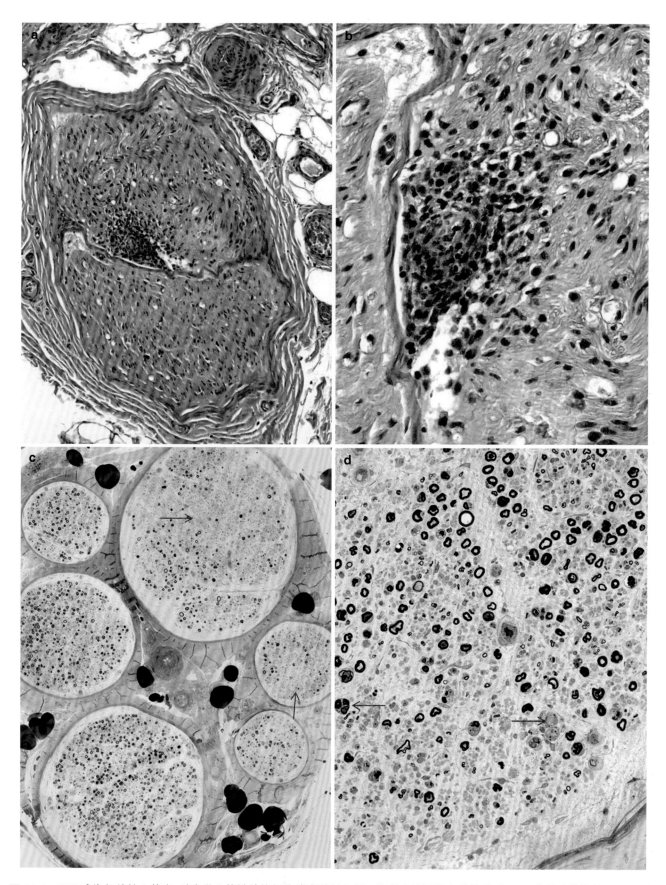

图 11.1　HIV 感染相关性血管炎：髓内微血管被单核细胞堵塞并被包围。注意炎性浸润中的核分裂(b)。大量弥漫性轴突变性、束间轴突缺失与束内缺失(箭头所示，c)和许多退化的轴突(箭头所示，d)与缺血性损伤(c)。(d)中可见髓鞘卵形的排列。(a,b,400×,1000×;c,200×;d:400×)(a,b,石蜡 HE;c,1μm 厚截面 400×;d,1μm 厚截面 400×)

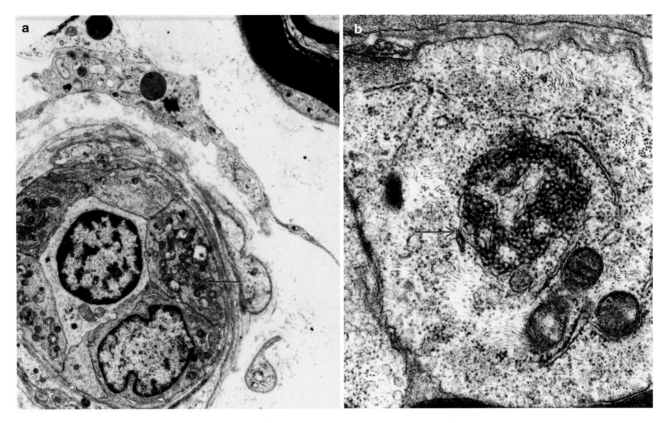

图 11.2 HIV 感染相关性血管炎。艾滋病患者中受累的甚至包括未受累血管的血管内皮细胞中常见的肾小管间质包涵体(TRI)(a,b,箭头所示)。(a,5720×;b,30 420×)

11.1.1 远端对称性多发性周围神经疾病

11.1.1.1 临床症状

在 HIV 疾病晚期,有 10%~35%的患者出现远端对称性多发性周围神经疾病(DSPN)(Fuller 等,1993;Barohn 等,1993;Hall 等,1991;Cornblath 和 McArthur,1988;So 等,1988),但也可能发生在 HIV 感染的任何阶段 (Vital 等,1992;Hall 等,1991;Winer 等,1992)。最早出现的症状通常包括腿部远端感觉的异常,感觉缺陷和轻度疼痛,有时非常严重,以致患者由于不适并非无力而不能行走。如果存在受累,则通常限于下肢远端。患者常伴有脑和脊髓疾病。脑脊液可能表现出轻微的非特异性细胞计数或蛋白质升高,电生理检查显示弥漫性远端轴突功能障碍, 神经传导速度减慢。治疗仅能控制症状(Cornblath 等,1993)。

11.1.1.2 病理变化

虽然 DSPN 是目前为止这类患者中最常见的周围神经疾病的原因,但其他周围神经疾病必须加以考虑,特别是体重减轻和营养缺乏的患者。类似于 DSPN 症状的患者可能有坏死性周围神经血管炎,下面分别讨论。

光学显微镜

可以看到神经外膜或内膜炎性浸润。它们通常是存在于血管周围的,范围从小血管到大血管,并且与周围神经疾病的存在或其临床严重程度无关(Bailey 等,1988;Chaunu 等,1989;de la Monte 等,1988;Fuller 等,1993;Kiprov 等,1988;Gastaut 等,1989;Vital 等,1992;Winer 等,1992)。缺乏炎症反应可能与淋巴细胞的全身性耗竭有关,因为艾滋病相关综合征(ARC)期间的 DSPN 比 AIDS 期间的 DSPN 更可能表现出淋巴细胞浸润(Chaunu 等,1989;Leger 等,1988)。血管周围袖套现象被称为 "微血管炎"(Chaunu 等,1989;Leger 等,1988;Leport 等,1987),但我们认为这在没有血管坏死或内皮损伤时被夸大了。Winer 及同事(1992)观察到周围神经疾病患者的神经内膜和神经周围巨噬细胞中铁(Perls 染色)经常出现阳性染色。这样的发现可能提示了血管发生的过程(Adams 等,1989),但是

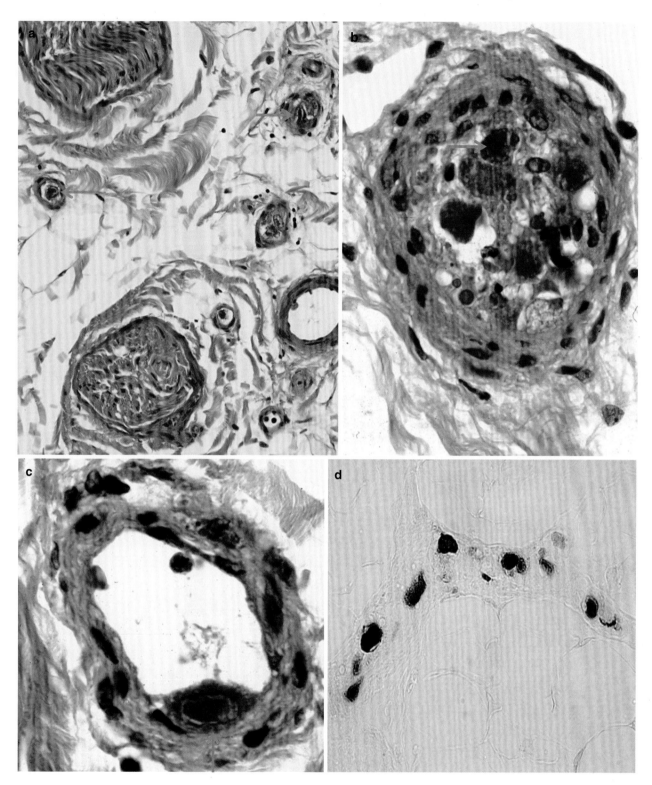

图 11.3　巨细胞病毒神经炎：神经外膜血管(a,箭头所示)显示内皮中典型的两性包涵体(箭头所示,a-c)。缺乏炎症是由于免疫抑制。(d)通过免疫染色鉴定巨细胞病毒。(a,400×;b,c,1000×;d,600×)

在相对正常的神经中看到类似的阳性染色,使得这个发现难以解释。总体而言,虽然血管周围炎症在 DSPN 中可能非常突出,但血管炎似乎并不是一个重要的因素。

通常情况下,神经疾病过程是一种严重急性和慢性轴突变性（图 11.5），伴有不明显的节段性脱髓鞘（Gastaut 等,1989；Kiprov 等,1988；Winer 等,1992；Bailey 等,1988；Vital 等,1992）。尽管这可能反映了轴

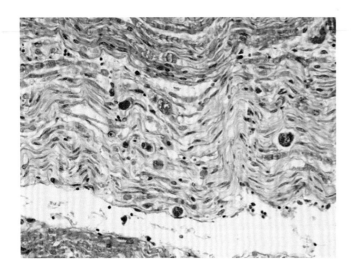

图 11.4 腰骶部多发性脊髓神经根病:广泛累及邻近腰骶部的神经根近端部分,图中代表额外的累及部位。(石蜡切片,600×)

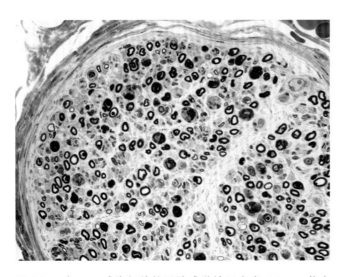

图 11.5 与 HIV 感染相关的远端感觉神经疾病(DSPN):伴有持续轴突变性和广泛的髓鞘丢失,可能伴随着感觉丧失和疼痛,通常可见巨噬细胞数量的增加。(1μm 厚切片,400×)

突萎缩而不是大轴突的真正选择性损失 (Fuller 等,1990a),但是这可能更多地累及大的有髓纤维(Gastaut 等,1989),无髓纤维可能相对幸免 (Fuller 等,1990a)。偶尔会看到再生丛。在使用形态测量技术或电子显微镜的检查中,节段性脱髓鞘并不是一个显著的特征 (Mah 等,1988;Cornblath 等,1993;Vital 等,1992),在无半切片、电子显微镜或纤维活检资料的情况下,有报道提出 DPSN 可能发生节段性脱髓鞘(de la Monte 等,1988)。

Vital 等(1992)发现 12 例 DSPN 患者中有 2 例 HIV 阳性原位杂交,但含有信号的细胞未被鉴定,可能只是一个循环的白细胞。对 DSPN 患者周围神经中 HIV 抗原的免疫组织化学检测尚未得到证实 (de la Monte 等,1988;Grafe 和 Wiley,1989)。

电子显微镜

在大多数 DSPN 患者中可能检测到网管状包涵体(TRI,见下文)(Mezin 等,1991;Vital 等,1992;Fuller 和 Jacobs,1989)。TRI 值似乎与艾滋病毒的持续时间和严重程度相关,因为仅在 10 例 ARC 或 HIV 血清阳性患者中有 1 例发现 TRI,而 18 例艾滋病患者中有 17 例发现 TRI(Mezin 等,1991;Vital 等,1992)。TRI 在巨噬细胞和神经束膜细胞中也可检测到 (Mezin 等,1991)。Mezin 等(1991)观察到 12 个标本中有 5 个伴有毛细血管内皮细胞坏死,但没有发现附近的炎性细胞(Mezin 等,1991)。可见非特异性基底膜增厚。

只有 1 例病例在神经细胞中 (Bailey 等,1988)发现了被认为是成熟 HIV 核衣壳的“反转录病毒样”颗粒。在尸检中,发现含有巨细胞病毒包涵体的施万细胞,但没有提供周围神经疾病的临床细节 (Grafe 和 Wiley,1989;Guarda 等,1984)。在典型的 DSPN 案例中,没有发现巨细胞病毒的内容物。Fuller 和同事发现轴突萎缩是疼痛性 DSPN 的突出特征 (Fuller 等,1990a)。

11.1.1.3 发病机制

27 例死于艾滋病 (伴有或不伴有周围神经疾病)的患者在尸检时检查周围神经系统,均显示弥漫性轴突丢失和瓦勒变性,并伴有近远端梯度(Cornblath 等,1993)。DSPN 和 AIDS 患者股薄肌的远端变性也已被证实(Rance 等,1988)。这种发现提供了远端轴突病的证据。脊神经节病不能作为 DSPN 的唯一解释(Fuller 等,1993),因为周围神经疾病有运动受累的情况,并且这个部位的炎症和细胞丢失与周围神经轴突损失不相关 (Henin 等,1990;Cornblath 等,1993)。许多 DSPN 患者所见的血管周围袖套的重要性尚不清楚,因为这是一种非特异性的发现,在无症状的患者中可能很明显(de la Monte 等,1988)。

Fuller 及其同事报道,有 DSPN 的艾滋病患者中活动性或复发性巨细胞病毒感染的发生率(80%)高于没有 DSPN 的艾滋病患者(37%),提示巨细胞病毒可能对 DPSN 有促进作用(Fuller 等,1993)。但是,其他研究者没有发现这种相关性(Winer 等,1992)。这种形式的周围神经疾病在免疫抑制移植者中没有出现,这表明 HIV 病毒本身起了一定的作用。患有和不患有 DSPN 的 AIDS 患者具有相似的营养状态(Fuller 等,1993)。

DPSN 导致坏死性血管炎的证据不足,但出现 TRI 与毛细血管内皮细胞坏死相关(Mezin 等,1991)。我们检查了 HIV 相关的和 SLE 相关的血管炎性神经疾病的活检,其中有许多 TRI 和坏死的内皮细胞存在(病例 11.1)。已知诱导 TRI 形成的干扰素的使用可能引起周围神经疾病,但其病理机制未知(Gastineau 等,1989)。

很少从神经匀浆液中分离出 HIV 病毒(Ho 等,1985;de la Monte 等,1988)或通过原位杂交检测(Vital 等,1992),HIV 病毒最可能见于周围神经中受感染的白细胞或巨噬细胞(Gherardi 等,1989)。事实上,病毒抗原不是通过免疫组织化学的方法在培养它的神经标本中检测到的(de la Monte 等,1988)。尽管如此,DSPN 可能是由 HIV 感染引起的 (Cornblath 等,1993),也许是通过 HIV 感染的吞噬细胞分泌的神经毒性物质(Giulian 等,1990),或是通过 HIV gp120 糖蛋白与周围神经或感觉神经元抗原的结合影响神经功能(van den Berg 等,1992;Apostolski 等,1993)。

11.1.2　HIV 感染中的炎症性脱髓鞘性多发性神经疾病

11.1.2.1 临床表现

在 HIV 流行初期,GBS 和 CIDP 受到了相当大的关注(Cornblath 等,1987)。然而,最近的前瞻性研究表明,在 HIV 感染的患者中这些周围神经疾病的发病率很低(Barohn 等,1993;Hall 等,1991;Fuller 等,1993)。尽管这些周围神经病倾向于发生在对疫苗产生抗体或无症状的 HIV 血清阳性患者,但是在 ARC(Cornblath 等,1987;Vital 等,1992) 和 AIDS (Chaunu 等,1989)的患者中也已有报道。除了许多患者的脑脊液细胞增多(Cornblath 等,1987;Miller 等,1988)之外,疾病的表现,包括病程和治疗反应,与 HIV 血清阴性患者所见相同。

11.1.2.2 病理变化

最重要的组织学发现,单核苷酸炎症、巨噬细胞介导的髓鞘剥离以及各种轴突损伤与炎症性脱髓鞘

相关,与 HIV 无关(见第 9 章)(Vital 等,1992)。表明炎症性脱髓鞘性神经疾病与 HIV 感染相关的唯一观察指标是电子显微镜下可见管状包涵体(TRI)(Fuller 和 Jacobs,1989)。在没有 HIV 感染的情况下,在 GBS 或 CIDP 中没有发现 TRI。Gibbels 和 Diederich(1988)描述了异常的“洋葱-球茎”形成,其中周围的施万细胞很厚且电子密度大,偶尔还可见到多核细胞。然而,其他地方没有报道类似的现象。与 DSPN 一样,病毒很少从这种综合征患者的神经中分离,但不能直接显现出来。

11.1.2.3 发病机制

HIV 病毒没有局限于这些患者的神经内膜细胞,随着病情的趋向好转,病毒似乎不太可能直接相关。在 GBS 样综合征的 HIV 血清阳性患者中已经描述了与经典 GBS 中描述的类似的抗周围神经抗体的补体(Mishra 等,1985)。Kiprov 等(1988)也报道了有抗周围神经抗体的患者,但是在患有多发性单神经炎和 DSPN 的 HIV 感染的患者中也有相同的发现。在炎性脱髓鞘性神经疾病发作时,患者通常不会发生严重的免疫抑制,HIV 血清阳性患者中 GBS 和 CIDP 的发病机制与 HIV 血清阴性患者相似(第 9 章)。这种病毒可能与巨细胞病毒或 EB 病毒起着“促进”GBS 发病的作用。

11.1.3　多发性单神经疾病和 HIV 感染相关的血管炎性神经疾病

11.1.3.1 临床表现

多发性单神经疾病(MM)已经在 HIV 患者中被描述,最常见的是在症状早期(ARC)。病理机制包括与巨细胞病毒感染相关的血管炎 (下文分别讨论)、与 HIV 感染相关的血管炎以及未检测到血管炎来源证据的患者。这些组是否真的不同,或仅仅反映了神经活检取样的固有错误,目前尚不清楚。

Lipkin 等(1985)报道了 MM 患者。在神经活检标本中没有证据表明存在坏死性血管炎,并且常常自行性平整。所以 Lipkin 和 Olney(1991)也指出,多发性单神经炎患者倾向于自发改善或稳定,但这些患者的组织学特征没有明确。

组织学证实的非巨细胞病毒感染相关性坏死性血管炎是 HIV 感染公认的并发症(Calabrese 等,1989),

可以表现为多发性或远端对称性多发性神经炎(病例11.1;Said 等,1987;Dalakas 和 Pezeshkpour 等,1988;Gherardi 等,1989;Kiprov 等,1988;Conri 等,1991;Lange,1994)。类固醇或血浆置换可能是有益的(Conri 等,1991)。

11.1.3.2 病理改变

HIV 感染患者累及神经内膜或神经外膜血管的血管炎已有多次报道 (Calabrese 等,1989;Gherardi等,1989;Dalakas 和 Pezeshkpour,1988;Said 等,1988a;Vinters 等,1988;Weber 等,1987;Lange,1994),但可能未被诊断,因为这些患者往往不进行活检。有关坏死性血管炎的问题将在第 13 章详细讨论。在我们研究的一例 HIV 相关性血管炎病例中,受累的血管以神经内膜血管和血管周围细胞进行有核分裂的形式产生炎症反应(图 11.1a,b),伴随着轴突数的分布变化并产生大量退化的轴突(图 11.1d)。在这篇文章中(图11.2a,b),网管状包涵体是非常重要的,同时如果发现此种包涵体也应该警惕是否存在艾滋病毒感染,但是我们也在一个 SLE 患者中检测到这种包涵体,主要见于神经内膜血管中(见病例 13.1)。

Lipkin 等(1985)报道的多发性单神经疾病病例表现为血管周围炎性浸润、轴突变性和不同程度的脱髓鞘。没有发现确切的血管炎的证据,但这并不能排除坏死性血管炎,如其他 HIV 阳性患者所示,这可能仅在另一组织检查或血管造影检查中可见(Lange 等,1988;Conri 等,1991)。通过从电子显微镜到 RNA 探针的技术发展,已经可以在血管炎的血管周围细胞可能是巨噬细胞中发现 HIV 病毒本身 (Gherardi 等,1989)。

11.1.3.3 发病机制

在血管炎患者的血管壁和血管周围炎症细胞中发现了 HIV 抗原(Gherardi 等,1989;Said 等,1987)。在 HIV 血清反应阳性患者中发现存在有循环免疫复合物(McDougal 等,1985),故对免疫复合物与结节性多动脉炎之间的关系进行了相关性的研究。感染 HIV 的患者很少发生血管中心性淋巴组织增生性疾病,包括多血管周围炎症、淋巴瘤样肉芽肿病、恶性血管中心性淋巴瘤(Calabrese 等,1989)。

病例 11.1

一名 34 岁的男子因感觉异常而就诊。早在 5 年前,他就已经检测出 HIV 感染阳性,并在神经系统评估前一年经历间歇性腹泻和体重减轻 40 磅(注:1 磅=4.53.6 克)。在神经活检前 6 个月,患者主诉感觉异常和麻木,首先累及左手正中神经分布区域,其次是左脚和小腿,然后是右手。随后出现右手肌肉无力。检查结果显示患者右手无力符合右侧前骨间神经麻痹。双手和双脚出现不连续的针刺觉和温度觉缺失区域,双侧脚趾远端振动觉轻度受损,腱反射很容易引出并且对称。此前患者接受 AZT、DDI 和 DDC 治疗,但由于出现了除了周围神经疾病之外的不良反应,患者在症状出现之前已经停药。

在神经系统评估时,CD4 绝对计数为 34。ESR、ANA、免疫电泳以及血液生化和血液学指标均正常。进行的两次电生理检查都基本正常,尽管由于尺神经和正中神经运动传导的末端潜伏期之间的差异较轻微,不足以诊断为双侧腕管综合征。肌电图正常。

症状出现 6 个月后进行神经活检(图 11.1)。此时,患者正在接受小剂量类固醇治疗,以缓解其他症状。神经活检后,没有进一步的治疗,周围神经疾病继续进展(临床资料由 J. R. Wherrett 博士提供)。

11.1.4　巨细胞病毒感染相关性周围神经疾病

在周围神经中,存在巨细胞病毒感染的情况早就有记录,并且几乎总是在 HIV 感染的晚期情况下(Bishopric 等,1985;Eidelberg 等,1986;Said 等,1991;Fuller 等,1990b;Morgello 和 Simpson,1994;Lange,1994)。临床表现通常是暴发性多发性神经疾病、多发性神经根病或多发性神经炎。其中有一些患者已经使用特异性抗巨细胞病毒治疗得到改善 (Said 等,1991;Fuller 等,1990b)。巨细胞病毒性周围神经炎可能是巨细胞病毒脊髓神经根神经炎的一部分(Cohen 等,1993)。

11.1.4.1 病理改变

在艾滋病患者的任何组织中发现巨细胞病毒的意义是不确定的, 因为在艾滋病毒感染的末期这种生物体无处不在(de la Monte 等,1988;Guarda 等,1984)。

我们已经在 AIDS 患者中看到了几例与巨细胞病毒相关的血管炎性神经炎,另一例为伴有免疫抑制的心脏移植患者。文献记录了几例活检证实的巨细胞病毒相关周围神经血管炎患者,均伴有 HIV 晚期感染(Said 等,1991;Fuller 等,1990b;Eidelberg 等,1986)。神经活检显示坏死性神经内膜和神经外膜血管炎伴有明显的中性粒细胞浸润,但在某些情况下,组织反应很小,主要取决于宿主的免疫状态(图 11.3a)。观察含有巨细胞病毒感染特征的直径 30~50μm 的巨细胞,以及胞核内的和胞质内的双染包涵体的细胞,免疫染色证实存在巨细胞病毒(图 11.3b–d)。巨细胞病毒可以通过电子显微镜在神经内膜细胞特别是内皮细胞中鉴定。虽然节段性脱髓鞘可能存在,但可以被活跃的轴突变性掩盖了。

巨细胞病毒感染也可能通过感染施万细胞产生周围神经疾病。在一篇报道中,7 例有局灶性周围神经炎症的患者中有 4 例表现出施万细胞感染巨细胞病毒;感染的细胞与炎症区域相关 (Grafe 和 Wiley,1989),不幸的是没有提供临床细节。其他报道记录了存在周围神经疾病和在施万细胞和其他内皮细胞中发现巨细胞病毒包涵体的患者,这些患者伴有炎症、脱髓鞘和细胞"坏死"(Bishopric 等,1985;Budzilovich 等,1989)。在 Moskowitz 等(1984)报道的病例中,含有核内包涵体的罕见巨细胞施万细胞与神经根节段性脱髓鞘有关。Morgello 和 Simpson(1994)报道了一个多灶性脱髓鞘性神经疾病患者,尸检组织显示没有血管炎的证据,而是伴有施万细胞坏死的轴突变性和脱髓鞘神经疾病。胞内混合性炎症浸润与巨细胞和"猫头鹰眼"包涵体有关,并且在施万细胞内发现了疱疹病毒衣壳。

出现腰骶多发性神经根病的患者 (通常为 AIDS 后期巨细胞病毒感染并发症)可能广泛累及根部(图 11.4)和相邻的脊髓。

11.1.4.2 发病机制

巨细胞病毒神经炎似乎只发生在严重免疫抑制的情况下,并可能通过坏死性血管炎或通过对施万细胞和其他神经内分泌的损伤影响周围神经。

11.1.5 HIV 感染相关的周围神经疾病中神经活检的意义

在 HIV 感染相关 DSPN 的典型病例中,神经活检的意义不大。在 HIV 感染患者中炎性脱髓鞘性多发性神经疾病(IDP)和血管炎性周围神经疾病可能对特定治疗有反应(见上文),应予以确认。然而,虽然活检可能支持 HIV 感染相关性 CIDP 或 GBS 的诊断,但组织学检查可能不是非常敏感(第 9 章),在 HIV 感染中,

神经炎症是非特异性的。因此,临床和电生理在诊断 HIV 感染者诊断 CIDP 或 GBS 方面可能比活检更可靠。

血管炎性神经疾病的可能性通常但不总是与巨细胞病毒感染相关,这为 HIV 阳性患者的神经活检提供了最强的依据,因为这代表了少数可治疗的 HIV 疾病之一。巨细胞病毒也可以引起脱髓鞘性神经疾病(参见上文)。临床表现可能并不总是提示潜在的过程,因为在这种情况下可看到与 DSPN 类似的主要以感觉受损为主的对称性周围神经疾病 (Gherardi 等,1989;Said 等,1987;Calabrese 等,1989)。如果存在多发性单神经炎,临床上怀疑是脉管炎性神经疾病,但其鉴别诊断包括 HIV 血管炎、巨细胞病毒血管炎或多发性周围神经或由于淋巴瘤引起的根部病变(Gold 等,1988)、巨细胞病毒或带状疱疹。

HIV 阳性患者的神经活检建议指南包括:
- 典型的炎性脱髓鞘性神经病或 DSPN 患者。
- 需要积极治疗的多发性单神经炎患者应进行活检。
- 考虑非典型患者(即非常严重或快速恶化)DSPN 或脱髓鞘性神经疾病。

因此,只有少数患者会进行活检,因为绝大多数 HIV 感染相关性周围神经疾病是典型的 DSPN。

11.1.6 鉴别诊断

除了通常在晚期 HIV 感染中发现的 TRI 之外,在 CIDP 或 GBS 患者的神经活检中没有相关的组织学发现可以预测患者的 HIV 感染的状态。然而,对于具有脱髓鞘性周围神经疾病的 HIV 阳性患者,观察巨噬细胞介导的脱髓鞘是非常重要的,因为这表明患者在进行适当的治疗后有相对较好的预后。在 DSPN 中从未见到巨噬细胞介导的髓鞘剥离。典型的 DSPN 虽然可以发现轴突丢失和淋巴细胞浸润,但是这完全没有特异性,可以在任何 HIV 感染相关的周围神经疾病中见到。在有症状的艾滋病患者中,发生感染时通常是无症状的(de la Monte 等,1988)。

多发性单神经炎患者可能表现出与典型的 PAN、类风湿性关节炎或其他结缔组织病无法区分的血管炎。HIV 感染相关性血管炎可能比典型的 PAN 更多地累及神经内膜血管,但也有很多重叠。在这种情况下应尝试检测神经中的巨细胞病毒,因为特定的治疗

可能是有益的(Cohen 等,1993;Said 等,1991)。即使没有发现巨细胞病毒,但存在神经内膜血管炎、突出的多形核细胞浸润、CD4 计数非常低也提示同样的可能性(Said 等,1991)。在 HIV 阳性患者中应始终考虑累及神经的浸润性淋巴瘤(Gold 等,1988;Fuller 等,1993)。

11.2 HTLV-I 感染相关的周围神经疾病

11.2.1 临床表现

HTLV-I 感染与成人 T 细胞白血病和热带痉挛性下肢轻瘫有关 (Gessain 和 Gout,1992),最近 Nascimento 和 Marques(2013)对 HTLV-I 与周围神经疾病的关系进行了总结。虽然其他工作者未能发现 HTLV-I 血清阳性与周围神经疾病之间的显著相关性(Vallat 等,1993),但这些患者中有 16%~32% 存在周围神经疾病(Bhigjee 等,1993)。在世界范围内,除日本、加勒比海地区和非洲部分地区外,HTLV-I 是一种罕见的病原体(Gessain 和 Gout,1992)。这种疾病的类 ALS 病变形式并不常见(Roman 等,1991),也没有进行进一步的讨论。在伴随明显的脊髓病变时可能很难识别周围神经疾病的存在,但是远端腱反射的消失和周围神经传导检查的异常可以帮助辨别。

11.2.2 病理改变

尽管有人对偶见的炎症性血管炎进行了报道(Nascimento 和 Marques 2013),大多数活检报告显示没有神经炎症 (Said 等,1988b;Bhigjee 等,1993;Sugimura 等,1990)。主要的表现是不同程度的轴突变性、再生丛和偶见的薄的有髓纤维,无髓鞘轴突损伤可能不太严重。一些活检证实脱髓鞘与轴突损失不成比例(Bhigjee 等,1993),提示原发性髓鞘损伤。除了一个病例外(见下文),电子显微镜未能找到病毒颗粒(Bhigjee 等,1993;Sugimura 等,1990)。

两篇报道(Bhigjee 等,1993;Sugimura 等,1990)中提及局灶性髓鞘旁的肿胀,但是在第三项研究中没有发现上述现象(Vallat 等,1993)。对肿胀的髓鞘进行的超微结构检查显示髓鞘重复过度折叠,经常具有球状变性。

HTLV-I 与成人 T 细胞淋巴瘤/白血病 (ATLL)有关。这本身可能会导致浸润性周围神经疾病。在报道的 1 例 ATLL 浸润性周围神经疾病病例中,周围神经中见散在的恶性细胞浸润。其中一些含有液泡,当在高倍镜下检查时,可以看到含有类似于 HTLV-I 病毒粒子的颗粒(Vital 等,1993)。PCR 证实这些细胞已经被 HTLV-I 病毒感染。

11.2.3 发病机制

Wayne-Moore 等(1989)在中枢神经系统中发现了病毒组织,推测在感染细胞中存在 T 细胞介导的免疫反应;周围神经系统可能发生类似的过程。然而,在周围神经标本中尚未检测到病毒 DNA (Bhigjee 等,1993)。此外,脊髓病变与血管周围炎症相关(Wayne-Moore 等,1989),这在神经活检中通常不明显,也没有证据表明免疫介导的现象 (Bhigjee 等,1993)。大部分周围神经疾病可能在神经根水平仍然具有活性并且不能进行活检 (Akizuki 等,1988)。在 HTLV-I 感染中看到的远端对称性周围神经疾病与 HIV 感染类似,并且较为常见,目前相关作用机制仍不清楚。值得注意的是,有些研究者没有发现证据表明 HTLV-I 与周围神经疾病有相关性(Vallat 等,1993)。

11.3 莱姆病(神经莱姆病)性周围神经疾病

Reik(1991,1993)和 Hansen 等(2013)所发表的综述显示莱姆病的神经系统表现是多样的。莱姆病是由螺旋体——伯氏疏螺旋体引起的,它通过蜱叮咬传染给人。它越来越被认为是人类神经系统疾病的原因之一,周围神经是常见的受累部位。莱姆病在所有居住的地区都有报道,但在美国东北部和西欧,包括瑞典,最为普遍。在流行地区,伯氏疏螺旋体是周围神经疾病的主要病因(Reik,1993)。

11.3.1 临床症状

莱姆病已经细分为早期和晚期。蜱叮咬后几天至几周内,皮肤损伤(游走性红斑)出现,几周后消失。传播和之后的器官特异性表现在早期感染后数周至数月发生,最易受损的器官是神经系统、心脏和关节。早期感染后,会在一年或更长时间后进入莱姆病晚期。

在莱姆病早期的第二阶段,颅内神经疾病和多发性神经根病变是最常见的疾病表现。后者通常是急性和痛苦的,局灶性或多灶性无力比客观感觉异常更为突出。疾病的模式包括神经根病、神经丛病、多发性单神经炎和对称性多神经疾病。在欧洲,莱姆病的周围神经疾病受累表现比在北美地区更常见(Reik,1991)。电生理检查显示最常提示轴突病变,但可能存在脱髓鞘成分。脑脊液检查通常显示细胞增多和蛋白质升高 (Reik,1991)。可能是 GBS 的情况较少见(Bouma 等,1989;Sterman 等,1982)。

在晚期莱姆病中,周围神经疾病的临床表现更趋向于无痛,间歇性感觉异常或神经根性疼痛,而明显的无力和感觉丧失较少见。在欧洲,一些晚期莱姆病患者发生肢体远端蓝紫色变色和肿胀,这被称为慢性萎缩性肢端皮炎(ACA),并常常伴有周围神经疾病症状 (Reik,1991;Kristoferitsch 等,1988;Hansen 等,2013)。电生理研究揭示了对称或不对称轴突神经疾病(Kristoferitsch 等,1988;Halperin 等,1990)。通常情况下,脑脊液的检查是正常的(Reik,1991)。

莱姆病的诊断可通过观察或培养活检中的有机体来进行。这些直接检查技术诊断率较低,最常见的诊断依赖于临床怀疑和确定的莱姆病血清学检查。然而,在疾病的最早(<4 周)和最晚(年)阶段,这样的测定可能是假阴性的(Reik,1993)。在早期和晚期疾病中, 抗生素治疗非常有效 (Reik,1993;Halperin 等,1987)。

11.3.2 病理改变

下面的讨论基于对莱姆病的神经活检文献的综述(Meurers 等,1990;Vallat 等,1987;Meier 等,1989;Camponovo 和 Meier,1986;Kristoferitsch 等,1988;Halperin 等,1987;Tezzon 等,1991;Hansen 等,2013)。莱姆病在周围神经中从未报道过。Duray 等(1985)描述了那些想要寻找这一螺旋体的研究者对 Dieterle 染色进行的修改。PCR 技术将来可能会更加灵敏(Schwartz 等,1992)。

不能疾病分期的神经莱姆病的组织学表现是相似的(Kristoferitsch 等,1988)。几乎总是可见炎症和轴突病变,有两例患者没有发现炎症反应,一例在抗生素治疗 4 周后进行活检(Meurers 等,1990),另一例患有轻度周围神经疾病并且在活检之前进行了治疗(Halperin 等,1987)。在神经外膜(最常见)、神经束膜和神经内膜血管的浸润中心以及在神经束内可见少量随机散在分布的淋巴细胞,可能会导致局灶性周围

神经炎。炎症细胞包括淋巴细胞,浆细胞和组织细胞,并可能形成非常明显的周围血管袖套,偶尔浸润血管壁。Camponovo 和 Meier(1986)在一例报告中描述了有血栓的血管和对神经外膜的严重损伤,最先报道这是莱姆"血管炎"的一个例子。然而,在随后的报告中指出, 从未在活检中见过内部弹性层的破坏(Meier 等,1989)。事实上,尽管看起来是可疑的,但是很少对坏死性血管炎进行描述(Tezzon 等,1991)。轴突损害可能是非常有趣的变化,这会影响有髓和无髓神经纤维, 可以看到节段性脱髓鞘,但这并不占主导地位(Meier 等,1989;Halperin 等,1987)。少数报道的北美晚期多发性神经疾病(Halperin 等,1987)的病理变化似乎比晚期或早期的更多的欧洲病例所描述的病理变化更轻微。然而,这一发现受到了质疑,因为数量太少,不能得出广泛性结论。

在上面讨论的大多数活检中进行的用于检测伯氏疏螺旋体特异性抗原的免疫组织化学或免疫荧光的结果是阴性的。寻找血管壁免疫复合物的沉积也是没有多大意义的 (Meier 等,1989;Kristoferitsch 等,1988)。

11.3.3 发病机制

由于机体侵入引起的血管炎症与许多莱姆病的神经系统外的表现相关(Duray,1989)。免疫复合物沉积和生物体不能直接解释这种炎症反应(Duray,1989)。在疾病的所有病程阶段,生物体持续存在于未经治疗的患者体内(Garcia-Monaco 和 Benach,1989;Duray,1989),抗生素治疗可改善多数临床表现(Reik,1993)。在包括大脑在内的各种组织中已经见到血管病变,最常见的是在疾病的慢性晚期期间小血管的闭塞性动脉炎(Garcia-Monaco 和 Benach,1989;Duray,1989)。

尽管坏死性血管炎一般不存在于莱姆病的周围神经或其他组织中(Duray,1989),但单发性多神经炎或痛性神经根病的存在暗示着存在缺血性周围神经疾病。然而,在晚期莱姆病中,临床、电生理学和的组织学资料提示远端轴突病 (Halperin 等,1987)。Halperin 等(1990)发现各种类型的莱姆神经病的电生理数据和治疗反应方面有相似之处,并推测多发性局部缺血是常见原因。如果不是局部缺血,由炎性细胞释放的各种细胞因子可能潜在地损伤轴突或髓鞘

(Said 和 Hontebeyrie-Joskowicz,1992)。

一些工作者已经检测到与轴突或髓鞘抗原有交叉反应的循环抗体(Sigal,1993)。然而,这很难与多灶性的病理变化以及治疗后的快速临床改善相一致。欧洲和北美螺旋体之间微小的抗原性差异可能是两种疾病临床差异的基础(Duray,1989)。

11.3.4 鉴别诊断

血管周围炎症和活动性轴突变性是非特异性的。应考虑血管炎性周围神经疾病的可能性,其他的炎症性轴突神经疾病的鉴别诊断见其他地方讨论(表7.3和表7.4)。神经莱姆病的血管周围炎症的严重程度超出了在大多数其他条件下所见的炎症性轴突神经病的鉴别诊断。确定非典型性和免疫表型的细胞浸润将有助于排除影响神经的淋巴增殖过程。Meier 等(1989)认为神经莱姆病中浆细胞的作用较为突出,并认为这是诊断的重要线索。如果周围神经炎的症状非常明显,可能难以区分来自神经莱姆病还是特发性神经炎,并且总是应该排除麻风病。

11.4 伴有节肢动物叮咬的非莱姆病性周围神经病

对昆虫叮咬后的周围神经综合征已有描述(Creange 等,1993)。有害昆虫包括蜜蜂、大黄蜂、黄蜂、火蚁和蜘蛛,周围神经疾病表现包括多发性单神经炎、神经根病、多发性周围神经疾病和类GBS样疾病。莱姆病必须排除在外。尽管临床症状可能会有交叉,但电生理学通常提示轴突神经疾病(Creange 等,1993)。此病的预后恢复良好。

在几乎所有的活检病例中,神经疾病都可见强烈的炎性反应,淋巴细胞和浆细胞围绕在厚袖带的神经外膜和神经内膜血管周围,有时浸润血管壁(Creange 等,1993;Means 等,1973;Bachman 等,1982)。有时将其描述为"血管炎",但没有显示纤维蛋白样坏死,并且所提供的图示没有显示血管壁的血栓形成或破裂。因此,我们将这些分类为强烈的炎症性而不是坏死性血管炎性神经疾病。虽然有一个类GBS样病例表现出明显的节段性脱髓鞘,在大多数情况下可见到活勒变性(Bachman 等,1982)。

这些神经疾病的潜在机制是未知的,并且昆虫叮咬的神经疾病发生率较低,提示这些病例报告有些巧合,特别是在类GBS样病例的情况下。由于存在明显的血管周围炎症和大面积沃勒变性,必须怀疑是否存在血管损害,但仍未得到证实。昆虫可能会制造直接损害神经的毒素,或者昆虫与周围神经抗原之间可能存在抗原性交叉反应,导致自身免疫性损伤(Creange 等,1993)。

11.5 其他感染相关的周围神经疾病

11.5.1 白喉多发性周围神经疾病

11.5.1.1 临床表现

尽管在周围神经疾病机制的理解方面具有重要的历史意义,但由于疫苗接种,白喉多发性周围神经疾病在发达国家现在几乎消失了。临床表现是高度特征性的(McDonald 和 Kocen,1993):约20%的患者在发病后的3~4周,出现腭麻痹,其次是咽、眼肌、喉、膈,最终在8~12周后四肢症状出现。肢体主要累及远端的感觉运动。多发性周围神经疾病可发生在外伤性白喉,最初可能累及四肢(McDonald 和 Kocen,1993)。在感染最初的48小时内给予白喉抗毒素,可以降低并发症的发生率,但如果没有进行抗毒素治疗,医生只能提供支持性治疗,通常可以自发恢复(McDonald 和 Kocen,1993)。

11.5.1.2 病理改变

Fisher 和 Adams(1956)提供了人类白喉多神经炎病理的明确描述。受累部位主要是脊神经节和神经根。超微细胞图可见碎片填充的巨噬细胞和其他单核细胞,但通常不会看到炎性浸润。在疾病活动最严重的区域,出现明显的局灶性节段脱髓鞘,几乎完全保留了轴突。研究者觉得脱髓鞘发生在巨噬细胞流入之前。在周围神经中,虽然有时可见离散的髓鞘变性灶,但通常没有明显的异常。

塑料包埋半切片和电子显微镜可用于研究周围神经活检,仅一例报道中发现有髓纤维数量略有减少,呈正常大小频率直方图分布(Solders 等,1989)。有髓纤维显示罕见的节段性和节旁髓鞘改变。无髓神经纤维据称是正常的,但没有进行定量研究。

11.5.1.3 发病机制

白喉毒素通过使真核细胞核糖体中多肽合成所需的延长因子 2 失活而抑制髓鞘蛋白脂质和碱性蛋白的施万细胞合成(Jørgensenet,2006)。白喉性周围神经疾病的脱髓鞘是由正常的髓鞘蛋白质周转失败引起(Kaplan,1980)。

11.5.2　带状疱疹

带状疱疹表现为疼痛的水泡性皮疹,通常对应于单根背根或三叉神经节分布的皮节区域。水痘/带状疱疹病毒最初通过在儿童期水痘感染时寄生皮肤神经,并通过轴突运输到达背根神经节。此时,由于潜伏期相关基因的非整合(附加型)环状/串联形式(Steiner,2013),病毒在神经元中潜伏。使用电子显微镜是看不到潜伏的病毒的,但可以找到病毒基因组以及少量的淋巴细胞浸润。由于某些不明原因 [包括免疫缺陷和(或)年龄增长],病毒开始出现并感染邻近的神经元,卫星细胞和施万细胞以及背根神经节中的脉管系统,产生出血性神经节炎(图 11.6a)。坏死的神经元和卫星细胞与血管坏死、出血以及累及背根神经节和邻近背根的炎症性单核细胞浸润相混合。在神经元中观察到 Cowdry A 型包涵体,更常见的是在卫星细胞的核内(箭,图 11.6b)。病毒通过轴突运输到皮肤,并导致受累的背根神经节中或者脑神经节皮节分布区域的脓疱疹。可记录到该过程偶尔沿背根传播到脊髓,但这是相对罕见的并发症(图 11.6c)。水痘可能会重新激活而没有皮疹(无疹性带状疱疹)。Ramsay Hunt 综合征的特征是外耳道出现疱疹性疹并伴有面神经麻痹和耳痛。

11.5.3　梅毒性周围神经疾病

更典型的是,神经根型梅毒是腓肠神经周围神经病的罕见病因,以神经外膜、神经束膜和血管周围浆细胞浸润为主(图 11.7a,b)。

11.5.4　克雅病性周围神经疾病

克雅病一般认为是中枢神经系统疾病,有 3 篇报道描述了 CJD 的周围神经病理学 (Neufeld 等,1992;Sadeh 等,1990;Vallat 等,1983)。CJD 患者的周围神经疾病的发病率是未知的,因为被中枢神经系统的症状掩盖。鉴于疾病的罕见性,CJD 中周围神经疾病的报道可能是两种不同疾病之间的巧合。手套样感觉缺失已被描述,可能是疾病临床症状的体现(Neufeld 等,1992;Sadeh 等,1990)。肌萎缩是 CJD 的一个公认的特征。电生理学可能显示传导减慢和去神经支配的 EMG 证据(Neufeld 等,1992;Sadeh 等,1990)。

据报道,在 3 例活检中可见广泛的周围神经脱髓鞘(Neufeld 等,1992;Sadeh 等,1990;Vallat 等,1983)。洋葱球样变,其中一些仅由基底膜排列组成,在家族性特发性 CJD 患者中被描述(Vallat 等,1983)。轴突变化较小,有髓纤维数目减少或轻度缺失,不存在炎症和物质的贮积。在另外 3 个活检中,周围神经的组织学完全正常(Vallat 等,1983;Neufeld 等,1992)。最近,描述了 PRNP Y163X 截短突变和成人发病性朊蛋白病(Mead 等,2013),其特征在于具有自主神经功能紊乱和长度依赖性轴突性多发性周围神经疾病,主要影响感觉,是慢性腹泻的一个表型。朊蛋白淀粉样蛋白在整个周围器官中都有发现,包括肠道和周围神经以及末期脑组织。

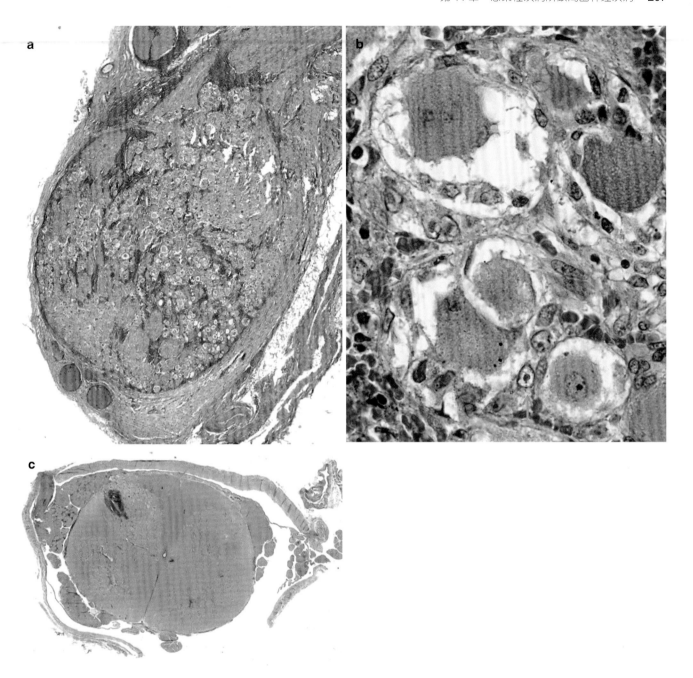

图 11.6　带状疱疹:再活化通常导致出血性神经节炎(a),其中在神经元中更常见的是核内 Cowdry A 型包涵体(b,箭头所示)和施万细胞。由病毒集中而不是外周输送引起的局灶性出血性脊髓炎(c,箭头所示),是一种罕见的带状疱疹并发症(石蜡切片)。(a,100×;b,400×;c,2×)

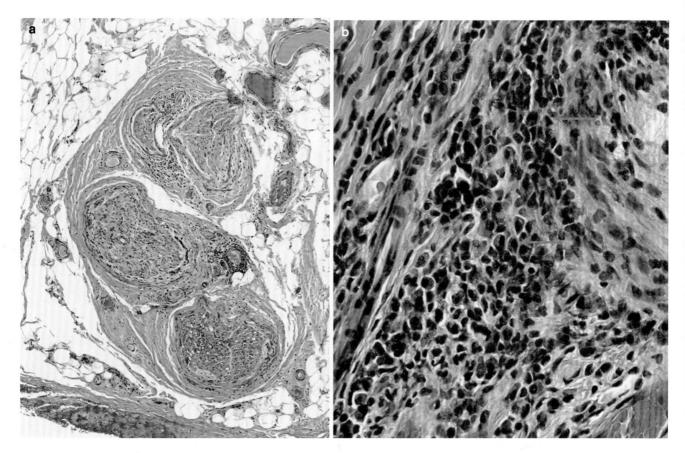

图 11.7　梅毒性周围神经炎:周围神经疾病的罕见原因,梅毒偶尔会导致神经炎性受累(a),其中以浆细胞为主(b,箭头所示)。(石蜡切片,a,200×;b,1000×)

参考文献

Adams CS, Buk SJ, Hughes RA et al (1989) Perl's ferrocyanide test for iron in the diagnosis of vasculitic neuropathy. Neuropathol Appl Neurobiol 15:433–439

Akizuki S, Setoguchi M, Nakazato O et al (1988) An autopsy case of human T–lymphotropic virus type I–associated myelopathy. Hum Pathol 19:988–990

Apostolski S, McAlarney T, Quattrini A et al (1993) The gp120 glycoprotein of human immunodeficiency virus type 1 binds to sensory ganglion neurons. Ann Neurol 34:855–863

Bachman DS, Paulson GW, Mendell JR (1982) Acute inflammatory polyradiculoneuropathy following Hymenoptera stings. JAMA 247:1443–1445

Bailey RO, Baltch AL, Venkatesh R et al (1988) Sensory motor neuropathy associated with AIDS. Neurology 38:886–891

Barohn RJ, Gronseth GS, LeForce BR et al (1993) Peripheral nervous system involvement in a large cohort of human immunodeficiency virus infected individuals. Arch Neurol 50:167–171

Beishuizen SJ, Geerlings SE (2009) Immune reconstitution inflammatory syndrome: immunopathogenesis, risk factors, diagnosis, treatment and prevention. Neth J Med 67:327–331

Bhigjee AI, Bill PLA, Wiley CA et al (1993) Peripheral nerve lesions in HTLV–I associated myelopathy (HAM/TSP). Muscle Nerve 16:21–26

Bishopric G, Bruner J, Butler J (1985) Guillain Barre syndrome with cytomegalovirus infection of peripheral nerves. Arch Pathol Lab Med 109:1106–1108

Bouma PAD, Carpay HA, Rijpkema SG (1989) Antibodies to Borrelia burgdorferi in Guillain–Barre syndrome. Lancet 2:739

Budzilovich G, Avitabile A, Niedt G et al (1989) Polyradiculopathy and sensory ganglionitis due to cytomegalovirus in acquired immune deficiency syndrome (AIDS). Prog AIDS Pathol 1:143–157

Calabrese LH, Estes M, Yen-Lieberman B et al (1989) Systemic vasculitis in association with human immunodeficiency virus infection. Arthritis Rheum 32:569–576

Camponovo F, Meier C (1986) Neuropathy of vasculitic origin in a case of Garin–Boujadoux–Bannwarth syndrome with positive Borrelia antibody response. J Neurol 233:69–72

Centner CM, Bateman KJ, Heckmann JM (2013) Manifestations of HIV infection in the peripheral nervous system. Lancet Neurol 12:295–309

Chaunu MP, Ratinahirana H, Raphael M et al (1989) The spectrum of changes on 20 nerve biopsies in patients with HIV infection. Muscle Nerve 12:452–459

Cohen BA, McArthur JC, Grohman S et al (1993) Neurologic prognosis of cytomegalovirus polyradiculomyelopathy in AIDS. Neurology 43:493–499

Compostella C, Compostella L, D'Elia R (2008) The symptoms of autonomic dysfunction in HIV-positive Africans. Clin Auton Res 18:6–12

Connor DH, Manz HJ (1993) Parasitic infections of the peripheral nervous system. In: Dyck PJ, Thomas PK et al (eds) Peripheral neuropathy, 3rd edn. WB Saunders, Philadelphia, pp 1380–1400

Conri C, Mestre C, Constans J, Vital C (1991) Vascularite type periarterite noueuse et infection par le virus de l'immunodeficience humaine. Rev Med Interne 12:47–51

Cornblath DR, McArthur JC (1988) Predominantly sensory neuropathy in patients with AIDS and AIDS–related complex. Neurology 38:794–796

Cornblath DR, McArthur JC, Kennedy PGE et al (1987) Inflammatory demyelinating peripheral neuropathies associated with human T–cell lymphotropic virus type III infection. Ann Neurol 21:32–40

Cornblath DR, McArthur JC, Parry GJG, Griffin JW (1993) Peripheral neuropathies in human immunodeficiency virus Infection. In: Dyck PJ, Thomas PK et al (eds) Peripheral neuropathy, 3rd edn. WB Saunders, Philadelphia, pp 1343–1353

Creange A, Saint-Val C, Guillevin L et al (1993) Peripheral neuropathies after arthropod stings not due to Lyme disease: a report of 5 cases and review of the literature. Neurology 43:1483–1488

Dalakas MC, Pezeshkpour GH (1988) Neuromuscular diseases associated with human immunodeficiency virus infection. Ann Neurol 23(suppl):S38–S48

De la Monte SM, Gabuzda DH, Ho DD et al (1988) Peripheral neuropathy in the acquired immunodeficiency syndrome. Ann Neurol 23:485–492

Duray PH (1989) Histopathology of clinical phases of human Lyme disease. Rheum Dis Clin North Am 15:691–710

Duray PH, Kusnitz A, Ryan JV (1985) Demonstration of the Lyme disease spirochete Borrelia burgdorferi by a modification of the Dieterle stain. Lab Med 16:685–687

Eidelberg D, Sotrel A, Vogel AT et al (1986) Progressive polyradiculopathy in acquired immune deficiency syndrome. Neurology 36:912–916

Fisher CM, Adams RD (1956) Diphtheric polyneuritis–a pathological study. J Neuropathol Exp Neurol 15:243–268

Fuller GN, Jacobs JM (1989) Cytomembranous inclusions in the peripheral nerves in AIDS. Acta Neuropathol 79:336–339

Fuller GN, Jacobs JM, Guiloff RJ (1990a) Axonal atrophy in the painful peripheral neuropathy in AIDS. Acta Neuropathol 81:198–203

Fuller GN, Greco C, Miller RG (1990b) Cytomegalovirus and mononeuropathy multiplex in AIDS. Neurology 40(suppl 1):301, abstract

Fuller GN, Jacobs JM, Guiloff RJ (1991) Subclinical peripheral nerve involvement in AIDS: an electrophysiological and pathological study. J Neurol Neurosurg Psychiatry 54:318–324

Fuller GN, Jacobs JM, Guiloff RJ (1993) Nature and incidence of peripheral nerve syndromes in HIV infection. J Neurol Neurosurg Psychiatry 56:372–381

Gabbati AA, Castelo A, Oliveira ASB (2013) HIV peripheral neuropathy. Chapter 29. In: Said G, Krarup C (eds) Peripheral nerve disorders, vol 115 (3rd series), Handbook of clinical neurology. Elsevier BV, Amsterdam, pp 515–529

Garcia-Monaco JC, Benach JL (1989) The pathogenesis of Lyme disease. Rheum Dis Clin North Am 15:711–726

Gastaut JL, Gastaut JA, Pellissier JF et al (1989) Neuropathies peripheriques au cours de l'infection par le virus de l'immunodefience humaine. Une etude prospective de 56 sujets. Rev Neurol 145:451–459

Gastineau DA, Habermann TM, Hermann RC (1989) Severe neuropathy associated with low–dose recombinant interferon–alpha. Am J Med 87:116

Gessain A, Gout O (1992) Chronic myelopathy associated with Human T–Lymphotropic Virus type I (HTLV–I). Ann Intern Med 117:933–946

Gherardi R, Lebargy F, Gaulard P et al (1989) Necrotizing vasculitis and HIV replication in peripheral nerves. N Engl J Med 321:385–686

Gibbels E, Diederich N (1988) Human immunodeficiency virus (HIV) related chronic relapsing inflammatory demyelinating polyneuropathy with multifocal unusual onion bulbs in sural nerve biopsy. Acta Neuropathol 75:529–534

Giulian D, Vaca K, Noonan CA (1990) Secretion of neurotoxins by mononuclear phagocytes infected with HIV-1. Science 250:1593–1596

Gold JE, Jimenez E, Zalusky R (1988) Human immunodeficiency virus–related lymphoreticular malignancies and peripheral neurologic disease: a report of four cases. Cancer 61:2318–2324

Grafe M, Wiley CA (1989) Spinal cord and peripheral nerve pathology in AIDS: the roles of cytomegalovirus and human immunodeficiency virus. Ann Neurol 25:561–566

Guarda LA, Luna MA, Smith JL et al (1984) Acquired immune deficiency syndrome. Postmortem findings. Am J Clin Pathol 81:549–557

Hall CD, Snyder CR, Messenheimer JA et al (1991) Peripheral neuropathy in a cohort of human immunodeficiency virus–infected patients: incidence and relationship to other nervous system dysfunction. Arch Neurol 48:1273–1274

Halperin JJ, Little BW, Coyle PK, Dattwyler RJ (1987) Lyme disease: cause of a treatable peripheral neuropathy. Neurology 37:1700–1706

Halperin J, Luft BJ, Volkman DJ et al (1990) Lyme neuroborreliosis: peripheral nervous system manifestations. Brain 113:1207–1221

Hansen K, Crone C, Kristoferitsch W (2013) Lyme neuroborreliosis. Chapter 32. In: Said G, Krarup C (eds) Peripheral nerve disorders, vol 115 (3rd series), Handbook of clinical neurology. Elsevier BV, Amsterdam, pp 559–575

Henin D, Masson C, Ratinahirana H et al (1990) Morphometric and immunohistochemical study of the L5 posterior root ganglia. Correlation with superficial peroneal nerve abnormalities in 25 cases of AIDS. J Neurol Sci 98(suppl):158, abstract

Ho DD, Rota MA, Schooley RT et al (1985) Isolation of HTLV–III from cerebrospinal fluid and neural tissues of patients with neurological syndromes related to acquired immunodeficiency syndrome. N Engl J Med 313:1493–1497

Jørgensen R, Merrill AR, Andersen GR (2006) The life and death of translation elongation factor 2. Biochem Soc Trans 34(Pt 1):1–6

Kaplan JG (1980) Neurotoxicity of selected biological toxins. In: Spencer PS, Schaumburg HH (eds) Experimental and clinical neurotoxicology. Williams & Wilkins, Baltimore, pp 633–635

Kiprov D, Pfaeffl W, Parry G et al (1988) Antibody mediated peripheral neuropathies associated with ARC and AIDS: successful treatment with plasmapheresis. J Clin Apher 4:3–7

Kristoferitsch W, Sluga E, Graf M et al (1988) Neuropathy associated with acrodermatitis chronica atrophicans. Ann N Y Acad Sci 539:35–45

Lange DJ (1994) AAEM minimonograph #41: neuromuscular diseases associated with HIV–1 infection. Muscle Nerve 17:16–30

Lange DJ, Britton CB, Younger DS, Hays AP (1988) The neuromuscular manifestations of human immunodeficiency virus infections. Arch Neurol 45:1084–1088

Leger JM, Bolgert F, Bouche P et al (1988) Systeme nerveux peripherique et infection par le VIH. 13 cas. Rev Neurol 144:789–795

Leport C, Chaunu MP, Sicre J et al (1987) Neuropathie peripherique en relation avec l'infection par le retrovirus LAV/HTLV III. Etude clinique, anatomique et immunologique. Cinq observations. Presse Med 16:55–58

Lipkin WI, Parry G, Kiprov D, Abrams D (1985) Inflammatory neuropathy in homosexual men with lymphadenopathy. Neurology 35:1479–1483

Mah V, Vartavarian LM, Akers MA, Vinters HV (1988) Abnormalities of peripheral nerve in patients with human immunodeficiency virus infection. Ann Neurol 24:713–717

McDonald WI, Kocen RS (1993) Diphtheric neuropathy. In: Dyck PJ, Thomas PK et al (eds) Peripheral neuropathy, 3rd edn. WB Saunders, Philadelphia, pp 1412–1417

McDougal JS, Hubbard M, Nicholson JKA et al (1985) Immune complexes in the acquired immunodeficiency syndrome (AIDS): relationship to disease manifestation, risk group, and immunologic defect. J Clin Immunol 5:130–138

Mead S, Gandhi S, Beck J et al (2013) A novel prion disease associated with diarrhea and autonomic neuropathy. N Engl J Med 369:1904–1914

Means ED, Barron KD, Van Dyne BJ (1973) Nervous system lesions after sting by yellow jacket: a case report. Neurology 23:881–890

Meier C, Grahmann F, Engelhardt A, Dumas M (1989) Peripheral nerve disorders in Lyme–Borreliosis. Nerve biopsy studies from eight cases. Acta Neuropathol 79:271–278

Meurers B, Kohlhepp W, Gold R et al (1990) Histopathological findings in the central and peripheral nervous systems in neuroborreliosis. A report of 3 cases. J Neurol 237:113–116

Mezin P, Brion JP, Vermont J et al (1991) Ultrastructural changes associated with peripheral neuropathy in HIV/AIDS. Ultrastruct Pathol

15:593–602

Miller RG, Parry GJ, Pfaeffl W et al (1988) The spectrum of peripheral neuropathy associated with ARC and AIDS. Muscle Nerve 11:857–863

Mishra BB, Sommers W, Koski CL et al (1985) Acute inflammatory demyelinating polyneuropathy in the acquired immune deficiency syndrome. Ann Neurol 18:131–132, abstract

Morgello S, Simpson DM (1994) Multifocal cytomegalovirus demyelinative polyneuropathy associated with AIDS. Muscle Nerve 17:176–182

Moskowitz LB, Gregorios JB, Hensley GT, Berger JR (1984) Cytomegalovirus induced demyelination associated with acquired immunodeficiency syndrome. Arch Pathol Lab Med 108:873–877

Moulignier A, Authier FJ, Baudrimont M et al (1997) Peripheral neuropathy in human immunodeficiency virus-infected patients with the diffuse infiltrative lymphocytosis syndrome. Ann Neurol 41:438–445

Nascimento OJM, Marques W (2013) Human T-cell leukemia virus (HTLV)-associated neuropathy. Chapter 30. In: Said G, Krarup C (eds) Peripheral nerve disorders, vol 115 (3rd series), Handbook of clinical neurology. Elsevier BV, Amsterdam, pp 531–541

Neufeld MY, Josiphov J, Korczyn AD (1992) Demyelinating peripheral neuropathy in Creutzfeldt–Jakob disease. Muscle Nerve 15:1234–1239

Rance N, McArthur JC, Cornblash DR et al (1988) Gracile tract degeneration in patients with sensory neuropathy and AIDS. Neurology 38:265–271

Reik R Jr (1991) Lyme disease and the nervous system. Thieme Medical Publishers, New York

Reik LJ (1993) Peripheral neuropathy in Lyme disease. In: Dyck PJ, Thomas PK et al (eds) Peripheral neuropathy, 3rd edn. WB Saunders, Philadelphia, pp 1401–1411

Roman GC, Vernant JC, Osame M (1991) HTLV–I associated motor neuron disease. In: De Jong JMBV (ed) Diseases of the motor system, vol 15, Handbook of clinical neurology. Elsevier, Amsterdam, pp 447–457

Sadeh M, Chagnac Y, Goldhammer Y (1990) Creutzfeldt–Jakob disease associated with peripheral neuropathy. Isr J Med Sci 26:220–222

Said G, Hontebeyrie-Joskowicz M (1992) Nerve lesions induced by macrophage activation. Res Immunol 143:589–599

Said G, Lacroix C, Andrieu JN et al (1987) Necrotizing arteritis in patients with inflammatory neuropathy and Human Immunodeficiency Virus (HIV–III) infection. Neurology 37(suppl 1):176, abstract

Said G, Lacroix C, Fujimura H et al (1988a) The peripheral neuropathy of necrotizing arteritis: a clinicopathological study. Ann Neurol 23:461–465

Said G, Goulon-Goeau C, Lacroix C et al (1988b) Inflammatory lesions of peripheral nerve in a patient with Human T–Lymphotropic Virus type I associated myelopathy. Ann Neurol 24:275–277

Said G, Lacroix C, Chemouilli P et al (1991) Cytomegalovirus neuropathy in acquired immunodeficiency syndrome: a clinical and pathological study. Ann Neurol 29:139–146

Schwartz I, Wormser GP, Schwartz JJ et al (1992) Diagnosis of early Lyme disease by polymerase chain reaction amplification and culture of skin biopsies from erythema migrans lesions. J Clin Microbiol 30:3082–3088

Sigal LH (1993) Cross–reactivity between Borrelia burgdorferi flagellin and a human axonal 64,000 molecular weight protein. J Infect Dis 167:1372–1378

So YT, Olney RK (1991) The natural history of mononeuritis multiplex and simplex in HIV infection. Neurology 41(suppl 1):375, abstract

So YT, Holzman DM, Abrams DI et al (1988) Peripheral neuropathy associated with acquired immunodeficiency syndrome: prevalence and clinical features from a population based study. Arch Neurol 45:945–948

Solders G, Nennesmo I, Persson A (1989) Diphtheric neuropathy, an analysis based on muscle and nerve biopsy and repeated neurophysiological and autonomic function tests. J Neurol Neurosurg Psychiatry 52:876–880

Steiner I (2013) Herpes virus infection of the peripheral nervous system. Chapter 31. In: Said G, Krarup C (eds) Peripheral nerve disorders, vol 115 (3rd series), Handbook of clinical neurology. Elsevier BV, Amsterdam, pp 543–558

Sterman AB, Nelson S, Barcley P (1982) Demyelinating neuropathy accompanying Lyme disease. Neurology 32:1302–1305

Sugimura K, Takahashi A, Watanabe M et al (1990) Demyelinating changes in sural nerve biopsy of patients with HTLV–I associated myelopathy. Neurology 40:1263–1266

Tezzon F, Corradini C, Huber R et al (1991) Vasculitic mononeuritis multiplex in patient with Lyme disease. Ital J Neurol Sci 12:229–232

Vallat JM, Dumas M, Corvisier N et al (1983) Familial Creutzfeldt–Jakob disease with extensive degeneration of white matter. J Neurol Sci 61:261–275

Vallat JM, Hugon J, Lubeau M et al (1987) Tick–bite meningoradiculoneuritis: clinical, electrophysiologic, and histologic findings in 10 cases. Neurology 37:749–753

Vallat JM, Dumas M, Grunitsky EK et al (1993) Lack of association between peripheral neuropathy and HTLV–I infection in West Africa. Epidemiological, serological, and nerve biopsy study. J Neurol Sci 119:141–145

Van den Berg LH, Sadiq SA, Lederman S, Latov N (1992) The gp120 glycoprotein of HIV–1 binds to sulfatide and to the myelin associated glycoprotein. J Neurosci Res 33:513–518

Vinters HV, Guerra WF, Eppolito L, Keith PE III (1988) Necrotizing vasculitis of the nervous system in a patient with AIDS related complex. Neuropathol Appl Neurobiol 14:417–424

Vital A, Beylot M, Vital C et al (1992) Morphological findings on peripheral nerve biopsies in 15 patients with human immunodeficiency virus infection. Acta Neuropathol 83:618–623

Vital C, Vital A, Moynet D et al (1993) The presence of particles resembling human T–cell leukemia virus type I at ultrastructural examination of lymphomatous cells in a case of T–cell leukemia/lymphoma. Cancer 71:2227–3332

Wayne-Moore GR, Traugott V, Scheinberg LC, Raine CS (1989) Tropical spastic paraparesis: a model of virus–induced cytotoxic T–cell mediated demyelination? Ann Neurol 26:523–530

Weber CA, Figueroa JP, Calabro JJ et al (1987) Co–occurrence of the Reiter syndrome and acquired immune-deficiency. Ann Intern Med 107:112–113

Winer JB, Bang B, Clarke JR et al (1992) A study of neuropathy in HIV infection. Q J Med 83:473–488

第 12 章

麻风病性周围神经疾病

麻风病感染是发展中国家周围神经疾病最常见的病因之一(Misch 等,2010)。尽管自 1982 年全球的麻风病患病率显著下降,但是在 32 个国家它仍是一个突出的公共卫生问题,这些国家主要位于非洲、亚洲和南美洲。每年麻风病的新发病例约 250 000 人(2010 年数据)。起源于北美洲的罕见病例仅限于某些地区,如美国路易斯安那州、德克萨斯州、加利福尼亚、夏威夷。根据北美洲目前的移民模式,可以预见临床医生将看到更多的麻风病患者。东南亚地区(越南、柬埔寨和老挝)、南美洲、加勒比海和加勒比地区是麻风病的高发地区。在北美洲二次传播病例非常罕见。

特别是在那些没有其他特殊病因所致的严重周围神经疾病患者中可能存在这种可能(Mastro 等,1992)。根据圣米迦勒医院神经活检的经验,麻风病是周围神经疾病第五常见的病因,所有的患者都是来自于麻风病流行地区,如东南亚和印度。

除非一个人被认为有患麻风病的高风险,麻风病性周围神经疾病的诊断依赖于皮肤或神经组织学检查。当皮肤损害出现时,通过皮肤活检进行诊断通常是很容易的。然而,神经活检是诊断原发性神经炎性麻风病所必需的,这些患者没有皮肤损害(见后文)。组织样品中麻风病分枝杆菌(ML)的鉴定可以通过聚合酶链反应-限制性片段长度多态性(PCR-RFLP)检测热休克蛋白 65 基因 (HSP65),该基因是 ML 特异性的(Martiniuk 等,2007)。

麻风病分枝杆菌是一种敏感的、抗酸、革兰阳性、轻度弯曲的杆菌, 长度 1~8μm, 直径为 0.2~0.5 μm(Carpenter 和 Miller,1964)。这个细菌活动性差,需氧,不能形成孢子。它是一种专性细胞内的寄生菌,离开宿主细胞不利于其生存。单个细菌分裂成两个细菌的周期为 10~14 天,最适宜的生长温度为 27℃~30℃(与

之相比,结核杆菌的分裂繁殖周期为 20 小时)。

唯一可以确定的是,疾病在个体间传播和扩散途径是通过上呼吸道黏膜的气溶胶飞沫和瘤型麻风病患者皮损处脱落的麻风杆菌,由鼻黏膜进入人体。已报道在正常人的皮肤(Figueredo 和 Desai,1949;Chatterjee 等,1976)和鼻黏膜中(Figueredo 和 Desai,1949;Chatterjee 等,1976)也发现抗酸杆菌(AFB)。麻风分枝杆菌能在人体外存活 45 天,这就增加了来自被污染土壤中的麻风杆菌的间接传播的风险 (Lavania 等,2008;Turankar 等,2012)。

由于使用污染的文身针引起的皮肤麻风杆菌接种是罕见的,但是也不排除这种可能(Ghorpade,2002)。只有 5% 的人在麻风杆菌暴露后会进展为感染状态(Newell,1966)。潜伏期为 2 个月至 10 年(Ridley,1988)。不同个体对麻风病的易感性存在差异,有证据表明某些个体存在遗传易感性 (Shields 等,1987;Misch 等,2010)。麻风分枝杆菌(TN strain,泰米尔纳德邦, 印度) 的全细胞基因组序列在 2001 年已由 Cole 研究小组公布 (Eiglmeier 等,2001;Monot 等,2005)。在哥伦比亚最近的流行病学研究表明,麻风分枝杆菌的不同菌株的分布在安第斯山脉和大西洋地区存在差异(Cardona-Castro 等,2013)。

人类是麻风病感染的主要宿主,在美洲犰狳是一种宿主。因此,在 20 世纪后期,九带犰狳开始作为人类麻风病的实验动物模型。人类麻风病患者中因为犰狳感染所致的比例仍然不清楚,但有一些确凿的病例记录(Hamilton 等,2008;Sharma 等,2013)。正在进行中的研究估计, 在美国南部获得的人类病例 2/3 来自感染麻风分枝杆菌的犰狳。在 20 世纪 60 年代,谢巴德给予小鼠脚垫接种来自麻风病患者鼻腔或者活检样本的麻风杆菌,可诱导含有抗酸杆菌的肉芽肿形成,

成功率分别为 22/22 和 12/16(Shepard,1960)。无胸腺裸鼠的脚垫对麻风杆菌易感，因而成为麻风病感染的动物模型，用于制备大量的麻风杆菌(Alter 等,2011)。

麻风病常累及神经(Job,1989)，人类的施万细胞和神经内膜内皮细胞对这种杆菌具有特殊的亲和力(Ridley,1988)。麻风杆菌的这种偏好可能是由于这种生物选择性地结合到层黏连蛋白 α2 链的 G 结构域上，这种结构是施万细胞基底膜所特有的(Rambukkana 等,1997)。临床麻风病的表现介于两个类型之间：根据 Ridley-Jopling 分类方法，分为结核样型麻风病和瘤型麻风病，是根据皮肤损害的类型和细菌感染的数量进行分类的。在结核样型麻风病中，机体产生快速的细胞介导的免疫反应以对抗麻风杆菌，而瘤型麻风病对麻风杆菌感染缺乏有效的免疫反应，会造成多部位损害，前者含菌量较少。大多数患者可基于组织学特点进行区分(见后文)。这种疾病并不是保持静止不变的，而是可以自发进展或是对治疗产生反应。研究者把感染向结核样型过渡认为是感染升级，过渡到瘤型认为是感染降级。而一些研究者报道了结核样型麻风病和不确定感染者的自发缓解，但是未见瘤型麻风病患者的自发缓解(Misch 等,2010)。与开始治疗相关的 1 型和 2 型免疫介导反应会成为主要的并发症。宿主免疫应答的增强会导致急性神经炎，因为能形成针对麻风杆菌抗原的免疫复合物(见"急性神经炎")。在麻风病患者中，两种类型的免疫介导反应在约 30% 的患者中被观察到 (治疗中或治疗之后)(Rodrigues 和 Lockwood,2011)。1 型或者急性反应 (RR) 反映了对麻风杆菌抗原导致的炎性反应中 Th1 的快速激活。RR 通常发生在交界性或者偏瘤型麻风病患者[LL,BL,BT,边缘基制(BB)]初始治疗之后，还反映了从 Th2 为主的细胞因子反应向 Th1 为主的细胞因子反应的转变 (Britton 和 Lockwood,2004;Scollard 等,2006)。RR 对宿主的固有危险因素包括年龄(Ranque 等,2007)及一些遗传变异，虽然后者尚没有进行深入研究。2 型反应为麻风结节性红斑(ENL)，表现为急性全身性炎症性疾病，肿瘤坏死因子 (TNF) 参与其中的发病机制,CD4+细胞组织浸润(Kahawita 和 Lockwood,2008)，存在免疫复合物和补体的沉积(Britton 和 Lockwood,2004)。ENL 也可以出现在 LL 或 BL 型麻风病患者，更常见于含有较多病原体的患者(多菌病)。调控 ENL 和 RR 免疫表型的

宿主因素目前知之甚少(Sapkota 等,2010)。

12.1　临床表现

没有敏感的血清学检测能够常规地检测出麻风杆菌感染导致的麻风病患者。因此，目前的诊断依赖于临床观察结合侵入性操作，如皮肤或者神经活检的免疫病理变化来确定抗酸杆菌的存在以及特点(Geluk,2013)。尽管在几乎所有的含菌量较多的麻风患者血清中抗酚糖脂-1(PGL-I)的 IgM 抗体阳性，但是在少菌型麻风病患者体内并没有发现可测定的 PGLI 抗体。此外，约 50% 抗 PGL-I IgM 抗体阳性个体并不会得麻风病，而许多麻风病患者并不存在 PGL-I 抗体。因此，检测无症状的麻风病感染，仍然是不容易的事情，而这是主要的感染源。麻风病突出的临床特征是感觉缺失和皮肤损害。特征性的临床表现取决于宿主对这种细菌的反应能力。

相关的综述由 Sabin 及其团队(1993)，Pearson 和 Ross(1975)，以及最近的 de Freitas 和 Said(2013)进行了详细的叙述。

12.1.1　瘤型麻风病

对于瘤型麻风病，机体无法对麻风杆菌产生细胞免疫反应，细菌会播散在整个组织中。显微镜检查受累区域发现许多细胞中存在大量的分枝杆菌，但是炎性反应却很轻微。疾病进展缓慢而隐匿，晚期出现对称性神经系统症状。由于麻风杆菌在较为凉爽的环境中增殖较快，因此某些区域的神经更易较早受累：手背和肘的背面、脚背及小腿前外侧。这种受累模式类似于手套袜套样周围神经疾病，但是手掌、脚底以及手指、足趾之间的皮肤不受累。初始的症状是感觉异常，这是因为感觉神经走行的位置更加表浅。但是当疾病进一步进展，将会影响到混合神经，位于肘部的尺神经尤其容易受累。大量分枝杆菌和炎性细胞浸润以及成纤维细胞增殖(Tzourio 等,1992)，导致表浅部位神经梭形肿大，通常包括耳大神经、尺和腓总神经。腱反射被保留到后期，因为腱反射弧涉及深部神经。

12.1.2　结核样型麻风病

在单纯的结核样型麻风病中，宿主的细胞免疫反应相对保留较好，表现为 Th1 T 细胞细胞因子反应的

特点,对麻风杆菌抗原强烈的 T 细胞反应,会形成肉芽肿以遏制感染(Scollard 等,2006)。沿着神经血管结构麻风杆菌可以局部扩散(Ridley,1988)。症状性神经疾病早期出现,表现为局灶性和不对称性,并且受累神经的温度依赖性不明显。皮肤病变显示侵入皮肤层的上皮样细胞肉芽肿,并没有发现麻风杆菌。小的感觉神经以及大的混合神经神经干都可被破坏,因为它们均通过局部的炎症区域。因此,除了皮损区域感觉缺失之外,这种类型麻风病可以表现为多发性单神经疾病。神经系统损害的进展较瘤型麻风病明显增快。神经增大(图 12.1a-c)并不是由于像瘤型麻风病那样的大量细菌浸润,而是由于剧烈的炎性反应。

12.1.3　中间界线类麻风病

　　中间界线类麻风病(BB)是介于结核型样麻风病(TT)和瘤型麻风病(LL)之间的一种类型,其临床和病理学特点居于二者之间。病变部位可以显示大量细菌以及组织细胞浸润。根据何种病变占优势可分

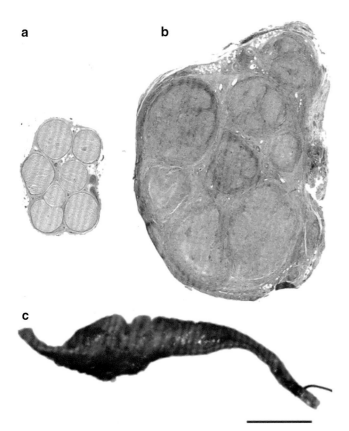

图 12.1　腓肠神经的横截面。(a)为正常对照,(b)为结核样型麻风病。注意到神经明显增大以及多个肉芽肿的存在。(c)为结核样型麻风病的大体标本。(a,b,石蜡切片,HE 染色,20×;c,手术样本,标尺:1cm)。

为界线性结核样型麻风病(RT)或界线性瘤型麻风病(BL)。临床上,受累的神经主要位于温度较低的区域,与瘤型麻风病一样,但是这些区域迅速的局部反应会导致更严重的神经损害。如果宿主的免疫反应不足以防止血源性传播,以及细胞介导的免疫反应仍然存在,将会导致严重的神经疾病。

12.1.4　纯神经炎性麻风病

　　对于麻风病,神经损伤可发生在治疗之前、治疗期间和治疗之后,可导致残疾和长期的功能障碍(Rodrigues 和 Lockwood,2011)。埃塞俄比亚的一项队列研究显示,594 例新病例中有47%的患者在诊断麻风病时已经出现了神经功能缺损(Saunderson,2000)。单纯神经炎性麻风病是指没有皮肤损害,只是累及周围神经。在一项纳入 11 000 例麻风性周围神经疾病患者的研究中,有 4.3%的患者属于此类(Osuntokun,1980)。临床表现并不能预测组织学亚类(见后文)。神经的受累范围可能是从一个小的浅表神经的分支支配区域的孤立性皮肤感觉缺失,到数条神经感染。广泛的神经疾病可能引起更大的区域的感觉障碍,有时前期表现为皮肤瘙痒、感觉异常,但是很少表现为疼痛。更容易累及的神经是上下肢浅表的混合神经干。这些神经包括肘部的尺神经、腕管处的正中神经、前臂桡神经沟内的桡神经、前臂桡侧皮神经、腓骨小头处的腓总神经、踝关节上方的胫神经,以及颧骨区域的面神经(Ooi 和 Srinivasan,2004)。感觉神经如腓浅神经、耳后神经和腓肠神经也可能受累。

12.1.5　急性神经炎

　　尽管麻风病性神经疾病通常是慢性的,麻风病反应可以导致急性神经炎。在宿主的免疫状态改善,导致对病原菌反应升级时,病原菌的休眠状态被细胞免疫介导的炎性反应所破坏。在急性麻风神经炎中可以见到麻风结节性红斑,被认为是由于免疫复合物的形成和沉积,特别是位于大量病原菌存在的区域。两种类型的急性神经炎多在启动治疗后的第一年出现,但是也可能自发产生(Ridley,1988)。

12.1.6　麻风病的治疗

　　在药物治疗之前确定组织学类型是十分重要的。WHO 建议给予少菌型患者采用利福平、氨苯砜进行多药治疗,氯法齐明对多菌性患者进行治疗。这些药

物会有效地减少大多数患者体内的麻风杆菌(Rodrigues 和 Lockwood,2011)。给予 BCG 进行免疫接种可以保护部分人以避免患上麻风病。

12.2 病理

12.2.1 概述

麻风病的组织学分类主要是根据皮肤损害的检测结果。Ridley(1988)提供了很好的综述。值得注意的是，皮肤和神经组织学改变往往不一致（Ridley 和 Ridley,1986)。通常来讲，细菌活菌负荷在神经中较高，很可能是因为这里是一个"庇护所"：施万细胞内的细菌往往不会激发炎症反应，神经结构会阻碍淋巴细胞的大量涌入（Pearson 和 Ross,1975;Ridley,1988)。例如，Nilsen 等(1989)发现 11 例神经多菌型麻风病患者中有 8 例患者皮肤为少菌型麻风杆菌感染。这一观察结果可能引发关于皮肤活检用以确定疾病性质，并据此提供合理治疗的有用性的思考。尽管如此，Ridley 和 Ridley(1986)指出以上数据仅仅显示了麻风杆菌的"庇护所"聚集行为，皮肤反应更能反映组织的一般反应，因此皮肤活检仍然是对患者分类和指导治疗的最佳检查方法。

在麻风病性神经疾病中可能出现神经活检假阴性的组织学结果(Jacob 和 Mathai,1988)，但其比例还不清楚。神经活检可能比皮肤活检更敏感(Nilsen 等,1989)。为了减少假阴性结果的概率，最好对临床受累的神经进行活检，而不是进行盲目的腓肠神经活检。一些研究者采用桡神经皮支的分支(Antia 等,1975)，而另外一些使用桡神经皮支(Nilsen 等,1989)。一个活检报告提示，没有麻风杆菌意味着标本已被完整包埋，经过适当的染色步骤，对整个组织块进行连续切片检查。

即使强烈怀疑麻风病的诊断，非典型神经疾病有时也可作为神经活检的依据。对来自疫区的原发性神经炎麻风病的一项研究(Jacob 和 Mathai,1988)表明，77 例麻风病性神经疾病患者中只有 38 例存在麻风病的组织学证据;54 例存在临床神经增粗的患者中有 19 例没有发现麻风病存在的证据。假阴性无疑是存在的，但是许多鉴别诊断可通过活检进行明确和排除，包括结节性多动脉炎、遗传性神经疾病、炎症性脱髓鞘性多发性神经疾病。这些结果表明，在某些情况下，即使在流行区，也有必要进行组织学检查对诊断进行确认。此外，有部分病例即使通过皮肤碎屑和皮下神经活检检查，发现疾病似乎处于非活动期，这部分患者仍然可能产生神经功能缺损。神经活检可以显示该疾病中神经受累的活跃程度(Enna 等,1970;Liu 和 Qiu,1984;Srinivasan 等,1982)，表明皮肤和神经受累程度的不一致。两个外科手术术中会诊的切片起初认为可能是周围神经肿瘤，但是后来发现是麻风病性神经疾病。

12.2.2 瘤型麻风病

12.2.2.1 光学显微镜

在瘤型麻风病中，存在不均匀的神经束受累,神经的总体结构相对保留(图 12.2)。巨噬细胞和施万细胞充满麻风杆菌,细胞碎片(泡沫细胞)在神经外膜、内膜和神经束膜中出现，伴有轻微的局部反应（图 12.3a)。在神经束膜,泡沫状巨噬细胞浸润、成纤维细胞和神经束膜细胞增殖，以及胶原沉积，形成了一个明显的"洋葱皮"样的神经束(图 12.3b,箭头)。神经束膜细胞往往表现出膨胀和泡沫化,含吞噬杆菌的巨噬细胞明显增多。淋巴细胞浸润在纯瘤型麻风病中不多,但是可以出现在偏瘤型麻风病中。血管周围袖套常见但从未达到真正的血管炎的水平,除了在急性反应期(见后)。

麻风杆菌随处可见（图 12.4a),在巨噬细胞内可见("麻风细胞"),成为含有成百个细菌的"球"体,如 HE（图 12.4b)和甲苯胺蓝染色（图 12.4c)的切片中所见。即使在受累很显著的神经中,也可能存在一些相对不受累及的纤维束（图 12.4d,箭头)。甲苯胺蓝(塑

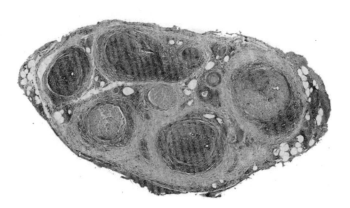

图 12.2 瘤型麻风病。尽管神经束状排列结构保存,在神经外膜、束膜和内膜可见突出的炎症。部分神经束较其他的神经束受累更严重。(石蜡切片,HPS,27×)

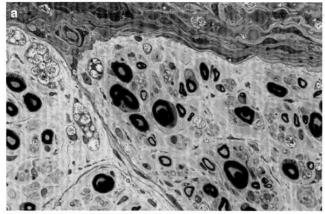

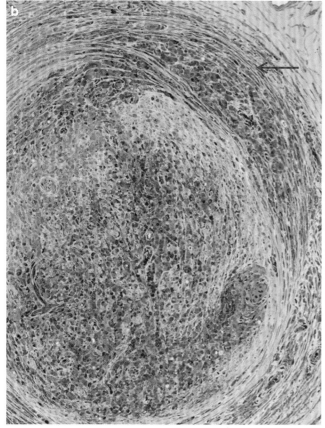

图 12.3 瘤型麻风病。(a)显著的细胞内细菌负荷,没有明显的炎症反应。(b)注意神经束被炎症分离(箭头所示),神经内膜显著的单核细胞浸润。(1μm 厚甲苯胺蓝染色的树胶切片;a,1000×)

料树脂包埋)染色能够很好地显示神经束膜细胞、成纤维细胞、内皮细胞中的麻风杆菌,轴突中很少出现(图 12.5a–c)。对抗酸杆菌进行菲特染色或者罗丹明染色通常可见到大量的细菌(图 12.5d)。所有的细胞类型,但最常见的是施万细胞或巨噬细胞均可表现为泡沫样外观,反映了机体对活的和死的分枝杆菌的细胞反应。血管周围常出现明显的巨噬细胞聚集。巨细胞、肉芽肿以及大量淋巴细胞浸润不是瘤型麻风病的

特点。

起病初期,尽管存在大量的分枝杆菌,神经结构和轴突数目相对保存完好。节段性的髓鞘改变可能是早期主要的病理改变,伴随薄髓和无髓的轴突纤维,甚至偶尔可见洋葱球样结构(Job,1971)。随着疾病进展,轴突变性变得愈发明显,会影响到有髓和无髓神经纤维。再生丛可能出现,并且成为治疗有效患者的突出特点(Jacobs 等,1993)。如果不治疗,大多数神经纤维最终会变性。

随着疾病的进展,胶原蛋白的数量不断增加,有时甚至出现神经全部被纤维样和玻璃样物质替换。麻风分枝杆菌通常可见,尽管数量不多,即使在神经已被胶原和含有脂肪和细菌碎片的大空泡细胞替代的情况下,并在治疗完成很长时间之后,这仍是一个显著的特点(图 12.6a–c)。

12.2.2.2 超微结构

电子显微镜显示这些杆菌为一些膜结合(包绕)的圆形或棒状的电子致密结构,被一圈清晰的晕环包绕(图 12.7)[可能部分包含了细菌的代谢产物和(或)变性宿主细胞质成分]。

变性的杆菌显示嗜锇染色的缺失(图 12.7,箭头所示),或细胞壁不规则(图 12.8a,b,箭头所示)(Rees 和 Valentine,1964)。细菌在巨噬细胞和无髓纤维的施万细胞中容易找到,但是在有髓纤维的施万细胞中不经常见到。细菌不出现在细胞外(图 12.8,图 12.9a,b 和图 12.10)。起病初期,施万细胞没有改变,但随着越来越多的麻风杆菌感染,施万细胞出现变性的迹象。巨噬细胞含有大量的细菌,特别是在神经变性的状态下。

病变的内皮细胞可能出现肿胀,细胞连接的完整性出现缺失,以及其他的血–神经屏障受损的迹象(窗口,胞饮活动增加)。

分层和周围血管基底膜增厚是在所有类型的麻风病都可看到(Boddingius,1977),不过这是一种在多种慢性周围神经疾病中可见到的非特异性改变。

当许多神经纤维仍显示为成束存在的时候,超微结构检查就能够容易显示出裸髓或薄髓鞘的轴突,提示原发性脱髓鞘(图 12.7)。巨噬细胞介导的脱髓鞘不会发生。Jacobs 及其同事(1987b)描述了围期内线髓鞘分层分离,导致了髓鞘薄片反复的层样周期样的增生,就好像髓鞘体积的明显增加。然而,这些髓鞘层相比那

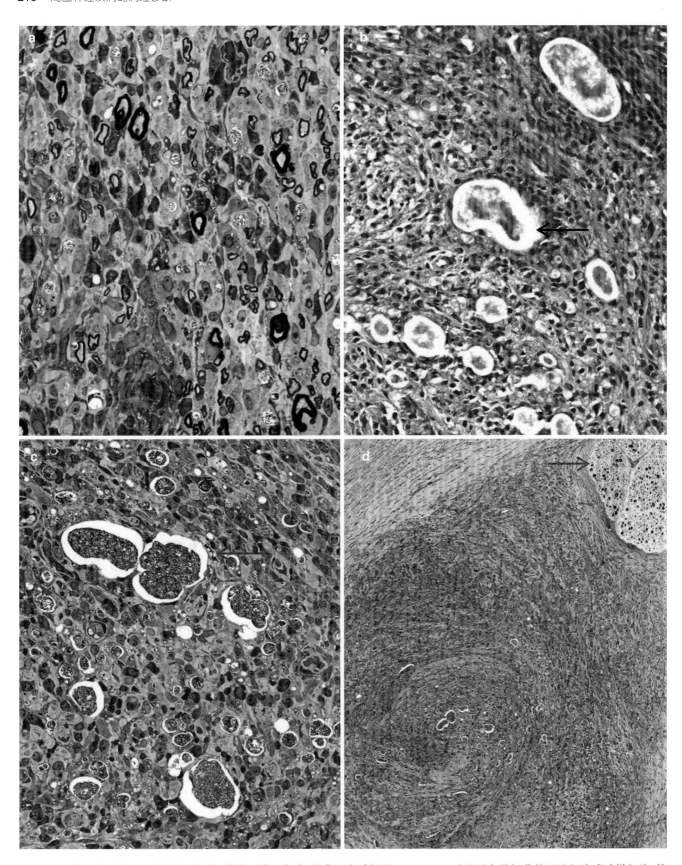

图 12.4　瘤型麻风病。(a)大量的麻风杆菌位于神经内膜,混合了未受损的 MF。(b,c)吞噬了大量杆菌的巨噬细胞或球样细胞(箭头所示),行 HE 染色(b)和甲苯胺蓝染色(c),通常见不到细胞核。神经内膜的损伤更为严重,几乎见不到可辨认的有髓鞘的轴突。(d)广泛的神经内膜和神经外膜炎症,邻近的一个相对完好的神经束(箭头所示)。(1μm 厚甲苯胺蓝树胶包埋染色,a,400×;b,c,600×;d,100×)

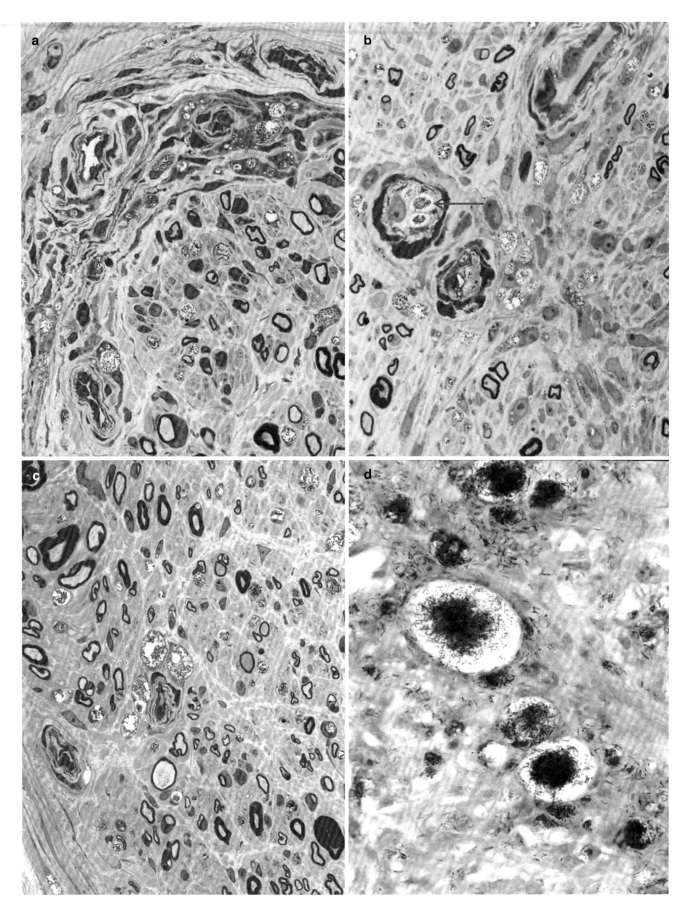

图 12.5　瘤型麻风病。大量的病原菌位于神经束膜细胞 (a) 和内皮细胞中 (b, 箭头所示)。(c) 显示富含麻风杆菌的巨噬细胞聚集在毗邻神经内膜血管的部位。(d) 菲特染色显示神经内膜中分枝杆菌的丰度。(a-c, 1μm 厚甲苯胺蓝染色切片, 1000×; 石蜡包埋菲特染色, 1000×)

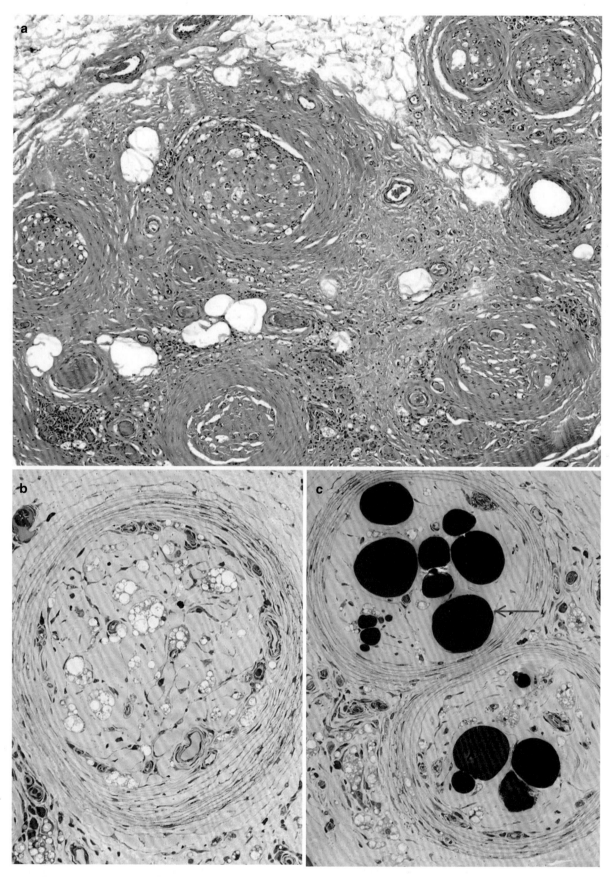

图 12.6　瘤型麻风病，耗竭期。菲特染色、荧光染色或甲苯胺蓝制剂均未见残留的细菌。(a,b) 显示神经内膜没有任何神经组织成分，含有泡沫状组织细胞和透明结缔组织。(c) 大的嗜锇颗粒（箭头所示）是神经内膜中的脂肪细胞。(a,石蜡切片,HE 染色,100×;b,c,1μm 厚甲苯胺蓝染色切片,400×)

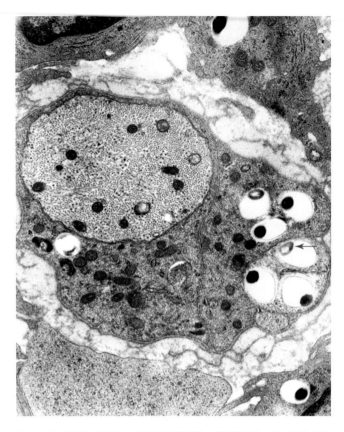

图 12.7　瘤型麻风病。节段性脱髓鞘。施万细胞内的杆菌表现出特征性的电子透明性的光晕。有一些退变(箭头所示),可见均匀染色的缺失。(26 000×)

些厚髓鞘表现为更不规则的分离样外观。Vital 和 Vallat 发现了类似的现象,但是没有讨论髓鞘异常 (1987,图 168 和图 169)。我们从未观察到这种改变。

轴突的病理改变晚于施万细胞和髓鞘改变。偶尔可见有髓轴突的轴突中含有杆菌(图 12.11),因此,可见被周围的大量寄生退变的施万细胞包绕的完整的轴突、裸露的轴突和节段性脱髓鞘(图 12.7)。偶尔,可以在轴浆中看到麻风杆菌(图 12.9f 和图 12.11)。

无髓鞘的轴突丢失可能是一个突出的特点,即使在疾病早期(Shetty 等,1988)。

12.2.3　结核样型麻风病

结核样型麻风病周围神经受累的一个标志是显著的炎症反应,这个炎症反应严重损害了周围神经的显微解剖结构。在皮肤活检中,皮神经通常遭到毁灭性的破坏,以致神经束结构消失,识别周围神经的成分只能通过神经束膜和施万细胞的免疫标记。本病常为多灶性的,受损的神经束或者部分受损的神经束与邻近的正常神经束相邻。皮下神经干的结构也几乎无法识别(图 12.12a)。

神经束膜明显增厚,常与神经外膜融合而形成一个厚的纤维化团块, 被炎症细胞和小血管通道浸润。

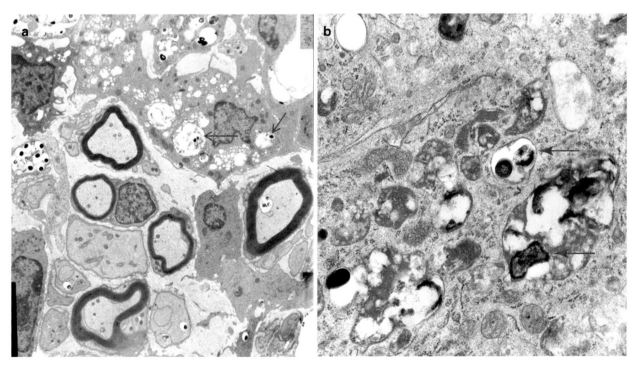

图 12.8　瘤型麻风病。非髓鞘的施万细胞和巨噬细胞中的杆菌。(a,b)施万细胞中的细菌看起来完好无损,而组织细胞(箭头所示)中的细菌是退变了的。(a,9690×;b,25 000×)

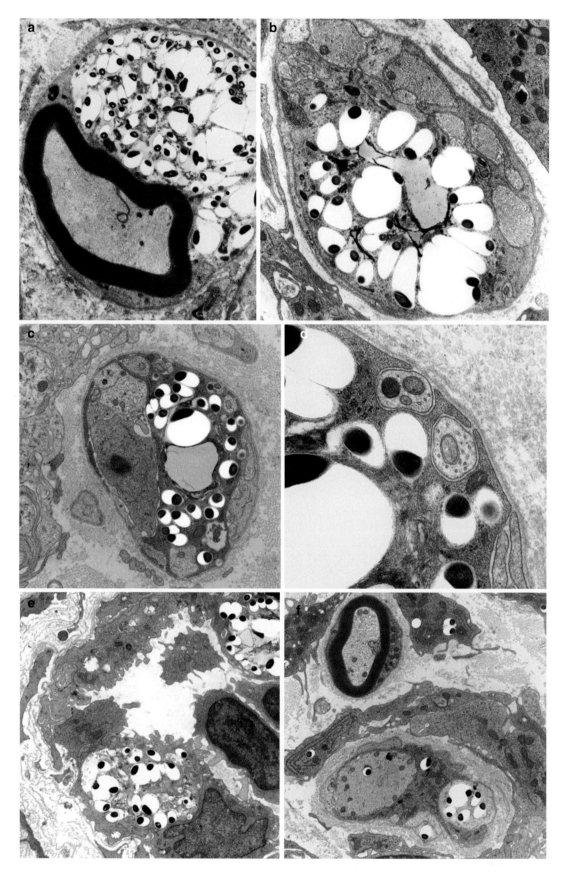

图 12.9　瘤型麻风病。(a-f)髓鞘和非髓鞘的施万细胞内含有大量的细菌。在(a)中,施万细胞仍然可见,髓鞘仍然保留。在(b)中,几个无髓鞘的轴突位置异常,但仍然完整。(c,d)完整的无髓鞘轴突中混合了细菌。(e)一些内皮细胞中含有大量的细菌。(f)显示一些脱髓鞘轴突的轴突内的杆菌。(a,6144×;b,8520×;c,15 000×;d,50 000×;e,10 000×;f,10 000×)

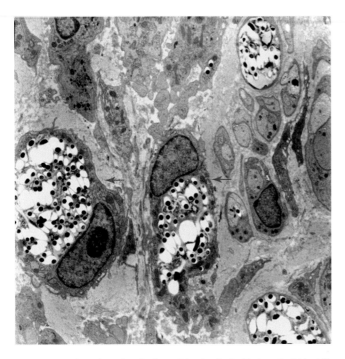

图 12.10　瘤型麻风病。部分巨噬细胞(箭头所示),通过缺乏基底膜且出现了胞吞作用而确定,其中充满大量的杆菌,夹杂着残存的轴突。(7350×)

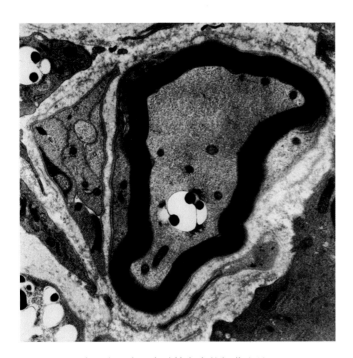

图 12.11　瘤型麻风病。有髓轴突内的杆菌少见。(17 000×)

Pearson 和 Weddell(1975)强调区分在 TT 或者 BT 型麻风病中的纤维化的无菌淋巴细胞浸润的神经束膜,和 LL 或 BL 型麻风病中的厚的、细胞质膜扩大的神经束膜,后者显示组织细胞和浆细胞浸润、明显的细菌侵入,以及不同程度的淋巴细胞浸润。

肉芽肿由上皮样细胞、多核巨细胞、不同数量的淋巴细胞和浆细胞组成(图 12.12a-c),可能替代神经内膜的区域(图 12.12b)。常见干酪样变(图 12.12c),可能有广泛轴突缺失(图 12.12d)。多核细胞可能是一种朗格汉斯细胞或不那么典型的异物多核细胞。尽管异物巨细胞通常占主导地位,Ridley 认为将损害划分为 TT 型, 需要一些朗格汉斯细胞的存在(Ridley,1988)。在纯结核样型麻风病中是发现不了麻风杆菌的(图 12.12e), 做出这个诊断需要对组织块进行全面的连续切片检查。轴突损害是结核样型麻风病的一个突出特点,推测其为一个侵略性组织反应的副效应。随着时间的推移损害变得没有那么活跃,会遗留神经束的玻璃样和纤维样变,剩下很少甚至没有完整的轴突。

上皮样组织细胞超微结构特征表明这些细胞没有吞噬性:它们几乎不含溶酶体和细菌碎片。相反,会出现粗面内质网和高尔基膜的增殖和线粒体的集聚,呈现为参与分泌活动的细胞的外观(图 12.13)。

12.2.4　中间界线类麻风病

真正的中间界线类麻风病少见,这是由于疾病倾向于向两个方向发展:如果采取治疗后会逐渐成为结核样型麻风病,反之没有治疗则成为瘤型麻风病。在这两个极端之间,真正的中间界线类麻风病(BB)的特点是弥漫性分布的上皮样组织细胞,没有泡沫细胞或巨细胞及容易辨别的麻风杆菌。偶尔出现的巨细胞、肉芽肿或者上皮样组织细胞被淋巴细胞包绕的病灶, 病变可以归类为界线类(BT)(图 12.14a,b)。另一方面,缺乏上皮组织细胞,出现偶尔的泡沫细胞、大量的病原菌和弥漫性淋巴细胞浸润, 支持界线类偏瘤型麻风病(BL)的诊断。尽管一些病理学家制订了非常详细的病变分类标准(Ridley,1988),但是在实践中,这些区分是模糊的,因为同一张切片中可以出现不同的病理特点,或者同一个样本的组织学特点在不同的区域都会有所不同(图 12.15a,b)。我们发现细菌的数量(图 12.14b)是中间界线类麻风病进行亚类划分最可靠的方法。缺乏麻风杆菌是唯一与 TT 或 BT 型麻风病相符合的。

在中间界线类麻风病中, 神经束膜可能遭到疾病的攻击,表现为神经束膜分裂、水肿、增厚、炎性细胞浸润和产生组织细胞(Weddell 和 Pearson,1975)。一旦出现, 在神经束的神经束膜区附近会出现明显的上皮样细胞反应。髓鞘和施万细胞的变化早于轴突的改变,如同瘤型麻风病中发生的一样(Finlayson 等,1974)。

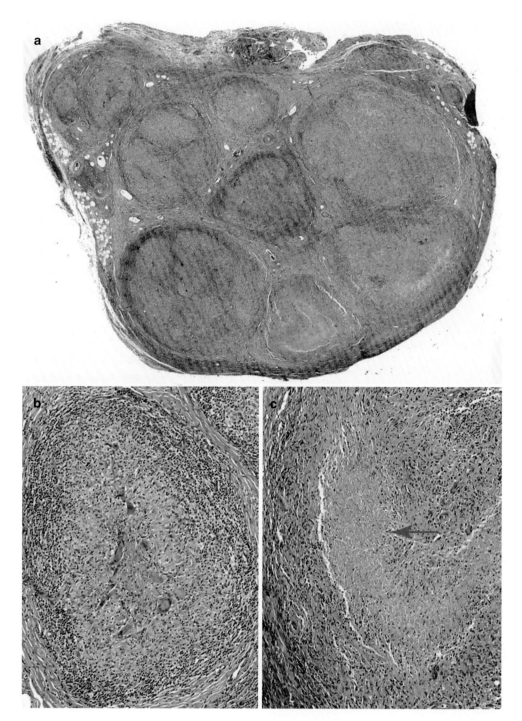

图 12.12　结核样型麻风病。(a)腓肠神经的横截面显示广泛的肉芽肿,尽管神经束的基本轮廓可分辨。(b)该神经束完全由肉芽肿取代。(c)在此束的中心可见干酪样坏死(箭头所示)。(d)几乎所有的有髓轴突的破坏是显著的。(e)菲特染色未见切片中有可见的麻风杆菌。(a–c,e,石蜡包埋切片;a,20×;b,d,1μm 厚树胶包埋神经切片,400×;e:石蜡包埋,菲特染色)(待续)

　　Pearson 和 Weddell(1975)描述了一种特殊的倾向,神经束膜细胞"侵入"并且将毗邻的神经内膜分为多个微小神经束,这些小的神经束被神经束膜细胞所分隔限制 (图 7.12 a,b)。 这种侵入最初只是在少数中间界线类麻风病中被发现,但是 Vallat 等(1991)观察到在不同类型的麻风病性神经炎中均存在类似的变化。神经束膜细胞对其他的损伤会产生类似的反应,这是一种非特异性反应。

12.2.5　不确定型麻风病

　　不确定型麻风病是早期疾病阶段,不适于以上分类。特征包括常见的血管周围淋巴细胞浸润,无上皮

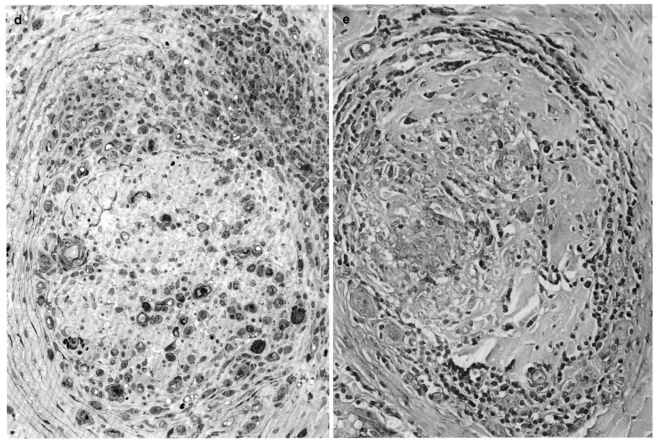

图 12.12(续)

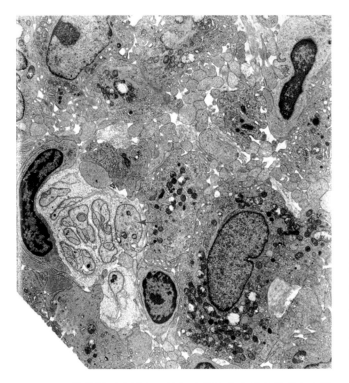

图 12.13　结核样型麻风病。被细胞器和内质网充填的上皮样组织细胞互相交织在一起。注意残留的失神经带和一个无髓轴突(箭头所示)。(5520×)

样细胞或泡沫样巨噬细胞。人们可能只观察到神经束膜下水肿、轻度的神经束膜增厚,以及可能出现神经内膜的巨噬细胞和成纤维细胞的数量轻度增加(Shetty 等,1988)。抗酸染色显示很少或没有分枝杆菌,但麻风杆菌也可以在没有炎症浸润的情况下出现(Kaur 等,1991)。尽管这种不确定型会持续数年,但是这个损害迟早会发展成可分类的类型(Ridley,1988)。

12.2.6　原发性神经炎型麻风病

在两项关于原发性神经炎型麻风病的研究中,总共对 77 条皮神经进行了活检。病理表现符合 LL/BL 型的有 24 条,符合 TT/BT 型的有 20 条,符合未确定型和中间界线型的有 17 条。图 12.15a–d 展示的是一个界线型结核样反应,出现小淋巴细胞反应并正在形成肉芽肿(图 12.15b–d)。某些损害无法进行分类。体格检查的结果不能预测组织学损害的类型。

12.2.7　急性神经炎

对于急性神经炎相关的麻风病结节性红斑(ENL,

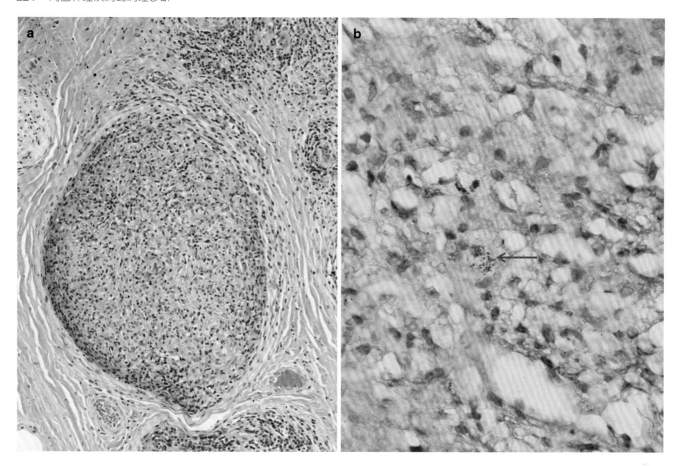

图 12.14　边缘型结核样型麻风病。(a)一个分束示炎性小细胞浸润和散在的上皮样组织细胞。(b)组织的特殊染色显示适度的数量(箭头所示)。(a,HE 染色,400×;b,菲特染色,1000×)

图 12.16),神经被粒细胞浸润,形成神经内微小脓肿(Job,1971)。炎症反应损害了髓鞘和轴突。麻风病的腓肠神经活检中血管炎并不是一个典型的特征,但是在结节性红斑中会出现血管周围炎和真正的血管炎,出现透血管壁的炎性浸润和纤维素样坏死 (图12.16)。这个血管炎被认为是一种超敏反应所致,意思是说,对大量麻风抗原及免疫复合物沉积所产生的类似 Arthus 反应(一种血管炎型变态反应)的免疫应答。

在增强的免疫反应中 (增强的宿主免疫反应,通常是与治疗相关的边缘或瘤型麻风病),淋巴细胞和水肿液浸润受累的神经节段,引起突然发作的局灶性瘫痪,如果此时给予皮质类固醇治疗则症状通常是可逆的(Weddell 和 Pearson,1975)。

12.3　发病机制

只有少量的人接触到麻风分枝杆菌后会发展为临床上的麻风病。对麻风杆菌的易感性与各种社会经济因素、宿主免疫状态及病原体暴露时的年龄有关。

进展为瘤型麻风病的患者存在对麻风杆菌的特异性细胞免疫缺陷。这些患者表现出高度的对麻风分枝杆菌的选择性免疫无能(麻风菌素实验阴性),皮肤对其他相关的分枝杆菌的反应也是正常的。体液免疫反应是正常的(Cohn 和 Kaplan,1991)。这些患者血中的单核细胞在淋巴因子的刺激下能够正常激活(Kaplan,1993),而且具备正常的提呈抗原和清除细菌的能力(Ridley,1988)。选择性缺陷似乎与辅助性 T 淋巴细胞有关,辅助性 T 淋巴细胞在应对麻风杆菌抗原时不能增殖或释放淋巴因子(Cohn 和 Kaplan,1991)。对于结核样型麻风病,HLA-DR2 和 HLA-DR3 表型占优势,存在 Th1 型细胞因子的反应,对麻风抗原强有力的 T细胞反应,并形成肉芽肿以控制感染。瘤型麻风病的特点是 HLA-DQ1 表型占主导地位,由 Th2 型免疫反应介导,对麻风杆菌的限制很差。

12.3.1　麻风病传播的机制

不管是瘤型麻风病还是结核样型麻风病,最初细菌进入周围神经并通过周围神经传播的机制仍然存

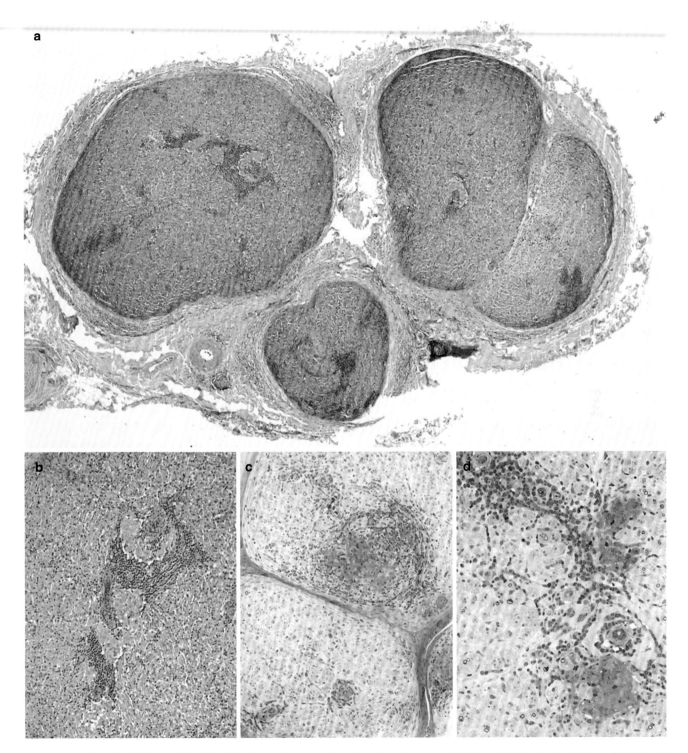

图 12.15　纯神经炎型麻风病,界线型偏结核型。一个 20 岁的越南移民到加拿大,有长期四肢和腹股沟区片状皮肤麻木感的病史,可触及右尺神经,无皮损。(a)腓肠神经活检显示神经束解剖结构保留,神经内膜上皮样肉芽肿,血管周围慢性炎症浸润。未见巨细胞和分枝杆菌。在(b)中,显示了血管周围出现不典型的肉芽肿。(c,d)为神经横切面,其中显示神经内膜内出现了典型的微小肉芽肿。(a,石蜡切片,HPS 染色,40×;b,石蜡切片,HPS 染色,200×;c,1μm 厚甲苯胺蓝树胶切片,200×;d,1μm 厚甲苯胺蓝树胶切片,400×)

在争议,特别是关于轴突和施万细胞发挥的相对作用。主要的假设包括原发性远端皮肤神经感染(Boddingius,1981),可能在皮损处麻风杆菌能够穿过保护力较弱的神经末梢。施万细胞(Mukherjee 和 Antia,1986)和轴突(Boddingius,1981)都可能首先受到感染,但体外研究强烈支持前者。接下来麻风分枝杆菌会朝向近端神经运动,最有可能是通过细胞与细胞之间的感染和传播,尽管有人提出了轴浆运输机制

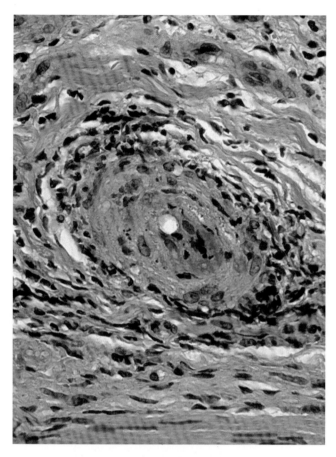

图 12.16　麻风结节性红斑。这种病变通常显示血管坏死而不同于典型形式的麻风病性神经疾病。(HE,600×)

(Boddingius,1981)。感染分枝杆菌的巨噬细胞可能通过在神经束膜下空间的移动将麻风杆菌转运到近端神经(Boddingius,1977;Finlayson 等,1974)。

瘤型麻风病中分散分布的细菌菌落 (Job 和 Desikan,1968;Liu 和 Qiu,1984),以及在内皮细胞中观察到的分枝杆菌 (Boddingius,1977;Dastur 等,1973;Mukherjee,1990),都提示麻风杆菌的血源性传播,神经受累的主要机制是经神经内膜毛细血管进入。当进入周围神经后,麻风杆菌变得相对难以同宿主免疫系统接触。

12.3.2　神经损伤机制

在结核样型麻风病中,炎性反应产生的 TNF-α 产生的破坏作用导致轴突损害(Lockwood 和 Saunderson,2012)。由于明显的神经内膜压力增加导致的神经束内缺血可能是一个重要的因素(Job,1981)。

瘤型麻风病中的神经损伤机制更加复杂。临床上,被感染后明显增粗的神经可能仍然保留功能。对瘤样麻风病的电生理研究显示受累神经节段的传导

速度减慢,尽管此时尚无感觉缺失(Tzourio 等,1992),提示早期发生了脱髓鞘。尽管如此,先于轻触觉障碍之前出现的泌汗和痛觉消失这一症状提示无髓轴突首先受累(Antia 等,1975),而神经传导研究无法评估这些纤维。组织学研究的结果存在争议,一些学者报道了早期原发性脱髓鞘,无髓轴突变性,或者伴有继发性脱髓鞘的轴突萎缩的证据(Antia 等,1975;Dastur 等,1973;Jacobs 等,1987a;Shetty 等,1988;Tzourio 等,1992)。施万细胞更明显地受到麻风杆菌的感染和定植,与轴突相比出现病理改变的时间更早(Boddingius 1981;Finlayson 等,1974;Job,1971);然而,伴继发性脱髓鞘的轴突改变也可能在疾病的早期出现(Jacobs 等,1987a;Shetty 等,1988)。

瘤型麻风病中施万细胞损伤的机制仍然存在争议。一些学者认为过多的麻风杆菌引起了施万细胞的直接损伤(Job,1981;Finlayson 等,1974)。通过细胞培养发现,施万细胞 DNA 合成发生了显著改变,这一现象与麻风杆菌感染有关 (Mukherjee 和 Antia,1986)。人们观察到有髓神经纤维的施万细胞中的麻风杆菌数量与无髓轴突的施万细胞相比较少,这很难解释观察到的神经纤维早期脱髓鞘改变的现象(Boddingius,1981)。有可能是由于具有髓鞘毒性的巨噬细胞产物引起了脱髓鞘(Said 和 Hontebeyrie-Joskowicz,1992),这种分泌物质可能刺激了长期病程后不可避免出现的纤维化。

有学者在神经中观察到麻风杆菌之前已经存在神经束膜下水肿和微血管改变,这提示体液免疫机制在瘤型麻风病所致神经疾病的发病机制中发挥一定作用(Shetty 等,1988;Shetty 和 Antia,1989)。Boddingius (1981) 认为早期的脱髓鞘可能是由于机体对施万细胞和髓鞘产生的免疫攻击或者是局部微环境改变所致。支持后者观点的证据是观察到在疾病的早期,神经可能还是正常的,内皮细胞出现紧密连接的缺失,以及毛细血管基底膜的多层化(Boddingius,1977)。这些改变可能导致氧气和其他营养物质弥散进入神经内膜的障碍(Boddingius,1977)。随着疾病的进展,神经束膜增厚、纤维化、神经束内细胞增生和水肿,这些都会导致神经内膜压力增加到可以产生损害的水平(Boddingius,1981,1984;Job,1981;Myers 等,1986)。麻风杆菌不太可能直接造成神经纤维丢失,因为在轴突内很少发现麻风杆菌。

血管内皮细胞可被麻风杆菌寄生,血管周围单核细胞浸润也是常见的;然而,麻风病所致的神经受累中血管炎并不常见,除非是急性神经炎。没有理由认为局灶性缺血与麻风病性神经疾病的发病机制有关,除非在紧密的纤维化神经束膜内由于水肿和细胞浸润引起了压迫。

12.4　鉴别诊断

在结核样型麻风病中无法检测到麻风杆菌,需要与其他的可引起神经中出现肉芽肿结构的疾病,特别是结节病(可出现皮肤损害和周围神经疾病)进行鉴别。在样本中没有发现分枝杆菌的情况下,缺乏特定的组织学方法用以区分两者。采用 PCR 检测麻风杆菌特异的 16S 核糖体 RNA 是一种比传统方法更敏感和特异性的方法, 有助于准确地早期诊断麻风病(DeWit 等,1991;Nishimura 等,1994;Turankar 等,2012)。其他种类的分枝杆菌不会导致周围神经疾病。我们没有发现有充分证据表明结核感染的周围神经疾病中有直接结核杆菌存在的病例。在罕见的情况下,感染 HIV 患者的神经中发现结核分枝杆菌,但此类病例提供的细节不够详细 (Cornblath 等,1993;Wrzolek 等,1989)。Pavie 等(2010)报道了一个 HIV 合并麻风病的患者在采用抗反转录病毒治疗后出现严重周围神经疾病的病例。麻风病目前被认为是一种新的感染性疾病,与免疫重建炎性综合征(IRIS)有关。

麻风病的神经束膜受累需要与特发性神经束膜炎及其他一些具有类似特征的疾病相鉴别 (第 10章)。在瘤型麻风病中存在明显神经束膜增厚,也容易发现麻风分枝杆菌,因此容易诊断。结核样型麻风病中不太可能发现麻风杆菌,但是可以出现神经束膜的非特异性纤维化增生和分层,以及淋巴细胞和上皮样细胞在神经束膜中的浸润。在神经内膜出现明显的肉芽肿时诊断结核样型麻风病是比较确定的,尽管没有发现麻风杆菌也不能完全将结节病排除。周围神经中出现淋巴瘤样肉芽肿,这一点与结核样型麻风病类似(第 13 章),但二者的免疫表型、多形性、与浸润细胞血管中心存在差异。类似的鉴别点也适用于浸润性淋巴瘤,这种疾病中神经束膜的受累是十分显著的。

在麻风病的早期或者不确定型麻风病中,主要的异常可能是神经束膜下水肿和轻微的淋巴细胞浸润,而没有发现麻风杆菌(Shetty 等,1988)。存在一些非特异性的发现,如果临床上没有怀疑麻风病,且已仔细检查是否存在麻风杆菌感染,可能会完全漏掉麻风病的诊断。这种情况更可能出现在真皮神经支,而不是在皮下神经。

参考文献

Alter A, Grant A, Abel L et al (2011) Leprosy as a genetic disease. Mamm Genome 22:19–31

Antia NH, Mehta L, Shetty V, Irani PF (1975) Clinical, electrophysiological, quantitative, histological and ultrastructural studies of the index branch of the radial cutaneous nerve in leprosy. I. Preliminary report. Int J Lepr 43:106–113

Boddingius J (1977) Ultrastructural changes in blood vessels of peripheral nerves in leprosy neuropathy. II. Borderline, borderline – lepromatous, and lepromatous leprosy patients. Acta Neuropathol 40:21–39

Boddingius J (1981) Mechanisms of nerve damage in leprosy. In: Humber DP (ed) Immunological aspects of leprosy. Tuberculosis and leishmaniasis. Excerpta Medica, Amsterdam, pp 64–73

Boddingius J (1984) Ultrastructural and histophysiological studies of the blood-nerve barrier and perineurial barrier in leprosy neuropathy. Acta Neuropathol 64:282–296

Britton WJ, Lockwood DNJ (2004) Leprosy. Lancet 363:1209–1219

Cardona-Castro N, Beltrán-Alzate JC, Romero-Montoya IM, Li W et al (2013) Mycobacterium leprae in Colombia described by SNP7614 in gyrA, two minisatellites and geography. Infect Genet Evol 14:375–382

Carpenter CM, Miller JN (1964) The bacteriology of leprosy. In: Cochrane RG, Davey TF (eds) Leprosy in theory and practice. John Wright & Sons, Bristol, p 15

Chacko CJ, Bhanu T, Victor V et al (1979) The significance of changes in the nasal mucosa in indeterminate, tuberculoid and borderline leprosy. Lepr India 51:8–22

Chatterjee BR, Taylor CE, Thomas J et al (1976) Acid-fast bacillary positivity in asymptomatic individuals in leprosy endemic villages around Jhalda in West Bengal. Lepr India 48:119–131

Cohn ZA, Kaplan G (1991) Hansen's disease, cell–mediated immunity, and recombinant lymphokines. J Infect Dis 163:1195–1200

Cornblath DR, McArthur JC, Parry GJG et al (1993) Peripheral neuropathies in human immunodeficiency virus infection. In: Dyck PJ, Thomas PK et al (eds) Peripheral neuropathy, 3rd edn. WB Saunders, Philadelphia, pp 1343–1353

Dastur DK, Ramamohan Y, Shah JS (1973) Ultrastructure of lepromatous nerves. Neural pathogenesis in leprosy. Int J Lepr 41:47–80

De Freitas MRG, Said G (2013) Leprous neuropathy. Chapter 28. In: Said G, Krarup C (eds) Peripheral nerve disorders, vol 115 (3rd series), Handbook of clinical neurology. Elsevier, Amsterdam, pp 499–514

DeWit MYL, Faber WR, Krieg SR et al (1991) Application of a polymerase chain reaction for the detection of mycobacterium leprae in skin tissues. J Clin Microbiol 29:906–910

Eiglmeier K, Simon S, Garnier T, Cole ST (2001) The integrated genome map of mycobacterium leprae. Lepr Rev 72:462–469

Enna CD, Jacobson RR, Mansfield RE (1970) An evaluation of sural nerve biopsy in leprosy. Int J Lepr 38:278–281

Figueredo N, Desai SD (1949) Positive bacillary findings in the skin of contacts of leprosy patients. Indian J Med Sci 3:253–265

Finlayson MH, Bilbao JM, Lough JO (1974) The pathogenesis of the neuropathy in dimorphous leprosy: electron microscopic and cytochemical studies. J Neuropathol Exp Neurol 33:446–455

Geluk A (2013) Challenges in immunodiagnostic tests for leprosy. Expert Opin Med Diagn 7:265–274

Ghorpade A (2002) Inoculation (tattoo) leprosy: a report of 31 cases. J Eur Acad Dermatol Venereol 16:494–499

Hamilton HR, Levis WR, Martiniuk F (2008) The role of the armadillo and sooty mangabey in human leprosy. Int J Dermatol 47:545–550

Imaeda T (1965) Electron microscopy. Approach to leprosy research. Int J Lepr 33:669–683

Jacob M, Mathai R (1988) Diagnostic efficacy of cutaneous nerve biopsy in primary neuritic leprosy. Int J Lepr 56:56–60

Jacobs JM, Shetty VP, Antia NH (1987a) Teased fibre studies in leprous neuropathy. J Neurol Sci 79:301–313

Jacobs JM, Shetty VP, Antia NH (1987b) Myelin changes in leprous neuropathy. Acta Neuropathol 74:75–80

Jacobs JM, Shetty VP, Antia NH (1993) A morphological study of nerve biopsies from cases of multibacillary leprosy given multidrug therapy. Acta Neuropathol 85:533–541

Job CK (1971) Pathology of peripheral nerve lesions in lepromatous leprosy–a light and electron microscopic study. Int J Lepr 39:251–268

Job CK (1981) Pathogenesis of nerve lesions in leprosy. In: Humber DP (ed) Immunological aspects of leprosy, tuberculosis and leishmaniasis. Excerpta Medica, Amsterdam, pp 53–57

Job CK (1989) Nerve damage in leprosy. Int J Lepr 57:532–539

Job CK, Desikan KV (1968) Pathologic changes and their distribution in peripheral nerves in lepromatous leprosy. Int J Lepr 36:257–270

Kahawita IP, Lockwood DN (2008) Towards understanding the pathology of erythema nodosum leprosum. Trans R Soc Trop Med Hyg 102:329–337

Kaplan G (1993) Recent advances in cytokine therapy in leprosy. J Infect Dis 167(suppl 1):S18–S22

Kaur G, Girdhar BK, Girdhar A et al (1991) A clinical, immunological and histological study of neuritic leprosy patients. Int J Lepr 59:385–391

Lavania M, Katoch K, Katoch VM et al (2008) Detection of viable mycobacterium leprae in soil samples: insights into possible sources of transmission of leprosy. Infect Genet Evol 8:627–631

Liu Tze-Chun, Qiu Ju-Shi (1984) Pathological findings on peripheral nerves, lymph nodes, and visceral organs of leprosy. Int J Lepr 52:377–383

Lockwood DN, Saunderson PR (2012) Nerve damage in leprosy: a continuing challenge to scientists, clinicians and service providers. Int Health 4:77–85

Martiniuk F, Tambini M, Rahimian J et al (2007) Identification of novel hsp65 RFLPs for mycobacterium leprae. J Drugs Dermatol 6:268–274

Mastro TD, Redd SC, Breiman RF (1992) Imported leprosy in the United States, 1978 through 1988: an epidemic without secondary transmission. Am J Public Health 82:1127–1130

Misch EA, Berrington WR, Vary JC Jr et al (2010) Leprosy and the human genome. Microbiol Mol Biol Rev 74:589–620

Monot M, Honore N, Garnier T et al (2005) On the origin of leprosy. Science 308:1040–1042

Mukherjee A (1990) Pathology and clinics. Recent concepts in the pathology of leprosy. Trop Med Parasitol 41:344–346

Mukherjee R, Antia NH (1986) Host parasite interrelationship between M. leprae and Schwann cells in vitro. Int J Lepr 54:632–638

Myers RR, Murakami H, Powell HC (1986) Reduced nerve blood flow in edematous neuropathies: a biomechanical mechanism. Microvasc Res 32:145–151

Newell KW (1966) An epidemiologist's view of leprosy. Bull World Health Organ 34:827–857

Nilsen R, Mengistu G, Reddy BB (1989) The role of nerve biopsies in the diagnosis and management of leprosy. Lepr Rev 60:28–32

Nishimura M, Kwon KS, Shibuta K et al (1994) An improved method for DNA diagnosis of leprosy using formaldehyde–fixed paraffin-embedded skin biopsies. Mod Pathol 7:253–256

Ooi WW, Srinivasan J (2004) Leprosy and the peripheral nervous system: basic and clinical aspects. Muscle Nerve 30:393–409

Osuntokun BO (1980) Neuroepidemiology in Africa. In: Rose FC (ed) Clinical neuroepidemiology. Pitman Medical Limited, Kent, pp 57–86

Pavie J, De Castro N, Molina JM, Flageul B (2010) Severe peripheral neuropathy following HAART initiation in an HIV-infected patient with leprosy. J Int Assoc Physicians AIDS Care (Chic) 9:232–235

Pearson JMH, Ross WF (1975) Nerve involvement in leprosy. Pathology, differential diagnosis, and principles of management. Lepr Rev 46:199–212

Pearson JMH, Weddell AGM (1975) Perineurial changes in leprosy. Lepr Rev 46:51–67

Rambukkana A, Selzer JL, Yurchenco PD et al (1997) Neural targeting of mycobacterium leprae mediated by the G domain of the laminin-alpha 2 chain. Cell 88:811–821

Ranque B, Nguyen VT, Vu HT et al (2007) Age is an important risk factor for onset and sequelae of reversal reactions in Vietnamese patients with leprosy. Clin Infect Dis 44:33–40

Rees RJW, Valentine RC (1964) The submicroscopic structure of the mycobacterium leprae 1. Application of quantitative electron microscopy to the study of M. lepraemurium and M. leprae. In: Cochrane RG, Davey RF (eds) Leprosy in theory and practice. John Wright & Sons, Bristol, pp 26–35

Ridley DS (1988) Pathogenesis of leprosy and related diseases. Wright, London

Ridley DS, Ridley MJ (1986) Classification of nerves is modified by the delayed recognition of M. leprae. Int J Lepr 54:596–606

Rodrigues LC, Lockwood NJ (2011) Leprosy now: epidemiology, progress, challenges, and research gaps. Lancet Infect Dis 11:464–470

Sabin TD, Swift TR, Jacobson RR et al (1993) Leprosy. In: Dyck PJ, Thomas PK (eds) Peripheral neuropathy, 3rd edn. WB Saunders, Philadelphia, pp 1354–1379

Said G, Hontebeyrie-Joskowicz M (1992) Nerve lesions induced by macrophage activation. Res Immunol 143:589–599

Sapkota BR, Mac Donald M, Berrington WR et al (2010) Association of TNF, MBL, and VDR polymorphisms with leprosy phenotypes. Hum Immunol 71:992–998

Saunderson P (2000) The epidemiology of reaction and nerve damage. Lepr Rev 71(Suppl):S106–S110

Scollard DM, Adams LB, Gillis TP et al (2006) The continuing challenges of leprosy. Clin Microbiol Rev 19:338–381

Sharma R, Lahiri R, Scollard DM et al (2013) The armadillo: a model for the neuropathy of leprosy and potentially other neurodegenerative diseases. Dis Model Mech 6:19–24

Shepard CC (1960) The experimental disease that follows the injection of human leprosy bacilli into foot-pads of mice. J Exp Med 112:445–454

Shetty VP, Antia NH (1989) Nerve damage in leprosy. Int J Lepr 56:619–621

Shetty VP, Antia NH, Jacobs JM (1988) The pathology of early leprous neuropathy. J Neurol Sci 88:115–131

Shields ED, Russell DA, Perlock-Vance MA (1987) Genetic epidemiology of the susceptibility to leprosy. J Clin Invest 79:1139–1143

Srinivasan H, Rao KS, Lyer CGS (1982) Discrepancy in the histopathological features of leprosy lesions in the skin and peripheral nerve. Lepr India 54:275–286

Turankar RP, Lavania M, Singh M et al (2012) Dynamics of mycobacterium leprae transmission in environmental context: deciphering the role of environment as a potential reservoir. Infect Genet Evol 12:121–126

Tzourio C, Said G, Millan J (1992) Asymptomatic nerve hypertrophy in lepromatous leprosy: a clinical, electrophysiological and morphological study. J Neurol 239:367–374

Vallat JM, Leboutet MJ, Henry P et al (1991) Endoneurial proliferation of perineurial cells in leprosy. Acta Neuropathol 81:336–338

Vital C, Vallat JM (1987) Ultrastructural study of the human diseased peripheral nerve, 2nd edn. Elsevier, New York

Weddell AGM, Pearson JMH (1975) Leprosy: histopathologic aspects of nerve involvement. In: Hornabrook RW (ed) Topics in tropical neurology. FA Davis Company, Philadelphia, pp 17–28

World Health Organization (1988) A guide to leprosy control, 2nd edn. World Health Organization, Geneva, pp 6–8

Wrzolek MA, Rao C, Kozlowski PB et al (1989) Muscle and nerve involvement in AIDS patient with disseminated mycobacterium intracellulare infection. Muscle Nerve 12:247–249

第 **13** 章

血管炎性周围神经疾病

血管炎性周围神经疾病（VPN）可以孤立存在，但在更多情况下作为系统性疾病或早或晚的一种表现（近期综述 Vrancken 和 Said，2013；Collins 等，2013）。炎症影响神经内膜和神经外膜的微血管、小动脉和小静脉；经常出现的血栓和坏死导致不同程度的神经缺血和轴突变性。常规的神经活检样本（腓肠神经、腓神经、正中神经）中检测到的血管炎发生在直径 10~350μm 范围的中小血管中。

除一些个例，许多疾病和综合征在神经活检中发现的血管炎，其组织学是相似的（Vital 等，2006）；在临床标准或其他部位的活检表现不同。对周围神经血管炎进行分类时，首先应分辨出感染性的病因，接下来将剩下的病例细分为炎症选择性累及周围神经的血管和系统性疾病累及周围神经的血管两类，必须承认这种区分有时是很困难的。结节性多动脉炎（PAN）、ANCA 相关显微镜下多血管炎、Churg-Strauss 血管炎（CSA）、韦格纳肉芽肿（WG）、类风湿性血管炎约占系统性血管炎性周围神经疾病的 50%。以受累血管的大小和种类，或者假设的致病机制为基础来对血管炎性疾病进行分类，结果并不满意（Collins 等，2010a）。我们会在本章的讨论部分总结目前采用的一些分类方法，根据教堂山会议的共识（Jennette 等，2013），以及 Vrancken 和 Said（2013）和 Gwathmey 等的分类建议（2014），我们将回顾最重要的血管炎性周围神经疾病类型，然后讨论其病理表现和鉴别诊断。表 13.1 将其分为孤立性周围神经血管炎、原发性系统性血管炎、结缔组织病相关血管炎和不常见的血管病变。

表 13.1　血管炎性周围神经疾病

孤立性周围神经血管炎

原发性系统性血管炎
结节性多动脉炎（PAN）
Churg-Strauss 综合征
显微镜下多血管炎
韦格纳肉芽肿
特发性混合性冷球蛋白血症
白塞病
Henoch-Schönlein 紫癜

胶原病
类风湿关节炎
系统性红斑狼疮（SLE）
干燥综合征
硬皮病

其他的血管炎和血管病
巨细胞动脉炎
副肿瘤 [a]（血液或实体恶性肿瘤）
过敏性血管炎
特发性混合性冷球蛋白血症
结节病 [a]
淋巴瘤样肉芽肿病 [a]
胆固醇栓塞综合征 [a]（Bendixen 等，1992）

感染相关性血管炎
麻风病的 ENL 反应
HIV 感染
巨细胞相关
不明来源的
莱姆病
各种节肢动物叮咬 [a]
细菌性心内膜炎 [a]（Jones 和 Siekert，1968；Pamphlett 和 Walsh，1989）
结核病 [a]（Stubgen，1992）

其他
嗜酸性粒细胞增多症-肌痛综合征 [a]
毒油综合征 [a]

[a] 未被证实的坏死性血管炎。

13.1 临床表现

13.1.1 多发性单神经炎

多发性单神经炎是血管炎性周围神经疾病的典型表现,这是由于机体多灶性的病变过程所致(通常影响腓神经、尺神经、胫神经、腓肠神经),颅神经也可能受累。患者出现突然起病的单神经干分布区的疼痛、感觉异常以及瘫痪,在数小时到数天内逐渐进展,新发受累的神经在数天到数月后出现症状。非典型表现形式包括单纯感觉性共济失调和神经根神经丛病(Vrancken 和 Said,2013)。当炎症播散,不同神经支配区域产生重叠时,临床表现为不对称性多发性神经疾病。尽管通常更可能对表现为多发性单神经疾病的患者进行神经活检,但是急性、亚急性或者慢性进行性对称性远端感觉运动多发性神经疾病,仍然可在 19%~76% 的经活检证实的血管炎性周围神经疾病中被发现,尽管这种类型的神经疾病通常被认为不符合血管炎性周围神经疾病(Harati 和 Niakan 1986;Dyck 等,1987;Hawke 等,1991;Wees 等,1981;Kissel 等,1985;Panegyres 等,1990;Said 等,1988)。这表明进行性对称性远端多发性神经疾病是血管炎性周围神经疾病的常见临床表现。圣米迦勒医院收治的 39 例血管炎病例中有完整临床资料的患者为 32 例。其中 14 例(44 %)表现为远端对称型,12 例(38 %)表现为明显的多发性单神经疾病,5 例(16 %)表现为非对称性多发性周围神经疾病,1 例为无症状。本病可快速进展,以致早期可能诊断为 GBS(Suggs 等,1992)。

神经传导可提供轴突异常的证据,但是无法显示受累神经的不对称性和多灶性,而后者对于血管炎性周围神经疾病的诊断是最有价值的(Hawke 等,1991;Kissel 等,1985;Olney,1992)。尽管脱髓鞘不是本病的重要组织学特点,但是在部分缺血或血管炎性周围神经疾病中偶尔能够记录到传导阻滞(Hughes 等,1982;Jamieson 等,1991;Kaku 等,1993)。在我们实验室的 32 例具有完整资料的血管炎性周围神经疾病患者中,有 3 例观察到具有明显的脱髓鞘的电生理特点。

对已经明确患有系统性血管炎性疾病的患者进行神经活检,其价值是值得怀疑的。病理学家最大的兴趣是那些血管炎的诊断尚存疑的患者,可能因为病变似乎局限于周围神经系统,或是因为血管炎还不明显。

13.1.2 非系统性(孤立性)周围神经系统血管炎(NSVN)

周围神经血管炎可以孤立存在,并导致周围神经综合征,不易与系统性疾病所致的血管炎性周围神经疾病区分。约 25% 的血管炎性神经疾病患者被诊断为原发性血管炎性神经疾病。这些患者通常表现为亚急性或慢性周围神经疾病,通常为多发性单神经炎,在病史、体格检查或实验室检查方面很少或没有系统性异常。多个大样本血管炎性周围神经疾病研究中的病例都符合这些标准(Dyck 等,1987;Hawke 等,1991;Vincent 等,1985;Harati 和 Niakan,1986;Kissel 等,1985;Panegyres 等,1990),其发病机制和病理表现可能存在异质性(见后文)。有人认为,这些病例并不能代表真正的孤立血管炎性周围神经疾病,因为在同时进行的肌肉活检中发现了肌肉组织血管炎高比例的存在(Said 等,1988)。周围神经受累的明显选择性可能反映了周围神经出现多灶性微血管受损,轻度的疾病足以在临床上影响周围神经而不累及其他组织,以上特点可解释这些患者较好的预后(Said 等,1988;Said,1989;Dyck 等,1987)。一些学者认为 NSVN 应当被视为低级别的系统性血管炎,它仅仅累及周围神经而产生症状(Said 和 Lacroix,2005)。

13.1.3 原发性系统性血管炎

13.1.3.1 经典的结节性多动脉炎(PAN)

经典的结节性多动脉炎(PAN)是一种坏死性动脉炎合并纤维素样变。在本病患者中乙肝病毒感染并不少见(70%),丙肝或 HIV 感染稍少一些(Siva,2001)。虽然 PAN 的临床表现可能局限于皮肤、肌肉或周围神经,但 PAN 其实是一种原发性系统性血管炎。在 50%~67%的患者中表现为多发性单神经炎,这可能是大多数 PAN 的表现形式(Hawke 等,1991;Guillevin 等,1988;Chumbley 等,1977;Frohnert 和 Sheps,1967;Vrancken 和 Said,2013)。pANCA 阳性是经典 PAN 的排除标准。经典 PAN 影响神经外膜内中等大小的血管。

13.1.3.2 Churg-Strauss 血管炎（CSA）

Churg-Strauss 血管炎（CSA）也称为嗜酸性粒细胞肉芽肿性血管炎。在一项大型 VPN 研究中，CSA 病例数仅次于 PAN 和 WG（Mathew 等，2007）。本病累及小至中等大小血管。患者表现出突出的肺部症状和嗜酸性粒细胞增多，20%~65%的患者出现血管炎性周围神经疾病，神经症状可能是最初的表现（Hattori 等，2002；Uchiyama 等，2012；Vrancken 和 Said，2013）。CSA 是 ANCA 相关性血管炎的一种，后者还包括 WG 和 MPA。核周型 ANCA/MPO-ANCA 是 CSA 患者中最常检测到的抗体。这种坏死性血管炎的组织学表现为类似 PAN 的纤维素样变，以及丰富的嗜酸性粒细胞和组织细胞浸润。血管外坏死性肉芽肿是 CSA 的特征之一，而不是 PAN 的特点（Chumbley 等，1977）。

13.1.3.3 韦格纳肉芽肿（WG）

韦格纳肉芽肿（WG）（又称为肉芽肿性多血管炎）不是原发性血管炎，更确切地说是一种系统性疾病，以坏死性肉芽肿和肉芽肿性胞浆型 ANCA/PR3-ANCA 阳性为特征（Gross 和 Csernok，2008；Suppiah 等，2011），累及小至中等大小血管。鼻旁窦、肺和肾脏（导致坏死性肾小球肾炎）通常受累且最为严重。由于血管炎所致的周围神经疾病常表现为多发性单神经炎型，是最常见的神经系统表现，见于 10%~22%的 WG 患者（Fauci 等，1983；Drachman，1963；Nishino 等，1993；Mahr，2009）。

13.1.3.4 ANCA 相关的显微镜下多血管炎（MPA）

ANCA 相关的显微镜下多血管炎（MPA），以前称为显微镜下结节性动脉周围炎（Wohlwill，1923），是一种主要累及小血管的坏死性血管炎，与核周型抗中性粒细胞胞浆抗体特异性髓过氧化物酶（MPO-ANCA）抗体有关，很少有免疫复合物沉积。最典型的临床特征是急进性肾小球肾炎、肺部受累以及皮肤血管炎所致的明显的紫癜。在 57%的患者中发生周围神经疾病（通常以多发性单神经炎为特征）（Guivellin 等，1999；Mahr，2009；Chung 和 Seo，2010）。经常受累的神经包括腓神经、尺神经和正中神经。颅神经受累罕见（Vrancken 和 Said，2013）。MPA 可以隐袭进展，表现为非特异性躯体症状和体征，可能类似风湿性多肌痛的临床表现。

13.1.3.5 Henoch-Schönlein 紫癜（HSP）

Henoch-Schonlein 紫癜（HSP）是一种不明原因的系统性血管炎，累及小血管，最显著的表现在皮肤（可触及的紫癜）、胃肠道和肾小球，伴有关节痛或关节炎。HSP 主要出现在儿童，其主要病理学特征是白细胞破碎性血管炎（LCV），主要出现在真皮乳头层，还与小血管壁的 IgA 免疫复合物沉积有关。周围神经很少受累（Mathew 等，2007；Linskey 等，2012）。HSP 的预后非常好，因为进展性肾病仅发生在少数患者。

13.1.3.6 白塞病（BD）

白塞病（BD）是一种病因不明的系统性疾病。诊断标准是口腔溃疡加下列标准中的任意两项：生殖器溃疡、丘疹脓疱性皮损、结节性红斑样皮疹，皮肤针刺反应阳性和葡萄膜炎（Walker 等，1990；Melikoglu 等，2008）。白塞病也是一个全身性血管炎性疾病，大的静脉和动脉易于受累，包括腔静脉和主动脉及其分支。受累血管常易形成假性动脉瘤。小血管病变是罕见的，出现多发性单神经炎会是一个特殊和少见的情况（Takeuchi 等，1989；Walker 等，1990）。

13.1.3.7 结缔组织疾病

当一个多系统受累的患者出现周围神经功能异常时应怀疑血管炎。然而，许多这样的患者的神经活检显示非特异性改变及正常的血管（Olney，1992）。总结我们的临床病理资料发现，非血管炎性周围神经疾病相关的系统性炎症性疾病（NASID）是第四个最常见的诊断（表 1.2），该疾病相关的组织学表现包括轴突、脱髓鞘和炎症改变三者的任一组合（表 1.3）。区分这是由于取材误差还是一个非血管炎性的病理改变是很困难的。

血管炎和血管炎性周围神经疾病通常出现在多年病程的类风湿关节炎（RA）患者中，患者出现侵蚀性关节改变、皮肤结节，以及高滴度的类风湿因子（Scott 等，1981；Hawke 等，1991）。血管炎性周围神经疾病很少能在 RA 明确诊断之前出现（Peyronnard 等，1992；Chang 等，1984）。RA 患者出现血管炎进展提示预后不良（Vollertsen 等，1986；Hawke 等，1991）。类风湿关节炎中，表现为轻度的感觉神经疾病较血管炎相关的严重感觉运动神经疾病更为常见(Olney,1992)。在很少的活检病例中,基本病理改变是轻度的轴突丢失合并节段性脱髓鞘,缺乏血管改变,但脱髓鞘是原发性还是继发性的尚不清楚(Weller等,1970;Beckett和Dinn,1972)。患有类风湿关节炎的患者同样易于出现其他类型的神经疾病,包括嵌压性周围神经疾病(例如,在腕部的正中神经单神经疾病,以及继发于腱鞘炎和腕骨指骨关节炎的指神经压迫)(Pallis和Scott,1965;Gwathmey等,2014)。最严重的类型是进行性多灶性神经疾病,其特点类似于PAN。

干燥综合征是一种由炎症细胞浸润唾液腺和泪腺引起的自身免疫性疾病。患者出现眼干和口干的症状,周围神经疾病可能是本病的临床表现(Mellgren等,1989;Peyronnard,1992)。临床通常不表现为多发性单神经疾病,而表现为远端感觉运动神经疾病,也可为纯感觉性神经疾病,这一特点提示背根神经节炎(Pavlakis等,2012)。有报道约15%干燥综合征患者存在血管炎(无其他全身表现)。诊断干燥综合征十分重要的依据是出现抗SS-A(Ro)/SS-B(La)抗体(Theader和Jacobsson,2008)。干燥综合征中偶尔可见纯感觉性神经疾病,推测可能是由于背根神经节炎(第21章)所致。

10%~20%的系统性红斑狼疮(SLE)患者会出现周围神经疾病(Chalk等,1993;Richardson,1982;Wallace和Metzger,1993;Collins和Periquet,2008;Florica等,2011)。可能表现为远端感觉运动多发性神经疾病、多发性单神经疾病,或者罕见的CIDP样的表现(Richardson,1982;Rechthand等,1984)。周围神经疾病通常在SLE已明确诊断后出现,但是临床表现突出(McCombe等,1987;Hughes等,1982)。血管炎影响小血管,具有白细胞破碎特性。可以在中等大小血管中发现结节性多动脉炎样的坏死性血管炎性表现。在SLE患者中很少报道有CIDP样的表现(Rechthand等,1984;Richardson,1982)。一些在混合性结缔组织病中遇到的血管炎的血管形态改变与SLE相关性血管炎类似。

1%~10%的硬皮病患者出现周围神经疾病(除外三叉神经感觉神经病和腕管综合征)(Olney,1992;Lee等,1984;Averbuch-Heller等,1992;Dierckx等,1987;Hietaharju等,1993)。组织学资料较少,但是报道有几例进行性系统性硬化症(PSS)存在经活检证实的血管炎性周围神经疾病,最常见于存在干燥综合征的情况下(Oddis等,1987;Dyck等,1987;Vincent等,1985)。在PSS中可能存在非血管炎性的周围神经疾病,并可先于全身性临床表现出现(Di Trapani等,1986)。几例组织学研究报告记录了显著的神经外膜和神经束膜胶原化和微血管病变,但并不是这类疾病所致的系统性血管炎样改变(Richter,1954;Di Trapani等,1986;Corbo等,1993)。

13.1.4　其他血管炎

周围神经疾病发生于多达14%的巨细胞动脉炎(颞动脉炎)患者中,而且通常在本病确诊前数月就已经出现(Caselli等,1988)。已有单独的报告记录,在明确的颞动脉炎中无论是否有腺细胞,坏血性血管炎会累及所有大小的神经血管(Bridges等,1989;Torvik和Berntzen,1968;Merianos等,1983;Pons等,1987;Nesher等,1987)。受累部位包括臂丛神经、腓总神经、单神经疾病和多发性神经疾病。组织病理学特征包括透壁淋巴组织细胞性炎症,而没有纤维素样坏死。多核巨细胞的形成与内弹力层变性有关。

一组称为糖尿病性腰骶神经根神经疾病(LRPM)的非系统性局限性血管病变,其特点是大腿剧烈疼痛和无力,可以进展并影响下肢远端,包括脚和脚趾。临床病程是单向的(Gwathmey等,2014)。组织病理学表现为,神经纤维数量减少、神经束膜增厚、神经瘤形成及新生血管形成,半数病例的表现提示微血管炎。

一组异质性疾病称为过敏性血管炎或皮肤小血管炎,可能是一种特发性疾病或继发于感染、药物的不良反应,还可以出现在恶性肿瘤或自身免疫性疾病中。这类周围神经疾病很少发生,可见于患有自身免疫系统疾病的患者。由于输入非己血液制品所致的过敏性血管炎受到了很大关注(Iqbal和Arnason,1984)。

最常见的副肿瘤性血管炎性神经疾病是白细胞破碎性血管炎(leukocytoclastic vasculitis),其中75%是血液系统恶性肿瘤引起的。位于第二位的是小细胞肺癌,然后是结肠、乳腺和肾癌(Solans-Laque等,2008)。对14例患者的回顾性研究发现,9例出现微血管炎,5例出现坏死性血管炎,均累及中等大小血管(Oh,1997;Naka等,1991;Choi等,2013;Paul 1996)。

在慢性乙肝患者中最常报道的神经疾病是在原发性冷球蛋白血症基础上发生的血管炎性周围神

疾病（Fcrri,2008;Gwathmey 等,2014;Ramos-Casals 等,2006）。周围神经疾病在原发性混合性冷球蛋白血症中更常见，但是相关的病理学研究罕见（Vrancken 和 Said,2013）。

结节病中出现血管炎性周围神经疾病是罕见的，但的确存在（Said 等,2002;Vital 等,2008），病变表现为肉芽肿附近的神经外膜坏死性血管炎。我们的经验表明，在血管外膜中的中等大小血管的周围间隙存在裸肉芽肿，该肉芽肿会侵入血管壁。部分结节病患者会表现为多发性单神经疾病样的临床综合征。

VPS（血管炎性周围神经疾病）的发生可能与麻风病（ENL）、HIV、巨细胞病毒、丙肝病毒以及莱姆病有关（见第 11 章和第 12 章）。

13.2　病理

13.2.1　概述:活检的敏感性

在两种临床情况下，神经活检对血管炎的诊断至关重要:一是系统性血管炎的"非典型"表现而类似一个隐源性多发性神经疾病，二是周围神经系统的孤立性血管炎。

神经活检在血管炎检测中的敏感性尚不清楚,这是由于所选择的标准在各种出版物中存在差异,以及缺乏"金标准"来衡量活检结果。一项来自某个医院肌电图室的 35 例患有多发性单神经疾病患者的研究中,11 例患者之前已确诊风湿免疫疾病,9 例患者同时出现系统性疾病，而另外的 15 例患者只是有周围神经受累的表现（Hellmann 等,1988）。在临床上强烈怀疑有结节性多动脉炎的 5 例患者中，活检显示有 3 例存在明确的血管炎,但是在 7 例存在孤立性周围神经疾病患者中，没有 1 例存在异常。尽管如此,在后一组患者中,7 例中有 5 例发现了神经"梗死"。Dyck 等（1987）发现在 45 例经活检证实的伴周围神经疾病的系统性血管炎性疾病患者中，神经活检的阳性率为 58%,提示可能阳性为 29%,另外 23% 则没有诊断价值。有可能在电生理检测正常的神经中发现坏死性血管炎（Kissel 和 Mendel,1992）,我们的经验也是如此,3 例怀疑系统性血管炎的患者具有正常的神经传导,但是神经和肌肉活检提示血管炎。然而,病变程度低于受累神经的临床和电生理所示的病变程度（Wees

等,1981）。这些数据无法评估腓肠神经活检对于神经炎性周围神经疾病的敏感性。

神经外膜血管受累通常较神经内膜的血管受累更加明显,往往是单独的神经外膜受累;因此,当怀疑血管炎诊断时，神经束活检是不适合的（Dyck 等,1972;Oh,1990）;这是对采用神经束活检进行诊断的最有力的反驳。

如果能同时进行肌肉活检，阳性率可增加 15%~45%（Hawke 等,1991;Vincent 等,1985;Dyck 等,1987）。一项包含 83 例患者的神经肌肉活检研究显示,45% 只在单纯的肌肉组织中发现坏死性血管炎，与之相比,20% 的患者只在神经中发现异常,30% 的患者在神经和肌肉中均出现异常,包括孤立性周围神经血管炎的患者。因此我们提倡对怀疑血管炎的患者进行神经肌肉联合活检。

13.2.2　一些病理特点

周围血管炎是周围神经疾病中一种常见的非特异性发现,应区别于"血管炎"。

在这本书中，术语"血管炎"指的是血管炎症合并血管破坏的表现如纤维素样坏死、血栓形成、出血或血管内皮细胞破坏（图 13.1a,b）。透壁性炎症伴核碎裂与纤维素样坏死，有大致相同的诊断价值（图 11.2）,而血管壁内存在白细胞对血管炎的诊断有提示作用,但不是诊断依据。有时,小血管周围明显的袖套样炎细胞浸润（图 13.2）被一些学者称为"微血管炎"（Oh 等,1991;Vincent 等,1985），但是根据我们的经验,这种损害对于疾病的诊断价值的特异性还不能等同于坏死性血管炎。例如,Leger 等（1988）报道的一些患者显示具有神经"血管炎",但是更可能是 CIDP 患者。血管炎可涉及神经内膜和外膜小血管,对这部分血管炎来说,"微血管炎"的称谓更加适合。

13.2.2.1　光镜

急性血管炎的特征是血管肌层和内皮层的破坏和解体,伴随纤维素样沉积物,以及出现跨壁单核或多核炎性细胞的沉积和血栓形成。损害往往是局灶性的,仅一段血管壁（图 13.3a,b）。可以看到周围组织出血（图 13.4a）,有时在一个神经束膜或神经束膜下呈现新月形。Perl's 亚铁氰化物染色（图 13.4b）可见陈旧性出血（Adams 等,1989）,但这一发现是否具有特异

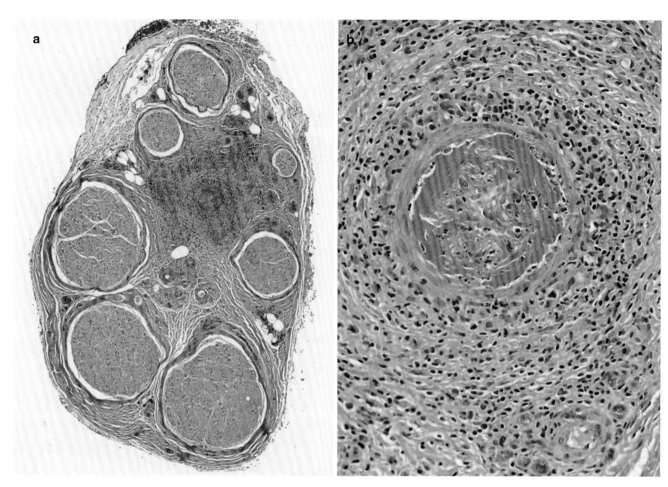

图13.1   血管炎性周围神经疾病。(a)新鲜的纤维素样坏死和神经外膜血管血栓形成,伴血管周围出血。(b)透壁性炎症和血管壁碎裂与血管周围聚集的中性粒细胞和单核细胞有关。(石蜡包埋,HE 染色;a,100×;b,400×)

性尚不确定(Winer 等,1992)。MSB 或 PTAH 染色(图13.5a,b)可突出显示轻微的纤维素样变。血管炎受累的模式往往呈分散的斑片状,在严重受累的血管和神经束周围存在完好无损的血管和神经（图 13.6a,b）。神经外膜血管,尤其是小动脉比神经内膜血管更常受累(Fujimura 等,1991)。受累血管的大小具有诊断提示作用(表 13.2)。为了做出准确的诊断,制作切片时需要将整个组织块包绕,特别是最初的检查显示的是一些非特异性的改变,比如大量的淋巴细胞聚集在一起或聚集在血管周围（图 13.2）。血管内弹力层被破坏,使用弹力染色结合 HE 染色对于鉴别血管损伤是有帮助的。

在血管炎急性期,分叶核白细胞(中性粒细胞)浸润可以十分明显(图 13.1b 和图 13.7a-e),但血管壁和血管周围区域炎性细胞浸润通常是 T 淋巴细胞占主导地位,伴有不同数量的巨噬细胞(Kissel 等,1989)。任何显示有中性粒细胞浸润的神经活检表现应被视

为可疑的血管炎,这是因为分叶核白细胞在其他原因所致的周围神经疾病中几乎见不到。然而,如果处理标本之前耽搁的时间过长(30 分钟以上),中性粒细胞也可见于任何活检组织(图 7.13)。血管壁内存在炎性细胞同样也提示血管炎的可能,但不是血管炎的诊断标准(见上)。炎症细胞可以包括上皮成分,这些上皮成分可松散地聚集,呈栅栏状排列,或紧紧地与多核巨细胞结合。嗜酸性粒细胞和浆细胞一般不参与构成。我们分析了 4 例 Churg-Strauss 血管炎患者的神经活检,其中 2 例在神经外膜血管周围间隙的血管壁内存在大量的嗜酸性粒细胞(图 13.8a-e)。一例患者进行了神经活检,发现在炎性细胞浸润中出现了明显的 Charcot-Leyden 结晶(图 13.8d,e)。血管的炎症损伤通常导致血管狭窄和血栓(图 13.5b 和图 13.8c)。

神经内膜、神经内膜下以及血管周围偶尔可见到黏液"水肿"。病理结果很少能够提示血管炎的潜在病因,但可以观察到内皮细胞中的巨细胞病毒包涵体(图

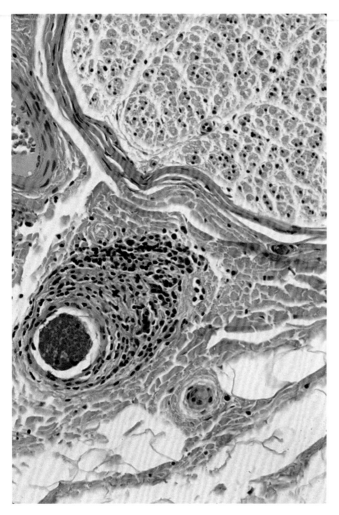

图13.2 缺乏坏死表现的神经外膜血管周围炎症不满足血管坏死的金标准,相邻的切片可能符合标准。(石蜡切片,HE 染色,400×)

11.4),检测到胆固醇栓塞综合征中血管内胆固醇结晶(Bendixen 等,1992), 或在淋巴瘤样肉芽肿中出现非典型细胞浸润(见后文)。

随着时间的推移,炎症消退或消失,血管可能出现明显变窄(图13.9a)、纤维性闭塞或不对称壁纤维化(图13.9b)、钙化(图13.9c)、再通(图13.9d-f)、内弹力层断裂(图13.9g),或小血管数量增加(图13.9h)。这应该与手术创伤引起的血管收缩和内陷进行鉴别(图13.10a-c)。典型的结节性多动脉炎的病理样本上血管损伤的急性和恢复期并存, 反映出本病的多相过程(Lie,1990)。在血管外膜周围聚集的含铁血黄素巨噬细胞提示陈旧性出血(图13.4a)。我们偶尔观察到异常轴突再生微束,就像一个创伤性神经瘤,长入神经束膜,可作为梗死的证据。Schroder(1986)已注意到毛

细血管的反应性增殖可以发生在血管损伤后的神经外膜(图13.9a),虽然这不是血管炎的特异性表现。

神经内膜血管的血管炎不常见,因此从理论上讲应将其划分为过敏性血管炎(图13.11)。可以发现微血管和毛细血管后小静脉被多核白细胞浸润,同时存在白细胞破碎。还可以见到纤维素样坏死、血栓形成和出血(图13.11 至图13.14)。皮肤活检所发现的炎症可能表现为单核、中性或嗜酸性粒细胞为主的炎性细胞浸润,甚至出现肉芽肿(Lie,1990),但这种广泛的病理学表现是否也可见于神经活检尚不确定。在缺血性神经疾病中,神经纤维变性的范围可以从不受累到广泛受累,可以是慢性的,也可以是急性的(图13.15a,b)。神经内膜损伤的位置是不固定的:神经活检样本中发现的神经束中央区或紧贴神经束膜的楔形神经纤维缺失不常见(图13.12a,b)。

更典型的是多灶性轴突变性,不同神经束受累的严重程度可以存在明显的差别(图13.6a,b)(Fujimura 等,1991)。所有神经纤维的变性可能处于同一阶段,提示可能遭受了一次严重的损害,但更常见的情况是同时见到急性和慢性的轴突损害。大有髓纤维的轴突可选择性地被累及,但是对于严重的损伤,所有类型的纤维均受累(Vital 和 Vital,1985;Fujimura 等,1991)。在恢复期可以见到再生丛,但是在严重损伤之后可能更明显,或许是由于施万细胞的缺失影响到了再生过程(Fujimura 等,1991)。

虽然可能发生节段性脱髓鞘和(或)髓鞘再生,但相对于显著的轴突变性而言, 是一个继发性改变(Panegyres 等,1990;Vital 和 Vital,1985)。值得注意的是,Harati 和 Niakan(1986)在大多数血管炎性周围神经疾病患者中观察到节段性脱髓鞘或髓鞘再生,而其他大多数研究者(Said 等,1988;Fujimura 等,1991;Dyck 等,1987;Hawke 等,1991) 报告这种轻微节段性脱髓鞘的病理分布,提示其继发于轴突变性,已在动物试验中得到充分证明。

13.2.3 电镜表现

光镜下只显示炎症的病变,电子显微镜的高分辨率有助于显示内皮细胞坏死和基底膜破坏。有研究表明管腔内明显突起的肥大增生的内皮细胞是一个线索(Nemni,1988),但我们发现这是非特异性的。

已发现非特异性的轴突退行性改变。水泡性"脱

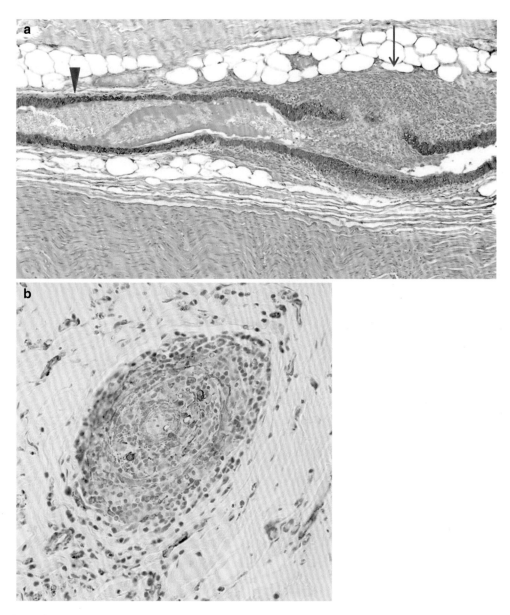

图13.3 (a)血管炎:神经外膜小动脉纵切面显示局灶性血管炎。在切片远端显示(三角箭头所示)明显的炎症反应导致完全的血栓形成和血管壁破坏,几百微米(箭头所示)之外显示了血管周围淋巴细胞浸润(箭头所示)。(b)血管横截面显示整个血管壁平滑肌成分的破坏。[石蜡切片,抗平滑肌肌动蛋白(抗SMA)免疫组织化学;a,100×;b,200×]

髓鞘"伴坏死性血管炎在神经病理中被发现,但是与GBG或CIDP不同的是,轴突同时也显示有损伤(Hughes等,1982;Vital和Vital,1985)。在缺血性损伤中,无髓纤维可能与有髓纤维同样受累,或者相对免于受累(Said等,1988)。在人和缺血性神经疾病动物模型中可以发现节段性脱髓鞘。除了在HIV感染的情况下,管网状包涵体在周围神经疾病中是非常罕见的,但是我们在SLE相关血管炎所致周围神经疾病中发现了它们(图13.16a,b)(病例13.1)。

13.2.4 免疫组织化学

任何血管炎中主要的炎性细胞为淋巴细胞,其中超过95%的是CD4+ T细胞、CD8+ T细胞(图13.17a,b)及巨噬细胞。根据炎症的缓急和轻重程度,还可以出现不同数量的中性粒细胞和嗜酸性粒细胞。Collins等(2010b)采用腓神经/腓骨短肌联合活检,直接免疫荧光法发现在70%~80%可疑存在周围神经系统血管炎及糖尿病神经根神经疾病的患者中,其神经外膜血管壁上有免疫球蛋白、补体、纤维蛋白原沉积(Collins

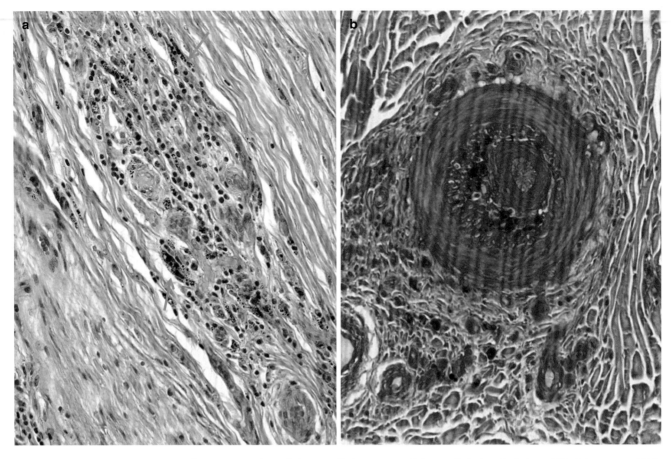

图13.4　血管炎的出血残留物。血管周围炎和含铁血黄素沉积(箭头所示,a),普鲁士蓝染色中蓝色突出显示铁元素(b)。(石蜡包埋,a,HE 染色;b,Perl 染色;a,b,200×)。

等,2010b)。以上研究者认为,神经外膜/肌束膜血管上通过直接免疫荧光检测到免疫球蛋白/C3 可作为血管炎性周围神经疾病的特异性标记。较为不敏感的直接免疫荧光法对于确定血管炎相关的免疫沉积可能更具有特异性,因为它在"正常"和非血管炎患者中低浓度的血管免疫球蛋白和补体上不会有标记。

13.3　发病机制

　　神经功能障碍推测是发生在血管壁破坏引起缺血的基础上,临床上表现最明显的部位是中臂和大腿中部,这些部位是分水岭区域,这一结论是从 Dyck 等进行的详细研究(1972)得出。对称性感觉运动神经疾病的发病机制可能是多个随机小病灶叠加,从而导致长的神经纤维受累更严重(Waxman 等,1976)。轴突破坏总是占主导地位,在经过活检证实的存在传导阻滞的血管炎性神经疾病和神经缺血实验动物模型中,偶尔可见缺血导致的节段性脱髓鞘改变。

　　神经外膜小动脉直径范围 75~350μm, 而神经束膜和神经内膜血管直径小于 75μm。两类血管管径大小的差异与人们所发现的神经外膜血管频繁受累有关,因为血管炎的发生具有管径大小特异性(Dyck 等,1972)。

　　不论何种病因所致,在 63%~100% 的炎症血管壁当中发现活化的补体和免疫球蛋白沉积(Kissel 等,1989;Hawke 等,1991;Panegyres 等,1990),并且这些免疫复合物一直被认为与血管炎有关 (Smiley 和 Moore,1989)。在动物模型中,随着外源性抗原引入,这些复合物会在血管壁内沉积,导致补体激活,吸引中性粒细胞和其他炎性细胞,并释放可引起血管壁坏死的有毒物质。在人类血管炎疾病中,有时会发现一个可能的抗原来源,如在 PAN(结节性多动脉炎)中发现乙肝抗原(Guillevin 等,1988)。血清病和苯丙胺相关的过敏性血管炎是由明确的抗原诱发抗原-抗体复合物形成所致。血管壁的免疫球蛋白不太可能是在损伤局部生成的,这是因为在血管损伤的局部很少发现

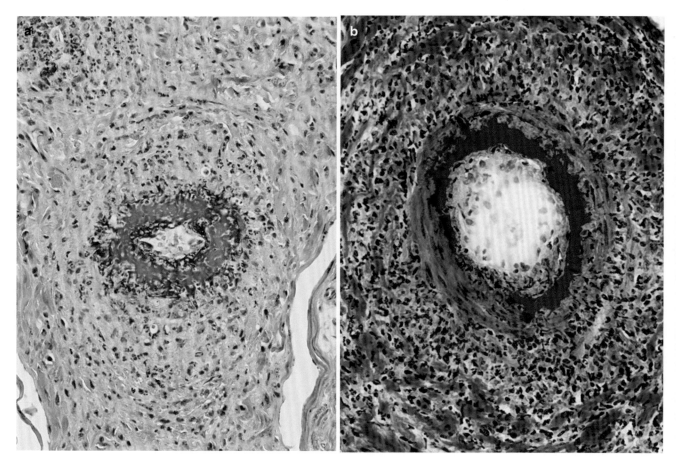

图13.5 (a,b)血管炎中的纤维素样坏死和纤维蛋白沉积。(a)磷钨酸(PTAH)染色;(b)纤维蛋白兰德勒姆染色(a,b,400×)。

B 细胞(Kissel 等,1989)。尽管缺乏抗原–抗体复合物的来源,免疫球蛋白和补体沉积也见于孤立的血管炎性周围神经疾病患者(Kissel 等,1989)。

血管炎相关的细胞免疫组织化学研究提示可能存在发挥作用的其他机制。活化的 T 细胞是炎症浸润的主要组成部分,而与何种炎性疾病无关(Kissel 等,1989;Panegyres 等,1990),根据观察,这些活化的 T 细胞主要是 CD8 亚群的 T 淋巴细胞,提示细胞毒性 T 淋巴细胞介导的损害, 可能直接损害血管抗原(Panegyres 等,1990),或者内皮细胞提呈的抗原(Kissel 和 Mendel,1992;Panegyres 等,1992)。免疫球蛋白和补体的沉积可能不是血管炎的主要病因,但可能继发于细胞介导的攻击。

血管炎的机制很可能存在异质性、疾病特异性(Panegyres 等,1990),可能还存在组织特异性。已有一些关于血管炎性周围神经疾病发病机制的优质综述(Younger,2004;Pagnoux 和 Guillevin,2005;Gwathmey 等,2014)。

13.3.1 受累血管大小的意义

在 PAN、CSS、WG 和孤立性周围神经血管炎中可见典型的神经外膜血管受累 (Dyck 等,1987;Marazzi 等,1992;Fujimura 等,1991)。血管外膜小动脉直径通常为 75~350μm,孤立性 PNS 血管炎受累的血管直径接近 75μm(Dyck 等,1987)。在 WG 和 CSS 中,静脉受累比 PAN 更常见(Lie,1990)。神经内膜血管直径通常小于 30 μm,不管是神经内膜还是神经外膜,处于这一直径范围的小动脉、小静脉和毛细血管都是 SLE、过敏性血管炎、Henoch-Schonlein 紫癜和原发性混合性冷球蛋白血症的典型损伤部位。胶原病中任一大小的血管均可受累。虽然这些原则对于鉴别诊断是有用的,但是任何结论必须考虑重叠综合征,因为重叠综合征并不少见,其可涉及各种直径大小的血管。回顾血管炎的相关文献,根据神经和其他组织的组织学特

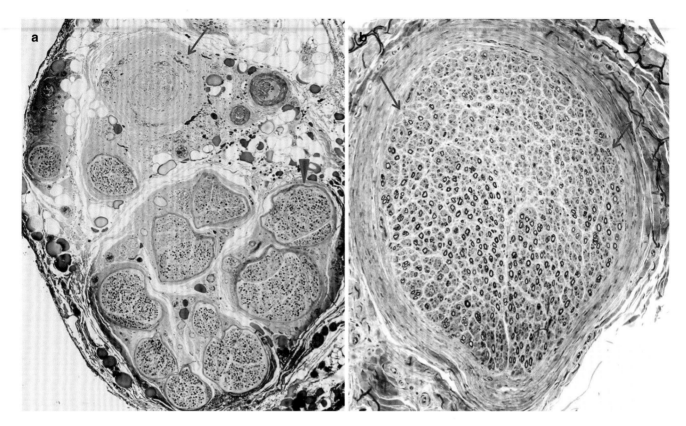

图13.6　轴突缺失的缺血模式。(a)典型的神经束之间的变异,明显的轴突缺失(箭头所示)与轻微的轴突缺失(三角箭头所示)。注意这个横截面的血管没有任何一个显示血管炎。(b)单个的神经束图像显示神经束内存在小的斑片状轴突缺失(箭头所示)。(1μm厚的树胶切片,a,100×;b,200×)

表 13.2　**存在血管炎的线索**

管腔狭窄或血栓形成

血管组织破坏:内膜增生、间质变薄或增生、内弹力层环形断裂

血管硬化,再通

神经外膜毛细血管的增殖

神经的陈旧性出血(普鲁士蓝染色显示阳性的含铁血黄素)

神经束大小不均一或多发性轴突变性

血管免疫球蛋白和补体沉积

血管壁或周围局灶性钙化

局灶性神经束膜损伤伴异常的神经束再生

点,提示 PAN、WG、CSS 血管炎、类风湿关节炎、SLE、干燥综合征、冷球蛋白血症和硬皮病等多种疾病受累血管的大小范围可能是非典型疾病受累血管的大小范围 (Bouche 等,1986;Dyck 等,1987;Vincent 等,1985;Lie,1989;Fauci 等,1978;Leavitt 和 Fauci 1986;Vincent 等,1985)。因为存在重叠,受累血管的直径大小和类型并不能提示特异性的诊断。Vincent 及其团队研究了 40 例血管炎患者,其受累血管为直径小于70μm 的小动脉、静脉和毛细血管(Vincent 等,1985)。临床诊断包括 AN、RA、CSA 和 SLE,但没有小动脉坏死性血管炎。

11 例患者存在与"微血管炎"有关的孤立性血管炎性周围神经疾病,这与孤立性血管炎性周围神经疾病中只有神经外膜血管受累的结论相矛盾(Dyck 等,1987)。

13.3.2　炎性细胞类型的意义

各种病因所致的血管炎中均可见嗜酸性粒细胞,吉姆萨染色能够很好地显示出来。

它们的存在并不一定与外周血嗜酸性粒细胞增多有关(Vincent 等,1985;Lie,1990;Ijichi,1991)。嗜酸性粒细胞浸润对于血管炎的诊断没有特异性,但是如果浸润非常明显,Churg-Strauss 血管炎(CSA)应当被考虑(Oh 等,1986)。这也是我们的经验,在我们检测的 4 例 CSA 血管炎性神经疾病中只有 2 例存在明显的嗜酸性粒细胞浸润。在一项 7 例存在周围神经疾病和 CSA 的患者的神经活检研究中,只发现了非特异性

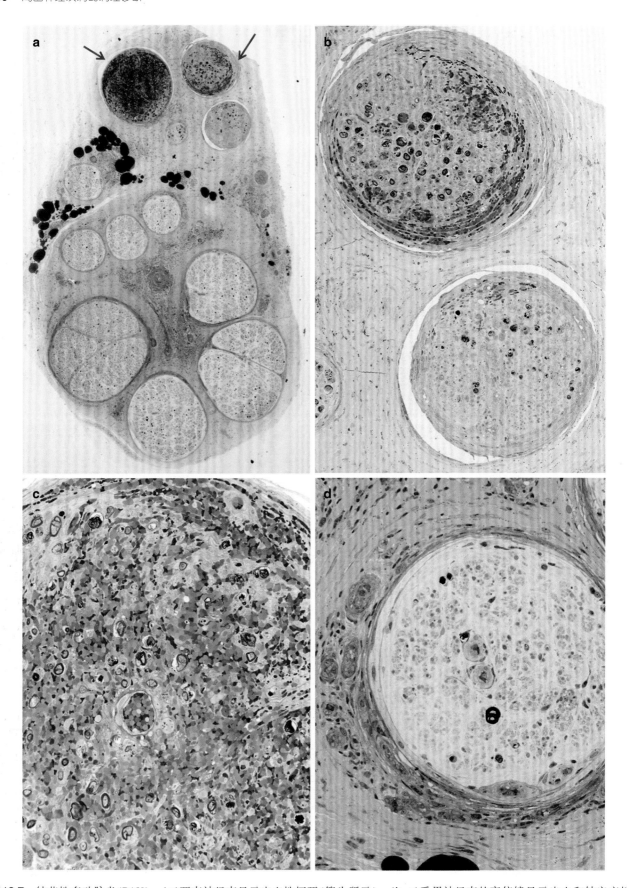

图13.7　结节性多动脉炎(PAN)。(a)两束神经束显示出血性坏死(箭头所示)。(b,c)受累神经束的高倍镜显示出血和轴突变性。(d)轴突缺失是其他所有纤维束的普遍特征。(e)神经外膜血管慢性炎症(箭头所示)伴随的另外一个急性血管炎。(f)在无血管坏死区域出现血管周围炎也很常见。(a~f,1μm厚树胶切片,f,石蜡切片,HE染色;a,40×;b,200×;c,d,600×;e,100×;f,400×)。(待续)

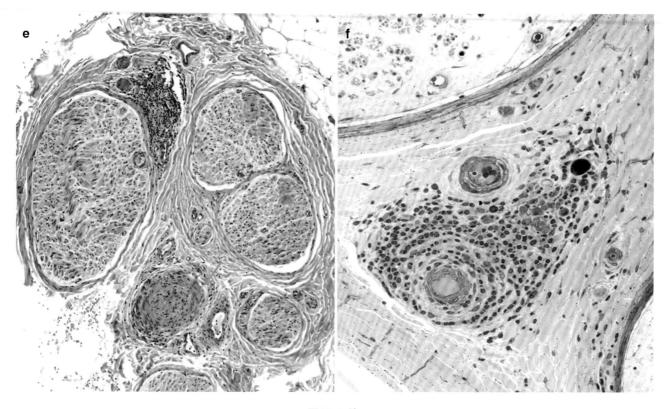

图13.7(续)

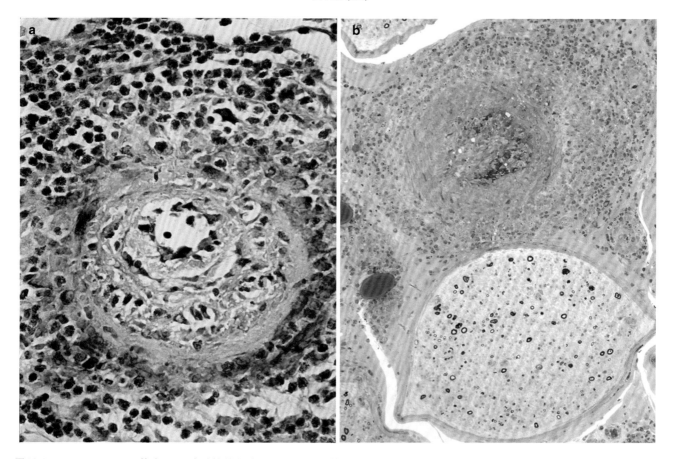

图13.8 Churg-Strauss 血管炎。(a)嗜酸性粒细胞浸润为主的血管和血管周围炎,可伴纤维素样坏死和血栓形成,或(b)缺乏血管坏死的显著炎症反应。(c)注意 Charcot-Leyden 结晶的形成(箭头所示,d,e)。(a,石蜡切片,HE 染色;b-d,1μm 厚树胶切片;e,电镜)(a,c,400×;b,300×;d,600×;e,6000×)(待续)

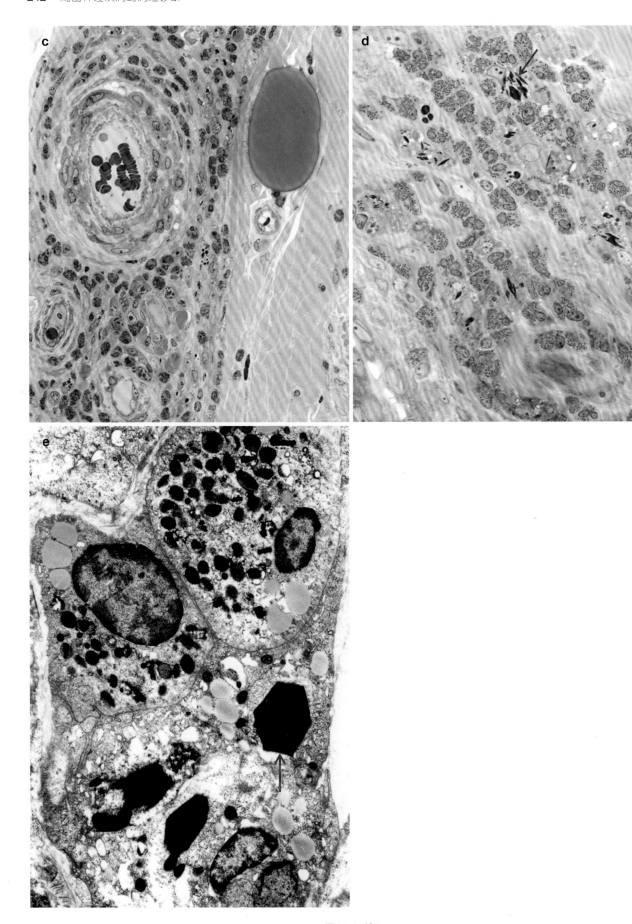

图13.8(续)

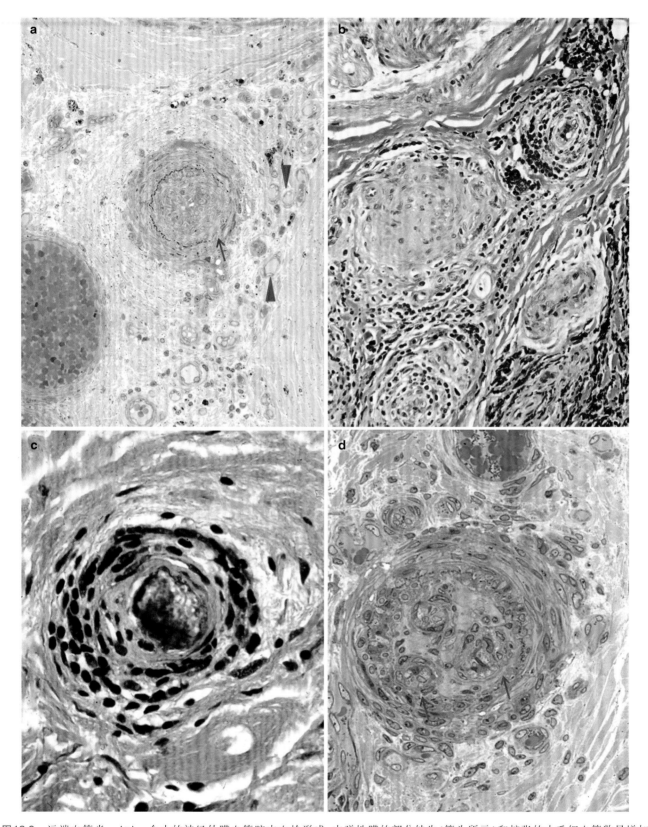

图13.9　远端血管炎。(a)一个小的神经外膜血管腔内血栓形成,内弹性膜的部分缺失(箭头所示)和扩张的小毛细血管数量增加(三角箭头所示)。(b)在显示胶原的三色染色中,一个坏死的血管显示阻塞和斑片状纤维素样坏死,在其周围存在炎症血管。(c)神经外膜血管钙化周围的慢性炎症。(d)阻塞血管通过形成小通道而再通(箭头所示)。(e,f)再通的小血管形成了多个类似于血管畸形的通道,这些通道的外膜在三色染色下如(e)所示,血管平滑肌的肌动蛋白染色如(f)所示。(g)弹力蛋白染色显示在残留的内弹力膜(箭头所示)中的血管再通。(h)反应性的血管增殖通过 CD34 免疫组织化学显示,通过弹力蛋白染色显示如(g)。(a,d:1μm 厚树胶切片;b,c,e,f,g:石蜡切片)(a,b,400×;c–f,400×)。

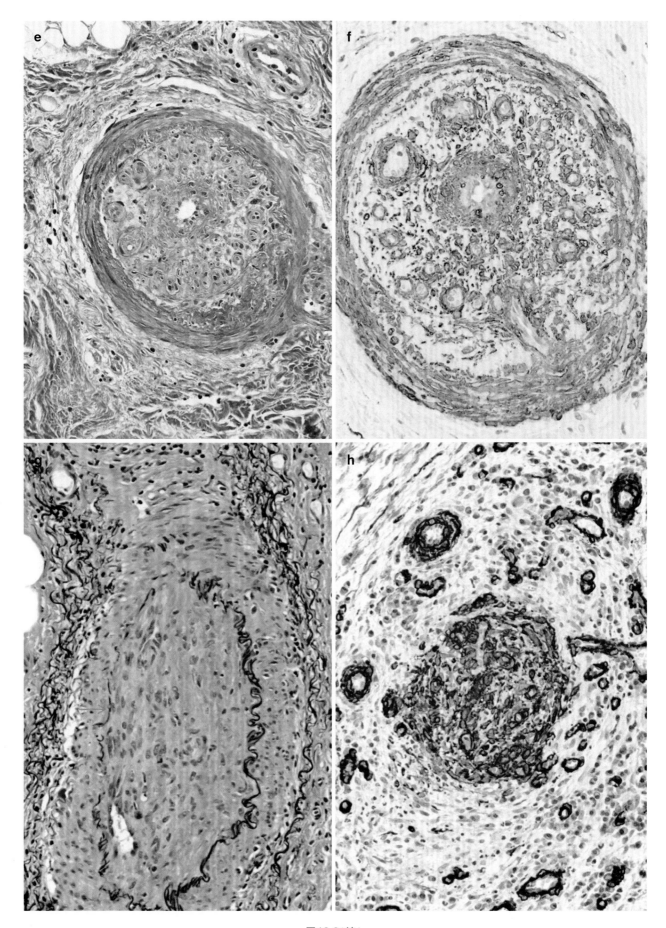

图13.9(续)

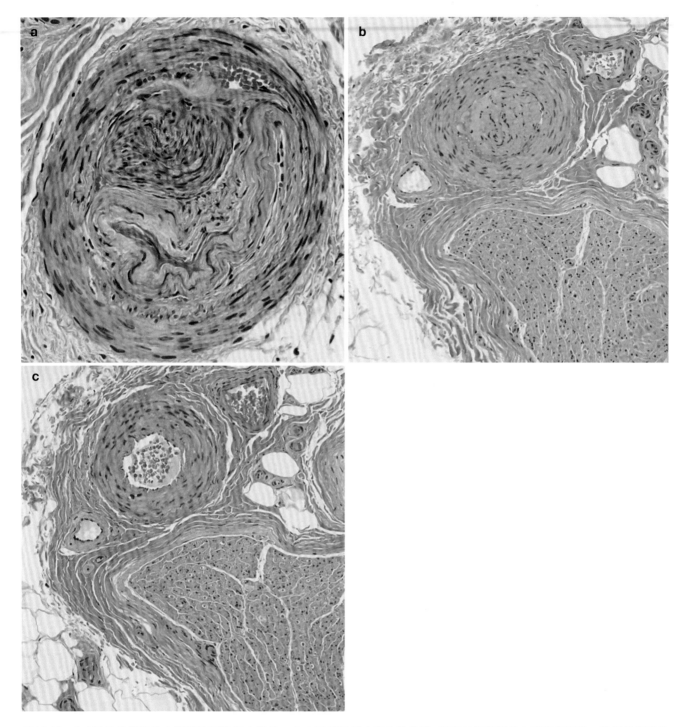

图13.10 (a)切片处附近的血管壁的回缩和内陷是一个人工挤压标本产生的伪迹,不应与恢复期的血管炎相混淆。神经外膜动脉显示人为挤压损伤对标本的影响(b),这一伪迹在标本深部的切片消失(c)(a:石蜡,HPS 三色染色,b,c:HE 染色)。(400×)

的血管周围炎,在 1 例患者中发现了神经束膜肉芽肿(Inoue 等,1992)。Marazzi 等报道的 3 例患者,2 例发现神经外膜坏死性血管炎,但嗜酸性粒细胞不是主要的炎症浸润细胞,其他研究者在研究坏死性血管炎时也只是偶尔发现嗜酸性粒细胞 (Weinstein 等,1983;

Aupy 等,1983)。在嗜酸性粒细胞增多肌痛综合征中也存在血管周围嗜酸性粒细胞浸润和周围神经"炎性血管病"(Smith 和 Dyck,1990)。特发性嗜酸性粒细胞增多综合征很少出现炎性浸润,这种综合征尚不能与CSA 区分。

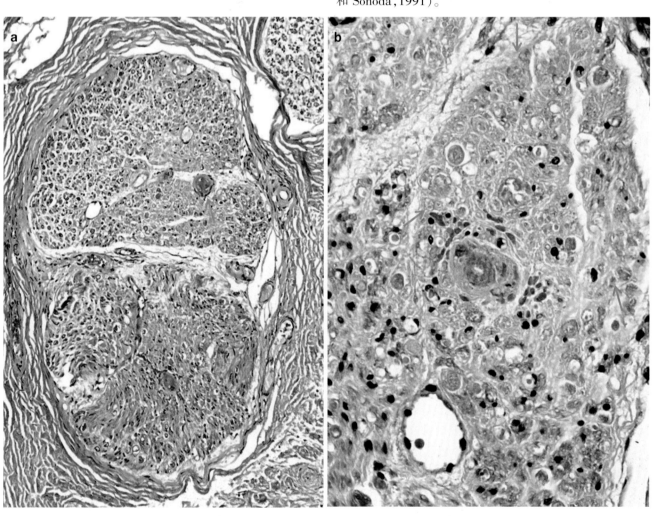

图13.11　Churg-Strauss 血管炎。存在急性轴突变性，一个神经内膜血管显示透壁性炎症和血管周围炎症。(1μm 厚树胶切片，600×)

血管炎性浸润的特点和细胞数量不能作为区分 PAN、CSA、WG 和孤立性 PNS 的可靠依据 (Dyck 等，1972，1987；Stern 等，1965)。事实上，肉芽肿性血管炎在周围神经疾病中并不常见，但一些系统性血管炎的文献表明在 PAN、SLE(Aupy 等，1983；Stern 等，1965；Evans 等，1992)或者 RA(Yoshioka 等，1989)中可见到肉芽肿性血管炎，尽管后者是 WG 和 CSA 更为典型的表现 (Aupy 等，1983；Stern 等，1965；Evans 等，1992)。但是，肉芽肿性血管炎并不总是出现在 CSA 或 WG 相关血管炎中(Marazzi 等，1992；Lie，1990)。

因此，系统性血管炎的分类不能仅基于周围神经活检的结果(Evans 等，1992)。肉芽肿性血管炎的鉴别诊断包括麻风病、结节病、淋巴瘤样肉芽肿。

血管壁出血可支持血管炎的诊断，但还应见到其他血管炎的证据，因为神经出血也可见于具有出血倾向的患者，后者可表现为多发性单神经疾病(Greenberg 和 Sonoda，1991)。

图13.12　SLE。缺血出现在神经束中心区域，表现为形成血栓的微血管(a，箭头所示)周围略显苍白的区域，导致汇合区坏死(b，箭头所示)。(石蜡切片，HE 染色，400×)

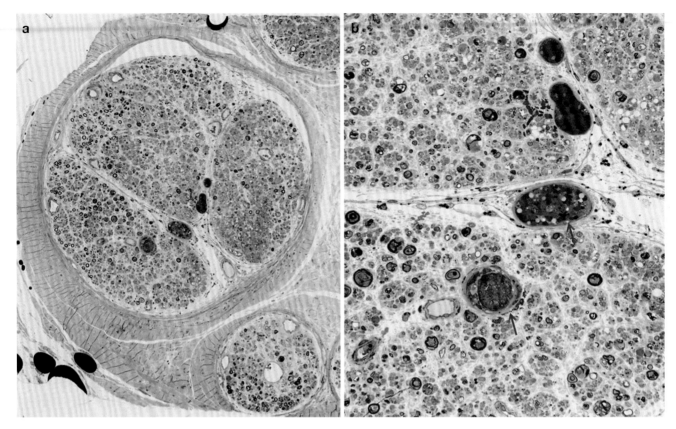

图13.13　SLE。甲苯胺蓝染色切片显示神经束中央轴突缺损(a,b),相邻的微血管血栓形成(箭头所示)。(1μm厚树胶切片,a, 400×;b,1000×)

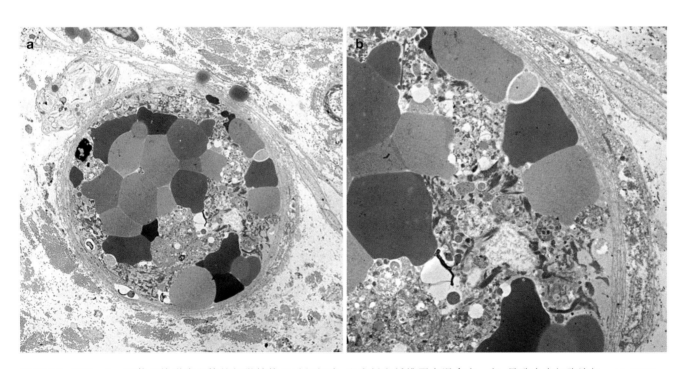

图13.14　SLE。(a,b)伴血栓形成血管的超微结构显示红细胞、血小板和纤维蛋白混合在一起,导致内皮细胞溶解。(a,3000×; b,7500×)

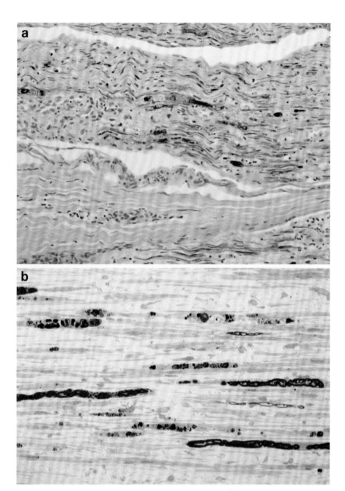

图13.15　血管炎。在(a)中神经纵切片的神经丝蛋白免疫组织化学染色显示活动性的轴突变性，(b)甲苯胺蓝塑胶切片。(a，石蜡切片，400×；b，1μm 厚塑胶切片，600×)

13.3.3　其他鉴别诊断要素

原发性周围神经系统血管炎在没有见到典型的血管损伤而仅有血管周围炎症的情况下，可能很难与 CIDP 进行鉴别。急性轴突变性支持前者的诊断，而显著的节段性脱髓鞘则是后者的特点。CIDP 以典型的神经内膜炎症为主，而血管炎的炎症主要在神经外膜。明显的血管周围炎在 CIDP 是很少见的。

神经血管炎可见于感染性因素所致的血管炎，包括在麻风病感染中的急性麻风结节性红斑反应、巨细胞病毒或 HIV 病毒相关血管炎，以及莱姆病所致的血管炎。临床资料通常能够提供必要的信息，但适当的组织化学和免疫组织化学染色可提供确诊的依据。

病例 13.1

一例 49 岁的妇女做神经活检，被诊断为系统性红斑狼疮，表现为不明原因发热、关节痛、浆膜炎、癫

痫以及血液学异常，心房钠尿肽阳性。患者的一个姐妹同样患有 SLE。长期采用泼尼松口服治疗(5 mg/2.5 mg，隔日剂量)。3 年前做神经活检，患者出现左脚烧灼样感觉异常，2 年后进展为双足麻木和感觉异常。最初的神经系统评估仅仅显示足部肌肉萎缩、未瘫痪、踝反射消失。感觉障碍表现为足部袜套样的感觉减退。

电生理检查显示轻度的对称性感觉运动神经疾病，神经传导速度位于临界值，CMAP 和感觉电位的波幅减低。EMG 显示足部肌肉的轻度失神经和慢性的神经再支配。接受腓肠神经活检术之后，患者的泼尼松剂量增加到 30mg/d，使用后血沉从 55mm/h 下降到 10mm/h，但症状并没有改善。在此后的 10 年里，患者的周围神经疾病并没有进一步进展，并且在整个 SLE 的全身表现中也不是突出的临床表现。68 岁时因心脏骤停死亡后，患者的尸检提示全身多系统慢性炎症，与长期的 SLE 所致的病理相符合。

病理讨论：我们发现文献中没有病例提到周围神经中存在与胶原病相关的管网状(波浪状的小管)包涵体(见本章 7.5.4 的讨论)，尽管这在 HIV 病毒感染患者的内皮细胞中经常见到(临床材料由 D. McGillivray 博士提供)。

13.4　淋巴瘤样肉芽肿病

淋巴瘤样肉芽肿病(LYG)是一种罕见的血管中心性淋巴组织增生性疾病，由 EB 病毒感染引起，通常患者的肺部受累最为严重 (Katzenstein 等，2010；Dunleavy 等，2012)。大多数的 LYG 患者为中年男性，且多数没有免疫缺陷的病史。

通常可见多系统受累，7%~15%的患者患有周围神经疾病(Liebow 等，1972；Katzenstein 等，1979)。LYG 受累组织可见淋巴细胞浸润、血管破坏和非淋巴细胞破碎性(non-leukocytoclastic)病变过程，通常存在不同数量的不典型的 CD20、CD30 和 EB 病毒阳性的大 B 淋巴细胞浸润，伴有大量的 CD3 阳性的小 T 淋巴细胞，以及散在的浆细胞和组织细胞浸润，但是未见巨细胞或栅栏样的上皮样细胞。血管内膜增厚伴坏死在许多情况下可见。

LYG 根据不典型的 EBV 阳性的大 B 细胞的比例以及反应性淋巴细胞增生背景下的坏死程度分为 3

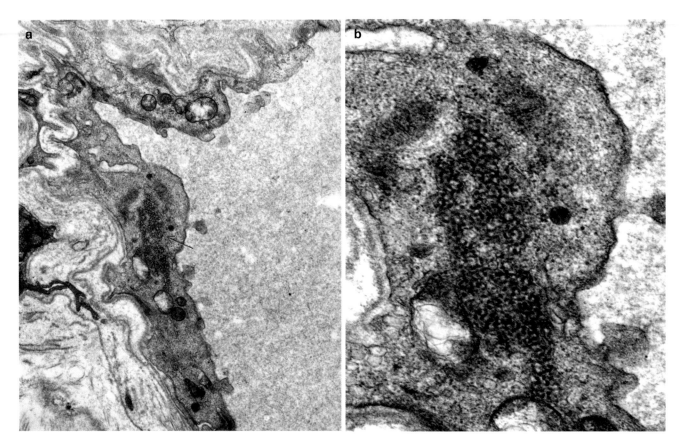

图13.16　SLE。(a,b)神经内膜内皮细胞含有胞浆内包涵体(a,箭头),同样显示在更高倍数电镜下(b)。(a,10 000×;b,39 100×)。

个级别(Peiper,1993;Katzenstein 等,2010)。Dunleavy 等(2012)提出假设,认为进展的致瘤性使得疾病从低级别向高级别转换:1 级和 2 级是多克隆或寡克隆,3 级是多克隆。

有研究表明,若 LYG 不典型程度增加(2、3级),应当被归为 LYG 来源的淋巴瘤,包括富含 T 细胞的大 B 细胞淋巴瘤或者弥漫性大 B 细胞淋巴瘤(Katzenstein 等,2010)。我们在本章提出血管坏死是 LYG 的部分病理表现(Dunleavy 等,2012)。

活检的周围神经材料很少,根据 Liebow 对 3 例患者神经活检的研究论文,显示存在不典型淋巴样细胞浸润、髓鞘丢失及纤维化,但没有具体提到血管炎的存在及讨论这些患者的临床表现 (Liebow 等,1972)。Henson 和 Urich(1982)报道了一例存在“未分类的淋巴瘤”的女性患者,在其疾病的晚期出现了多发性单神经疾病。活检显示有大量淋巴浆细胞样浸润的坏死性动脉炎(Henson 和 Urich,1982,p246)。在另外一例存在多发性单神经疾病的 LYG 患者,病理表现为增厚的神经束膜和大量的弥漫性和血管周围炎性浸润,

无神经外膜血管坏死。

上述两例患者在临床上和组织病理学上类似结核样型和中间界线型麻风病(Garcia 等,1978)。

在我们发现的一例患者中(图 13.18,病例 13.2),低倍镜下看起来像麻风病,但高倍放大后显示周围神经所有间质存在非典型单核细胞浸润,且伴有血管中心性(图 13.18a-e)。未见纤维样坏死,但被浸润细胞破坏的外膜血管有时显示血管再通(图 13.18d,e)。

非典型的细胞浸润通过免疫组织化学显示存在 T 细胞标记阳性染色(UCHL-1,CD43)。

病例 13.2

一例 30 岁的镍矿工人肢体疼痛性感觉异常,最初累及前臂,此后 3~4 个月逐渐进展到整个身体,呈多灶性分布。此时患者开始出现手部肌肉无力和萎缩,右侧较左侧更加明显。出现多灶性斑疹性皮疹,前臂最为明显。在此期间,他感到全身不适,但没有发热或呼吸道症状。体检发现外形正常,没有肺部疾病、脏器肿大或淋巴结病变的体征。颅神经检查未见异常。在尺神经的分布区出现明显的肌肉萎缩和无力,右侧

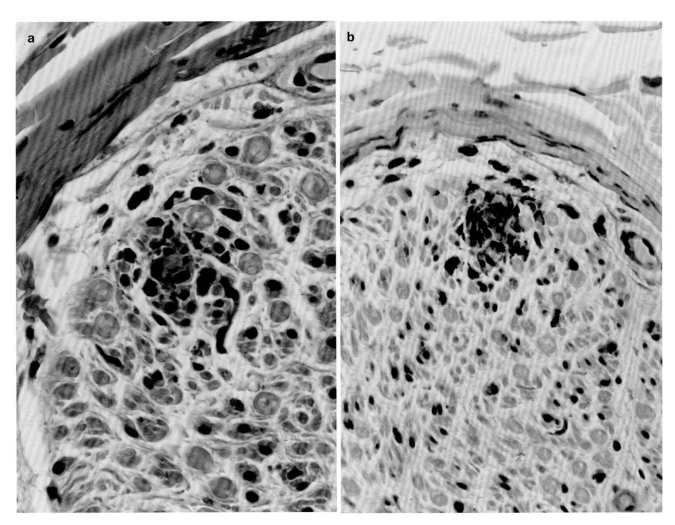

图13.17   任何血管炎中的主要炎症细胞是淋巴细胞(a),在该病例中,神经内膜微小静脉受累,其中超过 95 % 为 T 细胞(b)。(a,石蜡切片,HE 染色,600×;b,CD3 免疫组织化学染色,600×)

更为严重。反射易引出且对称。存在手套袜套样轻触觉和针刺觉减退,延伸到大腿和肘中部。

电生理测试显示多灶性轴突型神经疾病,叠加轻度弥漫性轴突型感觉运动神经疾病。脑脊液检查提示细胞数正常,蛋白质轻度增高 0.57g/L。

血沉、类风湿因子、C3、C4、抗中性粒细胞胞浆抗体、免疫电泳、冷球蛋白、胸片、腹部超声均正常。骨髓活检无异常。腓肠神经活检提示淋巴瘤样肉芽肿或血管中心性淋巴瘤(图 13.18)。明显的血管破坏支持前者的诊断,尽管患者没有肺部的表现。口服环磷酰胺

和泼尼松治疗, 患者的感觉症状在一个月内显著改善。几年后,患者的临床和电生理结果显示尺神经功能也有恢复。在第一次活检之后一年进行了第二次活检, 第一次活检只是显示非特异性的慢性退行性改变,而未见到细胞浸润。

据报道,周围神经疾病的表现可以早于肺部症状 5 年出现(Katzenstein 等,1979)。这个患者目前已经随访了 10 年,并没有出现肺部症状或明显的淋巴瘤(病理材料由 Dr. J Deck 提供)。

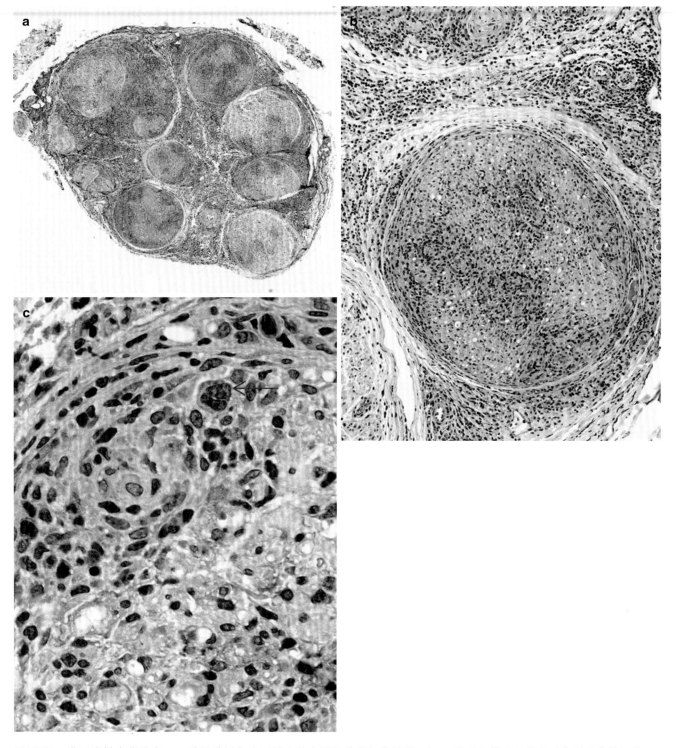

图13.18　淋巴瘤样肉芽肿病。(a)腓肠神经各个区域内的多形性单核细胞浸润。(b,c)注意血管中心性和不典型的分散细胞(c,箭头所示)。(d,e)神经外膜血管由于受到炎性浸润而受损和破坏,出现再通(d,箭头所示),(d)为 HE 染色,PAS 染色显示(e)。(a,40×;b,200×;c,1000×;d,e,400×)(待续)

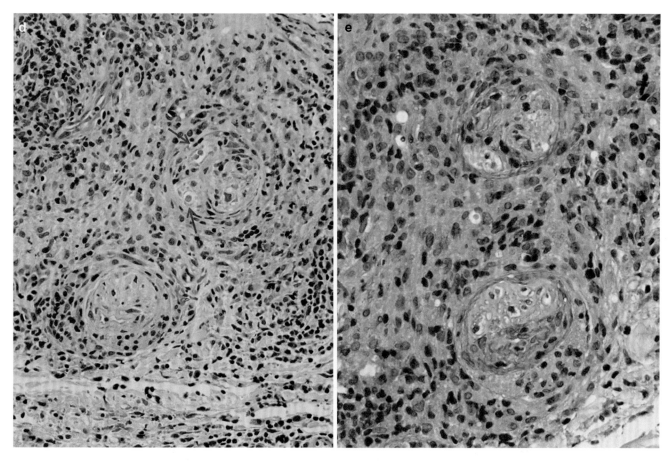

图13.18(续)

参考文献

Adams CS, Buk SJ, Hughes RA et al (1989) Perl's ferrocyanide test for iron in the diagnosis of vasculitic neuropathy. Neuropathol Appl Neurobiol 15:433–439

Aupy M, Vital C, Deminiere C, Henry P (1983) Angeite granulomateuse allergique (syndrome de Churg et Strauss) revelee par une multinevrite. Ses rapports avec la panarterite noueuse. Rev Neurol 139:651–656

Averbuch-Heller L, Steiner I, Abramsky O (1992) Neurologic manifestations of progressive systemic sclerosis. Arch Neurol 49:1292–1295

Beckett VL, Dinn JJ (1972) Segmental demyelination in rheumatoid arthritis. Q J Med 41:71–80

Bendixen BH, Younger DS, Hair LS et al (1992) Cholesterol emboli neuropathy. Neurology 42:428–430

Bouche P, Leger JM, Travers MA et al (1986) Peripheral neuropathy in systemic vasculitis: clinical and electrophysiologic study of 22 patients. Neurology 36:1598–1602

Bridges AJ, Porter J, England D (1989) Lower extremity peripheral neuropathy and ischemic ulcers associated with giant cell arteritis. J Rheumatol 16:1366–1369

Caselli RJ, Daube JR, Hunder GG, Whisnant JP (1988) Peripheral neuropathic syndromes in giant cell (temporal) arteritis. Neurology 38:685–689

Chalk CH, Dyck PJ, Conn DL (1993) Vasculitic neuropathy. In: Dyck PJ, Thomas PK et al (eds) Peripheral neuropathy, 3rd edn. WB Saunders, Philadelphia, pp 1424–1436

Chang RW, Bell CL, Hallett M (1984) Clinical characteristics and prognosis of vasculitic mononeuropathy multiplex. Arch Neurol 41:618–621

Choi S, Kim DH, Yang SN et al (2013) Clin Neurol Neurosurg 115:218–221

Chumbley LC, Harrison EG Jr, DeRemee RA (1977) Allergic Granulomatosis and angiitis (Churg-Strauss Syndrome): report and analysis of 30 cases. Mayo Clin Proc 52:477–484

Chung SA, Seo P (2010) Microscopic polyangiitis. Rheum Dis Clin North Am 36:545–558

Collins MP, Periquet MI (2008) Isolated vasculitis of the peripheral nervous system. Clin Exp Rheumatol 26:S118–S130

Collins MP, Dyck PJ, Gronseth GS et al (2010a) Peripheral Nerve Society guideline on the classification, diagnosis, investigation, and immunosuppressive therapy of non-systemic vasculitic neuropathy: executive summary. J Peripher Nerv Syst 15:176–184

Collins MP, Periquet-Collins I, Sahenk Z et al (2010b) Direct immunofluorescence in vasculitis neuropathy: specificity of vascular immune deposits. Muscle Nerve 42:62–69

Collins MP, Arnold WD, Kissel JT (2013) The neuropathies of vasculitis. Neurol Clin 31:557–595

Corbo M, Nemni R, Iannaccone S et al (1993) Peripheral neuropathy in scleroderma. Clin Neuropathol 12:63–67

Di Trapani G, Tulli A, La Cara A et al (1986) Peripheral neuropathy in course of progressive systemic sclerosis. Light and ultrastructural study. Acta Neuropathol 72:103–110

Dierckx RA, Aichner F, Gerstenbrand F, Fritsch P (1987) Progressive systemic sclerosis and nervous system involvement: a review of 14 cases. Eur Neurol 26:134–140

Drachman DA (1963) Neurological complications of Wegener's Granulomatosis. Arch Neurol 8:145–155

Dunleavy K, Roschewski M, Wilson WH (2012) Lymphomatoid granulomatosis and other Epstein – Barr virus associated lymphoproliferative processes. Curr Hematol Malig Rep 7:208–215

Dyck PJ, Conn DL, Okazaki H (1972) Necrotizing angiopathic neuropathy: three-dimensional morphology of fiber degeneration related to sites of occluded vessels. Mayo Clin Proc 47:461–475

Dyck PJ, Benstead TJ, Conn DL et al (1987) Nonsystemic vasculitis neuropathy. Brain 110:843–854

Evans T, Kapoor R, Jacobs J, Scadding J (1992) A granulomatous necrotizing arteritis affecting the peripheral nervous system. J Neurol 239:414–415

Fauci AS, Haynes BF, Katz P (1978) The spectrum of vasculitis. Ann Intern Med 89:660–676

Fauci AS, Haynes BF, Katz P, Wolff SM (1983) Wegener's Granulomatosis: prospective and therapeutic experiences with 85 patients for 21 years. Ann Intern Med 98:76–85

Ferri C (2008) Mixed cryoglobulinemia. Orphanet J Rare Dis 3:25

Florica B, Aghdassi E, Su J et al (2011) Peripheral neuropathy in patients with systemic lupus erythematosus. Semin Arthritis Rheum 41:203–211

Frohnert PP, Sheps SG (1967) Long-term follow-up study of periarteritis nodosa. Am J Med 43:8–14

Fujimura H, Lacroix C, Said G (1991) Vulnerability of nerve fibres to ischaemia. A quantitative light and electron microscope study. Brain 114:1929–1942

Garcia CA, Hackett ER, Kirkpatrick LL (1978) Multiple mononeuropathy in lymphomatoid Granulomatosis: similarity to leprosy. Neurology 28:731–733

Greenberg MK, Sonoda T (1991) Mononeuropathy multiplex complicating idiopathic thrombocytopenic purpura. Neurology 41:1517–1518

Gross WL, Csernok E (2008) Wegener's granulomatosis: clinical and immunodiagnostic aspects. In: Ball GV, Bridges SL Jr (eds) Vasculitis, 2nd edn. Oxford University Press, New York, pp 403–413

Guillevin L, Du LTH, Godeau P et al (1988) Clinical findings and prognosis of Polyarteritis Nodosa and Churg Strauss Angiitis: a study in 165 patients. Br J Rheumatol 27:258–264

Guivellin L, Durand-Gasselin B, Cevallos R et al (1999) Microscopic polyangiitis, clinical and laboratory findings in 85 patients. Arthritis Rheum 42:421–430

Gwathmey KG, Burns TM, Collins MP, Dyck PJB (2014) Vasculitic neuropathies. Lancet Neurol 13:67–82

Harati Y, Niakan E (1986) The clinical spectrum of inflammatory-angiopathic neuropathy. J Neurol Neurosurg Psychiatry 49:1313–1316

Hattori N, Mori K, Misu K et al (2002) Mortality and morbidity in peripheral neuropathy associated Churg-Strauss syndrome and microscopic polyangiitis. J Rheumatol 29:1408–1414

Hawke SHB, Davies L, Pamphlett YP et al (1991) Vasculitic neuropathy. A clinical and pathological study. Brain 114:2175–2190

Hellmann DB, Laing TJ, Petri M et al (1988) Mononeuritis multiplex: the yield of evaluation for occult rheumatic diseases. Medicine 67:145–153

Henson RA, Urich H (1982) Diffuse infiltration by lymphoma and leukemia. In: Henson RA, Urich H (eds) Cancer and the nervous system. Blackwell Scientific Publications Inc, Boston, p 246

Hietaharju A, Jantti V, Korpela M, Frey H (1993) Nervous system involvement in Systemic Lupus Erythematosus, Sjogren Syndrome, and Scleroderma. Acta Neurol Scand 88:299–308

Hughes RAC, Cameron JS, Hall SM et al (1982) Multiple mononeuropathy as the initial presentation of Systemic Lupus Erythematosus-nerve biopsy and response to plasma exchange. J Neurol 228:239–247

Ijichi T, Izumo S, Takahashi K et al (1991) Lymphocyte subsets in sural nerves from patients with vasculitic neuropathy. Muscle Nerve 14:574–575

Inoue A, Koh CS, Tsukada N, Yanagisawa N (1992) Allergic granulomatous angiitis and peripheral nerve lesions. Intern Med 31:989–993

Iqbal A, Arnason BGW (1984) Neuropathy of serum sickness. In: Dyck PJ, Thomas PK et al (eds) Peripheral Neuropathy, 2nd edn. WB Saunders, Philadelphia, pp 2044–2049

Jamieson PW, Giuliani MJ, Martinez AJ (1991) Necrotizing angiopathy presenting with multifocal conduction blocks. Neurology 41:442–444

Jennette JC, Falk RJ, Bacon PA et al (2013) 2012 revised Chapel Hill Consensus Conference Nomenclature of Vasculitides. Arthritis Rheum 65:1–11

Jones HR, Siekert RG (1968) Embolic neuropathy and bacterial endocarditis. Arch Neurol 19:535–537

Kaku DA, Malamut RI, Frey DJ et al (1993) Conduction block as an early sign of reversible injury in ischemic monomelic neuropathy. Neurology 43:1126–1130

Katzenstein AA, Carrington CR, Friedman PJ (1979) Lymphomatoid Granulomatosis. A clinicopathological study of 152 cases. Cancer 43:360–373

Katzenstein A-LA, Doxtader E, Narendra S (2010) Lymphomatoid granulomatosis – Insights gained over 4 decades. Am J Surg Pathol 34:e35–e48

Kissel JT, Mendel JR (1992) Vasculitic neuropathy. Neurol Clin 10:761–781

Kissel JT, Slivka AP, Warmolts JR, Mendell JR (1985) The clinical spectrum of necrotizing angiopathy of the peripheral nervous system. Ann Neurol 18:251–257

Kissel JT, Riethman JL, Omerza J et al (1989) Peripheral nerve vasculitis: immune characterization of the vascular lesions. Ann Neurol 25:291–297

Leavitt RY, Fauci AS (1986) Polyangiitis overlap syndrome. Classification and prospective clinical experience. Am J Med 81:79–85

Lee P, Bruni J, Sukenik S (1984) Neurologic manifestations in systemic sclerosis (scleroderma). J Rheumatol 11:480–483

Leger JM, Bouche P, Chaunu MP et al (1988) Neuropathies peripheriques avec vasculite nerveuse. Aspects cliniques et electrophysiologiques de 33 cas. Presse Med 17:733–737

Lie JT (1989) Systemic and isolated vasculitis. A rational approach to classification and pathologic diagnosis. Pathol Annu 24:25–114

Lie JT (1990) Illustrated histopathologic classification criteria for selected vasculitis syndromes. Arthritis Rheumatol 33:1074–1087

Liebow AA, Carrington CB, Friedman PJ (1972) Lymphomatoid Granulomatosis. Hum Pathol 3:457–558

Linskey KR, Kroshinski D, Mihm MC et al (2012) Immunoglobulin A-associated small-vessel vasculitis: a 10-year experience at the Massachusetts General Hospital. J Am Acad Dermatol 66:813–822

Mahr AD (2009) Epidemiological features of Wegener granulomatosis and microscopic polyangiitis: two diseases or one? "anti-neutrophil cytoplasm antibodies-associated vasculitis" entity? APMIS Suppl 117:41–47

Marazzi R, Pareyson D, Boiardi A et al (1992) Peripheral nerve involvement in Churg-Strauss syndrome. J Neurol 239:317–321

Mathew L, Talbot K, Love S et al (2007) Treatment of vasculitic peripheral neuropathy: a retrospective analysis of outcome. Q J Med 100:41–51

McCombe PA, McLeod JG, Pollard JD et al (1987) Peripheral sensorimotor and autonomic neuropathy associated with Systemic Lupus Erythematosus: clinical, pathological, and immunological features. Brain 110:533–549

Melikoglu M, Kural-Seyahi E, Tascilar K et al (2008) The unique features of Behcet Syndrome. Clin Rev Allergy Immunol 35:40–46

Mellgren SL, Conn DL, Stevens JC, Dyck PJ (1989) Peripheral neuropathy in primary Sjogren's Syndrome. Neurology 39:390–394

Merianos P, Smyrnis P, Tsomy K, Hager J (1983) Giant Cell Arteritis on the median nerve simulating carpal tunnel syndrome. Hand 15:249–250

Naka T, Yorifuji S, Fujimura H et al (1991) A case of paraneoplastic neuropathy with necrotizing arteritis localized in the peripheral nervous system. Rinsho Shinkeigaku 4:427–432

Nemni R, Corbo M, Fazio R et al (1988) Cryoglobulinaemic neuropathy. A clinical, morphological and immunocytochemical study of 8 cases. Brain 111:541–552

Nesher G, Rosenberg P, Shorer Z et al (1987) (1987) Involvement of the peripheral nervous system in temporal arteritis-polymyalgia rheumatica. Report of 3 cases and review of the literature. J Rheumatol 14:358–360

Nishino H, Rubino FA, DeRemee RA et al (1993) Neurological Involvement in Wegener's Granulomatosis: An analysis of 324 consecutive patients at the Mayo Clinic. Ann Neurol 33:4–9

Oddis CV, Eisenbeis CH, Reidbord HE et al (1987) Vasculitis in systemic sclerosis: association with Sjogren's Syndrome and the CREST syndrome variant. J Rheumatol 14:942–948

Oh SJ (1990) Diagnostic usefulness and limitations of the sural nerve biopsy. Yonsei Med J 31:1–26

Oh SJ (1997) Paraneoplastic vasculitis of the peripheral nervous system. Neurol Clin 15:849–863

Oh SJ, Herrara GA, Spalding DM (1986) Eosinophilic vasculitic neuropathy in the Churg Strauss Syndrome. Arthritis Rheum 29:1173–1175

Oh SJ, Slaughter R, Harrell L (1991) Paraneoplastic vasculitic neuropathy: a treatable neuropathy. Muscle Nerve 14:152–156

Olney RK (1992) AAEM minimonograph #38: neuropathies in connective tissue disease. Muscle Nerve 15:531–542

Pagnoux C, Guillevin L (2005) Peripheral neuropathy in systemic vasculitides. Curr Opin Rheumatol 17:41–48

Pallis CA, Scott JT (1965) Peripheral neuropathy in rheumatoid arthritis. Br Med J 5443:1141–1147

Pamphlett R, Walsh J (1989) Infective endocarditis with inflammatory lesions in the peripheral nervous system. Acta Neuropathol 78:101–104

Panegyres PK, Blumbergs PC, Leong ASY, Bourne AJ (1990) Vasculitis of peripheral nerve and skeletal muscle: clinicopathological correlation and immunopathic mechanisms. J Neurol Sci 100:193–202

Panegyres PK, Faull RJ, Russ GR et al (1992) Endothelial cell activation in vasculitis of peripheral nerve and skeletal muscle. J Neurol Neurosurg Psychiatry 55:4–7

Paul RF (1996) Vasculitis associated with malignancy. Curr Opin Rheumatol 8:30–33

Pavlakis PP, Alexopoulus ML, Kosmidis ML et al (2012) Peripheral neuropathies in Sjögren syndrome: a critical update on clinical features and pathogenic mechanisms. J Autoimmun 39:27–33

Peiper SC (1993) Angiocentric lymphoproliferative disorders of the respiratory system: Incrimination of Epstein-Barr virus in pathogenesis. Blood 82:687–688

Peyronnard JM, Charron L, Beaudet F, Couture F (1992) Vasculitic neuropathy in rheumatoid disease and Sjögren's Syndrome. Neurology 32:839–845

Pons JV, Pac V, Vidaller A et al (1987) Polyangiitis overlap syndrome: a useful subgroup. Am J Med 83:197–198

Ramos-Casals M, Robles A, Brito-Zeron P et al (2006) Life-threatening cryoglobulinemia: clinical immunological characterization of 29 cases. Semin Arthritis Rheum 36:189–196

Rechthand E, Cornblath DR, Stern BJ et al (1984) Chronic demyelination polyneuropathy in Systemic Lupus Erythematosus. Neurology 34:1375–1377

Richardson EP (1982) Neurological Manifestations of Systemic Diseases, Part II. In: Vinken PJ, Bruyn GW, Klawans HL (eds) Handbook of Clinical Neurology, vol 39. Elsevier, Amsterdam, pp 273–293

Richter RB (1954) Peripheral neuropathy and connective tissue disease. J Neuropathol Exp Neurol 13:168–180

Ropert A, Metral S (1990) Conduction block in neuropathies with necrotizing vasculitis. Muscle Nerve 13:102–105

Said G (1989) Inflammatory autoimmune neuropathies. In: Assal JP, Liniger C (eds) Peripheral Neuropathies 1988. What is Significantly New? Liviana Press, Padova, pp 560–568

Said G, Lacroix C (2005) Primary and secondary vasculitic neuropathy. J Neurol 252:633–641

Said G, Lacroix C, Fujimura H et al (1988) The peripheral neuropathy of necrotizing arteritis: a clinicopathological study. Ann Neurol 23:461–465

Said G, Lacroix C, Plante-Bordeneuve V et al (2002) Nerve granulo-

mas and vasculitis in sarcoid peripheral neuropathy: a clinicopathological study of 11 patients. Brain 125:264–275

Schroder JM (1986) Proliferation of epineurial capillaries and smooth muscle cells in angiopathic peripheral neuropathy. Acta Neuropathol 72:29–37

Scott DGI, Bacon PA, Tribe CR (1981) Systemic rheumatoid vasculitis: a clinical and laboratory study of 50 cases. Medicine 60:288–297

Siva A (2001) Vasculitis of the nervous system. J Neurol 248:451–468

Smiley JD, Moore SE (1989) Immune complex vasculitis: role of complement and IgG-Fc receptor functions. Am J Med Sci 298:267–277

Smith BE, Dyck PJ (1990) Peripheral Neuropathy in the Eosinophilia-Myalgia Syndrome associated with L-tryptophan ingestion. Neurology 40:1035–1040

Solans-Laqué R, Bosch-Gil JA, Perez-Bocanegra C et al (2008) Paraneoplastic vasculitis in patients with solid tumors. J Rheumatol 35:294–304

Stern GM, Hoffbrand AV, Urich H (1965) The peripheral nerves and skeletal muscles in Wegener's Granulomatosis: a clinicopathological study of four cases. Brain 88:151–164

Stubgen JP (1992) Myopathy and neuropathy due to tuberculous vasculitis. South Afr Med J 81:436–437

Suggs SP, Thomas TD, Joy JL et al (1992) Vasculitic neuropathy mimicking Guillain-Barre syndrome. Arthritis Rheum 35:975–978

Suppiah R, Hadden RD, Batra R et al (2011) Peripheral neuropathy in ANCA-associated vasculitis: outcomes from the European Vasculitis Study group trials. Rheumatology 50:2214–2222

Takeuchi A, Kodama M, Tkatsu M et al (1989) Mononeuritis multiplex in incomplete Behcet's disease: a case report and the review of the literature. Clin Rheumatol 8:375–380

Theander E, Jacobsson LT (2008) Relationship of Sjogren's syndrome to other connective tissue and autoimmune disorders. Rheum Dis Clin North Am 34:935–947

Torvik A, Berntzen AE (1968) Necrotizing vasculitis without visceral involvement. Postmortem examination of three cases with affection of skeletal muscles and peripheral nerves. Acta Medica Scand 184:69–77

Uchiyama M, Mitsuhashi Y, Yamazaki M et al (2012) Elderly cases of Churg–Strauss syndrome: case report and review of Japanese cases. J Dermatol 39:76–79

Vincent D, Dubas F, Haus JJ et al (1985) Microvasculites nerveuses et musculaires: 50 cas. Rev Neurol 141:440–446

Vital A, Vital C (1985) Polyarteritis Nodosa and peripheral neuropathy: ultrastructural study of 13 cases. Acta Neuropathol 67:136–141

Vital C, Vital A, Canron MH et al (2006) Combined nerve and muscle biopsy in the diagnosis of vasculitic neuropathy: a 16-year retrospective study of 202 cases. J Peripher Nerv Syst 11:20–29

Vital A, Lagueny A, Ferrer X et al (2008) Sarcoid neuropathy: clinicopathological study of 4 new cases and review of the literature. Clin Neuropathol 27:96–105

Vollertsen RS, Conn DL, Ballard DJ et al (1986) Rheumatoid vasculitis: survival and associated risk factors. Medicine 65:365–375

Vrancken AFJE, Said G (2013) Chapter 26. Vasculitic neuropathy. In: Said G, Krarup C (eds) Handbook of clinical neurology, vol 115 (3rd series), Peripheral nerve disorders. Elsevier BV, Amsterdam, pp 463–483

Walker LJ, Swallow MW, Mirakhur M (1990) Behcet disease presenting with mononeuritis multiplex. Ulster Med J 59:206–210

Wallace CJ, Metzger AL (1993) Clinical and laboratory manifestations of Systemic Lupus Erythematosus. In: Wallace DJ, Berra HH (eds) Dubois' Lupus Erythematosus, 4th edn. Lea & Febiger, Philadelphia, pp 370–385

Waxman SG, Brill MH, Geschwind N et al (1976) Probability of conduction deficit as related to fiber length in random distribution models of peripheral neuropathies. J Neurol Sci 29:39–53

Wees SJ, Sunwoo L, Oh SJ (1981) Sural nerve biopsy in systemic necrotizing vasculitis. Am J Med 71:525–532

Weinstein JM, Chui H, Lane S et al (1983) Churg-Strauss syndrome

(Allergic Granulomatous Angiitis). Neurophthalmologic manifestations. Arch Ophthalmol 101:1217–1220

Weller RO, Bruckner FE, Chamberlain MA (1970) Rheumatoid neuropathy: a histological and electrophysiological study. J Neurol Neurosurg Psychiatry 33:592–604

Winer JB, Bang B, Clarke JR et al (1992) A study of neuropathy in HIV infection. Q J Med 83:473–488

Wohlwill F (1923) Umber die nor Microscopic erkenbarre Form de Periarteritis Nodosa. Arch Pathol Anat 246:377–411

Yoshioka H, Amano Y, Tatumi I et al (1989) A case of Rheumatoid Arthritis associated with polyneuritis. Ryumachi 29:57–63 (Abstract)

Younger DS (2004) Vasculitis of the nervous system. Curr Opin Neurol 17:317–336

第 14 章

异常蛋白血症性周围神经疾病

14.1 伴有副蛋白血症的周围神经疾病

　　循环中的单克隆免疫球蛋白与周围神经疾病（NAP，与副蛋白血症相关的神经疾病）之间存在显著的联系。在大数据下，已发现5%~10%的其他特发性神经疾病中有一种副蛋白；然而，副蛋白血症的患者中出现神经疾病的多达58%（Read等，1978；Kelly等，1981a；Osby等，1982；Isobe和Osserman，1971；Vrethem等，1993；Walsh，1971；Smith等，1983；Ramchandren和Lewis，2012）。在某些情况下，NAP的临床病理特征提示了因果关系，而在另一些情况下，该关联的重要性尚待确定。循环中的副蛋白可被认为是明确定义的疾病的一部分，也可孤立存在，神经疾病的发生率取决于潜在的疾病类型，但更重要的是取决于副蛋白的特定类型——重链或轻链。表14.1列出了与神经疾病有关的副蛋白血症（Kyle，1992）。

　　副蛋白可由整个免疫球蛋白分子组成，或者仅由重链或轻链组成。虽然有例外，但副蛋白血症性周围神经疾病的临床特征是由副蛋白类型（IgM相对于IgG或IgA，轻链相对于整个免疫球蛋白）而不是相关疾病决定的。IgG是良性蛋白血症患者中最常见的一类蛋白；然而，IgM在神经疾病患者中更常见（60%，Luegetti等，2012），其次是IgG（30%）和IgA（10%）。少数IgD副蛋白相关的神经疾病已有报道（Hansen等，1989；Merelli等，1986年），但这种发现很少出现，并且缺乏足够的病理学研究，不能进行"典型"综合征或有意义的病理讨论。因此，下面将简要讨论各种疾病，但临床和病理特征的讨论不考虑基础疾病。原发性淀粉样变性在第15章讨论。

14.1.1 临床表现

14.1.1.1 意义未明的单克隆丙种球蛋白病（MGUS）

　　MGUS是指分泌单克隆免疫球蛋白的B细胞谱系细胞（淋巴细胞和浆细胞）的克隆性扩增（Caers等，2013）。这是最常见的与周围神经疾病有关的副蛋白血症（最近在Ramchandren和Lewis，2012；Nobile-Orazio 2010；Kyle和Rajkumar，2005中进行了综述）。在未经筛选的50岁以上患者中有1%~3%发现"良性"副蛋白血症，且发病率随年龄增加而增加（Kohn，1976）。MGUS的诊断标准包括单克隆蛋白水平低于30g/L，肾功能正常，血钙和血红蛋白水平正常，骨髓浆细胞增多低于10%，没有骨溶解性病变或全身性疾病。最常见的M蛋白类型是IgG，然后是IgM，其次是IgA。单克隆IgM可转化为淋巴增生性疾病，如Waldenström巨球蛋白血症（WM），B细胞非霍奇金淋巴瘤和慢性淋巴细胞性白血病，而IgA和IgG异常蛋白血症可转化为多发性骨髓瘤（MM）（10年内17%，

表14.1　与副蛋白血症和神经疾病相关的疾病

意义未明的单克隆丙种球蛋白血症（MGUS）
多发性骨髓瘤
Waldenström巨球蛋白血症
骨硬化性骨髓瘤和POEMS综合征
原发性淀粉样变性（可见于上述任何一种）
其他淋巴增殖性疾病：
淋巴瘤
白血病（CLL，毛细胞，骨髓单核细胞，其他）
非淀粉样蛋白免疫球蛋白沉积病
重链病
冷球蛋白血症（分开讨论）
CANOMAD

20 年后 33%)(Luegetti 等,2012)。轻链 MGUS 中的分泌蛋白缺乏免疫球蛋白重链组分,是 MGUS 的一种的独特亚型(Caers 等,2013;Lubimova 等,2012)。

流行病学证据表明 MGUS 与神经疾病之间存在关联。在 5%~50%MGUS 患者中观察到周围神经疾病(Kahn 等,1980;Osby 等,1982;Isobe 和 Osserman,1971;Nobile-Orazio 等,1992)。相反,在 3.2%~5.7%原因不明的周围神经疾病患者中有 MGUS,是年龄匹配的人群患病率的好几倍(Sherman 等,1984;Kelly 等,1981a)。神经疾病常常是 MGUS 的首发表现(Johansen 和 Leegaard,1985)。相比没有神经疾病的 MGUS 患者,患有 MGUS 和神经疾病的患者更常显示出 IgM 副蛋白(Gosselin 等,1991;Kahn 等,1980;Yeung 等,1991;Vrethem 等,1993;Johansen 和 Leegaard,1985;Nobile-Orazio 等,1992)。50%~90%与神经疾病相关的 IgM 副蛋白对髓鞘相关糖蛋白(MAG)和(或)硫酸葡萄糖醛酸基帕拉洛糖苷有特异性(Gosselin 等,1991;Nobile-Orazio 等,1992;凯利 1990;Vital 等,1989;Yeung 等,1991)。大多数抗 MAG 抗体患者没有相关的恶性肿瘤。IgA 和 IgG 副蛋白和神经疾病之间的关联并不那么紧密,并且往往可能代表在老年人中两种不常见的情况有概率共存(Smith 等,1983;Kelly,1981a;Nobile-Orazio 等,1992;Read 等,1978)。

14.1.1.2 多发性骨髓瘤

多发性骨髓瘤(MM)与 MGUS 的区别在于前者存在浆细胞恶性增殖性克隆,如通过骨髓活检,升高的副蛋白水平或多系统疾病(肾、骨髓)可证实。3.5%~10%的患者(Silverstein 和 Doniger,1963;Walsh,1971)为症状性神经疾病(IgG kappa 是最常见的副蛋白)。原发性淀粉样变性所致的多达 40%(Kelly 等,1981b),另外一些则由恶性骨髓瘤神经浸润引起(Barron 等,1960)。然而,在大多数情况下,神经疾病的病因尚未确定。多达 40%的患者存在亚临床神经疾病(Silverstein 和 Doniger,1963;Walsh,1971;Kelly 等,1981a)。神经疾病往往是该病的最初表现(Kelly 等,1981a;Ramchandren 和 Lewis,2012)。MM 很少出现 IgM 副蛋白。

14.1.1.3 POEMS 综合征和骨硬化性骨髓瘤

骨硬化性骨髓瘤(OSM)与多发性骨髓瘤的区别

在于前者没有贫血或骨髓浆细胞增多症,但存在骨硬化性骨病变。多神经疾病、脏器肿大(肝脏和脾脏)、内分泌病(甲状腺、性腺)、M 蛋白和皮肤改变(色素沉着、多毛症、水肿)的 POEMS 综合征与其有强烈但不恒定的关联。可通过证实浆细胞在硬化骨损伤部位的克隆性增殖来确定诊断(Kelly 等,1983)。在 93%的 OSM 患者中发现的循环副蛋白(通常是 IgG 或 IgAλ)几乎总是具有 λ 轻链(Kelly 等,1983)。骨硬化性骨髓瘤与神经疾病有很强的相关性,至少 50%的患者存在神经疾病,并且几乎总是有相应的临床表现,随后的调查做出了正确的诊断(Kelly 等,1983)。OSM 也是独特的,因为去除或照射局部病变可能带来临床改善(Kelly 等,1983)。大多数报道的孤立性浆细胞瘤合并神经疾病的病例显示骨硬化性骨病变(Read 和 Warlow,1978)。

依据综合征的定义,5%~45%的 POEMS 患者没有骨病变,14%有骨病变的患者没有硬化(Nakanishi 等,1984;Miralles 等,1992)。同样,13%~25%的 POEMS 患者没有发现副蛋白,尽管在随访期间可能出现副蛋白(Nakanishi 等,1984;Miralles 等,1992)。OSM、POEMS 和血管滤泡性淋巴结增生(Castleman 病)之间也存在关联,Castleman 病是一种罕见的非恶性疾病,以局部或多中心形式出现,其可能包括具有 POEMS 特征的其他全身性体征。相关病变的复杂性导致了这种综合征的重新定义和更新(Dispenzieri,2011)。

已显示血清血管内皮生长因子(VEGF)水平和多种促炎性细胞因子的升高是 POEMS 综合征的一致特征(Scarlato 等,2005;Nobile-Orazio,2013)。

14.1.1.4 Waldenström 巨球蛋白血症(WM)

WM 是一种以骨髓淋巴浆细胞浸润和血清中单克隆免疫球蛋白 M(IgM)蛋白为特征的 B 细胞恶性肿瘤(Hodge 和 Ansell,2013)。它在血循环中副蛋白数量(WM 中> 30g/L)上与 IgM MGUS 不同,且发现 6q21 缺失或 MYD88 基因存在突变。虽然一些 WM 患者在诊断时没有症状,但其他患者表现出贫血、视网膜病、出血或神经系统疾病。在这些患者中有 10%~50% 已经报道了神经疾病,可能出现在全身表现之前或之后(Nobile-Orazio 等,1987;Meier 等,1984;Ramchandren 和 Lewis,2012)。WM 患者中的副蛋白(最常见的是 IgM kappa)与抗 MAG 抗体相关或不相关。电生理研究表明脱髓鞘。

14.1.1.5 免疫球蛋白沉积病

轻链沉积病（LCDD）与轻链和重链沉积病（LHCDD）是单克隆轻链和（或）重链在末梢神经中弥漫性沉积的罕见情况。光学显微镜下特征与淀粉样蛋白相同，但缺乏嗜冷菌（Randall 等，1976；Buxbaum，1992；Figueroa 等，2012；Luigetti，2010）。这种淀粉状蛋白样沉积性多发性神经疾病发生在患有 IgM、κ 或 λ、单克隆丙种球蛋白病、明确的 WM 或 MM 患者中。IgG 或分离的轻链最常见于全身性疾病。

14.1.1.6 CANOMAD

具有眼肌麻痹、M 蛋白、冷凝集素和抗二唾液酸基抗体表现的慢性共济失调神经疾病称为 CANOMAD，是一种罕见病。IgM 副蛋白形成针对二唾液酸神经节苷脂的抗体。

14.1.1.7 其他的蛋白血症和淋巴组织增生性疾病

孤立性浆细胞瘤的一些病例与神经疾病有关，但大多数病例与骨硬化性骨髓瘤相关（Read 和 Warlow，1978）。淋巴瘤患者中的 3%~18% 出现循环副蛋白，最常见的是 IgM，在弥漫性而非结节性组织病例中更常见（Kyle 和 Garton，1987）。

14.1.1.8 神经疾病表现

副蛋白血症（NAP）性神经疾病通常是对称的远端感觉运动受累，严重程度不一，并且持续数月至数年。然而，这种综合征类似于多发性神经根病，甚至多发性单神经炎(这可能是一些 WM 患者的突出情况)，可能主要表现为运动或感觉症状，并且以亚急性和渐进性，或复发-缓解方式进展（Mamoli 等，1991；Kusunoki 等，1989；Rowland 等，1982；Lamarca 等，1987；个案记录 MGH，1993；Yeung 等，1991；Gosselin 等，1991）。反射消失通常为突出症状，脑脊液蛋白异常增高，神经传导研究通常揭示脱髓鞘或混合特征（Gosselin 等，1991；Yeung 等，1991；Meier，1985；Kelly，1983）。与骨硬化性骨髓瘤和 POEMS 综合征有关的神经疾病在其运动优势、严重程度和脱髓鞘特征方面有所不同（Kelly，1983）。CANOMAD 慢性进行性多发性神经疾病的临床表现以感觉性共济失调和精神障碍为特征，远端运动强度和功能不受影响（Ramchandren

和 Lewis，2012）。

从少数免疫球蛋白沉积病病例的研究中，我们可以发现周围神经受累的两种临床综合征：渐进性（远端至近端）、疼痛性、不对称感觉运动轴突性多发性神经疾病和多发性单神经疾病样表现（Leschziner 等，2009；Luigetti 等，2010）。没有副蛋白的典型慢性炎性脱髓鞘性多发性神经疾病（CIDP）（第 9 章）与循环副蛋白 [见于 8%~30% 的 CIDP 病例（Barohn 等，1989；Bromberg 等，1992）]相关的 CIDP 样表现，两者之间的关联是不确定的。一些研究者根据 CIDP 的定义排除了后一组患者(Dalakas 和 Engel，1981；Dyck 等，1975；Kyle，1992)，或将他们分开分类(Ad Hoc subcommittee，1991)。临床上，无论副蛋白免疫球蛋白种类如何，这两种综合征的相似之处（包括临床表现、电生理学、脑脊液和治疗反应）远远多于区别点（Bleasel 等，1993；Bromberg 等，1992；Yeung 等，1991；Kyle，1992；Gosselin 等，1991），两者的组织学差异也难以区别(见后文)。

14.1.1.9 治疗

循环副蛋白相关周围神经疾病的治疗方法包括血浆置换（Sherman 等，1984；Dyck 等，1991；Meier 等，1984）、静脉注射免疫球蛋白(Cook 等，1990)、类固醇和细胞毒性烷基化药（Dalakas 和 Engel，1981；Smith 等，1987；Yeung 等，1991）。据报道，所有这些都可以改善临床症状，但结果仍然是不可预测的。在局限性浆细胞瘤或骨硬化性骨髓瘤的患者中，有报道称切除或局部照射、硼替佐米和干细胞治疗有用，但"治愈"不太可能（Broussolle 等，1991；Nakanishi 等，1984；Miralles 等，1992；Kelly，1983；Read 和 Warlow，1978；Ramchandren 和 Lewis，2012）。对于 IgG/IgA 副蛋白血症性神经疾病，血浆置换更有效。针对 CD20 表面抗原的单克隆抗体(利妥昔单抗)是治疗抗 MAG 神经疾病最有前景的药物(Dalakas，2010)。

14.1.2　病理学

14.1.2.1 一般考虑

在大多数 IgG 或 IgA 副蛋白和一些 IgM 副蛋白病例中观察到的病理改变通常是非特异性的，除了髓鞘片层的周期性增加；间隙宽的髓鞘高度提示存在抗 MAG 和其他髓鞘抗原活性的 IgM 副蛋白亚类，而松散的髓鞘与 POEMS 综合征相关性较强。神经疾病患者的全面检查可能发现副蛋白、冷球蛋白或硬化性骨病变的存在。在这种情况下，活检结果不能改变治疗方案或提供有用的预后信息，除非发现不同的诊断，如可能是血管炎或淀粉样变性。因此，我们不建议已知有副蛋白血症的患者进行神经活检，除非该表现是非典型的且提示有不同的诊断。同时进行的肌肉活组织检查将增加血管炎和淀粉样变性的诊断率。

NAP 的病理学结果更多取决于重链类型（IgG 和 IgA 还是 IgM）而不是基础疾病（MGUS、MM、OSM 或 WM）。下面的讨论即基于此。本章后面将分别讨论冷球蛋白血症。

14.1.2.2 光学显微镜

在 NAP 中，神经可表现为神经外膜和神经内膜局灶性的淋巴细胞及巨噬细胞浸润，少见浆细胞样细胞（图 14.1a，b，箭头所示）（Vital 等，1982；Julien 等，1984a；Luigetti，2012），尽管多发性骨髓瘤可引起大量

神经浸润（Barron 等，1960）。有些报道记录了神经束膜细胞增厚和空泡形成（Iwashita 等，1974）或神经束膜层间距过大（Smith 等，1983），可致神经束膜变宽。循环副蛋白很少与坏死性血管炎相关（Gherardi 等，1989；Panegyres 等，1990）。

在 IgG、IgA 和 IgM 副蛋白相关的神经疾病中可见轴突和脱髓鞘变化的频谱显著重叠。一般来说，脱髓鞘改变，例如活性髓鞘分解，裸露的轴突和薄髓纤维在 IgM 副蛋白相关的神经疾病中更为突出，特别是 IgM 副蛋白具有抗 MAG 的活性（Meier，1985；Smith 等，1987；Yeung，1991；Walsh，1971；Vital 等，1989；Simmons 等，1993；Powell 等，1984）。可见活性轴突变性和充满碎屑的巨噬细胞，但更常见的是纤维数量整体减少。IgM NAP 患者疾病早期（图 14.2b，d 和图 14.2a，c）和 16 年后（图 14.2b，d）的检查显示进展的轴突丢失，表现为轴突数量与大小分布（图 14.3）和洋葱球形成。洋葱球结构以及多余的髓鞘环和（或）异常厚的髓鞘在 IgM 副蛋白相关的神经疾病中最常见（Vital 等，

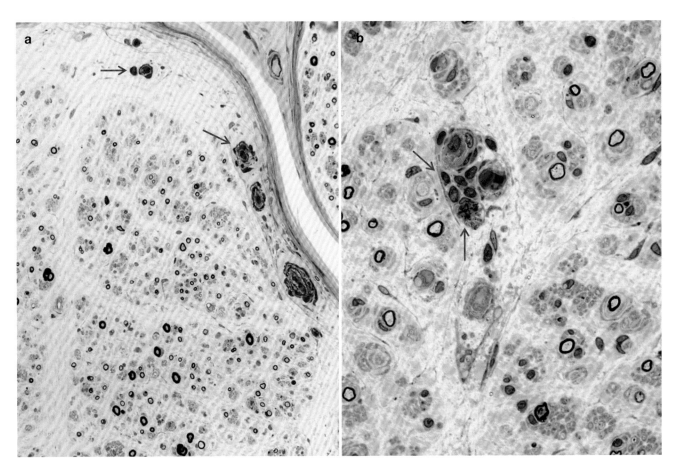

图 14.1 λ 链 MGUS NAP。半薄切片显示少量的神经内膜血管周围单核细胞（a，b，箭头所示），纤维适度脱落，以及许多薄髓纤维。（a，b，1μm 厚切片，1000×）

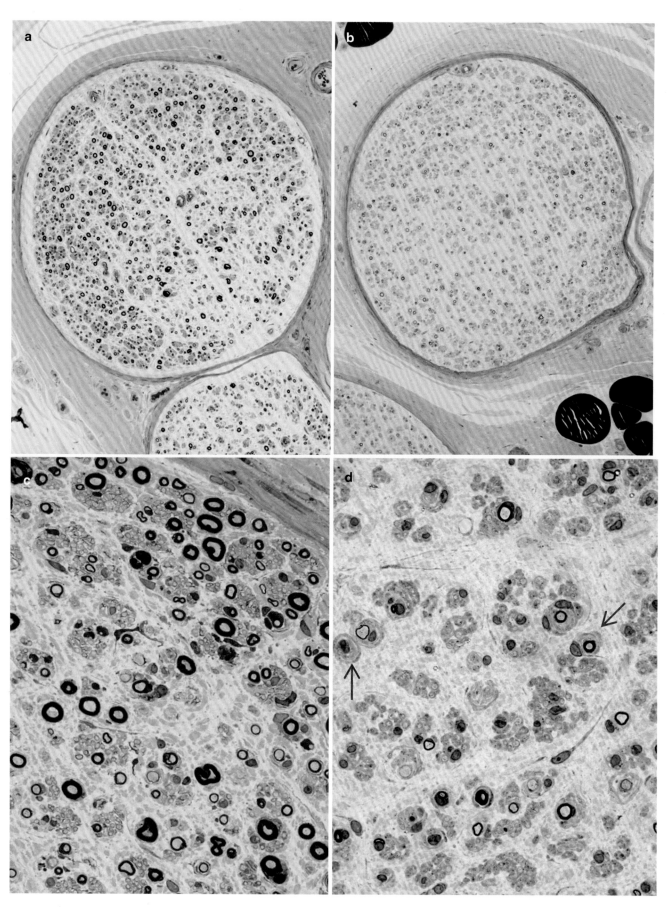

图 14.2 IgM NAP,16 年病程的单克隆丙种球蛋白病。1978 年(a,c)和 1993 年(b,d)的腓肠神经活检。注意轴突损失和髓鞘变化的严重程度,洋葱球形成(d,箭头所示)。(1μm 厚塑性切片,a,c,100×;b,d,600×)

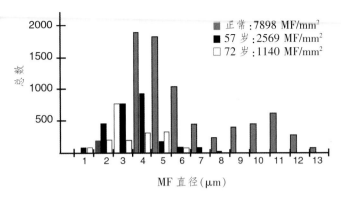

图 14.3　IgM NAP，纤维直径–频率直方图记录了 16 年间这种获得性神经疾病中轴突缓慢进展的损伤。

1985a,b,1989；Nardelli 等，1981；Meier 等，1983；Smith 等，1983；Rebai 等，1989；Jacobs 和 Scadding，1990；Lach 等，1993）。可能会看到再生丛。无髓纤维可能消失，但是这通常被有髓鞘轴突的减少所掩盖（Walsh，1971；Vilnl 等，1989）。有证据表明节段性脱髓鞘（至少在不伴有 IgM 副蛋白的情况下）是继发于轴突萎缩（Ohi 等，1985）的有力证据。

POEMS 综合征的神经活检显示轴突变性、节段性脱髓鞘或两者兼有，几乎没有炎性浸润（Vital 等，1994；Nakanishi 等，1984；Kelly 等，1983）。在我们检查的一例活检中，轴突变性为主。CANOMAD 的神经病理学研究很少进行。在一个尸检病例中（McKelvie 等，2013），有严重的轴突变性，脊神经节中的神经节细胞退化，以及颅神经、周围神经、背根和马尾的克隆 B 淋巴细胞神经内膜浸润。

已 有 报 道 （Dubas 等，1987；Iwashita 等，1974；Lamarca 等，1987），在免疫球蛋白沉积病中，PAS 阳性（抗淀粉酶）刚果红阴性的非晶体物质在神经内膜、血管周围和神经束膜下的沉积。蛋白质聚集体表现为与血管相关的透明嗜酸细胞集合体，在甲苯胺蓝染色的半胱氨酸切片中呈蓝色（图 14.4a-c）。虽然许多病例表现出对 κ 轻链的免疫反应性，但 λ 的标记也是有记录的（Leschziner 等，2009）。通过使用显微解剖组织的质谱，最近一篇关于 3 名患者的文章称，淀粉样蛋白内神经元无定形聚集体是由整个 IgM 分子的沉积所引起（Figueron 等，2012）。这与原发性淀粉样变性形成对比，其中神经内沉积物完全由 Ig 轻链组成。

14.1.2.3 电子显微镜

左副蛋白相关神经疾病中，髓鞘周期增加一直是讨论的最常见组织学特征之一。非紧密结合的髓鞘（UCM）和间隙增宽的髓鞘（WSM）的区别在于周期模式的改变（参见后文）。有关超微结构特征和可能形成机制的其他细节在第 5 章中已讲解。神经处理过程中的创伤，特别是牵拉，可能导致脆弱的髓鞘分裂，这可能为髓鞘周期性的改变。但这通常表现为髓鞘片层的波状不规则的分离，应该不难与髓鞘周期性的异常相区别（图 7.1）。

WSM 相对报道更多，且被认为是由于施万细胞膜外面（细胞外）的结构缺乏紧密贴合所致。成对膜之间的距离由正常的 2~4nm 增加到 20~30nm（图 14.5a-d），形成虚假的细胞外间隙，导致不能识别周期内线。抗 MAG 抗体破坏了周期内线，在髓鞘片层（20~30nm）之间产生宽的间隙，导致髓鞘分解和重塑（Kawagashira 等，2010）（尽管在髓鞘的外层中只能看到 WSM 的趋势，但在内层或在整个鞘层的整体厚度中已可见）。WSM 见于 50%~90% 的 IgM 副蛋白相关的神经疾病，在这些病例中通常但不总是存在抗 MAG 抗体活性（King 和 Thomas，1984；Vital 等，1989；Yeung 等，1991）。关于冗余髓鞘的异常配置（图 14.6），可能涉及 WSM。已有报道，在 IgG 或 IgA 副蛋白相关神经疾病的情况下，有 2 例患有 WSM 的病例（Powell 等，1984；Vital 等，1989）。

另一种髓鞘周期改变的模式被定义为非紧密结合的髓鞘（UCM）。在 UCM 中，因为施万细胞膜的内部（细胞质）不融合，所以没有形成主致密线（图 14.7a-c）。这导致轴突被包裹在施万细胞胞质的螺旋内。Vital 等（1994）在 POEMS 综合征患者的 22 个生物样本中，发现 19 个样本中有 1%~16% 的结间区横截面片上存在这种改变，而 Ohnishi（1984）则指出，9 例 POEMS 综合征中过半的患者，在 3%~8% 的横截面上发现了这种改变。循环副蛋白并不总是存在，通常是 IgG 或 IgA（Bergouignan 等，1987；Gherardi 等，1988；Ohnishi 和 Hirano，1981；Vital 等，1985b，1994）。在 IgM（Vital 等，1991b）和 IgG（Bleasel 等，1993；Pollard 等，1983）副蛋白相关的神经疾病中，偶尔会出现巨噬细胞介导的髓鞘剥离，这通常被认为是炎症性脱髓鞘神经炎的标志物（GBS 和 CIDP）。

具有免疫球蛋白沉积疾病特征的 IgM 副蛋白相关性神经疾病的病例显示，在神经内膜或神经内膜血管周围存在局灶性或弥漫性颗粒物沉积，但缺乏淀粉

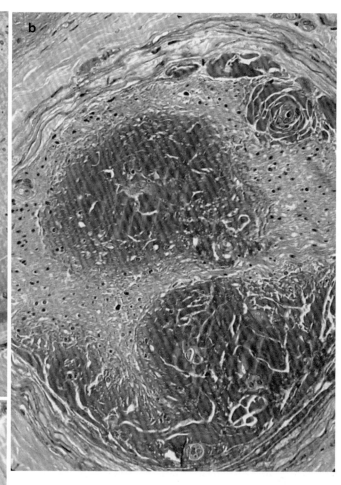

图 14.4 κ 链 NAP。(a)这个分子束显示了一个没有残留神经纤维的神经内膜。注意 PAS 阳性(b)和刚果红阴性的无定形物质的神经外膜下和血管周围沉积(c)。(a,1μm 厚塑料切片,200×;b,c,石蜡切片,100×)

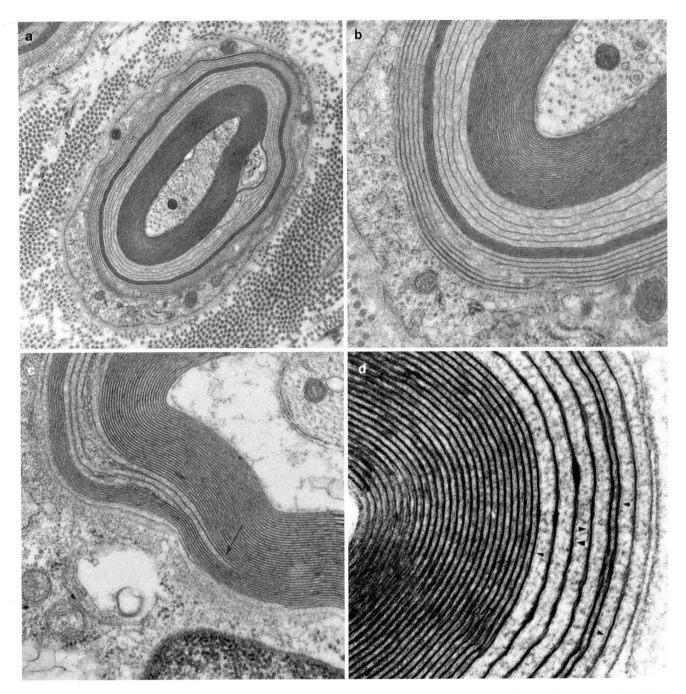

图 14.5 IgM NAP。(a–d)间隙增宽的髓鞘(WSM)。(a,b)这个有髓鞘的轴突显示了(b)中较高放大倍数看到的包含一些片层的间隔增宽的髓鞘的典型特征。(c)髓鞘分离点(箭头所示)。(d)WSM(箭头所示)。(a,20 000×；b,50 000×；c,60 000×；d,137 000×)。

样蛋白独特的"刚性"纤细超微结构（图 14.8a,b）(Dubas 等,1987；Iwashita 等,1974；Lamarca 等,1987；Meier 等,1984；Vital 和 Vital,1993)。该物质在组织化学上不会呈现淀粉样蛋白染色,但可导致副蛋白的轻链和(或)重链免疫染色。有时,这种沉积物可能会引起施万细胞和血管损伤 (Lamarca 等,1987；Meier 等,1984；Vital 和 Vital,1993)。在抗硫酸软骨素特异性的 IgM 副蛋白血症(Yee 等,1989；Sherman 等,1983)中,

无定形或颗粒状电子不透明物质和直径为 10~18nm 的细丝束神经内聚集。神经束膜下和神经内膜伸展纤维的聚集有时被误认为神经内膜免疫球蛋白沉积(图 14.9a) (Chazot 等,1976；Carrier 等,1978；Fitting 等,1979)。已报道了 1 例有轴突性神经疾病和 IgGκ 副蛋白患者的周围神经轴突内和神经内膜上有"免疫触须样"物质(Moorhouse 等,1992)。这种物质在光学显微镜下是无定形的,但 IgG 染色阳性。在超微结构上,沉

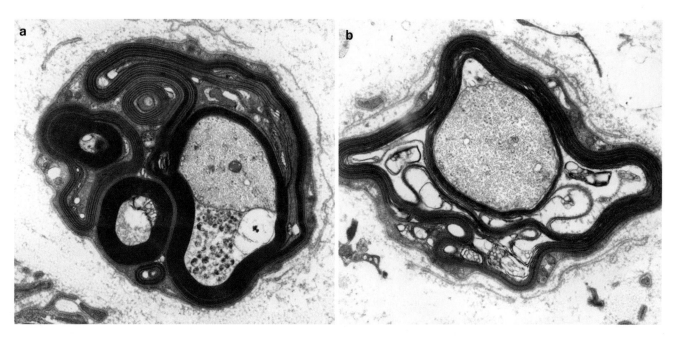

图 14.6　IgM NAP。显示冗余髓鞘与 WSM 的异常配置(a)。注意髓鞘内分裂和水泡变性(b)。(a,14 910×;b,22 800×)

积物由直径为 50~300nm 直的或微弯曲的单层、双层或三层管状结构组成。该患者神经微血管可见损伤。

　　Powell 等(1984)已经强调了与 IgG 和 IgM 副蛋白血症有关的神经疾病中的微血管病。这些研究者指出肿胀的毛细血管内皮细胞内充满微丝。在 IgM 球蛋白病和神经疾病的 31 项活检中,有 1 项发现了相似的结果(Vital 等,1989)。然而,一定程度的内皮细胞肥大、基底膜重叠和内皮细胞中细丝的聚集是慢性神经疾病常见的非特异性表现。也可发现血管神经屏障受损的确切证据,如窗孔(内皮细胞之间的间隙)或过度的胞饮小泡活性(图 14.9b)(Lach 等,1993;Powell 等,1984;Meier 等,1984)。

　　超微结构检查有助于密切评估轴突的生存能力,并提供健康轴突周围髓鞘退化时原发性脱髓鞘的证据。一些作者(Jacobs 和 Scadding,1990;Ohi 等,1985;Mendell 等,1985)强调了轴突萎缩,被髓鞘密度与轴突直径不相称或轴突从髓鞘中回缩这一发现所证实(图 14.10)。然而,前者的改变很难与髓鞘增厚(通常见于 IgM 副蛋白血症性神经疾病)区分开来,而后者可能是人为因素造成的。目前认为这种萎缩性表现反映了髓内水肿。Ohi 等的定量研究(1985)支持轴突萎缩存在的假说,在另一病例的尸检也有同样发现(Mendell 等,1985)。通常可以看到无髓纤维丢失的证据,伴许多施万细胞突起(Büngner 带)和胶原囊,这表明无髓鞘轴突并不总是幸免(Vital 等,1989)。

14.1.2.4 免疫组织化学

　　免疫组织化学诊断糖尿病性神经疾病的结果可能不恒定且难以解释。冷冻组织的直接免疫荧光和冷冻或固定组织的免疫过氧化物酶染色已被用于 NAP 以寻找与神经结合的副蛋白(图 14.11)。类似地,免疫金染色已经明确证明 IgM 存在于髓鞘变宽的区域(图 14.12)(Lach 等,1993)。许多报道证明了克隆性免疫球蛋白(重链或轻链)在髓鞘中的定位(Mendell 等,1985;Propp 等,1975;Stefansson 等,1983;Vital 等,1982,1989;Meier 等,1983;Dellagi 等,1983;Takatsu 等,1985;Smith 等,1983;Schenone 等,1988;Dubas 等,1987;Johansen 和 Leegaard,1985;Pollard 等,1985;Yeung 等,1991)。当神经疾病与 IgM 副蛋白相关时,该定位在 40%~80% 的病例中为阳性 (Dellagi 等,1983;Dubas 等,1987;Yeung 等,1991),通常是抗 MAG 活性的副蛋白 (Nobile-Orazio 等,1987;Vital 等,1989;Yeung 等,1991;Takatsu 等,1985)。髓鞘结合可在鞘的外围(Mendell 等,1985;Pollard 等,1985)或整个鞘(Smith 等,1983)。在 IgG 和 IgA NAP 中,这种发现并不常见(Yeung 等,1991;Dalakas 和 Engel,1981;Bailey 等,1986;Bleasel 等,1993;Sewell 等,1981)。在伴有副蛋白的无症状患者 (Dellagi 等,1983) 和 CIDP(Dalakas 和 Engel,1980)中可能存在类似的结合。患者血清和动物或人类神经的间接免疫荧光检查通常是阳性的,

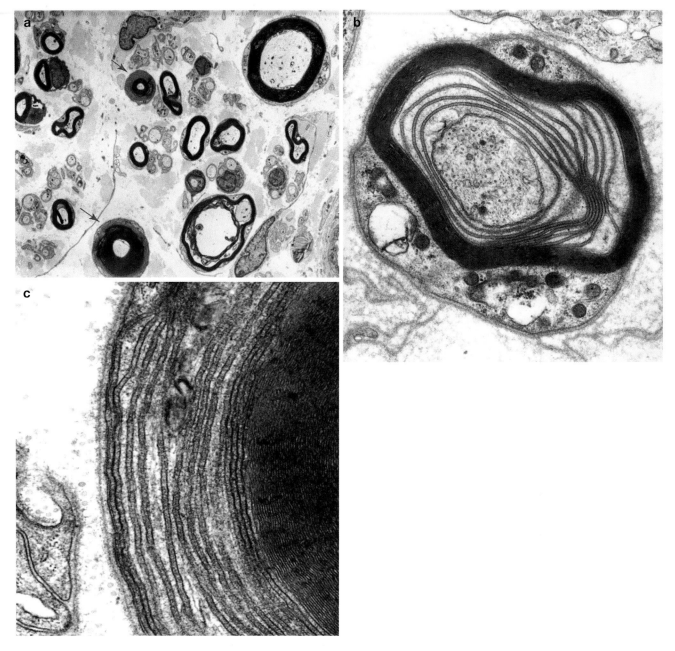

图 14.7　两个轴突显示非致密的髓鞘(a,箭头所示)。高倍镜下可见髓鞘缺乏致密结合,显示主致密线处的分离。

并且该检查可以在固定或冷冻材料上进行(Dellagi 等,1983;Takatsu 等,1985)。

　　阳性的神经外膜抗 IgM 免疫染色是常见的,但是非特异性的(Propp 等,1975;Johansen 和 Leegaard,1985;Yeung 等,1991;Nobile-Orazio 等,1987)。然而,神经内 ZgM 免疫染色阳性是重要发现(Vital 等,1989;Takatsu 等,1985;Jonsson 等,1988;Chazot 等,1976;Vital 和 Vital,1993)。几个这样的病例与抗硫酸软骨素的 IgM 副蛋白相关的神经疾病有关(Sherman 等,1983;Yee 等,1989),典型表现为轴突性感觉神经疾病和神经内膜结

缔组织的弥漫性染色。集中区域的阳性可能对应于上面讨论的局部免疫球蛋白沉积物 (Iwashita 等,1974;Chazot 等,1976;Vital 和 Vital,1993)。轻链沉积物也可能被检测到(图 14.13)。在 IgG 和 IgA 副蛋白相关的神经疾病中,免疫组织化学几乎没有价值,因为 IgG 以及少量 IgA 可以穿过完整的血液神经屏障,所以,在血清水平升高的情况下它们存在于神经内膜中并不奇怪。

14.1.3　发病机制

　　虽然各种副蛋白相关周围神经疾病的临床症状

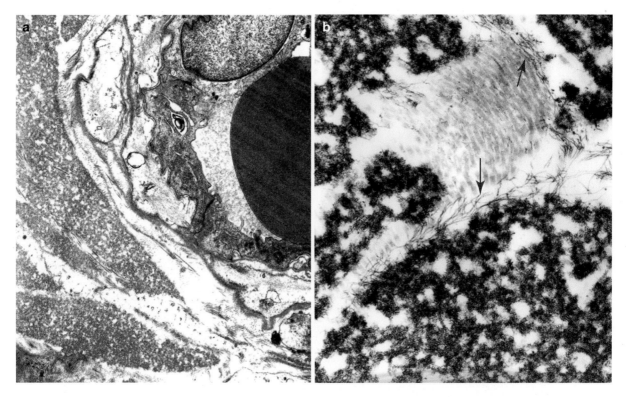

图 14.8 κ 链 NAP。(a)超微结构显示没有淀粉样蛋白特征的血管周围颗粒沉积物。(b)神经内膜显示胶原纤维、前弹性丝(箭头)和被认为典型的非淀粉样蛋白轻链的颗粒状嗜铱物质(与图 14.4 同一病例)。(a,15 000×;b,33 800×)。

和病理重叠,但是 IgM 相关的神经疾病在临床和病理上有些不同,并且要分开考虑。只有在具有抗 MAG 和相关抗原活性的 IgM 副蛋白中,副蛋白和神经疾病之间的因果关系的证据才能令人信服。

14.1.3.1 IgM"抗 MAG"副蛋白相关的神经疾病

对 MAG 的反应性见于 50%~90%与神经疾病有关的 IgM 副蛋白(Nobile-Orazio 等,1989;Quarles,1989;Kelly,1990;Vital 等,1989;Yeung 等,1991),而且髓鞘中抗 MAG IgM 的存在和髓鞘板层多变的脱髓鞘神经疾病有强烈的相关性(Vital 等,1989;Mendell 等,1985;Monaco 等,1990;Yeung 等,1991)。免疫金技术的使用已经确切地证明了 IgM 和轻链定位于分离的髓鞘板层(Lach 等,1993)。核心问题是髓鞘中抗体的存在是神经疾病的附带现象,还是主要事件。

MAG 的细胞定位和可能的重要性在别处讨论。髓鞘相关糖蛋白是细胞黏附分子家族的成员,并可能在维持髓鞘-轴突单元的超微结构的完整性中发挥作用(Quarles,1989;Trapp 和 Quarles,1982)。对这一功能的干扰可能导致脱髓鞘和 IgM 相关的神经疾病中常见的髓鞘片状增宽(Trapp 和 Quarles,1982)。在所

有 Lombardi 等的抗 MAG 神经疾病患者的真皮有髓纤维中都存在 IgM 沉积(Lombardi 等,2005)。一项令人信服的抗 MAG IgM 被动转移实验,将人抗 MAG IgM 慢性腹腔给药给大鼠,大鼠产生了与人类疾病形态相似的神经疾病(Tatum,1993)。

尽管有令人信服的证据表明抗 MAG IgM 在神经疾病中的因果作用,但仍存在尚未解决的问题。更详细的研究表明,抗 MAG 的抗体特异性实际上是针对 MAG 上存在的抗原性碳水化合物表位及其他糖蛋白和糖脂,其中一些糖蛋白比 MAG 更具周围神经特异性(Quarles,1989;Nobile-Orazio 等,1984;O'Shannessy 等,1986;Steck 等,1987;Bollensen 等,1988;Shy 等,1984;Lieberman 等,1985;Kusunoki 等,1987;Monaco 等,1990)。与神经疾病相关的一些 IgM 副蛋白具有抗糖脂抗髓鞘活性,但不具有抗 MAG 活性。因此,髓鞘糖脂可能是比 MAG 更重要的抗原靶标(Quarles,1989)。不管具体的抗原是什么,血液神经屏障应阻止 IgM 进入神经内膜。通过浆细胞样细胞的灌注可导致神经内分泌中副蛋白的直接分泌(Vital 等,1982;Julien 等,1984a)。或者,副蛋白与内皮抗原的相互作用是一个早期和必要的事件,观察到这种疾病的微血

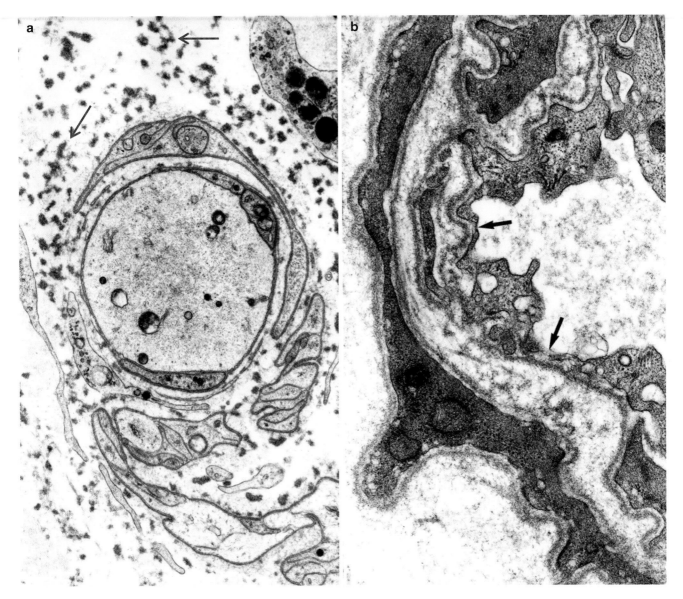

图 14.9　IgM NAP。伸展纤维的神经内膜沉积显著(a,箭头所示)。在神经内膜血管内可见"多孔"内皮(b,箭头所示)。(a,8800×; b,32 200×)

管变化支持这一假设 (Lach 等,1993;Powell 等,1984)。即使 IgM 存在于神经内膜,髓鞘损伤的机制仍不清楚,尽管也提出了补体的作用(Monaco 等,1990;Hays 等,1988;Jonsson 等,1988)。最后,IgM 副蛋白渗透入神经可能仅仅是一种继发性表现,而打开髓鞘薄层并暴露细胞表面抗原才是主要损伤。

　　临床经验提供了矛盾的信息。抗 MAG IgM 副蛋白血症性神经疾病和其他 IgM 副蛋白血症性神经疾病的临床综合征有时也会一致(Gosselin 等,1991;Nobile-Orazio 等,1987)。此外,在中枢神经系统中发现 MAG 的量高于 PNS,这提示 CNS 应该在临床和组织学上都参与 IgM 抗 MAG 伴蛋白相关的神经疾病。

但事实并非如此(Mendell 等,1985),可能是因为血脑屏障更有效。抗 IgM 副蛋白滴度与疾病活动性之间的关联不确定 (Dellagi 等,1983;Ernerudh 等,1992;Harbs 等,1987;Gosselin 等,1991;Nobile-Orazio 等,1998;Sherman 等,1984;Pollard 等,1985),尽管这可以通过用于测量血清抗 MAG 活性的 ELISA 分析中的方法学问题来解释,ELISA 用于测量血清抗 MAG 活性(Pestronk 等,1994)。

　　硫酸软骨素是神经细胞和周围神经基础物质的黏多糖组分(Margolis 等,1979;Tona 等,1993),它和施万细胞中间纤维(Dellagi 等,1983)已被鉴定为异常蛋白血症性神经疾病的靶抗原。前者通常呈现轴突性感

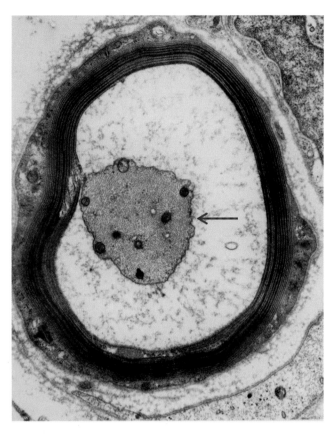

图 14.10　IgM NAP,髓鞘内水肿导致的轴度间隙将萎缩的轴突
(箭头所示)与其髓鞘分离(14 560×)。

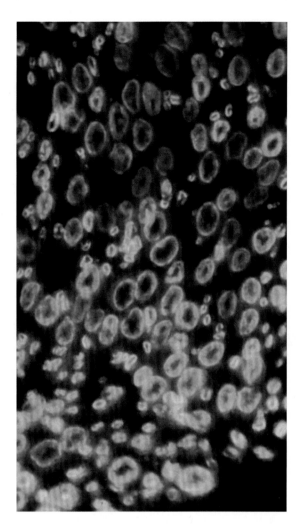

图 14.11　荧光抗 IgM 抗体显示结合的 IgM 在大的和小的有髓
鞘轴突(1000×)的免疫定位。

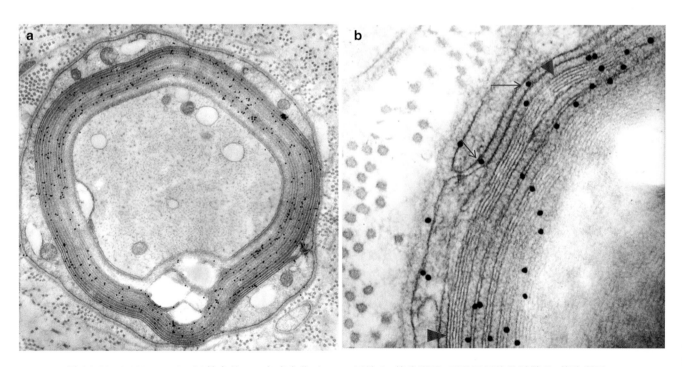

图 14.12　IgM NAP。(a,b)结合的 IgM 免疫定位于 WSM 区域(b,箭头所示)而避开压缩的髓鞘(b,箭头所示)。

瘤蛋白吸收到神经细胞中（Borges 和 Busis，1985）。

14.1.4　鉴别诊断

MGUS、MM、WM、骨硬化性骨髓瘤或 POEMS 综合征的神经疾病通常在组织学上难以区分。局灶性免疫球蛋白沉积，以及髓鞘周期的改变的特异性特征可能有帮助。否则，NAP 的典型表现是非特异性的、轻微炎症性的、脱髓鞘性、混合性或不常见的纯轴突性神经疾病。

如果存在髓鞘周期性改变，髓鞘的周期性增加是一个有用的发现。有关髓鞘周期性改变的详细讨论请参见第 5 章。对于非紧密结合的髓鞘我们亲眼见过唯一令人信服的例子，是在一例非副蛋白相关的 CIDP 病例中发现的，而不能简单地将其作为髓鞘再生的早期阶段或稍微杂乱的 Schmidt-Lanterman 裂隙。尽管如此，文献表明，这种髓鞘改变应着重考虑骨硬化性骨髓瘤和 POEMS 综合征，因其超过一半的病例存在这种改变，即使没有副蛋白（Vital 等，1994；Ohnishi，1984）。非紧密结合的髓鞘可见于 IgM 副蛋白相关性神经疾病（Vital 等，1985b），伴有压力性麻痹的遗传性神经疾病（Yoshikawa 和 Dyck，1991）；GBS（Brechenmacher 等，1987）、先天性髓鞘形成障碍性神经疾病（Asbury 和 Johnson，1978；Lyon，1969）、"副肿瘤性"神经疾病（Lamarche 和 Vital，1987）、存在门腔静脉吻合的可能的 CIDP（Vital 等，1978）和长春新碱性神经疾病（Vital 和 Vallat，1987）。

间隙宽的髓鞘是 IgM 副蛋白相关神经疾病的特征性表现，只有 2 例 IgG 副蛋白血症被报道，而在 CIDP 罕有报道（King 和 Thomas，1984；Vital 等，1986）。这种改变通常表明存在具有抗 MAG 活性的 IgM 副蛋白（参见前文）。有报道认为 WSM 是存在 IgM 副蛋白的唯一线索，除非进行特殊的技术或重复的检测，否则 IgM 副蛋白数量太小而难以检测到（Julien 等，1984a；Vital 和 Vallat，1987；Nobile-Orazio 等，1984；Valldeoriola 等，1993）。因此，如果在 WSM 患者中未发现副蛋白，则提示应使用免疫固定（Kyle，1992）甚至骨髓活检来寻找，而不是采用不敏感的免疫电泳。

将 CIDP 样副蛋白相关的神经疾病与没有副蛋白的 CIDP 区分开通常是不可能的，也没有意义。间隙增宽的髓鞘提示前者，而巨噬细胞介导的髓鞘剥离则倾向于后者。然而，典型的巨噬细胞介导的髓鞘剥离可

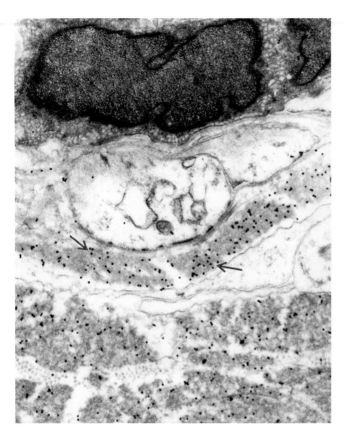

图 14.13　κ 链 NAP，免疫电子显微镜。金颗粒标记的 κ 轻链颗粒状神经内膜沉积物的组成（与图 14.4 相同）（19 170×）。

觉运动神经疾病（Sherman 等，1983；Yee 等，1989；Quattrini 等，1991；Mamoli 等，1991；Nemni，1993）。具有抗 GM1 神经节苷脂活性的副蛋白与纯运动神经疾病有关（Kusunoki 等，1989）。

14.1.3.2　非 IgM 副蛋白

将 IgA 和 IgG 副蛋白血症与神经疾病相联系的流行病学和实验数据远远低于 IgM 副蛋白可用的数据。免疫染色研究在理解 IgM 副蛋白相关的神经疾病中发挥了如此重要的作用，而在 IgG 和 IgA 副蛋白上几乎没有作用。然而，一个被动转移实验已经提供了一些因果作用的证据（Besinger 等，1981），观察到神经疾病可能随着孤立病变的切除或照射而退化（Read 和 Warlow，1978）。Ohi 等（1985）认为多发性骨髓瘤和骨硬化性骨髓瘤的神经疾病及 POEMS 综合征是远端轴突病变伴继发性脱髓鞘，可能是由于对神经的非特异性毒性反应。已经报道了伴有可能针对神经丝副蛋白的轴突性神经疾病（Nemni 等，1990；Jakobsen 等，1986），并且可能通过血液神经屏障外的远端将骨髓

见于存在副蛋白的情况（Bleasel 等，1993；Pollard 等，1983；Vital 等，1991b），没有可检测的副蛋白的 CIDP 可证明 WSM（King 和 Thomas，1984）和髓鞘上的 IgM 沉积（Dalakas 和 Engel，1980）。巨噬细胞介导的髓鞘剥离和 WSM 甚至可以在同一标本中看到（Vital 等，1991b）。幸运的是，两种疾病治疗方法都是相似的。

表现为重链或轻链抗原染色的非淀粉样颗粒物质沉积的神经可能应该划分至非淀粉样单克隆免疫球蛋白沉积病谱内（Buxbaum，1992）。奇怪的是，这种全身性疾病通常与轻链或 IgG 和 IgA 副蛋白相关，但几乎所有的单克隆免疫球蛋白沉积在神经中都是由于 IgM 副蛋白血症，是 WM 或 IgM MGUS 的一部分（Randall 等，1976；Iwashita 等，1974；Vital 和 Vital，1993；Meier 等，1984；Dubas 等，1987；Lamarca 等，1987）。下面的病例 14.1 是一个罕见的例外。具有抗硫酸软骨素活性的 IgM 副蛋白可以解释其中一部分病例（Yee 等，1989；Sherman 等，1983）。刚果红染色和电子显微镜观察可以区分免疫球蛋白和淀粉样蛋白沉积，在非淀粉样蛋白沉积病中，予以区分比治疗反应更有价值（Kelly 等，1979；Meier 等，1984）。双克隆球蛋白病（IgG，IgM）患者的活组织检查显示神经内淀粉样蛋白沉积物和 WSM（Julien 等，1984b）。

在某些 IgM 副蛋白相关性神经疾病的病例中可见明显的高度髓鞘化，可能提示可诊断为恶性神经疾病（Rebai 等，1989；Lach 等，1993；Vital 等，1985a），但临床和组织学上的区别很简单。

病例 14.1

一名 70 岁女性在神经活检前 1 年内，双侧手足感觉迟钝和疼痛逐渐加剧。在最后几个月，逐渐出现双侧上下肢无力，直到她瘫痪在床。检查发现大致对称的远端和手部肌肉萎缩以及弥漫性无力。虽然手臂肌力在 MRC4 级左右，但双腿表现为近端肌力 3~4 级和远端肌力 0~1 级。除了两个脚踝外，其他所有部位都很容易引出深肌腱反射。感觉检查示感觉损伤呈手套和袜套样分布。

检查包括正常 CBC 和 ESR。免疫电泳显示正常的 IgA 和 IgG 浓度，但 IgM 增多 6.6g/L。无冷球蛋白，骨髓活检显示浆细胞样淋巴细胞聚集，但所有细胞系在数量和外观上都是正常的。骨骼检查为阴性，放射性核素扫描未见脾大。电生理检查显示严重的轴突神经疾病，下肢无感觉或运动反应，上肢仅有运动反应。

在症状出现 1 年后进行腓肠神经活检（以上临床资料由 C. Sawka 博士提供）。

病例 14.2

一名 57 岁的男子表现为手脚麻木，数周后似乎自行消退。随后出现姿势性震颤，再次出现双腿麻木和刺痛，接着出现双腿远端无力，最后上肢也出现类似的症状。家族史无神经系统疾病。神经传导检查表明为广泛的脱髓鞘感觉运动神经疾病，正中神经和尺神经的运动传导速度分别为 23m/s 和 18m/s，臂部和腿部无法引出感觉反应波。检查显示甲状腺功能减退，并开始替代治疗，还检测到 IgM-κ 副蛋白。在症状出现几个月后进行腓肠神经活检（图 14.2a，c）。多年来，症状进展非常缓慢，表现为麻木加重和逐渐不稳定的宽基底步态。用泼尼松治疗几个月并没有显著减轻疾病的严重程度，随后几年略有改善。

69 岁时，除了肱三头肌抽搐、髂嵴的震动觉丧失、下肢共济失调及不稳定的宽基底步态外，没有发现明显的无力、姿势性震颤、反射消失。没有感觉反应波，正中神经运动传导速度为 15m/s。两年后重复检查没有发现明显变化。

患者 72 岁时，出现贫血，骨髓活检显示恶性淋巴瘤（淋巴细胞性小细胞型），检查发现双侧姿势性震颤、肌力正常、反射消失、膝盖震动觉消失。试验室检查发现 γ-球蛋白含量为 60g/L，由于存在高黏滞综合征的症状和体征，进行血浆置换。也可用苯丁酸氮芥和泼尼松治疗，可明显缓解淋巴瘤的症状。患者自觉实施该方案后在所有症状方面都有显著改善，并且检查显示另有震颤减轻和步行改善。神经活检在其原始症状出现 16 年后进行，没有显示恶性浸润的证据，但是轴突进一步丢失，并且在大多数有髓纤维中，髓鞘间隙增宽持续存在（图 14.2b，d）。（以上临床资料由 F. Tyndel 博士提供）

14.2　冷球蛋白血症性周围神经疾病

14.2.1　临床表现

冷球蛋白是冷却时可以可逆沉积的循环蛋白质。沉积物的分析可分为三组。在 I 型冷球蛋白血症中，存在单克隆免疫球蛋白，通常是 IgM。在 II 型和 III 型冷球蛋白血症中，存在免疫球蛋白混合物，其中一些具有类风湿因子活性。如果存在单克隆成分,则为 II 型冷球蛋白血症,几乎总是 IgM;否则诊断为 III 型冷球蛋白血症(三种中最常见)(Frankel 等,1992;Gorevic 等,1980;Brouet 等,1974;Feiner,1988)。丙型肝炎病毒似乎是混合性冷球蛋白血症最常见的原因(Nemni 等,2003)。在约 1/3 的情况下,这些疾病可以孤立存在,被称为"原发性"(Gorevic 等,1980;Valli 等,1989)。更常见的是与定义明确的全身性疾病如胶原血管、慢性炎症或淋巴增生性疾病相关(Gorevic 等,1980)。临床特征包括皮肤血管病变、关节病变以及不同程度的血液、肾脏、肝脏、呼吸和其他器官功能障碍。死亡率和发病率很高,但可通过免疫抑制疗法改善(Frankel 等,1992;Gorevic 等,1980)。

周围神经疾病在混合性冷球蛋白血症中最为常见(Garcia-Bragado 等,1988;Brouet 等,1974),这已在 7%~62% 的病例中被描述,并且呈不同程度不对称性的远端感觉运动神经疾病,较少发生单神经炎或多发性单神经炎。在特发性混合性冷球蛋白血症中,12%~19% 的患者出现神经疾病(Gemignani 等,1992;Gorevic 等,1980)。严重程度从轻度到失能,而感觉特征通常占主导地位(Frankel 等,1992;Ferri 等,1992;Cavaletti 等,1990;Gemignani 等,1992;Garcia-Bragado 等,1988;Nemni 等,1988;Valli 等,1989)。与其他血管炎一样,可能出现远端感觉运动神经疾病,而不是多发性单神经炎的典型表现(Garcia-Bragado 等,1988)。尽管脱髓鞘特征可能存在于少数病例(Gemignani 等,1992;Garcia-Bragado 等,1988;Ferri 等,1992),但电测试显示主要为轴突性神经疾病。

用各种免疫抑制剂治疗已经在神经疾病的恢复方面产生了不一致的结果(Garcia-Bragado 等,1988;Cavaletti 等,1990),但是基于目前已知信息来看,似乎类固醇和细胞毒性疗法有用,血浆交换也可能是有益的(Betourne 等,1980;Frankel 等,1992)。

14.2.2　病理学

14.2.2.1　光学显微镜

冷球蛋白血症性神经疾病有几种镜像。在 0%~75% 的活检中已经检测到典型的活动性或远端神经外膜小动脉坏死性血管炎的证据(Garcia-Bragado 等,1988;Gemignani 等,1992;Nemni 等,1988;Tredici 等,

1992;Vital 等,1988;Valli 等,1989)。在没有血管炎的情况下,可能存在非特异性单核细胞炎症性浸润,这可能取决于最近是否用白细胞耗竭剂进行治疗。很少见到冷凝球蛋白在神经内膜和微血管中的局灶沉积,PAS 染色呈阳性(Prior 等,1992)。神经外膜炎症可能非常突出(Konishi 等,1982)。IgG 或 IgM 的免疫染色可能表明免疫球蛋白在血管壁中沉积,但未见髓鞘染色(Cavaletti 等,1990;Gemignani 等,1992;Nemni 等,1988)。

轴突损失通常存在,有时伴大有髓纤维相对选择性受累(Cavaletti 等,1990;Gemignani 等,1992;Nemni 等,1988)。活动性(沃勒)变性显著且为多灶性的,即使在没有小动脉改变的情况下也可提示血管炎性神经疾病。无髓纤维相对较少,再生丛很常见,洋葱球样改变很少出现(Gemignani 等,1992;Thomas 等,1992)。

14.2.2.2　电子显微镜

超微结构检查通常显示正在进行的轴突变性和可变的脱髓鞘,但没有什么特别引人注意的表现。可见非特异性的神经内膜血管改变,即多层基底膜和重叠,以及神经内膜细胞肿胀和细丝堆积,可至微血管闭塞的程度(Cavaletti 等,1990;Gemignani 等,1992;Tredici 等,1992;Vital 等,1988)。

沉积的冷球蛋白在神经内膜和微脉管系统中很少见,但可有独特的指纹状外观,这一指纹外观由直径为 30~50nm 的小管组成(Prior 等,1992;Vallat 等,1980;Vital 等,1991a)。一项研究中的沉积模式似乎表明通过内皮细胞的胞饮作用从血管内腔流入神经内膜(Vallat 等,1980)。已经描述的 3 个病例显示很少或没有炎性浸润,主要病理学改变是弥漫性轴突变性。

14.2.3　发病机制

血管炎是冷球蛋白血症的一个突出特征,就像早期补体成分的消耗一样(Gorevic 等,1980;Frankel 等,1992)。虽然涉及许多靶抗原,但冷球蛋白血症的最后共同损伤途径可能涉及异常的免疫复合物,这一免疫复合物在血管壁中沉积,激活补体以及炎性介质和蛋白水解酶对血管的破坏,这与其他类型坏死性血管炎的免疫复合物模型的假设基本相同(Frankel 等,1992;Gorevic 等,1980)。然而,冷球蛋白水平与临床疾病严重程度之间的相关性较差(Frankel 等,1992),虽然血

浆置换能够去除冷球蛋白并且与临床改善相关,但是获益的持续时间比通过去除冷球蛋白所能解释的时间要长(Frankel 等,1992)。

虽然血管炎可能是导致冷球蛋白血症(尤其是Ⅱ型和Ⅲ型)周围神经疾病的主要原因,但有时并不存在小动脉损伤的证据,主要的病理过程是脱髓鞘或弥漫性轴突病变 (Lippa 等,1986;Chad 等,1982;Valli 等,1989)。这样难以确定冷球蛋白血症(Ⅰ、Ⅱ、Ⅲ型)的类型以及它是必要的还是继发性地阻碍了对现有文献的分析。非常少见的Ⅰ型冷球蛋白血症性神经疾病病例并未显示出血管炎或炎症,但表现为弥漫性轴突变性,并且两个病例中,在扩张的周围神经微血管系统中检测到"指纹样"的冷球蛋白沉积物(Vallat 等,1980;Vital 等,1991a)。这些病例可能有与闭塞性微血管病相关的独特发病机制。一项比较伴或不伴神经疾病的Ⅱ型冷球蛋白血症患者的神经活检的研究表明,根本的差异是神经内膜微血管损伤,而不是坏死性血管炎(Tredici 等,1992)。因此,微血管病变可能在某些冷球蛋白血症性神经疾病中起重要作用。

参考文献

Ad Hoc subcommittee of the American Academy of Neurology AIDS task force (1991) Research criteria for diagnosis of chronic inflammatory demyelinating polyneuropathy. Neurology 41:617–618

Asbury AK, Johnson PC (1978) Pathology of Peripheral Nerve. Major Problems in Pathology, vol 9. WB Saunders, Philadelphia, p 135

Bailey RO, Ritaccio AL, Bishop MB, Wu AY (1986) Benign monoclonal IgA gammopathy associated with polyneuropathy and dysautonomia. Acta Neurol Scand 73:574–580

Barohn RJ, Kissel JT, Warmolts JR et al (1989) Chronic inflammatory polyradiculoneuropathy. Clinical characteristics, course, and recommendations for diagnostic criteria. Arch Neurol 46:878–884

Barron KD, Rowland LP, Zimmerman HM (1960) Neuropathy with malignant tumor metastases. J Nerv Ment Dis 131:16–31

Bergouignan FX, Massonnat R, Vital C et al (1987) Uncompacted lamellae in three patients with POEMS syndrome. Eur Neurol 27:173–181

Besinger UA, Toyka KV, Anzil AP et al (1981) Myeloma neuropathy: Passive transfer from man to mouse. Science 213:1027–1030

Betourne C, Buge A, Dechy H et al (1980) Neuropathies peripheriques au cours d'un myelome a IgA et d'une cryoglobulinemie mixte: traitement par plasmapheres iteratives. Nouv Press Med 9:1369–1371

Bleasel AF, Hawke SH, Pollard JD, McLeod JG (1993) IgG monoclonal paraproteinemia and peripheral neuropathy. J Neurol Neurosurg Psychiatry 56:52–57

Bollensen E, Steck AJ, Schachner M (1988) Reactivity with the peripheral myelin glycoprotein P0 in serum from patients with monoclonal IgM gammopathy and polyneuropathy. Neurology 38:1266–1270

Borges LF, Busis NA (1985) Intraneuronal accumulation of myeloma proteins. Arch Neurol 42:690–694

Brechenmacher C, Vital C, Deminiere C et al (1987) Guillaine-Barre syndrome: an ultrastructural study of peripheral nerve in 65 patients. Clin Neuropathol 6:19–24

Bromberg MB, Feldman EL, Albers JW (1992) Chronic inflammatory demyelinating polyradiculoneuropathy: comparison of patients with and without an associated monoclonal gammopathy. Neurology 42:1157–1163

Brouet JC, Clauvel JP, Danon F et al (1974) Biologic and clinical significance of cryoglobulins: a report of 86 cases. Am J Med 57:775–788

Broussolle E, Vighetto A, Bancel B et al (1991) POEMS syndrome with complete recovery after treatment of a solitary plasmacytoma. Clin Neurol Neurosurg 93:165–170

Buxbaum J (1992) Mechanisms of disease: Monoclonal immunoglobulin deposition. Amyloidosis, light chain deposition disease, and light and heavy chain deposition disease. Hematol/Oncol Clin North Am 6:323–446

Caers J, Vekemans M-C, Bries G et al (2013) Diagnosis and follow-up of monoclonal gammopathies of undetermined significance; information for referring physicians. Ann Med 45:413–422

Carrier H, Guillaud-Barbaret C, Chazot G et al (1978) Les Neuropathies des gammapathies monoclonales: Immunogluorescence et immunomarquage en microscopie electronique d'immunoglobulines a structure amyloid. Acta Neuropathol 44:77–81

Case Records of the Massachusetts General Hospital (1993) Case 21-1993. N Engl J Med 328:1550–1558

Cavaletti G, Petruccioli MG, Crespi V et al (1990) A Clinicopathological and followup study of 10 cases of essential type II cryoglobulinemic neuropathy. J Neurol Neurosurg Psychiatry 53:886–889

Chad D, Pariser K, Bradley WG et al (1982) The pathogenesis of cryoglobulinemic neuropathy. Neurology 32:715–719

Chazot G, Berger B, Carrier H et al (1976) Manifestation neurologiques des gammapathies monoclonales: formes neurologieques pures. Etude en immunofluorescence. Rev Neurol 132:195–212

Cook D, Dalakas M, Galdi A et al (1990) High-dose intravenous immunoglobulin in the treatment of demyelinating neuropathy associated with monoclonal gammopathy. Neurology 40:212–214

Dalakas M (2010) Pathogenesis and treatment of Anti-MAG Neuropathy. Curr Treat Options Neurol 12:71–83

Dalakas MC, Engel WK (1980) Immuloglobulin and complement deposits in nerves of patients with chronic relapsing polyneuropathy. Arch Neurol 37:637–640

Dalakas MC, Engel WK (1981) Chronic relapsing (dysimmune) polyneuropathy: pathogenesis and treatment. Ann Neurol 9:134–145

Dellagi K, Dupouey P, Brouet JC et al (1983) Waldenström's macroglobulinemia and peripheral neuropathy: a clinical and immunologic study of 25 patients. Blood 62:280–285

Dispenzieri A (2011) POEMS syndrome: 2011 update on diagnosis, risk-stratification, and management. Am J Hematol 86:592–601

Dubas F, Pouplard-Barthelaix A, Delestre F, Emile J (1987) Polyneuropathies avec gammapathie monoclonale IgM. 12 cas. Rev Neurol 143:670–683

Dyck PJ, Lais AC, Ohta M et al (1975) Chronic inflammatory demyelinating polyneuropathy. Mayo Clin Proc 50:621–637

Dyck PJ, Low PA, Windebank AJ et al (1991) Plasma exchange in polyneuropathy associated with monoclonal gammopathy of undetermined significance. N Engl J Med 325:1482–1486

Ernerudh JH, Vrethem M, Andersen O et al (1992) Immunochemical and clinical effects of immunosuppressive treatment in monoclonal IgM neuropathy. J Neurol Neurosurg Psychiatry 55:930–934

Feiner HD (1988) Pathology of Dysproteinemia: Light chain amyloidosis, non-amyloid immunoglobulin deposition disease, cryoglobulinemia syndromes, and macroglobulinemia of Waldenstrom. Hum Pathol 19:1255–1272

Ferri C, La Civita L, Cirafisi C et al (1992) Peripheral neuropathy in mixed cryoglobulinemia: clinical and electrophysiologic investigations. J Rheumatol 19:889–895

Figueroa JJ, Bosch EP, Dyck PJB et al (2012) Amyloid-like deposition neuropathy a distinct clinico-pathologic and proteomic disorder. J Peripher Nerv Syst 17:182–190

Fitting JW, Bischoff A, Regli F, de Cruosaz G (1979) Neuropathy, amyloidosis and monoclonal gammopathy. J Neurol Neurosurg Psychiatry 42:193–202

Frankel AH, Singer DR, Winearls CG et al (1992) Type II essential mixed cryoglobulinaemia: presentation, treatment and outcome in 13 patients. Q J Med 82:101–124

Garcia-Bragado F, Fernandez JM, Navarro C et al (1988) Peripheral neuropathy in essential mixed cryoglobulinemia. Arch Neurol 45:1210–1214

Gemignani F, Pavesi G, Fiocchi A et al (1992) Peripheral neuropathy in essential mixed cryoglobulinaemia. J Neurol Neurosurg Psychiatry 55:116–120

Gherardi R, Baudrimont M, Kujas M et al (1988) Pathological findings in three non-Japanese patients with the POEMS syndrome. Virchows Arch A Pathol Anat Histopathol 413:357–365

Gherardi RK, Amiel H, Martin-Mondiere C et al (1989) Solitary plasmacytoma of the skull revealed by mononeuritis multiplex associated with immune complex vasculitis. Arthritis Rheum 32:1470–1473

Gorevic PD, Kassab HJ, Levo Y et al (1980) Mixed cryoglobulinemia: clinical aspects and long term follow-up of 40 patients. Am J Med 69:287–308

Gosselin S, Kyle RA, Dyck PJ (1991) Neuropathy associated with monoclonal gammopathies of undetermined significance. Ann Neurol 30:54–61

Hansen PR, Jonssonn V, Schroder HD et al (1989) IgD-lambda monoclonal gammopathy and axonal neuropathy. J Intern Med 225:289–290

Harbs H, Arfmann M, Frick E et al (1987) Reactivity of sera and isolated monoclonal IgM from patients with Waldenstrom's macroglobulinaemia with peripheral nerve myelin. J Neurol 232:43–48

Hays AP, Lee SS, Latov N (1988) Immune reactive C3d on the surface of myelin sheaths in neuropathy. J Neuroimmunol 18:231–244

Hodge LS, Ansell SM (2013) Waldestrom macroglobulinemia: Treatment approaches for newly diagnosed and relapsed disease. Transfus Apher Sci 49:19–23

Isobe T, Osserman EF (1971) Pathologic conditions associated with plasma cell dyscrasias: a study of 806 cases. Ann N Y Acad Sci 190:507–517

Iwashita H, Argyrakis A, Lowitzch K et al (1974) Polyneuropathy in Waldenstrom's macroglobulinemia. J Neurol Sci 21:341–354

Jacobs JM, Scadding JW (1990) Morphological changes in IgM paraproteinaemic neuropathy. Acta Neuropathol 80:77–84

Jakobsen J, Sidenius P, Braendgaard H (1986) A proposal for the classification of neuropathies according to their axonal transport abnormalities. J Neurol Neurosurg Psychiatry 49:986–990

Johansen P, Leegaard OF (1985) Peripheral neuropathy and paraproteinemia: an immunohistochemical and serologic study. Clin Neuropathol 4:99–104

Jonsson V, Schroder HD, Staehelin JT et al (1988) Autoimmunity related to IgM monoclonal gammopathy of understermined significance: peripheral neuropathy and connective tissue sensibilization caused by IgM M-proteins. Acta Med Scand 223:255–261

Julien J, Vital C, Vallat JM et al (1984a) Chronic demyelinating neuropathy with IgM producing lymphocytes in peripheral nerve and delayed appearance of benign monoclonal gammopathy. Neurology 34:1387–1389

Julien J, Vital C, Vallat JM et al (1984b) IgM demyelinative neuropathy with amyloidosis and biclonal gammopathy. Ann Neurol 15:395–399

Kahn SN, Riches PG, Kohn J (1980) Paraproteinaemia in neurological disease: incidence, association, and classification of monoclonal immunoglobulins. J Clin Pathol 33:617–621

Kawagashira Y, Kondo N, Atsuta N, et al. (2010) IgM MGUS Anti-MAG neuropathy with predominant muscle weakness and extensive muscle atrophy. Muscle Nerve 42:433–435

Kelly JJ (1983) The electrodiagnostic findings in peripheral neuropathy associated with monoclonal gammopathy. Muscle Nerve 6:504–509

Kelly JJ (1990) The electrodiagnostic findings in polyneuropathies associated with IgM monoclonal gammopathies. Muscle Nerve 13:1113–1117

Kelly JJ Jr, Kyle RA, O'Brien PC, Dyck PJ (1979) The natural history of peripheral neuropathy in primary systemic amyloidosis. Ann Neurol 6:1–7

Kelly JJ, Kyle RA, O'Brien PC et al (1981a) Prevalence of monoclonal protein in peripheral neuropathy. Neurology 31:1480–1483

Kelly JJ, Kyle RA, Miles JM et al (1981b) The spectrum of peripheral neuropathy in myeloma. Neurology 31:24–31

Kelly JJ, Kyle RA, Miles JM, Dyck PJ (1983) Osteosclerotic myeloma and peripheral neuropathy. Neurology 33:202–210

King RHM, Thomas PK (1984) The occurrence and significance of myelin with unusually large periodicity. Acta Neuropathol 63:319–329

Kohn J (1976) Benign paraproteinemia. J Clin Pathol 28(suppl 6): 77–82

Konishi T, Saida K, Ohnishi A, Nishitani H (1982) Perineuritis in mononeuritis multiplex with cryoglobulinemia. Muscle Nerve 5:173–177

Kusunoki S, Kohriyama T, Pachner AR et al (1987) Neuropathy and IgM paraproteinemia: differential binding of IgM M-proteins to peripheral nerve glycolipids. Neurology 37:1795–1797

Kusunoki S, Shimizu T, Matsumura K et al (1989) Motor dominant neuropathy and IgM paraproteinemia: the IgM M-protein binds to specific gangliosides. J Neuroimmunol 21:177–181

Kyle RA (1992) Monoclonal proteins in neuropathy. Neurol Clin 10:713–734

Kyle RA, Garton JP (1987) The spectrum of IgM monoclonal gammopathy in 430 cases. Mayo Clin Proc 62:719–731

Kyle R, Rajkumar SV (2005) Monoclonal gammopathies of undetermined significance. Best Pract Res Clin Haematol 18:689–707

Lach B, Rippstein P, Atack D et al (1993) Immunoelectron microscopic localization of monoclonal IgM antibodies in gammopathy associated with peripheral demyelinative neuropathy. Acta Neuropathol 85:298–307

Lamarca J, Casquero P, Pou A (1987) Mononeuritis multiplex in Waldenstrom's macroglobulinemia. Ann Neurol 22:268–272

Lamarche J, Vital C (1987) Carcinomatous neuropathy. An ultrastructural study of 10 cases. Ann Pathol 7:98–105

Leschziner GD, Roncaroli F, Moss J et al (2009) Nineteen-year follow-up of Waldenstrom-associated neuropathy and Bing-Neel syndrome. Muscle Nerve 39:95–100

Lieberman F, Marton LS, Stefansson K (1985) Pattern of reactivity of IgM from the sera of eight patients with IgM monoclonal gammopathy and neuropathy with components of neural tissues: evidence for interaction with more than one epitope. Acta Neuropathol 68:196–200

Lippa CF, Chad DA, Smith TW et al (1986) Neuropathy associated with cryoglobulinemia. Muscle Nerve 9:626–631

Lombardi R, Erne B, Lauria G et al (2005) IgM deposits on skin nerves in anti-myelin-associated glycoprotein neuropathy. Ann Neurol 57:180–187

Lubimova NV, Turko TA, Votyakova OM et al (2012) Serum Immunoglobulin free light chains in patients with monoclonal gammopathies. Bull Exp Biol Med 153:249–254

Luegetti M, Conte A, Montano N (2012) Clinical and pathological heterogeneity in a series of 31 patients with IgM-related neuropathy. J Neurol Sci 319:75–80

Luigetti M, Frisullo G, Laurenti L et al (2010) Light chain deposition in peripheral nerve as a cause of mononeuritis multiplex in Waldenstrom macroglobulinemia. J Neurol Sci 291:89–91

Lyon G (1969) Ultrastructural study of a nerve biopsy from a case of early infantile chronic neuropathy. Acta Neuropathol 13:131–142

Mamoli A, Nemni R, Camerlingo M et al (1991) A clinical, electrophysiological, morphological, and immunological study of chronic sensory neuropathy with ataxia and paraesthesiae. Acta Neurol Scand 85:110–115

Margolis RK, Thomas MD, Crockett CP, Margolis RU (1979) Presence of chondroitin sulfate in the neuronal cytoplasm. Proc Natl Acad Sci U S A 76:1711–1715

Mckelvie PA, Gates PCG, Day T (2013) CANOMAD: report of a case with a 40-year history and autopsy. Is this a sensory ganglionopathy with neuromuscular junction blockade? Muscle Nerve 48:599–603

Meier C (1985) Polyneuropathy in paraproteinemia. J Neurol 232: 204–214

Meier C, Vandevelde M, Steck A et al (1983) Demyelinating polyneuropathy associated with monoclonal IgM-paraproteinemia. J Neurol Sci 63:353–367

Meier C, Roberts K, Steck A et al (1984) Polyneuropathy in Waldenstrom's macroglobulinemia: reduction of endoneurial IgM deposits after treatment with chlorambucil and plasmapheresis. Acta Neuropathol 64:297–307

Mendell JR, Sahenk Z, Whitaker JN et al (1985) Polyneuropathy and IgM monoclonal gammopathy: studies on the pathogenetic role of anti-Myelin Associated Glycoprotein antibody. Ann Neurol 17:243–254

Merelli E, Sola P, Montagnani G, Torelli G (1986) Peripheral neuropathy in IgD myeloma. Cerebrospinal fluid paraprotein analysis in three cases. Acta Neurol Scand 74:25–29

Miralles GD, O'Fallon JR, Talley NJ (1992) Plasma-cell dyscrasia with polyneuropathy. The spectrum of POEMS syndrome. N Engl J Med 327:1919–1923

Monaco S, Bonetti B, Ferrari S et al (1990) Complement mediated demyelination in patients with IgM monoclonal gammopathy and polyneuropathy. N Engl J Med 322:649–652

Moorhouse DF, Fox RI, Powell HC (1992) Immunotactoid-like endoneurial deposits in a patient with monoclonal gammopathy of undetermined significance and neuropathy. Acta Neuropathol 84:484–494

Nakanishi T, Sobue I, Toyokura Y et al (1984) The Crow-Fukase syndrome: a study of 102 cases in Japan. Neurology 34:712–720

Nardelli E, Pizzighella S, Tridente G, Rizzuto N (1981) Peripheral neuropathy associated with immunoglobulin disorders. An immunological and ultrastructural study. Acta Neuropathol Suppl 7: 258–261

Nemni R, Corbo M, Fazio R et al (1988) Cryoglobulinaemic neuropathy. A clinical, morphological and immunocytochemical study of 8 cases. Brain 111:541–552

Nemni R, Feltri ML, Fazio R et al (1990) Axonal neuropathy with monoclonal IgG kappa that binds to a neurofilament protein. Ann Neurol 28:361–364

Nemni R, Fazio R, Quattrini A et al (1993) Antibodies to sulfatide and to chondroitin sulfate C in patients with chronic sensory neuropathy. J Neuroimmunol 43:79–85

Nemni R, Sanvito L, Quattrini A et al (2003) Peripheral neuropathy in hepatitis C virus infection with and without cryoglobulinemia. J Neurol Neurosurg Psychiatry 74:1267–1271

Nobile-Orazio E (2010) Update on neuropathies associated with monoclonal gammopathy of undetermined significance (2008-2010). J Peripher Nerv Syst 15:302–306

Nobile-Orazio E (2013) Chapter 25: Neuropathy and monoclonal gammopathy. In: Said G, Krarup C (eds) Peripheral nerve disorders, Handbook clinical neurology, vol 115 (3rd series). Elsevier BV, Amsterdam, pp 443–459

Nobile-Orazio E, Hays AP, Latov N et al (1984) Specificity of mouse and human monoclonal antibodies to myelin-associated glycoprotein. Neurology 34:1336–1342

Nobile-Orazio E, Marmiroli P, Baldini L et al (1987) Peripheral neuropathy in macroglobulinemia: incidence and antigen specificity of M proteins. Neurology 37:1506–1614

Nobile-Orazio E, Baldini L, Barbieri S et al (1988) Treatment of patients with neuropathy and anti-MAG IgM M-proteins. Ann Neurol 24:93–97

Nobile-Orazio E, Francomano E, Daverio R et al (1989) Anti myelin associated glycoprotein IgM antibody titers in neuropathy associated with macroglobulinemia. Ann Neurol 26:543–550

Nobile-Orazio E, Barbieri S, Baldini L et al (1992) Peripheral neuropathy in monoclonal gammopathy of undetermined significance: prevalence and immunopathogenetic studies. Acta Neurol Scand 85:383–390

O'Shannessy DJ, Ilyas AA, Dalakas MC et al (1986) Specificity of human IgM monoclonal antibodies from patients with peripheral neuropathy. J Neuroimmunol 11:131–136

Ohi T, Kyle RA, Dyck PJ (1985) Axonal attenuation and secondary segmental demyelination in myeloma neuropathies. Ann Neurol 17:255–261

Ohnishi A (1984) Geographical patterns of neuropathy: Japan. In: Asbury AK, Gilliatt RW (eds) Peripheral Nerve Disorders. A practical Approach. Butterworths, London, pp 303–319

Ohnishi A, Hirano A (1981) Uncompacted myelin lamellae in dysglobulinemic neuropathy. J Neurol Sci 51:131–140

Osby E, Noring L, Hast R et al (1982) Benign monoclonal gammopathy and peripheral neuropathy. Br J Haematol 51:531–539

Panegyres PK, Blumbergs PC, Leong ASY, Bourne AJ (1990) Vasculitis of peripheral nerve and skeletal muscle: clinicopathological correlation and immunopathic mechanisms. J Neurol Sci 100:193–202

Pestronk A, Li F, Bieser K et al (1994) Anti-MAG antibodies: Major effects of antigen purity and antibody cross-reactivity on ELISA results and clinical correlation. Neurology 44:1131–1137

Pollard JD, MacLeod JG, Gatenby P et al (1983) Prediction of response to plasma exchange in chronic relapsing polyneuropathy. J Neurol Sci 58:269–287

Pollard JD, McLeod JG, Feeney D (1985) Peripheral neuropathy in IgM kappa paraproteinaemia: clinical and ultrastructural studies in two patients. Clin Exp Neurol 21:41–54

Powell HC, Rodriguez M, Hughes RAC (1984) Microangiopathy of vasa nervorum in dysglobulinemic neuropathy. Ann Neurol 15:386–394

Prior R, Schober R, Scharffetter K, Wechsler W (1992) Occlusive microangiopathy by immunoglobulin (IgM-kappa) precipitation: pathogenetic relevance in paraneoplastic cryoglobulinemia neuropathy. Acta Neuropathol 83:423–426

Propp RP, Means E, Deibel R et al (1975) Waldenstrom's macroglobulinemia and neuropathy. Deposition of M-component on myelin sheaths. Neurology 25:980–988

Quarles RH (1989) Myelin-associated glycoprotein in demyelinating disorders. Crit Rev Neurobiol 5:1–28

Quattrini A, Nemni R, Fazio R et al (1991) Axonal neuropathy in a patient with monoclonal IgM kappa reactive with Schmidt-Lantermann incisures. J Neuroimmunol 33:73–79

Ramchandren S, Lewis RA (2012) An update on monoclonal gammopathy and neuropathy. Curr Neurol Neurosci Rep 12:102–110

Randall RE, Williamson WC Jr, Millinax F et al (1976) Manifestations of systemic light chain deposition. Am J Med 60:293–299

Read D, Warlow C (1978) Peripheral Neuropathy and solitary plasmacytoma. J Neurol Neurosurg Psychiatry 41:177–184

Read DJ, Van Hegan RI, Matthews WB (1978) Peripheral neuropathy and benign IgG paraproteinemia. J Neurol Neurosurg Psychiatry 41:215–298

Rebai T, Mhiri T, Heine P et al (1989) Focal myelin thickenings in a peripheral neuropathy associated with IgM monoclonal gammopathy. Acta Neuropathol 79:226–232

Rowland LP, Defendini R, Sherman W et al (1982) Macroglobulinemia with peripheral neuropathy simulating motor neuron disease. Ann Neurol 11:532–536

Scarlato M, Previtali SC, Carpo M (2005) Polyneuropathy in POEMS syndrome: role of angiogenic factors in the pathogenesis. Brain 128:1911–1920

Schenone A, De Martini I, Tabaton M et al (1988) Direct Immunofluorescence in sural nerve biopsies. Eur Neurol 28: 262–269

Sewell HG, Matthew JB, Gooch E et al (1981) Autoantibody to nerve tissue in a patient with a peripheral neuropathy and an IgG paraprotein. J Clin Pathol 34:1163–1166

Sherman WH, Latov N, Hays AP et al (1983) Monoclonal IgM antibody precipitating with chondroitin sulfate C from patients with axonal polyneuropathy and epidermolysis. Neurology 33:192–201

Sherman WH, Olarte MR, McKierman G et al (1984) Plasma exchange treatment of peripheral neuropathy associated with plasma cell dyscrasia. J Neurol Neurosurg Psychiatry 47:813–819

Shy ME, Vietorisz T, Nobile-Orazio E, Latov N (1984) Specificity of human IgM M proteins that bind to myelin associated glycoprotein: peptide mapping, deglycosylation, and competitive binding studies. J Immunol 133:2509–2512

Silverstein A, Doniger DE (1963) Neurologic complications of myelomatosis. Arch Neurol 9:534–544

Simmons Z, Bromberg MB, Feldman EL, Blaivas M (1993) Polyneuropathy associated with IgA monoclonal gammopathy of undetermined significance. Muscle Nerve 16:77–83

Smith IS, Kahn SN, Lacey BW et al (1983) Chronic demyelinating neuropathy associated with benign IgM paraproteinaemia. Brain 106:169–195

Smith T, Sherman W, Olarte MR, Lovelace RE (1987) Peripheral neuropathy associated with plasma cell dyscrasia: a clinical and electrophysiological follow-up study. Acta Neurol Scand 75:244–248

Steck AJ, Murray N, Dellagi K et al (1987) Peripheral neuropathy associated with monoclonal IgM autoantibody. Ann Neurol 22:764–767

Stefansson K, Marton L, Antel JP et al (1983) Neuropathy accompanying IgM monoclonal gammopathy. Acta Neuropathol 59:255–261

Takatsu M, Hays AP, Latov N et al (1985) Immunofluorescence study of patients with neuropathy and IgM M proteins. Ann Neurol 18(173):181

Tatum AH (1993) Experimental paraprotein neuropathy, Demyelination by passive transfer of human IgM anti-Myelin associated Glycoprotein. Ann Neurol 33:502–506

Thomas FP, Lovelace RE, Xin-Sheng D et al (1992) Vasculitic neuropathy in a patient with cryoglobulinemia and anti-MAG IgM monoclonal gammopathy. Muscle Nerve 15:891–898

Tona A, Perides G, Rahemtulla F, Dahl D (1993) Extracellular matrix in regenerating rat sciatic nerve: a comparative study on the localization of laminin, hyaluronic acid, and chondroitin sulfate proteoglycans, including versican. J Histochem Cytochem 41:593–599

Trapp BD, Quarles RH (1982) Presence of the myelin associated glycoprotein correlates with alterations in the periodicity of peripheral myelin. J Cell Biol 92:877–882

Tredici G, Petruccioli MG, Cavaletti G et al (1992) Sural nerve bioptic findings in essential cryoglobulinemic patients with and without peripheral neuropathy. Clin Neuropathol 2:121–127

Vallat JM, Desproges-Gotteron R, Leboutet MJ et al (1980) Cryoglobulinemic neuropathy: A pathological study. Ann Neurol 8:179–185

Valldeoriola F, Graus F, Steck AJ et al (1993) Delayed appearance of anti-myelin-associated glycoprotein antibodies in a patient with chronic demyelinating neuropathy. Ann Neurol 34:394–396

Valli G, De Vecchi A, Gaddi L et al (1989) Peripheral nervous system involvement in essential cryoglobulinemia and nephropathy. Clin Exp Rheumatol 7:479–483

Vital C, Vallat JM (1987) Ultrastructural Study of the Human Diseased Peripheral Nerve, 2nd edn. Elsevier, New York, p70, p151

Vital A, Vital C (1993) Immunoelectron identification of endoneurial IgM deposits in four patients with Waldenstrom's macroglobulinemia: a specific ultrastructural pattern related to the presence of cryoglobulin in one case. Clin Neuropathol 12:49–52

Vital C, Staeffen J, Series C et al (1978) Relapsing polyradiculitis after portocaval anastomosis. Eur Neurol 17:108–116

Vital C, Vallat JM, Deminiere C et al (1982) Peripheral nerve damage during multiple myeloma and Waldenstrom's macroglobulinemia. Cancer 50:1491–1497

Vital C, Pautrizel B, Lagueny A et al (1985a) Hypermyelinisation dans un cas de neuropathie peripherique avec gammopathie monoclonal benigne a IgM. Rev Neurol 141:729–734

Vital C, Deminiere C, Bougouin B et al (1985b) Waldenstrom's macroglobulinemia and peripheral neuropathy: deposition of M component and kappa light chain in the endoneurium. Neurology 35:603–606

Vital C, Dumas P, Latinville D et al (1986) Relapsing inflammatory demyelinating polyneuropathy in a diabetic patient. Acta Neuropathol 71:94–99

Vital C, Deminiere C, Lagueny A et al (1988) Peripheral neuropathy with essential mixed cryoglobulinemia: biopsies from 5 cases. Acta Neuropathol 75:605–610

Vital A, Vital C, Julien J et al (1989) Polyneuropathy associated with IgM monoclonal gammopathy: immunological and pathological study in 31 patients. Acta Neuropathol 79:160–167

Vital A, Vital C, Ragnaud JM et al (1991a) IgM cryoglobulin deposits in the peripheral nerve. Virchows Arch A Pathol Anat Histopathol 418:83–85

Vital A, Latinville D, Aupy M et al (1991b) Inflammatory demyelinating lesions in two patients with IgM monoclonal gammopathy and polyneuropathy. Neuropathol Appl Neurobiol 17:415–420

Vital C, Gherardi R, Vital A et al (1994) Uncompacted myelin lamellae in polyneuropathy, organomegaly, endocrinopathy, M-protein and skin changes syndrome. Ultrastructural study of peripheral nerve biopsy from 22 patients. Acta Neuropathol 87:302–307

Vrethem M, Cruz M, Huang WX et al (1993) Clinical, neurophysiological, and immunological evidence of polyneuropathy in patients with monoclonal gammopathies. J Neurol Sci 114:193–199

Walsh JC (1971) The neuropathy of multiple myeloma. An electrophysiological and histological study. Arch Neurol 25:404–414

Yee WC, Hahn AF, Hearn SA, Rupar AR (1989) Neuropathy in IgM paraproteinemia: immunoreactivity to neural proteins and chondroitin sulfate. Acta Neuropathol 78:57–64

Yeung KB, Thomas PK, King RHM et al (1991) The clinical spectrum of peripheral neuropathies associated with benign monoclonal IgM, IgG, and IgA paraproteinaemia. Comparative clinical, immunological and nerve biopsy findings. J Neurol 238:383–391

Yoshikawa H, Dyck PJ (1991) Uncompacted inner myelin lamellae in inherited tendency to pressure palsy. J Neuropathol Exp Neurol 50:649–657

第 15 章

淀粉样变性周围神经疾病

淀粉样变性(amyloidosis)是最为熟知的获得性毒性功能蛋白质错误折叠疾病之一。这类疾病的特点是无功能但有毒性的异常蛋白聚集导致细胞和组织损伤(Blancas-Mejia and Ramirez-Alvarado,2013)。淀粉样物质是一种细胞外蛋白质或蛋白质样的物质,在光镜下为无定形态,在电镜下呈细丝状。淀粉样物质区别于其他沉积蛋白质的特点是其经过刚果红染色,在偏振光显微镜下可呈现苹果绿–黄的双折光。淀粉样物质由 β 折叠微粒缠结形成的线状无分支细丝组成,其宽 7~10nm, 所有淀粉样物质的功能成分是淀粉样 P 组分(一种肝脏产生的糖蛋白)和多种黏多糖(Pepys,1986,1990)。不同淀粉样物质的类型主要根据其主蛋白成分也就是沉积物的最大组成成分来区别。迄今为止已有 30 种细胞外蛋白质符合淀粉样物质的命名标准 (Sipe 等,2012), 其中 5 种影响周围神经系统(AmTTR、AApoA、AGel、AL 和 APrP)。淀粉样物质是不可溶的,而且高度耐受蛋白水解。淀粉样物质在不同的组织部位沉积最终引起相应的临床疾病,其机制尚未完全明确。

淀粉样变性可分为原发性淀粉样变性、继发性淀粉样变性、家族性淀粉样变性和组织特异性淀粉样变性这几种类型(Adams,2001;Buxbaum,2004;Plante'-Bordeneuve 和 Kerschen,2013)。原发性淀粉样变性是指淀粉样物质的主要蛋白来源为免疫球蛋白轻链,主要是可变(V)区(Feiner,1988)。明显的或隐匿的原发性淀粉样变性均与浆细胞异常增生有关。正如我们在几个家族性淀粉样变性多发性神经疾病(FAP)的家系中所观察到的,遗传性淀粉样变性的患者往往有遗传倾向,淀粉样物质可在多种组织器官沉积,但大多显著累及周围神经。继发性淀粉样变性中主蛋白为血清蛋白 A,此类多见于某些慢性系统性炎症性疾

病,很少引起明显的周围神经损伤(参见后文)。尽管还有其他类型的淀粉样变性(Kyle 和 Dyck,1993),比如有研究者报道透析患者出现腕管综合征,可能与 β_2 微球蛋白有关,但这些与多发性周围神经疾病和神经活检的关联甚微(Gertz 和 Kyle,1989)。2013 年,Mead 等报道了一个新的朊蛋白病的表型, 主要表现为腹泻、遗传性的感觉自主神经疾病,由 PRNP 基因的新发突变导致,在周围神经和其他组织器官都可检测到朊蛋白淀粉样物质的沉积(Mead 等,2013)。

15.1 临床表现

15.1.1 原发性淀粉样变性

原发性淀粉样变性往往是一种多系统疾病,为 20%~34% 周围神经受累,7%~12% 的原发性淀粉样变性患者在其他系统受累症状出现之前表现为单纯的周围神经疾病 (Buxbaum,1992;Duston 等,1989;Gertz 和 Kyle,1989;Trotter 等,1977)。周围神经疾病被诊断的年龄和病程分别为 57.9 ± 8.7 岁和 14.7 ± 7.2 个月 (Matsuda 等,2011)。多发性周围神经疾病是长度依赖性的,以感觉受累为主,早期累及双下肢,常出现感觉缺失、痛性麻木及自主神经功能障碍症状,运动无力出现较晚,与 mTTR 淀粉样变性相关多发周围神经疾病的表现类似。

传统上,一旦发现了淀粉样物质沉积,又存在浆细胞异常增生的证据时(一般检测副蛋白),可诊断为原发性淀粉样变性。但此种方式容易出现误诊倾向,因为家族性淀粉样变性中 50% 的患者无家族史(Li 等,1992),他们和其他人一样可能有副蛋白血症。系统性轻链淀粉样变性是最常见的系统性淀粉样变性,

其特点是浆细胞疾病导致了轻链 N 端的沉积,最终导致靶器官衰竭。最重要的是在 13% 或更高比例的患者中检测不到副蛋白,而且表现为孤立性周围神经疾病的原发性淀粉样变性患者中近一半副蛋白检测阴性(Buxbaum 等,1990;Gertz 和 Kyle,1989)。此类患者需要进行骨髓活检、骨扫描、异常蛋白的重复检测,以及血和尿的免疫固定电泳、免疫球蛋白轻链 κ 和 λ 的检测。单克隆免疫球蛋白轻链检测对于诊断非常重要,其不仅可检测分泌性多发性骨髓瘤的轻链,部分非分泌的骨髓瘤,也可检测到 M 蛋白(Uchida 等,2012)。如果血、尿免疫固定电泳阴性,血 Ig FLC(κ/λ)比值正常(0.26~1.65),此时不大可能为轻链淀粉样变性,此时其他相关检查可不必进行(Gertz,2013;Lubimova 等,2012)。在瑞典,轻链淀粉样变性诊断后的中位生存期为 3 年。

15.1.2 遗传性淀粉样神经疾病

目前,已确定几种家族性淀粉样神经疾病(FAP)均为常染色体显性遗传,FAP 可根据淀粉样蛋白的前体物质进行分类(Blancas-Mejia 和 Ramirez-Alvarado,2013)。在临床上,只有 50% 的患者可以追溯到明确的家族史(Li 等,1992),当然经过严密问诊,该比例也会相应提高(Gertz 等,1992;Li 等,1992)。患者的典型临床表现为周围神经疾病,尽管多累及其他系统,特别是心脏受累,临床上极少见到无神经受累症状的患者(Gertz 等,1992;Ikeda 等,1987;Meretoja 和 Teppo,1971;Reilly 和 King,1993)。目前,已确定有三种蛋白质为 FAP 的主要蛋白来源。

15.1.3 转甲状腺素蛋白(TTR)

肝细胞源性的转甲状腺素蛋白是一种血清转运蛋白,以前被称为前白蛋白,是甲状腺素、维生素 A 等几种物质的载体。由 18 号染色体上的单拷贝基因编码。目前已发现 113 种以上的错义突变与 TTR 淀粉样物质在周围神经、心脏、胃肠、肾等组织的沉积有关(Reilly 和 King,1993;Plante'-Bordeneuve 和 Kerschen,2013)。最早被发现的致病突变是 Val30Met 突变(安德拉德/葡萄牙变异,I 型 FAP),于 1952 年被发现,也是葡萄牙、日本、瑞典最常见的致病突变。该突变外显率从瑞典的 69% 到葡萄牙的 85%(Plante-Bordeneuve 和 Said,2011)。比较有意思的是 Val122Ile 突变(往往

与心脏病有关)在非洲裔美国人中有着很高的外显率。患者一般为杂合突变,但沉积的淀粉样蛋白包括突变型与野生型蛋白。除了肝脏,转甲状腺素蛋白也可在视网膜(视网膜色素上皮)和脉络丛中合成,所以 TTR 淀粉样变性也可导致玻璃体和软脑膜的淀粉样物质聚集(Coelho 等,2013)。

尽管家族史阴性往往将其归因于可能但并不完全的外显率和不完整的家族史。然而真正散发的 TTR 淀粉样变性神经疾病也有报道(Murakami 等,1992),但具体比例未知。另外,在正常人中非突变的野生型 TTR 也易形成淀粉样蛋白。在 80 岁以上的老年人中,至少 10% 存在野生型 TTR 淀粉样蛋白沉积,这些老年相关的系统性淀粉样变性没有神经内膜淀粉样物质沉积和神经损害的证据。

在一项关于特发性腕管综合征患者的研究中,34% 的患者腱鞘组织存在 TTR 淀粉样物质沉积,且经过 DNA 测序证实均为野生型 TTR(Sekijima 等,2011)。

15.1.4 载脂蛋白 A₁(apolipoprotein A₁)

遗传性淀粉样神经疾病(FAP)Ⅲ型(依阿华型变异)为 11 染色体编码的载脂蛋白 A₁ 突变所致,其沉积的淀粉样物质主要蛋白来源为载脂蛋白 A₁(Reilly 和 King,1993)。载脂蛋白 A₁ 是一种含有 α 螺旋结构的血清蛋白,由肝脏和小肠合成。神经症状与 Gly26Arg 突变有关。患者临床表现包括不同程度的长度依赖性周围神经疾病(往往并不明显)、消化道溃疡、肝病、肾病,最终死于肾衰竭。

15.1.5 凝溶胶蛋白(gelsolin)

凝溶胶蛋白是一种肌动蛋白调节蛋白,编码基因位于 9q32-34 的长臂,一个点突变与 FAP Ⅳ 有关(芬兰,Meretoja 变异,Maury 1991;Sunada 等,1993)。我们倾向于称其为 Gelsolin 淀粉样变性(Pihlamaa 等,2012;Kiuru-Enari,Haltia,2013)。同样的突变在无血缘关系的芬兰和日本家族中也有报道。Gelsolin 基因的点突变导致了凝溶胶蛋白的淀粉样循环降解产物(Maury 和 Rossi,1993)。临床上,患者的周围神经疾病发病年龄在 30~40 岁,虽然周围神经系统亦可发现淀粉样物质沉积(Meretoja 和 Teppo,1971),但其显著特点为明显的颅神经受累(多表现为面瘫),伴有特征性的角膜晶格状营养不良(对此病来说有诊断意义,有

时在周围神经疾病症状之前数年即被发现），以及皮肤改变（松弛）（Kiuru-Enari 等，2002）。

15.1.6 "散发性"淀粉样神经疾病

约 39% 的淀粉样变性神经疾病的患者没有家族史和浆细胞异常增生的证据（Dalakas 和 Cunningham，1986）。这些患者可能是未检测到副蛋白的原发性淀粉样变性或者是家族性（通常是 TTR 突变）淀粉样变性，但家族史不完整、不完全外显率或新发突变（Adams 等，1992）。 这为临床的诊断和治疗带来了挑战。近来免疫组织化学和在 Ig 游离轻链辨识方面的研究进展对此类人群的诊断有重要作用（Lubimova 等，2012）（参见后文）。

15.1.7 临床特点

MTTR-FAP 大多数在 30~50 岁发病 （Val30Met 突变，其他突变患者发病更晚）。男女患病比率相近（Coelho 等，2013）。在经典的突变类型中，患者有两种感觉运动缺损模式伴不同程度的自主神经功能障碍（体位性低血压、膀胱及性功能障碍、便秘）及神经系统外的表现（肾病综合征或肾衰竭、肝大、体位性低血压和巨舌）。一种模式是长度依赖性的周围神经疾病，症状从双足的痛温觉障碍开始，早期触觉、本体觉及腱反射保留。另一种类型是由于神经内膜淀粉样物质的沉积导致局限的神经功能缺损，随着疾病进展，出现双侧运动感觉神经疾病。在法国，26% 的 TTR-FAP 患者表现为共济失调（Adams 等，2014）。这种类型患者在起病时可表现为足部麻木和平衡障碍。体格检查可发现震动觉和位置觉缺失，以及广泛的腱反射消失，共济失调进展较快，患者常被误诊为 CIDP。其他的 TTR 突变（Val93Met）可表现为 ALS 表型（Adams 等，2014）。

一旦出现长度依赖性周围神经疾病，症状将逐渐向近端进展直至股部，运动障碍同样也从远端向近端进展。随着时间的推移，上肢亦受累，足部痛觉缺失，出现足部溃疡及足关节病。在电生理上，早期的感觉定量检测和交感皮肤反应检测可确定小纤维受累（Heldestad 和 Nordh，2007）。随着疾病进展，EMG 可出现慢性及活动性的神经源性损害。疾病呈进展性，病程 10~13 年。

15.1.8 治疗

家族性淀粉样变性的确诊对于接下来的遗传咨询和防止不必要的有创检查来说至关重要。肝移植通过减少突变蛋白的产生而使病情稳定，特别是在疾病早期更有效（Holmgren 等，1993；Adams，2001；Yamamoto 等，2007）。然而，移植后有更多的野生型 TTR 会沉积于之前存在淀粉样物质的区域，导致心肌病和周围神经疾病的加重。肝移植对眼部并发症及中枢神经系统症状无效，因为此类并发症为视网膜上皮细胞和脉络丛合成的 TTR 沉积所致（Hara 等，2010）。Tafamidis 是一种小的分子伴侣，可结合转甲状腺素蛋白抑制其从四聚体分解成单体（淀粉样物质产生的限速步骤），从而减少淀粉样物质产生，在临床上可减缓周围神经功能恶化，改善生活质量（Coelho 等，2012）。利用基于脂质的 TTR 特异的小干扰 RNA 以减少 mTTR 表达的新技术目前正在研究中（Love 等，2010）。Coelho 等（2013）报道，可用一种脂质的纳米颗粒包裹将小干扰 RNA 运送至肝脏细胞，从而显著减少 TTR 的产生。对于凝溶胶蛋白淀粉样变性或载脂蛋白 A$_1$ FAP 没有特异性的治疗作用。

一旦被确诊为轻链淀粉样变性，治疗方式包括干细胞移植或者化疗，后者包括糖皮质激素、烷化剂（美法仑，环磷酰胺）、免疫调节药物（沙利度胺，来那度胺）、蛋白酶体抑制剂（硼替佐米）（Gertz，2013）。肝移植的替代治疗方案为氯苯唑酸、双氟尼酸、反义寡核嘧酸和小干扰 RNA（Adams 等，2014）。

15.1.9 继发性淀粉样变性

一般情况下，周围神经疾病并不是继发性淀粉样变性的特征性表现（Benson 等，1975），然而有一些继发性淀粉样变导致自主神经功能障碍、颅神经疾病或感觉运动神经疾病的报道 （Horn 等，1991；McGill 等，1986；Nordborg 等，1973；Tsunoda 等，1994）。自主神经功能障碍可能与 AA 淀粉样物质在交感神经节沉积有关（McGill 等，1986）。继发性淀粉样物质也可在神经内膜沉积（McGill 等，1986；Tsunoda 等，1994）。在这两个报道中，第一个报道的患者无多发性神经疾病（McGill 等，1986），在第二个报道中存在非淀粉样物质的副蛋白可能与神经疾病有关（Tsunoda 等，1994）。

15.2 病理

15.2.1 神经活检的作用

需要强调的是除了神经活检，活检部位有其他的选择。如果怀疑原发性或家族性淀粉样变性,腹部脂肪和直肠黏膜的活检不失为一个更好的选择,因为其阳性率高、并发症少(Gertz 等,1988,1992)。在一项大型研究中,皮肤活检在检测葡萄牙型 FAP 方面与神经活检有相同的敏感性(Guimaraes 等,1987)。在原发性淀粉样变性中肌活检比神经活检效率更高(Dalakas 和 Engel,1979);我们倾向于神经肌肉联合活检。

在无症状或早期症状的 FAP 携带者中取得的神经可正常或异常,表现出与患者类似的病理改变(Guimaraes 等,1987)。在大约一半的无症状携带者中,皮肤和神经活检均可检测到淀粉样物质沉积,而皮肤活检阳性率略高(Leite 等,1987)。然而矛盾的是,在其他报道中无症状或早期症状的携带者没有淀粉样物质沉积(Carvalho 等,1976;Harats 等,1989)。对有症状的患者,从文献中很难得到腓肠神经活检的敏感性数据,因为诊断往往基于单纯的神经活检。在一项比较大型的研究中,44 例临床有神经受累的 FAP 患者中,42 例被检测到有神经淀粉样物质沉积(Guimaraes 等,1987)。其他 2 例患者神经表现为中至重度的纤维丢失(无髓纤维多于有髓纤维),皮肤活检存在淀粉样物质沉积。在另一项研究中,23 个 FAP 患者中 3 个神经活检阴性,但是否伴有临床上的周围神经症状并未阐明(Gertz 等,1992)。这些数据表明在 FAP 患者中腓肠神经活检阳性率虽高,但未达到 100%,当神经纤维丢失符合淀粉样变性而没有淀粉样物质沉积时,应考虑皮肤及其他组织活检的必要性。无症状或早期症状的 FAP 患者的神经活检发现淀粉样物质的敏感性并不高,只有 23% 伴有周围神经组织学改变的无症状患者可检测到淀粉样物质沉积(Leite 等,1987)。尚不明确的是,这些与样本误差有关,还是与淀粉样沉积并不直接导致神经疾病有关。

在原发性淀粉样变性周围神经疾病中,神经活检的敏感性是比较高的。腓肠神经活检标本中淀粉样物质的检出率为 86%~100%(Kelly 等,1979;Kyle 和 Dyck,1993),但这明显存在选择偏倚。在另一项研究中,8 例患者为淀粉样变性周围神经疾病,其中仅 2 例患者神经活检标本检测到了淀粉样物质沉积,并最终证实为原发性淀粉样变性(Simmons 等,1993)。我们也曾遇到 3 例系统性变性伴周围神经疾病的患者其腓肠神经标本并未发现淀粉样物质沉积,其中 1 例周围神经疾病并非由淀粉样物质沉积所致,而是由 IgM 副蛋白所致,另一例患者的神经病理表现为选择性小纤维丢失,首先怀疑为淀粉样变性周围神经疾病,后来通过腹部脂肪活检确诊,在第三例患者中,尸检时才被明确诊断。因此,如果临床上高度怀疑淀粉样变性周围神经疾病而神经活检阴性,应考虑其他部位的活检。

15.2.2　总则

根据我们(3 个 FAP,3 个轻链淀粉样变,2 个未明确的)和其他研究者(Li 等,1992)的经验,神经病理组织学上家族性和原发性没有区别,所以接下来两组一起讨论。

虽然一些物理(高温蒸汽法)和组织化学(高锰酸钾、碱性胍)方法可鉴别不同类型的淀粉样物质(Elghetany 和 Saleem,1988),但是免疫组织化学法仍是鉴别家族性和原发性最重要的方法(Linke 等,1986)。FAP 和原发性淀粉样变性的淀粉样物质是耐高锰酸钾的,而继发性淀粉样变性中的蛋白质不耐受(Sommer 和 Schroder,1989)。由于继发性淀粉样变性多数情况下不伴有周围神经疾病,所以这种方法的价值非常有限。

在不使用滤光镜头的情况下,淀粉样物质即使未染色在偏振光下也能呈现双折光,不过经典的苹果绿-黄双折光需要在 5~10μm 的切片上行刚果红染色才可见。冰冻切片对刚果红的亲和力最好,一些物质也可表现为刚果红染色阳性,但没有双折光,这些物质包括纤维蛋白、弹性纤维、肥大细胞颗粒,还有一些物质也可呈现双折光,包括真菌、植物细胞壁、棉纤维、淀粉。技术方面的细节可参照相关文献(Elghetany 和 Saleem,1988;Francis,1990)。刚果红染色的敏感性非常高,但是当应用甲醛溶液长时间固定后,刚果红与组织的亲和力会下降。我们有一些病例只在电镜下检测到了少量的淀粉样物质沉积,这可能是由于样本误差,所以如果临床高度怀疑淀粉样变,即使刚果红染色阴性也不能放弃寻找淀粉样物质。冰冻切片与石蜡切片应用一些荧光染料(硫黄素 T,硫黄素 S,PhorwhiteBBU)染色也是发现淀粉样物质的可靠手段(Francis,1990;Waldrop 等,1972)。

雷诺小体(Renaut body)由于在光镜下呈无定形状态且在电镜下与胶原混杂呈纤丝状,易被误认为淀粉样物质。这种微丝成分直径更宽(8~13nm 对 7~10nm),不像淀粉纤丝那样长直,属于抗酸的弹性纤维

(Ghadially,1988a;Weis 等,1993)(图 15.1a,b)。雷诺特小体本身特有的位置和形态以及刚果红染色阴性可供鉴别。相似的微丝结构还可见于神经束膜下、神经内膜间质以及血管周围,应注意与淀粉样物质鉴别。对于神经内膜"水肿",刚果红染色阴性,阿新蓝染色阳性,以此可与淀粉样物质鉴别。

15.2.3 光镜表现

淀粉样物质聚集在神经外膜、神经束膜和神经内膜。而我们检测的标本中淀粉样物质大部分沉积于神经外膜的脂肪,如果进行神经束活检的话可能会被漏掉。当沉积于神经内膜间质时,淀粉样物质可出现大量或弥漫性分布(图 15.2,图 15.3a-c 和图 15.4a-d)。淀粉样物质团块可存在于血管壁局部或形成血管周围环(图 15.4a-d 和图 15.5)。后者在没有常规刚果红染色偏振光观察的情况下容易被误认为非特异性的血管壁玻璃样变。有学者认为原发性淀粉样变性的淀粉样物质较家族性淀粉样变性的淀粉样物质更倾向于在血管内及血管周围沉积,特别是在神经外膜的神经滋养血管(Asbury 和 Johnson,1978),但我们并没有

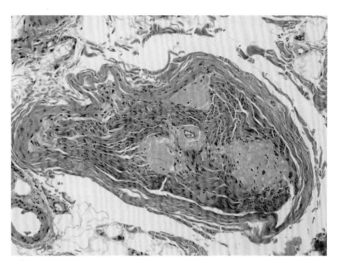

图 15.2 淀粉样变性。在神经内膜、邻近神经束膜以及血管周围可发现团块状粉红色,无定形淀粉样物质(HE 染色,石蜡切片)。

发现这种差别(Li 等,1992)。神经束膜和神经束膜下的沉积十分明显且常见(图 15.3c 和图 15.4c,d)。在继发性淀粉样变性中,神经外膜可能有沉积,但神经内膜没有(Belokrenitzky,1911)。在淀粉样变性周围神经疾病中一般没有炎细胞。

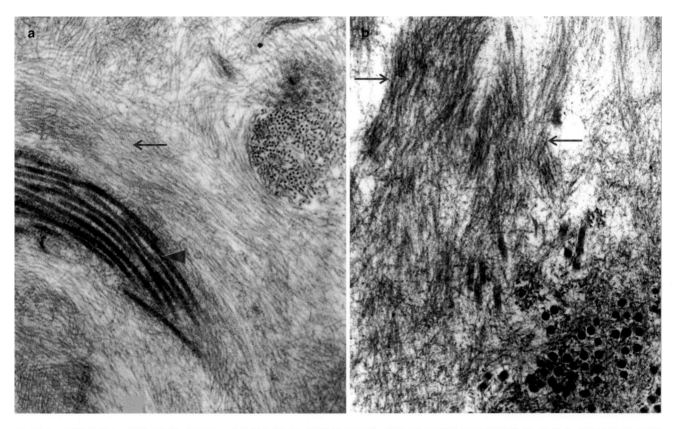

图 15.1 耐酸纤维(a,箭头所示)、胶原(a,三角箭头所示)、淀粉样纤丝(b,箭头)的区别是耐酸纤维较宽,且卷曲或呈波浪状,而淀粉样纤丝较细且僵直。(a,b,65 100×)

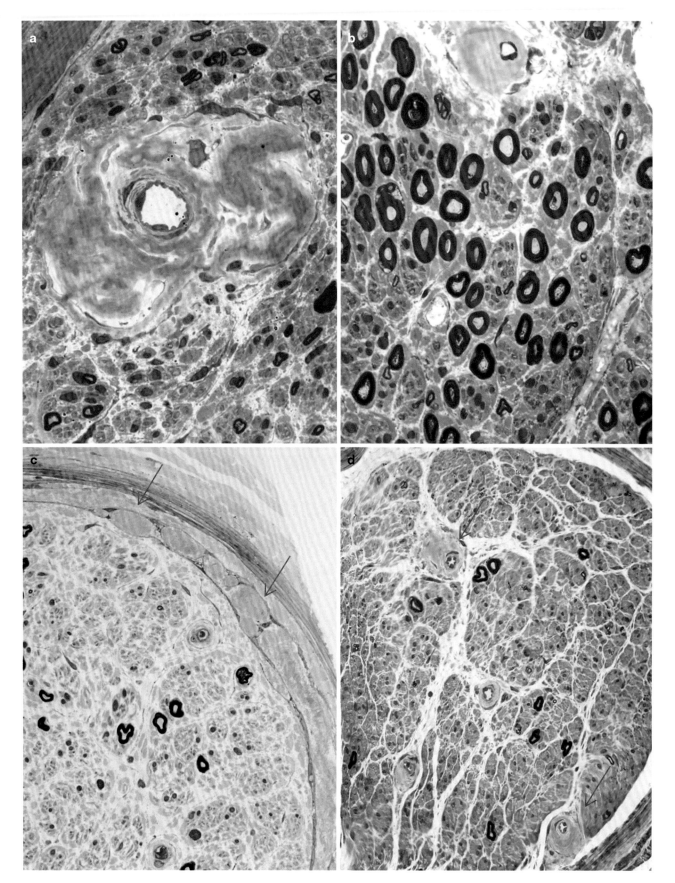

图 15.3　淀粉样变性。(a)血管周围不规则分布的淀粉样物质团块。(b)尽管大的有髓神经纤维保留较好,但小的有髓神经轴突数量明显减少。血管周围存在不对称的淀粉样物质沉积。(c)淀粉样团块的沉积造成束膜下和束膜内空间扩大(c,箭头所示)。(d)血管周围适量的淀粉样物质沉积(箭头所示)。(a–c,甲苯胺蓝染色,1000×;d,400×)

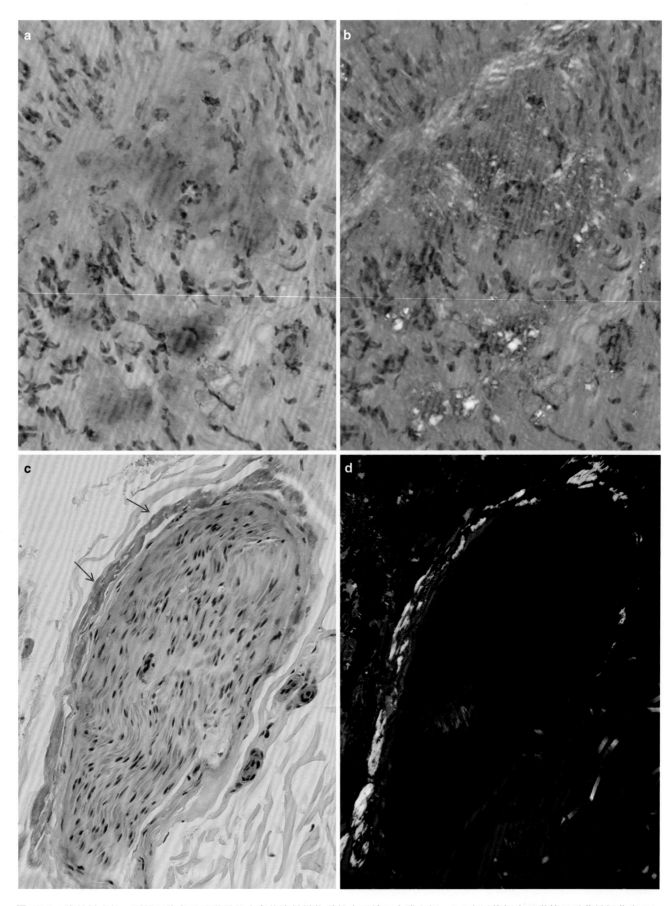

图 15.4   淀粉样变性。刚果红染色显示微弱的小束状淀粉样物质扩大了神经内膜空间。(a)应用偏振光显微镜显示苹果绿荧光(b)。神经束膜淀粉样物质沉积在刚果红染色(c)和偏振光下的表现(d)。(a–d,石蜡切片,400×)

神经的主要病理改变为轴突变性。纤维丢失的程度与病程相关。在疾病早期,一些无髓及有髓小纤维选择性丢失,随着疾病进展,所有纤维均严重受累(图15.3a~c)。有时选择性小纤维丢失非常显著(图15.3b)(Dyck 和 Lambert,1969)。有时可观察到从中度且活动的沃勒变性到伴有再生丛的慢性轴突变性的病情波动,但在我们的病例中后者并不常见。尽管典型的淀粉样变性是轴突性的,但一些作者应用单纤维分离的方法发现亦存在节段性脱髓鞘改变(Dyck 和 Lambert,1969;Hanyu 等,1989;Jedrzejowska,1977;Said 等,1984;Thomas 和 King,1974),然而在我们的淀粉样变性周围神经疾病病例中,未发现有节段性脱髓鞘。

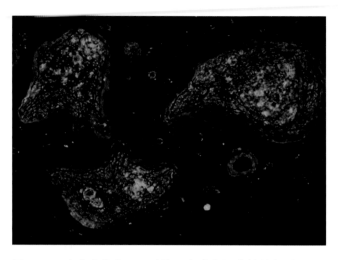

图 15.5　硫黄素荧光 S 显示神经内膜大量淀粉样物质沉积。(石蜡切片,200×)

15.2.4　电镜

电镜下可观察到细胞外沉积物由宽 7~10nm 无分支的直纤丝组成,呈不规则缠绕或放射状分布 (图15.6a~b、图 15.7、图 15.8a~b、图 15.9a~b 和图 15.10)。应用非常高的放大倍数可发现纤丝由两个平行的亚单位组成,其间有细的间隙。几条纤丝横向聚集可使其直径达到 40nm(Ghadially,1988b)。淀粉样团块往往位于细胞外,被胶原包绕或与胶原紧密相关。纤丝可与内皮细胞和施万细胞的基底膜接触 (图 15.7 和图15.10)并造成细胞损伤。在淀粉样蛋白与细胞(特别是巨噬细胞)的交界面,可发现细胞膜呈半桥粒样电子致密增厚(Sommer 和 Schroder,1989),而淀粉样纤丝与细胞膜垂直。小的淀粉样团块可分散于神经内膜间质,在光镜下有可能被忽视。有时在神经内膜可能存在一种由酸性黏多糖组成的非纤丝、非球状的均匀背景基质(Coimbra 和 Andrade,1971b;Hanyu 等,1989),这种表现完全是一种非特异性改变,可见于多种慢性周围神经疾病。也有研究者发现神经细丝聚集导致的轴突肿胀 (Hanyu 等,1989;Jedrzejowska,1977),但这也可能是非特异性轴突退行性变的表现。在淀粉样变性周围神经疾病的晚期,神经内膜因为无髓

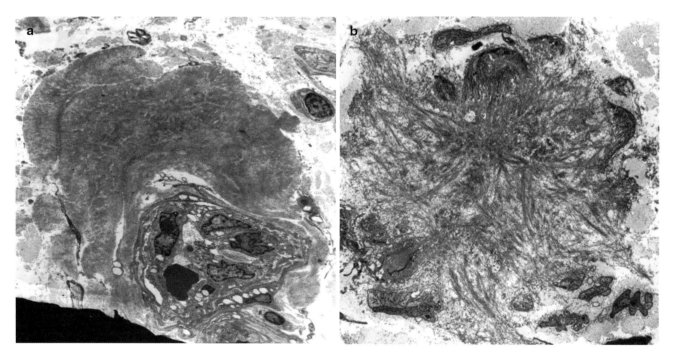

图 15.6　神经内膜一处小静脉周围被淀粉样团块包绕(a),在更高倍数放大后可观察到淀粉样物质的粗螺纹(b)(电子显微镜)。

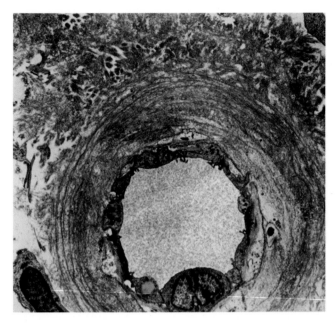

图 15.7 FAP(TTR)。血管周围淀粉样物质沉积电镜图。注意淀粉样纤丝与基底膜的鳞片状分布。(6900×)

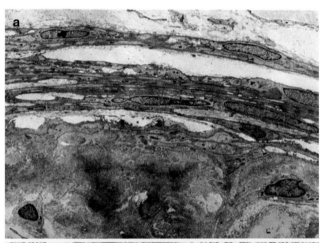

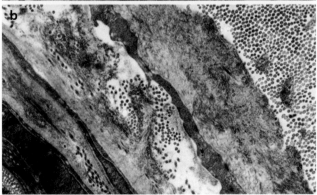

图 15.8 FAP(TTR)。(a)在低倍电镜下神经束膜下可见到大量的淀粉样物质沉积。(b)淀粉样物质与神经束膜细胞关系密切,伴有基底膜消失。(a,3360×;b,15 480×)

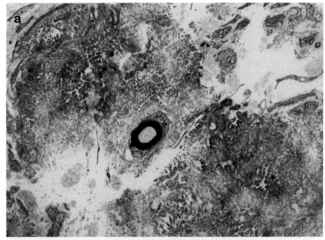

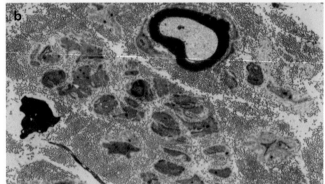

图 15.9 淀粉样变性周围神经疾病典型的纤维丢失模式,即大有髓纤维相对保留,而无髓神经纤维严重丢失,遗留大量的失神经带。对比局部大量淀粉样物质沉积(a)和无淀粉样物质沉积(b)。(a,3200×;b,9496×)

纤维的丢失及失神经带残存而显得一片荒芜,即使在无淀粉样物质沉积的区域也会有这种表现(图15.9a,b)。

尽管淀粉样物质被认为是一种细胞外物质,但在细胞内包裹或未包裹的囊泡中也被发现。在一项相关的研究中发现细胞内的物质为免疫球蛋白轻链(Sommer 和 Schroder,1989),但这仍存在很大的争议(Ghadially,1988)。另外,血神经屏障破坏的非特异性证据包括内皮细胞开窗及胞饮活性的增强。

15.2.5 免疫组织化学染色

近年来,免疫组织化学技术的发展使得识别不同的淀粉样蛋白成为可能,现在应将其作为标准化程序进行(图 15.11a,b)。将石蜡切片应用乙酸预处理可提高淀粉样物质的免疫反应性(Kitamoto 等,1987)。κ 和 λ 轻链抗体 (图 15.11a)、Gelsolin 抗体以及 TTR 抗体(图 15.11b)在市场上可获得。

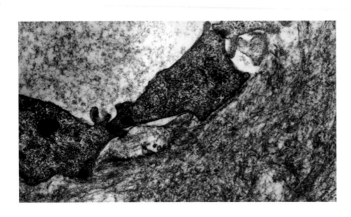

图 15.10　FAP(TTR)。淀粉样纤丝与内皮细胞关系密切。被影响的细胞局部基底膜不可识别。(32 110×)

在无其他轻链疾病证据的患者,其神经中可能检测到轻链淀粉样物质,同样无家族史的患者神经中也可能检测到 TTR 淀粉样物质。在一项研究中(Dalakas 和 Cunningham,1986),39 个淀粉样变性周围神经疾病的病例中,15 例为散发性淀粉样变性,在患者的骨骼肌标本中应用免疫染色对淀粉样物质进行分类,其中 11 例为轻链阳性,3 例为 TTR 阳性。在另一项研究

中,39 例患者行腓肠神经活检,11 例 TTR 阳性,其中 3 例无家族史(Li 等,1992),在 15 例轻链阳性的患者中,2 例无副蛋白血症。因此免疫组织化学染色对诊断至关重要。原发性淀粉样变性的患者需要进一步的血液学检查,并且有可能需要进行化疗。TTR 淀粉样变性可避免侵入性检查和治疗,并可能受益于遗传咨询和肝移植。

在解释刚果红染色切片和免疫染色时须谨慎,以确定抗体阳性的部位是否与淀粉样物质沉积的部位一致,因为非淀粉样免疫球蛋白沉积亦可出现免疫染色阳性,但其刚果红染色阴性。可应用淀粉样蛋白 P 物质抗体免疫染色来区分淀粉样物质与免疫球蛋白,不过作为常规应用是没有必要的。据报道这种方法鉴别淀粉样物质的敏感性可达到 100%,但这些研究都是在淀粉样物质非常规、大量沉积的组织上完成的(Dalakas 和 Cunningham,1986;Linke 等,1986)。这项技术的假阴性率为 10%~30%,可能是由于沉积的淀粉样物质主要由轻链 V 区组成而缺乏 C 区(Buxbaum,1992;Feiner,1988;Li 等,1992)。有时免疫组织化学显

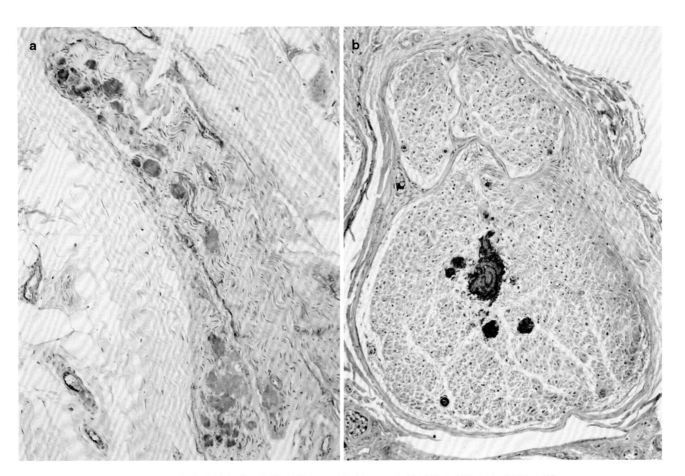

图 15.11　过氧化物酶免疫组织化学染色显示轻链 κ(a)和转甲状腺素蛋白(b)沉积(石蜡)。

示 κ 和 λ 均为阳性,结果难以解释,可能与双克隆免疫球蛋白病有关(Julien 等,1984)。以激光显微切割和质谱为基础的蛋白质组学分析虽然不会常规应用,但也是一项具有发展前景且可精确识别活检神经上淀粉样物质主蛋白的新技术(Klein 等,2011)。

15.3 发病机制

目前淀粉样物质的产生机制不明。在副蛋白血症患者 κ 轻链与 λ 轻链比值为 3:1,而在原发性淀粉样变性患者中此比例正好相反(Dalakas 和 Cunningham,1986;Feiner,1988)。λ 轻链的 Ⅳ 亚型有形成淀粉样物质的倾向(Solomon 等,1986)。关于为什么一些副蛋白易形成淀粉样物质而另一些则不易形成淀粉样物质,目前仍没有明确的解释(Buxbaum,1992;Feiner,1988)。淀粉样物质是如何产生的还是一个需要进一步探讨的难题(Buxbaum,1992;Sipe,1992)。淀粉样物质的神经毒性可能是由于非纤维状可溶性的寡聚体与膜受体(如晚期糖基化终末产物受体,RAGE)结合导致细胞内应激、内质网中钙离子释放、活性氧产生增加从而导致细胞死亡(Hou 等,2007)。但并不能认为神经内膜毛细血管被淀粉样物质阻塞可导致缺血(Said,2003)。

比较有意思的是,脊髓神经节在淀粉样变性中是一个主要受累部位(可能由于此处缺少血脑屏障),轴突病变可能归因于此处的病变。交感和脊髓神经节中小神经元的丢失已被观察到,且与早期临床表现密切相关(Sobue 等,1990)。但运动功能的受累却不能用这一假说解释。近端神经中有更加明显的淀粉样物质沉积及腓肠神经相对豁免也曾有报道(Hanyu 等,1989;Ikeda 等,1987;Sobue 等,1990;Verghese 等,1983)。

一项研究对比了伴有周围神经疾病和不伴有周围神经疾病的原发性淀粉样变性二者的淀粉样物质沉积模式,发现在后者的神经内膜以及毛细血管周围很少或没有淀粉样物质的沉积(Yamada 等,1984)。两者均存在神经外膜和神经束膜的淀粉样物质沉积,这就为淀粉样物质进入神经内膜并导致局部代谢改变或细胞毒性提供了依据。此外,可观察到淀粉样物质沉积区域附近的轴突和施万细胞选择性损害,以及淀粉样团块导致的神经扭曲(Dyck 和 Lambert,1969;Jedrzejowska,1977;Said 等,1984;Sobue 等,1990)。在

家族性淀粉样变性中,许多研究者都发现腓肠神经内膜淀粉样物质的沉积量与临床严重性及神经纤维异常程度并不相关(Carvalho 等,1976;Coimbra 和 Andrade,1971a,b;Guimaraes 等,1987;Leite 等,1987)。

一些研究者强调了神经外膜血管功能不全的重要性(Asbury 和 Johnson,1978)。Hanyu 等推测神经内膜毛细血管淀粉样物质的沉积可破坏血-神经屏障,进而导致神经内膜水肿、压力升高,最终导致神经缺血损伤(Hanyu 等,1989)。然而与此理论相悖的是,小纤维与大纤维相比前者对缺血并不敏感,而小纤维在淀粉样变性中是首先受累的。神经疾病主要与神经内膜淀粉样物质沉积有关,神经外膜的淀粉样物质沉积作用不大(Yamada 等,1984),然而,有研究者发现神经外膜血管淀粉样物质沉积与大纤维丢失有关(Yamada 等,1984)。在继发性淀粉样变性中,淀粉样物质仅在神经外膜沉积而无神经内膜沉积,也不会出现多发性周围神经疾病(Belokrenitzky,1911)。所以,从目前得到的证据来看,如果缺血是一种致病因素,很可能发生于神经更近端的部位,而常规的腓肠神经活检不会发现这些改变(Asbury 和 Johnson,1978;Hanyu 等,1989)。目前,神经外膜血管损伤在周围神经发病机制中的作用并不明确,但它在疾病晚期可能确实起了一定的作用(Sobue 等,1990)。

一些研究者也推测循环中可能存在与淀粉样变性相关的一些有毒物质(Dalakas 和 Engel,1979;Trotter 等,1977)。这个假说并不能被完全否定,因为淀粉样物质的沉积与疾病和病理的严重性不相关(Carvalho 等,1976;Coimbra 和 Andrade,1971b;Dalakas 和 Engel,1979;Guimaraes 等,1987;Leite 等,1987)。事实上,淀粉样周围神经疾病在临床和电生理上都符合逆死性轴突性神经疾病(Said 等,1984;Sales Luis,1978),但目前并没有发现特异性的毒物和代谢异常。在一些活检中发现节段性脱髓鞘与电生理并不符合,可能是轴突损伤之后的继发性脱髓鞘(Said 等,1984)。然而,也有报道淀粉样变性周围神经疾病在电生理上出现明显的传导速度降低(Sunada 等,1993),以及在家族性淀粉样变性患者中早期出现了施万细胞的改变(Carvalho 等,1976;Coimbra 和 Andrade,1971b)。目前只能推测在疾病的不同阶段及不同的疾病类型中可能存在不同的机制。

15.4　鉴别诊断

如果在周围神经中发现了真正的淀粉样物质沉积,可诊断为淀粉样周围神经疾病。副蛋白血症通常会出现周围神经疾病,但周围神经疾病中却没有淀粉样物质沉积或仅有非淀粉样的免疫球蛋白沉积(IDD)(Buxbaum,1992,第 14 章)。非淀粉样免疫球蛋白沉积对治疗有反应(Meier 等,1984),而原发性淀粉样变性预后往往很差。目前文献中报道的 IDD 患者数量较少,并不能对此问题进行有意义的综合评价。但有几点可供鉴别:在 IDD 患者刚果红染色和其他的淀粉样物质染色呈阴性,在电镜下沉积的免疫球蛋白呈颗粒纤维状,而不同于淀粉样物质的直丝状(图 14.4a-c 和图 14.8a,b);另外,免疫组织化学技术可帮助鉴别,非淀粉样免疫球蛋白沉积相关神经疾病的所有病例,其沉积物几乎均被证明为 IgM,而原发性淀粉样变性多为轻链沉积。

弹性纤维的耐酸纤维成分存在于神经束膜下、神经内膜和血管周围,这些成分易与淀粉样物质混淆。这些物质在超微结构上与淀粉样物质不同,其纤维不像淀粉样物质纤维长直,且直径较宽 (图 15.1)(Ghadially,1988a;Weis 等,1993)。另外,神经束膜的内面在病理状态与非病理状态下易发生多克隆的免疫球蛋白及其他大分子沉积。因此,如果想确定沉积物为淀粉样物质,则需要刚果红染色、单克隆免疫球蛋白染色阳性及存在特征性的超微结构。

神经活检检测到淀粉样物质沉积后,接下来应该应用免疫组织化学的方法确定沉积的淀粉样物质的主体蛋白。如果标本不适于做进一步检测,应考虑其他部位活检,因为这对于确定患者为原发性淀粉样变性或家族性淀粉样变性非常重要。皮肤活检在 FAP 中有很好的敏感性(Guimaraes 等,1987;Leite 等,1987),特别是当怀疑家族性淀粉样变性时,有报道在神经活检之前行皮肤活检诊断淀粉样变性的病例。淀粉样物质在骨骼肌、腹部脂肪、唾液腺中亦可被发现。另外,基因检测是诊断家族性神经疾病的一种非常重要的无创手段(Adams 等,1992,2014;Li 等,1992;Reilly 和 King,1993)。

朊蛋白淀粉样物质在系统和周围神经中均可被检测到。

病例

一个 30 岁男性,因自 5 岁开始反复发作的肌红蛋白尿和肾衰竭就诊。问诊发现患者自两年前存在膝以下麻木,双足温觉障碍,没有明显的无力和自主神经症状。患者为葡萄牙裔,有周围神经病家族史。他的父亲 45 岁时因双膝以下感觉减退就诊,神经活检证实存在淀粉样物质沉积,并无浆细胞异常增生证据。其伯父和爷爷也有类似症状。他父亲在起病 15 年后卧床去世。

首次查体双下肢远端肌力对称性轻度减退(4/5 MRC),双手部小肌肉轻度力弱(4+/5),远端肌肉轻度萎缩。踝反射消失,膝反射减低,上肢反射正常。双膝以下针刺及温觉下降,关节位置觉及震动觉正常。神经传导检测发现双下肢感觉传导波幅消失或下降。EMG 显示双下肢运动单位明显丢失,远端轻度失神经改变。上肢电生理检测正常。周围神经疾病的其他常规检测无明显发现。神经和肌肉活检(图 15.8a,b 和图 15.11b)未能确诊。

接下来病程缓慢进展。4 年后,患者出现足下垂,双手无力加重。自主神经症状包括膀胱功能障碍、体位性低血压并且成为主要问题。查体发现腱反射和大的感觉纤维相对保留。(以上临床资料由 P·Ashby 博士和 R·McDonald 博士提供)

参考文献

Adams D (2001) Hereditary and acquired amyloid neuropathies. J Neurol 248:647–657

Adams D, Reilly M, Harding AE et al (1992) Mise en evidence d'une mutation genetique dans la majorite des neuropathies amyloides d'apparence sporadique. Rev Neurol 148:736–741

Adams D, Theaudin M, Cauqil C et al (2014) FAP neuropathy and emerging treatments. Curr Neurol Neurosci Rep 14:435

Asbury AK, Johnson PC (1978) Pathology of peripheral nerve, vol 9, Major problems in pathology. WB Saunders, Philadelphia, p 152

Belokrenitzky N (1911) La degeneration amyloid des nerfs. Thesis. Geneva (1911) referenced in Olsson Y (1972) The involvement of vasa nervorum in diseases of peripheral nerves. In: Vinken PJ, Bruyn GW (eds) Handbook of clinical neurology: vascular diseases of the nervous system, part II. North-Holland Publishing Company, Amsterdam, p 658

Benson MD, Cohen AS, Brandt KD et al (1975) Neuropathy, M components, and amyloid. Lancet 1:10–12

Blancas-Mejia LM, Ramirez-Alvarado M (2013) Systemic amyloidosis. Annu Rev Biochem 82:745–774

Buxbaum J (1992) Mechanisms of disease: monoclonal immunoglobulin deposition. Amyloidosis, light chain deposition disease, and light and heavy chain deposition disease. Hematol Oncol Clin North Am 6:323–346

Buxbaum JN (2004) The systemic amyloidoses. Curr Opin Rheumatol 16:67–75

Buxbaum J, Chuba JV, Hellman GC et al (1990) Monoclonal immuno-globulin deposition disease: light chain and light and heavy chain deposition diseases and their relation to light chain amyloidosis. Clinical features, immunopathology and molecular analysis. Ann Intern Med 112:455–464

Carvalho J, Coimbra A, Andrade C (1976) Peripheral nerve fibre changes in asymptomatic children of patients with familial amyloid polyneuropathy. Brain 99:1–10

Coelho T, Maia LF, Silva A et al (2012) Tafamidis for transthyretin familial amyloid polyneuropathy: a randomized, controlled trial. Neurology 79:785–792

Coelho T, Adams D, Silva A et al (2013) Safety and efficacy of RNAi therapy for transthyretin amyloidosis. N Engl J Med 369:819–929

Coimbra A, Andrade C (1971a) Familial amyloid polyneuropathy: an electron microscope study of the peripheral nerve in five cases. I. Interstitial changes. Brain 94:199–206

Coimbra A, Andrade C (1971b) Familial amyloid polyneuropathy: an electron microscope study of the peripheral nerve in five cases. II. Nerve fibre changes. Brain 94:207–212

Dalakas MC, Cunningham G (1986) Characterization of amyloid deposits in biopsies of 15 patients with "sporadic" (non-familial or plasma cell dyscrasic) amyloid polyneuropathy. Acta Neuropathol 69:66–72

Dalakas MC, Engel WK (1979) Role of immunoglobulin light chains in the pathogenesis of amyloid polyneuropathy associated with occult plasma cell dyscrasia. Trans Am Neurol Assoc 104:227–229

Duston MA, Skinner M, Anderson J et al (1989) Peripheral neuropathy as an early marker of AL amyloidosis. Arch Intern Med 149:358–360

Dyck PJ, Lambert EH (1969) Dissociated sensation in amyloidosis. Compound action potential, quantitative histologic and teased-fiber, and electron microscopic studies of sural nerve biopsies. Arch Neurol 20:490–507

Elghetany MT, Saleem A (1988) Methods for staining amyloid in tissues: a review. Stain Technol 63:201–212

Feiner HD (1988) Pathology of dysproteinemia: light chain amyloidosis, non-amyloid immunoglobulin deposition disease, cryoglobulinemia syndromes, and macroglobulinemia of Waldenstrom. Hum Pathol 19:1255–1272

Francis RF (1990) Amyloid. In: Bancroft JD, Stevens A (eds) Theory and practice of histological techniques. Churchill Livingstone, Edinburgh, pp 155–175

Gertz MA (2013) Immunoglobulin light chain amyloidosis: 2013 update on diagnosis, prognosis, and treatment. Am J Hematol 88:417–425

Gertz MA, Kyle RA (1989) Primary systemic amyloidosis – a diagnostic primer. Mayo Clin Proc 64:1505–1519

Gertz MA, Li CY, Shirahama T et al (1988) Utility of subcutaneous fat aspiration for the diagnosis of systemic amyloidosis (immunoglobulin light chain). Arch Intern Med 148:929–933

Gertz MA, Kyle RA, Thibodeau SN (1992) Familial amyloidosis: a study of 52 North American-born patients examined during a 30 year period. Mayo Clin Proc 67:428–440

Ghadially FN (1988a) Ultrastructural pathology of the cell and matrix, 3rd edn. Butterworth-Heinemann, Oxford, pp 1252–1259

Ghadially FN (1988b) Ultrastructural pathology of the cell and matrix, 3rd edn. Butterworth-Heinemann, Oxford, p 1265

Guimaraes A, Pinheiro AV, Leite I (1987) Sural nerve biopsy in familial amyloidotic polyneuropathy: a morphological and morphometric study. In: Isobe T, Araki S, Uchino F et al (eds) Amyloid and amyloidosis: proceedings of the 5th international symposium on amyloidosis. Plenum Press, New York, pp 493–498

Hanyu N, Ikeda S, Nakadai A et al (1989) Peripheral nerve pathological findings in familial amyloid polyneuropathy: a correlative study of proximal sciatic nerve and sural nerve lesions. Ann Neurol 25:340–350

Hara R, Kawaji T, Ando E et al (2010) Impact of liver transplantation on TTR-related ocular amyloidosis in Japanese patients. Arch Ophthalmol 128:206–210

Harats N, Worth RM, Benson MD (1989) Hereditary amyloidosis: evidence against early amyloid deposition. Arthritis Rheum 32:1474–1476

Heldestad V, Nordh E (2007) Quantified sensory abnormalities in early genetically verified transthyretin amyloid polyneuropathy. Muscle Nerve 35:189–195

Holmgren G, Ericzon BG, Groth CG et al (1993) Clinical improvement and amyloid regression after liver transplantation in hereditary transthyretin amyloidosis. Lancet 341:1113–1116

Horn U, Goebel HH, Storkel S et al (1991) Immunohistochemistry of amyloid-related neuropathies. Clin Neuropathol 10:237–243

Hou X, Aguilar MI, Small DH (2007) Transthyretin and familial amyloidotic polyneuropathy. Recent progress in understanding the molecular mechanism of neurodegeneration. FEBS J 274:1637–1650

Ikeda SI, Hanyu N, Hongo M et al (1987) Hereditary generalized amyloidosis with polyneuropathy. Clinicopathological study of 65 Japanese patients. Brain 110:315–337

Jedrzejowska H (1977) Some histological aspects of amyloid polyneuropathy. Acta Neuropathol 37:119–125

Julien J, Vital C, Vallat JM et al (1984) IgM demyelinative neuropathy with amyloidosis and biclonal gammopathy. Ann Neurol 15:395–399

Kelly JJ Jr, Kyle RA, O'Brien PC et al (1979) The natural history of peripheral neuropathy in primary systemic amyloidosis. Ann Neurol 6:1–7

Kitamoto T, Ogomori K, Tateishi J et al (1987) Formic acid pretreatment enhances immunostaining of cerebral and systemic amyloids. Lab Invest 57:230–236

Kiuru-Enari S, Haltia M (2013) Chapter 39: Hereditary gelsolin amyloidosis. In: Said G, Krarup C (eds) Peripheral nerve disorders, Handbook of clinical neurology, vol 115 (3rd series). Elsevier BV, Amsterdam, pp 659–681

Kiuru-Enari S, Somer H, Seppalainen AM et al (2002) Neuromuscular pathology in hereditary gelsolin amyloidosis. J Neuropathol Exp Neurol 61:565–571

Klein CJ, Vrana JA, Theis JD et al (2011) Mass spectrometric-based proteomic analysis of amyloid neuropathy type in nerve tissue. Arch Neurol 68:195–199

Kyle RA, Dyck PJ (1993) Amyloidosis and neuropathy. In: Dyck PJ, Thomas PK et al (eds) Peripheral neuropathy, 3rd edn. WB Saunders, Philadelphia, pp 1294–1308

Kyle RA, Gertz MA (1995) Primary systemic amyloidosis: clinical and laboratory features in 474 cases. Semin Hematol 32:45–59

Leite I, Coutinho P, Pinheiro AV et al (1987) in Familial amyloid polyneuropathy (Portuguese type): study of asymptomatic carriers. In: Isobe T, Araki S, Uchino F et al (eds) Amyloid and amyloidosis: proceedings of the 5th international symposium on amyloidosis. Plenum Press, New York, pp 429–434

Li K, Kyle RA, Dyck PJ (1992) Immunohistochemical characterization of amyloid proteins in sural nerves and clinical associations in amyloid neuropathy. Am J Pathol 141:217–226

Linke RP, Nathrath WBJ, Eulitz M (1986) Classification of amyloid syndromes from tissue sections using antibodies against various amyloid fibril proteins. Report of 142 cases. In: Glenner CG, Osserman EF, Benditt EP et al (eds) Amyloidosis, the disease process. Plenum Press, New York, pp 599–605

Love KT, Mahon KP, Levins CG et al (2010) Lipid-like materials for low-dose, in vivo gene silencing. Proc Natl Acad Sci U S A 107:1864–1869

Lubimova NV, Turko TA, Votyakova OM et al (2012) Serum immunoglobulin free light chains in patients with monoclonal gammopathies. Bull Exp Biol Med 153:249–254

Matsuda M, Gono T, Morita H et al (2011) Peripheral nerve involvement in primary systemic AL amyloidosis: a clinical and electrophysiological study. Eur J Neurol 18:604–610

Maury CPJ (1991) Immunohistochemical localization of amyloid in Finnish hereditary amyloidosis with antibodies to gelsolin peptides. Lab Invest 64:400–404

Maury CPJ, Rossi H (1993) Demonstration of a circulating 65 K Gelsolin variant specific for familial amyloidosis, Finnish type. Biochem Biophys Res Commun 191:41–44

McGill NW, Tuck R, Hassall JE (1986) Severe autonomic neuropathy in amyloidosis secondary to rheumatoid arthritis. Aust N Z J Med 16:705–707

Mead S, Gandhi S, Beck J et al (2013) A novel prion disease associated with diarrhea and autonoimic neuropathy. N Engl J Med 369: 1904–1914

Meier C, Roberts K, Steck A et al (1984) Polyneuropathy in Waldenstrom's macroglobulinemia: reduction of endoneurial IgM deposits after treatment with chlorambucil and plasmapheresis. Acta Neuropathol 64:297–307

Meretoja J, Teppo L (1971) Histopathological findings of familial amyloidosis with cranial neuropathy as principal manifestation: report on three cases. Acta Pathol Microbiol Scand A 79:432–440

Murakami T, Maeda S, Yi S et al (1992) A novel transthyretin mutation associated with familial amyloidotic polyneuropathy. Biochem Biophys Res Commun 182:520–526

Nordborg C, Kristensson K, Olsson Y et al (1973) Involvement of the autonomic nervous system in primary and secondary amyloidosis. Acta Neurol Scand 49:31–38

Pepys MB (1986) Amyloid P component: structure and properties. In: Marrink J, Van Rijswijk MH (eds) Amyloidosis. Martinus Nijhoff Publishers, Dordrecht, pp 43–49

Pepys MB (1990) New images of clinical amyloidosis. In: Natvig JB, Forre O, Husby G (eds) Amyloid and amyloidosis. 6th international symposium on amyloidosis. Kluwer Academic Publishers, Dordrecht, pp 765–770

Pihlamaa T, Suominen S, Kiuro-Enari S (2012) Familial amyloidotic polyneuropathy type IV-gelsolin amyloidosis. Amyloid 19(S1): 30–33

Plante'-Bordeneuve V, Kerschen P (2013) Chapter 38: Transthyretin familial amyloid polyneuropathy. In: Said G, Krarup C (eds) Peripheral nerve disorders, Handbook of clinical neurology, vol 115 (3rd series). Elsevier BV, Amsterdam, pp 643–658

Plante-Bordeneuve V, Said G (2011) Familial amyloid polyneuropathy. Lancet Neurol 2011:1086–1097

Reilly MM, King RHM (1993) Familial amyloid polyneuropathy. Brain Pathol 3:165–176

Said G (2003) Familial amyloid polyneuropathy: mechanisms leading to nerve degeneration. Amyloid 10:7–12

Said G, Ropert A, Faux N (1984) Length-dependent degeneration of fibrils in Portuguese amyloid neuropathy: a clinicopathologic study. Neurology 34:1025–1032

Sales Luis LM (1978) Electroneurophysiological studies in familial amyloid polyneuropathy-Portuguese type. J Neurol Neurosurg Psychiatry 9:847–850

Sekijima Y, Uchiyama S, Tojo K et al (2011) Hum Pathol 42: 1785–1791

Simmons Z, Blaivas M, Aguilera AJ et al (1993) Low diagnostic yield of sural nerve biopsy in patients with peripheral neuropathy and primary amyloidosis. J Neurol Sci 120:60–63

Sipe JD (1992) Amyloidosis. Ann Rev Biochem 61:947–975

Sipe JD, Benson MD, Buxbaum JN et al (2012) Amyloid fibril protein nomenclature: 2012 recommendations from the nomenclature committee of the international society of amyloidosis. Amyloid 19: 167–170

Sobue G, Nakao N, Murakami K (1990) Type I familial amyloid polyneuropathy. A pathological study of the peripheral nervous system. Brain 113:903–919

Solomon A, Kyle RA, Frangione B (1986) Light chain variable region subgroups of monoclonal immunoglobulins. In: Glenner GG, Osserman EF, Benditt EP et al (eds) Amyloidosis: 4th international symposium on amyloidosis: the disease complex. Plenum Press, New York, pp 449–462

Sommer C, Schroder JM (1989) Amyloid neuropathy: immunocytochemical localization of intra- and extracellular immunoglobulin light chains. Acta Neuropathol 79:190–199

Sunada Y, Shimizu T, Nakase H et al (1993) Inherited amyloid polyneuropathy type IV (Gelsolin Variant) in a Japanese family. Ann Neurol 33:57–62

Thomas PK, King RHM (1974) Peripheral nerve changes in amyloid neuropathy. Brain 97:395–406

Trotter JL, Engel WK, Ignaczak TF (1977) Amyloid with plasma cell dyscrasia: an overlooked cause of adult onset sensorimotor neuropathy. Arch Neurol 34:209–214

Tsunoda I, Awano H, Kayama H et al (1994) Idiopathic AA amyloidosis manifested by autonomic neuropathy, vestibulocochleopathy, and lattice corneal dystrophy. J Neurol Neurosurg Psychiatry 57:635–637

Uchida S, Okano A, Hatsune M et al (2012) Serial measurement of free light chain detects poor response to therapy early in three patients with multiple myeloma who have measurable M-proteins. Int J Hematol 96:664–668

Verghese JP, Bradley WG, Nemni R et al (1983) Amyloid neuropathy in multiple myeloma and other plasma cell dyscrasias. A hypothesis of the pathogenesis of amyloid neuropathies. J Neurol Sci 59:237–246

Waldrop FS, Puchtler H, Valentine LS (1972) Fluorescence microscopy of amyloid. Arch Pathol 95:37–41

Weis J, Alexianu ME, Heide G et al (1993) Renaut bodies contain elastic fiber components. J Neuropathol Exp Neurol 52:444–451

Yamada M, Hatakeyama S, Tsukagoshi H (1984) Peripheral and autonomic nerve lesions in systemic amyloidosis. Three pathologic types of amyloid polyneuropathy. Acta Pathol Jpn 34:1251–1266

Yamamoto S, Wilczek HE, Nowak G et al (2007) Liver transplantation for familial amyloidotic polyneuropathy (FAP): a single-center experience over 16 years. Am J Transplant 7:2597–2604

第 **16** 章

肿瘤相关性神经疾病

系统性恶性肿瘤常与多发性神经疾病有关。在本章中，我们讨论由于肿瘤浸润周围神经而引起的神经疾病和与恶性肿瘤的"副肿瘤"远程效应相关的神经疾病。我们排除了由明确的全身代谢紊乱如肾衰竭或吸收不良导致或化疗并发症所引起的周围神经疾病（见第 18 章）。与副蛋白或冷球蛋白相关的神经疾病已在第 14 章讨论。

16.1 副肿瘤性周围神经疾病

副肿瘤性周围神经疾病是最近很多综述的主题（Giometto 等，2010；Grisold 等，2013；Graus 和 Dalmau，2013；Koike 和 Sobue，2013）。标准定义的副肿瘤性神经综合征是一种罕见的神经系统并发症，且仅发生于 1% 的恶性肿瘤患者，并非由直接的肿瘤浸润或转移、局部缺血、代谢缺陷、营养缺陷或化疗的副作用所致（Graus 等，2004）。涉及中枢神经系统和周围神经系统的副肿瘤疾病被认为是激活癌症和外周或中枢神经系统共同的神经内膜抗原，引起自身免疫应答引起的。由副肿瘤性神经综合征欧洲网络（PNSE）进行的一项大型研究（979 例患者）（Giometto 等，2010）基于 Graus 等（2004 年）的早期分类，制订了副肿瘤性神经综合征的诊断标准。明确的副肿瘤综合征是指在特发性神经系统症状和血清阳性的患者中出现任何特征性自身抗体（抗 Hu，Yo，CV2/CRMP-5，Ri，Ma2，amphiphysin），无论是否找到潜在的恶性肿瘤。其他有些诊断标准要求满足癌症在神经疾病诊断后的 5 年内出现恶性肿瘤的条件。然而，有些病例在诊断时可能不一定与可识别的神经副肿瘤抗体明确相关（Rudnicki 和 Dalmau，2005；Molinuevo 等，1999），因此通常被认为是非典型或"可能的"副肿瘤综合征。根据

这些标准，周围神经系统的经典副肿瘤综合征包括两个主要方面：亚急性感觉神经疾病和假性慢性胃肠梗阻（Graus 等，2004），两者常与抗 Hu 抗体相关。在一项 20 例抗 Hu 抗体副肿瘤性周围神经疾病的小型研究中，神经疾病在 70% 的患者中被归类为感觉神经受累，感觉运动占 25%，运动占 5%（Camdessanché 等，2002）。多种恶性肿瘤与副肿瘤性周围神经疾病相关，以肺部恶性肿瘤最常见（见后文）。

因此，与肿瘤形成相关的周围神经疾病包括急性、亚急性和慢性感觉以及感觉运动神经疾病，血管炎性神经疾病和自主神经疾病。恶性血液病比实体恶性肿瘤更常出现血管炎（Fain 等，2007），并可能对免疫抑制治疗有效（Oh 等，1991；Antoine 等，1999）。

16.1.1 副肿瘤性亚急性感觉神经疾病（SSN）

PNSE 数据库显示（Giometto 等，2010），1/3 的副肿瘤综合征主要累及周围神经系统，其中亚急性感觉神经疾病是最常见的形式（Graus 等，2004；Giometto 等，2010），且有助于肿瘤的诊断（Dalmau 等，1992；Graus 等，2001）。最常见的（66%~76%）相关恶性肿瘤是小细胞肺癌（SCLC），但鳞状和间变性肺癌、霍奇金病、乳腺癌或卵巢癌、肉瘤、淋巴瘤、胸腺瘤和腺癌也有记录，其他恶性肿瘤也有一些个案报道（Dalmau 等，1992；Smith 1992；Horwich 等，1977；Gozzard 和 Maddison，2010）。

16.1.1.1 临床表现

亚急性感觉神经疾病（SSN）是最常见的副肿瘤性周围神经疾病（欧洲此类患者中占 24%，Giometto 等，2010），通常在相关肿瘤诊断前出现，有时甚至先于肿瘤的诊断长达数年（Dyck 等，1958；Dalmau 等，1992；

Chalk 等,1992)。患者出现感觉性共济失调、感觉异常和肢体疼痛,常伴有上肢早期受累,但几乎没有无力或消瘦(但运动功能受累并不排除 SSN,Graus 等,2004)。Oki 等(2007)将副肿瘤性感觉性神经疾病患者分为共济失调患者和可能反映靶向 DRG 神经元大小的疼痛患者两类。亚急性感觉神经疾病患者也可能出现自主神经症状,如尿潴留、直立性低血压或假性肠梗阻(后者通常是早期表现)(Oki 等,2007)。自主神经症状可见于 5% 的欧洲患者(Giometto 等,2010),可能提示更差的预后。许多自主神经受累的患者可能具有抗 Hu 抗体、抗 CV2/CRMP-5 或抗 Ach 受体抗体(Lucchinetti 等,1998;Yu 等,2001;McKeon 等,2009;Graus 和 Dalmau,2013)。通常数天至数周内进展至肢体瘫痪。并发的副肿瘤中 CNS 受累较常见,包括脑病、小脑综合征或脊髓病。脑脊液蛋白通常升高,细胞计数通常正常。电测试显示轴突性感觉神经疾病,运动传导和肌电图正常或轻微改变。

从神经系统症状发作开始,平均存活期为 2~3 年(Horwich 等,1977),死亡原因为神经系统疾病或肿瘤本身,两者比例基本相等(Dalmau 等,1992)。除少数病例外,治疗几乎是无效的,包括针对相关恶性肿瘤的治疗,但几个霍奇金病患者的恶性肿瘤治疗获得了成功(Smith,1992)。

临床上类似的炎症性感觉神经节病变可以在没有系统性恶性肿瘤的情况下发生(Smith,1992)。但是没有中枢神经系统症状,也没有检测到抗 Hu 抗体(见后文)。

16.1.1.2 病理

大多数 SSN 是由脊髓背根神经节受损所致(DRG,图 16.1a)。尸检研究显示 DRG 神经元和局灶性慢性炎症浸润(主要为 $CD8^+$ 细胞毒性 T 淋巴细胞)(Wanschitz 等,1997;Ichimura 等,1998)丢失,伴随脊柱的退化(Horwich 等,1977)。大的神经元可能会先受到影响(Ohnishi 和 Ogawa,1986)。这些患者不应进行腓肠神经活检,因为他们的综合征是特征性的而活检病理是非特异性的,但可行相关神经抗体的血清学检测。然而,组织学特征与 SSN 相似的疾病包括结节病、副蛋白相关的神经疾病和 CIDP。

尽管如此,少数患者的病理报告仍有报道(Lamarche 和 Vital,1987;Horwich 等,1977;Dalmau 等,1992;Dyck 等,1958;Chalk 等,1992)。亚急性感觉神经元病

变和明显的感觉性共济失调患者的腓肠神经活检显示,主要为大的有髓鞘纤维的损失,不同于以疼痛为主要症状的患者,这类患者表现为小髓鞘和无髓鞘轴突的优先丧失(Oki 等,2007)。SSN 中的轴突损害程度可从轻度到接近全部损害,活动性变性是可变的显著特征(图 16.1b,c)。和其他神经元病变一样,轴突再生通常很少或完全没有 (Lamarche 和 Vital,1987;Koike 和 Sobue,2008)。

虽然我们的病例中有 1 例显示出明显的腓肠肌炎症浸润(图 16.2a,b),但 SSN 报道的大多数神经活检未发现炎症。然而我们偶尔会发现血管周围和血管壁有明显的炎症 (Vallat 等,1986;Plante-Bordeneuve 等,1994),甚至极少数情况下有血管炎(Johnson 等,1979;Eggers 等,1998)。这些病例似乎反映的是周围神经疾病而不是脊髓神经节的疾病,并且在一些患者中可能有较好的预后(Plante-Bordeneuve 等,1994),或者可能反映 CV2/CRMP-5 的作用, 它可能与抗 Hu 一起发生,并且针对更多的是周围神经而不是背根神经节(见后文)。

16.1.1.3 病理生理学和发病机制

PNSE(Giometto 等,2010)已经定义了一些抗体,这些抗体被认为在各种副肿瘤综合征中起作用 (抗 Hu,Yo,CV2/CRMP-5,Ri,AChR,Ma2,Tr 和 amphiphysin 抗体),并可能导致不同的临床综合征。副肿瘤性 SSN 与抗神经元抗体(抗 Hu,也称为抗神经元抗体 I 型,ANNA-1)密切相关,其表现出神经元核抗原的特异性(Smith,1992),最常见的是与小细胞肺癌相关,其他恶性肿瘤的发生率较低(Dalmau 等,1992)。人们认为仅有抗 Hu 抗体的患者多伴有亚急性感觉神经元病变,具有抗 CV2/CRMP-5 抗体的患者发展为混合型轴突性和脱髓鞘性感觉运动神经疾病,而同时具有两种抗体的患者表现为亚急性感觉神经元病变叠加脱髓鞘感觉运动神经疾病(Antoine 等,2001;Koike 和 Sobue,2013)。尽管抗 Hu 抗体的患者表现出广泛的副肿瘤性神经症状,包括小脑性共济失调、边缘性脑炎、脊髓病、Lambert-Eaton 综合征和肌病,但周围神经疾病是最常见的表现, 占 SSN 的 60%~80%(Dalmau 等,1992;Lucchinetti 等,1998;Graus 等,2001;Sillevis Smitt 等,2002)。图 16.1c 所示的 SSN DRG 伴有海马边缘叶脑炎 (图 16.1d)。因为抗 Hu 抗体与肿瘤抗原反应(Dalmau 等,1992)相关,所以认为临床综合征是由抗

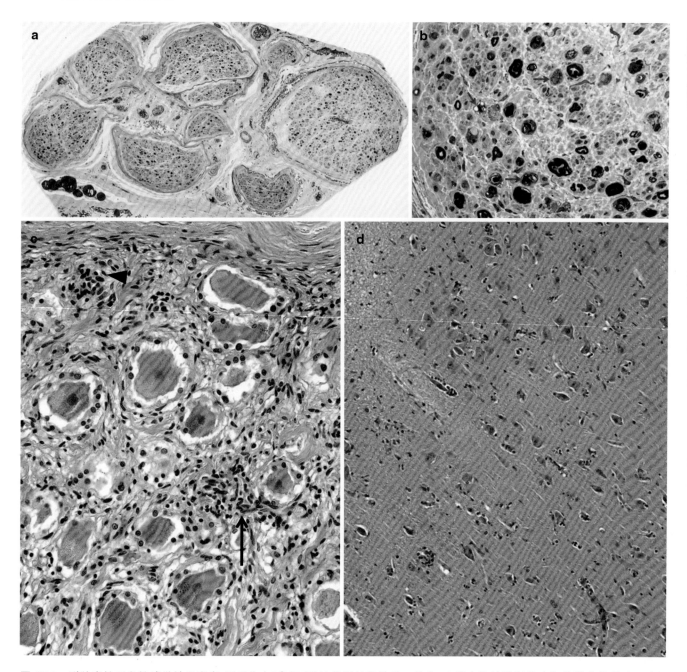

图 16.1 副肿瘤性亚急性感觉神经疾病，图示为在"鼻烟壶"处获得的桡神经。这名 43 岁女性被诊断为小细胞肺癌伴累及上肢的亚急性感觉神经疾病。轴突损害累及所有神经束(a)和显著活动的轴突变性影响所有大小的纤维(b，箭头所示)。没有看到再生轴突丛。(c)患有小细胞肺癌的不同患者的背根神经节和实验室证实的抗 Hu 抗体。显示了神经元变性部位(c，箭头所示)的炎症和显示先前神经元变性(c，三角箭头所示)的延髓背外侧的发育残留结节。该患者在海马区也有炎症改变的边缘叶脑炎(d)。(a，40×；b，1000×，1μm 厚切片；c，400×；d，200×)

肿瘤的抗体与神经元抗原交叉反应引起的。然而，一些侵入神经组织的淋巴细胞似乎也对 Hu 抗体敏感，并且细胞介导的损伤也可能起作用 (Dalmau 等，1992)。在先前对 162 名抗 Hu 抗体患者的研究中，88%的患者存在恶性肿瘤，其中 93%的患者确诊为小细胞肺癌(Lucchinetti 等，1998)。SSN DRG 中 CD8[+] T 细胞包括细胞毒性 CD8[+]阳性 T 细胞和非典型的非细胞毒性 CD8[+] T 细胞(Roberts 等，2009)。已经提出，小细胞肺癌可以通过将肿瘤抗原特异性 CD8[+] T 细胞倾斜为非细胞毒性表型来逃避监视，这可以解释抗 Hu 抗体相关的副肿瘤性神经综合征中的临床病理学特征变化(Roberts 等，2009)。抗 CV2/CRMP-5 也与肺癌密切相关(Honnorat 等，1996；Yu 等，2001)，多为小细胞型，最终在 77%的患者中发现抗 CV2/CRMP-5 抗

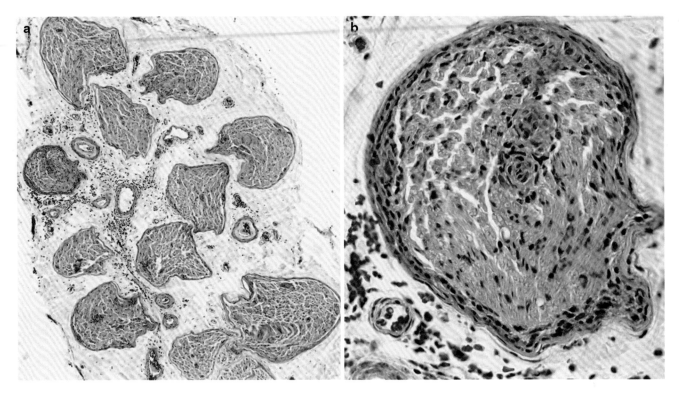

图 16.2　副肿瘤性周围神经疾病，一名 54 岁女性的腓肠神经活检可发现小细胞肺癌。(a)有点不典型，炎症累及神经外膜，血管周围弥漫性受累。(b)较高放大倍数显示神经浸润，包括神经束膜和小型神经内膜血管(石蜡包埋，HE 染色)。(a,100×;b,600×)

体。与抗 Hu 抗体不同,抗 CV2/CRMP-5 抗体与周围神经干细胞而不是 DRG 神经元中的抗原交叉反应(Antoine 等,2001)。在抗 CV2/CRMP-5 抗体的患者活检标本中也报道了提示脱髓鞘和轴突变性的发现(Antoine 等,2001)。躯体神经疾病是具有抗 Hu 抗体和抗 CV2/CRMP-5 抗体的患者最常见的表现,而抗神经节 AchR 抗体与自主神经疾病相关 (Graus 等,2004)。然而,这些抗体的被动转移或免疫无法在动物中再现疾病(Sillevis Smitt 等,1995)。

少部分有抗体和临床综合征的患者即使在尸检时也没有发现恶性肿瘤(Dalmau 等,1992)。目前尚不清楚是因为肿瘤太小而不能被检测到(Chartrand-Lefebvre 等,1998;Lucchinetti 等,1998),还是因为 Hu 抗原的免疫反应是由另一因素所引起。即使肿瘤很小氟脱氧葡萄糖正电子发射断层扫描(FDG-PET)也可显示 (Rees 等,2001;Younes-Mhenni 等,2004;Titulaer 等,2011)。

亚急性感觉神经疾病患者与其他经典副肿瘤神经综合征患者相比, 对免疫调节治疗反应更好(Uchuya 等,1996;Keime-Guibert 等,2000;Graus 等,2001;Vernino 等,2004)。

16.1.2　副肿瘤性感觉运动神经疾病

16.1.2.1　临床表现

尽管 SSN 是一种罕见但典型的副肿瘤综合征,在 5%~16%的癌症患者中可见更多不典型的感觉运动神经疾病,多达 30%~40%有亚临床电生理异常(McLeod,1993;Croft 和 Wilkinson,1965;Hawley 等,1980;Walsh,1971;Graus 等,1983;Paul 等,1978)。这些神经疾病并不像 SSN 那样常合并小细胞肺癌,每种类型的恶性肿瘤都可能与感觉运动神经病有关, 最常见的是肺癌、乳腺癌、卵巢癌、胃癌和前列腺癌以及淋巴瘤(Croft 和 Wilkinson,1965;Walsh,1971;Dayan 等,1965)。虽然这种非特异性感觉运动"副肿瘤"神经疾病的存在被接受, 但它的定义不如 SSN 明确。尽管如此, 抗 CV2/CRMP-5 抗体的患者与混合轴突和脱髓鞘感觉运动神经疾病的发生有关联, 具有抗 Hu 抗体和抗 CV2/CRMP-5 抗体的患者表现出亚急性感觉神经元病变,与脱髓鞘性感觉运动神经疾病相叠加 (Antoine 等,2001;Koike 和 Sobue,2013)。

副肿瘤感觉运动神经病是一种异质性疾病,因为不了解这些疾病的病理生理学以及它们的临床特征相重叠,所以分类困难(Corbo 和 Balmaceda,2001)。在临床上, 一种常用的方法 (Croft 等,1967;McLeod, 1993)将其分为三组。第一组最为常见,通常是在诊断恶性肿瘤后出现的轻度感觉运动神经疾病,有时称为"轻度末梢神经疾病"。唯一的异常可能是远端腱反射减弱;第二组进展更迅速,且有严重的多发性神经疾病,但这些在诊断恶性肿瘤之前通常不存在;第三组也是最少的一组, 由具有复发-缓解感觉运动神经疾病的患者组成。尽管近端肌萎缩和无力可能提示"神经肌病"(Croft 和 Wilkinson,1963), 但无论患者属于何种分类,神经病理表现通常为对称性的以远端为主的感觉运动神经损伤。已报道在尸检时脊髓中运动神经元变性(Dalmau 等,1992;Verma 等,1996),后者可能是抗 Hu 相关的副肿瘤性周围神经疾病患者中运动症状的原因。

脑脊液蛋白在快速进展和复发组中常常升高,但在"轻度末梢神经疾病"患者中很少升高。在后一组中,电生理评估通常显示轴突损害特征,而在更严重的感觉运动和复发-缓解组中, 经常见到脱髓鞘或混合型(Croft 等,1967;Paul 等,1978;Graus 等,1983)。

一般来说, 肿瘤的治疗对神经疾病没有明显作用,但也有例外,特别是淋巴瘤和精原细胞瘤(Evans 和 Kaufman,1971;Littler,1970;Enevoldson 等,1990)。一些报道称类固醇或血浆置换有改善(Croft 等,1967;Valbonesi 等,1985)。

16.1.2.2 病理

除 SSN 合并其他疾病外,尸检研究未显示副肿瘤感觉运动神经疾病中的脊神经节病变 (Croft 等,1967)。近端神经干中炎性浸润也很少 (Croft 等,1967)。关于副肿瘤性周围神经疾病的周围神经病理学的文献很少,因为具有轻微"末梢"神经疾病的患者不太可能进行神经活检。此外,有些研究者没有区分各型感觉运动神经疾病。

轻度末梢神经疾病

患有"轻度末梢神经疾病"和肺癌或淋巴瘤的患者, 其腓肠神经活检 (Graus 等,1983;Walsh,1971;Schlaepfer,1974) 发现总体有髓神经纤维密度轻微降低,而大的有髓轴突明显减少。 有时,活动的轴突变性和再生丛已经存在。轴突可能显示有薄的髓鞘,偶尔可以看到小洋葱球改变。Schlaepfer(1974)认为,髓

鞘改变继发于轴突疾病。无髓纤维相对或完全没有受累(Walsh,1971)。炎症性浸润并不是"轻度末梢神经疾病"的特征。在 Graus 及其同事(1983)研究的病例中,免疫荧光没有发现免疫球蛋白或补体沉积。

严重的快速进展或复发的感觉运动神经疾病

Croft 及其同事(1967)检查了 10 例患者尸检时获得的周围神经,8 例患有亚急性进展性神经疾病,2 例患有复发性神经疾病。10 例中有 3 例出现轻度淋巴细胞浸润。可见节段性脱髓鞘和轴突变性,前者通常占主导地位。Lamarche 和 Vital(1987)描述了 6 例患者的神经活检, 其中大多数患者有急性或亚急性神经疾病(Lamarche 和 Vital,1987)。可见轴突和脱髓鞘,前者通常占主导地位。经常存在洋葱球样改变和再生丛。只在一个病例中发现了炎症改变。超微结构检查发现,无髓纤维也受到影响,而在一例患者中描述了疏松髓鞘。Graus 等(1983)研究了两名患有淋巴瘤和严重神经疾病的患者, 其中一名患者表现出明显的脱髓鞘, 另一位则为混合型;两种情况都没有炎症。Sumi 等报道的淋巴瘤病例(1983,病例 1)显示巨噬细胞介导的脱髓鞘的典型特征和与 CIDP 一致的病程。

尽管文献强调快速进展的副肿瘤性周围神经疾病的脱髓鞘特征,但是也有描述没有炎症特征的轴突神经疾病(Schlaepfer,1974;Enevoldson 等,1990)。根据我们的经验,与系统性恶性肿瘤相关的严重感觉运动神经疾病可能是轴突性或脱髓鞘性的,以及炎症或非炎症性的。没有特定的特征,并且诊断是基于临床的基础上进行的。

免疫荧光研究表明,IgM 和补体沉积在神经束膜下和血管周围(Ongerboer de Visser 等,1983)。然而这是一个非特异的发现。

副肿瘤性"微血管"性神经疾病

已经描述了多例与系统性恶性肿瘤相关的感觉运动性多发性神经疾病,并在神经活检中表现为"微血管炎"(Vincent 等,1986;Oh 等,1991;Johnson 等,1979;Younger 等,1994)。 在 Younger 等报道的病例中(1994 年),存在相关的抗 Hu 抗体,但这是原因还是巧合却不得而知。这些报道中的描述和数据表明,血管壁有明显的血管周围血管袖套和单核血管浸润的轴突神经疾病。

使用术语"血管炎"需要血管壁破坏的证据,最好

是纤维素样坏死和并且至少有一些内皮破裂的证据。虽然血管壁的浸润具有提示性作用，但它本身并不足以被认为是血管炎。血管壁内淋巴细胞可能正在迁移至神经内膜中(Vallat 等,1986)。我们也看到了炎症性轴突性神经疾病，其中没有发现病因，但存在系统性恶性肿瘤，我们倾向于将这些视为炎症性神经疾病而不是"微血管炎"。在恶性淋巴肿瘤中，非特异性非肿瘤性炎症性浸润似乎是常见现象 (Dickenman 和 Chason,1958;Jellinger 和 Radiaszkiewicz,1976)。在副肿瘤性周围神经疾病中出现明显的炎症可能具有治疗指导意义(Oh 等,1991)。

16.1.2.3 发病机制

与副肿瘤性亚急性感觉神经疾病相反，副肿瘤感觉运动神经疾病的病因仍然较为模糊。尽管以前没有发现与肿瘤有关的免疫改变或毒素影响周围神经(McLeod 1993;Ongerboer de Visser 等,1983)，但最近的研究已经鉴定了神经元抗体。具体而言，目前已知具有抗 CV2/CRMP-5 抗体的患者发生混合轴突和脱髓鞘的感觉运动神经疾病，且具有两种抗体的患者表现出与脱髓鞘感觉运动神经疾病叠加的亚急性感觉神经元病变(Antoine 等,2001;Koike 和 Sobue,2013)。在一些研究中，神经疾病的发病率与体重减轻相关(Hawley 等,1980;Graus 等,1983;Hildebrand 和 Coers,1967)，但即使对于"轻度末梢神经疾病"也是不一致的(Croft 等,1967)。

在快速进展或复发的副肿瘤性周围神经疾病中，已经发现节段性脱髓鞘和洋葱球，尽管通常没有达到在 CIDP 或其他肥厚性神经疾病中见到的程度，这表明髓鞘损伤的重要作用。事实上，CIDP 可能是由与肿瘤相关的免疫紊乱引起的(Sumi 等,1983)。然而，副肿瘤感觉运动神经疾病的节段性脱髓鞘可能是继发的，正如一些神经单纤维分析(Schlaepfer,1974;Lamarche 和 Vital,1987;Walsh,1971)所示。

一些副肿瘤感觉运动神经疾病可能是"逆死性"轴突病。一些研究者(Barron 和 Heffner,1978;Brownell 和 Hughes,1975;Hildebrand 和 Coers,1967;Awad,1968)将肌内神经轴突肿胀描述为副肿瘤现象，并且可能代表最早的远端轴突病变阶段 (Barron 和 Heffner,1978);典型的中毒性远端轴突病变(Spencer 和 Schaumburg,1977)也有类似的变化。 然而，鉴于

其在正常肌肉神经中，以及并非由于"坏死性"过程导致的神经疾病中也常见(Alderson,1992)，这个发现的特异性和意义存疑。

16.1.3　神经疾病与恶性肿瘤的其他相关性

16.1.3.1 坏死性周围神经血管炎

血管炎和恶性肿瘤同时发生已得到公认(Sanchez- Guerrero 等,1990)，但周围神经受累似乎很少见。尽管如此，周围神经坏死性血管炎已被认为与恶性肿瘤相关。患者可能表现为感觉运动神经疾病(Harati 和 Niakan,1986;Torvik 和 Berntzen,1968;Naka 等,1991)或纯感觉综合征(Johnson 等,1979)。尚未检测到血管中免疫球蛋白或补体的沉积 (Johnson 等,1979)。由于这种关联的频率较低，所以必须考虑周围神经血管炎和全身恶性肿瘤偶然发生的可能性。

16.1.3.2 急性脱髓鞘性神经疾病

吉兰–巴雷综合征与霍奇金病有关 (Lisak 等,1977;Ropper 等,1991;Julien 等,1980;Vital 等,1990)。少数病例病理学研究没有特征性表现，但可观察到典型的巨噬细胞介导的脱髓鞘(Julien 等,1980)。

16.1.4　鉴别诊断

识别副肿瘤性周围神经疾病可早期发现恶性肿瘤。任何感觉运动轴突或混合神经疾病，无论是否为炎症性，当没有其他病因可以确定时，应考虑副肿瘤的可能。由于肺癌和淋巴瘤占相关恶性肿瘤的很大一部分，因此完整的体格检查和胸部 X 线检查将大大减少隐匿性恶性肿瘤的可能性。不幸的是，神经活检未发现任何特异性的组织学特征可提示诊断，只有在考虑可选择和可治疗的诊断时才进行。

16.2　肿瘤浸润引起的周围神经疾病

恶性肿瘤细胞在神经中的弥漫性浸润是神经疾病的罕见原因，基本上为恶性血液病，包括淋巴瘤、白血病、骨髓瘤和一些其他罕见的实体肿瘤。实体器官癌症，如耳鼻咽喉(ENT)、胰腺和前列腺癌，常常通过压迫或严重神经根、神经丛或神经局灶节段浸润而产生周围神经功能障碍，但不产生弥漫性浸润性神经疾病(Grisold 等,2013)，因此不予考虑。

16.2.1 淋巴瘤性神经疾病

16.2.1.1 临床表现

当恶性淋巴瘤浸润并损伤周围神经时,应诊断为淋巴瘤性神经疾病。有人称其为神经淋巴瘤(Diaz-Arrastia 等,1992),尽管其他人从疾病分类学角度反对这种分类 (Guberman,1984;Baehring 等,2003;Grisariu 等,2010)。Diaz-Arrastia 等(1992)最近回顾了这个问题,并从文献中共检索了 40 个病例。很显然,这种疾病比数字所显示的要多得多,因为我们在自己的实验室就已经看到了 4 例。在诊断时,约半数患者不知道自己有全身性淋巴瘤。即使在尸检时,22 例患者中有 7 例仅有神经系统淋巴瘤,2 例局灶性淋巴瘤仅扩散至周围神经,13 例有弥漫性淋巴瘤(Diaz-Arrastia 等,1992)。淋巴瘤几乎总是非霍奇金淋巴瘤(NHL)型(98%),研究的病例中有 75% 是 B 细胞恶性肿瘤(Diaz-Arrastia 等,1992)。神经疾病通常是弥漫性和感觉运动型的,可以复发-缓解的形式与吉兰-巴雷综合征相似,或经常持续数周至数月地进展(Diaz-Arrastia 等,1992)。我们研究的一个病例在两年内缓慢进展。疼痛可能是一个突出的特点。电生理检测可以发现轴突变性、脱髓鞘或混合特征,脑脊液检查常常可以发现蛋白或 CSF 细胞增多,约一半的病例有恶性细胞(Diaz-Arrastia 等,1992)。类固醇、化疗或放疗可能有帮助。虽然预后通常较差 (Diaz-Arrastia 等,1992),但在一些患者中,适当的治疗可能使患者存活数年(Ince 等,1987)。

此外,血管内淋巴瘤(以前称为"Tappeiner"病或肿瘤性血管内皮瘤病) 也被认为参与淋巴瘤性神经疾病(Glass 等,1993)。它可表现为多发性神经疾病,如吉兰-巴雷综合征(GBS)(Jiang 等,2010)和慢性炎性脱髓鞘性多发性神经疾病(CIDP)(Grisold 等,2007;Briani 等,2009,2011)。血管内淋巴瘤(Glass 等,1993)通常为 B 细胞来源,并且被认为反映了淋巴瘤细胞上缺乏黏附分子 CD29(β-1 整联蛋白)和 CD54(ICAM-1),干扰了肿瘤性淋巴细胞的经血管迁移(Ponzoni 等,2000)。马尾神经综合征、上升性多神经根病(Levin 和 Lutz,1996;Patel 等,2006;Jiang 等,2010)、多发性单神经疾病(Roux 等,1995)、孤立性单神经疾病(Vital 等,1989)、对称性神经疾病(Oei 等,2002),以及肌肉受累(Fallon 等,2002)已被观察到(见综述 Grisold 等,2013)。

16.2.1.2 病理

因为只有一半患者已知患有全身性淋巴瘤,神经淋巴瘤就是其中一个例子,所以神经活检对于诊断神经淋巴瘤是必不可少的(Diaz-Arrastia 等,1992)。即使已知存在恶性肿瘤, 神经浸润可能是治疗后复发唯一可见的表现(Shoenfelt 等,1983;Krendel 等,1991)。以下描述基于文献资料(Barron 等,1960,案例 5;Gherardi 等,1986;Guberman 等,1978;Ince 等,1987;Krendel 等,1991;Thomas 等,1990;Vital 等,1990;Diaz-Arrastia 等,1992;Zuber 等,1987;Kohut,1946;Stack,1991;Atiq 等,1992;Shoenfeld 等,1983;Gold 等,1988) 和我们 4 个病例的经验——2 例尸检和 2 例神经活检。

尸检评估提供了周围神经受累频率的不一致现象。在霍奇金病的两个尸检病例系列中,0/30 和 5/30 患者检测到周围神经肿瘤浸润,但更常见的是非特异性非肿瘤性炎症浸润 (Dickenman 和 Chason,1958;Jellinger 和 Radiaszkiewicz,1976)。在 Grisariu 等的研究中(2010 年),神经淋巴瘤 90% 是由于非霍奇金淋巴瘤,10% 是急性白血病。在高达 26% 的病例中,神经淋巴瘤是恶性肿瘤的最初表现。我们只发现了一例霍奇金淋巴瘤引起组织学证实的临床神经疾病的报道(Barron 等,1960)。在 NHL 中,尸检材料中检测的神经肿瘤细胞浸润的发生率为 0/20~41/98(Dickenman 和 Chason,1958;Jellinger 和 Radiasz-kiewicz,1976),但研究的周围神经组织的数量和位置没有明确指定。目前已经存在多种类型的 NHL,包括皮肤和非皮肤 T 细胞淋巴瘤及高和低等级的 B 细胞淋巴瘤。没有特别的亚型表现出非常容易浸润周围神经。由于文献数量少和缺乏现在常规用于分类淋巴瘤的免疫组织化学和细胞学技术,文献分析受到限制。

光学显微镜

根据我们的经验,所有周围神经的弥漫性大量浸润是淋巴瘤最典型的表现, 虽然各神经束可能受累程度有差异(16.3 和图 16.4)。浸润可能以神经外膜为主或以神经束膜和神经束膜下部位为主(图 16.3)。选择性神经内膜受累是罕见的,可见于化疗后患者(Schoenfeld,1983;Krendel 等,1991),但也可能发生在未经治疗的患者(Atiq 等,1992)(图 16.4b)。所示的神经淋巴瘤病例仅在 38 个组织块中的 2 个可见非典型细胞的小的

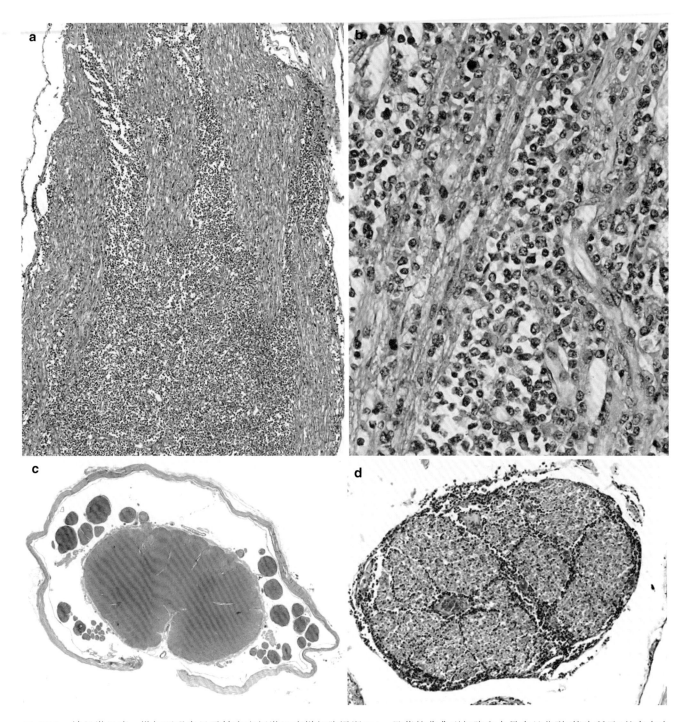

图 16.3　神经淋巴瘤。纵切面观察显示轴突之间淋巴瘤样细胞浸润(a)。显著的非典型细胞和大量有丝分裂(箭头所示)的存在表明高度恶性淋巴瘤。除腓肠神经受累外,后根和前根部广泛浸润(c),并延伸至神经束膜和神经内膜(d)(石蜡切片)。

神经外膜血管周围病灶。这强调了尽可能检查最大量组织的重要性。

　　血管周围袖套常见,有时肿瘤细胞会明显地聚集在血管中央。浸润细胞可在血管壁内发现,但不会导致血管坏死。网状蛋白染色可证明,在血管周围和肿瘤细胞集合内形成精细网络。可看到神经外膜或神经内膜血管增生(Gherardi 等,1986;Zuber 等,1987)。有丝

分裂的数字、多形性和非典型的浸润细胞通常提示诊断(图 16.3 至图 16.5)。然而,分化良好的淋巴瘤细胞可能难以与成熟的淋巴细胞区别(图 16.5)。

　　神经疾病过程是急性和慢性轴突变性与节段性脱髓鞘伴髓鞘再生的混合体,前者通常占主导地位。有时髓鞘-轴突变化和局灶性神经内膜肿瘤沉积物的共定位可能是有意义的(Barron 等,1960)。在一例严

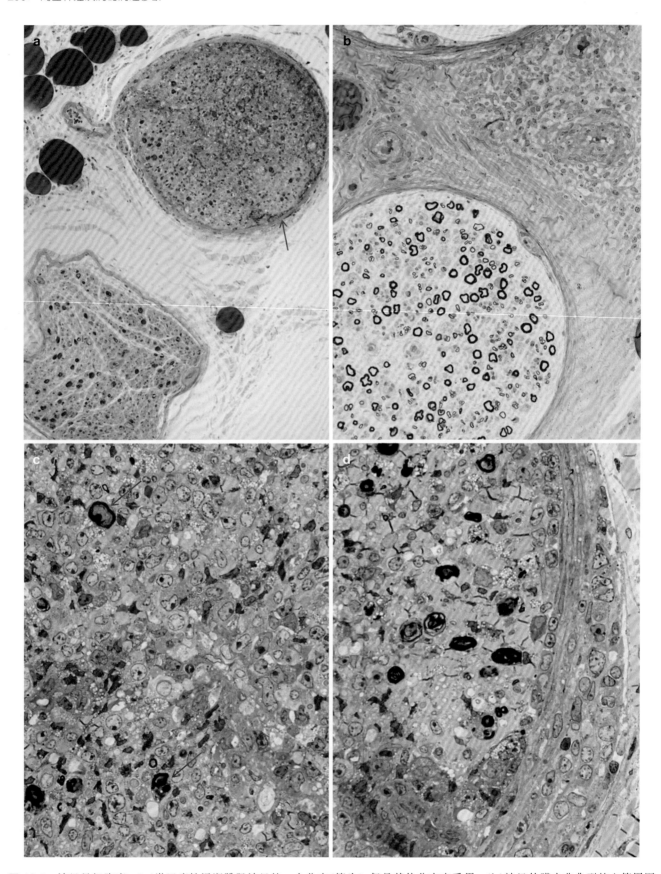

图 16.4　神经母细胞瘤。(a)淋巴瘤性浸润腓肠神经的一个分支(箭头),但是其他分支未受累。(b)神经外膜中非典型的血管周围单核细胞浸润。(c)涉及神经束的更高的放大倍数,表明淋巴瘤取代神经内膜内容物而留下了几个有髓轴突(箭头所示)。(d)部分神经束被肿瘤性淋巴细胞破坏。(石蜡切片,a,200×;b,400×,1μm 厚切片;c,d,1000×)

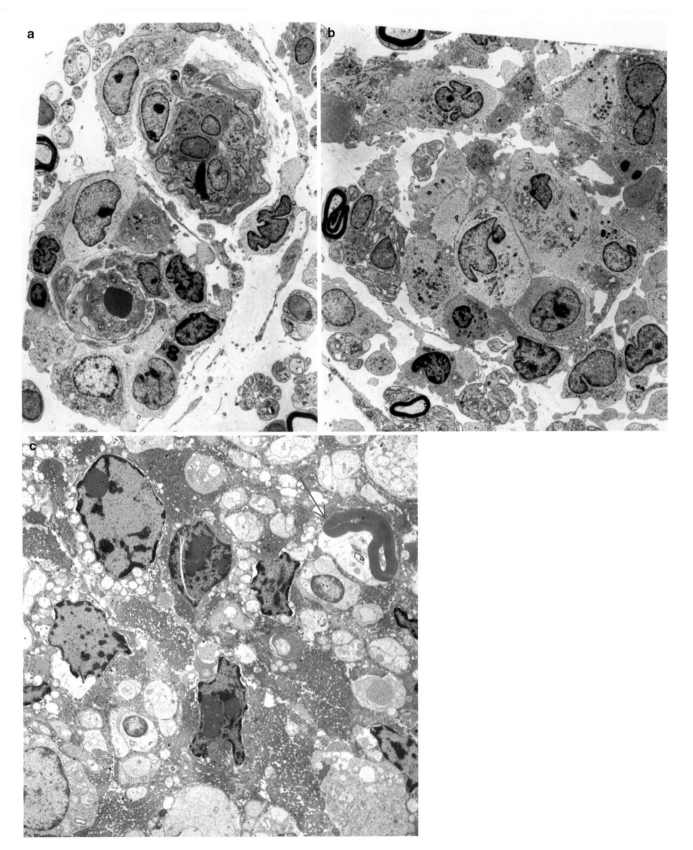

图 16.5　神经淋巴瘤的超微结构,神经内膜血管周围细胞显示符合淋巴瘤的特性(a,b)和一些残留的有髓鞘的轴突之间的浸润(c,箭头所示)。(a,b,19 200×;c,5000×)

重弥漫性脱髓鞘性神经疾病中,髓鞘损伤程度与神经浸润密度不成比例,浸润性肿瘤显示产生 IgM 副蛋白(Ince 等,1987)。

血管生成性淋巴瘤在组织学特征上是罕见和独特的(图 16.6a-f)。多系统表现是由淋巴瘤细胞聚集体阻塞微血管血流所致。神经活检典型的表现为轻微轴突变性和由恶性淋巴细胞阻塞的神经内膜和外膜血管,少量或没有外溢入神经内膜(Vital 等,1989),这可能反映缺乏归巢、结合和血管外迁移所需的元素。

免疫组织化学

对大量肿瘤组织进行克隆性的证明,最好通过流式细胞术。如果在神经活检标本中可见非典型细胞,则可使用 B 细胞和 T 细胞标志物来对淋巴恶性肿瘤确认和标记。当绝大多数细胞属于单一淋巴细胞亚群时推断存在浸润细胞的单克隆群体。通常存在一些不属于恶性克隆的反应性淋巴细胞。许多标记物可用于标记各种淋巴细胞亚型,如果没有其他组织可用,可用于标记淋巴瘤。

16.2.2 白血病的神经浸润

16.2.2.1 临床表现

肿瘤累及最常见的类型("神经性白血病")是多发性神经根受累,尤其包括经 CSF 扩散累及颅神经的类型。颅神经(Hiraki 等,1997)或周围神经的软脑膜外浸润较为罕见。然而,骨髓单核细胞型(FAB M4/5)往往倾向于周围神经白血病浸润(Grisold 等,1985;Krendel 等,1987)。慢性淋巴细胞性白血病很少影响周围神经(Lange 2007)。临床上白血病的显著神经浸润发生率低于淋巴瘤。我们在文献中已经鉴定了大约 20 例具有足够周围神经组织学的病例,其中包括 6 例慢性淋巴细胞性白血病(CLL)(Grisold 等,1990;Thomas 等,1990;Vital 等,1975;Sumi 等,1983;Haberland 等,1987;Rowland 和 Schneck,1963),6 例急性淋巴细胞性白血病(ALL)(Alajouanine 等,1949;Barron 等,1960,病例 8;Harris 1921;Liu 等,2007;Aregawi 等,2008),2 例成人 T 细胞白血病/淋巴瘤(ATLL)(Kuroda 等,1989;Vital 等,1993a),2 例急性单核细胞白血病(Henson 和 Urich,1982;Krendel 等,1987),2 例急性单核细胞白血病(Vital 等,1993b)和 4 例急性髓细胞白血病(Lekos 等,1994;Platten 等,2007;Reddy 等,

2012),以及急性巨核细胞白血病(Nishi 等,1991)、慢性髓细胞性白血病、自然杀伤细胞白血病(Bobker 和 Deloughery,1993)和红白血病(Barron 等,1960)各 1 例。尸检数据表明,白血病周围神经浸润的发生率高于这些数字所提示的比例(Jellinger 和 Radiaszkiewicz,1976)。对称性感觉运动神经疾病是最常见的临床类型,也可见不对称性多发性神经病或多发性单神经炎。在一些情况下同时可见白血病脑膜炎。

16.2.2.2 病理

与淋巴瘤的浸润相似,肿瘤细胞可能呈现多种分布模式,包括弥漫性受累,最先累及神经束膜和神经束膜下(图 16.7a-c),在图示的情况下,动眼神经的周围部分广泛受累(图 16.7c),同时保留了更多有完整血脑屏障的近端节段(图 16.7a,b,箭头)。在一例化疗后复发的病例中,恶性细胞仅见于神经内膜(Krendel 等,1987)。文献报道中提供的细节回顾表明,与其他白血病相比,CLL 中的病理过程,无论是在髓鞘-轴突的损伤方面还是在神经浸润强度方面不那么严重。节段性脱髓鞘可能非常突出(Sumi 等,1983;Barron 等,1960),但是通常存在轴突变性和脱髓鞘的组合特征,往往与局部存在的恶性细胞浸润相关。

Brun 等(1964)报道了一例多发单神经炎,周围神经出现多灶性神经内新月形神经束膜下出血。尽管大部分出血都是最近出现的,但神经外膜中的少量含铁巨噬细胞证实了先前的出血。并没有检测到白血病性浸润。

在一项成人 T 细胞白血病的报道中,在神经中可见散在的恶性细胞浸润。其中一些含有空泡,当用高倍镜检查时,可以看到它们含有类似于 HTLV-1 病毒颗粒的颗粒。PCR 确定这些细胞被 HTLV-1 病毒感染(Vital 等,1993a)。

CLL 的两篇文献报道,恶性淋巴细胞通过侵入施万细胞基底层和使髓鞘从轴突中分离而参与节段性脱髓鞘,就像炎症性脱髓鞘性神经疾病的巨噬细胞介导的脱髓鞘一样(Vital 等,1975;Sumi 等,1983)。随后的分析显示这些病例之一是 T 细胞白血病(Vital 等,1990)。

16.2.3 多发性骨髓瘤

Barron 等(1960)描述了 3 例具有对称性感觉运

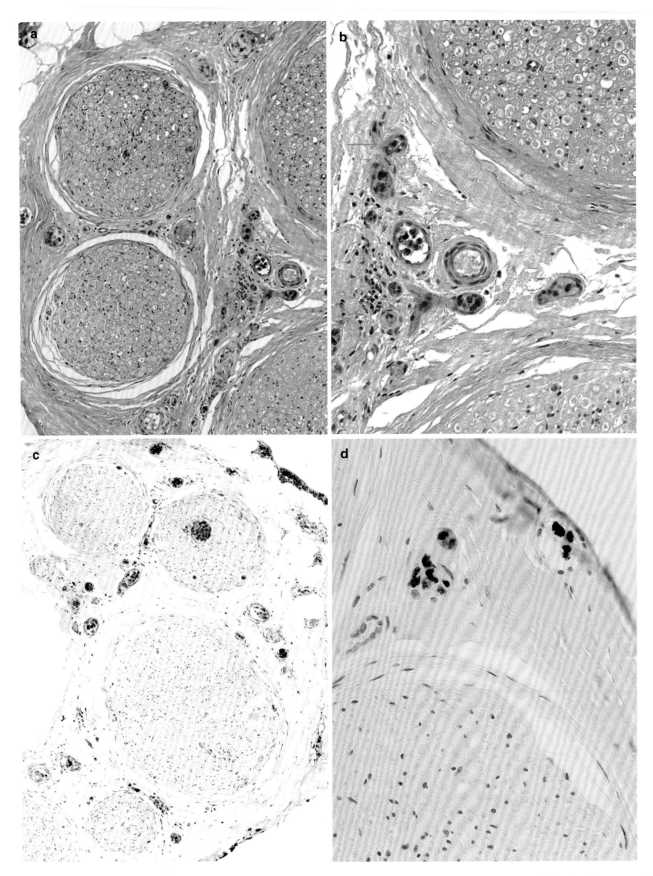

图 16.6　血管内淋巴瘤。这名 64 岁的类风湿性关节炎患者双手轻度麻木，神经传导缺陷。HE 染色(a,b,深色箭头所示),CD45(白细胞共同抗原)(c),增殖标志物 Ki67(d)和内皮标志物 Ulex europaeus(e,f)显示了腓肠神经中肿瘤性大 B 细胞的显著的血管内生长。注意 f(箭头所示)中的有丝分裂图。(石蜡切片,a,200×;b,400×;c,200×;d,400×;e,200×;f,1000×)

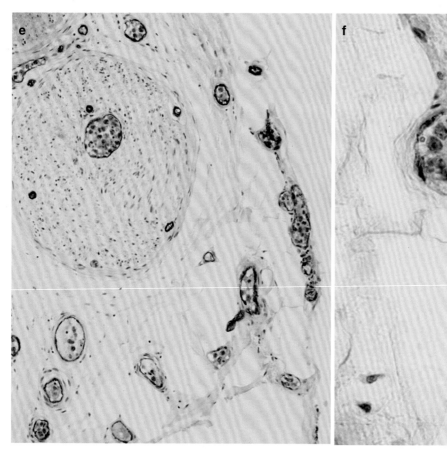
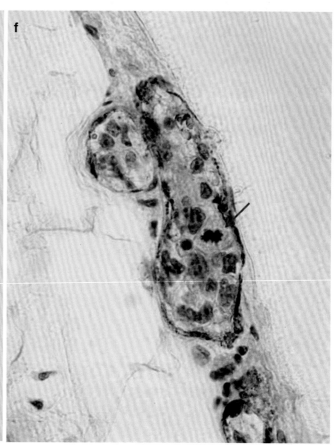

图 16.6(续)

动周围神经疾病的多发性骨髓瘤,其中尸检显示恶性骨髓瘤细胞在神经束膜和神经内膜中弥漫性扩散。神经病理学包括严重的灶性脱髓鞘和轴突变性,在研究者的眼中,这似乎在空间上(并且从推理因果关系上)与恶性细胞病灶有关。

在与非恶性浆细胞病有关的神经疾病的周围神经中,非典型淋巴浆细胞样细胞不常见(图 14.1)(Vital 等,1984;Julien 等,1984)。在这种情况下,最有可能的是副蛋白本身引起神经疾病,而不是神经内膜恶性细胞的少量聚集,如 Ince 等报道的病例(1987)。

16.2.4　浸润性神经疾病的鉴别诊断

在我们研究的肿瘤浸润性神经疾病中,细胞显然是非典型的,炎性浸润可能是恶性的。尽管我们还没有看到这样的组织,但是一些被报道为"神经淋巴瘤"的病例很难与具有显著但不是单克隆的浸润炎症性神经疾病相区别(Borit 和 Altrocchi,1971),就像 CLL 中的神经浸润一样。免疫表型分析可以用来验证单克隆性(Thomas 等,1990),但是这个问题很复杂,可能是神经内肿瘤细胞浸润引发对髓鞘或轴突的继发性自

身免疫性炎症攻击(Grisold 等,1990),以及在某些恶性淋巴肿瘤中可能发生多克隆免疫细胞瘤(Grisold 等,1990)。

血管中心性淋巴增殖性疾病给疾病分类带来了困难。血管免疫母细胞性 T 细胞淋巴瘤、淋巴瘤样肉芽肿病和血管中心性恶性淋巴瘤是相互关联的整体,反映了"血管中心性淋巴增殖性疾病"谱系(Frizzera 等,1989)。已经在所有这些整体中描述了血管中心性多形性淋巴组织细胞浸润的神经疾病,并且可能与 EB 病毒感染(Peiper,1993)或 HIV 病毒感染(Calabrese 等,1989)具有共同的因果关系。血管损害提示淋巴瘤样肉芽肿病的诊断,浸润细胞明显的单克隆性倾向于淋巴瘤的诊断。然而,仅凭神经活检可能难以区分这些明显紧密相关的系统性疾病。

16.3　Castleman 病

16.3.1　临床表现

Castleman 病(CD,血管滤泡性淋巴结增生)是一

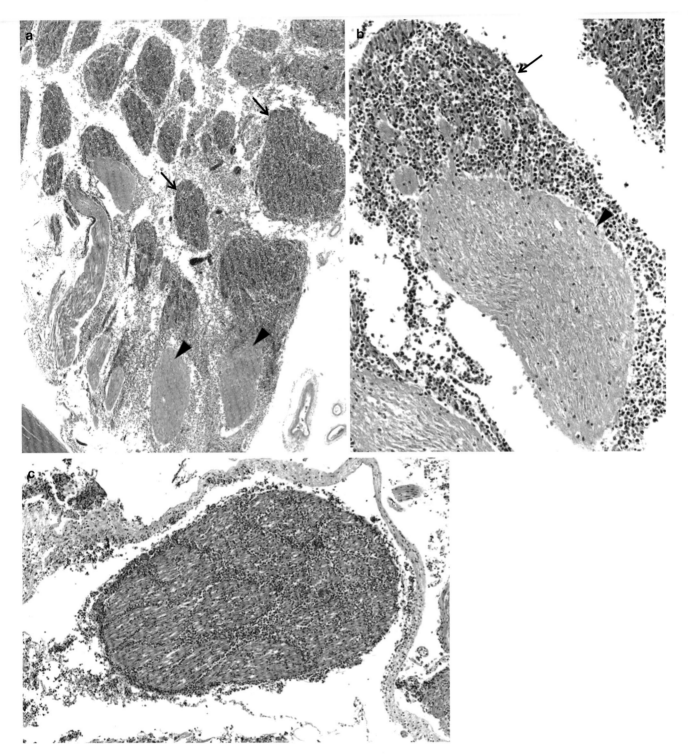

图 16.7　急性单核细胞白血病弥漫性侵入动眼神经根部的神经内膜和神经束膜(a,b,箭头所示),但是保留根部连接处的 CNS 组分的近侧部分(a,b,三角箭头所示)。(c)根部周围部分的高倍显示累及的程度。(石蜡切片,HE 染色,a,40×;b,c,200×)。

种淋巴细胞增生性疾病,伴有明显的滤泡毛细血管增生和内皮增生,在一部分病例中与人类免疫缺陷病毒(HIV)和人类疱疹病毒 8(HHV-8)有关。 CD 至少包括两种不同的疾病(局部和多中心)。它也与卡波西肉瘤、非霍奇金淋巴瘤、霍奇金淋巴瘤(Weisenburger

等,1985)和 POEMS 综合征相关。在大多数情况下,Castleman 病可能是由于细胞因子 IL-6 过度分泌所致。疾病分类存在争议且较为复杂,具有局限性或多灶性疾病和"浆细胞"或"透明血管"组织学变体(Kessler,1985;Frizzera 等,1985;Weisenburger 等,1985)。患者通常伴有淋巴结肿大。神经疾病并不常见,但可能是存在的表现,并且最常见于多灶性"浆细胞"变体(Donaghy 等,1989;病例 MGH 1984,1987;Scherokman 等,1991;Hineman 等,1982;Yu 和 Carson,1976;Gherardi 等,1991;Feigert 等,1990;Gaba 等,1978;Gottfried 等,1986;Bitter 等,1985)。常常存在 POEMS 综合征的特征。副蛋白仅在 CD 病例中的一小部分中可见,但可能存在于与神经疾病不成比例的病例中。多克隆高丙种球蛋白血症更为常见。

有趣的是,大多数 POEMS 综合征患者表现出典型的 Castleman 病的淋巴结病理特征,尽管淋巴结病可能不是它们疾病的临床重要部分(Nakanishi 等,1984;Gherardi 等,1988)。此外,Castleman 病的神经疾病类似于骨硬化性骨髓瘤和 POEMS 综合征,主要是运动障碍,并伴有显著的传导减慢(Donaghy 等,1989)。目前,POEMS 综合征与 Castleman 病的关系已经被提及,但尚未得到很好的解释。似乎不能将表现为神经疾病和 POEMS 综合征且合并无症状性血管增殖性淋巴结增生的患者与表现为 CD 的症状并随后进展为神经病变和 POEMS 综合征症状的患者区分开来。血管滤泡性淋巴结增生可能仅仅是对异常免疫调节的非特异性反应(Gherardi 等,1988),或许是由于 IL-6 过多所致。

16.3.2　病理学

少数周围神经检查已有报道,大多数未显示炎症浸润(Donaghy 等,1989;Gottfried 等,1986;Scherokman 等,1991),但在几例中也观察到神经外膜巨噬细胞、淋巴细胞和浆细胞浸润,在 1 例中观察到浆细胞偶有累及神经束膜的(病例 MGH 1984)。在个别病例中没有诊断出淋巴瘤浸润,但没有评估细胞标记物。已经强调,随着内膜毛细血管及其内皮细胞的肥大,神经外膜血管增殖(Donaghy 等,1989)。通常观察到有髓鞘和无髓鞘轴突严重的活动性变性,具有再生活性的证据(Donaghy 等,1989;Scherokman 等,1991)。脱髓鞘通常也存在,并且可能非常突出(病例 MGH 1984)。

在与 Castleman 病淋巴病理学相关的 POEMS 综合征中已经描述了松散的髓鞘片层(Vital 等,1994)。Gottfried 及其同事(1986)描述了沿轴突分布的免疫球蛋白沉积物,但是 Donaghy 等(1989)没有检测到这种沉积(Gottfried 等,1986;Donaghy 等,1989)。有一例

患者表现为多发性单神经炎,并有浆细胞瘤和淋巴结改变,提示 Castleman 病,其神经中出现坏死性过敏性血管炎(Gherardi 等,1991)。

16.3.3　发病机制

白细胞介素 –6 是由 Castleman 病中(Yoshizaki 等,1989)淋巴结生发中心细胞产生的细胞因子,可促进浆细胞和血管内皮细胞的增殖(Nakazawa 等,1992)。尽管观察到血管增生有可能是缺血所致,但神经疾病的病因尚未确定(Donaghy 等,1989)。Ono 等(1985)报道了一名暂时表现为 CD 型淋巴结组织学改变的 POEMS 综合征患者,发现许多组织中的毛细血管增生,包括淋巴结、肾脏、皮肤和蛛网膜下腔。

16.4　血管免疫母细胞性 T 细胞淋巴瘤

血管免疫母细胞性 T 细胞淋巴瘤(AITL,以前称为血管免疫母细胞性淋巴结病)是以全身性淋巴结病和频繁自身免疫性表现为特征的外周 T 细胞淋巴瘤的独特亚型(Sakata-Yanagimoto 等,2014)。周围神经疾病在组织学上已有描述和研究(Brunet 等,1981;Tredici 等,1979;Cytowic 等,1982)。多数情况下,可见混合轴突和脱髓鞘神经疾病,并有非特异性多克隆炎性浸润。神经内膜血管的增殖和内皮细胞的肥大也已经被描述(Brunet 等,1981)。在一个病例中,可见神经的血管周围淋巴细胞浸润(Brunet 等,1981,病例 4)。一些活检正常或显示没有任何局部异常的弥漫性轴突丢失。

病例 16.1

一名 62 岁男性在神经疾病发病 6 年前出现左侧颈部淋巴结肿大。当时和 3 年后的淋巴结活组织检查显示 Castleman 病,浆细胞变异型。神经疾病发病前一个月的第三次淋巴结活检被同一血液病理学家解释为血管免疫母细胞性淋巴结病。目前有两项骨髓活检细胞遗传学研究显示没有淋巴瘤或浆细胞瘤的证据。反复检查外周血副蛋白阴性。HIV 和 HTLV-I/II 血清学阴性。

68 岁时,患者出现对称的下肢远端感觉异常和进行性无力,2 个月后进展至无力支撑站立,同时出现手部笨拙和麻木。检查显示弥漫性对称性无力,在手臂近端和腿部远端更严重,足部完全拖拽。除了踝反射

消失,所有的反射都存在并正常。在膝盖和手腕上没有振动觉，在大腿中部和手腕以下呈手套-袜套样针刺感觉缺失。电生理检查显示临界低值的传导速度和正常的感觉以及运动波幅。血清钙升高(3.69mmol/L)可部分解释患者的近端肢体无力。未检测到副蛋白。CSF 蛋白和细胞计数正常。骨扫描阴性,腹部超声显示中度脾大。进行神经活组织检查,显示非典型的多形性单核细胞浸润,与涉及一些分支而其他大部分分支未累及的神经淋巴瘤病相一致(图16.4 和图 16.5)。

患者接受泼尼松治疗后改善;这种改善很大程度上是由于纠正了高钙血症。入院 4 个月后,他带着拐杖走路,表现为轻微的远端腿无力,踝反射消失,但其他的腱反射正常。仍然有手指根部和大腿中部以下的手套-袜套样针刺感觉减退。

这名患者在不同的时间有不同的血液学诊断。最初的诊断是 Castleman 病,在此期间,没有周围神经疾病。在存在神经疾病期间进行的重复淋巴结活检提示血管免疫母细胞淋巴结病(血管免疫母细胞性 T 细胞淋巴瘤),最终因淋巴瘤侵犯周围神经(该病例和血液病理学资料来自多伦多的 D.Sutton 博士和 D.Pantalone 博士)。

参考文献

Alajouanine T, Thurel R, Castaigne P, Lhermitte F (1949) Leucemie aigue avec syndrome polynevritique et infiltration leucosique des nerfs. Rev Neurol 81:249–261

Alderson K (1992) Axonal swellings in human intramuscular nerves. Muscle Nerve 15:1284–1289

Antoine JC, Mosnier JF, Absi L et al (1999) Carcinoma associated paraneoplastic peripheral neuropathies in patients with and without anti-onconeural antibodies. J Neurol Neurosurg Psychiatry 67:7–14

Antoine JC, Honnorat J, Camdessanché JP et al (2001) Paraneoplastic anti-CV2 antibodies react with peripheral nerve and are associated with a mixed axonal and demyelinating peripheral neuropathy. Ann Neurol 49:214–221

Aregawi DG, Sherman JH, Douvas MG et al (2008) Neuroleukemiosis: case report of leukemic nerve infiltration in acute lymphoblastic leukemia. Muscle Nerve 38:1196–1200

Atiq OT, DeAngelis LM, Rosenblum M, Portlock CS (1992) Cutaneous T-cell lymphoma presenting with diffuse lymphomatous infiltration of the peripheral nerves: response to combination chemotherapy. Am J Clin Oncol 15:212–215

Awad EA (1968) Motor point biopsies in carcinomatous neuropathy. Arch Phys Med 49:643–649

Baehring JM, Longtine J, Hochberg FH (2003) A new approach to the diagnosis and treatment of intravascular lymphoma. J Neurooncol 61:237–248

Barron SA, Heffner RR (1978) Weakness in malignancy: evidence for a remote effect of tumor on distal axons. Ann Neurol 4:268–274

Barron KD, Rowland LP, Zimmerman HM (1960) Neuropathy with malignant tumor metastases. J Nerv Ment Dis 131:16–31

Bitter MA, Komaiko W, Franklin WA (1985) Giant lymph node hyper-plasia with osteoblastic bone lesions and the POEMS (Takatsuki's) syndrome. Cancer 56:188–194

Bobker DH, Deloughery TG (1993) Natural killer cell leukemia presenting with a peripheral neuropathy. Neurology 43:1853–1854

Borit A, Altrocchi PH (1971) Recurrent polyneuropathy and neurolymphomatosis. Arch Neurol 24:40–49

Briani C, Zambello R, Cavallaro T et al (2009) Improvement of peripheral nervous system manifestations of B-cell non-Hodgkin's lymphoma after rituximab therapy. J Peripher Nerv Syst 14:146–148

Briani C, Vitaliani R, Grisold W, Euronetwork PNS et al (2011) Spectrum of paraneoplastic disease associated with lymphoma. Neurology 76:705–710

Brownell B, Hughes JT (1975) Degeneration of muscle in association with carcinoma of the bronchus. J Neurol Neurosurg Psychiatry 38:363–370

Brun A, Caviness V, Rudnick P, Tyler HR (1964) Hemorrhages in peripheral nerves in association with leukemia. J Neuropathol Exp Neurol 23:719–725

Brunet P, Binet JL, de Saxce H et al (1981) Neuropathies au cours de la lymphadenopathie angio-immunoblastique. Rev Neurol 137:503–515

Calabrese LH, Estes M, Yen-Lieberman B et al (1989) Systemic vasculitis in association with human immunodeficiency virus infection. Arthritis Rheum 32:569–576

Camdessanché JP, Antoine JC, Honnorat J et al (2002) Paraneoplastic peripheral neuropathy associated with anti-Hu antibodies: a clinical and electrophysiological study of 20 patients. Brain 125:166–175

Case records of the Massachusetts General Hospital (1984) Case 32-1984. N Engl J Med 311:388–398

Case records of the Massachusetts General Hospital (1987) Case 10-1987. N Engl J Med 316:606–618

Chalk CH, Windebank AJ, Kimmel DW, McManis PG (1992) The distinctive clinical features of paraneoplastic sensory neuronopathy. Can J Neurol Sci 19:346–351

Chartrand-Lefebvre C, Howarth N, Grenier P et al (1998) Association of small cell lung cancer and the anti-Hu paraneoplastic syndrome: radiographic and CT findings. AJR Am J Roentgenol 170:1513–1517

Corbo M, Balmaceda C (2001) Peripheral neuropathy in cancer patients. Cancer Invest 19:369–382

Croft PB, Wilkinson M (1963) Carcinomatous neuromyopathy. Its incidence in patients with carcinoma of the lung and carcinoma of the breast. Lancet 1:184–188

Croft PB, Wilkinson M (1965) The incidence of carcinomatous neuromyopathy in patients with various types of carcinoma. Brain 88:427–434

Croft PB, Urich H, Wilkinson M (1967) Peripheral neuropathy of sensorimotor type associated with malignant disease. Brain 90:31–71

Cytowic RE, Challa VR, Buss DH, Angelo JN (1982) Chronic relapsing polyneuropathy associated with immunoblastic lymphadenopathy. Hum Pathol 13:167–169

Dalmau J, Graus F, Rosenblum MK et al (1992) anti Hu-associated paraneoplastic encephalomyelitis/sensory neuronopathy. A clinical study of 71 patients. Medicine 71:59–72

Dayan AD, Croft PB, Wilkinson M (1965) Association of carcinomatous neuromyopathy with different histological types of carcinoma of the lung. Brain 88:435–448

Diaz-Arrastia R, Younger DS, Hair L et al (1992) Neurolymphomatosis: a clinicopathologic syndrome re-emerges. Neurology 42:1136–1141

Dickenman RC, Chason JL (1958) Alterations in the dorsal root ganglia and adjacent nerves in the leukemias, the lymphomas and multiple myeloma. Am J Pathol 34:349–362

Donaghy M, Hall P, Gawler J et al (1989) Peripheral neuropathy associated with Castleman's disease. J Neurol Sci 89:253–267

Dyck PJ, Bailey AA, Olszewski J (1958) Carcinomatous neuropathy. A case of sensory neuropathy and myopathy with onset three and one half years before clinical recognition of the bronchogenic carcinoma. Can Med Assoc J 79:913–916

Eggers C, Hagel C, Pfeiffer G (1998) Anti-Hu-associated paraneoplastic sensory neuropathy with peripheral nerve demyelination and microvasculitis. J Neurol Sci 155:178–181

Enevoldson TP, Ball JA, McGregor JM (1990) Resolution of a severe sensorimotor neuropathy following resection of an associated asymptomatic gastric lymphoma. J Neurol Neurosurg Psychiatry 53:267–268

Evans CC, Kaufman HD (1971) Unusual presentation of seminoma of the testis. Br J Surg 58:703–704

Fain O, Hamidou M, Cacoub P et al (2007) Vasculitides associated with malignancies: analysis of sixty patients. Arthritis Rheum 57:1473–1480

Fallon KB, Oh SJ, Palmer CA (2002) Intravascular malignant lymphomatosis diagnosed in both skeletal muscle and nerve biopsies. J Clin Neuromuscul Dis 4:78–81

Feigert JM, Sweet DL, Coleman M et al (1990) Multicentric angiofollicular lymph node hyperplasia with peripheral neuropathy, pseudotumor cerebri, IgA dysproteinemia, and thrombocytosis in women. A distinct syndrome. Ann Int Med 113:362–367

Frizzera G, Peterson BA, Bayrd E, Goldman A (1985) A systemic lymphoproliferative disorder with morphologic features of Castleman's disease: clinical findings and clinicopathologic correlations in 15 patients. J Clin Oncol 3:1202–1216

Frizzera G, Kaneko Y, Sakurai M (1989) Angioimmunoblastic lymphadenopathy and related disorders: a retrospective look in search of definitions. Leukemia 3:1–5

Gaba AR, Stein RS, Sweet D, Variakojis D (1978) Multicentric giant lymph node hyperplasia. Am J Clin Pathol 69:86–90

Gherardi R, Gaulard P, Prost C et al (1986) T-cell lymphoma revealed by a peripheral neuropathy. A report of two cases with an immuno-histologic study on lymph node and nerve biopsies. Cancer 58: 2710–2716

Gherardi R, Baudrimont M, Kujas M et al (1988) Pathological findings in three non-Japanese patients with the POEMS syndrome. Virchows Arch A Pathol Anat Histopathol 413:357–365

Gherardi RK, Malapert D, Degos JD (1991) Castleman disease-POEMS syndrome overlap. Ann Int Med 114:520–521

Giometto B, Grisold W, Vitaliani R et al (2010) Paraneoplastic neurologic syndrome in the PNS Euronetwork database: a European study from 20 centers. Arch Neurol 67:330–335

Glass J, Hochberg FH, Miller DC (1993) Intravascular lymphomatosis. A systemic disease with neurologic manifestations. Cancer 71: 3156–3164

Gold JE, Jimenez E, Zalusky R (1988) Human Immunodeficiency Virus-related lymphoreticular malignancies and peripheral neurologic disease: A report of four cases. Cancer 61:2318–2324

Gottfried MR, Korthals JK, Prockop ID (1986) Peripheral neuropathy associated with angiofollicular lymph node hyperplasia: report of a case with immunostaining of sural nerve biopsy. J Neuropathol Exp Neurol 45:347 (abstr.)

Gozzard P, Maddison P (2010) Which antibody and which cancer in which paraneoplastic syndromes? Pract Neurol 10:260–270

Graus F, Dalmau J (2013) Paraneoplastic neuropathies. Curr Opin Neurol 26:489–495

Graus F, Ferrer I, Lamarca J (1983) Mixed carcinomatous neuropathy in patients with lung cancer and lymphoma. Acta Neurol Scand 68:40–48

Graus F, Keime-Guibert F, Reñe R et al (2001) Anti-Hu associated paraneoplastic encephalomyelitis: analysis of 200 patients. Brain 124:1138–1148

Graus F, Delattre JY, Antoine JC et al (2004) Recommended diagnostic criteria for paraneoplastic neurological syndromes. J Neurol Neurosurg Psychiatry 75:1135–1140

Grisariu S, Avni B, Batchelor TT et al (2010) Neurolymphomatosis: an International Primary CNS Lymphoma Collaborative Group report. Blood 115:5005–5011

Grisold W, Mokrusa W, Mamoli B (1985) Akute myelomonozyta¨re und Monoblastenleuka¨mie mit polyradikula¨rer Symptomatik. Wien Klin Wochenschr 85:662–666

Grisold W, Jellinger K, Lutz D (1990) Human neurolymphomatosis in a patient with chronic lymphatic lymphoma. Clin Neuropathol 9:224–230

Grisold W, Klimpfinger M, Maehr B et al (2007) Peripheral nerve involvement in lymphoma: the meninges as the crucial barrier between meningoradicular spread and neurolymphomatosis. J Peripher Nerv Syst 12:58–60.

Grisold W, Briani C, Vass A (2013) Chapter 40. Malignant cell infiltration in the peripheral nervous system. In: Said G, Krarup C (eds) Handbook of clinical neurology, vol 115 (3rd series), Peripheral nerve disorders. Elsevier BV, Amsterdam, pp 685–712

Guberman A (1984) Fatal peripheral neurolymphomatosis. Neurology 34:259–260

Guberman A, Rosebaum H, Braciale T, Schlaepfer WW (1978) Human neurolymphomatosis. J Neurol Sci 36:1–12

Haberland C, Cipriani M, Kucuk O et al (1987) Fulminant leukemic polyradiculoneuropathy in a case of B-cell prolymphocytic leukemia. A clinicopathologic report. Cancer 60:1454–1458

Harati Y, Niakan E (1986) The clinical spectrum of inflammatory-angiopathic neuropathy. J Neurol Neurosurg Psychiatry 49:1313–1316

Harris W (1921) A case of leukaemic polyneuritis. Lancet 1:122

Hawley RJ, Cohen MH, Saini N, Armbrustmacher VW (1980) The carcinomatous neuromyopathy of oat cell lung cancer. Ann Neurol 7:65–72

Henson RA, Urich H (1982) Diffuse infiltration by lymphoma and leukemia. In: Henson RA, Urich H (eds) Cancer and the nervous system. Blackwell Scientific Publications, Boston, pp 227–267

Hildebrand J, Coers C (1967) The neuromuscular function in patients with malignant tumors. Electromyographic and histological study. Brain 90:67–82

Hineman VL, Phyliky RL, Banks PM (1982) Angiofollicular lymph node hyperplasia and peripheral neuropathy. Mayo Clin Proc 57:379–382

Hiraki A, Nakamura S, Abe K et al (1997) Numb chin syndrome as an initial symptom of acute lymphocytic leukemia. Oral Surg Oral Med Oral Pathol Oral Radiol Endod 83:555

Honnorat J, Antoine JC, Derrington E et al (1996) Antibodies to a subpopulation of glial cells and a 66 kDa developmental protein in patients with paraneoplastic neurological syndromes. J Neurol Neurosurg Psychiatry 61:270–278

Horwich MS, Cho L, Porro RS, Posner JB (1977) Subacute sensory neuropathy: a remote effect of carcinoma. Ann Neurol 2:7–19

Ichimura M, Yamamoto M, Kobayashi Y et al (1998) Tissue distribution of pathological lesions and Hu antigen expression in paraneoplastic sensory neuronopathy. Acta Neuropathol (Berl) 95:641–648

Ince PG, Shaw PJ, Fawcett PR, Bates D (1987) Demyelinating neuropathy due to primary IgM kappa B cell lymphoma of peripheral nerve. Neurology 37:1231–1235

Jellinger K, Radiaszkiewicz T (1976) Involvement of the central nervous system in malignant lymphomas. Virchows Arch 370:325–362

Jiang QL, Pytel P, Rowin J et al (2010) Disseminated intravascular large-cell lymphoma with initial presentation mimicking Guillain-Barré syndrome. Muscle Nerve 42:133–136

Johnson PC, Rolak LA, Hamilton RH, Laguna JF (1979) Paraneoplastic vasculitis of nerve: a remote effect of cancer. Ann Neurol 5:437–444

Julien J, Vital C, Aupy G et al (1980) Guillain-Barre syndrome and Hodgkin's disease. Ultrastructural study of a peripheral nerve. J Neurol Sci 45:23–27

Julien J, Vital C, Vallat JM et al (1984) Chronic demyelinating neuropathy with IgM producing lymphocytes in peripheral nerve and delayed appearance of benign monoclonal gammopathy. Neurology 34:1387–1389

Keime-Guibert F, Graus F, Fleury A et al (2000) Treatment of paraneoplastic neurological syndromes with antineuronal antibodies (Anti-Hu, anti-Yo) with a combination of immunoglobulins, cyclophosphamide, and methylprednisolone. J Neurol Neurosurg Psychiatry 68:479–482

Kessler E (1985) Multicentric giant lymph node hyperplasia: a report of seven cases. Cancer 56:2446–2451

Kohut H (1946) Unusual involvement of the nervous system in generalized lymphoblastoma. J Nerv Ment Dis 103:9–20

Koike H, Sobue G (2008) Small neurons may be preferentially affected in ganglionopathy. J Neurol Neurosurg Psychiatry 79:113

Koike H, Sobue G (2013) Chapter 41. Paraneoplastic neuropathy. In: Said G, Krarup C (eds) Handbook of clinical neurology, vol 115 (3rd series), Peripheral nerve disorders. Elsevier BV, Amsterdam, pp 713–726

Krendel A, Albright R, Graham D (1987) Infiltrative polyneuropathy due to acute monoblastic leukemia in hematologic remission. Neurology 37:474–477

Krendel DA, Stahl RL, Chan WC (1991) Lymphomatous polyneuropathy. Biopsy of clinically involved nerve and successful treatment. Arch Neurol 48:330–332

Kuroda Y, Nakata H, Kakigi R et al (1989) Human neurolymphomatosis by adult T-cell leukemia. Neurology 39:144–146

Lamarche J, Vital C (1987) Carcinomatous neuropathy. An ultrastructural study of 10 cases. Ann Pathol 7:98–105

Lange CP (2007) Leptomeningeal disease in chronic lymphocytic leukemia. Clin Neurol Neurosurg 109:896–901

Lekos A, Katirji MB, Cohen ML et al (1994) Mononeuritis multiplex: a harbinger of acute leukemia in relapse. Arch Neurol 51:618–622

Levin KH, Lutz G (1996) Angiotropic large cell lymphoma with peripheral nerve and skeletal muscle involvement. Early diagnosis and treatment. Neurology 47:1009–1011

Lisak RP, Mitchell M, Zweiman B et al (1977) Guillain-Barre Syndrome and Hodgkin's disease: 3 cases with immunological studies. Ann Neurol 1:72–78

Littler WA (1970) Peripheral sensorimotor neuropathy in association with a seminoma of an undescended testicle. Postgrad Med J 46:166–167

Liu HC, Hung GY, Yen HJ et al (2007) Acute sciatica: an unusual presentation of extramedullary relapse of acute lymphoblastic leukemia. Int J Hematol 86:163–165

Lucchinetti CF, Kimmel DW, Lennon VA (1998) Paraneoplastic and oncological profiles of patients seropositive for type 1 antineuronal nuclear autoantibodies. Neurology 50:652–657

McKeon A, Lennon VA, Lachance DH et al (2009) Ganglionic acetylcholine receptor autoantibody: oncological, neurological, and serological accompaniments. Arch Neurol 66:735–741

McLeod JG (1993) Paraneoplastic neuropathies. In: Dyck PJ, Thomas PK et al (eds) Peripheral neuropathy, 3rd edn. WB Saunders, Philadelphia, pp 1583–1590

Molinuevo JL, Graus F, Serrano C et al (1999) Utility of anti-Hu antibodies in the diagnosis of paraneoplastic sensory neuropathy. Ann Neurol 44:976–980

Naka T, Yorifuji S, Fujimura H et al (1991) A case of paraneoplastic neuropathy with necrotizing arteritis localized in the peripheral nervous system. Rinsho Shinkeigaku 31:427–432, (abstr.)

Nakanishi T, Sobue I, Toyokura Y et al (1984) The Crow-Fukase syndrome: a study of 102 cases in Japan. Neurology 34:712–720

Nakazawa K, Itoh N, Shigematsu H, Koh CS (1992) An autopsy case of Crow-Fukase (POEMS) syndrome with a high level of IL-6 in the ascites. Special reference to glomerular lesions. Acta Pathol Jpn 42:651–656

Nishi Y, Yufu Y, Shinomiya S et al (1991) Polyneuropathy in acute megakaryoblastic leukemia. Cancer 68:2033–2036

Oei ME, Kraft GH, Sarnat HB (2002) Intravascular lymphomatosis. Muscle Nerve 25:747–752

Oh SJ, Slaughter R, Harrell L (1991) Paraneoplastic vasculitic neuropathy: a treatable neuropathy. Muscle Nerve 14:152–156

Ohnishi A, Ogawa M (1986) Preferential loss of large lumbar sensory neurons in carcinomatous sensory neuropathy. Ann Neurol 20:102–104

Oki Y, Koike H, Iijima M et al (2007) Ataxic vs painful form of paraneoplastic neuropathy. Neurology 69:564–572

Ongerboer de Visser BW, Feltkamp-Vroom TM, Feltkamp CA (1983)

Sural nerve immune deposits in polyneuropathy as a remote effect of malignancy. Ann Neurol 14:261–266

Ono K, Ito M, Hotchi M et al (1985) polyclonal plasma cell proliferation with systemic capillary hemangiomatosis, endocrine disturbance, and peripheral neuropathy. Acta Pathol Jpn 35:251–267

Patel R, Koeppen AH, Soule TI et al (2006) Primary CNS intravascular lymphoma with unusual manifestations suggesting Guillain-Barre syndrome and neurodegenerative disease. Brain Pathol 16:S96

Paul T, Katiyar BC, Misra S, Pant GC (1978) Carcinomatous neuromuscular syndromes. A clinical and quantitative electrophysiological study. Brain 101:53–63

Peiper SC (1993) Angiocentric lymphoproliferative disorders of the respiratory system: incrimination of Epstein-Barr virus in pathogenesis. Blood 82:687–688

Plante-Bordeneuve V, Baudrimont M, Gorin NC, Gherardi RK (1994) Subacute sensory neuropathy associated with Hodgkin's disease. J Neurol Sci 121:155–158

Platten M, Opitz CA, Kohlhof P et al (2007) Painful neuropathy due to intraneural leukemic spread in a patient with acute myeloid leukemia. Neurology 69:707

Ponzoni M, Arrigoni G, Gould VE et al (2000) Lack of CD 29 (beta1 integrin) and CD 54 (ICAM-1) adhesion molecules in intravascular lymphomatosis. Hum Pathol 31:220–226

Reddy CG, Mauermann ML, Solomon BM (2012) Neuroleukemiosis: an unusual cause of peripheral neuropathy. Leuk Lymphoma 53:2405–2411

Rees JH, Hain SF, Johnson MR et al (2001) The role of [18F] fluoro-2-deoxyglucose-PET scanning in the diagnosis of paraneoplastic neurological disorders. Brain 124:2223–2231

Roberts WK, Deluca IJ, Thomas A et al (2009) Patients with lung cancer and paraneoplastic Hu syndrome harbor HuD-specific type 2 CD8+ T cells. J Clin Invest 119:2042–2051

Ropper AH, Wijdicks EFM, Truax BT (1991) Guillaine-Barre syndrome, vol 34, Contemporary neurology series. FA Davis, Philadelphia

Roux S, Grossin M, De Bandt M et al (1995) Angiotropic large cell lymphoma with mononeuritis multiplex mimicking systemic vasculitis. J Neurol Neurosurg Psychiatry 58:363–366

Rowland LP, Schneck SA (1963) Neuromuscular disorders associated with malignant neoplastic disease. J Chronic Dis 16:777–795

Rudnicki SA, Dalmau J (2005) Paraneoplastic syndromes of the peripheral nerves. Curr Opin Neurol 18:598–603

Sakata-Yanagimoto M, Enami T, Yoshida K et al (2014) Somatic RHOA mutation in angioimmunoblastic T cell lymphoma. Nat Genet 46:171–175

Sanchez-Guerrero J, Gutierrez-Urena S, Vidaller A, et al. (1990) Vasculitis as a paraneoplastic syndrome. Report of 11 cases and review of the literature. J Rheumatol 17:1458–1462.

Scherokman B, Vukelja SJ, May E (1991) Angiofollicular lymph node hyperplasia and peripheral neuropathy. Case report and literature review. Arch Int Med 151:789–790

Schlaepfer WW (1974) Axonal degeneration in the sural nerves of cancer patients. Cancer 34:371–381

Shoenfeld Y, Aderka D, Sandbank U et al (1983) Fatal peripheral neurolymphomatosis after remission of histiocytic lymphoma. Neurology 33:243–245

Sillevis Smitt PA, Manley GT, Posner JB (1995) Immunization with the paraneoplastic encephalomyelitis antigen HuD does not cause neurological disease in mice. Neurology 45:1873–1878

Sillevis Smitt P, Grefkens J, de Leeuw B et al (2002) Survival and outcome in 73 anti-Hu positive patients with paraneoplastic encephalomyelitis/sensory neuronopathy. J Neurol 249:745–753

Smith BE (1992) Inflammatory sensory polyganglionopathies. Neurol Clin 10:735–759

Spencer PS, Schaumburg HH (1977) Central-peripheral distal axonopathy: the pathology of dying back polyneuropathies. In: Zimmerman H (ed) Progress in neuropathology. Grune & Stratton, New York, pp 253–295

Stack PS (1991) Lymphomatous involvement of peripheral nerves: clinical and pathologic features. South Med J 84:512–514

Sumi SM, Farrell DF, Knauss TA (1983) Lymphoma and leukemia manifested by steroid-responsive polyneuropathy. Arch Neurol 40:577–582

Thomas FP, Vallejos U, Foitl DR et al (1990) B cell small lymphocytic lymphoma and chronic lymphocytic leukemia with peripheral neuropathy: two cases with neuropathological findings and lymphocyte marker analysis. Acta Neuropathol 80:198–203

Titulaer MJ, Soffietti R, Dalmau J et al (2011) Screening for tumours in paraneoplastic syndromes: report of an EFNS Task Force. Eur J Neurol 18:19–27

Torvik A, Berntzen AE (1968) Necrotizing vasculitis without visceral involvement. Postmortem examination of three cases with affection of skeletal muscles and peripheral nerves. Acta Medica Scand 184:69–77

Tredici G, Minazzi M, Lampugnani E (1979) Peripheral neuropathy in angioimmunoblastic lymphadenopathy with dysproteinemia. J Neurol Neurosurg Psychiatry 42:519–523

Uchuya M, Graus F, Vega F et al (1996) Intravenous immunoglobulin treatment in paraneoplastic neurological syndromes with antineuronal autoantibodies. J Neurol Neurosurg Psychiatry 60:388–392

Valbonesi M, Montani F, Mosconi L et al (1985) A critical approach to therapeutic apheresis in the management of inflammatory dysimmune polyneuropathies. Haematologia 18:33–43

Vallat JM, Leboutet MJ, Hugon J et al (1986) Acute pure sensory paraneoplastic neuropathy with perivascular endoneurial inflammation: ultrastructural study of capillary walls. Neurology 36:1395–1399

Verma A, Berger JR, Snodgrass S et al (1996) Motor neuron disease: a paraneoplastic process associated with anti-hu antibody and small-cell lung carcinoma. Ann Neurol 40:112–116

Vernino S, O'Neill BP, Marks RS et al (2004) Immunomodulatory treatment trial for paraneoplastic neurological disorders. Neuro Oncol 6:55–62

Vincent D, Dubas F, Hauw JJ et al (1986) Nerve and muscle microvasculitis in peripheral neuropathy: a remote effect of cancer? J Neurol Neurosurg Psychiatry 49:1007–1010

Vital C, Bonnaud E, Arne L et al (1975) Polyradiculonevrite au cours d'une leucemie lymphoide chronique. Etude ultrastructurale d'une biopsie de nerf peripherique. Acta Neuropathol 32:169–172

Vital C, Vallat JM, Deminiere C et al (1984) Peripheral nerve damage during monoclonal gammopathy and plasma cell dyscrasia (36 cases). In: Sobue I (ed) Peripheral neuropathy. Proceedings of the international symposium on peripheral neuropathy. Excerpta Medica, Amsterdam, pp 341–353

Vital C, Heraud A, Vital A et al (1989) Acute mononeuropathy with angiotropic lymphoma. Acta Neuropathol 78:105–107

Vital C, Vital A, Julien J et al (1990) Peripheral neuropathies and lymphoma without monoclonal gammopathy: a new classification. J Neurol 237:177–185

Vital C, Vital A, Moynet D et al (1993a) The presence of particles resembling human T-cell leukemia virus type I at ultrastructural examination of lymphomatous cells in a case of T-cell leukemia/lymphoma. Cancer 71:2227–2232

Vital A, Vital C, Ellie E et al (1993b) Malignant infiltration of peripheral nerves in the course of acute myelomonoblastic leukaemia: neuropathological study of two cases. Neuropathol Appl Neurobiol 19:159–163

Vital C, Gherardi R, Vital A et al (1994) Uncompacted myelin lamellae in polyneuropathy, organomegaly, endocrinopathy, M-protein and skin changes syndrome. Ultrastructural study of peripheral nerve biopsy from 22 patients. Acta Neuropathol 87:302–307

Walsh JC (1971) Neuropathy associated with lymphoma. J Neurol Neurosurg Psychiatry 34:42–50

Wanschitz J, Hainfellner JA, Kristoferitsch W et al (1997) Ganglionitis in paraneoplastic subacute sensory neuronopathy: a morphological study. Neurology 49:1156–1159

Weisenburger DD, Nathwani BN, Winberg CD, Rappaport H (1985) Multicentric angiofollicular lymph node hyperplasia: a clinicopathologic study of 16 cases. Hum Pathol 16:162–172

Yoshizaki K, Matsuda T, Nishimoto N et al (1989) Pathogenic significance of Interleukin-6 (BSF-2/IL-6) in Castleman's disease. Blood 74:1360–1369

Younes-Mhenni S, Janier MF, Cinotti L et al (2004) FDGPET improves tumour detection in patients with paraneoplastic neurological syndromes. Brain 127:2331–2338

Younger DS, Dalmau J, Inghirami G et al (1994) Anti Hu-associated peripheral nerve and muscle microvasculitis. Neurology 44:181–183

Yu GSM, Carson JW (1976) Giant lymph node hyperplasia, plasma cell type, of the mediastinum, with peripheral neuropathy. Am J Clin Pathol 66:46–63

Yu Z, Kryzer TJ, Griesmann GE et al (2001) CRMP-5 neuronal autoantibody: marker of lung cancer and thymoma related autoimmunity. Ann Neurol 49:146–154

Zuber M, Gherardi R, Imbert M et al (1987) Peripheral neuropathy with distal nerve infiltration revealing a diffuse pleomorphic malignant lymphoma. J Neurol 235:61–62

第 17 章

神经系统相关的内分泌代谢疾病

内分泌和代谢紊乱可能是神经系统疾病最常见的原因(表 17.1)。在这些情况下,需要依据临床表现和实验室检查做出诊断,神经活检对于诊断没有帮助。然而,病理学家应该认识到每个个体不同的病理谱,因为活检结果可能与预期的病理类型不同。第 18 章将讨论酒精中毒以外的中毒性神经疾病。

17.1 糖尿病性周围神经疾病

2011 年全球糖尿病患者数为 3.66 亿,预计在 2030 年将增长到 5.52 亿(Whiting 等,2011),并可能引起糖尿病性周围神经疾病患者数增加,糖尿病性周围神经疾病是目前全球神经疾病最常见的原因,亦为最常见的致残疾病之一。一项招募了 4400 名患者的前瞻性研究发现,在首次诊断糖尿病时有 7.5% 的患者有明显的神经疾病表现,25 年后 50% 的患者表现出糖尿病性周围神经疾病(Pirart,1978a-b)。近期研究表明,尽管超过一半的糖尿病患者有神经系统病变,但只有小部分患者在临床上表现出有神经系统相关症状(Dyck 等,1993)。1 型和 2 型糖尿病患者均可出现神经疾病,可能同时合并糖尿病性视网膜病变或糖尿病肾病,并且神经疾病随着糖尿病病程、年龄、高血压病、吸烟(1 型糖尿病)、体重、饮酒情况、血糖控制差等情况的增多而加重(Llewelyn 等,2005)。

17.1.1 临床表现

糖尿病性周围神经疾病并非一个孤立的神经疾病,而是一个综合征谱系,包括对称性、非对称性(包括颅神经和周围神经),以及自主神经疾病(Thomas 和 Tom- linson,1993;Llewelyn 等,2005)。将糖尿病性周围神经疾病分为两组,第一组包括累及感觉神经或感

表 17.1 内分泌/代谢性周围神经疾病

内分泌疾病
糖尿病
甲亢
肢端肥大症
脏器疾病
尿毒症相关的神经疾病
肝脏疾病相关的神经疾病
肺部疾病相关的神经疾病
维生素缺乏症
维生素 B_1(硫胺素)
维生素 B_6(吡哆醇)
维生素 B_{12}(钴胺素)
维生素 E(a-生育酚)
叶酸

表 17.2 糖尿病性周围神经疾病分类

糖耐量异常和高血糖性周围神经疾病
广泛的(对称性)周围神经疾病
感觉运动性
急性痛性(包括治疗诱发的)
自主神经病(副交感神经、交感神经、胃肠、内脏感觉)
急性运动(不常见)
非对称性(局灶或多灶性神经疾病)
颅神经(Ⅲ、Ⅳ、Ⅴ)
胸腰部
上肢
腰骶神经根或丛(Bruns-Garland 综合征)
叠加性慢性炎性脱髓鞘性神经疾病
低血糖性神经疾病

觉运动神经的多发神经疾病、自主神经疾病,以及对称性运动神经近段疾病;第二组包括颅神经疾病、躯干或四肢的单神经疾病,以及下肢非对称性运动神经疾病。少数患者在仅表现为糖耐量异常时即出现神经系统表现如疼痛(皮肤活检可发现神经末梢病变,但其阳性率不如腓肠神经活检)(Smith 等,2001;Novella 等,2001)。

17.1.1.1 对称性远端感觉及运动神经疾病

对称性的感觉神经疾病最为常见,主要表现为肢体远端麻木、感觉过敏、感觉异常、振动觉异常,以及反射减弱。当双下肢感觉异常进展超过膝盖水平时,常常开始出现手指感觉异常,进而进展至手部及前臂。当肋间神经远端受累则出现胸腹部感觉异常,三叉神经远端病变则出现头面部感觉异常(Sabin 等,1978)。肢体运动神经远端亦可受累,但不如感觉神经疾病常见。尽管糖尿病性周围神经疾病一般较轻,但也可出现特征性的表现,如感觉性共济失调、肢端营养障碍性神经疾病或关节病变,并最终导致截肢。末梢神经疾病通常表现为疼痛、感觉过敏,自主神经系统功能紊乱可单独出现或与感觉障碍同时发生。尽管糖尿病性周围神经疾病进展相对较慢,在血糖控制不佳、体重减轻(Asbury 等,1963)或首次使用胰岛素降糖(Llewelyn 等,1986)时可能出现急性的糖尿病性周围神经疾病表现如疼痛。糖尿病性周围神经疾病可表现为疼痛、肢体远端乏力和感觉缺失,临床表现可隐匿对称性进展,或急性局限性进展(Barohn 等,1991;Bastron 和 Thomas,1981)。通常同时出现不同类型的神经疾病。

在对称性感觉运动神经疾病中,神经电生理发现末梢神经尤其是感觉纤维振幅降低。此外,可发现神经传导速度减慢,尽管不如 CMT-1 或 CIDP 等脱髓鞘病变中那么常见(Behse 等,1977;Thomas 和 Tomlinson,1993)。对于非对称性糖尿病性周围神经疾病综合征,神经肌电图可发现包括椎旁肌在内的多个肌肉去神经支配,提示神经根受累(Bastron 和 Thomas,1981)。

越来越多的研究证明,神经疾病的严重程度与较长一段时间内血糖水平的高低相关,若血糖控制适宜可减缓神经疾病进程(Committee Health Care Issues ANA,1986;DCCT Research Group,1993)。醛糖还原酶抑制剂曾一度被用于治疗和预防糖尿病性周围神经疾病,但其治疗效果并不理想(Harati,1992;Tsai 和

Burnakis,1993)。

17.1.1.2 非对称性糖尿病神经疾病

此类疾病包括腰骶神经根病变(DLRPN,包括糖尿病性肌萎缩、糖尿病性股神经疾病和糖尿病性近端神经疾病或 Bruns-Garland 综合征)、颅神经麻痹(常累及第Ⅲ、Ⅳ、Ⅵ对颅神经)、躯干神经疾病和上肢单个神经疾病。在糖尿病早期,中年或老年 2 型糖尿病男性患者,首次接受胰岛素治疗或体重急剧下降时,可因累及颅神经或双下肢大神经而出现无力、肌肉萎缩等运动障碍(多为不对称)。文献报道,尽管运动障碍首次发现时常累及单侧下肢,在数周或数月后进展到对侧下肢,进而累及上肢近端神经(颈臂神经根)。50 岁以上的糖尿病,不管是否使用胰岛素降糖治疗,患者最常出现的颅神经疾病为动眼神经麻痹,并且症状常于 2~3 个月后恢复。

17.1.1.3 糖尿病性自主神经疾病

糖尿病性交感神经和副交感神经疾病导致一系列自主神经紊乱症状,可累及心血管系统、泌尿生殖系统、汗液分泌等,可出现单个或多个系统症状(Rundles,1945)。糖尿病性自主神经疾病多提示患者死亡率增加(Ewing 等,1980)。

17.1.2 病理

由于不同类型的糖尿病性周围神经疾病可同时发生,导致病理学改变相对复杂。神经活检结果通常呈现出非特异性改变,因其为侵入性检查,只有认为患者情况可治时才进行该检查。

17.1.2.1 糖尿病性对称性感觉运动神经疾病的病理变化

光镜检查

糖尿病性感觉运动神经疾病多为轴突病变[Behse 和 Buchthal,1977;Dyck 等,1986a,b;Johnson 等,1986;Yagihashi 和 Matsunaga,1979;Schmidt 和 Bilbao(印刷中)](图 17.1a,b)。Behse 等(1977)研究发现在感觉纤维为主的病变中,较大神经和末梢神经均可发生髓鞘脱失改变,而感觉运动纤维同时受累的病变中主要出现较大的有髓神经纤维病变(Behse 和 Buchthal,1977)。然而,Dyck 等(1986b)研究发现髓鞘脱失改变

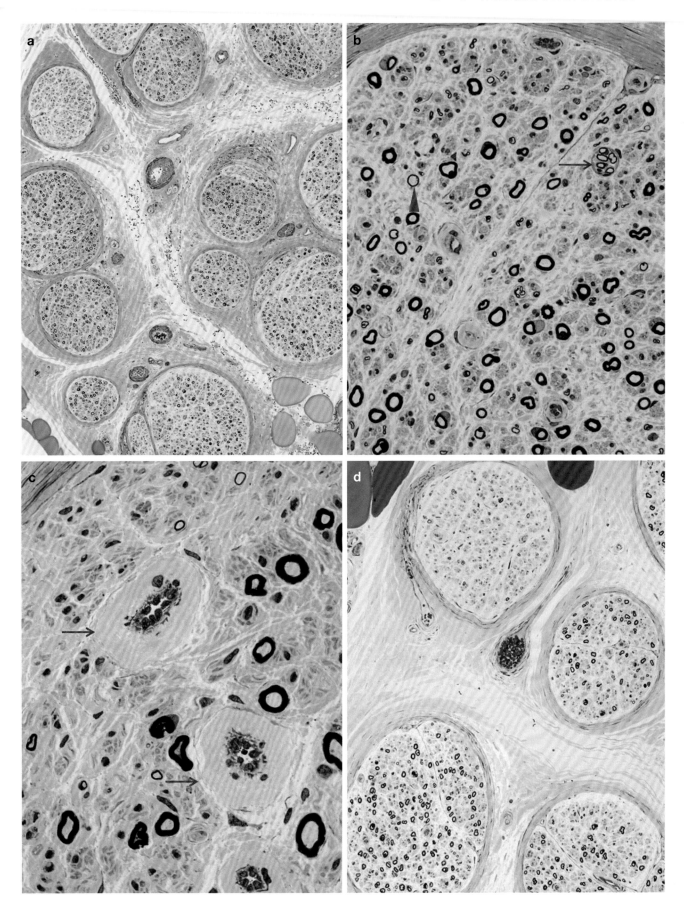

图 17.1　糖尿病性周围神经疾病。(a,b)有髓纤维密度中度减少,再生丛(b,箭头所示)、不成比例的薄髓鞘(b,箭头所示)和血管壁明显增厚(c,箭头所示)。(d)不同束膜的轴突数量可有显著的差别。(1μm 厚切片,a,100×;b,400×;c,1000×;d,200×)

在大小神经纤维中无明显区别。病检可发现神经组织再生,然而随着糖尿病性周围神经疾病的进展,神经再生进程减弱。尽管神经疾病进程较慢,仍可发现活动性的轴突变性,总体的病变比 Charcot-Marie-Tooth 病(CMT)更为活跃。尽管如此,早期的糖尿病性周围神经疾病的病理检查发现有髓纤维密度、轴突面积以及 G 值比正常,分离单纤维研究发现结旁区异常、节段性脱髓鞘以及髓鞘再生,但没有发现活动性的有髓轴突变性。

　　我们发现糖尿病性周围神经疾病患者常出现局灶性神经损伤,多表现为神经束膜区域有髓纤维数量减少、变性或髓鞘变薄(图 17.2 至图 17.4)。这些区域的神经束膜可能中断,极少数情况下有髓神经纤维脱离了神经束而形成微小的创伤性神经瘤(图 17.2 和图

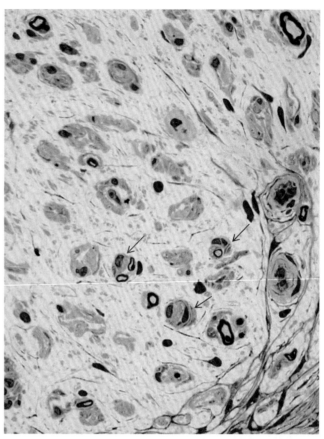

图 17.3　糖尿病性周围神经疾病。图 17.2 中受累的神经束的高倍视图,显示局部损伤区域的轴突再生所产生的"假洋葱球"(箭头所示)。(1μm 厚切片,600×)

17.4),该情况最常见于糖尿病性周围神经疾病。这种病理改变可认为是神经梗死,提示缺血性改变(见后文)。有文献报道脉管系统亦可被累及,但神经外膜的血管一般较少受累且病变较轻。

　　Sima 等提出患者的年龄和糖尿病类型不同,对应的轴突病变病理类型亦不同:年轻的 1 型糖尿病患者较少出现多发的神经变性,典型的病理改变一般为髓鞘褶皱;而年老的 NIDDM 患者常表现为多发的神经疾病,并出现沃勒变性(Sima 等,1988a)。Llewelyn 等(1998)研究发现,在一组较轻的糖尿病患者和 CMT-1 患者中神经纤维缺失无明显差异。

　　节段性的髓鞘变化通常表现为有髓纤维变细,提示髓鞘再生或变性,偶尔可在神经纤维横截面发现活动性的脱髓鞘改变(图 17.1、图 17.5 和图 17.6b)。神经纤维病变可出现结旁区扩大或脱髓鞘改变等一系列变化。在隐匿性糖尿病患者中,可出现节段性的髓鞘病变如轴突缺失(Chopra 等,1969;Vital 等,1974)。糖尿病性周围神经疾病中可发现洋葱球(OB),但其意义

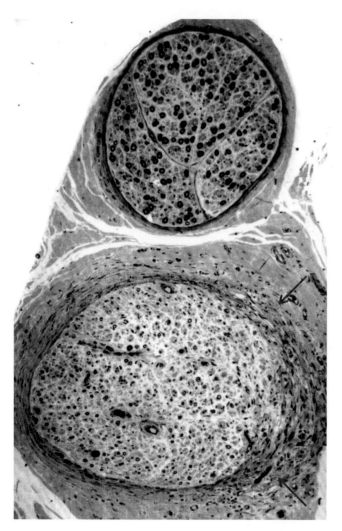

图 17.2　糖尿病性周围神经疾病,局灶性神经束损伤后的修复期。比较两个相邻束的有髓纤维密度。注意神经周膜损伤(箭头所示)。(1μm 切片,200×)

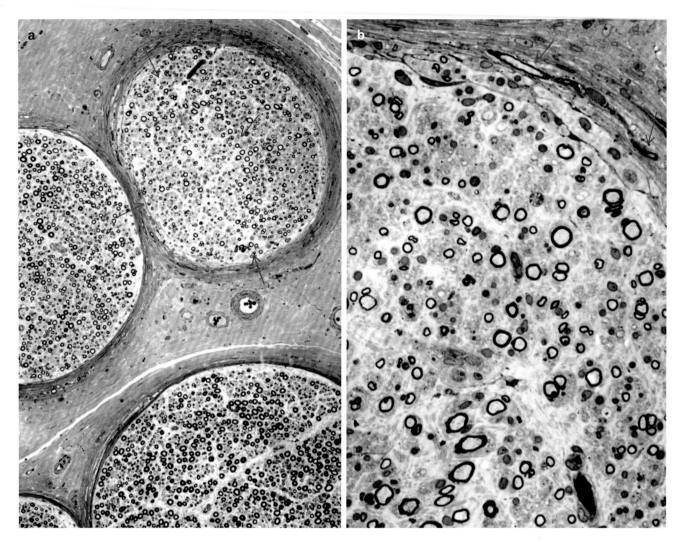

图 17.4　糖尿病性周围神经疾病,局部束膜损伤后的修复期。细微束膜损伤的特征在于髓鞘变薄的有髓纤维的区域性减少(a,箭头所示)。注意神经束膜异常增生(b,箭头所示)。(1μm 厚切片,a,200×;b,600×)

可能被过分强调(图 17.7)。神经病理中洋葱球的出现不如 CMT-1 或 CIDP 那样常见 (Ballin 和 Thomas, 1968)。洋葱球样结构多提示轴突退行性变(图 17.7a, b)。Thomas 的一篇文献(Thomas 和 Lascelles,1966)中对其进行了评论,称当时描述的糖尿病性周围神经疾病患者的洋葱球结构很可能是由反复的 CIDP 发作所致(Thomas 和 Tomlinson,1993)。部分学者认为髓鞘病变与轴突病变是两个独立的病理变化(Behse 和 Buchthal,1977),另一部分学者则认为神经纤维聚集可能提示继发性脱髓鞘(Dyck 等,1986b)。

　　糖尿病患者不论是否有神经疾病,神经内膜微血管透明样变性是糖尿病性周围神经疾病的特征 (图 17.1c)。这种透明样变性可存在于绝大多数糖尿病患者,亦可见于多种慢性神经疾病。研究发现,微血管神经内膜透明样变的严重程度与神经疾病的程度呈正

相关 (Malik 等,1993)。神经内膜的面积可能增加(Behse 和 Buchthal,1977),同时伴随神经内膜和外膜下细胞外基质增多(Ballin 和 Thomas,1968)。微血管神经外膜病变相对较少(Malik 等,1993)。常发现少量单核细胞浸润。

电镜形态学

　　血管透明样变的超微结构表现为微血管基膜的增厚(图 17.8a,b)。糖尿病性周围神经疾病的其他病理改变包括内皮细胞肥大和增生、毛细血管腔面积减小,以及微血管闭塞(Dyck 等,1985,1986b;Malik 等,1989)(图 17.8c,d)。然而,并非所有学者均有类似发现,在其他神经慢性病变中亦可发现这些病理改变(Bradley 等,1990),或者随着年龄的增加可能出现这些病理改变化(Sima 等,1988a)。研究发现毛细血管腔可被退行性变的细胞碎片或纤维阻塞 (Timperley 等,

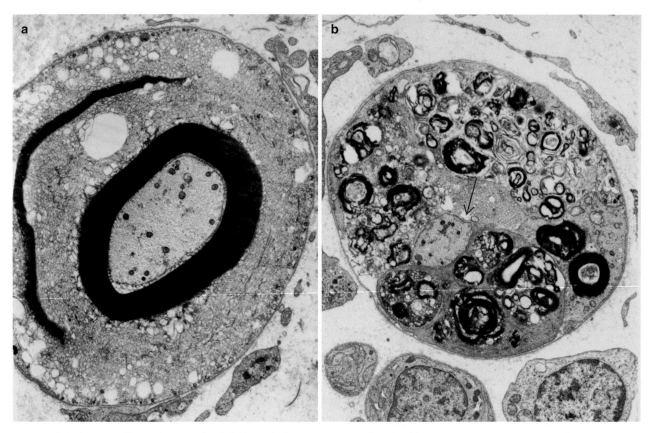

图 17.5   糖尿病性周围神经疾病的节段性脱髓鞘。注意囊泡状表现(a)、脱髓鞘的轴突被包含髓鞘碎片的施万细胞包围(b,箭头所示)。(a,8892×;b,6384×)

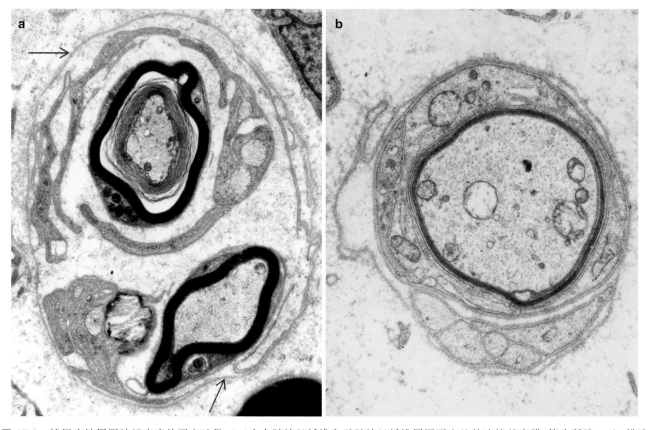

图 17.6   糖尿病性周围神经疾病的再生过程。(a)中有髓神经纤维和无髓神经纤维周围再生丛的连续基底膜(箭头所示)。(b)描述了髓鞘再生。(a,9576×;b,15 048×)

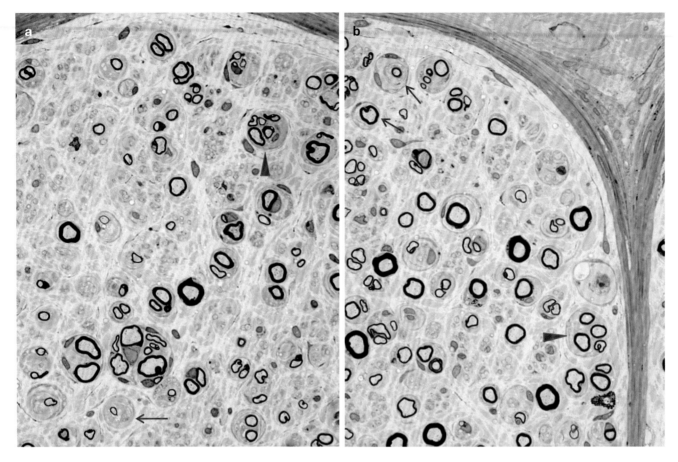

图 17.7 糖尿病性周围神经疾病。注意(假)洋葱球(a,b,箭头所示)和再生丛(a,b,箭头所示)的轴突丢失。(1μm 厚切片,a,b,1000×)

1985;Yasuda 和 Dyck,1987),但这在我们的研究中并不常见(图 17.8d,e)。

在糖尿病性周围神经疾病的病理切片中可见到各种非特异性轴突病变。其中,"轴突胶质连接异常"(Axoglial dysjunciton)被广泛研究,这是结旁轴突联结髓鞘的联结复合物结构破坏引起的改变(Sima,1993;Sima 等,2000)。这种病理结构常伴随结旁轴突水肿。研究发现"轴突胶质连接异常"在 1 型糖尿病患者中更为常见(Sima 等,1988a),但特异性尚不确定(Sladky 等,1991)。1 型与 2 型糖尿病患者神经病理特征的差异在动物和人类中均可见。

研究发现相比 2 型糖尿病患者,1 型糖尿病患者的神经病理检查可发现更多的髓鞘病变,而轴突变性相对少见;2 型糖尿病患者神经病理则常检测到轴突变性。去神经支配的施万细胞数量增加提示无髓纤维早期病变,在疾病晚期无髓纤维数量下降低于正常值。糖尿病性周围神经疾病患者,轴突变性和再生后在原始基膜轮廓存在的部位可检测到施万细胞基膜韧性明显增加(King 等,1989)(图 17.6a)。研究发现,

神经束膜细胞基膜增厚。

17.1.2.2 痛性/小纤维神经疾病(腓肠神经和皮肤活检)的病理特点

Brown 等报道了 3 个病例,神经活检发现小神经纤维的病变明显多于大神经纤维病变(Brown 等,1976)。无髓鞘轴突未完全消失,但其直径曲线明显向左偏移,只有 4% 的神经纤维直径超过 1μm。施万细胞和轴突之间的关系在无髓纤维中则不同,常可检测到轴突被施万细胞包绕或与其紧密结合。Said 等发表两篇报道,共包括 9 位患者,其临床症状主要提示小纤维病变(Said 等,1983a,1992)。神经病理检查常发现无髓神经纤维的显著减少,可低于正常下限的 10%。有髓纤维亦受明显影响,但程度相对较轻。常可检测到再生的神经丛。此外,亦可观察到类似于远端轴突病变的近端病变。在相当一部分的神经纤维中观察到阶段性的髓鞘改变,可能为原发或者继发于轴突病变(Said 等,1983a,1992)。亦检测到洋葱球和假洋葱球(由再生的神经丛组成)结构。

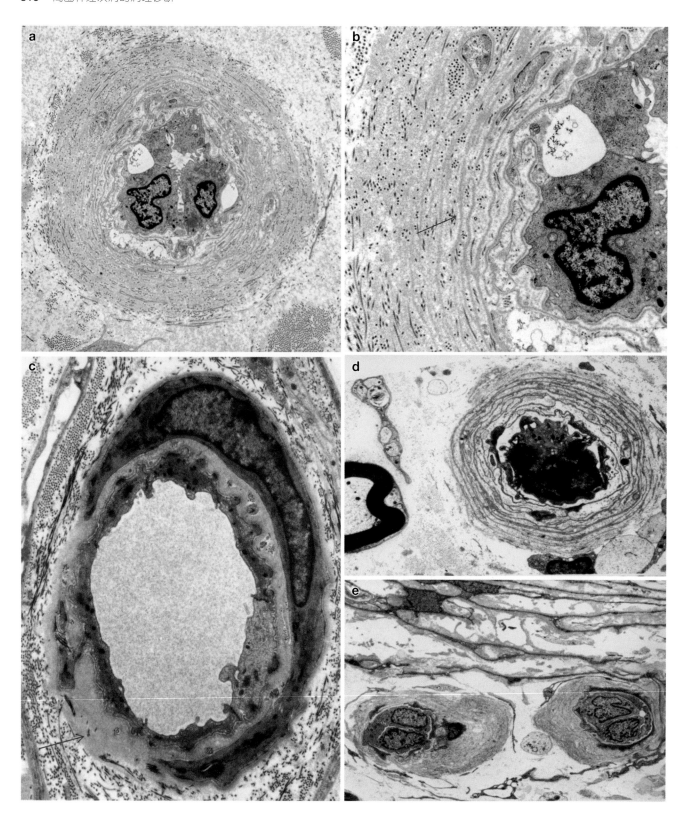

图 17.8　糖尿病性周围神经疾病，描述了神经内膜微血管改变的范围。(a,b)标记了内皮细胞和周细胞的基底层复制。(c)内皮基底层增厚(c,箭头所示)。(d,e)描述了"闭合"血管。(a,6000×;b,15 000×;c,8379×;d,5426×;e,2880×)

与以上研究者的研究不同，其他研究者(Behse 和 Buchthal，1977；Dyck 等，1986b；Llewelyn 等，1991)未能在自主神经疾病或痛性神经疾病中发现小的有髓 或无髓轴突的病变。这些病例可代表对称性糖尿病性周围神经疾病的极端表现(Dyck 等，1986b；Llewelyn 等，1991)。对于进行了严格血糖控制的痛性神经疾病患者进行神经活检,仅发现慢性轴突病变,且病变无特异性(Llewelyn 等,1986)。对一组有显著体重下降的痛性神经疾病患者进行神经活检,仅发现部分活动性的轴突变性(Archer 等,1983)。

部分学者对糖尿病引起对称性感觉神经疾病和自主神经疾病的患者进行神经活检(见第 1 章中的描述,图 1.2a,b 和图 1.8)(Lauria 等,2005;Luo 等,2011;McCarthy 等,1995;Periquet 等,1999)。对糖尿病性感觉神经疾病患者进行皮肤活检,发现部分神经纤维缺失,未检测到腓肠神经的轴突缺失,其提示轴突最远端感觉成分的缺失。在缺乏神经残余物时仍可进行皮肤活检为其优势之一,可用于追踪疗效。辣椒素引起去感觉神经支配后,糖尿病患者的表皮内神经再生较正常人明显较慢,其可能提示在病变最早期即神经再生时即出现异常,而该阶段的患者接受治疗的依从性最好。皮肤活检中可发现远端神经纤维肿胀,其可能为神经退行性变"前改变",并且与 DRG 和自主神经系统节的突触或末梢神经疾病相关。对糖尿病患者取光滑无毛发的皮肤进行活检,发现触觉小体及其传入纤维均显著减少(Peltier 等,2013)。有髓纤维的缺失与感觉/运动神经波幅减低有关。由于背根邻近 DRG 且不能直接产生表皮电位,所以皮肤活检可用于区分神经疾病和神经根病变。

近期研究对无糖尿病患者、无神经疾病的糖尿病患者、有神经疾病的糖尿病患者及痛性糖尿病患者进行了皮肤活检(Cheng 等,2013)。研究发现有痛性神经疾病的糖尿病患者的 GAP43 阳性的表皮轴突较 PGP 纤维总数的百分比较高(提示轴突再生),并且各 PGP 免疫活性轴突上包含原肌球蛋白-受体-激酶 A 和 P 亚基的轴突肿胀的数量增多,提示轴突与痛觉相关。尸检的糖尿病患者 DRG 包含神经纤毛、降钙素基因相关肽(CGRP)、trkA,以及 P 亚基免疫活性的营养不良性水肿,该水肿波及终止于邻近核周体的轴突侧支(Schmidt 等,1997),但与痛性神经疾病无关。

17.1.2.3 不对称性糖尿病性周围神经疾病病理

近端非对称性糖尿病性周围神经疾病这个名称即体现了损伤部位的不确定性。这个综合征曾被称为"糖尿病性肌萎缩""Bruns-Garland 综合征""糖尿病性多发性神经根疾病""糖尿病性腰骶神经丛病变"或"糖尿病性股神经疾病"(亦见第 1 章第 1.3、1.4 小

节)。对称性与非对称性多发性神经疾病常同时出现,加大了对神经活检材料解释的难度。在 10 例腓肠神经活检中几乎均可见有髓神经纤维的缺失,损伤呈多灶性或散在分布(Barohn 等,1991)。这组神经疾病尽管未发现典型的血管坏死,但可能引起自身免疫的激活,从而表现出有 T 细胞浸润脉管炎症反应(Younger 等,1996;Dyck 等,1999;Prasnoor 等,2013),且累及神经外膜脉管系统(图 17.9a,b),出现神经内膜和神经束膜的含铁血黄素沉积。有学者观察到血管周围少量炎症反应,偶尔可见血管闭塞和局灶性轴突缺失,据此提出在糖尿病性近端神经疾病中可能存在免疫和炎症反应(Costigan 等,1990;Said 等,1994)。没有直接的坏死性血管炎相关的报道。神经束膜(图 17.9a,b)和轴突病变常伴随血管病变,从散在的轴突退行性变到损伤性神经瘤的形成 (Llewelyn 等,1998;Said 等,2003)。在不同的神经束之间轴突缺失存在差异 (图 17.9b),例如早期研究(Raff 等,1968)描述的"梗死"可能为雷诺小体 (Sugimura 和 Dyck,1981;Thomas 和 Tomlinson,1993)。亦有研究者在神经根或者神经丛仅发现散发的脱髓鞘和纤维化 (Bastron 和 Thomas,1981)。对 3 例糖尿病性近端神经疾病患者进行神经活检,发现 CIDP 中可见脱髓鞘改变,并且患者在接受免疫治疗后好转(Costigan 等,1990)。在有症状的区域取神经活检可发现表皮内神经纤维的缺失。尽管有研究发现非糖尿病性 LRPN 患者也可能出现糖耐量异常,糖尿病性 LRPN 组织学研究与那些非糖尿病性的 LRPN 病理学研究相类似 (Kelkar 和 Hammer-White,2005)。通常情况下,病变的恢复需要数月。

17.1.2.4 糖尿病性自主神经疾病的病理特点

与糖尿病性感觉运动神经疾病相比,糖尿病性自主神经疾病的病理研究一直被忽视(Schmidt,2002)。糖尿病患者的系统尸检表明,在支配肠道和内脏功能的椎前交感神经节相对没有明显的神经元缺失的情况下,可见充满神经丝蛋白的轴突和突触(神经轴突营养失调)肿胀(Schmidt 等,1993)。尽管在部分交感神经节中未检测到免疫源,但是可见淋巴细胞浸润。亦有研究检测到神经节前有髓轴突和腹壁迷走神经的显著缺失。

对汗腺、竖毛肌和小动脉的神经支配的检查扩大了皮肤活检的作用(Kennedy,2004),通过观察糖尿病

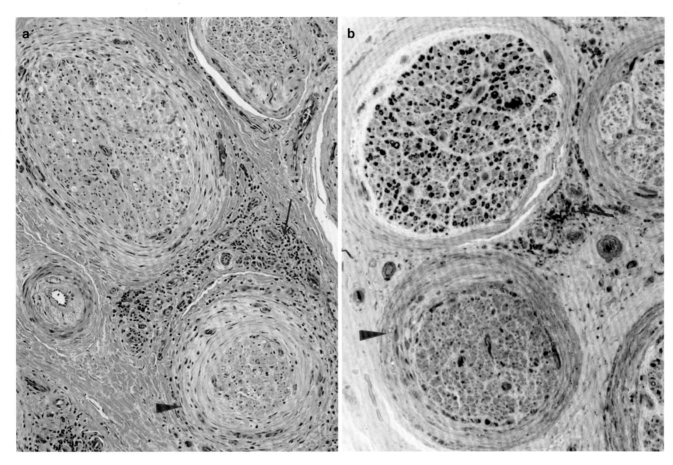

图 17.9   糖尿病腰骶神经根疾病(DLPRN)。特征性病理改变包括神经外膜的血管周围炎症(a,b,箭头所示),巨噬细胞浸润的神经炎(a,b,箭头所示)和分化的神经束轴突损失(b)。(a,HE 染色,石蜡切片,200×;b,1μm 厚切片,200×)

患者汗腺的神经纤维密度、神经疾病特征、神经功能缺陷以及汗液分泌的多少来分析糖尿病性自主神经疾病的自主神经情况。

17.1.3   发病机制

17.1.3.1 病灶部位

糖尿病性对称性感觉运动多发性神经疾病长度依赖的特征和在确诊有神经疾病的糖尿病患者检查时发现轴突缺失,均明确提示轴突变性是主要病理改变。常见的髓鞘改变是继发于轴突病变还是由原发性的施万细胞病变引起,目前尚不明确。部分学者发现在早期或有神经症状之前的糖尿病患者中观察到节段性的髓鞘改变,因此支持髓鞘病变为原发性改变(Chopra 等,1969;Dyck 等,1980;Thomas 和 Lascelles,1966;Vital 等,1974)。Sugimura 和 Dyck 对糖尿病性周围神经疾病患者进行神经活检,未发现轴突萎缩(1981)。然而,亦有研究者发现在部分轴突的神经丛之间存在髓鞘再生,提示继发性脱髓鞘改变(Dyck 等,1986b;Said 等,1983a,1992)。Said 等认为在糖尿病性周围神经疾病患者中,同时存在原发性和继发性脱髓鞘改变(Said 等,1983a,1992)。

在糖尿病性周围神经疾病患者中,受累的神经纤维类型各不相同。在最常见的远端对称性感觉运动多发性神经疾病中,可能出现选择性的大纤维病变,亦可无特殊规律。在具有明显自主神经功能障碍的痛性神经疾病患者中,出现选择性的小神经纤维损伤。以运动神经损伤为主的病变不多见。关于这些不同的病理改变是一个病理生理过程的不同阶段,还是由不同的病理机制引起尚不明确。

17.1.3.2 损伤原因

糖尿病性周围神经疾病的病理学机制目前仍不十分明确(Harati,1992;Thomas,1992)。尽管如此,最近有研究者提出了不同的病理学机制并且在动物模型上进行了验证(表 17.3),并对其进行了综述(Llewelyn 等,

表17.3 糖尿病性周围神经疾病可能的致病机制

机制	摘要	参考文献
氧化应激	氧化应激物的增加或抗氧化物质的减少。糖尿病大鼠的DRG神经元显示低MnSOD和与应用不良性轴突肿胀和轴突生长受损有关的活性氧的增加,从而导致轴突退化	Obrosova(2002) Campanucci 等(2010) Zherebitskaya 等(2009)
线粒体病变	线粒体膜电位的胰岛素和NT-3敏感性降低; 与白藜芦醇实验结果相反的是,营养过度会影响糖尿病DRG中感知神经元代谢需求的AMP激酶和PGC-1α的活性,减少线粒体呼吸链和Krebs循环功能,从而影响周围神经能量供应,并导致远端轴突病变	Chowdhury 等(2011,2012, 2013),Fernyhough 等(2003), Choi 等(2014)
钙失调	糖尿病DRG神经元SERCA活性的改变引起轴突的钙离子稳态失调	Zherebitskaya 等(2011)
神经营养物质	各种神经营养物质(如NGF、NT-3、IGF-1、胰岛素、促红细胞生成素、C-肽)的数量或调节异常	Hellweg 和 Hartung(1990), Harati(1992),Brewster 等 (1994),Ekberg 等(2003), Ishii(1993),Pierson 等 (2003a,b),Schmidt(1996), Dey 等(2013)
多元醇途径	过量的葡萄糖转化为山梨糖醇,然后利用醛糖还原酶和山梨糖醇脱氢酶转化为果糖,减少谷胱甘肽和增加氧化应激	Obrosova(2002)
缺血	见文中所述	
糖基化终产物(AEG)	高血糖诱导细胞内和细胞外各种蛋白质糖基化并转化为AGE,其交联各种蛋白质和亚细胞器并通过结合AGE受体(RAGE)增加氧化应激	Thornalley(2002),Juranek 等 (2013)
MAPK	MAPK被葡萄糖激活,并且氧化应激可以诱导蛋白质(如神经纤维丝)过度磷酸化	Purves 等(2001)
神经凋亡	来自体外细胞培养的研究提出了一个尚存在争议的机制,与实验大鼠模型中背根和交感神经节的数目大部分保持不变相冲突,即使存在神经元活化的半胱氨酸蛋白酶3增加。糖尿病的实验模型小鼠显著丢失了感觉神经元和轴突	Cheng 和 Zochodne(2003), Russell 等(1999),Kennedy 和 Zochodne(2005)
蛋白激酶C	蛋白激酶C(PKC)βII异构体活性的增加可能会损伤微血管环境和TGF-β对于细胞外基质的诱导作用	Way 等(2001)
轴突运输	糖尿病动物模型已证实轴突运输缺陷包括许多物质	Sidenius 和 Jakobsen(1987)
轴突再生和突触传递异常	轴突再生和突触传递异常被证实能解释糖尿病DRG和椎前交感神经节的神经末梢和突触营养不良	Ekstrom 等(1989),Longo 等 (1986),Pierson 等(2002), Schmidt(1996)
自身免疫性机制	已提出自身免疫攻击理论来解释糖尿病自主神经疾病,并已发现多种针对副交感神经和交感神经节的抗体,尽管未被证实为临床糖尿病自主神经疾病的原因	Bird 和 Brown(1996),Granberg 等(2005),Rabinowe 等(1990)
神经元胰岛素抵抗	神经元胰岛素抵抗被认为能够改变PI3K/pAkt/GSK-3β信号途径、线粒体生物合成和功能、氧化应激和12/15脂氧合酶的活化	Kim 和 Feldman(2012)
脂质异常	脂质异常是神经元发育的重要独立危险因素,并通过流行病学研究和与脂质代谢有关的失调基因的动物实验研究得到证实	Vincent 等(2009)
离子通道异常	翻译后修饰可引起钠离子和钾离子通道活性的调节异常	Arnold 等(2013),Zenker 等 (2013),Hammond 等(2013)
内质网压力	未折叠的蛋白质反应(UPR)不足以缓解糖尿病引起的ER应激,从而导致细胞凋亡	O'Brien 等(2014)

2005；Obrosova，2009；Vincent 等，2011）。糖尿病性周围神经疾病的病理学机制可能不只一种，多种机制参与了疾病的发生和进展。严格的血糖控制可延缓机体神经和自主神经疾病，但不能阻止其进展，即使对 2 型糖尿病患者进行强化治疗，亦无法阻止已经发生的神经疾病（UK Prospective Diabetes Study Group，1998）。糖尿病性周围神经疾病的原因目前主要有两种说法，可合并代谢改变的远端对称性神经疾病可能主要由于代谢性轴突病变和（或）由施万细胞病变引起（Sima，1993）。相反，局灶性神经疾病可能由缺血引起，该假设逐渐被应用到糖尿病性周围神经疾病整个疾病进展过程（Dyck，1989）。

代谢假设

从关注多羟基化合物在糖尿病性周围神经疾病发生中的作用开始提出代谢假设（Sima 等，1988a；Sima，1993）。在实验模型和人体中均发现山梨醇和果糖在神经内的浓度提高，很可能是由于醛糖还原酶途径的代谢活动增加，但其对神经功能不存在渗透效应。研究发现神经内山梨醇浓度的提高可影响细胞内肌醇含量，导致钠钾 ATP 酶活性下降（Sima 等，1988a）。这些生化改变可引起钠离子在有钠离子通道的轴突结节处聚集，引起轴突肿胀和终端髓环与轴突的分离，即轴突胶质分离，从而导致结节增宽和钾离子通道暴露，使轴突膜超极化进而引起传导障碍。Sima 等研究发现醛糖还原酶抑制剂可促进周围神经再生（Sima 等，1988b）。

与上述理论相对立的理论为醛糖还原酶抑制剂功能障碍（Tsai 和 Burnakis，1993），从而引起一系列临床症状，这两种理论目前仍存在争议。依据该理论，在糖尿病性周围神经疾病早期应用醛糖还原酶，可阻止疾病进程，并改善预后。

近期研究发现，糖尿病患者血糖高可引发一系列生化代谢改变（见表 17.3），其与糖尿病性周围神经疾病的进展可能相关。Fernyhough 等（Chowdhury 等，2010，2011，2013；Fernyhough 等，2003）提出神经元内营养过剩可通过 AMPK/PGC-1a 信号通路引起线粒体损伤。该信号通路参与能量感知与代谢，调节线粒体功能、生物合成和再生。由于呼吸链相关成分表达与活性的变化可直接引起 AMPK/PGC-1a 信号通路改变，最终导致糖尿病患者神经元线粒体的生物能量学表型（最大耗氧率、耦合效率、呼吸控制率及剩余呼吸容量）异常。其他研究亦证实了该假设，证明链佐星糖尿病小鼠后根神经节神经元的 PGC-1a 减少，以及 TFAM、NRF1 等转录因子下调（Choi 等，2014）。在 PGC-1a 敲除的糖尿病小鼠中，神经疾病程度较重，同时伴随线粒体 DNA 减少及蛋白质氧化增加。相反，在成年小鼠神经元中过度表达 PGC-1a，则抑制高血糖引起的氧化应激反应（Choi 等，2014）。这些细胞水平的生物能量变化是对 ATP 需求波动性适应不良所致。有学者提出，糖尿病引起的适应不良可能导致远端神经纤维 ATP 耗竭、轴突变性，其可用白藜芦醇进行治疗（Chowdhury 等，2012，2013）。

缺血假设

缺血假设的支持者强调轴突损伤为原发性病变，病变呈多灶性分布，神经内膜以及神经外膜脉管系统异常，并且在微管系统损伤的疾病中发挥重要作用（Dyck 等，1986a，b；Dyck，1989；Johnson 等，1986；Sugimura 和 Dyck，1982；Timperley 等，1985）。糖尿病患者神经内膜脉管系统在质量和数量上的变化与其他器官不同，不支持"病变由非特异性的系统性微管病变引起"这一假设（Malik 等，1989，1993）。远端的对称性临床症状可能是由大量随机的局灶性病变引起，其中最长的纤维损伤最严重（Johnson 等，1986；Waxman 等，1976）。研究发现微管腔面积减小，闭塞的神经内膜毛细血管数量增加（Dyck 等，1985；Malik 等，1993），以及血管腔被退行性变的细胞残骸堵塞（Timperley 等，1985；Yasuda 和 Dyck，1987），均支持缺血性假设。糖尿病性周围神经疾病患者对缺血的耐受性增强提示病变可能以慢性缺血为主（Thomas 和 Tomlinson，1993）。

微管病变程度与神经疾病的严重程度成正相关，进一步支持缺血假设（Malik 等，1993；Yasuda 和 Dyck，1987），但在没有缺血的组织中亦可发现相似的脉管病变（Bradley 等，1990）。事实上，相比糖尿病患者，CMT-1 患者中内皮细胞增生更为常见，并且偶尔可见脉管腔面积减小和毛细血管闭塞（Bradley 等，1990），但在不同年龄组无明显差异（Sima 等，1991）。此外，研究发现在 CMT-1 和糖尿病患者中多灶性神经缺失的程度类似，不支持缺血性神经疾病这一假说（Bradley 等，1990；Dyck，1989；Llewelyn 等，1988）。Sima 等研究发现多灶性轴突退行性变主要存在于 NIDDM 组（平均年龄 56 岁），而非 IDDM 组（平均年龄 38 岁），提示糖尿病性多灶性神经损伤可能与年龄相关。髓鞘病变纤维(图 17.4b)的分布特征可提示轴突退行性变的部位,其后续可能观察到再生纤维髓鞘形成不足、脱髓鞘病变或髓鞘再生。Johnson 等研究发现在有对称性感觉运动神经疾病的糖尿病患者中,这种局灶性损伤的发生率与远端神经纤维缺失的严重程度成正相关。Dyck 等研究证实了轴突损伤的多灶性特征(1986b)。然而,仅根据多灶性的轴突缺失不能诊断脉管病变或者缺血,并且其在一些遗传性疾病中更为常见。在有糖尿病性对称性感觉运动神经疾病的患者的神经内膜血管中,检测到内皮细胞和周细胞退行性变,内皮细胞增生或肥大,毛细血管腔面积减小,以及神经血管屏障通透性改变等,其与神经疾病电生理的严重性成正相关(Watkins 和 Thomas,1998;Malik 等,1993;Giannini 和 Dyck,1995)。尽管如此,Theriault 等(1997)利用激光多普勒检测糖尿病性多发神经疾病早期患者的血流,发现即使已经出现了明显的感觉神经动作电位波幅减低和轴突数量下降,局部的血流仍无明显减少。研究发现,糖尿病神经疾病是常见的轴突、施万细胞和结旁改变,均可在慢性神经内膜缺血模型中检测到(Sladky 等,1991)。亦有研究发现在脉管系统交界区检测到类似于"轴突胶质分离"的病变(Sima 等,1991)。因渗透活性物质聚集引起的腓肠神经含水量增加可引起神经内膜压力增高,从而导致继发性的神经内膜缺血(Griffey 等,1988;Kalichman 和 Myers,1991)。细胞内和细胞外结构的非酶性糖基化可直接引起轴突功能异常或者细胞内外功能改变,最终导致神经内膜缺血(Harati,1992;King 等,1989)。

综上所述,在糖尿病性周围神经疾病患者中,部分学者认为微管病变是糖尿病所致的缺血引起,另一部分学者认为与糖尿病无关(Zochodne,2002);但在实验动物和人体中均发现了组织缺氧的证据(Zochodne 和 Ho,1992)。因此,神经缺血与神经功能不全相关,但并不代表其为原发性改变或主要原因,神经缺血可能仅仅加速了病变过程(Llewelyn 等,2005)。

其他机制

缺血假设和代谢假设并未包含所有可能的原因,二者可统一归因为神经内环境代谢变化引起的直接或间接损伤最终导致血供障碍。糖尿病性周围神经疾病可能的病因假设详见表 17.3。不同假设之间可能存在交叉的部分(例如,氧化应激,线粒体病变,多羟基化合物途径等)。

17.2 甲状腺疾病中的神经疾病

17.2.1 临床表现

在 17%~60% 的甲状腺功能减退患者中均发现周围神经疾病 (Nickel 等,1961;Watanakunakorn 等,1965)。主要表现为感觉异常,以轻微的多发感觉神经疾病为主。体格检查常由于合并肌肉病变而难以进行。电生理检查常提示脱髓鞘病变或轴突损伤,二者经常混合存在。脑脊液蛋白增高。对患者进行甲状腺素替代治疗是有效的,但神经疾病的恢复并不完全(Dyck 和 Lambert,1970;Nemni 等,1987;Pollard 等,1982)。神经活检可发现轴突变性(Nemni 等,1987)或脱髓鞘病变(Dyck 和 Lambert,1970),二者可混合存在。

17.2.2 病理学特点

在甲状腺病变早期神经活检时可发现黏液腺瘤中典型的黏多糖沉积(Nickel 等,1961),但后续的研究未证实这种病理改变(Dyck 和 Lambert,1970;Meier 和 Bischoff,1977;Nemni 等,1987;Pollard 等,1982;Shirabe 等,1975))。这些学者曾研究的 17 例患者中,仅 2 例患者发现有雷诺小体。部分研究发现节段性脱髓鞘改变 (Dyck 和 Lambert,1970;Shirabe 等,1975),而另外一部分报道则强调有髓或无髓轴突退行性变(Meier 和 Bischoff,1977;Nemni 等,1987;Pollard 等,1982)。然而,目前对于病变主要累及大的有髓纤维这一点达成共识。神经疾病多为无痛的,偶尔可检测到再生神经丛。Reich Pi 颗粒相对常见 (Dyck 和 Lambert,1970;Meier 和 Bischoff,1977)。极少检测到洋葱球样结构。

观察甲状腺功能减退性神经疾病患者的超微结构,发现在施万细胞、有髓或无髓轴突、内皮细胞和神经束膜细胞中均检测到糖原沉积 (Dyck 和 Lambert,1970),但是糖原沉积超过正常情况的程度尚不明确。有研究报道了"轴突萎缩",有待进一步证实。

17.2.3 病理生理

对甲状腺功能减退患者进行甲状腺素替代治疗,可明显改善神经系统相关症状,提示甲状腺素缺乏与神经疾病相关,但具体机制尚不明确。甲状腺激素是神经系统发育的重要激素,可通过调节微管系统参与轴突生长(Stein 等,1991;Timiras 和 Nzekwe,1989),提示甲状腺激素缺乏可能与轴突变性相关。而糖原沉积可能是由于低代谢引起能量利用障碍所致(Nemni 等,1987)。

17.2.4 与甲状腺功能亢进症相关的神经疾病

最常见的与甲状腺功能亢进症伴发的神经肌肉疾病为肌病,亦有部分学者观察到神经症状,但是神经症状在临床上常被肌肉病变掩盖(Feibel 和 Campa,1976;Ludin 等,1969)。多达 30% 的患者的电生理检查有异常发现(Berlit 等,1992)。唯一一篇相关报道描述了活动性的轴突退行性变,无特异性;然而该患者的临床表现较为复杂,亦可能存在其他的病理改变(Szollar 等,1988)。

17.3 肢端肥大症相关的神经疾病

17.3.1 临床表现

除了腕管综合征外,肢端肥大症患者的周围神经疾病存在争议,一些综述提出神经疾病的发生率较低(Molitch,1992;Pickett 等,1975),但一些针对神经疾病的研究发现,50% 以上的患者存在神经疾病(Low 等,1974;Jamal 等,1987)。主要表现为感觉异常和无力,同时在相当一部分患者可伴有浅表神经的明显增大(Low 等,1974;Stewart,1966;Jamal 等,1987)。电生理检查证明了轴突病变和脱髓鞘改变。

17.3.2 病理特点

根据相关报道,病理表现以神经束膜和神经内膜内结缔组织增多为特征(Stewart,1966;Low 等,1974;Dinn 和 Dinn,1985)。此外,亦有研究发现有髓或无髓纤维轴突数量减少,伴或不伴轴突变性。大多数学者观察到了洋葱球样结构。在两个单纤维分离的研究中检测到节段性脱髓鞘改变,其中一项研究提示脱髓鞘为原发性改变(Low 等,1974;Dinn 和 Dinn,1985)。

17.3.3 发病机制

与肢端肥大症相关的神经疾病的发病机制尚不明确,尤其在肢端肥大症患者中常检测到糖耐量异常。尽管不能排除糖尿病引起神经疾病的可能,但发现许多神经疾病的患者并无糖耐量异常(Low 等,1974;

Jamal 等,1987;Dinn 和 Dinn,1985)。对分离纤维进行活检,结果为轴突变性和节段性脱髓鞘病变混合存在,部分研究发现脱髓鞘合并洋葱球样结构反映了 IGF-I 水平过高可导致施万细胞数量增加(Dinn 和 Dinn,1985)。丛集的区域由神经束膜下和神经内膜结缔组织增多引起。生长激素水平升高及甲状腺功能异常与多发性神经疾病无明显相关性(Low 等,1974;Jamal 等,1987)。

17.4 尿毒症相关的神经疾病

17.4.1 临床表现

绝大多数(90% 以上,Krishnan 和 Kiernan,2007)终末期肾病患者均存在与其他疾病相互独立的周围神经疾病(Bolton 和 Young,1990),但儿童患者中神经疾病不常见。神经疾病主要累及远端的感觉运动神经,少部分患者为急性起病,大多数患者为亚急性或慢性起病(Said 等,1983a;Asbury 等,1963;Ropper,1993;Thomas 等,1971)。典型的症状包括感觉异常、感觉缺失、乏力及远端腱反射消失。电生理检查可发现轻度到中度的传导速度减慢和波幅减低,提示混合型或累及运动感觉神经轴突的多发性神经疾病(Bolton 和 Young,1990;Thomas 等,1971)。脑脊液蛋白可升高。血液透析和腹膜透析可延缓疾病进程,改善神经疾病预后,但只有肾移植能够从根本上解决问题。

17.4.2 病理特点

尿毒症性神经疾病早在 20 世纪 70 年代已有研究,很多组织学材料来源于那个时代(Ahonen,1981;Appen- zeller 等,1971;Asbury 等,1963;Dayan 等,1970;Dinn 和 Crane,1970;Dyck 等,1971;Said 等,1983b;Thomas 等,1971)。神经活检可检测到活动性或慢性的轴突退行性变,从近端至远端逐渐加重(Asbury 等,1963;Dyck 等,1971)。大的有髓神经纤维受损较为严重,无髓神经纤维受损相对较少。有时可检测到活动性的神经再生。

关于节段性髓鞘病变的发生率和重要性存在争议,曾被认为可提示原发性的施万细胞缺失(Dinn 和 Crane,1970;Appenzeller 等,1971),而另有学者认为轴突病变是尿毒症性神经疾病的基础(Asbury 等,1963;Thomas 等,1971)。研究发现在尿毒症性神经疾病中,检测到结旁区脱髓鞘、节段性脱髓鞘、结间区髓鞘再生及洋葱球样结构形成(Dayan等,1970;Appenzeller等,1971)。Dyck等(1971)研究发现节段性的髓鞘病变继发于远端轴突萎缩,在后续的研究中被其他学者证实(Thomas等,1971;Burn和Bates,1998)。尽管如此,仍有部分学者认为原发性的施万细胞缺失存在于一些患者(Said等,1983b)。尿毒症性神经疾病在超微结构上无特异性表现,但在轴突病变的整个过程可有体现。

Dayan等(1970)的研究发现在急性肾衰患者,主要表现为脱髓鞘病变,而慢性肾功能不全患者主要表现为轴突病变,而Said(1983b)观察到的结果相反。Said等研究发现了一些特殊的病理特点,包括腊肠样神经疾病中可见多发的腊肠样髓鞘肿胀、明显的巨噬细胞介导的脱髓鞘反应,以及多个轴突被单层髓鞘包绕(多轴突髓鞘形成)(Said等,1983b)。这些特殊的病理特点尚无其他学者报道。

17.4.3　发病机制

Bolton和Young对尿毒症性神经疾病的发病机制进行了系统综述(Bolton和Young,1990)。循环毒素的聚集在尿毒症多种并发症中均发挥重要作用,包括神经疾病(Burn和Bates,1998)。0.5~500 kD中等分子量的循环物质经腹膜透析的效果较血液透析效果好,可解释在临床工作中对尿毒症患者腹膜透析对于改善神经疾病预后效果较血液透析好(Ahonen,1981;Bolton和Young,1990;Baumgaertel等,2014)。

17.5　肝脏疾病相关的神经疾病

肝脏疾病相关的神经疾病有多种类型。最常见的是轻度的亚临床感觉运动多发性神经疾病。在20%~91%患者中可发现体格检查或电生理检查方面的异常(Seneviratne和Peiris,1970;Knill-Jones等,1972;Chari等,1977;Kardel和Nielsen,1974)。电生理检查显示轻度的远端潜伏期延长和传导速度减慢。组织学检查从无明显异常到多达50%的轴突缺失,未检测到活动性的神经纤维退行性变。单纤维分离的研究发现节段性的脱髓鞘和髓鞘再生较轴突缺失更为常见(Chari等,1977;Dayan和Williams,1967;Knill-Jones等,1972)。神经疾病用酒精中毒不易解释,但被认为

可能与肝衰竭引起的毒性物质积聚相关,尽管传导速度在门腔静脉分流术患者与未行该手术的患者中无明显差异(Chari等,1977)。

HBV感染可引起急性或慢性脱髓鞘神经疾病(Niermeijer和Gips,1975;Berger等,1981;Inoue等,1987)。Tsukada等(1987)将HBV滴度、HBsAg抗体复合物滴度升高与吉兰-巴雷综合征和CIDP样疾病相联系。组织学检查发现,轴突病变和脱髓鞘病变同时存在于炎性神经疾病中,可发现局灶性的电子致密物在小血管和神经内膜沉积,可能为HBV抗原抗体复合物(Tsukada等,1987;Inoue等,1987)。部分病理切片中可发现洋葱球样结构为主要的病理改变。

有学者提出在原发性胆汁性肝硬化(PBC)和感觉神经疾病之间可能存在少见却有特征性的联系(Thomas和Walker,1965;Charron等,1980;Illa等,1989),通常在诊断肝脏疾病之前便出现临床表现。Thoma和Walker等(1965)研究发现在神经外膜为主的周围神经中可检测到充满脂质的巨噬细胞浸润。而后续关于PBC的研究仅发现了轴突缺失,未观察到炎症反应、脱髓鞘或脂质沉积(Illa等,1989;Charron等,1980)。Ludwing等(1982)在青少年糖尿病患者和胆汁阻塞性肝硬化患者肝内无髓神经纤维中发现黄色瘤样变,但其他部位的神经纤维未受影响。我们对一系列感觉性神经束膜进行研究,发现神经束膜有显著的脂质沉积类似黄色瘤样变(第10章)。活检中亦观察到神经束膜炎症反应,但尸体解剖仅发现了早期的肝硬化改变。

17.6　维生素缺乏相关的神经疾病

维生素缺乏一直被认为是多发性神经疾病的原因之一。这种营养障碍在发达国家已不常见,由于其可治疗性,营养障碍对临床医生来说仍然很重要。而在不发达国家,营养缺乏依然是周围神经疾病的重要原因之一(Osuntokun,1980)。确定是哪种营养素的缺乏比较困难,因为绝大多数情况下机体营养不良涉及多种必需的营养成分,均可导致相关的临床症状。近期研究发现在接受肥胖治疗手术的患者中,超过16%(Becker等,2012)出现营养素缺乏(如维生素B_1、B_{12}、E和D及铜元素)引起的神经疾病,主要表现为感觉为主的多发性神经疾病(急性、亚急性或慢性)、单发的神经疾病或相对少见的神经根病变。

17.6.1 维生素 B$_1$ 缺乏

维生素 B$_1$ 缺乏最典型的表现为心功能衰竭和周围神经疾病(Windebank,1993;Igata,1984)。维生素缺乏性周围神经疾病以疼痛等感觉异常为首发症状,数周至数月内进展为感觉缺失,继而在较长一段时间后表现为乏力(Takahashi 和 Nakamura,1976;Ohnishi 等,1980;Igata,1984)。

在发达国家几乎所有的维生素 B$_1$ 缺乏患者均嗜酒,阻碍了维生素 B$_1$ 缺乏性神经疾病的研究。尽管如此,已有的数据表明该神经疾病主要为轴突病变(Djoenaidi 和 Notemrans,1990;Collins 等,1964)。

当前关于单纯的维生素 B$_1$ 缺乏性神经疾病的组织学数据几乎全部来自日本,1970 年一项关于脚气病的流行病学研究中受试者仅仅吃糙米,未补充维生素 B$_1$。这种情况下营养素的缺乏主要是指维生素 B$_1$ 缺乏而不与其他因素混杂,如营养不良、多重维生素缺乏或者过度饮酒。有趣的是,未发现 Wernicke 脑病患者(Igata,1984)。

神经活检发现慢性和活动性的轴突变性主要影响大的有髓神经纤维(Takahashi 和 Nakamura,1976;Ohnishi 等,1980;Igata,1984)。病理异常主要累及四肢、迷走神经和膈神经,其主要表现为远端轴突退行性变并继发脱髓鞘改变(Vedder,1938)。在未接受治疗的患者中未检测到轴突再生,而在接受治疗的患者中可发现明显的轴突再生。单纤维分离实验亦可发现轴突退行性变。在部分轴突中发现了节段性的髓鞘改变,可能继发于轴突病变。对未接受治疗的患者进行神经组织活检,超微结构显示轴突不同大小的管泡状结构聚集,以及神经纤维、微管、糖原和线粒体在局部聚集(Takahashi 和 Nakamura,1976)。两位复发的患者神经活检显示少量结间区髓鞘再生结构及早期洋葱球样结构(Takahashi 和 Nakamura,1976)。有一篇文献报道了神经束膜下间隙增大,即神经束膜下水肿,这种病理改变在维生素 B$_1$ 缺乏患者中较其他疾病尤为显著(Watanabe 和 Ohnishi,1979;Ohnishi 等,1980)。其生化机制涉及维生素 B$_1$ 焦磷酸盐(TPP)的缺乏,TPP 为丙酮酸在丙酮酸脱氢酶作用下转化为乙酰胆碱辅酶 A 时的共因子。

17.6.2 维生素 B$_6$ 缺乏和过剩

维生素 B$_6$ 缺乏可引发一系列综合征,主要表现为对称性远端肢体麻木或刺痛。临床工作中维生素 B$_6$ 缺乏常因服用异烟肼(Ochoa,1970)、肼屈嗪或者苯乙肼(Raskin 和 Fishman,1965)等药物、血液透析、酗酒、青霉素,以及可以抑制维生素 B$_6$ 磷酸化转化为有活性的吡哆醛磷酸盐辅酶的物质引起(Windebank,1993;Hammond 等,2013)。对维生素 B$_6$ 缺乏性神经疾病所做研究最为详尽的是 Ochoa,该学者及其团队发现有髓和无髓神经纤维均受累出现轴突退行性变,并且检测到髓鞘再生(Ochoa,1970)。

维生素 B$_6$ 过剩亦可导致感觉神经为主的病变,其主要表现为非特异性的轴突再生(Schaumburg 等,1983)。摄入过量的维生素 B$_6$ 引起远端感觉神经疾病,例如,腓肠神经表现为非特异性的轴突缺失,可能是由轴突快速传导受限导致 DRG 神经元显著的退行性变(Krinke 等,1985)引起。大鼠摄入过量的维生素 B$_6$ 亦可出现可逆的感觉神经疾病,当外源性给予可诱导 NFG 合成的 4-甲氧苯酚,症状缓解(Callizot 等,2001)。神经营养因子 3 在动物模型中亦被证明发挥保护作用。

17.6.3 维生素 B$_{12}$ 缺乏

维生素 B$_{12}$ 缺乏可引起神经系统病变,中枢神经系统受累的临床表现常掩盖了周围神经症状。神经系统受累的临床表现包括远端感觉异常、感觉性共济失调和下肢乏力。肌肉萎缩和远端腱反射减弱亦提示神经疾病。电生理检查提示轴突病变(McCombe 和 McLeod,1984),或相对少见的脱髓鞘病变(Steiner 等,1988)。维生素 B$_{12}$ 的替代治疗可延缓神经疾病进展,但不能治愈(McCombe 和 McLeod,1984)。一氧化二氮可使 B$_{12}$ 依赖的蛋氨酸合酶失活(Frasca 等,1986),吸入一氧化二氮中毒后引起的一系列症状与维生素 B$_{12}$ 缺乏的表现类似(Sahenk 等,1978;Vishnubhakat 和 Beresford,1991)。质子泵抑制剂和二甲双胍亦可引起维生素 B$_{12}$ 缺乏(Hammond 等,2013)。

不同学者研究了维生素 B$_{12}$ 缺乏性神经疾病的神经活检和尸检表现(Abarbanel 等,1986;McCombe 和 McLeod,1984;Bischoff 等,1975;Kosik 等,1980),Greenfield 和 Carmichael(1935)亦对其进行了系列研究。组织学研究观察到轴突病变,主要累及较大的有髓神经纤维,神经纤维的缺失与疾病病程相关。在部分病变程度较重的患者神经活检图片可见活动性的轴突变性（Kosik 等,1980）。McCombe 和 McLeod 等(1984)未观察到明显的轴突退行性变,但 Bischoff 等评价了该发现(1975)。无髓纤维亦受到影响,但程度相对较轻。部分研究强调未观察到节段性的髓鞘改变(McCombe 和 McLeod,1984;Bischoff 等,1975）,而另外一部分学者则称偶尔可观察到这种病理改变,并且认为该改变可能继发于轴突病变。

目前有轴突萎缩和非特异性超微结构的相关证据(Bischoff 等,1975)。Schochet 和 Chesson 等(1977)研究了一位因吸收不良引起的维生素 B_{12} 缺乏患者,神经活检发现偶尔可见的轴突肿胀,其在电镜下表现为由神经纤维聚集引起的膨胀结构,呈现"巨大轴突"神经疾病。Coers 和 Wools 等(1959)观察到肌肉间轴突肿胀在维生素 B_{12} 缺乏患者中较为常见,但由于这种病理结构在正常人和神经肌肉疾病患者中均可观察到,所以它的意义仍不明确(Alderson,1992)。

17.6.4　维生素 E 缺乏

维生素 E 缺乏可引起小脑退行性变综合征、色素性视网膜病变,以及感觉运动神经疾病(Muller 和 Goss-Sampson,1990)。维生素 E 缺乏通常是由脂肪吸收不良引起,包括如下情况:慢性肝脏疾病或无 β 脂蛋白血症、先天性胆管硬化、维生素 E 载体蛋白基因突变(Gotoda 等,1995),以及以前的囊性纤维化患者未接受胰酶的替代治疗。仅有的神经病理学研究提示以轴突病变为主,主要累及大的有髓轴突,为神经疾病的基本病理变化(Laplante 等,1984;Rosenblum 等,1981;Hammond 等,2013)。目前我们发现的几个维生素 E 缺乏患者神经活检发现明显的小的有髓轴突缺失(图17.10a)和散在的营养不良轴突(图 17.10b-d)。

17.6.5　叶酸缺乏

少量文献提示单纯的叶酸缺乏可能引起长度依赖的感觉运动神经疾病或者与亚急性联合性硬化类似的神经疾病(Su,1976;Botez 等,1978;Fehling 等,1974;Lossos 等,1991;Parry,1990)。电生理研究发现以轴突病变为主。对一位未接受甲硝唑治疗、维生素 B_{12} 正常、叶酸明显降低的克罗恩病患者进行神经活检,发现严重的大和小的有髓神经纤维缺失(Lossos 等,1991)。其发病机制可能与维生素 B_1 或 B_{12} 代谢受到影响相关,也可能是由叶酸缺乏直接引起(Botez 等,1978)。

17.7　酒精性神经疾病

17.7.1　临床表现

慢性酗酒者有一系列特定的神经系统临床表现(Victor 等,1990)。患者常诉乏力、疼痛或者无特殊不适。神经疾病主要位于远端,呈对称性,只在非常严重的情况下才影响到颅神经。各阶段的患者可出现感觉缺失,远端腱反射可减弱或消失。症状在数周或数月后进展,亦可进展较快,类似于吉兰-巴雷综合征的进展,常因近期过量饮酒而诱发(Tabaraud 等,1990;Walsh 和 McLeod,1970)。脑脊液检查一般正常,神经传导速度与轴突损伤程度相关。患者通过戒酒以及补充相关营养物质,症状可逐渐改善。

17.7.2　病理特点

酒精性神经疾病的核心问题是神经疾病是否有酒精参与作用,该类患者常有营养缺乏,所以该病还可能是酒精与营养缺乏共同作用引起。并非所有的患者都能提供详细的饮酒史,因此仔细观察典型病理特征之外,可能存在的组织学变化对于研究酒精性疾病非常重要。单纯性维生素 B_1 缺乏相关的神经疾病有可靠的病理学数据(vide supra),以下的讨论主要针对有酗酒史的患者。然而,没有发现可用于区分这些患者的组织学特征。

酒精性神经疾病以轴突变性为特征（Behse 和 Buchthal,1977;Tredici 和 Minazzi,1975;Said 和 Landrieu,1978;Said,1980;Walsh 和 McLeod,1970;Tabaraud 等,1990)。有髓神经纤维缺失的严重程度以及活动性的变性程度与疾病从轴突变性到沃勒变性的进程相关。轻度损伤中,大的有髓神经纤维首先受到影响,然而随着病变的进展,各类神经纤维逐渐受到影响。极少情况下,直径-频率直方图显示选择性的小的有髓神经纤维缺失(Behse 和 Buchthal,1977;Said,1980)。

无髓神经纤维亦表现出脱髓鞘和髓鞘再生改变,并且偶尔可见其数量明显减少(Said,1980)。轴突萎缩和非特异性的轴浆退行性改变较为常见。神经活检中亦观察到节段性的脱髓鞘和髓鞘再生及结节旁髓鞘异常,但并非为主要病理变化,并且可能是继发于轴突病变。

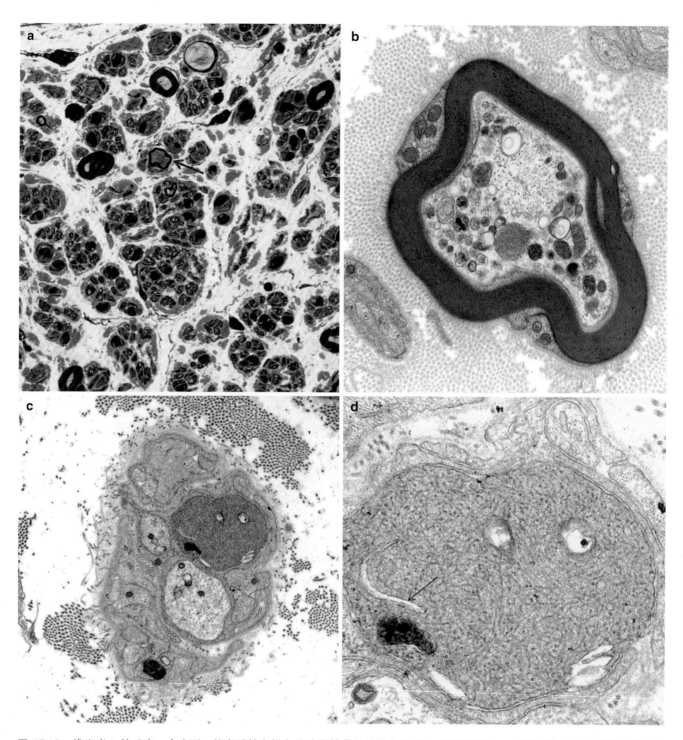

图 17.10　维生素 E 缺乏症。大小不一的有髓轴突损失及致密轴浆的单轴突改变(a,箭头所示)。 超微结构显示有髓轴突的亚细胞器增加(b)。无髓鞘轴突含有数量增多的管状囊泡状成分(c,d),通常是轴浆裂(d,箭头所示)。(a)1μm 厚切片;(b-d)电子显微镜照片。(a,1000×;b,15 000×;c,20 000×;d,50 000×)

17.7.3　发病机制

酒精性神经疾病被认为是轴突病变。轴突萎缩的证据和由近及远病变程度增加说明其主要为远端轴突病变(Said,1980;Takeuchi 和 Saito,2005;Tredici 和 Minazzi,1975)。

多个研究发现酒精性神经疾病是由营养缺乏引起的,尤其是维生素 B_1。在这些患者中很容易发现营养缺乏的病史,维生素 B_1 缺乏的生化证据之一为RBC转酮醇酶活性降低,其为维生素 B_1 依赖的酶(Blass 和

Gibson,1977;Victor 等,1990)。如今非酒精性维生素 B₁ 缺乏相对少见,在临床表现和病理特征上与酒精性神经疾病相类似,均无特异性。

由于慢性酗酒者无明显的营养缺乏仍可出现神经疾病,部分学者提出酒精可能直接作用于神经组织(Behse 和 Buchthal,1977;Said,1980;Walsh 和 McLeod,1970;Claus 等,1985)。胃切除术后患者与慢性酗酒者神经疾病不同(Behse 和 Buchthal,1977)。维生素 B₁ 的直接或间接测量并非总是和神经疾病或酗酒相关(Poupon 等,1990;D'Amour 等,1991)。为区分酒精性维生素 B₁ 缺乏的神经疾病(ALN)与非酒精性维生素 B₁ 缺乏性神经疾病(TDN),学者做出了一系列研究,发现二者在感觉(ALN)或运动(TDN)为主要受累,病情进展(ALN 较慢,TDN 进展较快),以小纤维(ALN)或大纤维(TDN)为主,疼痛(ALN)显著,神经束膜下水肿(TDN),以及郎飞结增宽引起的节段性脱髓鞘或髓鞘再生(ALN)等方面存在显著差异(Koike 等,2003;Koike 和 Sobue,2006)。酒精性神经疾病可能与神经毒性代谢产物乙醛聚积相关,在一篇日本研究中报道 ALDH2(乙醛脱氢酶可分解乙醛)失活的个体酒精性神经疾病更为严重(Masaki 等,2004)。

早期的动物实验是对动物进行长期的酒精喂饲,虽然可检测到轻度的轴突变性(Bosch 等,1979;Claus 等,1985),但常不能产生神经疾病(Windebank,1993;Hallett 等,1987)。轴突传导的体外实验应用培养的大鼠 DRG 为研究对象,检测到了长期酒精摄入(McLane,1987)同体内轴突传导障碍类似,对轴突传导产生抑制效应(Malatova 和 Cizkova,2002)。外源性给予培养的海马神经元细胞乙醇,可检测到神经纤丝蛋白含量下降(Saunders 等,1997)。

目前,酒精性神经疾病的发病机制仍不明确,学者认为营养缺乏如多种营养素成分缺乏可能是引起酒精性神经疾病的原因之一,但并不是全部酒精性神经疾病的发病机制。酗酒可引起维生素 B₁ 利用障碍(Paladin 和 Russo Perez,1987),或者酒精毒性与维生素 B₁ 缺乏共同导致神经疾病。

参考文献

Abarbanel JM, Frisher S, Osimani A (1986) Vitamin B12 deficiency neuropathy: sural nerve biopsy study. Isr J Med Sci 22:909–911

Ahonen RE (1981) Peripheral neuropathy in uremic patients and in renal transplant recipients. Acta Neuropathol 54:43–53

Alderson K (1992) Axonal swellings in human intramuscular nerves. Muscle Nerve 15:1284–1289

Appenzeller O, Kornfeld M, MacGee J (1971) Neuropathy in chronic renal disease. Arch Neurol 24:449–461

Archer A, Watkins PJ, Thomas PK et al (1983) The natural history of acute painful neuropathy in diabetes mellitus. J Neurol Neurosurg Psychiatry 46:491–499

Arnold R, Kwai NCG, Krishnan AV (2013) Mechanisms of axonal dysfunction in diabetic and uraemic neuropathies. Clin Neurophysiol 124:2079–2090

Asbury AK, Victor M, Adams RD (1963) Uremic polyneuropathy. Arch Neurol 8:413–428

Ballin RHM, Thomas PK (1968) Hypertrophic changes in diabetic neuropathy. Acta Neuropathol 11:93–102

Barohn RJ, Sahenk Z, Warmolts JR, Mendell JR (1991) The Bruns-Garland syndrome (diabetic amyotrophy). Revisited 100 years later. Arch Neurol 48:1130–1135

Bastron JA, Thomas JE (1981) Diabetic polyradiculopathy. Clinical and electromyographic findings in 105 patients. Mayo Clin Proc 56:725–732

Baumgaertel MW, Kraemer M, Berlit P (2014) Chapter 24. Neurologic complications of acute and chronic renal disease. In: Biller J, Ferro JM (eds) Neurologic aspects of systemic disease part I, vol 119 (3rd series), Handbook of clinical neurology. Elsevier BV, Amsterdam, pp 383–393

Becker DA, Balcer LJ, Galetta SL (2012) The neurological complications of nutritional deficiency following bariatric surgery. J Obesity http://dx.doi.org/10.1155/2012/608534

Behse F, Buchthal F (1977) Alcoholic neuropathy: clinical, electrophysiological and biopsy findings. Ann Neurol 2:95–110

Behse F, Buchthal F, Carlsen F (1977) Nerve biopsy and conduction studies in diabetic neuropathy. J Neurol Neurosurg Psychiatry 40:1072–1082

Berger JR, Ayyar DR, Sheremata WA (1981) Guillain-Barre syndrome complicating acute hepatitis B. Arch Neurol 38:366–368

Berlit P, Mahlberg U, Usadel KH (1992) Polyneuropathy in hyperthyroidism-a clinical neurophysiologic study. Schweiz Arch Neurol Psychiatr 143:81 (abstr.)

Bird SJ, Brown MJ (1996) The clinical spectrum of diabetic neuropathy. Semin Neurol 16:115–122

Bischoff A, Lutschg J, Meier CL (1975) Polyneuropathie bei vitamin-B12 und folsauremangel. Med Wochenschr 117:1593–1598

Blass JP, Gibson GE (1977) Abnormality of a thiamine requiring enzyme in patients with Wernicke Korsakoff syndrome. N Engl J Med 297:1367–1370

Bolton CF, Young GB (1990) Neurologic complications of renal disease. Butterworth, Stoneham

Bosch EP, Pecham RW, Rascol CG et al (1979) Animal models of alcoholic neuropathy: morphologic, electrophysiologic, and biochemical findings. Muscle Nerve 2:133–144

Botez MI, Peyronnard JM, Bachevalier J, Charron L (1978) Polyneuropathy and folate deficiency. Arch Neurol 35:581–584

Bradley J, Thomas PK, King RHM et al (1990) Morphometry of endoneurial capillaries in diabetic sensory neuropathy. Diabetologia 33:611–618

Brewster WJ, Diemel LT, Leach RM, Tomlinson DR (1994) Reduced sciatic nerve substance P and calcitonin gene-related peptide in rats with short-term diabetes or central hypoxaemia co-exist with normal messenger RNA levels in the lumbar dorsal root ganglia. Neuroscience 58:323–330

Brown MJ, Martin JR, Asbury AK (1976) Painful diabetic neuropathy: a morphometric study. Arch Neurol 33:164–171

Burn DJ, Bates D (1998) Neurology and the kidney. J Neurol Neurosurg Psychiatry. 65:810–821

Callizot N, Warter JM, Poindron P (2001) Pyridoxine-induced neuropathy in rats: a sensory neuropathy that responds to 4-methylcatechol. Neurobiol Dis 8:626–635

Campanucci V, Krishnaswamy A, Cooper E (2010) Diabetes depresses synaptic transmission in sympathetic ganglia by inactivating nACHRs through a conserved intracellular cysteine residue. Neuron 66:827–834

Chari VR, Katiyar BC, Rastogi BL, Bhattacharya SK (1977) Neuropathy in hepatic disorders: a clinical, electrophysiological and histopathological appraisal. J Neurol Sci 31:93–111

Charron L, Peyronnard JM, Marchand L (1980) Sensory neuropathy associated with primary biliary cirrhosis. Ann Neurol 37:84–87

Cheng C, Zochodne DW (2003) Sensory neurons with activated caspase-3 survive long-term experimental diabetes. Diabetes 52:2363–2371

Cheng HT, Dauch JR, Porzio MT et al (2013) Increased axonal regeneration and swellings in intraepidermal nerve fibers characterize painful phenotypes of diabetic neuropathy. J Pain 14:941–947

Choi J, Chandrasekaran K, Inoue T et al (2014) PGC-1alpha regulation of mitochondrial degeneration in experimental diabetic neuropathy. Neurobiol Dis 64C:118–130

Chopra JS, Hurwitz LJ, Montgomery DAD (1969) The pathogenesis of sural nerve changes in diabetes mellitus. Brain 92:391–418

Chowdhury SKR, Zherebitskaya E, Smith DR et al (2010) Mitochondrial respiratory chain dysfunction in dorsal root ganglia of streptozotocin-induced diabetic rats and its correction by insulin treatment. Diabetes 59:1082–1091

Chowdhury SKR, Dobrowsky RT, Fernyhough P (2011) Nutrient excess and altered mitochondrial proteome and function contribute to neurodegeneration in diabetes. Mitochondrion 11:845–854

Chowdhury SKR, Smith DR, Saleh A (2012) Impaired adenosine monophosphate-activated protein kinase signaling in dorsal root ganglia neurons is linked to mitochondrial dysfunction and peripheral neuropathy in diabetes. Brain 135:1751–1766

Chowdhury SKR, Smith DR, Fernyhough P (2013) The role of aberrant mitochondrial bioenergetics in diabetic neuropathy. Neurobiol Dis 51:56–65

Claus D, Eggers R, Engelhardt A et al (1985) Ethanol and polyneuropathy. Acta Neurol Scand 72:312–326

Coers C, Woolf AL (1959) The innervation of muscle. A biopsy study. Charles C. Thomas, Springfield, p 91

Collins GH, Websterhde F, Victor M (1964) The ultrastructure of myelin and axonal alterations in sciatic nerves of thiamine deficient and starving rats. Acta Neuropathol 3:511–521

Committee on Health Care Issues, American Neurological Association (1986) Does improved control of glycemia prevent or ameliorate diabetic polyneuropathy? Ann Neurol 19:288–290

Costigan DA, Krendel DA, Hopkins LC, Crittenden J (1990) Inflammatory neuropathy in diabetes. Ann Neurol 28:272 (abstr.)

D'Amour ML, Bruneau J, Butterworth RF (1991) Abnormalities of peripheral nerve conduction in relation to thiamine status in alcoholic patients. Can J Neurol Sci 18:126–128

Dayan AD, Williams R (1967) Demyelinating peripheral neuropathy and liver disease. Lancet 2:133–134

Dayan AD, Gardner-Thorpe C, Down PF, Gleadle RI (1970) Peripheral neuropathy in uremia. Neurology 20:649–658

DCCT (Diabetes Control and Complications Trial) Research Group (1993) The effect of intensive treatment of diabetes on the development and progression of long-term complications in insulin-dependent diabetes mellitus. N Engl J Med 329:977–986

Dey I, Midha N, Singh G et al (2013) Diabetic Schwann cells suffer from nerve growth factor and neurotrophin-3 underproduction and poor associability with axons. Glia 61:1990–1999

Dinn JJ, Crane DL (1970) Schwann cell dysfunction in uraemia. J Neurol Neurosurg Psychiatry 33:605–608

Dinn JJ, Dinn EI (1985) Natural history of acromegalic peripheral neuropathy. Q J Med 57:833–842

Djoenaidi W, Notemrans SL (1990) Electrophysiologic evaluation of beri-beri polyneuropathy. Electromyogr Clin Neurophysiol 30:97–103

Dyck PJ (1989) Hypoxic neuropathy: does hypoxia play a role in diabetic neuropathy? The 1988 Robert Wartenberg Lecture. Neurology 39:111–118

Dyck PJ, Lambert EH (1970) Polyneuropathy associated with hypothyroidism. J Neuropathol Exp Neurol 29:631–658

Dyck PJ, Johnson WJ, Lambert EH, O'Brien PC (1971) Segmental demyelination secondary to axonal degeneration in uremic neuropathy. Mayo Clin Proc 46:400–431

Dyck PJ, Sherman WR, Hallcher LM et al (1980) Human diabetic endoneurial sorbitol, fructose, and myo-inositol related to sural nerve morphometry. Ann Neurol 8:590–596

Dyck PJ, Hansen S, Karnes J et al (1985) Capillary number and percentage closed in human diabetic sural nerve. Proc Natl Acad Sci U S A 82:2513–2517

Dyck PJ, Karnes JL, O'Brien P et al (1986a) The spatial distribution of fiber loss in diabetic polyneuropathy suggests ischemia. Ann Neurol 19:440–449

Dyck PJ, Lais A, Karnes JL et al (1986b) Fiber loss is primary and multifocal in sural nerves in diabetic polyneuropathy. Ann Neurol 19:425–439

Dyck PJ, Kratz KM, Karnes JL et al (1993) The prevalence by staged severity of various types of diabetic neuropathy, retinopathy, and nephropathy in a population based cohort: the Rochester Diabetic Neuropathy Study. Neurology 43:817–824

Dyck PJB, Novell JE, Dyck PJ (1999) Microvasculitis and ischemia in diabetic lumbosacral radiculopexus neuropathy. Neurology 53:2113–2121

Ekberg K, Brismar T, Johansson BL et al (2003) Amelioration of sensory nerve dysfunction by C-peptide in patients with type 1 diabetes. Diabetes 52:536–541

Ekstrom AR, Kanje M, Skottner A (1989) Nerve regeneration and serum levels of insulin-like growth factor-I in rats with streptozotocin-induced insulin deficiency. Brain Res 496:141–147

Ewing DJ, Campbell IW, Clarke BF (1980) The natural history of diabetic autonomic neuropathy. Q J Med 49:95–108

Fehling C, Jagerstad M, Lindstrand K, Elmqvist D (1974) Folate deficiency and neurological disease. Arch Neurol 30:263–265

Feibel JH, Campa JF (1976) Thyrotoxic neuropathy (Basedow's paraplegia). J Neurol Neurosurg Psychiatry 39:491–497

Fernyhough P, Huang TJ, Verkhratsky A (2003) Mechanism of mitochondrial dysfunction in diabetic sensory neuropathy. J Peripher Nerv Syst 8:227–235

Frasca V, Riazza BS, Matthews RG (1986) In vivo inactivation of methionine synthase by nitrous oxide. J Biol Chem 261:15823–15826

Giannini C, Dyck PJ (1995) Basement membrane reduplication and pericyte degeneration precede development of diabetic polyneuropathy and are associated with its severity. Ann Neurol 37:498–504

Gotoda T, Arita M, Arai H et al (1995) Adult-onset spinocerebellar dysfunction caused by a mutation in the gene for the alpha-tocopherol-transfer protein. N Engl J Med 333:1313–1318

Granberg V, Ejskjaer N, Peakman M, Sundkvist G (2005) Autoantibodies to autonomic nerves associated with cardiac and peripheral autonomic neuropathy. Diabetes Care 28:1959–1964

Greenfield JG, Carmichael EA (1935) The peripheral nerves in cases of subacute combined degeneration of the cord. Brain 58:483–491

Griffey RH, Eaton RP, Sibbitt RR et al (1988) Diabetic neuropathy: structural analysis of nerve hydration by magnetic resonance spectroscopy. JAMA 260:2872–2878

Hallett M, Fox JG, Rogers AE et al (1987) Controlled studies on the effects of alcohol ingestion on peripheral nerves of macaque monkeys. J Neurol Sci 80:65–71

Hammond N, Wang Y, Dimachkie MM et al (2013) Nutritional neuropathies. Neurol Clin 31:477–489

Harati Y (1992) Frequently asked questions about diabetic peripheral neuropathies. Neurol Clin 10:783–807

Hellweg R, Hartung HD (1990) Endogenous levels of nerve growth factor (NGF) are altered in experimental diabetes mellitus: a possible role for NGF in the pathogenesis of diabetic neuropathy. J Neurosci Res 26:258–267

Igata A (1984) Beriberi in Asian countries. In Sobue I (ed) Peripheral neuropathy. Proceedings of the international symposium on peripheral neuropathy. Excerpta Medica, Amsterdam, p 247–256

Illa I, Graus F, Ferrer I, Enriquez J (1989) Sensory neuropathy as the initial manifestation of primary biliary cirrhosis. J Neurol Neurosurg Psychiatry 52:1307

Inoue AN, Tsukada N, Koh CS, Yanagisawa N (1987) Chronic relapsing demyelinating polyneuropathy associated with hepatitis B infection. Neurology 37:1663–1666

Ishii DN (1993) Insulin and related neurotrophic factors in diabetic neuropathy. Diabet Med 10(Suppl 2):14S–15S

Jamal GA, Kerr DJ, McLellan AR et al (1987) Generalized peripheral nerve dysfunction in acromegaly: a study by conventional and novel neurophysiological techniques. J Neurol Neurosurg Psychiatry 50:886–894

Johnson PC, Brendel K, Meezan E (1981) Human diabetic perineurial cell basement membrane thickening. Lab Invest 44:265–270

Johnson PC, Doll SC, Cromey W (1986) Pathogenesis of diabetic neuropathy. Ann Neurol 19:450–457

Juranek JK, Kothary P, Mehra A et al (2013) Increased expression of the receptor for advanced glycation end-products in human peripheral neuropathies. Brain Behav 3:701–709

Kalichman M, Myers R (1991) Transperineurial vessel constriction in an edematous neuropathy. J Neuropathol Exp Neurol 50:408–418

Kardel T, Nielsen VK (1974) Hepatic neuropathy: a clinical and electrophysiological study. Acta Neurol Scand 50:513–526

Kelkar P, Hammer-White S (2005) Impaired glucose tolerance in non-diabetic lumbosacral radiculoplexus neuropathy. Muscle Nerve 31:273–274

Kennedy WR (2004) Opportunities afforded by the study of unmyelinated nerves in skin and other organs. Muscle Nerve 29:756–767

Kennedy JM, Zochodne DW (2005) Experimental diabetic neuropathy with spontaneous recovery: is there irreparable damage? Diabetes 54:830–837

Kim B, Feldman EL (2012) Insulin resistance in the nervous system. Trends Endocrinol Metab 23:133–141

King RHM, Llewelyn JG, Thomas PK et al (1989) Diabetic neuropathy: abnormalities of Schwann cell and perineurial basal lamiae. Implications for diabetic vasculopathy. Neuropathol Appl Neurobiol 15:339–355

Knill-Jones RP, Goodwill CJ, Dayan AD, Williams R (1972) Peripheral neuropathy in chronic liver disease: clinical, electrodiagnostic, and nerve biopsy findings. J Neurol Neurosurg Psychiatry 35:22–30

Koike H, Sobue G (2006) Alcoholic neuropathy. Curr Opin Neurol 19:481–486

Koike H, Iijima M, Sugiura M et al (2003) Alcoholic neuropathy is clinicopathologically distinct from thiamine-deficiency neuropathy. Ann Neurol 54:19–29

Kosik KS, Mullins TS, Bradley WG et al (1980) Coma and axonal degeneration in vitamin B12 deficiency. Arch Neurol 37:590–592

Krinke G, Naylor DC, Skorpil V (1985) Pyridoxine megavitaminosis: an analysis of the early changes induced with massive doses of vitamin B6 in rat primary sensory neurons. J Neuropathol Exp Neurol 44:117–129

Krishnan AV, Kiernan MC (2007) Uremic neuropathy: clinical features and new pathophysiological insights. Muscle Nerve 35:273–290

Laplante P, Vanasse M, Michaud J et al (1984) A progressive neurological syndrome associated with an isolated vitamin E deficiency. Can J Neurol Sci 11:561–564

Lauria G, Cornblath DR, Johansson O et al (2005) EFNS guidelines on the use of skin biopsy in the diagnosis of peripheral neuropathy. Eur J Neurol 12:747–758

Llewelyn JG, Thomas PK, Fonseca V et al (1986) Acute painful diabetic neuropathy precipitated by strict glycaemic control. Acta Neuropathol 72:157–163

Llewelyn JG, Thomas PK, Gilbey SG et al (1988) Pattern of myelinated fibre loss in the sural nerve in neuropathy related to type 1 (insulin-dependent) diabetes. Diabetologia 31:162–167

Llewelyn JG, Gilbey SG, Thomas PK et al (1991) Sural nerve morphometry in diabetic autonomic and painful sensory neuropathy: a clinicopathological study. Brain 114:867–892

Llewelyn JG, Thomas PK, King RH (1998) Epineurial microvasculitis in proximal diabetic neuropathy. J Neurol 245:159–165

Llewelyn J, Tomlinson D, Thomas P (2005) Diabetic neuropathies. In:

Dyck P, Thomas P (eds) Peripheral neuropathy. Elsevier-Saunders, Philadelphia, pp 1951–1991

Longo FM, Powell HC, Lebeau J et al (1986) Delayed nerve regeneration in streptozotocin diabetic rats. Muscle Nerve 9:385–393

Lossos A, Argov Z, Ackerman Z, Abramsky O (1991) Peripheral neuropathy with folate deficiency as the first sign of Crohn's disease. J Clin Gastroenterol 13:442–444

Low PA, McLeod JG, Turtle JR et al (1974) Peripheral neuropathy in acromegaly. Brain 97:139–152

Ludin HP, Spiess H, Koenig MP (1969) Neuropathie et hyperthyreose. Rev Neurol 120:424–426

Ludwig J, Dyck PJ, LaRusso NG (1982) Xanthomatous neuropathy of liver. Hum Pathol 13:1049–1051

Luo KR, Chao CC, Chen YT et al (2011) Quantitation of sudomotor innervation in skin biopsies of patients with diabetic neuropathy. J Neuropathol Exp Neurol 70:930–938

Malatova Z, Cizkova D (2002) Effect of ethanol on axonal transport of cholinergic enzymes in rat sciatic nerve. Alcohol 26:115–120

Malik RA, Newrick PG, Sharma AK et al (1989) Microangiopathy in human diabetic neuropathy: relationship between capillary abnormalities and the severity of neuropathy. Diabetologia 32:92–102

Malik RA, Tesfaye S, Thompson SD et al (1993) Endoneurial localization of microvascular damage in human diabetic neuropathy. Diabetologia 36:454–459

Masaki T, Mochizuki H, Matsushita S et al (2004) Association of aldehyde dehydrogenase-2 polymorphism with alcoholic polyneuropathy in humans. Neurosci Lett 363:288–290

McCarthy BG, Hsieh ST, Stocks A et al (1995) Cutaneous innervation in sensory neuropathies: evaluation by skin biopsy. Neurology 45:1848–1855

McCombe PA, McLeod JG (1984) The peripheral neuropathy of vitamin B12 deficiency. J Neurol Sci 66:117–126

McLane JA (1987) Decreased axonal transport in rat nerve following acute and chronic ethanol exposure. Alcohol 4:385–389

Meier C, Bischoff A (1977) Polyneuropathy in hypothyroidism. Clinical and nerve biopsy study of 4 cases. J Neurol 215:103–114

Molitch ME (1992) Clinical manifestations of Acromegaly. Endocrinol Metab Clin North Am 21:597–614

Muller DP, Goss-Sampson MA (1990) Neurochemical, neurophysiological, and neuropathological studies in vitamin E deficiency. Crit Rev Neurobiol 5:239–263

Nemni R, Bottacchi E, Fazio R et al (1987) Polyneuropathy in hypothyroidism: clinical, electrophysiological, and morphological findings in four cases. J Neurol Neurosurg Psychiatry 50:1454–1460

Nickel SN, Frame B, Bebin J et al (1961) Myxedema neuropathy and myopathy: a clinical and pathologic study. Neurology 11:125–137

Niermeijer P, Gips CH (1975) Guillain-Barre syndrome in acute HBS Ag-positive hepatitis. Br Med J 4:732–733

Novella SP, Inzucchi SE, Goldstein JM (2001) The frequency of undiagnosed diabetes and impaired glucose tolerance in patients with idiopathic sensory neuropathy. Muscle Nerve 24:1229–1231

O'Brien PD, Hinder LM, Sakowski SA et al (2014) ER stress in diabetic peripheral neuropathy: a new therapeutic target. Antioxid Redox Signal. doi:10.1089/ars.2013.5807

Obrosova IG (2002) How does glucose generate oxidative stress in peripheral nerve? Int Rev Neurobiol 50:3–35

Obrosova IG (2009) Diabetes and the peripheral nerve. Biochim Biophys Acta 1792:931–940

Ochoa J (1970) Isoniazid neuropathy in man: quantitative electron microscope study. Brain 93:831–850

Ohnishi A, Tsuji S, Igisu H et al (1980) Beriberi neuropathy. Morphometric study of sural nerve. J Neurol Sci 45:177–190

Osuntokun BO (1980) Neuroepidemiology in Africa. In: Rose FC (ed) Clinical neuroepidemiology. Pitman Medical LTD, Kent, pp 57–86

Paladin F, Russo Perez G (1987) The haematic thiamine level in the course of alcoholic neuropathy. Eur Neurol 26:129–133

Parry TE (1990) Folate deficient neuropathy. Acta Haematol 84:108

Peltier AC, Myers MI, Artibee KJ et al (2013) Evaluation of dermal myelinated nerve fibers in diabetes mellitus. J Peripher Nerv Syst 18:162–167

Periquet MI, Novak V, Collins MP et al (1999) Painful sensory neuropathy: prospective evaluation using skin biopsy. Neurology 53:1641–1647

Pickett JBE, Layzer RB, Levin SR et al (1975) Neuromuscular complications of acromegaly. Neurology 25:638–645

Pierson CR, Zhang W, Murakawa Y, Sima AA (2002) Early gene responses of trophic factors in nerve regeneration differ in experimental type 1 and type 2 diabetic polyneuropathies. J Neuropathol Exp Neurol 61:857–871

Pierson CR, Zhang W, Sima AA (2003a) Proinsulin C-peptide replacement in type 1 diabetic BB/Wor-rats prevents deficits in nerve fiber regeneration. J Neuropathol Exp Neurol 62:765–779

Pierson CR, Zhang W, Murakawa Y, Sima AA (2003b) Insulin deficiency rather than hyperglycemia accounts for impaired neurotrophic responses and nerve fiber regeneration in type 1 diabetic neuropathy. J Neuropathol Exp Neurol 62:260–271

Pirart J (1978a) Diabetes mellitus and its degenerative complications: a prospective study of 4,400 patients observed between 1947 and 1973. Part 1. Diabetes Care 1:168–188

Pirart J (1978b) Diabetes mellitus and its degenerative complications: a prospective study of 4,400 patients observed between 1947 and 1973. Part 2. Diabetes Care 1:252–263

Pollard JD, McLeod JG, Honnibal TG, Verheijden MA (1982) Hypothyroid polyneuropathy. Clinical, electrophysiological and nerve biopsy findings in two cases. J Neurol Sci 53:461–471

Poupon RE, Gervaise G, Riant P et al (1990) Blood thiamine and thiamine phosphate concentrations in excessive drinkers with or without peripheral neuropathy. Alcohol Alcohol 25:605–611

Prasnoor M, Dimachkie MM, Barohn RJ (2013) Diabetic neuropathy part 2 proximal and asymmetric phenotypes. Neurol Clin 31:447–462

Purves T, Middlemas A, Agthong S et al (2001) A role for mitogen-activated protein kinases in the etiology of diabetic neuropathy. FASEB J 15:2508–2514

Rabinowe SL, Brown FM, Watts M, Smith AM (1990) Complement-fixing antibodies to sympathetic and parasympathetic tissues in IDDM: autonomic brake index and heart-rate variation. Diabetes Care 13:1084–1088

Raff MC, Sangalang V, Asbury AK (1968) Ischemic mononeuropathy multiplex associated with diabetes mellitus. Arch Neurol 18:487–499

Raskin NH, Fishman RA (1965) Pyridoxine-deficiency neuropathy due to hydralazine. N Engl J Med 273:1182–1185

Ropper AH (1993) Accelerated neuropathy of renal failure. Arch Neurol 50:536–539

Rosenblum JL, Keating JP, Prensky AL, Nelson JS (1981) A progressive neurologic syndrome in children with chronic liver disease. N Engl J Med 304:503–508

Rundles R (1945) Diabetic neuropathy: general review with report of 125 cases. Medicine 24:111–160

Russell JW, Sullivan KA, Windebank AJ et al (1999) Neurons undergo apoptosis in animal and cell culture models of diabetes. Neurobiol Dis 6:347–363

Sabin TD, Geschwind N, Waxman SG (1978) Patterns of clinical deficits in peripheral nerve disease. In: Waxman SG (ed) Physiology and pathobiology of axons. Raven Press, New York, pp 431–438

Sahenk Z, Mendell JR, Corui D et al (1978) Polyneuropathy from inhalation of nitrous oxide cartridges through a whipped cream dispenser. Neurology 28:485–487

Said G (1980) A clinicopathologic study of acrodystrophic neuropathies. Muscle Nerve 3:491–501

Said G, Landrieu P (1978) Etude quantitative des fibres nerveuses isolees dans les polynevrites alcooliques. J Neurol Sci 35:317–330

Said G, Boudier L, Zingraff J et al (1983a) Different patterns of uremic polyneuropathy: a clinicopathologic study. Neurology 33:567–574

Said G, Slama G, Selva J (1983b) Progressive centripetal degeneration of axons in small fibre type diabetic polyneuropathy. A clinical and pathological study. Brain 106:791–807

Said G, Goulon-Goeau C, Slama G, Tchobroutsky G (1992) Severe early-onset polyneuropathy in insulin-dependent diabetes mellitus. A clinical and pathological study. N Engl J Med 326:1257–1264

Said G, Goulon-Goeau C, Lacroix C et al (1994) Nerve biopsy findings in different patterns of proximal diabetic neuropathy. Ann Neurol 35:559–569

Said G, Lacroix C, Lozeron P et al (2003) Inflammatory vasculopathy in multifocal diabetic neuropathy. Brain 126(Part 2):376–385

Saunders DE, DiCerbo JA, Williams JR et al (1997) Alcohol reduces neurofilament protein levels in primary cultured hippocampal neurons. Alcohol 14:519–526

Schaumburg HH, Kaplan J, Windebank A et al (1983) Sensory neuropathy from pyridoxine abuse. N Engl J Med 309:445–448

Schmidt RE (1996) Synaptic dysplasia in sympathetic autonomic ganglia. J Neurocytol 25:777–791

Schmidt RE (2002) Neuropathology and pathogenesis of diabetic autonomic neuropathy. In: Tomlinson DR (ed) Neurobiology of diabetic neuropathy. Academic, Amsterdam, pp 267–292

Schmidt RE, Plurad SB, Parvin CA, Roth KA (1993) The effect of diabetes and aging on human sympathetic autonomic ganglia. Am J Pathol 143:143–153

Schmidt RE, Dorsey D, Parvin CA et al (1997) Dystrophic axonal swellings develop as a function of age and diabetes in human dorsal root ganglia. J Neuropathol Exp Neurol 56:1028–1043

Schmidt RE, Bilbao JM (in press) Chapter 21. Diseases of peripheral nerve. In: Love S, Perry A, Ironside J, Budka H (eds) Greenfield's neuropathology, 9 edn

Schochet SS, Chesson AL Jr (1977) Giant axonal neuropathy: possibly secondary to Vitamin B12 malabsorption. Acta Neuropathol 40:79–83

Seneviratne KN, Peiris OA (1970) Peripheral nerve function in chronic liver disease. J Neurol Neurosurg Psychiatry 33:609–614

Shirabe T, Tawara S, Terao A, Araki S (1975) Myxoedematous polyneuropathy: a light and electron microscopic study of the peripheral nerve and muscle. J Neurol Neurosurg Psychiatry 38:241–247

Sidenius P, Jakobsen J (1987) Axonal transport in human and experimental diabetes. In: Dyck P, Thomas PK, Asbury A et al (eds) Diabetic neuropathy. WB Saunders, Philadelphia, pp 260–265

Sima AAF (1993) Diabetic neuropathy-the presence and future of a common but silent disorder. Mod Pathol 6:399–401

Sima AAF, Bril V, Nathaniel V et al (1988a) Regeneration and repair of myelinated fibers in sural nerve biopsies from patients with diabetic neuropathy treated with an aldose reductase inhibitor. N Engl J Med 319:548–555

Sima AAF, Nathaniel V, Bril V et al (1988b) Histopathological heterogeneity of neuropathy in insulin-dependent and non-insulin dependent diabetics and demonstration of axoglial dysjunction in human diabetic neuropathy. J Clin Invest 81:349–364

Sima AAF, Nathaniel V, Prashar A et al (1991) Endoneurial microvessels in human diabetic neuropathy. Endothelial cell dysjunction and lack of treatment effect by aldose reductase inhibitor. Diabetes 40:1090–1099

Sima AA, Zhang W, Xu G et al (2000) A comparison of diabetic polyneuropathy in type II diabetic BBZDR/Wor rats and in type I diabetic BB/Wor rats. Diabetologia 43:786–793

Sladky JT, Tschoepe RL, Greenberg JH, Brown MJ (1991) Peripheral neuropathy after chronic endoneurial ischemia. Ann Neurol 29:272–278

Smith AG, Ramachandran P, Tripp S, Singleton JR (2001) Epidermal nerve innervation in impaired glucose tolerance and diabetes-associated neuropathy. Neurology 57:1701–1704

Stein SA, Kirkpatrick LL, Shanklin DR et al (1991) Hypothyroidism selectively reduces the rate and amount of transport for specific SCb protein in the hyt/hyt mouse optic nerve. J Neurosci Res 30:28–41

Steiner I, Kidron D, Soffer D et al (1988) Sensory peripheral neuropathy of vitamin B12 deficiency: a primary demyelinating disease? J Neurol 235:163–164

Stewart BJ (1966) The hypertrophic neuropathy of acromegaly: a rare neuropathy associated with acromegaly. Arch Neurol 14:1–7

Su CP (1976) Congenital folate deficiency. N Engl J Med 294:1128

Sugimura K, Dyck PJ (1981) Sural nerve myelin thickness and axis cylinder caliber in human diabetics. Neurology 31:1087–1091

Sugimura K, Dyck PJ (1982) Multifocal fiber loss in proximal sciatic nerve in symmetric diabetic neuropathy. J Neurol Sci 53:501–509

Szollar SM, Czyrny JJ, Heffner RR Jr (1988) Neurologic complications of thyrotoxicosis: case report. Arch Phys Med Rehabil 69:41–43

Tabaraud F, Vallat JM, Hugon J et al (1990) Acute or subacute alcoholic neuropathy mimicking Guillain Barre syndrome. J Neurol Sci 97:195–205

Takahashi K, Nakamura H (1976) Axonal degeneration in beriberi neuropathy. Arch Neurol 33:836–841

Takeuchi M, Saito T (2005) Cytotoxicity of acetaldehyde-derived advanced glycation end-products (AA-AGE) in alcoholic-induced neuronal degeneration. Alcohol Clin Exp Res 29(12 Suppl):220S–224S

Theriault M, Dort J, Sutherland G, Zochodne DW (1997) Local human sural nerve blood flow in diabetic and other polyneuropathies. Brain 120(Part 7):1131–1138

Thomas PK (1992) Diabetic neuropathy: models, mechanism, and mayhem. Can J Neurol Sci 19:1–7

Thomas PK, Lascelles RC (1966) The pathology of diabetic neuropathy. Q J Med 35:489–509

Thomas PK, Tomlinson DR (1993) Diabetic and hypoglycemic neuropathy. In: Dyck PJ, Thomas PK et al (eds) Peripheral neuropathy, 3rd edn. WB Saunders, Philadelphia, pp 1219–1250

Thomas PK, Walker JG (1965) Xanthomatous neuropathy in primary biliary cirrhosis. Brain 88:1079–1088

Thomas PK, Hollinrake K, Lascelles RG et al (1971) The polyneuropathy of chronic renal failure. Brain 94:761–780

Thornalley P (2002) Glycation in diabetic neuropathy: characteristics, consequences, causes and therapeutic options. In: Tomlinson DR (ed) Neurobiology of diabetic neuropathy. Academic, Amsterdam, pp 38–57

Timiras PS, Nzekwe EU (1989) Thyroid hormones and nervous system development. Biol Neonate 55:376–385

Timperley WR, Boulton AJ, Davies-Jones GA et al (1985) Small vessel disease in progressive neuropathy associated with good metabolic control. J Clin Pathol 38:1030–1038

Tredici G, Minazzi M (1975) Alcoholic neuropathy. An electron microscopic study. J Neurol Sci 25:333–346

Tsai SC, Burnakis TG (1993) Aldose reductase inhibitors: an update. Ann Pharmacother 27:751–754

Tsukada N, Koh CS, Inoue A, Yanagisawa N (1987) Demyelinating neuropathy associated with hepatitis B virus infection. Detection of immune complexes composed of hepatitis B virus surface antigen. J Neurol Sci 77:203–216

UK Prospective Diabetes Study Group (1998) Intensive blood glucose control with sulphonylureas or insulin compared with conventional treatment and risk of complications in patients with type II diabetes. Lancet 352:837–853

Vedder E (1938) The pathology of beriberi. J Am Med Assoc 110:893–896

Victor M, Adams RD, Collin GH (1990) The Wernicke Korsakoff Syndrome and related neurologic disorders due to alcoholism and malnutrition, 2nd edn. FA Davis, Philadelphia

Vincent AM, Hinder LM, Pop-Busui R et al (2009) Hyperlipidemia: a new therapeutic target for diabetic neuropathy. J Peripher Nerv Syst 14:257–267

Vincent AM, Callaghan BC, Smith AL, Feldman EL (2011) Diabetic neuropathy: cellular mechanisms as therapeutic targets. Nat Rev Neurol 7:573–583

Vishnubhakat SM, Beresford HR (1991) Reversible myeloneuropathy of nitrous oxide abuse: serial electrophysiological studies. Muscle Nerve 14:22–26

Vital C, LeBlanc M, Vallat JM et al (1974) Etude ultrasturctuale du nerf peripherique chez 16 diabetiques sans neuropathie clinique: comparaisons avec 16 neuropathie diabetiques et 16 neuropathie non diabetiques. Acta Neuropathol 30:63–72

Walsh JC, McLeod JG (1970) Alcoholic neuropathy: an electrophysiological and histological study. J Neurol Sci 10:457–469

Watanabe S, Ohnishi A (1979) Subperineurial space of the sural nerve in various peripheral nerve diseases. Acta Neuropathol 46:227–230

Watanakunakorn C, Hodges RE, Evans TG (1965) Myxedema. A study of 400 cases. Arch Intern Med 116:183–190

Watkins PJ, Thomas PK (1998) Diabetes mellitus and the nervous system. J Neurol Neurosurg Psychiatry 65:620–632

Waxman SG, Brill MH, Geschwind N et al (1976) Probability of conduction deficit as related to fiber length in random distribution models of peripheral neuropathies. J Neurol Sci 29:39–53

Way KJ, Katai N, King GL (2001) Protein kinase C and the development of diabetic vascular complications. Diabet Med 18:945–959

Whiting DR, Guariguata L, Weil C et al (2011) IDF diabetes atlas: global estimates of the prevalence of diabetes for 2011 and 2030. Diabetes Res Clin Pract 94:311–321

Windebank AJ (1993) Polyneuropathy due to nutritional deficiency and alcoholism. In: Dyck PJ, Thomas PK et al (eds) Peripheral neuropathy, 3rd edn. WB Saunders, Philadelphia, pp 1310–1321

Yagihashi S, Matsunaga M (1979) Ultrastructural pathology of peripheral nerves in patients with diabetic neuropathy. Tohoku J Exp Med 129:357–366

Yasuda H, Dyck PJ (1987) Abnormalities of endoneurial microvessels and sural nerve pathology in diabetic neuropathy. Neurology 37:20–28

Younger DS (2011) Diabetic lumbosacral radiculoplexus neuropathy: a postmortem studied patients and review of the literature. J Neurol 258:1364–1367

Younger DS, Rosoklija G, Hays AP et al (1996) Diabetic peripheral neuropathy: a clinicopathologic and immunohistochemical analysis of sural nerve biopsies. Muscle Nerve 19:722–727

Zenker J, Ziegler D, Chrast R (2013) Novel pathogenic pathways in diabetic neuropathy. Trends Neurosci 36:439–449

Zherebitskaya E, Akude E, Smith DR, Fernyhough P (2009) Development of selective axonopathy in adult sensory neurons isolated from diabetic rats role of glucose-induced oxidative stress. Diabetes 58:1356–1364

Zherebitskaya E, Schapansky J, Akude E et al (2011) Sensory neurons derived from diabetic rats have diminished internal Ca2+ stores linked to impaired re-uptake by the endoplasmic reticulum. ASN Neuro 1:art:e00072. doi:10.1042/AN20110038

Zochodne DW (2002) Nerve and ganglion blood flow in diabetes: an appraisal. Int Rev Neurobiol 50:161–202

Zochodne DW, Ho LT (1992) Normal blood flow but lower oxygen tension in diabetes of young rats: microenvironment and the influence of sympathectomy. Can J Physiol Pharmacol 70:651–659

第 18 章

中毒性周围神经疾病

18.1 中毒性周围神经疾病的一般情况

可引起周围神经损伤的外源物质包括药物、重金属、工业化学品,以及营养性和生物性毒素。在没有明确的毒物接触史或其他病因的情况下,可进行神经活检以明确诊断。

本书不会涵盖所有对周围神经有毒的物质(详见综述 Manji,2013;Diezi 等,2013)。由于大多数中毒性周围神经疾病表现出非特异性的组织学改变,我们将着重于一小部分具有不寻常病理特征的神经疾病,主要关注那些已被广泛研究且作为范例的中毒性神经损伤(具体见表 18.1 和表 18.2)。

轴突变性几乎是所有中毒性周围神经疾病的基础,并且在许多情况下可见远端轴突变性。轴突变性的组织学特征已在第 4 章详细讨论。 以下几个原则有助于了解中毒性周围神经疾病的临床和组织学特征。

(1)轴突细胞比施万细胞更早受到影响,可能的原因是维持距离细胞体长达 1 米的轴突的复杂性大于维持有髓鞘结间区的复杂性。只有一种情况下出现特例,即白喉毒素和两亲性药物胺碘酮和哌克昔林,它们的毒素可以特异性扰乱髓鞘,使施万细胞出现代谢异常。

(2)大的有髓鞘包裹的轴突首先受到严重影响。轴浆越多,就越难维持轴突的代谢,轴突就越容易受到外源性毒素攻击。该规则有两种例外情况,即二甲基氨基丙腈 (Pestronk 等,1980) 和吡哆醇暴露(Berger 等,1992)。因为难以在病理和电生理上定量计算脱髓鞘纤维的损伤,所以这种观察可能被过分强调。

(3)通常有毒物质的剂量和暴露时间,与发病速度和神经疾病的严重程度成正相关。然而,由于个体对药物的代谢差异,这种关系并非一成不变。一些个体的神经疾病似乎只有在大量毒素暴露后才会出现(锂、阿米替林),而其他人只会在多年使用某种药物后才出现神经疾病(抗癫痫药)。

根据这些原则,大多数中毒性周围神经疾病是长度依赖性的,并且主要影响长的轴突。这种特点带来的临床后果是:因为身体中最长的周围神经轴突是脚趾的感觉纤维,这就解释了为何远端感觉异常往往早于远侧肢体无力。因此,不论何种早期症状,除非病情进展,大多数中毒性周围神经疾病主要累及身体的感觉系统。换句话来说,就是长的感觉纤维受累,即振动觉的改变可为早期客观发现。中毒性周围神经疾病几乎从不累及颅神经,但有时会出现中枢神经系统功能障碍。病情的进展速度取决于毒素的暴露持续时间和剂量,以及个体间代谢的差异,而这些通常不能成为某种特定毒素的特征。神经传导检查可以确认是否为轴突神经疾病,而大多数辅助检查,包括脑脊液检查,都可以是正常的。当然,所有这些结论都有例外。两亲性药物(阿米达隆、哌克昔林)可引起脱髓鞘或混合性神经疾病,因此运动系统受累较早,并且神经传导速度可能减慢。在严重的正己烷神经疾病中,继发性脱髓鞘可导致显著神经传导速度减慢(见后文)。金、砷和呋喃妥因特别容易引起急性亚急性神经疾病。

在毒素被有效清除的情况下, 预后通常良好,轴突病变将在数月至数年内有不同程度的恢复,脱髓鞘性神经疾病会恢复得更快、更完全。

18.2 胺碘酮

18.2.1 临床表现

30 年前胺碘酮最初用于心绞痛的治疗,目前更多

表 18.1　由药物引起的中毒性周围神经疾病

毒素	适应证	临床特点	病理特点和注释
都可喜	COPD	感觉；慢性	轴突的，大有髓纤维(MF)>小 MF 和无髓纤维(UF)。不确定是否伴随缺氧(Bouche 等,1989;Gherardi 等,1987)
*别嘌呤醇	痛风	感觉>运动；慢性	活检描述：显示轴突和脱髓鞘变化，但后者可能由以前暴露于氯喹所致(Azulay 等,1993;Castot 等,1991)
胺碘酮	见上文		
*阿米替林	抗抑郁,自杀倾向	急性重症感觉运动神经病	轴突。严重的神经疾病主要发生在急性大量中毒之后(Boudouresques 等,1977;LeWitt and Forno,1985)
硼替佐米	化疗	急性重症多累及小的感觉纤维	严重轴突变性，神经内膜水肿和炎症伴神经内膜巨噬细胞增多(Saifee 等,2010;Cavaletti 和 Jakubowiak,2010)
*氯霉素	抗菌	感觉+视觉	没有人类资料(Joy 等,1960)
氯喹	抗疟疾	肌病>神经疾病	脱髓鞘和轴突病变，在除轴突之外的所有神经内膜细胞中出现层状/晶状内含物(如胺碘酮)；可能反映了溶酶体内 pH 值的增加，和积累的未降解溶酶体磷脂(Tegner 等,1988;Herskovitz 和 Schaumburg,2005)
顺铂	化疗	感觉>运动	大 MF 损伤，轴突变性和肿胀/空泡化线粒体 DNA 损伤和功能障碍。实验性治疗导致背根神经节(DRG)神经元病变(Podratz 等,2011;Zheng 等,2011)
秋水仙碱	痛风，家族性地中海热,白塞氏病	肌病>神经疾病感觉>运动	轴突，大 FM>小 FM，伴有轴突变性，再生
氨苯砜	麻风病,疟疾,类风湿性关节炎,肺炎球菌肺炎,皮肤病	运动>感觉	轴突变性(Navarro 等,1989)
ddI/ddC	HIV	远端感觉>运动	电生理提示轴突病变(Berger 等,1993)
双硫仑	见上文		
阿霉素	抗肿瘤	在人群中无记录	脊神经节损伤导致的感觉神经疾病（动物数据）(Cho,1977)
乙胺丁醇	抗结核	感觉>运动	轴突，有时伴有继发性节段性脱髓鞘(Critchley,1987;Takeuchi 等,1980)
*FK506	抑制免疫	类似慢性炎性脱髓鞘性多发性神经根神经疾病(CIDP)	轴突消失,脱髓鞘,无炎症(仅 1 例报告)(Wilson 等,1994)
金	类风湿性关节炎	亚急性运动,感觉运动性神经疾病,多发性纤维性肌阵挛	轴突>脱髓鞘(Katrak 等,1980)
*肼屈嗪	降血压	感觉运动	无活检数据。肼屈嗪可能诱导吡哆醇缺乏(Raskin 和 Fishman,1965)
异烟肼	抗结核	感觉>运动	轴突,累及 MF>UF;轴突周围空泡化,轴突内颗粒内质网和空泡增多，进展为轴突变性。灭活辅酶磷酸吡哆醛(Ochoa,1970;Schroder,2000)
*锂	控制情绪	急性-亚急性感觉运动	轴突,多出现在急性中毒后(Vanhooren 等,1990)
左旋色氨酸	见上文		
甲硝唑	抗菌,抗原虫,放射增敏剂	感觉>运动,大纤维	轴突变性和脱髓鞘,UF 相对不受影响(Takeuchi 等,1988)
甲氧甲基硝基咪唑乙醇	见上文		

（待续）

表 18.1(续)

毒素	适应证	临床特点	病理特点和注释
呋喃妥英	抗菌(泌尿系统)	亚急性感觉运动,潜在危险性。高风险肾衰	轴突,累及大 MF(Yiannikas 等,1981)
一氧化二氮	轻度麻醉	感觉>运动 多神经疾病和脊髓病(类镰刀型红细胞疾病)	轴突。可能由于维生素 B12 依赖的代谢途径改变(Frasca 等,1986;Sahenk 等,1978;Vishnubhakat 和 Beresford,1991)
哌克昔林	抗冠心病	感觉运动	脱髓鞘>轴突。缓慢的羟化物会产生过高的血清水平的哌可昔林。典型的两亲性物质毒性的内含物(见第 18.2 节)(Fardeau 等,1979;Said,1978)
[a]苯妥英钠	抗癫痫	感觉运动,通常为亚临床型	轴突,大 MF 受影响最大,继发性脱髓鞘(Ramirez 等,1986)
顺铂	抗肿瘤	大>小纤维 感觉	轴突,累积大>小纤维,具有(可能是继发性)节段性髓鞘改变(Gastaut 和 Pellissier,1984;Roelofs 等,1984)
足叶草酯	草药,外用药剂	严重的急性-亚急性感觉运动	轴突,累及 MF 和 UF。可能通过对微管影响发挥作用,类似于长春新碱(Ng 等,1991;O'Mahoney 等,1990)
*丙卡巴肼	抗肿瘤	轻-中度感觉运动	无(Samuels 等,1967)
维生素 B6	维生素滥用	感觉 大>小纤维	轴突损失/萎缩,DRG 神经元丢失,近端快速轴突运输阻断(Schaumburg 等,1983)
氰化钠	镰状细胞性贫血	感觉运动	伴随继发性脱髓鞘的轴突变性(Ohnishi 等,1975;Peterson 等,1974)
苏拉明	抗肿瘤,抗寄生虫	严重的感觉运动	混合轴突和脱髓鞘;已知的在 DRG 中积累的溶酶体酶抑制剂(LaRocca 等,1990;Chaudhry 等,1996)。具体机制未明确,但已明确苏拉明是溶酶体酶抑制剂,并积累在实验动物的 DRG 神经元中;此外,苏拉明有阻断 IGF-1 和 NGF 受体的功能
他克莫司	免疫抑制	感觉运动	轴突缺失和脱髓鞘,类似 CIDP
紫杉烷(紫杉醇、多西他赛)	抗肿瘤	远端感觉>运动 轴突病变	MF 和 UF 缺失,轴突萎缩,膜管聚集但没有微管聚集体(发生在培养的细胞中,局部神经注射),不确定是否有再生。钙蛋白酶抑制剂可以抑制实验动物的轴突变性。报道指出 NGF、IGF-I、ORG 2766 和 LIF 有保护作用,抵抗神经疾病(Lipton 等,1989;Sahenk 等,1994;Herskovitz 和 Schaumburg,2005)
沙利度胺	Bechet 病,移植物抗宿主病,皮肤病,麻风病,HIV,丛状神经纤维瘤,克罗恩病,通过抑制血管生成抗肿瘤,免疫调节剂	感觉>运动	轴突变性,大 MF 受影响最大(Chapon 等,1985;Fullerton 和 O'Sullivan,1968;Chaudhry 等,2002;Fleming 等,2005;Giannini 等,2003)。痛性手和脚感觉异常。轴突变性,大 MF 损失,轴突再生,再生轴突数量增加,与坏死性神经疾病和(或)感觉神经节炎一致模式的背根神经节神经元丧失
甲砜霉毒	抗菌	亚急性,感觉	脱髓鞘(Shinohara 等,1977)
长春新碱	见上文		

该表简述了已被鉴定为引起周围神经疾病的有毒物质。病理特征被分类为轴突病变、脱髓鞘或二者皆有。"轴突病变"通常指远端轴突病变,是毒素导致周围神经疾病的最常见机制。

* 有文献支持,但不完全肯定是这种药物导致的神经疾病。

[a] 虽然过去只证明慢性苯妥英给药与周围神经疾病相关(Lovelace 和 Horowitz,1968),但最近的数据表明,任何抗惊厥药都可能导致不可区分的具有相似频率的小神经疾病(Bono 等,1993;Krause 和 Berlit,1990;Swift 等,1981)。

表 18.2　由金属、生物/职业/家居毒素引起的神经疾病

毒素	来源	临床特点	病理特点
丙烯酰胺	采矿和造纸行业的灌浆/增强剂	慢性 感觉运动	虽然与六碳化合物的毒性不尽相同,人类数据表明远端轴突病变与巨大的轴突丝状变化。可能干扰慢速和快速轴突运输;抑制快速运动驱动蛋白与微管的相互作用。实验数据有相似性 (Davenport 等,1976;Fullerton,1969;Gold 等,1985;Schaumburg 和 Berger,1993;Berger 和 Schaumburg,2005)
砷	抗菌,中毒	急性 感觉运动	轴突,多影响大 MF,少伴节段性脱髓鞘(Donofrio 等,1987)
鼠李	北美西南部常见灌木	急性重型 感觉运动	脱髓鞘,中毒性施万细胞病变,但实验文献提示原发性轴突病变(Heath 等,1982;Weller 等,1980)
二硫化碳	人造丝生产	慢性 感觉运动	远端轴突病变与巨大轴突丝状沉积,反映了神经丝蛋白交联,金属螯合,酶的抑制和自由基(Gottfried 等,1985;Seppalainen 和 Haltia,1980;Berger 和 Schaumburg,2005)
氰化物	木薯、高粱、苦杏仁苷	慢性远端感觉运动	轴突和脱髓鞘。一些非洲热带共济失调神经疾病的病例可能是由于摄入木薯含有的氰化物所致(Kalyanaraman 等,1983;Montgomery,1979;Williams 和 Osuntokun,1969)
二甲氨基丙腈	灌浆剂,聚氨酯泡沫制造业	感觉运动,小纤维	轴突,可能涉及 UF。显著特点是颗粒细胞器增生和神经丝解体(Pestronk 等,1980)
白喉毒素	见章节 11.5		
环氧乙烷	冷杀菌,工业化学品制造	感觉运动,脑病	轴突。囊泡髓鞘变化 (Gross 等,1990;Schaumburg 和 Berger,1993;Schroder 等,1985)
铅	见上文		
水银	工业污染,意外泄露	感觉运动,脑病	轴突,可能是神经疾病(Windebank,1993)
异丁烯酸甲酯	树脂(牙科,骨科)	感觉运动,慢性	轴突,累及大 MF>小 MF(Donaghy 等,1991)
甲基正丁基酮	见章节 18.7		
正己烷	见章节 18.7		
有机磷酸酯	杀虫剂,塑料,石油添加剂	急性/亚急性,感觉运动	轴突。TOCP(磷酸三甲酚酯)模型在动物中被广泛研究。机制可能涉及神经疾病目标酯酶(NTE)的磷酸化和代谢为神经毒性物质。逆行运输损伤(Kaplan 等,1993;Schaumburg 和 Berger,1993)
铊	毒鼠剂,脱毛剂	急性/亚急性,感觉运动,常为痛性	轴突,线粒体异常(Cavanagh 等,1974 年);抑制黄素依赖性酶(Manzo,2000)
灭鼠优	毒鼠剂	超急性,感觉运动神经病	没有人体活检资料。动物研究显示远端轴突病变与活动性轴突变性。快速轴突运输损伤(LeWitt,1980;Watson 和 Griffin,1987)

用于治疗心律失常。虽然在综述中没有提到(Raeder 等,1985),一些研究表明,6%~10%的胺碘酮使用者可进展为周围神经疾病 (Charness 等,1984;Palakurthy 等,1987)。通常,神经疾病发生于已经服用药物 6 个月或更长时间的患者,剂量为 200~600mg/d。然而,已有报道称 1 个月高剂量(1400mg/d)服药和许多低剂量长时间服药(50mg/d,18 个月)的患者也出现周围神经疾病(Pellissier 等,1984)。疾病通常在数周至数月

间进展,表现为对称的远端感觉异常,随后是运动和感觉功能减退。反射常常减弱或消失。神经疾病通常伴有肌病。此病患者的脑脊液中蛋白可以升高,偶尔显著升高(Pellissier 等,1984)。神经传导研究显示弥漫性轴突损失和脱髓鞘改变,两者都有可能占主导地位,肌电图可能提示去神经改变。如果临床医生事先不清楚患者是否使用致病药物,则可能将该病误诊为吉兰-巴雷综合征或 CIDP。大多数科研人员报告停药后 1~6 个月内患者的症状改善。我们对 3 个案例的研究也证实了这一观点。

值得注意的是,在使用多种不同的抗心律失常药物治疗中,使用胺碘酮的患者出现多发性神经疾病的概率并没有高于其他抗心律失常药,造成临床上严重的神经疾病也很罕见(Collaborative,1994)。但是,胺碘酮的平均使用剂量较小(200mg)。

18.2.2 病理

胺碘酮所致的神经疾病的特征为:周围神经内出现溶酶体内容物的聚集。这种聚集也出现在大量内皮细胞、血管平滑肌细胞、周细胞、神经周围细胞、成纤维细胞和施万细胞中,尤其是无髓鞘的施万细胞中(图 18.1 至图 18.5)。我们很少在轴突内观察到这种聚集(图 18.5)。在半胱氨酸甲苯胺蓝染色的切片中很容易观察到这种包涵体(图 18.1 和图 18.2),但在石蜡包埋的组织中没有。

病理过程通常是活动性轴突变性(图 18.1a 和图 18.3)伴有不同程度的脱髓鞘改变(图 18.1b 和图 18.3a)(Pellissier 等,1984)。轴突损失范围从轻度至几乎全部损失,这种损失会优先影响大的有髓纤维,而对无髓纤维几乎没有影响(Meier 等,1979;Jacobs 和 Costa-Jussa,1985;Pellissier 等,1984)。在胺碘酮导致的神经疾病中,再生丛容易出现(图 18.3a)。偶尔显著的脱髓鞘改变可区分于其他大多数中毒性周围神经疾病。在我们的研究中,薄的有髓纤维、充斥着碎片残留的巨噬细胞、大的裸轴突,甚至洋葱球形成的数量在活检之间都有显著差异。一些研究发现非常显著的

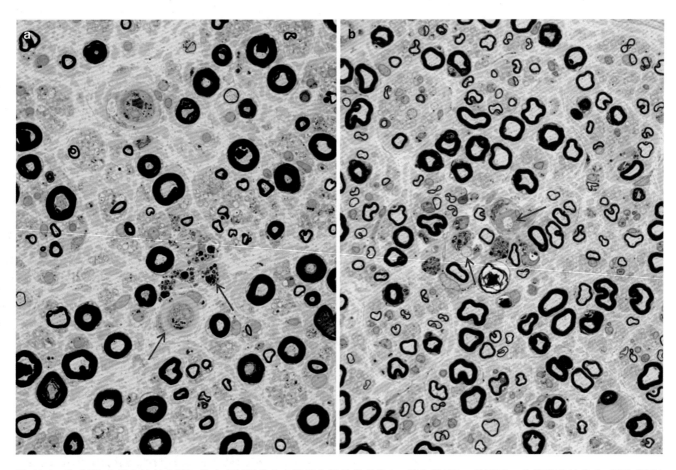

图 18.1 胺碘酮:血管和神经内膜细胞中有髓纤维和小脂质包涵体的丢失(a,箭头所示)。显示了一些裸露的轴突(b,箭头所示)(1μm 厚切片;a,b:1000×)

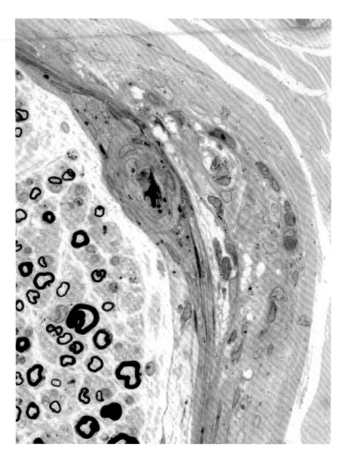

图 18.2　胺碘酮，可见对包括神经束膜在内的束膜的局灶性损害。神经束和血管中可见散在的嗜伊红体（1μm 厚切片，1000×）。

节段性脱髓鞘，伴有很少或无轴突损失（Jacobs 和 Costa- Jussa，1985）。在一个例子中，我们观察到局灶性神经周围破坏，伴有邻近内膜神经元的轴突变性（图 18.2）。

电子显微镜显示细胞质包涵体的大小在 0.5~1.5μm 范围内，由与膜结合的嗜铱物质构成（图 18.3b 和图 18.4a，b）。包涵体可呈层状或粒状/晶状外观。前者呈圆形或线性，或紧密或松散地排列为层状结构（图 18.4b）。在我们的研究中，细胞类型和包涵体类型之间没有关联，尽管一些研究者持不同意见（Pellissier 等，1984）。此外，不难发现包涵体可以同时具有两种超微结构模式的特点（图 18.4b），表明两种包涵体类型是息息相关的，不同的形态大致反映了包涵体演变的不同阶段。

Jacobs 和 Costa-Jussa（1985）观察到细颗粒施万细胞数量增加，但同时细胞内的细胞器数量减少，甚至没有发现包涵体。据报道，在内皮和神经束膜细胞（perinuerial cell）中观察到类似的变化，并假定这些变化可能出现在包涵体形成之前。尽管典型的包涵体不常见（图 18.5），轴突本身常常表现非特异性变化（丝状增生、晶体嗜铱丝状聚集和糖原沉积）。

18.2.3　发病机制

胺碘酮属于两亲性物质，这类物质还包括氯喹（图 18.6，图 18.7a，b 和图 18.8a，b）和哌克昔林。众所周知，它们可导致全身性的髓鞘样小体（层状、粒状或晶状）形成（Hruban 等，1972；Hruban，1984；Lullmann 等，1978），这些改变与前文所述的胺碘酮造成的改变特点相同。包涵体的存在可能由于毒性作用干扰膜的降解，从而沉积在溶酶体中形成包涵体（Hruban 等，1972；Hruban，1984）。胺碘酮在受影响的组织中积累（Meier 等，1979；Fraser 等，1985），并可能形成抗降解的药物即磷脂复合物；此外，胺碘酮似乎还有抑制磷脂酶 A 的作用（Hruban，1984；Kannan 等，1991）。

轴突和施万细胞受损的机制仍不明确。Jacobs 和 Costa-Jussa（1985）假定了一种毒性施万细胞病变的理论，他们记录的病例主要展示了早期施万细胞的细胞质改变并伴有脱髓鞘现象。然而，大多数研究者认为显著的轴突损失是主要病变特点，但原因不明。

18.2.4　鉴别诊断

胺碘酮导致神经疾病中包涵体的出现，无论是片状的还是次结晶，都是非特异性的，它们仅仅反映了溶酶体功能的紊乱。所以其他贮积性疾病也应纳入考虑范围。

任何可导致系统性磷脂病的病因均可出现类似的包涵体（Hruban，1984），但在确认是神经疾病的情况下，应考虑哌克昔林和氯喹的致病可能。如果漏问了是否有胺碘酮接触史，临床医生通常会考虑炎症性脱髓鞘性神经疾病，但是一旦观察到特征性包涵体，这个诊断便显而易见了。Dubois 等描述了未有包涵体的胺碘酮所致神经疾病（Dubois 等，1984；Vital 和 Vallat，1987a）。仍不清楚这些患者是否有其他原因导致的周围神经疾病（例如，由于胺碘酮或不相关原因导致的甲状腺功能减退），是否可能存在没有特征性包涵体的特殊神经疾病。根据我们的经验，包涵体是如此之多，我们很难相信胺碘酮所致神经疾病中竟没有包涵体存在。

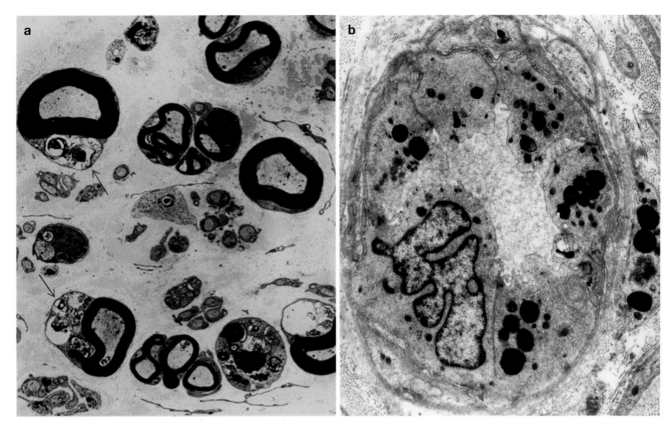

图 18.3 胺碘酮,施万细胞退化和脱髓鞘的轴突中可见许多细胞质嗜锇包涵体(a,箭头所示)。(b)包涵物在内皮和周围细胞中更突出。(a,3000×;b,14 910×)

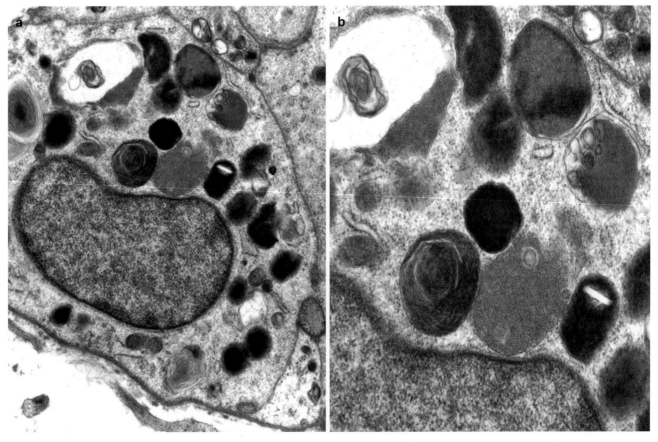

图 18.4 胺碘酮,在失神经支配的施万细胞(a)和高倍镜下(b)显示了不同形态的溶酶体包涵体。

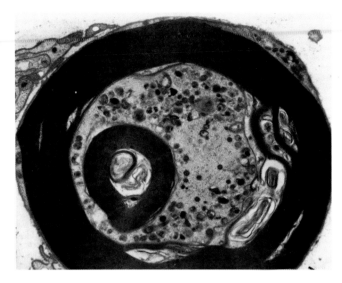

图 18.5　胺碘酮，轴突中层状和致密的嗜锇泡状物的堆积，出现轴突萎缩和不规则的髓鞘。(12 070×)

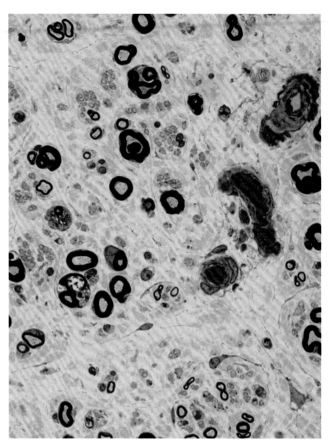

图 18.6　氯喹神经疾病，特征为轴突显著丢失和轴突变性。(1μm 厚塑料切片，1000×)

法布里病和尼曼-皮克病也表现出在神经内膜细胞中存在多种细胞内储存体，并且在光学显微镜下可见类似于胺碘酮性神经疾病的表现（参见第 20 章）。根本的区别点在于施万细胞中存在法布里小体。在偏振光下法布里病的包涵体在冷冻切片上显示为"马耳他十字"图案，在光镜下观测法布里小体大于胺碘酮神经病中的包涵体。此外，结晶性包涵体不是法布里病和尼曼-皮克病的显著特征，但在胺碘酮神经疾病中是大量存在的。这些特点也可在少数其他的神经疾病中见到。胺碘酮性神经疾病中没有看到斑马体。法布里病中的嗜锇包涵体大小通常在 4~6nm。在尼曼-皮克病中，周围神经包涵体可以出现几种形式，最常见的是无定形和脂着色样。其他沉积性疾病包括异染性脑白质营养不良、球形细胞脑白质营养不良和肾上腺脑白质营养不良，这些疾病具有特征性的包涵体超微结构，不会造成诊断困难(见第 20 章)。

病例 18.1

4 周前，一名 50 岁的男性感到脚部麻木和刺痛，随后下肢进展性无力，直至最后卧床不起。其上肢也存在轻度乏力。既往史包括数次心肌梗死、充血性心力衰竭和心律失常。3 个月前开始持续服用胺碘酮，600mg/d。辅助检查发现颅神经功能正常。上肢肌力 4+/5 级，严重的下肢无力，右腿更甚，累及近端和远端肢体。所有反射均消失，下肢远端感觉轻度减退。

住院后行腰穿脑脊液检查，蛋白含量和细胞计数正常。其他血清学和血液学检查无明显差异。神经传

导研究提示中度至重度混合性轴突和脱髓鞘性多发性神经疾病。由于病情的快速进展和不对称的体征特点，鉴别诊断包括吉兰-巴雷综合征和血管炎性神经疾病。也进行了腓肠神经活检。

随后该患者被诊断为胺碘酮性神经疾病，胺碘酮的剂量减少至 200mg/d，3~6 个月后该患者的症状完全缓解。

18.3　双硫仑性神经疾病

18.3.1　临床表现

双硫仑(戒酒硫)用于酒精中毒的治疗，每天使用的剂量为 250~500mg。其中小部分患者会出现周围神经疾病，这种疾病可能是剂量依赖性的。发病通常在服药 3 个月内，但在高剂量给药时，可能只需 10 天便会出现临床表现(van Rossum 等，1984；Watson 等，1980；Nukada 和 Pollock，1981)。患者常诉远端肢体对称性的感觉和运动障碍。一些患者还存在中枢神经系统功

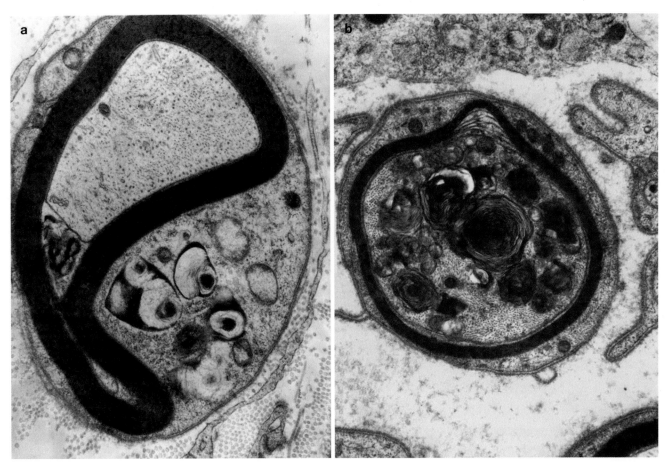

图 18.7　氯喹神经疾病。施万细胞胞质（a）和髓鞘化轴突内（b）可见致密和松散的层状嗜锇包涵体。（a,16 800×；b,22 880×）

能障碍（Kane,1970）。电生理检查提示轴突神经疾病。停药后，虽然仍有轻微的残留症状和电生理异常，但主要症状通常在几个月后有实质性改善。

18.3.2　病理

我们对 5 个患有双硫仑性神经疾病的患者进行神经活组织检查，并在文献中查阅了大量病理资料（Bilbao 等,1984；Watson 等,1980；van Rossum 等,1984；Mokri 等,1981；Moddel 等,1978；Ansbacher 等,1982；Nukada 和 Pollock,1981；Bergouignan 等,1988；Bouldin 等,1980）。得出结论：活动性轴突变性通常可见，但很少伴有或不伴节段性脱髓鞘改变（图 18.9a–d）。病变易累及较大有髓纤维，而通常不累及无髓纤维。在中断药物后行活检，可观察到神经纤维再生丛出现（Moddel 等,1978）。报道的一个病例展示了显著的节段性脱髓鞘改变而不伴轴突病变（Nukada 和 Pollock,1981），并且观察到了罕见的洋葱球结构。我们团队从未在这种毒性神经疾病中检测到任何原发

性脱髓鞘改变。

超微结构检测常常展示出非特异性的活动性轴突变性，相对或绝对不累及无髓纤维。少数报道的病例（我们 5 个案例中的 1 个）已经证实了轴质的纤维状聚集（参见第 5 章），其可能伴随有多种细胞器的聚集（图 18.10c）（Bilbao 等,1984；Bergouignan 等,1988；Ansbacher 等,1982）。这种聚集导致了轴突的巨大改变（图 18.10a,b）。

18.3.3　发病机制

双硫仑性神经疾病的临床表现为远端轴突病变。报道的病例中有少数特别案例显示与正己烷中毒性周围神经疾病相似的轴突肿胀和丝状增生（见后文）。双硫仑可被分解代谢为二硫化碳（CS2）（Prickett 和 Johnson,1953），而在研究中,CS2 神经疾病也恰恰表现为局灶性轴突肿胀和丝状增生（Seppalainen 和 Haltia,1980；Pappolla 等,1987；Gottfried 等,1985）。如前所述，双硫仑性神经疾病可造成轴突转运机制的改

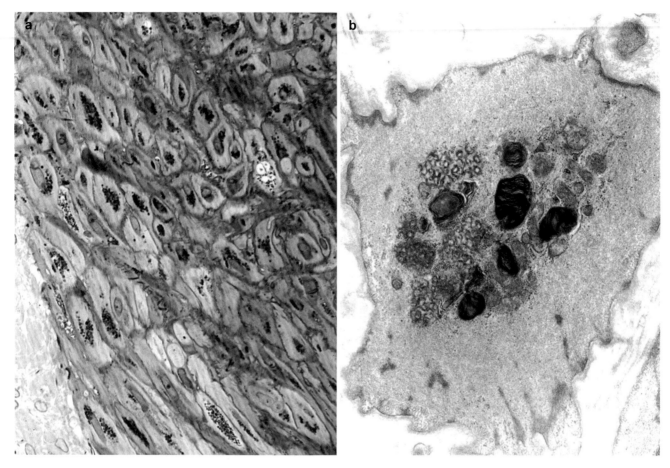

图 18.8 氯喹：神经外膜血管显示平滑肌细胞中嗜铌性包涵体的蓄积。(a, 1μm 厚切片，400×；b，15 000×)

变。有证据表明在二硫化碳所致神经疾病中神经丝蛋白的转运有所增加(Pappolla 等，1987)，而这种现象在正己烷神经疾病中也可观察到(Monaco 等，1989)。关于致病机制，一种假设是二硫化碳扰乱能量代谢(Seppalainen 和 Haltia，1980)，而另一种可能性为二硫化碳破坏微管和神经丝蛋白的相互作用 (Pappolla 等，1987)。神经标本的活检结果提示，轴突丝状病变的程度可能与中毒的速度有关，就像在实验性丙烯酰胺中毒中观察到的那样(Gold 等，1985)。

18.4 化疗引起的周围神经病(CIPN)

CIPN 是目前发展速度最快的一类毒素，其副作用受剂量和持续时间的限制并影响其临床应用(Diezi 等，2013；Cavaletti 等，2013；Grisold 等，2012)。大多数此类药物可导致亚急性或慢性、长度依赖性的、远端对称性的神经疾病，并以感觉纤维受累为主。这类药物分布广泛，从众所周知的作用于微管(长春花生物碱，紫杉烷类如紫杉醇和多西他赛，埃坡霉素)到作用

于离子通道，其中包括电压门控和离子通道的瞬时受体电位(TRP)(紫杉醇，奥沙利铂，顺铂)，此外还有蛋白酶体抑制剂(硼替佐米)、DRG 细胞毒性和具有线粒体毒性的各种药物(沙利度胺，来那度胺，硼替佐米，核苷类似物反转录酶抑制剂)。新开发的靶向化疗药物可通过作用于血管内皮生长因子(VEGF)受体(索拉非尼，舒尼替尼)、紫杉烷(紫杉醇)、中和抗体(贝伐单抗)产生脱髓鞘的副作用(依那西普，英夫利昔单抗)或干扰正常 VEGF 功能。除了少数特例外，周围神经疾病并不是神经疾病的唯一表现，大多数药物总结于表 18.1 中。

18.5 米索硝唑(Misonidazole)神经疾病

在实体瘤的放射治疗中，米索硝唑被用作细胞增敏剂；常用剂量范围为 $1\sim2g/m^2$，每周 $1\sim3$ 次。约 1/3 的患者会出现剂量依赖性的周围神经疾病 (更精确地讲，血清水平剂量)，这种病变于服药数周内出现，并

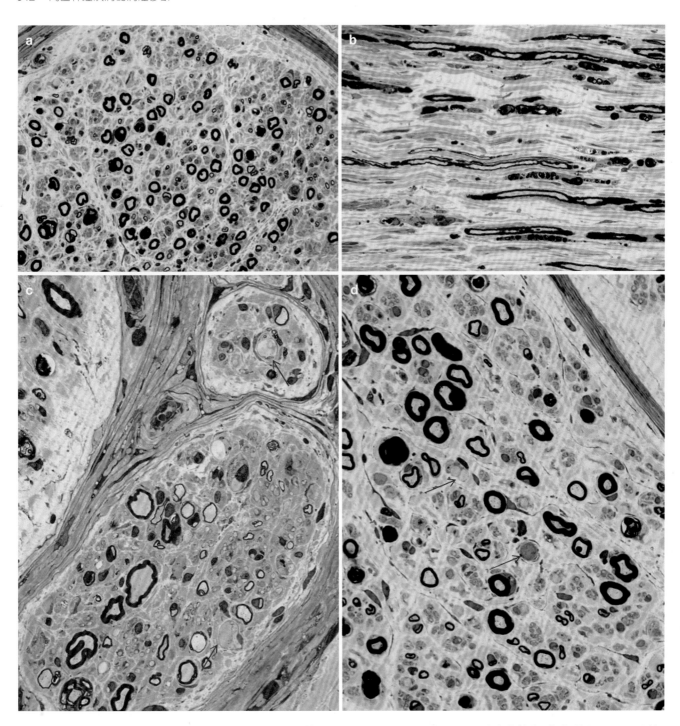

图 18.9 二硫化物,在中度轴突耗竭的背景下可见活跃的轴突变性(a,b)。(c,d)显示了一些肿胀的轴突(箭头所示)。(1μm 厚切片;a,b,400×;c,d,1000×)

且可能在停药后继续进展(Urtasun 等,1978;Melgaard 等,1982,1988)。病变以感觉相关症状为主,主要包括感觉异常和手套袜套样感觉缺失。电生理研究提示感觉比运动更易受累的轴突神经疾病。停药后,症状会持续数周至数月,但一些后遗症可能会持续存在(Melgaard 等,1982)。

腓肠神经组织学检查(Urtasun 等,1978;Melgaard 等,1982)显示活动性轴突变性和频繁出现的神经纤维再生丛,其中以大的有髓纤维病变更严重。在一个病例中,活检结果显示一定程度的神经丝蛋白聚集和轴突肿胀(Urtasun 等,1978)。此外,我们还注意到这种活动性轴突变性无法在光学或电子显微镜下观测到(图 18.11)。

米索硝唑所致神经疾病的机制是未知的。甲硝唑

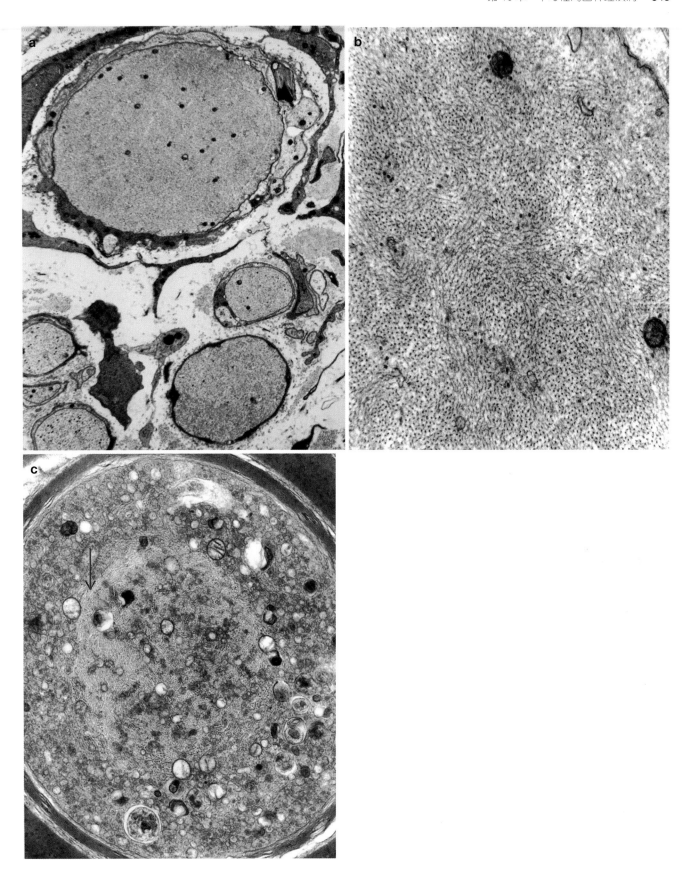

图 18.10　二硫化物。(a)轴突黄变。(b)注意除有膜细胞器附近以外的微管缺失。(c)肿胀的有髓轴突显示亚细胞器堆积(包括线粒体、神经丝(箭头所示),多泡细胞器。(a,15 000×;b,55 404×;电子显微镜照片,10 000×)

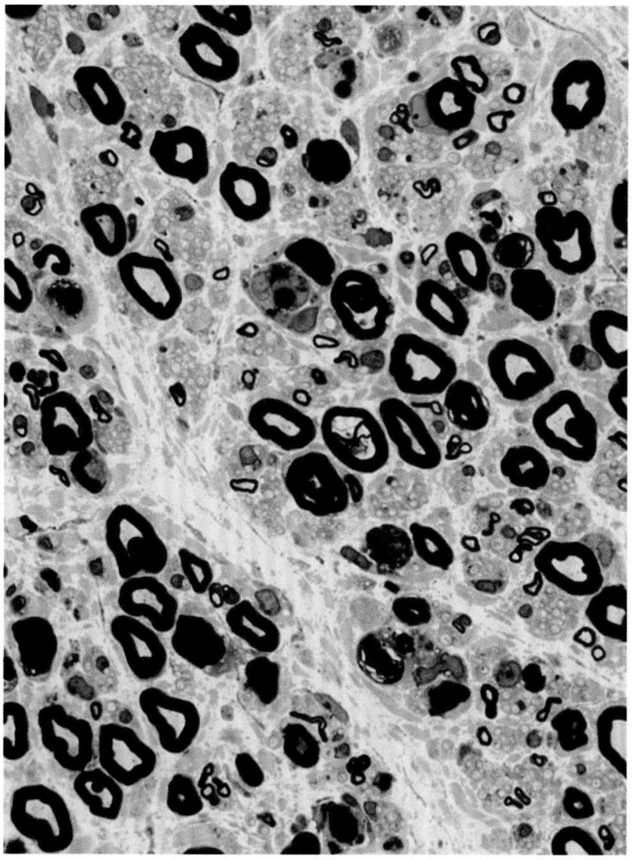

图 18.11　米索硝唑。轴突损失和轴突变性很大程度上累及大的有髓神经轴突。(1μm 厚切片,1000×)

在结构上与米索硝唑密切相关,也可产生以感觉性异常为主的轴突神经疾病(表 18.1)。

18.6　长春新碱

18.6.1　临床表现

长春新碱被广泛应用于抗肿瘤治疗。它属于长春花生物碱类,与长春碱和长春地辛有关。因此,虽然绝大多数临床和实验数据来源于长春新碱,但以下讨论可适用于该 3 种物质(Bradley 等,1970;Gottschalk 等,1968;McLeod 和 Penny,1969;Casey 等,1973)。长春新碱给药的常用剂量是每周 1~2mg,长期使用此药物的患者均可能出现神经疾病,而发生率与药物剂量息息相关。典型的临床表现是远端肢体对称的感觉运动性多发性神经疾病,可在数周至数月内进展至严重乏力。电生理测试表明主要病变为轴突变性。数周至数月后症状有所恢复,但通常存在残留的反射减弱和电生理异常。

18.6.2　病理

相对于本病的发病率,长春新碱性神经疾病的研究仅有较少的人类病理资料(Wulfhekel 和 Dullmann,1972;McLeod 和 Penny,1969;Bradley 等,1970;Gottschalk 等,1968;Vital 和 Vallat,1987a,b)。虽然在尸检中神经元细胞体的检查显示神经丝聚集(Shelanski 和 Wisniewski,1969),但是通常腓肠神经活检提示非特异性轴突变性,很少伴随或不伴节段性脱髓鞘病变(McLeod 和 Penny,1969)。髓鞘化和无髓轴突均可受累,并且常常可观察到不同程度的神经再生现象。还发现了许多轴突超微结构,包括神经小管的聚集或解体、小管数量的显著减少、囊泡或丝状积累、不寻常的丝状聚集和糖原的增加,但这些发现都是非特异性的。

18.6.3　发病机制

长春新碱性神经疾病对于了解轴突变性至关重要,因其发病机制已相对明确。长春新碱结合微管蛋白即微管亚单位蛋白,这可能干扰了微管的正常结构,且不利于保护微管使其免受可溶性亚基损害(Paulson 和 McClure,1975;Sahenk 等,1987)。微管是快速轴突运输的基础。它们的正常结构和功能破坏可导致细胞骨架扭曲并破坏轴突运输,镜下可见轴突解体(Shelanski 和 Wisniewski,1969;Sahenk 等,1987;Green 等,1977)。实验发现长春新碱暴露区域附近出现轴突囊泡的聚集,这一现象进一步支持了该假设,即快速轴突运输由于药物破坏神经微管结构而受到干扰,这就导致其负责的囊泡细胞器逆向转运被迫中断,解释了为何囊泡聚集于药物暴露区域周围(Sahenk 等,1987)。类似的假设也可用于解释由秋水仙碱和鬼臼脂引起的神经疾病。微管靶向药物艾日布林、长春新碱、紫杉醇和伊沙匹隆在诱导神经疾病的概率上显著不同。最近的研究显示,根据无细胞微管滑动测定,所有 4 种药物均可抑制驱动蛋白依赖的顺行运输,但在抑制动力蛋白依赖的逆行运输上大有不同(LaPointe 等,2013)。

18.7　正己烷

18.7.1　临床表现

正己烷中毒性周围神经疾病包括由正己烷和甲

基正丁基酮引起的神经疾病,二者代谢产物均为神经毒性剂 2,5-己二酮(Spencer 等,1980)。这些有毒物质被用于胶水、油漆和清洁溶剂的制作(Allen 等,1975;Chang 等,1993;Korobkin 等,1975;Herskowitz 等,1981;Rizzuto 等,1977;Davenport 等,1976)。因此,这类毒素的暴露常是职业性的或是吸入性滥用 (Altenkirch 等,1977;Shirabe 等,1974;Goto 等,1974;Towfighi 等,1976;Oh 和 Kim,1976)。本病的症状一般具有对称性、缓慢或亚急性进展,表现为感觉异常和感觉丧失,随后出现运动障碍。在正己烷性神经疾病中常出现"滑行"现象,即去除毒素几个星期至几个月后仍有神经疾病恶化的趋势。电生理测试显示轻微病变的轴突特征,但随着症状恶化,神经传导速度逐渐变慢。其他临床特征和诱发电位测试可能提示中枢神经系统功能障碍。

18.7.2　病理

人类正己烷中毒性周围神经疾病 (Korobkin 等,1975;Chang 等,1993;Towfighi 等,1976;Rizzuto 等,1977;Oh 和 Kim,1976;Davenport 等,1976;Goto 等,altenkirch 等,1977) 和诱导实验动物的正己烷性神经疾病(Spencer 和 Schaumburg,1977)从病理角度来讲,均为一种远端轴突病变,其中一些轴突表现为梭形肿胀,甚至为正常直径的几倍。超微结构检查提示,神经丝充满局灶性肿胀部位,在各种平面和方向上成漩涡团状排列。其他细胞器,尤其是微管,在数量上可有所减少。局灶性肿胀仅累及结间区的部分,郎飞结附近为最常见的受累区域,它们的受累频率随着神经纤维由近致远而逐渐增加 (Spencer 和 Schaumburg,1977;Oh 和 Kim,1976)。覆盖轴突肿胀部位的髓鞘可以变薄,结旁区的髓鞘甚至可以回缩,并伴有局灶性的脱髓鞘,这种现象在单纤维中常见。仅有几个人类病例没有出现这些改变,它们或是没有任何病变(Gonzalez 和 Downey,1972;Herskowitz 等,1981),或是非特异性地表现为轴突变性和节段性脱髓鞘 (Shirabe 等,1974),但是其中一些活检标本取于停止毒素暴露 1~3 个月后。

总的来说,此类神经疾病主要累及轴突,严重程度轻到中度不等,较易累及直径大的有髓纤维。此外,可能由于继发性轴突改变,我们也观察到节段性脱髓鞘改变(Griffin 和 Price,1981)。巨大轴突和丝状体增生的鉴别诊断会在其他地方回顾。类似的变化也可见

于肌间神经,这可能是由于疾病早期累及此处的神经(Spencer 和 Schaumburg,1978;Herskowitz 等,1981),但这是非特异性的改变,并且在正常患者中也经常见到(Alderson,1992)。

18.7.3　发病机制

在动物模型中人们已证明快速轴突运输显著受损,但是这类神经疾病中神经丝的积累提示了慢性轴突运输的缺陷(Ochs 和 Brimijoin,1993)。一种假说认为,有毒的二酮六碳代谢物导致轴突神经丝蛋白交联,形成僵化的聚集体,并阻塞在狭窄的部位,例如郎飞结间区处,这就解释了在该位置附近出现轴突肿胀的趋势(Graham 等,1984)。随后出现轴突变性,可能就是正常运输"堵塞"的结果(Mendell 等,1977)。遗憾的是,这一假说并不能解释已观察到的神经丝运输速度加快和超微结构的变化(Monaco 等,1989)。

18.8　铅

18.8.1　临床表现

铅作为一种常见品,多见于油漆、燃料添加剂、金属的食品容器和电池中。无机铅是铅的有害形式,可以通过吸入或摄入吸收。目前铅中毒性周围神经疾病(Windebank 和 Dyck,1984;Windebank,2005) 是罕见的。临床表现包括腹部绞痛、肾病、脑病、贫血和神经疾病。铅中毒性神经疾病容易累及上肢,特别容易累及桡神经。运动症状和体征通常显而易见。脑脊液常正常或轻度蛋白质升高。在亚临床毒性剂量下,电生理测试显示轻度传导减慢,但在明显神经疾病的患者中,显示混合或以轴突病变为主的变化(Buchthal 和 Behse,1979;Ehle,1986)。铅中毒性周围神经疾病的确诊往往通过检测组织,通常是血液、尿液、骨骼或牙齿中过量的铅含量。治疗上主要采用螯合剂如青霉胺或 EDTA。

18.8.2　病理

目前,关于铅中毒性周围神经疾病的现代人类病理学资料非常少 (Behse 等,1972;Oh,1975;Buchthal 和 Behse,1979;Dupuy 等,1984;Schlenska 和 Spalke,1975)。根据 50~100 年前的数据,较老的文献无法分析出轴突变性或原发性脱髓鞘改变哪个更占优势(Goldstein 等,1975)。有报道称 2 例患者表现出轻度

混合性轴索和脱髓鞘性神经疾病(Schlenska 和 Spalke，1975)。同年，另一个报道描述了 1 例以轴突变性为特点的严重神经疾病患者，但该患者有长期饮酒史这一混杂因素(Oh 等，1975)。Buchthal 和 Behse(1979)报道的 1 例患者显示大的有髓轴突缺失，再生丛出现，不伴脱髓鞘的迹象。在同一研究中，7 例亚临床神经疾病患者表现出轻微的结旁髓鞘变化，但没有明显的节段性脱髓鞘和髓鞘再生。Dupuy 等(1984)观察到大的有髓轴突缺失、再生丛的形成，以及轻度的节段性脱髓鞘和髓鞘再生。

Dupuy 等(1984)注意到一些超微结构方面的非特异性特征，如活动性施万细胞的变化(发育良好的高尔基体和内质网)，以及在无髓的施万细胞和内皮细胞周围的基板复制。Schlenska 和 Spalke(1975)描绘出轴突-施万细胞网络，认为这是一种轴突病变的非特异性标志。没有人观察到内容物或特定的超微结构特征。总的来说，现代科学证据表明，不具特异性的弥漫性轴突变性是铅中毒性周围神经疾病的主要临床表现，虽然脱髓鞘时有存在，但它可能是继发性改变。

18.8.3　病理生理

作为研究周围神经脱髓鞘的典型实验模型之一，关于铅中毒性周围神经疾病的文献很多 (Lampert 和 Schochet，1968；Fullerton，1966)。然而，关于轴突病变或髓鞘变化哪种为主要表现的数据是相矛盾的，可能由于所研究的物种和毒素的剂量不同 (Ohnishi 等，1977；Fullerton，1966；Windebank 和 Dyck，1984)。喂养4%碳酸铅的大鼠数月后出现了原发性脱髓鞘性神经疾病，这可能是因为干扰了施万细胞线粒体代谢，以及继发性地改变了血脑屏障所致 (Windebank 和 Dyck，1984)。

人类一般无法调节轻度神经传导减慢，在亚临床铅中毒剂量下，感觉神经损伤更为严重，而在临床铅中毒性周围神经疾病中，以运动性轴突变性为主要特征(Ehle，1986)。铅中毒有着不同寻常的临床表现(易累及上肢和桡神经)，人和实验动物的病理数据也时有不同，故目前还没有合理的发病机制解释铅中毒性周围神经疾病。

18.9　流行性中毒性炎症性神经疾病

近年来，已经发现两种以周围神经症状为主要表现的毒素引起的流行病。尽管目前没有新病例出现，但这些流行病仍然是一个值得积极研究的领域，总结它们的临床和组织学特征至关重要。尽管在流行病学上不尽相同，但这两种综合征似乎在临床和组织学上有很多共同点。

18.9.1　嗜酸性细胞增多性肌痛综合征

18.9.1.1　临床表现

在 1989 年和 1990 年，临床上出现了 1500 多例以严重乏力性肌痛和外周血嗜酸性粒细胞增多症为共同特征的综合征。直到确认与 L-色氨酸的摄入有关(Kilbourne，1992)，许多患者最初都被误诊为"嗜酸性粒细胞性筋膜炎"。硬皮病样皮肤变化常见于这种慢性病(Kilbourne，1992)。最终，几乎所有确诊的病例都追溯到接触过日本一制造厂流出的污染性 L-色氨酸产物(Kilbourne，1992)。约 1/3 的患者出现周围神经损伤症状，这可能是多系统损伤的一部分，抑或单独存在。本病的典型表现为痛性的感觉神经疾病和远端感觉运动神经疾病 (Smith 和 Dyck，1990；Smith 等，1990；Kaufman 等，1990a)。电生理检查多显示轴突凸起，但有时也可观察到脱髓鞘或混合性病变(Smith 和 Dyck，1990；Freimer 等，1992；Donofrio 等，1992)。虽然用类固醇治疗通常可缓解发烧，改善皮肤病变和嗜酸性粒细胞增多症，但是神经肌肉方面的临床症状并不会轻易消退，尽管已停止与毒素接触，许多患者仍出现长期残疾甚至死亡 (Freimer 等，1992；Martin 等，1990；Smith 和 Dyck，1990；Kaufman 等，1990a；Donofrio 等，1992)。

18.9.1.2　病理

嗜酸性粒细胞增多性肌痛综合征患者的活检结果多提示炎性轴突神经疾病(Smith & Dyck，1990；Kaufmanetal，1990a，b；Freimer 等，1992；Heiman-Patterson 等，1990；Burns 等，1994)。神经外膜的病变以炎症反应为主，此外还出现血管腔缩窄和新生血管生成，证明有血管损伤。Kaufman 等(1990b)认为神经外膜小静脉比小动脉更易受累。在没有用类固醇治疗的患者中，活检提示炎症以嗜酸性粒细胞浸润为主，而使用类固醇治疗后，则以淋巴细胞浸润为主。

该病常有不同程度的活动性轴突变性，并可能形成一些神经再生丛。活动性轴突变性可以是多灶的，亦可以是整簇的急性轴突变性，都是急性缺血损伤的表现(Heiman-Patterson 等,1990)。此外,该病还可出现节段性脱髓鞘,偶见洋葱球样结构、薄的有髓轴突,以及单纤维分离研究中的一些其他改变(Smith 和 Dyck,1990)。虽然这种现象远不如轴突病变多见,但在以亚急性脱髓鞘性神经疾病为主要表现的两个病例中,研究者观察到活动性的节段性脱髓鞘和许多薄的有髓鞘的轴突(Freimer 等,1992)。此外,血管周围炎症在这两个病例中并不明显,而炎症细胞更倾向于聚集在神经周围(Freimer 等,1992)。

我们只了解 1 例在特发性嗜酸性粒细胞筋膜炎中出现周围神经疾病的报道,这一案例展现出与上述疾病相似的特点(Satsangi 和 Donaghy,1992)。

18.9.2 毒油综合征

1981 年和 1982 年在西班牙波及 2 万人的流行病与假菜籽油摄入有关 (Kilbourne 等,1983;Martinez-Tello 和 Tellez,1991)。患者出现肺炎、胃肠道不适、皮疹和外周嗜酸性粒细胞增多,并常伴有进展性周围神经和肌肉受累及硬皮病样皮肤损伤。一项研究报告了该病的 73 个腓肠神经活检的结果(Ricoy 等,1983),提示炎症常累及神经外膜、神经束膜和神经内膜的血管,浸润的炎症细胞主要为淋巴细胞,偶见多形核白细胞,如嗜酸性粒细胞。特别引人注意的是,炎症趋于向神经周膜发展,从局灶性进展到融合的周围炎症细胞聚集。虽然有时可以观察到内皮下纤维化形成,但真正的坏死性血管炎并未出现。免疫荧光检查无特异性发现。轴突变性是主要的病理过程,通常为多灶性。在慢性损伤中可见到明显的神经周膜和神经内膜纤维化。

18.9.3 发病机制

虽然与特定毒素的关联是明确的,但是这些综合征的确切发病机制仍不清楚 (Kilbourne 等,1983;Kilbourne,1992;Ortega-Benito,1992)。考虑到两种综合征之间临床和组织学特点的相似性,许多学者已经提出统一的假设,即这两种疾病均与苯胺衍生的污染物有关 (在两种综合征中均有检出)(Aldridge,1992;Mayeno 等,1992;Philen 和 Hill,1993)。

18.10 中毒性周围神经疾病的鉴别诊断

周围神经活检在中毒性周围神经疾病的诊断中几乎没有作用,因为诊断常常需要依靠病史,而活检

的结果几乎总是非特异的。但是仍有以下几点可以帮助鉴别诊断。

几乎所有的中毒性周围神经疾病都以轴突改变为主,所以发现显著的脱髓鞘病变确实可以缩小毒素范围,如胺碘酮、哌克昔林、氯喹、白喉,也可能是铅、金、鼠李、氰化物和别嘌呤醇,前三个中毒性神经疾病具有特征包涵体。炎症通常不能提示中毒性周围神经疾病,但应记住近年来重要的毒油和 L-色氨酸流行病可伴有炎症。

若发现巨大轴突变化和丝状蛋白聚集,应考虑正己烷、丙烯酰胺、双硫仑性神经疾病和双硫仑无毒(家族性)巨大轴突神经疾病。无毒(基于遗传的)巨大轴突神经疾病与其他病变之间的细微差别是前者具有散在分布于丝状聚集中的局灶性聚积的纤维,而毒性巨大轴突神经疾病则没有 (Asbury 和 Brown,1980;King 等,1993)。在淀粉样神经疾病、米索硝唑中毒和维生素 B_{12} 缺乏性神经疾病中也可出现巨大轴突和神经丝蛋白聚集的报道,但这一特点并不是以上三种疾病的典型表现。对于偶发轴突病变与丝状聚集,但不伴大规模弥漫性轴突肿大这一表现的意义仍不清楚。在长春新碱和顺铂中毒我们已描述过这种情况,CIDP和不确定病因学的肉芽肿性神经疾病中也可见到这一现象(图 4.4 和图 4.5)。仅占据部分轴突横截面的局部丝状聚集是非特异性的改变。

18.11 药物的相互作用

临床上越来越多的病例显示,一种药物可能与另一种药物相互作用而增加彼此的神经致病性, 例如,VEGF 中和抗体(贝伐单抗)和 VEGF 受体抑制剂(索拉非尼、舒尼替尼)连用(Manji 2013),降低了 VEGF 对紫杉醇诱导神经疾病的神经保护作用(Verheyen 等,2012;Diezi 等,2013)。同样,周围神经毒性的易感性增加的根本原因可能与不同通路中基因的多态性有关(Diezi 等,2013)。

最近,研究者总结了药物诱导的神经疾病中毒机制,包括瞬时受体电位(TRP)改变(锚蛋白-1,香草素-1,香草素-4),电压门控离子通道改变(Na^+,K^+,Ca^+2),VEGF 神经保护作用降低,微管功能改变,线粒体毒性和氧化应激反应,DRG 细胞毒性造成的炎症和凋亡。

轴突变性的其他变化,包括线粒体数目和形态的异常、囊泡和致密体增生、轴突"萎缩"、施万细胞轴突网络的形成、糖原的积累等,在第4章中已有讨论。这些都是轴突退行性变的非特异性表现,在中毒性周围神经疾病中可见典型变化,但在缺血、代谢紊乱、营养缺乏和轴突代谢受到干扰的情况下也可看到。

参考文献

Alderson K (1992) Axonal swellings in human intramuscular nerves. Muscle Nerve 15:1284–1289

Aldridge WN (1992) The Toxic Oil Syndrome (TOS, 1981): from the disease towards a toxicological understanding of its aetiology and mechanism. Toxicol Lett 64(65):59–70

Allen N, Mendell JR, Billmaier DJ et al (1975) Toxic polyneuropathy due to methyl n-butyl ketone. An Industrial outbreak. Arch Neurol 32:209–218

Altenkirch HJ, Mager J, Stoltenburg G et al (1977) Toxic polyneuropathies after sniffing a glue thinner. J Neurol 214:137–152

Ansbacher LE, Bosch EP, Cancilla PA (1982) Disulfiram neuropathy: a neurofilamentous distal axonopathy. Neurology 32:424–428

Asbury K, Brown MJ (1980) The evolution of structural changes in distal axonopathies. In: Spencer PS, Schaumburg HH (eds) Experimental and clinical neurotoxicology. Williams & Wilkins, Baltimore, pp 179–192

Azulay JP, Blin O, Valentin P et al (1993) Regression of allopurinol induced peripheral neuropathy after drug withdrawal. Eur Neurol 33:193–194

Behse F, Pach J, Dorndorf W (1972) Klinische, electrophysiologische und bioptische Befunde. Z Neurol 202:209–216

Berger A, Schaumburg H (2005) Human toxic neuropathy caused by industrial agents. In: Dyck PJ, Thomas PK (eds) Peripheral neuropathy. Elsevier-Saunders, Philadelphia, pp 2505–2525

Berger AR, Schaumburg HH, Schoeder C et al (1992) Dose response, coasting and differential fiber vulnerability in human toxic neuropathy: a prospective study of pyridoxine neurotoxicity. Neurology 42:1367–1370

Berger AR, Arezzo JC, Schaumburg HH et al (1993) 2′,3′-Dideoxycytidine (ddC) toxic neuropathy: a study of 52 patients. Neurology 43:358–362

Bergouignan FX, Vital C, Henry P et al (1988) Disulfiram neuropathy. J Neurol 235:382–383

Bilbao JM, Briggs SJ, Gray TA (1984) Filamentous axonopathy in disulfiram neuropathy. Ultrastruct Pathol 7:295–300

Bono A, Beghi E, Bogliun G et al (1993) Antiepileptic drugs and peripheral nerve function: a multicenter screening investigation of 141 patients with chronic treatment. Epilepsia 34:323–331

Bouche P, Lacomblez L, Leger JM et al (1989) Peripheral neuropathies during treatment with almitrine: report of 46 cases. J Neurol 236:29–33

Boudouresques J, Khalil R, Pellissier JF et al (1977) Polynevrite au decours d'une intoxication par l'amitriptyline. Nouv Presse Med 6:4070

Bouldin TW, Hall CD, Krigman MR (1980) Pathology of disulfiram neuropathy. Neuropathol Appl Neurobiol 6:155–160

Bradley WG, Lassman LP, Pearce GW, Walton JN (1970) The neuromyopathy of vincristine in man. Clinical, electrophysiological and pathological studies. J Neurol Sci 10:107–131

Buchthal F, Behse F (1979) Electrophysiology and nerve biopsy in men exposed to lead. Br J Ind Med 36:135–147

Burns SM, Lange DJ, Jaffe I, Hays AP (1994) Axonal neuropathy in eosinophilia-myalgia syndrome. Muscle Nerve 17:293–298

Casey EB, Jelliffe AM, Le Quesne PM et al (1973) Vincristine neuropathy-clinical and electrophysiological observations. Brain 96:69–86

Castot et al (1991) Les Neuropathies peripheriques a l'allopurinol existent-elles? Therapie 46:391–392

Cavaletti G, Jakubowiak AJ (2010) Peripheral neuropathy during bortezomib treatment of multiple myeloma: a review of recent studies. Leuk Lymphoma 51:1178–1187

Cavaletti G, Cornblath DR, Merkies IS et al (2013) The chemotherapy-induced peripheral neuropathy outcome measures standardization study: from consensus to the first validity and reliability findings. Ann Oncol 24:454–462

Cavanagh JB, Fuller NH, Johnson HM et al (1974) The effects of thallium salts, with particular reference to the nervous system changes. A report of three cases. Q J Med 43:293–319

Chang CM, Yu CW, Fong KY et al (1993) N-hexane neuropathy in offset printers. J Neurol Neurosurg Psychiatry 56:538–542

Chapon F, Lechevalier B, da Silva DC et al (1985) Neuropathies a la thalidomide. Rev Neurol 141:719–728

Charness ME, Morady F, Scheinman MM (1984) Frequent neurologic toxicity associated with amiodarone therapy. Neurology 34:669–671

Chaudhry V, Eisenberger MA, Sinibaldi VJ et al (1996) A prospective study of suramin-induced peripheral neuropathy. Brain 119(Part 6):2039–2052

Chaudhry V, Cornblath DR, Corse A et al (2002) Thalidomide-induced neuropathy. Neurology 59:1872–1875

Cho ES (1977) Toxic effects of adriamycin on the ganglia of the peripheral nervous system: a neuropathological study. J Neuropathol Exp Neurol 36:907–915

Collaborative Group for the Study of Polyneuropathy (1994) Antiarrhythmic drugs and polyneuropathy. J Neurol Neurosurg Psychiatry 57:340–343

Critchley EMR (1987) Neuropathies due to drugs. In: Matthews WB (ed) Neuropathies, vol 51, Handbook of clinical neurology. Elsevier Science Publishers, Amsterdam, pp 293–314

Davenport JG, Farrell DF, Sumi SM (1976) "Giant Axonal Neuropathy" caused by industrial chemicals: neurofilamentous axonal masses in man. Neurology 26:919–923

Diezi M, Buclin T, Kuntzer T (2013) Toxic and drug-induced peripheral neuropathies: updates on causes, mechanisms and management. Curr Opin Neurol 26:481–488

Donaghy M, Rushworth G, Jacobs JM (1991) Generalized peripheral neuropathy in a dental technician exposed to methyl methacrylate monomer. Neurology 41:1112–1116

Donofrio PD, Wilbourn AJ, Albers JW et al (1987) Acute arsenic intoxication presenting as Guillain-Barre-like syndrome. Muscle Nerve 10:114–120

Donofrio PD, Stanton C, Miller VS et al (1992) Demyelinating polyneuropathy in Eosinophilia-Myalgia syndrome. Muscle Nerve 15:796–805

Dubois A, Blin B, Bosc C et al (1984) A propos des neuropathies a l'amiodarone. Presse Med 13:1338–1339

Dupuy B, Lechevalier B, Berthelin C et al (1984) Etude du nerf peripherique dans un cas de neuropathie saturnine. Rev Neurol 140:406–414

Ehle AL (1986) Lead neuropathy and electrophysiological studies in low level lead exposure: a critical review. Neurotoxicology 7:203–216

Fardeau M, Tome FMS, Simon P (1979) Muscle and nerve changes induced by perhexiline maleate in man and mice. Muscle Nerve 2:24–36

Fleming FJ, Vytopil M, Chaitow J et al (2005) Thalidomide neuropathy in childhood. Neuromuscul Disord 15:172–176

Frasca V, Riazza BS, Matthews RG (1986) In vivo inactivation of methionine synthase by nitrous oxide. J Biol Chem 261:15823–15826

Fraser AG, McQueen IN, Watt AH et al (1985) Peripheral neuropathy during long-term high-dose amiodarone therapy. J Neurol Neurosurg Psychiatry 48:576–578

Freimer ML, Glass JD, Chaudhry V et al (1992) Chronic demyelinating neuropathy associated with eosinophilia-myalgia syndrome. J Neurol Neurosurg Psychiatry 55:352–358

Fullerton PM (1966) Chronic peripheral neuropathy produced by lead poisoning in Guinea-pigs. J Neuropathol Exp Neurol 25:214–236

Fullerton PM (1969) Electrophysiological and histological observations on peripheral nerves in acrylamide poisoning in man. J Neurol Neurosurg Psychiatry 32:186–192

Fullerton PM, O'Sullivan DJ (1968) Thalidomide neuropathy: a clinical, electrophysiological and histological follow-up. J Neurol Neurosurg Psychiatry 31:543–551

Gastaut JL, Pellissier JF (1984) Neuropathie au cisplatine, etude clinique electrophysiologique et morphologique. Rev Neurol 141:614–626

Gherardi R, Baudrimont M, Gray F et al (1987) Almitrine neuropathy. A nerve biopsy study of 8 cases. Acta Neuropathol 73:202–208

Giannini F, Volpi N, Rossi S et al (2003) Thalidomide-induced neuropathy: a ganglionopathy? Neurology 60:877–878

Gold BG, Griffin JW, Price D (1985) Slow axonal transport in acrylamide neuropathy: different abnormalities produced by single dose and continuous administration. J Neurosci 5:1755–1768

Goldstein N, McCall JT, Dyck PJ (1975) Metal neuropathy. In: Dyck PJ, Thomas PK, Lambert EH (eds) Peripheral neuropathy. WB Saunders, Philadelphia, pp 2133–2161

Gonzalez E, Downey J (1972) Polyneuropathy in a glue sniffer. Arch Phys Med 53:333–337

Goto I, Matsumura M, Inoue N et al (1974) Toxic polyneuropathies after sniffing a glue thinner. J Neurol Neurosurg Psychiatry 37:848–853

Gottfried MR, Graham DG, Morgan M et al (1985) The morphology of carbon disulfide neurotoxicity. Neurotoxicology 6:89–96

Gottschalk PG, Dyck PJ, Kiely JM (1968) Vinca alkaloid neuropathy: nerve biopsy studies in rats and man. Neurology 18:875–882

Graham DG, Szakal-Quin G, Priest JW et al (1984) In vitro evidence that covalent crosslinking of neurofilaments occurs in gamma-diketone neuropathy. Proc Natl Acad Sci U S A 81:4979–4982

Green LS, Donoso JA, Heller-Bettinger IE et al (1977) Axonal transport disturbances in vincristine-induced peripheral neuropathy. Ann Neurol 1:255–262

Griffin JW, Price DL (1981) Demyelination in experimental IDPN and hexacarbon neuropathies: evidence for an axonal influence. Lab Invest 45:130–141

Grisold W, Cavaletti G, Windebank AJ (2012) Peripheral neuropathies from chemotherapeutics and targeted agents: diagnosis, treatment, and prevention. Neuro Oncol 14(Suppl 4):iv45–iv54

Gross JA, Haas ML, Swift TR (1990) Ethylene oxide neurotoxicity: report of four cases and review of the literature. Neurology 29:978–983

Heath JW, Ueda S, Bornstein MB et al (1982) Buckthorn neuropathy in vitro: evidence for a primary neuronal defect. J Neuropathol Exp Neurol 41:204–220

Heiman-Patterson TD, Bird SJ, Parry GJ et al (1990) Peripheral neuropathy associated with eosinophilia-myalgia syndrome. Ann Neurol 28:522–528

Herskovitz S, Schaumburg HH (2005) Neuropathy caused by drugs. In: Thomas PK, Dyck P (eds) Peripheral neuropathy. Elsevier-Saunders, Philadelphia, pp 2553–2583

Herskowitz A, Ishii N, Schaumburg HH (1981) n-Hexane neuropathy. A syndrome occurring as a result of industrial exposure. N Engl J Med 285:82–85

Hruban Z (1984) Pulmonary and generalized lysosomal storage induced by amphiphilic drugs. Environ Health Perspect 55:53–76

Hruban Z, Slesers A, Hopkins E (1972) Drug induced and naturally occurring myeloid bodies. Lab Invest 27:62–70

Jacobs JM, Costa-Jussa FR (1985) The pathology of amiodarone neurotoxicity. II. Peripheral neuropathy in man. Brain 108:753–769

Joy RJT, Scalettar R, Sodee DB (1960) Optic and peripheral neuritis. Probable effect of prolonged chloramphenicol therapy. JAMA 173:1731–1734

Kalyanaraman UP, Kalyanaraman K, Cullinan SA et al (1983) Neuromyopathy of cyanide intoxication due to "Laetrile" (amygdalin). A clinicopathologic study. Cancer 51(2126–2133):1983

Kane FJ (1970) Carbon disulfide intoxication from overdosage of disulfiram. Am J Psychiatry 127:690–694

Kannan R, Sarma JSM, Guha M et al (1991) Amiodarone toxicity: II. Desmethylamiodarone induced phospholipidosis and ultrastructural changes during repeated administration in rats. Fundam Appl Toxicol 16:103–109

Kaplan JG, Kessler J, Rosenberg N et al (1993) Sensory neuropathy associated with Dursban (Chlorpyrifos) exposure. Neurology 43:2193–2196

Katrak S, Pollock M, O'Brien CP et al (1980) Clinical and morphological features of gold neuropathy. Brain 103:671–693

Kaufman LD, Seidman RJ, Gruber BL (1990a) L-tryptophan-associated eosinophilic perimyositis, neuritis, and fasciitis. A clinicopathologic and laboratory study of 25 patients. Medicine 69:187–199

Kaufman LD, Finn AF Jr, Seidman RJ et al (1990b) Eosinophilic neuritis, perimyositis, and vasculitis associated with ingestion of L-tryptophan. J Rheumatol 17:795–800

Kilbourne EM (1992) Eosinophilia-myalgia syndrome: coming to grips with a new illness. Epidemiol Rev 14:16–36

Kilbourne EM, Rigau-Perez JG, Heath CW et al (1983) Clinical epidemiology of toxic-oil syndrome. Manifestations of a new illness. N Engl J Med 309:1408–1414

King RH, Sarsilmaz M, Thomas PK et al (1993) Axonal neurofilamentous accumulations: a comparison between human and canine giant axonal neuropathy and 2,5-HD neuropathy. Neuropathol Appl Neurobiol 19:224–232

Korobkin R, Asbury AK, Sumner AJ et al (1975) Glue sniffing neuropathy. Arch Neurol 32:158–162

Krause KH, Berlit P (1990) Nerve conduction velocity in patients under long term treatment with antiepileptic drugs. Electromyogr Clin Neurophysiol 30:61–64

Kuncl RW, Duncan G, Watson D et al (1987) Colchicine myopathy and neuropathy. N Engl J Med 316:1562–1568

Lampert PW, Schochet SS (1968) Demyelination and remyelination in lead neuropathy. J Neuropathol Exp Neurol 27:527–545

LaPointe NE, Morfini G, Brady ST et al (2013) Effects of eribulin, vincristine, paclitaxel and ixabepilone on fast axonal transport and kinesin-1 driven microtubule gliding: implications for chemotherapy-induced peripheral neuropathy. Neurotoxicology 37:231–239

LaRocca RV, Meer J, Gilliatt RW et al (1990) Suramin induced polyneuropathy. Neurology 40:954–960

LeWitt PA (1980) The neurotoxicity of the rat poison Vacor. N Engl J Med 302:73–77

LeWitt PA, Forno LS (1985) Peripheral neuropathy following amitriptyline overdose. Muscle Nerve 8:723–724

Lipton RB, Apfel SC, Dutcher JP et al (1989) Taxol produces a predominantly sensory neuropathy. Neurology 39:368–373

Lovelace RE, Horowitz SJ (1968) Peripheral neuropathy in long term diphenylhydantoin therapy. Arch Neurol 18:69–77

Lullmann H, Lullmann-Rauch R, Wassermann O (1978) Lipidosis induced by amphiphilic cationic drugs. Biochem Pharmacol 27:1103–1108

Manji H (2013) Drug-induced neuropathies. Chapter 42. In: Said G, Krarup C (eds) Handbook of clinical neurology, vol 115 (3rd series), Peripheral nerve disorders. Elsevier BV, Amsterdam, pp 729–742

Manzo L (2000) Thallium. In: Spencer PS, Schaumburg H (eds) Experimental and clinical neurotoxicology. Oxford University Press, New York, pp 1168–1177

Martin RW, Duffy J, Engel AG et al (1990) The clinical spectrum of the eosinophilia-myalgia syndrome associated with L-tryptophan ingestion. Clinical features in 20 patients and aspects of pathophysiology. Ann Intern Med 113:124–134

Martinez-Tello FJ, Tellez I (1991) Seminar on cardiovascular manifestations of the toxic oil syndrome and related conditions. II. Extracardiac vascular and neural lesions in the toxic oil syndrome. J Am Coll Cardiol 18:1043–1047

Mayeno AN, Belongia EA, Lin F et al (1992) 3-(phenylamino)alanine, a novel aniline-derived amino acid associated with the eosinophilia-myalgia syndrome: a link to the toxic oil syndrome? Mayo Clin Proc 67:1134–1139

McLeod JG, Penny R (1969) Vincristine neuropathy: an electrophysiological and histological study. J Neurol Neurosurg Psychiatry 32:297–304

Meier C, Kauer B, Muller U, Ludin HP (1979) Neuromyopathy during chronic amiodarone treatment. A case report. J Neurol 220:231–239

Melgaard B, Hansen HS, Kamieniecka Z et al (1982) Misonidazole neuropathy, a clinical electrophysiological and histological study. Ann Neurol 12:10–17

Melgaard B, Kohler O, Sand-Hansen H et al (1988) Misonidazole neuropathy. A prospective study. J Neurooncol 6:227–230

Mendell JR, Sahenk Z, Saida K et al (1977) Alterations of fast axoplasmic transport in experimental methyl-n-butyl ketone neuropathy. Brain Res 133:107–118

Moddel G, Bilbao JM, Payne D et al (1978) Disulfiram neuropathy. Arch Neurol 35:658–660

Mokri B, Ohnishi A, Dyck PJ (1981) Disulfiram neuropathy. Neurology 31:730–735

Monaco S, Autilio-Gambetti L, Lasek RJ et al (1989) Experimental increase of neurofilament transport rate: decreases in neurofilament number and in axon diameter. J Neuropathol Exp Neurol 48:23–32

Montgomery RD (1979) Cyanogenic glucosides. In: Vinken PJ, Bruyn GW (eds) Intoxications of the nervous system, vol 36, Handbook of clinical neurology. North-Holland Publishing Co., Amsterdam, pp 515–527

Navarro JC, Rosales RL, Ordinario AT et al (1989) Acute dapsone-induced peripheral neuropathy. Muscle Nerve 12:604–606

Ng THK, Chan YW, Yu YL et al (1991) Encephalopathy and neuropathy following ingestion of a Chinese herbal broth containing podophyllin. J Neurol Sci 101:107–113

Nukada H, Pollock M (1981) Disulfiram neuropathy-a morphometric study of sural nerve. J Neurol Sci 51:51–67

O'Mahoney S, Keohane C, Jacobs J et al (1990) Neuropathy due to podophyllin intoxication. J Neurol 237:110–112

Ochoa J (1970) Isoniazid neuropathy in man: quantitative electron microscope study. Brain 93:831–850

Ochs S, Brimijoin WS (1993) Axonal transport. In: Dyck PJ, Thomas PK et al (eds) Peripheral neuropathy, 3rd edn. WB Saunders, Philadelphia, pp 331–360

Oh SJ (1975) Lead neuropathy: case report. Arch Phys Med Rehabil 56:312–317

Oh SJ, Kim JM (1976) Giant axonal swelling in "huffer's" neuropathy. Arch Neurol 33:583–586

Ohnishi A, Peterson CM, Dyck PJ (1975) Axonal degeneration in sodium cyanate-induced neuropathy. Arch Neurol 32:530–534

Ohnishi A, Schilling K, Brimijoin WS et al (1977) Lead neuropathy. Part 1. Morphometry, nerve conduction and choline acetyltransferase transport. New finding of endoneurial edema associated with segmental demyelination. J Neuropathol Exp Neurol 36:499–518

Ortega-Benito JM (1992) Spanish toxic oil syndrome: ten years after the disaster. Public Health 106:3–9

Palakurthy PR, Iyer V, Meckler RJ (1987) Unusual neurotoxicity associated with amiodarone therapy. Arch Intern Med 147:881–884

Pappolla M, Penton R, Weiss HS et al (1987) Carbon disulfide axonopathy. Another experimental model characterized by acceleration of neurofilament transport and distinct changes of axonal size. Brain Res 424:272–280

Paulson JC, McClure WO (1975) Inhibition of axoplasmic transport by colchicine, podophyllotoxin and vinblastine: an effect on microtubules. Ann N Y Acad Sci 253:517–527

Pellissier JF, Pouget J, Cros D et al (1984) Peripheral neuropathy induced by amiodarone chlorhydrate. A clinicopathologic study. J Neurol Sci 63:251–266

Pestronk A, Keogh JP, Griffin JW (1980) Dimethylaminopropionitrile. In: Schaumburg HH, Spencer PS (eds) Experimental and clinical neurotoxicology. Williams & Wilkins, Baltimore, pp 422–429

Peterson CM, Tsairis P, Ohnishi A et al (1974) Sodium cyanate induced neuropathy in patients with sickle cell anemia. Ann Intern Med 81:152–158

Philen RM, Hill RH Jr (1993) 3-(phenylamino)-alanine. A link between eosinophilia-myalgia syndrome and toxic oil syndrome? Mayo Clin Proc 68:197–200

Podratz JL, Knight AM, Ta LE et al (2011) Cisplatin induced mitochondrial DNA damage in dorsal root ganglion neurons. Neurobiol Dis 41:661–668

Prickett CS, Johnson CD (1953) The in vivo production of carbon disulfide from tetraethylthiuram disulfide (Antabuse). Biochem Biophys Acta 12:542–546

Raeder EA, Podrid PJ, Lown B (1985) Side effects and complications of amiodarone therapy. Am Heart J 109:975–983

Ramirez JA, Mendell JR, Warmolts JR et al (1986) Phenytoin neuropathy: structural changes in the sural nerve. Ann Neurol 19:162–167

Raskin NH, Fishman RA (1965) Pyridoxine-deficiency neuropathy due to hydralazine. N Engl J Med 273:1182–1185

Ricoy JR, Cabello A, Rodrigues J et al (1983) Neuropathologic studies on the toxic syndrome related to adulterated rapeseed oil in Spain. Brain 106:817–835

Rizzuto W, Terzian H, Galiazzo-Rizzuto S (1977) Toxic polyneuropathies in Italy due to leather cement poisoning in shoe industries. A light and electron microscopic study. J Neurol Sci 31:343–354

Roelofs RI, Hrushesky W, Rogin J et al (1984) Peripheral sensory neuropathy and cisplatin chemotherapy. Neurology 34:934–938

Sahenk Z, Mendell JR, Corui D et al (1978) Polyneuropathy from inhalation of nitrous oxide cartridges through a whipped cream dispenser. Neurology 28:485–487

Sahenk Z, Brady ST, Mendell JR (1987) Studies on the pathogenesis of vincristine-induced neuropathy. Muscle Nerve 10:80–84

Sahenk Z, Barohn R, New P, Mendell JR (1994) Taxol neuropathy. Electrodiagnostic and sural nerve biopsy findings. Arch Neurol 51:726–729

Said G (1978) Perhexiline neuropathy: a clinicopathological study. Ann Neurol 3:259–266

Saifee TA, Elliott KJ, Lunn MP et al (2010) Bortezomib-induced inflammatory neuropathy. J Periph Nerv Syst 15:366–368

Samuels ML, Leary WV, Alexanian R et al (1967) Clinical trials with N-isopropyl-a-(2-methylhydrazino)-p-toluamide hydrochloride in malignant lymphoma and other disseminated neoplasia. Cancer 20:1187–1194

Satsangi J, Donaghy M (1992) Multifocal peripheral neuropathy in eosinophilic fasciitis. J Neurol 239:91–92

Schaumburg HH, Berger AR (1993) Human toxic neuropathy due to industrial agents. In: Dyck PJ, Thomas PK et al (eds) Peripheral neuropathy, 3rd edn. WB Saunders, Philadelphia, pp 1553–1548

Schaumburg HH, Kaplan J, Windebank A et al (1983) Sensory neuropathy from pyridoxine abuse. N Engl J Med 309:445–448

Schlenska GK, Spalke G (1975) Zur klinik und morphologie der blei-polyneuropathie des menschen. Nervenarzt 46:501–508

Schroder J (2000) Isoniazid. In: Spencer P, Schaumburg H (eds) Experimental and clinical neurotoxicology. Oxford University Press, New York, pp 690–697

Schroder JM, Hoheneck M, Weis J, Deist H (1985) Ethylene oxide polyneuropathy: clinical follow-up study with morphometric and electron microscopic findings in a sural nerve biopsy. J Neurol 232:83–90

Seppalainen AM, Haltia M (1980) Carbon disulfide. In: Spencer PS, Schaumburg HH (eds) Experimental and clinical neurotoxicology. Williams & Wilkins, Baltimore, p 356

Shelanski MI, Wisniewski H (1969) Neurofibrillary degeneration induced by vincristine therapy. Arch Neurol 20:199–206

Shinohara Y, Yamaguchi F, Gotoh F (1977) Toxic neuropathy as a complication of thiophenicol therapy. Eur Neurol 16:161–164

Shirabe T, Tsuda T, Terao A, Araki S (1974) Toxic polyneuropathy due to glue-sniffing. Report of two cases with a light and electron-microscopic study of the peripheral nerves and muscle. J Neurol Sci 21:101–113

Smith BE, Dyck PJ (1990) Peripheral neuropathy in the eosinophilia-myalgia syndrome associated with L-tryptophan ingestion. Neurology 40:1035–1040

Smith SA, Roelofs RI, Gertner E (1990) Microangiopathy in the eosinophilia-myalgia syndrome. J Rheumatol 17:1544–1550

Spencer PS, Schaumburg HH (1977) Central peripheral distal axonopathy: the pathology of dying back polyneuropathies. In: Zimmerman H (ed) Progress in neuropathology. Grune & Stratton, New York, pp 253–295

Spencer PS, Schaumburg HH (1978) Pathobiology of neurotoxic axonal degeneration. In: Waxman S (ed) Physiology and pathology of axons. Raven, New York, pp 265–282

Spencer PS, Couri D, Schaumburg HH (1980) N-Hexane and Methyl-n-Butyl Ketone. In: Spencer PS, Schaumburg HH (eds) Experimental and clinical neurotoxicology. Williams & Wilkins, Baltimore, pp 456–475

Swift TR, Gross JA, Ward LC, Crout BO (1981) Peripheral neuropathy in epileptic patients. Neurology 31:826–831

Takeuchi H, Takahashi M, Kang J et al (1980) Ethambutol neuropathy: clinical and electroneuromyographic studies. Folia Psychiatr Neurol Jpn 34:45–55

Takeuchi H, Yamada A, Touge T et al (1988) Metronidazole neuropathy: a case report. Jpn J Psychiatry Neurol 42:291–295

Tegner R, Tome FMS, Godeau P et al (1988) Morphological study of peripheral nerve changes induced by chloroquine treatment. Acta Neuropathol 75:253–260

Towfighi J, Gonatas NK, Pleasure D et al (1976) Glue sniffer's neuropathy. Neurology 26:238–243

Urtasun RC, Chapman JD, Feldstein ML et al (1978) Peripheral neuropathy related to misonidazole: incidence and pathology. Br J Cancer 37(suppl III):271–275

Van Rossum J, Roos RA, Bots GT (1984) Disulfiram polyneuropathy. Clin Neurol Neurosurg 86:81–87

Vanhooren G, Dehaene I, Van Zyndycke M et al (1990) Polyneuropathy in lithium intoxication. Muscle Nerve 13:204–208

Verheyen A, Peeraer E, Nuydens R et al (2012) Systemic antivascular endothelial growth factor therapies induce a painful sensory neuropathy. Brain 135(Pt 9):2629–2641

Vishnubhakat SM, Beresford HR (1991) Reversible myeloneuropathy of nitrous oxide abuse: serial electrophysiological studies. Muscle Nerve 14:22–26

Vital C, Vallat JM (1987a) Ultrastructural study of the human diseased peripheral nerve, 2nd edn. Elsevier, New York, p 185

Vital C, Vallat JM (1987b) Ultrastructural study of the human diseased peripheral nerve, 2nd edn. Elsevier, New York, pp 179–182

Watson DF, Griffin JW (1987) Vacor neuropathy: ultrastructural and axonal transport studies. J Neuropathol Exp Neurol 46:96–108

Watson PC, Ashby P, Bilbao JM (1980) Disulfiram neuropathy. Can Med Assoc J 123:123–126

Weller RO, Mitchell J, Daves GD Jr (1980) Buckthorn (Karwinskia humboldtiana) toxins. In: Spencer PS, Schaumburg HH (eds) Experimental and clinical neurotoxicology. Williams & Wilkins, Baltimore, pp 336–347

Williams AO, Osuntokun B (1969) Peripheral neuropathy in tropical (nutritional) ataxia in Nigeria. Light and electron microscopic study. Arch Neurol 21:475–492

Wilson JR, Conwit RA, Eidelman BH et al (1994) Sensorimotor neuropathy resembling CIDP in patients receiving FK506. Muscle Nerve 17:528–532

Windebank AJ (1993) Metal neuropathy. In: Dyck PJ, Thomas PK et al (eds) Peripheral neuropathy, 3rd edn. W.B. Saunders, Philadelphia, pp 1549–1570

Windebank A (2005) Metal neuropathy. In: Dyck P, Thomas PK (eds) Peripheral neuropathy. Elsevier-Saunders, Philadelphia, pp 2527–2551

Windebank AJ, Dyck PJ (1984) Lead intoxication as a model of primary segmental demyelination. In: Dyck PJ, Thomas PK et al (eds) Peripheral neuropathy, 2nd edn. WB Saunders, Philadelphia, pp 650–665

Wulfhekel U, Dullmann J (1972) Ein Licht und elektronenoptischer. Beitrag Zur vinca alkaloid: polyneuropathie. Virchows Arch Abt A Path Anat 357:163–178

Yiannikas C, Pollard JD, McLeod JG (1981) Nitrofurantoin neuropathy. Aust N Z J Med 11:400–405

Zheng H, Xiao WH, Bennett GJ (2011) Functional deficits in peripheral nerve mitochondria in rats with paclitaxel- and oxaliplatin-evoked painful peripheral neuropathy. Exp Neurol 232:154–161

第 19 章

遗传性周围神经疾病

由遗传缺陷引起的周围神经疾病在临床上比较常见，这些疾病有多种遗传性的临床表现。多发性周围神经疾病可作为遗传缺陷的唯一临床表现，或者可能与中枢神经系统受累一同出现，或作为复杂的多系统疾病的一部分表现出来。其中许多疾病具有相对良性和缓慢进展的趋势，大多数患者的生活几乎是正常的。分子遗传学方面的最新进展已经降低了神经活检在诊断遗传性周围神经疾病中的作用，并且已经开始合理地分类。遗传性周围神经疾病的基因分布十分广泛，从而产生了自己的数据库，即"遗传性周围神经疾病突变数据库"(http://www.molgen.ua.ac.be/CMTMutations/)。我们不会尝试对这些突变的病理进行分类；相反，我们将说明多种不同基因型的独特神经疾病表型。有关其他信息，读者可以参考许多优秀的近期综述(Reilly 等，2011；Klein 等，2013；Rossor 等，2013；Saporta 和 Shy 2013；Sagnelli 等，2013)。第 20 章将对相关物质贮积所致的遗传性周围神经疾病进行讨论。除了明确的家族史外往往无法证明，遗传性周围神经疾病最重要的线索是疾病的持续时间。尽管有些周围神经疾病可以周期性发作或急性发作(如卟啉病)，绝大多数周围神经疾病的发作和进展持续多年，除了遗传性神经痛性肌萎缩。

Charcot-Marie-Tooth(CMT)神经疾病具有异质性，以前称为遗传性运动感觉神经疾病(HMSN)，在临床上大部分遗传性周围神经疾病是这种疾病。其次就是与小脑或脊髓小脑疾病相关的周围神经疾病。

19.1　CMT 和同类疾病

据估计，CMT 的发病率为 5~41 例/10 万(Dyck 等，1993；Berciano 和 Combarros，1990)。这种变化很大的发病率很大程度上是因为许多病例病情轻微，患者很少就医。Dyck 估计，只有 10%的 CMT-1 患者会因为与疾病有关的症状寻求医生的帮助(Dyck 等，1993)。无论成年人还是儿童，全面评估患者的家庭情况都是很重要的(Dyck 等，1981a；Hagberg 和 Lyon，1981)。

遗传性 CMT 或腓骨肌萎缩综合征包括具有相似临床表型的多种异质的遗传性多发性周围神经疾病(Rautens- trauss，2011)。腓骨肌萎缩症一直以来被分为神经传导速度弥漫性显著减少的脱髓鞘或肥大型(CMT-1)和以正常或稍微减慢的神经传导速度为特征的轴突型(CMT-2)(Shy 和 Patzko，2011)。第三种类型为中间型 CMT(X-连锁 CMT)，包括神经传导速度位于 25~45m/s 范围内的患者。早发性遗传性神经疾病(见后文)，包括产前遗传性周围神经疾病，被纳入 CMT-1 和 CMT-2 的类型。

其他两个较少遗传的多发性周围神经疾病与 CMT 密切相关：主要影响感觉纤维的遗传性感觉周围神经疾病(HSN)和远端型遗传性运动性周围神经疾病(HMN)(Rossor 等，2013)。这三种疾病被一些研究者统称为 CMT 家族。

传统的 CMT 疾病分类结合临床病理学表型、遗传模式、运动神经传导速度和致病基因等因素。截至 2013 年底，已有 70 个疾病基因被认为是 CMT(其中 33 个在 2009 年以后被发现)和相关疾病 的致病基因。尽管如此，在西方国家，超过 70%的 CMT 患者仅有 4 种致病基因：PMP22、MPZ、MFN2 和 GJB1(Tazir 等，2013)。

基因发现的快速进展归功于高通量测序技术的发展，这已经影响了 CMT 患者的诊断和治疗，并有可能进行分类设计，从而使基因数据发挥重要作用(Rossor 等，2013)。

CMT 和一些遗传性痉挛性截瘫患者在临床和病

理学上存在一些相似之处,其中一部分患者同时患有两种疾病,这种被称为 Silver 综合征(Timmerman 等,2013)。

CMT 可能是线粒体疾病的表现型。MFN2 和 GDAP1 参与线粒体的融合和分裂,这是调控细胞线粒体运输的基础。CMT 可能是由 MFN2(常染色体显性 CMT-2A,常染色体隐性 CMT-2、CMT-5 和 CMT-6)和 GDAP1(CMT-2K,CMT-4A,隐性中间型 CMT,常染色体显性 CMT CMT-2 K)变异引起(Pareyson 等,2013)(见后文)。

19.2　CMT-1

CMT-1 传统上称为肥厚性腓骨肌萎缩症或遗传性感觉运动神经疾病(HSMN-I),其中心特征是神经传导速度明显减慢、脱髓鞘、髓鞘再生和洋葱球形成。神经传导研究在区分肥大和轴突类型 CMT 中起关键作用。已经提出以神经传导速度低于 38m/s 为界将 CMT-1 与 CMT-2 区分开来(Harding 和 Thomas,1980a)。传导速度减慢可见于无症状患者或出现症状前的携带者(Nicholson,1991)。脑脊液检查正常或蛋白轻度升高。

这组患者的遗传异质性和分子遗传学研究表明,CMT-1 是一种基因异质性综合征。现在已知 70%~80% 的患者,最常见的变异是 PMP22 基因的点突变或串联重复引起的 PMP22 蛋白表达缺陷(位于染色体 17p11.2-p12)(Hoogendijk 等,1993)。PMP22 是施万细胞产生的完整膜蛋白,在紧密型髓鞘的生成和维持中起着至关重要的作用。与 1 号染色体相关的一组较小的疾病被称为 CMT-1B(Lebo 等,1991;Ionasescu 等,1993),此病的特征为编码外周髓鞘蛋白 Po 的 MPZ 基因缺陷(Hayasaka 等,1993c)。CMT-1B 患者在临床上与 CMT-1A 患者没有区别。其他常染色体显性遗传性 CMT-1 疾病(CMT-1C、CMT-ID、CMT-IF 和 CMT1 加上视网膜变性)是由 LITAF、EGR2(影响其他髓鞘基因的转录)、NEFL 和 FBLN5 基因缺陷引起(Rossor 等,2013)。CMT-1A 和 CMT-1B 为常染色体显性遗传,随着年龄增加进行性发展(最终为 100%),但外显率显著不同。在西欧、北美和日本最常见的是 CMT-1(Tazir 等,2013)。约 20% 的病例是散发性的,虽然以前的分离分析显示大多数是隐性的(Harding 和 Thomas,1980c),但最近的基因研究表明,大多数散发病例是

由 CMT-1A 型新突变引起的(Hoogendijk 等,1992;Gabreels-Festen 等,1993)。常染色体隐性遗传形式分类为 CMT-4(见 Charcot-Marie-Tooth 疾病 4 型)。

19.2.1　临床表现

尽管 CMT-1A 和 CMT-1B 在临床上没有区别,但 CMT-1B 通常更为严重(Dyck 等,1993)。尽管早期神经传导异常,但症状通常在患者 10 岁或 20 岁时开始出现。在患者 30 岁~50 岁的时候开始出现异常改变,很少有患者在 70 岁时还没出现异常改变(Harding 和 Thomas,1980a)。通常表现为骨骼畸形、远端小腿肌肉萎缩、无力,或在对非神经症状进行评估时偶然发现(Dyck 等,1993)。高弓足、锤状趾和脊柱侧弯可能作为患儿的早期表现,并作为诊断家族性周围神经疾病的重要线索。症状可以很轻微和隐匿,以致一些患者从未向医生提到与疾病有关的主诉。约 1/4 的患者可见明显可触及的周围神经肥大,特别是耳大神经。在发病多年后,无力和萎缩也常常限于远端腿部,大约一半的患者进展至远端手部肌肉无力。反射通常从远端至近端梯度式减小或消失。有多种形式的感觉丧失,但通常不如运动症状、关节破坏或感觉性共济失调突出。有 1/3 的 CMT-1 患者伴随特发性震颤,并将其定义为"Roussy-Lévy"变异,但这些患者在遗传上与其他 CMT-1 变异患者没有区别。这种疾病在患者的一生中进展非常缓慢,大多数患者的寿命不受影响;只有少数患者最终需要依赖轮椅生活。一小部分 CMT-1 患者在儿童早期或出生时就出现症状,其中一些患者进展缓慢,但其他一些患者病情较为严重(Ouvrier 等,1987;Vanasse 和 Dubowitz,1981;Hagberg 和 Lyon,1981)。

众所周知,在 CMT 患者中药物(长春新碱、甲硝唑、一氧化二氮、呋喃妥因等)可以诱导周围神经疾病恶化(Weimer 和 Podwall,2006)。在 CMT 患者中,也可能会出现包括吉兰-巴雷综合征样的急性病情变化。在 10 名以前未考虑和未确诊的 CMT 患者中,随着药物的使用出现了遗传疾病的最初表现,表现为神经缺陷。

19.2.2　病理变化

19.2.2.1 活检的意义

鉴于临床上经常怀疑家族性周围神经疾病,对

CMT-1 家族中甚至"正常"成员的检查通常会发现受影响的个体,而且神经传导检查可以区分肥大和轴突类型,这种情况下无须对患者进行活检。由于它的非典型特征,我们机构中的一些活检病例被怀疑为CIDP。然而,大多数情况下,尽管临床上强烈怀疑CMT-1 的诊断,但也许是因为没有特异的治疗方法,临床医生认为需要证实这一怀疑诊断,并在提供遗传咨询之前尽可能排除可治疗的周围神经疾病(特别是CIDP)。尽管如此,最新的分子生物学进展使CMT-1A 的非侵入性诊断比活检具有更高的特异性(Hoogendijk 等,1992;Gabreels-Festen 等,1993),并且在其他形式的 CMT 的基因分类中也出现了快速的进展(Rossor 等,2013)。

在 CMT 患者的长期病程中,如近期出现病情急剧恶化,应考虑 CIDP 或伴有蛋白尿的周围神经疾病的可能性。观察到这种情况的研究者认为,CMT-1 患者患有 CIDP 或伴有蛋白尿的周围神经疾病的风险会增加(Gregory 等,1993;Dyck 等,1982)。尽管临床敏感性比活检更重要,但是组织学检查可能会提供有用的证据。即使患者临床和电生理正常,腓肠神经活检也用于家族性神经疾病的诊断(Dyck 等,1983)。

婴幼儿的临床表现和组织学表现范围广泛,活检可提供有用的预后和遗传信息。婴幼儿发病的 CIDP 在临床上可能与遗传性周围神经疾病并无区别,但此病可以治疗,不应忽视(Sladky 等,1986)。文献表明,尽管 CMT-1 和 CMT-3 存在不一致(Hagberg 和 Lyon,1981),活检可对预后和遗传进行可靠的区分(见后文)。光学显微镜的特征也是无法区分的,但是髓鞘磷脂Po 蛋白(MPZ)突变(CMT-1B)超微结构中的非致密髓鞘可提示诊断。

19.2.2.2 光学显微镜

有文献报道了一些大的活检病例系列,我们的病例与目前的报道完全符合(Behse 和 Buchthal,1977;Gabreels-Festen 等,1992b;Madrid 等,1977;Gherardi 等,1983;Ouvrier 等,1987;Low 等,1978)。

在晚期 CMT-1 中,神经束增粗可达数倍,这反映了弥漫性洋葱球结构、水肿、细胞外基质和胶原蛋白在内膜中的累积(Behse 等,1974)。组化染色通常表明神经内膜间质"水肿"积聚物含有黏液成分。施万细胞和成纤维细胞的增殖导致神经内膜细胞增加。纤维束

的病理分布相对均匀。在一些情况下可以发现不同程度的慢性炎症(Thomas 等,1997),看到许多薄的有髓纤维。与轴突直径相关的髓鞘螺旋长度增加(其被认为是轴突萎缩的证据)可能反映了 PMP22 的过度表达,而 PMP22 可导致脱髓鞘发生前的髓鞘增厚。

可见到有髓纤维(MF)数量中至重度减少,与疾病的持续时间和严重程度相关。大小不等的 MF 均减少(图 3.1c),特征为单峰纤维大小-频率直方图(Gabreels-Festen 和 Gabreels,1993)。无髓纤维(UF)的密度通常是正常的,有时甚至会增加(Tome 等,1979)。再生丛的数量通常不大于对照组的数量,但我们可以看到它们在某些其他典型的 CMT-1 情况下有着显著的特征(参见后文"中间型 CMT")。

原发性节段性脱髓鞘和髓鞘再生可导致洋葱球形成,这个术语是指多层的施万细胞围绕各个轴突形成的环,这种形态仅在横截面上可见。尽管肥厚性神经疾病是几种遗传性周围神经疾病的突出特征,但是洋葱球也可能出现在 CIDP 中,并且在糖尿病性周围神经疾病和其他获得性多发性周围神经疾病中也可出现。家族性肥大性神经疾病的标志是洋葱球(OB)的存在,包括有髓鞘和脱髓鞘的大部分轴突(30%~100%)(Gherardi 等,1983;Behse 等,1974;Low 等,1978)弥漫性分布于神经分支之间(图 19.1 和图 19.2)。在石蜡包埋的组织中使用 HE 染色可以显示洋葱球(图 19.1a),通过对施万细胞基底层的胶原蛋白 IV 进行染色可以证实(图 19.1b)。洋葱球可能有中央型的轴突,伴有髓鞘或脱髓鞘(箭头,图 19.1c),可能没有中央轴突,或有神经丝免疫反应所示的几个轴突。石蜡包埋的厚切片及甲苯胺蓝染色的半薄切片没有显示这些结构(图 19.1d 和图 19.2a-d),尤其是超薄 EM 切片(图 19.3)。可能会出现裸露的轴突,更常见于儿童(箭头,图 19.2d)。髓鞘碎片很少见,特别是在成年人(图19.2d)。尽管髓鞘可能非常薄,表明髓鞘再生,但是相对于轴突直径,它们也可能呈正常甚至更厚(箭头,图 19.2b;箭头,图 19.2c),并可能显示局灶性重叠环(Dyck 等,1970;Gabreels-Festen 等,1992b)。可能由于轴突萎缩(箭头,图 19.2c 和图 19.3),小有髓纤维的髓鞘看起来直径较厚。

一些研究者(Gabreels-Festen 等,1992b;Ouvrier 等,1987;Meier 等,1976)研究了从儿童到成人的组织学影像的演变。儿童与成人相比出现更少和更小的洋

葱球,有时几乎没有,而裸露或活动性脱髓鞘的轴突更突出。在一项研究中,10 岁以下的患者有 2.7%~9.2%有髓纤维脱髓鞘,0~1.7%的患者有活动性脱髓鞘,而在 10 岁以上患者中这一比例为不到 2%和不到 0.2%(Gabreels-Festen 等,1992b)。在儿童中,充满碎屑的细胞虽然不常见,但比成人更常见。只有少数细胞含有髓鞘碎片但有许多细胞轴突裸露时表明存在延迟的髓鞘再生。随着年龄的增加,活动性节段性髓鞘变化减少,洋葱球数量和大小增加。到 6 岁时,洋葱球通常已经变成熟(Gabreels-Festen 等,1992b)。有髓纤维的消失也与年龄有关,尽管即使在早期阶段,其数量也很少。在成年患者中,通常看不见退化的轴突。然而,可能存在非特异性的轴突改变,尤其可能出现萎缩。失神经支配的施万细胞亚基和胶原囊可能比正常人更常见,表明存在无髓纤维疾病,但无髓纤维密度通常保持不变甚至增加(Behse 和 Buchthal,1977;Low 等,1978)。

随着病情的进展,失神经支配的洋葱球越来越多,

神经内膜水肿经常出现在肥厚性神经疾病中(Meier 等,1976)。即使如此,在神经内膜区域的病变和年龄之间并不总是存在相关性(Gabreels-Festen 等,1992b)。

19.2.2.3 电子显微镜

洋葱球的形成

洋葱球在神经活检中是非特异性但有用的发现。因为它们是 CMT-1 中组织学图像的主要部分,以下进行详细讨论。然而,没有一个洋葱球的形态特征能给出特定的诊断。可以从神经束内的洋葱球分布模式和神经活检中的其他发现中获得有用的线索。

洋葱球很容易通过光学显微镜在半切片上检测到,特别是在使用油镜观察时,但最好用电子显微镜来确认。典型的形态是由施万细胞包围所形成的髓鞘;可以是圆鼓状的、细长的,或者是紧凑的堆叠(图 19.3 和图 19.4)。通过周围基底层细胞的一些发现来建立细胞概况的特征。胶原纤维纵向排列并分离各个洋葱球层,可以看到这个样式的多种变化。单个的轴

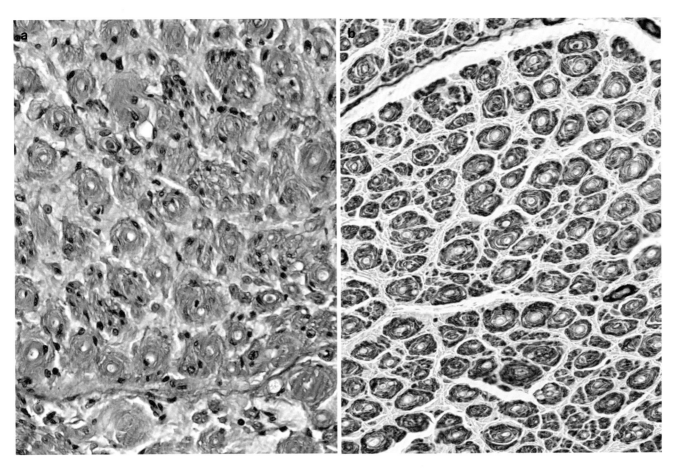

图 19.1 洋葱球周围神经疾病的特征性组织病理学。(a,b)洋葱球由围绕中央轴突的施万细胞突起的同心环组成,H&E(a)和胶原 IV 免疫组化学(b)染色。(待续)

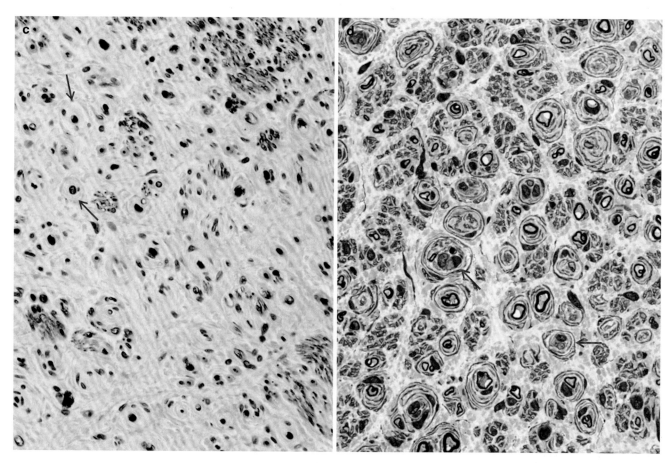

图 19.1(续) (c)单轴突形成大多数洋葱球(箭头所示)的中心,尽管一些具有多个轴突或完全没有轴突(神经丝免疫化学)。(d)切片显示薄髓鞘的洋葱球或者没有髓鞘的洋葱球。(石蜡,a:HE 染色,400×;b:胶原Ⅳ,400×;c:神经丝,400×;d:1μm 厚切片,1000×)

突可能被剥蚀、变薄或者变厚。围绕无髓鞘轴突形成的洋葱球(图 19.4c)可能代表了先前有髓纤维髓鞘的萎缩。在中心看到不止一个有髓鞘的轴突,代表洋葱球内的再生丛。

无髓纤维常与洋葱球周边结合(图 19.4c,箭头)。这些无髓纤维可能是脱髓鞘轴突产生的微小芽生支,作为细胞脱髓鞘后的再生反应或被吸引到洋葱球的相邻无髓纤维的一部分。Ochoa(1978)观察到,洋葱球结构的最外层通常具有失神经施万细胞,并且认为邻近的无髓纤维参与洋葱球形成。当一个髓鞘化的轴突被几个无髓轴突及其附属的施万细胞包围时,就形成了一个"假"的洋葱球(图 7.13)。将这些形成物误解为真正的洋葱球可能导致出现肥厚性周围神经疾病的误判。

通常有 2~5 个施万细胞同心层形成洋葱球(Gherardi 等,1983),但我们观察到有 20 个薄层的巨型洋葱球(图 9.31)。施万细胞可能会消失,留下致密的基底膜,后者只能通过电子显微镜检查来识别,而在

CMT-1(见后文)的典型病例中不常见。最后,中央的轴突可能会消失,被胶原蛋白或施万细胞取代,形成去神经支配或退化的洋葱球(图 19.5)。这些结构出现的频率与疾病持续时间相平行。

CMT-1 中其他超微结构的改变

在 CMT-1 中很少见到活动性脱髓鞘,但当出现局灶性髓鞘变性或施万细胞中有碎片的积聚时就会出现上述情况。充满碎片的大量巨噬细胞是不常见的,但在脱髓鞘最活跃的儿童(Gabreels-Festen 等,1992b;Ouvrier 等,1987;Meier 等,1976)中可能更常见。Madrid 等(1977)和 Vital 等(1992)报道了在家族性肥厚性周围神经疾病中出现了巨噬细胞介导的髓鞘剥脱这一罕见现象,但是我们从未见过这种现象,图示可能只是代表了进入施万管清除受损髓鞘的清道夫巨噬细胞。或者,可能代表一些叠加在家族性周围神经疾病基础上的炎性脱髓鞘病变(见本章第 19.2.4 节)。此外,在 CMT-1A、CMT-1B 和 CMT-1X(Cx32的纯/杂合子缺陷)的小鼠模型中,周围神经巨噬细胞

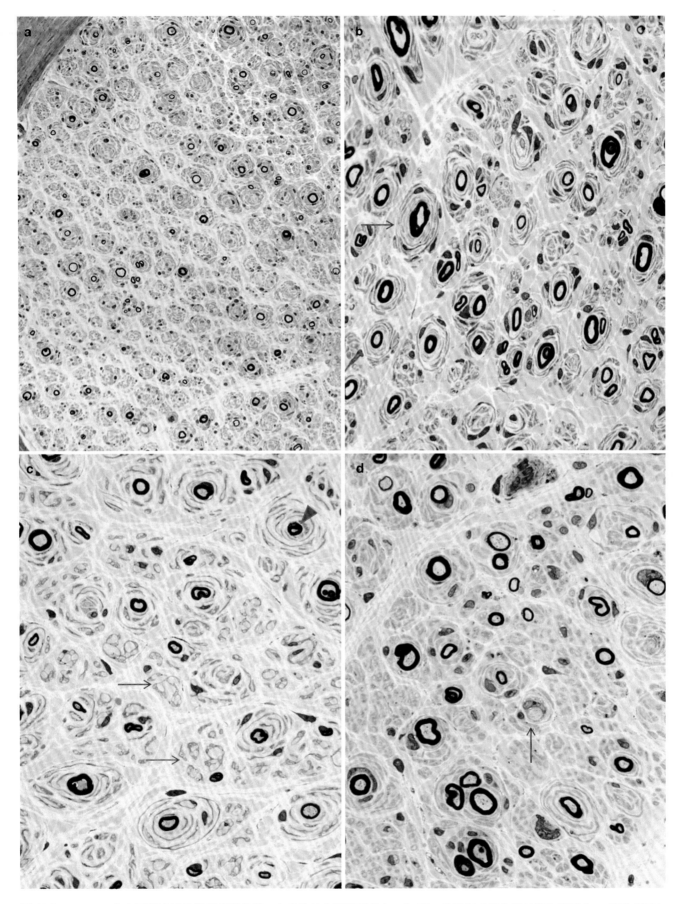

图 19.2　CMT-1。来自不同病例的洋葱球形态谱。大多数轴突髓鞘受损(a-d),而一些轴突表现出相对增生髓鞘(b,c,箭头所示)。
(c)洋葱球(箭头所示)之间的变化代表了失神经的雷子克束。(d)裸露的轴突(箭头所示)。(1μm 厚切片,a,400×;b-d,1000×)

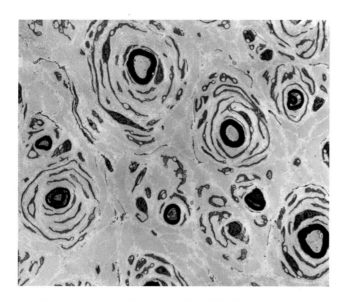

图 19.3　CMT-1 洋葱球经典的超微结构图。(2250×)

和 CD8 + T 细胞已被证实对这些遗传性疾病的发病机制有重大意义(Kobsar 等,2005;Ip 等,2006)。

　　施万细胞在脱髓鞘轴突再生过程中的特征是电子致密的细胞质数量增加和抗代谢活性增强。髓鞘的少许薄层可能会沉积,并且在髓鞘再生的最早阶段,这些薄层似乎未被压实(图 5.13 和图 14.7)。与其他脱髓鞘病变相似,裸露或脱髓鞘的轴突通常看起来已经萎缩,表现为轴突丝密度增加,起皱的轴突增多(图 9.24)(Gabreels-Festen 等,1992b)。

19.2.2.4 单纤维分离分析

　　包括完全脱髓鞘的 CMT-1 节段性髓鞘变化可见于 30%~100%的活检纤维(Dyck,1966;Dyck 等,1968,1993;Behse 和 Buchthal,1977;Low 等,1978)。频繁的节段性脱髓鞘和髓鞘再生导致结间区长度缩短(<0.60mm)。6mm 的神经单纤维中,有 2/3 会显示出异常的结间区,8mm 的神经单纤维中该比例上升到 95%,相比之下,正常情况下 5mm 的神经单纤维中仅为 0.5%。节段性髓鞘变化聚集于某些纤维上,提示继发性脱髓鞘(Dyck 等,1993)。轴突变性并不比正常人更多。

19.2.2.5 CMT-1 变异型

　　以上对组织学表现的描述适用于大多数常染色体显性遗传的 CMT-1 患者。CMT-1A 和 CMT-1B 的组织学上不存在显著差异;然而,过去对 1A 和 1B 组患者在进行遗传描述之前的大样本活检结果显示,除了有争议的"中间"形式(Madrid 等,1977)之外,其他研

究结果均表现出一致性的结果。与 CMT-1B 相比,CMT-1A 是一种表现较轻的表型(Dyck 等,1989,1993;Bird 等,1983),而较少的证据表明神经活检严重程度与临床表现的严重程度相匹配(Bird 等,1983)。然而,显性遗传亲属的活检结果的明显变化使得在单个病例基础上进行比较是无意义的(van Weerden 等,1982)。在另一份报告中,CMT-1B 的两名相关患者(父亲和儿子) 有许多腊肠样结构的出现和髓鞘 Po 蛋白突变(Thomas 等,1994)。这种细微的证据使得从组织学上难以区分 CMT-1A 和 CMT-1B。

　　一些隐性遗传的 CMT-1 的报道显示其组织学表现与显性遗传的 CMT 相似,但可用的资料很少(Harding 和 Thomas,1980b)。具有局灶折叠髓鞘或洋葱球样基底层的早发性髓鞘形成性周围神经疾病(后文与先天性髓鞘形成性周围神经疾病一起讨论)也是隐性遗传的,并且可能无法与 Harding 和 Thomas(1980b)描述的病例区分。

　　对于 X 连锁遗传的 CMT,关于这些改变主要是肥大型还是轴突型,一直存在争议。而 Rozear 等(1987)和 Nicholson 和 Nash(1993)描述了在 X 连锁遗传的家系的 3 个活检病例中表现为肥大型周围神经疾病,Hahn 认为在实验室中发现两个病例的"洋葱球状"结构是通过再生丛而形成的"假"洋葱球,并不是真正的洋葱球(Hahn,1993)。X 连锁遗传的 CMT 也是有遗传异质的(Rossor 等,2013)。

　　尽管有更严重的临床表型,但在纯合 AD CMT-1 病例中所见的病理特征并不是特别明显 (Killian 和 Kloepfer,1979)。在强烈显示显性遗传 CMT-1 的家系中,活检显示伴有髓鞘减少的大量洋葱球形成和神经增粗, 相比典型的 CMT-1 更提示可能是 Dejerine-Sottas 病。遗传分析表明 22 号染色体上的 PMP 基因发生点突变,而不是更常见的 PMP-22 重复(见后文)(Hoogendijk 等,1993)。

　　在经典的 CMT-1 中,很少伴有重复的髓鞘环或外折的轴突。然而,文献报导中发现少数儿童或成人发作的周围神经疾病综合征的患者与普通的以局部髓鞘异常为主的 CMT-1 患者有类似的结构,这些结构被描述为"不稳定的髓鞘""小球""外折"或"腊肠样结构"。一些患者在活检时可在结旁和不常见的结间位置显示许多 10~30μm 厚、15~100μm 长的局灶性髓鞘块。而这些常见于典型的遗传性压力易感性周围神经

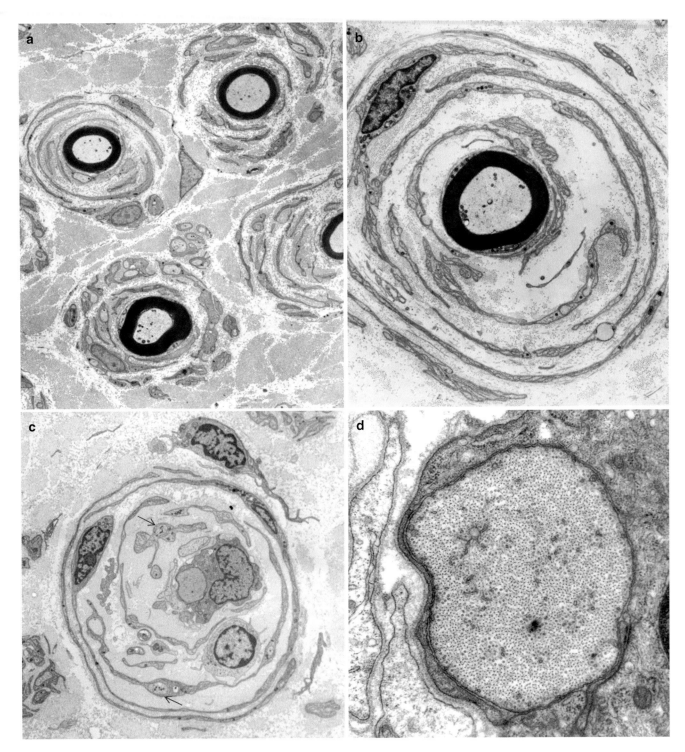

图 19.4　CMT-1。(a,b)经典洋葱球由与胶原纤维的同心叠加施万细胞交替组成。(c,d)显示(c)中的中央裸露的轴突,(d)显示更大倍数的轴突。脱髓鞘的轴突中的神经丝和微管的数量和密度增加,令人联想到在郎飞结处看到的集中的轴内细胞器。在施万细胞周围可见少量无髓轴突(c,箭头)。(a,2240×;b,3300×;c,5000×;d,40 000×)

疾病(Barbieri 等,1990;Malandrini 等,1992);这些可能代表 HNPP 的表型变异体。一个有趣的案例结合了 CMT-1 临床表型,典型的腊肠样神经疾病的组织学图像和髓鞘蛋白 Po 蛋白质的突变(Thomas 等,1994)。第二组患者表现为 CMT-1 的临床特征与频繁局灶性髓鞘变性形成的"小泡"或"小球"样组织学改变,其与 HNPP 的腊肠样结构非常不同;这组将在下面进一步讨论。Gabreels-Festen 和 Gabreels(1993)认为,第三组可能是由先天性髓鞘形成不良性周围神经疾病引起的"CMT-1 局灶性折叠髓鞘"(见第 19.6.5 节)。

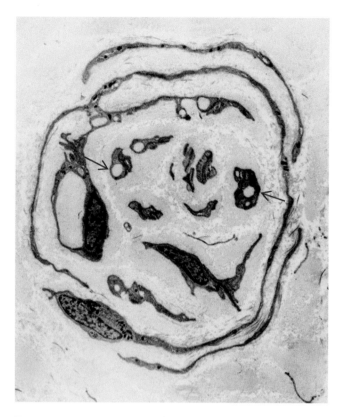

图 19.5　CMT-1,退化的洋葱球。施万细胞的同心层包裹着纵向或横向排列的胶原蛋白。许多施万细胞显示有胶原口袋(箭头)。(3120×)

19.2.3　病理变化

19.2.3.1 CMT-1A

CMT-1A 的定义为染色体 17 上 PMP22 基因重复或点突变的常染色体显性遗传疾病(Lupski,1993;Dyck 等,1993;Rossor 等,2013),为 CMT-1 患者中最常见的突变。此外,大多数散发性 CMT-1 患者可以检测出这种突变 (Hoogendijk 等,1992;Gabreels-Festen 等,1993;Mancardi 等,1994)。有人认为,新突变源于配子过程中出现的错误,这是由于 17 KB 串联重复片段的失调,而这些重复片段通常在染色体重组排列中起到作用 (Lupski,1993)。PMP22 中的点突变是小鼠震颤表型的起因, 长期以来被认为是 CMT-1 的模型(Suter 等,1992)。CMT-1A 家系的检测结果强烈支持这一观点,该家系有 PMP-22 基因的点突变,在一例病例中所发现的与在震颤小鼠中发现的相同 (Roa 等,1993a;Valentijn 等,1992)。

遗传缺陷引起周围神经疾病的机制尚不清楚。基因剂量效应可能是大多数有重复突变的 CMT-1 患者的发病机制。然而,在 PMP22 基因点突变的患者中存在少量类似的表型(Roa 等,1993a;Valentijn 等,1992)。在 17p11.2 处删除与 CMT-1A 中重复的区域相同的 1.5 MB 大小的片段,被认为与遗传性压力易感性周围神经疾病有关(见第 19.3 节)。在一个著名的家系中,一个 PMP22 基因发生点突变的患者和另一个染色体 17p11.2 区域发生 1.5 MB 缺失的患者都具有 CMT-1 表型,而两个只有 1.5 MB 缺失的儿童有 HNPP 表型,另一名仅有点突变的儿童无明显临床表现(Roa 等,1993b)。在该家族中,点突变似乎以隐性方式起作用,为隐性遗传 CMT-1 的临床观察提供了遗传基础(Roa 等,1993b;Harding 和 Thomas,1980a)。

PMP22 具有完整的膜蛋白结构,具有 4 个高度保守的跨膜结构域,其中 3 个突变已被证明在人或动物中引起周围神经疾病(Lupski,1993;Suter 等,1993)。PMP22 在结构上与脂质蛋白有一些相似性,仅在中枢神经系统中发现,并且两者仅在致密髓鞘中可见。细胞间通讯的可能作用已被假定;然而,PMP22 的正常功能以及缺陷导致疾病表型的确切细节尚不清楚(Lupski,1993;Suter 等,1993)。

在发现 CMT-1A 突变之前,大量证据表明该疾病主要是由轴突原因引起的,伴有继发性髓鞘变化(Nukada 等,1983;Dyck 等,1974,1993;Smith 等,1980)。继发性脱髓鞘是各种神经疾病的重要机制,包括尿毒症(Dyck 等,1971a)、Friedreich 共济失调(Dyck 和 Lais,1973)、副蛋白血症(Ohi 等,1985)和轴突永久损伤模型(Dyck 等,1981b)。鉴于现在大量的证据表明髓鞘缺陷,为什么之前的发现表明主要以轴突缺陷为主仍然是值得探讨的问题。据推测,施万细胞在调节轴突代谢中的作用比以前认识到的要深刻得多,一个缺陷必然会引起代谢和生理紊乱,继而诱发下一个缺陷(Suter 等,1993),这就形成了 CMT-1 弥漫性轴突损伤的特点。

19.2.3.2 CMT-1B

研究 CMT-1B 时,改善了 CMT-1A 的研究方法。CMT-1B 突变被认为与 1 号染色体的 q21.2~Q25 位点相关,这与主要的周围神经髓鞘蛋白 Po 蛋白的位点相符合(Hayasaka 等,1993a)。在 10 年前通过对 CMT-1B 的大家系连锁分析发现了 Po 蛋白的点突变

（Hayasaka 等，1993b,d;Kulkens 等，1993;Himoto 等，1993;Su 等，1993）。9kb 的 Po 基因包括 6 个外显子，其中 2 和 3 是细胞外成分，外显子 4 是跨膜结构域，外显子 5 和 6 代表细胞质结构域。细胞外结构域与免疫球蛋白可变区具有同源性，并被认为在髓鞘的压缩中起作用。蛋白质结构中的疾病相关突变全部位于分子的细胞外部分。有趣的是，Po 蛋白中的点突变与 CMT 临床表型和腊肠样周围神经疾病的组织学特征有关（Thomas 等，1994）。

19.2.4 X 连锁遗传的 CMT

在 X 连锁遗传的 CMT 的 8 个家族中已经检测到 7 个编码缝隙连接蛋白 32 基因的缺陷（Bergoffen 等，1993b），而未受影响的家族成员和对照受试者不存在突变。这种类型的 CMT 疾病可能是该疾病的第二常见形式（约占所有 CMT 患者的 10%），是一种遗传上独立的 X 连锁疾病。已发现 CX32（连接蛋白 32，缝隙连接蛋白 $β_1$，GJB1）基因的 250 多个突变是该综合征的原因（Bergoffen 等，1993a,b）。与 CMT-X 相比，男性比杂合子女性表现出更严重的临床症状、电生理和组织病理学表现，这符合具有两个 X 染色体可以提供一些保护这一观点。连接蛋白 32 是跨膜蛋白家族的成员，连接蛋白聚集形成间隙连接。免疫组织化学显示这些蛋白可在有髓神经纤维的郎飞结和施兰切迹中发现（Bergoffen 等，1993b）。识别这种突变的研究人员假设，这些部位的假性细胞内缝隙连接的功能障碍可能会损害离子和营养物质流入致密髓鞘的最内层，并可能损害轴突，从而导致髓鞘破坏和轴突变性（Bergoffen 等，1993a,b）。

病理变化是非特异性的，但正如 CMT-1 和 CMT-2 之间常常被认为是"中间型"的情况一样，其神经传导速度和组织病理学发现也是如此（Sander 等，1998;Vital 等，2001）。典型的洋葱球结构不是很常见，但"假洋葱"是常见的。在这些组织中，再生丛以髓鞘纤维为中心，并被几个无髓轴突及其相关的施万细胞包围。轴突数目在 CMT-X 中经常相对保留，因为大的有髓神经纤维退化或萎缩，但再生聚集提供了数值上的代偿。与典型的遗传过程一样，组织病理学图片上显示为慢性，虽然神经纤维活检可能显示出一些正在进行的轴突变性，但在横截面上没有活跃的轴突丢失（即沃勒变性）或活跃的脱髓鞘。

19.2.5 鉴别诊断

当神经活检显示明显的肥厚性改变时，可考虑诊断为 CIDP 和 CMT-1。这些通常可以通过累及的模式加以区分：在 CIDP 中呈多灶性，在 CMT-1 中呈弥散性，并且可通过遗传分析明确诊断。然而，CMT-1 的微小病理变化可能表现为有正常纤维外观的包含散在洋葱球的多点性病灶（Dyck 等，1983）。突出的炎性浸润不是典型的 CMT-1；然而，发现少数神经外淋巴细胞不应认为是 CIDP。由于该过程的慢性进展，充满髓鞘碎片的巨噬细胞在成人 CMT-1 中是罕见的，并且当在同一切片中看到几个时，应考虑 CIDP。我们认为巨噬细胞介导的髓鞘剥离不可以作为 CMT-1 的特征。如果证据是相矛盾的，应考虑 CMT 可能伴有炎症性神经疾病，可能是类固醇反应性的（Dyck 等，1982;Bird 和 Sladky,1991;Vital 等，1990;Crawford 和 Griffin,1991）。Gabreels-Festen 等（1993）已经考虑过这个问题，在第 9 章中提供了详细的讨论。神经活检材料中 PMP22 的表达可以区分 CMT-1A 和其他脱髓鞘性周围神经疾病，但两组之间有重叠（Yoshikawa 等，1994）。

在一个髓鞘形成不良性周围神经疾病的婴儿中，鉴别诊断可能包括 CMT-1、Dejerine-Sottas 综合征，其他先天性髓鞘形成不良性周围神经疾病（见后文）和 CIDP。进展多年的婴儿或幼儿早期周围神经疾病可能是由 CIDP 引起的，而神经活检可能是进行诊断的唯一手段（Sladky 等，1986），尽管神经传导研究是非常有帮助的。在缺少显性遗传家族史的情况下，散发性婴儿 CMT-1 不同于 Dejerine-Sottas 综合征，因为后者显示非常明显的髓鞘缺失和脱髓鞘，G 比率 > 0.7，在有髓纤维直方图上很少或者没有轴突直径超过 6~8μm 的纤维，并且在年少时就有大量的（> 50%有髓纤维）洋葱球形成（Ouvrier 等,1987）。这一区别很重要，因为婴儿型 CMT-1 的预后要好于 Dejerine-Sottas 综合征（Vanasse 和 Dubowitz,1981;Ouvrier 等,1987）。此外，神经活检可能提示遗传的模式，即显性（CMT-1）或隐性（Dejerine-Sottas）。现有文献表明，活检显示许多基底膜洋葱球或局灶性折叠髓鞘更可能是隐性的（见后文）。一致性的髓鞘变细并不是 Dejerine-Sottas 综合征的特征。我们检查了成年人的 CIDP 生物学图像，在成人身上呈现均匀分布、极薄的有髓轴突，在脑白质营养不良中可能存在相似的外观（Bardosi 等，

1987)。典型的神经活检特征可见于显性遗传的、具有严重表型的 PMP 基因点突变的 Dejerine-Sottas 综合征患者(Hoogendijk 等,1993),也可见于具有显性遗传的 CMT-2 纯合子患者(Sghirlanzoni 等,1992)。

CMT-1 可显示出明显的组织学变异。在一个 CMT-1 家系中进行了 5 个活检,1 个活检显示典型的洋葱球形成,2 个显示薄的有髓轴突,2 个只有轴突丢失(van Weerden 等,1982)。

19.3 遗传性压力易感性周围神经疾病

19.3.1 临床表现

遗传性压力易感性周围神经疾病(HNPP)是近几十年来出现的日益被大家所认识的疾病。患者反复发作单神经疾病,有时会对受累神经造成轻微损伤,并且通常在数小时至数周内缓解。无痛性腓总神经、桡神经或尺神经的麻痹是最常见的(Meier 和 Moll,1982;Verhagen 等,1993;Earl 等,1964),并可能出现多发性单神经炎征象(Behse 等,1972)。臂丛神经受累并不罕见,在一篇综述中臂丛神经受累占 8%(Meier 和 Moll,1982),而颅神经则很少受到影响。可能会合并轻度多发性神经疾病。不寻常的是,如果密切注意避免受压或牵拉(Earl 等,1964,病例 19.1),单一神经的麻痹可以缓慢地进展,但是即使经过多年,也可能复发。尽管大多数患者在二三十岁时发病,但出生时就可能出现局灶性麻痹。另外,如果不注意这种症状的复发性和家族史,那么可能延迟到患者 70 岁时才被诊断(Meier 和 Moll,1982)。HNPP 为常染色体显性遗传,具有完全或几乎完全的外显率,但疾病严重程度不同(Verhagen 等,1993)。遗传研究表明在 85%的患者中存在 PMP22 中的点突变或 17 号染色体编码 PMP22 基因区域的缺失(Chance 等,1992,1993)。因此,HNPP 可由基因 PMP22 的缺失引起,PMP22 的重复突变可引起 1A 型 CMT 疾病,而 PMP22 的点突变既可引起 HNPP 也可引起 CMT1A。

很少有典型的 HNPP 组织学表现的患者患有与 CMT 疾病相似的缓慢进展的远端感觉运动性多发性神经疾病 (Madrid 和 Bradley,1975;Malandrini 等,1992;Barbieri 等,1990;Pellissier 等,1987)。由于电生理检查不够详细,目前尚不清楚这是一种表型变异

(Felice 等,1994),还是一种完全不同的疾病(可能是 CMT-1B)(Thomas 等,1994)。Gabreels-Festen 及其同事(1992a)报告的儿科 HNPP 病例常常有慢性进行性周围神经疾病,而在一些受影响的老年亲属中有复发性局灶性麻痹病史,提示 HNPP 在早期可表现为慢性进行性神经疾病,之后发展为典型的局灶性麻痹。存在其他一些受累个体表现为复发性局灶性麻痹,而另一些仅有慢性神经疾病(Leblhuber 等,1991)。

电生理检查显示末梢神经弥漫性异常,即使在临床上未受影响的神经也会出现轻度或中度传导速度减慢,远端更差。神经易受压部位特别容易受到影响。肌电图显示神经源性改变,通常是慢性的,表明确实发生了轴突变性(Behse 等,1972)。脑脊液检查无明显变化。

19.3.2 病理变化

19.3.2.1 一般变化

尽管 Behse 及其同事(1972)是最先描述经典病理学的人,但 Madrid 和 Bradley(1975)最早提出了"腊肠样周围神经疾病"这一术语。本报告中描述的 4 例患者中至少 2 例患有复发性压力性麻痹,而"腊肠样周围神经疾病"一词通常与 HNPP 同义使用。然而,髓鞘"腊肠样结构"也出现在其他疾病,如髓鞘发育不良性周围神经疾病和一些 Charcot-Marie-Tooth 综合征(见前文)。因此,术语"腊肠样周围神经疾病"应仅用于描述 HNPP 的组织学特征已被充分描述(Madrid 和 Bradley,1975;Behse 等,1972;Verhagen 等,1993;Pellissier 等,1987;Yoshikawa 和 Dyck,1991;Drac,1989),在儿童中,病理学似乎没有显著差异(Gabreels-Festen 等,1992a)。我们已经检查了 6 个病例。

19.3.2.2 光学显微镜

光学显微镜检查通常可以显示正常的有髓神经纤维密度和轻微的非特异性变化,如神经纤维化或血管玻璃样变,尽管在 HE 染色的石蜡切片中偶尔会有明显增大的轴突(图 19.6a,b)。显著的异常是存在许多大小的有髓神经纤维,髓鞘有可能是同心或偏心增厚,或可能显示明显的局灶性外展和内折(图 19.6c-f)。这些变化见于 1%~10%的轴突。最显著的同心圆样增粗的髓鞘纤维通常表现为"凝胶卷"外观(图 19.6c、e,f 和图 19.7)。与这种结构有关的轴突经常被压缩

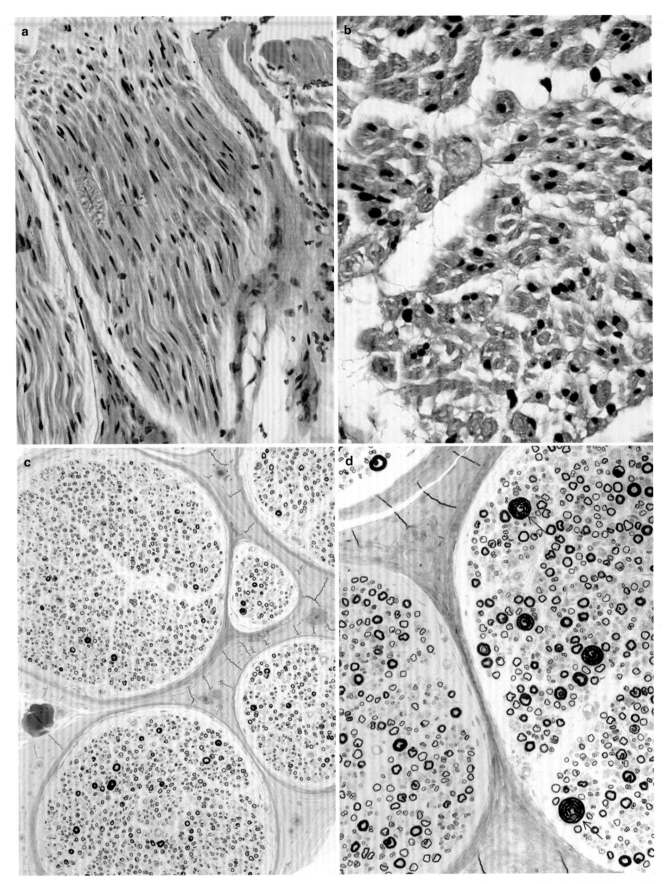

图 19.6 HNPP。(a,b)HE 染色的神经在纵向(a,箭头所示)和横向(b,箭头所示)中显示在该束中可见的单个腊肠样结构。(c-f)注意到轴突的相对完整(c),相对于轴突直径和分散的"凝胶卷"髓鞘厚度的变异(d-f,箭头所示)。(a,b,600×,HE 染色石蜡;c,200×,1μm 厚切片;d:1μm 厚切片,400×;e,f,1000×)(待续)

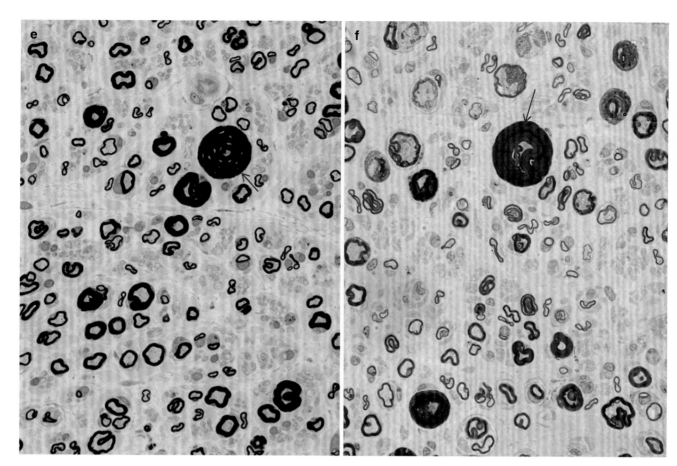

图 19.6(续)

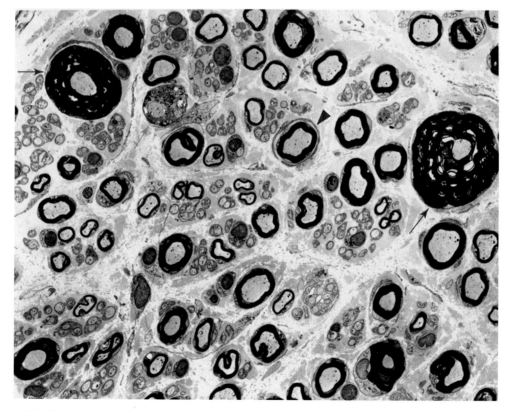

图 19.7　HNPP 的低倍镜视图,显示包括"凝胶卷"(红色箭头所示)、活动性脱髓鞘(蓝色箭头所示)和未成熟洋葱球形成(箭头所示)。(1740×)

其轴突异常密集。在同一标本,一些轴突有较薄的髓鞘,表明脱髓鞘和髓鞘再生。

在 HNPP 中,肌内神经可能表现为局灶性髓鞘肿胀(Oda 等,1990),但应与轴突肿胀区别,这是一种常见的特异性改变(Alderson,1992)。

多数情况下有髓纤维计数正常,但活跃的轴突变性罕见。3 项共 29 个病例的大型调查显示(Pellissier 等,1987;Verhagen 等,1993;Behse 等,1972),只有 3 例表现为轻度-中度的轴突数量减少。然而,对退化的轴突和轴突再生丛的罕见观察,表明轴突在 HNPP 中并没有被保留(Verhagen 等,1993)。相对于对照组,最大直径纤维的数量减少了(Behse 等,1972;Pellissier 等,1987;Verhagen 等,1993)。在一项研究中,无髓纤维似乎完全被保留了下来(Behse 等,1972),但是在另一项研究中显示了直径变小的变化趋势(Pellissier 等,1987)。有髓鞘和无髓鞘轴突直径-频率直方图的这些变化可能是由于轴突萎缩(可能继发于髓鞘纤维的髓鞘异常),或是由于变性和再生造成的。

19.3.2.3 电子显微镜

电子显微镜显示髓鞘腊肠样结构的实质(图 19.7),包括所有大小的轴突,甚至包括再生丛中的单个纤维。Madrid 和 Bradley(1975)详细阐述了各种变化。最常见的是一个双折叠冗余的髓鞘环绕轴突,形成 3 个或 4 个完全紧密包绕的圈(图 19.8a),可以通过压缩螺旋冗余的髓鞘环来模拟(图 19.8b)。多数情况下,多余的有髓鞘环绕在纤维外面,但是它们可能会向内翻转并在内部环绕轴突(Madrid 和 Bradley,1975)。常见的是不黏附于轴突轮廓的多余的髓鞘环(图 19.9)。在正常情况下,除了髓鞘层数的病理性增加外,真正的同心圆性增生髓鞘是否可以被定义为一个正常的结构,还有待证实(图 19.8c)(Meier 和 Moll,1982;Madrid 和 Bradley,1975;Behse 等,1972)。一般来说,即使是最大的腓肠神经轴突,其周围也只有不到 200 个髓鞘层,但在一份报告中描述了 480 个这样的层状结构(Meier 和 Moll,1982)。然而,Yoshikawa 和 Dyck(1991)对"髓鞘增生"纤维仔细观察后认为(如图 19.8b),髓鞘层的增加是由于结间区髓鞘在横向或纵向折叠或轴突相对萎缩的结果。我们研究了许多髓鞘的腊肠样结构,但是由于太过脆弱不能很好进行研究,在这种情况下,我们无法找到一个髓鞘层保存完好的轴突(图

19.8c)来解决这个问题。

其他髓鞘的变化也可以看到。在髓鞘增生的纤维中,髓鞘常常显得有些破碎,并且可能存在明显的脱髓鞘碎屑和裸露的轴突(图 19.7,蓝色箭头)。可以看到洋葱球的形态,但通常不是主要特征(图 19.7,箭头)。在郎飞结上,一侧的髓鞘过度生长,并跨越到相邻的结间区,即所谓的结间区髓鞘化。一些研究者在每个结间区看到两个施万细胞核(Madrid 和 Bradley,1975)。在 HNPP(Yoshikawa 和 Dyck,1991;Jacobs 和 Gregory,1991;Hall,1994)中已经描述了未压缩的髓鞘,并且可能以扩大的髓鞘切迹(Debruyne 等,1980)的形式出现。这似乎是一个不寻常的发现,需要更深入的探究,因为即使专门寻找未压缩的髓鞘,大多数 HNPP 的超微结构也不会描述它(Verhagen 等,1993)。在我们的材料中,还没有观察到令人信服的例子。据报道,未压缩的薄片在正常和脱髓鞘、髓鞘再生的结间区内都可见(Yoshikawa 和 Dyck,1991;Jacobs 和 Gregory,1991)。

增生的髓鞘很脆弱,多种方式可破坏它,包括局灶性的髓内空泡、髓鞘分裂、颗粒状或囊泡状的髓鞘分解,有时甚至被完全破坏。这种情况在"不稳定髓鞘周围神经疾病"中不会出现(见前文第 19.2.5 节)。退化髓鞘的局灶集合通常位于完整的外部髓鞘层和轴突之间。

一些作者已经采用髓鞘腊肠样结构的大小作为区分 HNPP 与其他腊肠样周围神经疾病的标准。在 HNPP 中,腊肠样结构的宽度可达 40μm(轴突+增厚的髓鞘),纵向延伸长度为 30~300μm(Meier 和 Moll,1982;Behse 等,1972)。

有时,一个被折叠的髓鞘环或周围增厚的髓鞘可能会收缩,甚至消除内部的轴突。轴突可能显示增加的细丝和小管密度。单个纤维的连续横截面表明,轴突收缩区域的近端和远端可以恢复其正常直径(Behse 等,1972)。这可能是 Dyck 等推论的"脱髓鞘性内部绞杀"轴突变性机制的一个例子(1993)。

19.3.2.4 单纤维分离研究

通过单纤维分离研究,可以很好地显示出腊肠样周围神经疾病(图 19.10)。对髓鞘肿大的认识是最为充分的,同时对分布在结旁区还是结间区的认识也很充分(Drac,1989)。通常 25%~50%,但有时是 5%~82%

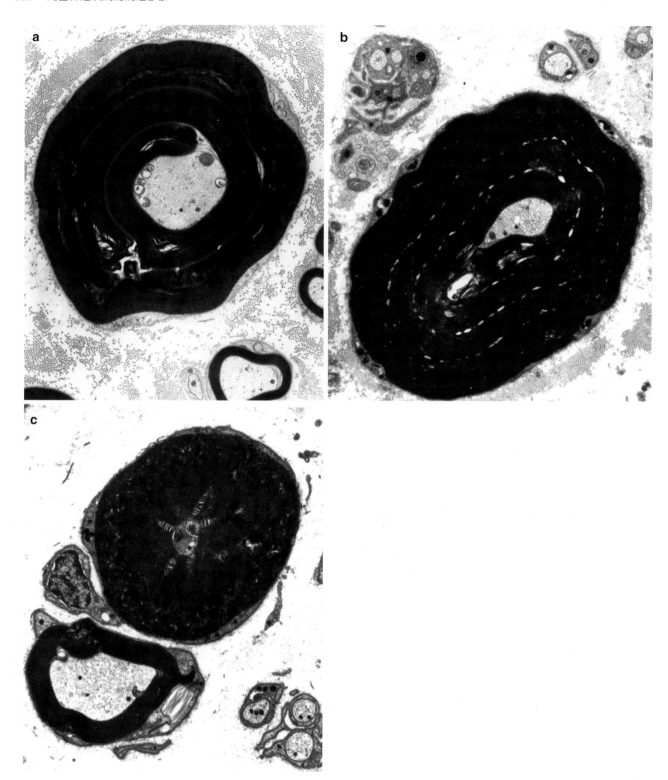

图 19.8 HNPP 的髓鞘增生。(a,b)中显示了"髓鞘增生",由螺旋冗余髓鞘环紧密形成的假性"髓鞘增生"纤维。(c)超微结构检查未能解释髓鞘增加这一性质。(a,5000×;b,6160×;c,6840×)

的结间区显示局灶性髓鞘肿胀（Madrid 和 Bradley，1975；Behse 等，1972；Verhagen 等，1993；Pellissier 等，1987；Drac，1989）。一个结间区可看到几个腊肠样结构，在一个研究中（Madrid 和 Bradley，1975）最多可以看到 6 个。单纤维分离研究也可提供节段性脱髓鞘和髓鞘再生的证据。

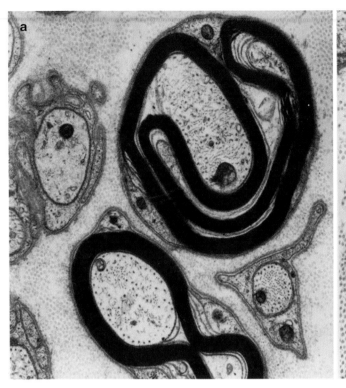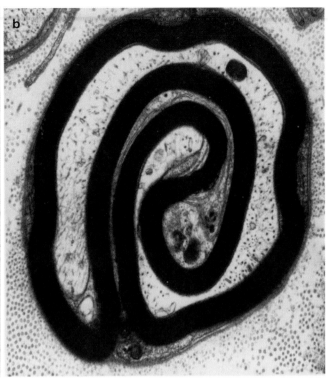

图 19.9 HNPP,冗余的薄髓鞘的外展和内折。注意(b)中不寻常的轴突结构,几乎是髓鞘的内折。(a,15 600×;b,18 000×)

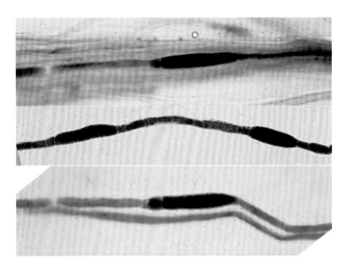

图 19.10 HNPP,单纤维的制备。本图显示了腊肠样结构和结间区髓鞘的再生。

19.3.2.5 不伴有腊肠样结构的 HNPP

并不是所有的 HNPP 患者都显示出腊肠样结构(Castaigne 等,1976;Earl 等,1964;Mayer 和 Garcia-Mullin,1968;Roos 和 Thygesen,1972;Pellissier 等,1987;Grossiord 等,1973;Lhermitte 等,1973;Attal 等,1975),虽然对一些病例和家系图的描述不太有说服力,但在

这些报告中往往没有进行电子显微镜检查、纤维活检和半薄甲苯胺蓝染色切片。这些发现包括完全正常的活检,有髓纤维的弥漫性丧失或非特异性节段性髓鞘变化。腊肠样结构的缺失和纤维丢失可能提示 HNPP 处于疾病晚期(Windebank,1993),但许多活检显示有腊肠样结构的患者,其症状已经持续了数十年(病例 19.1)。

19.3.3 发病机制

Madrid 和 Bradley(1975)已经讨论了可能形成 HNPP 的髓鞘肿胀机制,包括内折、外展和轴突系膜的分裂。这些研究者指出,在髓鞘形成过程中可以看到类似的结果,但是通常髓鞘重塑会产生正常的平滑髓鞘。HNPP 的形态学表现不是疾病所特有的,在其他脱髓鞘疾病中同样也可以看到,尽管并不那么明显。一个合理的假设是轴突向施万细胞发送调节信号的能力或施万细胞接收轴突信号的能力存在缺陷。

Yoshikawa 和 Dyck(1991)在 HNPP 中观察到未压缩的髓鞘,并有证据表明这种改变可能先于节段性脱髓鞘。有人提出,神经疾病可能是由膜蛋白或参与髓鞘压缩的脂质缺陷引起,Po 蛋白和髓鞘相关糖蛋白被认为是主要参与者。对 HNPP 中产生的髓鞘进行化学

和免疫组织化学分析显示没有组成异常，并且来自 HNPP 患者的施万细胞培养物与对照组相比没有显示特殊的特征(Federico 等,1989)。

1993 年，在 3 个家系中发现 17 号染色体缺失与 HNPP 强烈相关(Chance 等,1993)，并且随后在 HNPP 的家系和散发病例中证实了这一观察结果(Verhalle 等,1994;Roa 等,1993b;Reisecker 等,1994)。值得注意的是,被删除的区域似乎与通常在 CMT-1A 中重复的区域相同(见上文),使得 HNPP 患者中仅存在一个 PMP22 基因拷贝。尽管注意力集中在 PMP22 上,但这个缺失区域的其他基因或基因的缺失所带来的破坏可能导致疾病发生。最近报道,髓鞘蛋白 Po 蛋白中的突变导致具有 CMT-1 的临床特征和 HNPP 的组织学特征的周围神经疾病(Thomas 等,1994)。

19.3.4　鉴别诊断

局灶性髓鞘肿胀、髓鞘过度折叠和周围髓鞘过度增生都是非特异性改变,可见于 CMT-1、CMT-3、先天性髓鞘形成性神经疾病、IgM 副蛋白相关性周围神经疾病和不稳定髓鞘周围神经疾病。在非特异性周围神经疾病甚至没有神经疾病的患者中,这种改变也可以存在(Drac,1989)。然而,在 HNPP 系列综述中,不少于 5% 的患者,其结间区通常含有腊肠样结构(Drac,1989)。这比典型的 CMT-1 或 Dejerine-Sottas 综合征(见后文)或正常人(Drac,1989)发生这种变化的概率要高。神经活检中小于 1% 的结间区折叠或髓鞘肿大没有诊断意义(Drac,1989)。

越来越多的患者和家系已被描述,其中典型腊肠样周围神经疾病的组织学表现与非典型病史有关;提示 CMT (轴突或肥大类型)(Malandrini 等,1992;Madrid 和 Bradley,1975;Barbieri 1990;Gabreels-Festen 等,1992b;Thomas 等,1994),甚至 GBS (Joy 和 Oh,1989)。目前还不清楚这些是否为同一种疾病的表型变异,或者它们是否为完全不同的实体,具有非特异性反应。这些报道所描述的 CMT-1 弥漫性轴突损失的严重程度比 HNPP 更典型,髓鞘蛋白 Po 蛋白突变在一个病例中已经被确定(Thomas 等,1994),这表明至少其中一些案例代表 HSMN-1B 而不是 HNPP。

被 Gabreels-Festen 和 Gabreels(1993)称为"局灶性折叠髓鞘 CMT-1"患者的腊肠样结构具有与 HNPP 类似的大小,超微结构外观和频率也类似(见前文)。

然而,该类中的髓鞘形成减少,洋葱球形成,尤其是轴突丢失比在 HNPP 中更为突出。在临床上,区分两者并不难,如"局灶性折叠髓鞘 CMT-1"中,局部麻痹并不是特征,表型和电生理结果更为严重,并且常染色体显性遗传也不常见。

在 IgM 副蛋白血症性周围神经疾病中,通常与抗髓鞘相关糖蛋白的抗体活性相关, 有时可见与 HNPP 中所见相似的多余髓鞘折叠和高度髓鞘化 (Vital 等,1989)。稀疏排列而不是未压缩的髓鞘存在于 IgM 副蛋白血症性周围神经疾病中,可以只根据形态学进行区分,尽管在临床上将两者分开是没有困难的。

Said 及其同事在酒精相关的 "肢端营养不良"周围神经疾病(Said 等,1980)、尿毒症性周围神经疾病(Said 等,1983) 及患有巨细胞病毒性周围神经炎的艾滋病患者中描述了频繁、显著地在 HNPP 中出现的"香肠样"髓鞘肿胀(Said 等,1991)。然而,他们并没有提供这些肿胀的超微结构,其他工作人员没有报告这些数据,我们也从来没有观察过这些疾病患者的神经。

我们要强调的是,"腊肠样周围神经疾病"并不是 HNPP 的同义词。如果存在典型的腊肠样结构这一组织学特征,就可以更有把握地确诊为 HNPP,尽管目前还有一小部分患有慢性进行性周围神经疾病的患者仍然不确定其分类。分子遗传学应该有助于解决这个问题。然而,检测罕见的髓鞘形成或多余的髓鞘环几乎没有诊断作用。

19.3.5　遗传性复发性臂丛神经疾病 (遗传性痛性肌萎缩)

常染色体显性遗传的复发性臂丛神经疾病(遗传性臂丛神经疾病= IBPN)已有报道(Windebank,1993)。个别患者发作的症状与特发性臂丛神经炎的症状相同。非常严重的疼痛可能预示着几小时至几天的瘫痪发作。无力主要发生在上肢近端,但也可以发生于上肢远端、颅神经和下肢。此病是可恢复的,虽然这可能需要几个月的时间。这种疾病的分类是一个问题,因为它与 HNPP 有许多共同的特点。HNPP 患者可能伴有臂丛神经肌肉的发作性无力,IBPN 患者也可能出现下肢症状(Dunn 等,1978)。臂丛的压迫或牵引可能会诱发两种疾病的发作。遗传方式都是显性遗传,典型的发病年龄为二三十岁。尽管如此,大多数神经科医师可以依据临床和电生理学标准将两者分开 (Windebank,1993;Verhagen 等,1993),尽管存在异议 (Martinelli 等,1989)。麻痹性疼痛是 IBPN 一个几乎不变的特征,先前的感染和妊娠是常见的诱发因素。这些不存在于 HNPP 患者中。在对 HNPP 进行电生理学研究时,发现其存在弥漫性感觉运动性多发性神经疾病的证据(Behse 等,1972)。在 IBPN 中,大多数研究都指出只有臂丛神经受累(Windebank,1993),但并不是所有的研究都发现了这一点(Dunn 等,1978)。

IBPN 上的组织学资料很少,大概是因为在臂丛神经疾病中对腓肠神经进行活检似乎不合理。在梅奥诊所研究的 1 例病例中,臂丛神经检查和神经束的活检未发现异常(Windebank,1993)。Verhagen 等(1993)提到 2 例患者,其中腓肠神经活检同样未显示髓鞘的腊肠样结构。Arts 等(1983)在 2 例 IBPN 患者的神经活检和尸检中未发现髓鞘的腊肠样结构。这个数据表明,IBPN 是一个在组织学上与 HNPP 不同的疾病。

表现为家族性复发性臂丛病且神经活检中可见髓鞘腊肠样结构的几个家系已有报道(Martinelli 等,1989;Pou Serradell 等,1992)。这些患者患有无痛性肌病,在电生理检查中表现出弥漫性异常,因此可能代表了 HNPP 的选择性臂丛神经的侵犯。然而,Madrid 和 Bradley(1975 年)报告的病例 19.1 却是一个有着明显疼痛和无力症状的患者,而神经活检显示患者的神经组织中存在腊肠样结构。IBPN 位点已被定位到染色体 17q24-25,最近的遗传分析显示 IBPN 是由 SEPT9 基因(Hannibal 等,2009)的突变引起,该基因编码一个 septin 家族成员,参与胞质分裂和细胞周期控制。然而,在没有上述遗传异常的情况下,仍然有一部分家族患有 IBPN,表明其他相关基因的存在。

病例 19.1

这名患者在 12 岁时,出现了右肩部无力和疼痛。由于无力,他无法抬起手臂,随后出现肌肉萎缩。患者被诊断为小儿麻痹症。无力症状在几个月内逐渐好转。17 岁时开始出现右手垂腕,并在 6~12 个月内恢复。随后,患者症状恢复并能适应军队的训练强度。偶尔出现间歇性感觉异常,特别是出现尺神经感觉异常,在觉醒时更严重,在患者 30 岁时,疾病开始对生活产生影响:数分钟的压力会导致数分钟至数小时的麻木和刺痛。在跷二郎腿之后,他经常会出现数分钟行走困难的现象。在 38 岁时,患者突然出现左肩带疼痛和无力,最终诊断为臂丛神经炎。虽然开始时出现了手臂外展受限和明显萎缩,但最终完全康复。在 43 岁时,患者因对称性手足无力和笨拙来神经科就诊咨询。

患者没有兄弟姐妹,但自述两个儿子是正常的。患者自述他的父亲有"手部麻木"和手部肌肉萎缩。神经系统检查表现为正常的肌肉体积,正常的力量,正常的反射,以及在右尺神经分布区域的感觉减退。

神经传导研究显示,右侧尺神经在肘部存在传导速度减慢,右侧正中神经在手腕处传导速度减慢,右侧腓总神经在腓骨小头处传导速度减慢。所有 F 波的潜伏期都延长了。前臂尺神经和正中神经的运动传导速度处于正常值下限,腓骨小头下方的腓总神经明显减慢为 33m/s。感觉传导速度减慢,并伴波幅下降。随后检查患者的儿子没有发现异常,但在一些易受压部位发现传导速度减慢。

活检证实了 HNPP 的临床诊断。随后患者进行了双侧腕管松解和右侧尺神经的移位手术,结果他的手部症状和功能得到明显改善(以上临床资料由 P. Ashby 博士提供)。

19.4 CMT-2

19.4.1 临床表现

轴突型 CMT(2 型)(CMT-2)是典型常染色体显性 (50%~70%)遗传的轴突病变,显示运动神经传导速度为 38m/s 或更快,也存在 25%~50% 的散发性和 5% 的隐性遗传(Harding 和 Thomas,1980c;Bouche 等,1983;Berciano 和 Combarros,1990)。分离分析表明,25% 的散发病例是隐性的,其余为新的显性突变(Harding 和 Thomas,1980c)。利用遗传分析可知,常染色体显性遗传的 CMT-2 现已鉴定出 19 个基因缺陷,常染色体隐性遗传的 CMT-2 现已鉴定出 5 个异常基因。其患病率约为 CMT-1 和 CMT-2A 的 1/3;其最常见的形式(20% 的 CMT-2)与 Mfn2(线粒体融合蛋白 2 基因)的错义突变有关。Mitofusin(Mfn2)是一种线粒体膜蛋白,参与哺乳动物细胞线粒体融合和丙酮酸、葡萄糖和脂肪酸的氧化,其缺陷最终导致线粒体膜电位降低。实验数据支持 Mfn2 的功能丧失是通过损害沿轴突传递的能量产生引起轴突病变这一概念,这可能反映了线粒体与内质网异常结合的现象(Pich 等,2005)。尽管临床症状较轻(末梢神经未扩大),疾病发展较晚(平均发病年龄 20 岁),2A 型 CMT 在临床上与 CMT-1 类似,较少出现上肢(尤其是双手)的症状,共济失调较轻,腱反射消失,感觉丧失。RAB7(小 GTP 酶晚期内体蛋白)基因中的突变引起 CMT-2B,该病主要累及感觉神经,且可能会并发慢性足部溃疡和截肢(Lawson 等,2005)。CMT-2D 型与 GARS(甘氨酸 tRNA 合成酶)基因突变有关,出现上肢萎缩和无力,伴有相应的感觉障碍;较少出现下肢的症状(Lawson 等,2005)。NEFL 基因中的突变与轴突病变相关并被命名为 CMT-2E。这种情况是根据不同严重程度和感觉共济失调进行分类的。NCS 可能会显示正常值或传导速度轻微减慢。令人感兴趣的是病理学研究结果揭示了具有变薄的髓鞘和含有混乱的神经丝聚集体的巨型轴突的存在(Pareyson 等,2013)。

以常染色体隐性遗传的方式遗传的 CMT-2 被称为隐性遗传的 CMT(AR-CMT)。LMNA(层粘连蛋白 A/C)基因隐性突变是 AR-CMT-2(以前称为 CMT-4C 和 CMT-2B1)中轴突病变的原因。是否存在伴 X 连锁遗传尚不清楚(Hahn,1993;Dyck 等,1993)。临床表现与 CMT-1 类似。虽然在头 10 年发病和可触及的神经可以提示神经肥厚,但没有临床特征能明确区分两者。萎缩、无力和腱反射变化分布可能是有帮助的(Hahn,1993)。与 CMT-1 一样,检查"正常"家庭成员是至关重要的,因为这种疾病可能无症状。

儿童期发病的患者受到的影响更为严重,常导致成年后的无力(Ouvrier 等,1981;Gabreels-Festen 等,1991)。这些遗传方式大多数可能与显性遗传的 CMT-2 不同。从 29 例儿童期发病和严重临床病程的患者来看(Gabreels-Festen 等,1991;Ouvrier 等,1981),只有 3 例有显性遗传模式,8 例同样受影响的兄弟姐妹和正常父母提示隐性遗传,大部分是散发性的。

神经传导研究通常是明确区分 CMT-2 与 CMT-1 的基础,但很少有传导速度减慢的情况,这大概是由于选择性的、有时非常严重的大的(快传导)有髓纤维丢失(参见后文)。传导速度通常正常或接近正常,波幅下降表明轴突丢失。肌电图显示慢性去神经支配的变化。CMT-2 已经由 Hahn(1993)、Dyck 等进行回顾(1993)和遗传分析(Rossor 等,2013;Saporta 和 Shy,2013;Sagnelli 等,2013;Tazir 等,2013;Vallat 等,2013)。

19.4.2　病理变化

有几个大样本的 CMT-2 活检(Behse 和 Buchthal,1977;Gherardi 等,1983;Ouvrier 等,1981;Berciano 等,1986;Gabreels-Festen 等,1991)。

19.4.2.1 光学显微镜

在组织学上,这种疾病表现为在腰骶部的前角和脊神经节一些神经元的丢失,以及股薄肌束中的神经束退化。在周围神经中,最常见的主要是慢性轴突损失影响大的有髓纤维,导致轴突萎缩。轴突直径/髓鞘厚度比率增加,再生丛丰富,没有肥大。神经内膜水肿和束状扩大不是 CMT-2 活检的特征,偶尔会看到神经束的萎缩。在病程较长的病例中,突出的是纤维化。髓鞘纤维的数目通常比同等病程的 CMT-2 显著减少,大的有髓纤维选择性丢失更多。在常染色体显性的成人病例中,无髓纤维的数量减少或仅轻微减少,但在隐性/散发性的儿童病例中可能会显著减少。由于出现再生丛,对轴突数目的解释是困难的。在隐性和婴儿发病形式中,有髓纤维的丢失可能非常严重,通常没有超过 6μm 的轴突剩余(Gabreels-Festen 等,1991)。在极端情况下,所有剩余的有髓纤维都在 0.6~1.8μm 直径范围内。尽管轴突损失严重,沃勒变性是罕见的,即使在更严重的隐性童年起病的病例中也是如此。

与 CMT-1 相反,显性 CMT-2 再生丛出现的频率相当高,为 20~400 个/mm²(正常值<20 个/mm²)(Gherardi 等,1983;Behse 和 Buchthal,1977)(图 19.11a-d;d,箭头所示)。也可用"再生丛"来描述,即测量每千个有髓纤维中再生丛的数量,在显性 CMT-2 中该值为 2.4 到 38(Ouvrier 等,1981;Gherardi 等,1983;Gabreels-Festen,1991),正常成人中小于 2,通常为 0[从 Gherardi 等(1983)Behse 和 Buchthal(1977)的数据推断]。在 Gabreels-Festen 等(1991)和 Ouvrier 等(1981)描述的严重隐性或散发的儿童病例中,通常没有看到再生丛。例外的是一个常染色体显性遗传病例(Gabreels-Festen 等,1991),其再生丛占比为 8.1。有趣的是,随着疾病持续时间的增加,更远端的神经团簇数量减少。这可能是因为远端轴突"更差"而且再生能力较差(Berciano 等,1986;Gherardi 等,1983)。

薄髓纤维的数量不定,但是对于不被认为具有脱髓鞘成分的神经疾病而言可能非常明显。纤维活检可能表现出高于正常值的节段性髓鞘改变的增加，并且推测这些是继发于轴突萎缩（Berciano 等，1986；Dyck 等，1993）。

19.4.2.2 电子显微镜

即使通过超微结构观察，CMT-2 中也未见或罕见分化良好的洋葱球。在这些情况下，它们的存在可能代表继发性脱髓鞘或"假"洋葱球（Tome 等，1979；Hahn，1993）。后面的解释也可能说明存在不寻常的细髓鞘。在有髓和无髓纤维中可见非特异性轴突改变（Vital 等，1979；Julien 等，1988；Yasuda 等，1990；Hahn 等，1990），但不是主要特征。

在具有典型 CMT-2 神经系统特征的家系中，有一些具有心肌病证据的患者，据报道神经丝大量聚集性累积而导致出现巨大的轴突肿胀，类似于六碳中毒（第 18 章）和隐性/散发性巨轴突神经疾病（Vogel 等，1985）。Hahn 等描述的伴 X 连锁遗传家系（1990）具有典型的 CMT-2 特征，支持伴 X 连锁遗传的轴突 CMT-2 存在。

19.4.3　发病机制

各种形式的 CMT-2（Rossor 等，2013）遗传学表明存在多种发病机制，从变化的线粒体和基于线粒体的轴突/施万细胞代谢到轴突细胞骨架、内分泌功能等多种发病机制。尸检和纤维活检研究支持伴轴突萎缩的远端轴突病变是根本的致病机制（Berciano 等，1986；Yasuda 等，1990；Dyck 等，1993）。

19.4.4　鉴别诊断

单个来讲，CMT-2 的组织学结果是非特异性的。然而，活检显示髓鞘纤维弥漫性丢失，大纤维相对选择性地受累，无活动性变性，以及明显的再生丛形成，即高度提示此病。理论上，在其他病程较长的周围神经疾病如糖尿病、慢性肾衰竭或持续时间长的毒物作用下可能会出现类似的情况，但根据我们的经验，这些周围神经疾病总是表现出一定程度的活动性（沃勒）变性，这样就可以排除 CMT-2 的诊断。

19.5　常染色体显性遗传的中间型 CMT

根据双峰的神经传导速度的分布特征，将 CMT 分为轴突型和肥大型（Dyck 等，1993；Buchthal 和 Behse，1977）。如上所述，这通常与组织学结果密切相关：CMT-1 中存在洋葱球，但没有再生丛，而 CMT-2 则相反。然而，Madrid、Davis 和 Bradley（Bradley 等，1977）发现了"中间型"CMT 患者的临床、电生理和组织学证据。最显著的特点是运动传导速度在 25~45m/s 范围，活检显示洋葱球和再生丛的共存，以及活跃的轴突变性的超微结构。其他研究者也发现神经传导速度（Brust 等，1978）和组织学观察（Rossi 等，1985；Gherardi 等，1983）并不总是支持简单的分为轴突型和肥大型。我们曾经偶然对遗传性周围神经疾病患者进行了活检，发现同时存在洋葱球和失神经支配的区域（图 19.12 和图 19.13）。然而，据报道，Madrid 及其同事（1977 年）所做的"中间型"活检显示"不罕见"的活动性轴突变性和轴突超微结构异常，这是一个我们从来没有在任何 CMT 患者身上观察到的现象，如果没有其他叠加疾病，我们不会考虑此诊断。在 CMT-1 或 CMT-2 中，即使在婴儿和儿童期发作的严重轴突病例中，粗大神经的活检也没有显示明显的活动性轴突变性（Ouvrier 等，1981；Gabreels-Festen 等，1991）。

这些患者的遗传分析已经确定了显性基因缺陷（DNM2、YARS、MPZ、INF2、GNB4）和隐形基因缺陷（GDAP1、KARS、PLEKHG5），涉及多种靶向基因的不同基因缺陷（Rossor 等，2013）。

在 1 型和 2 型中，常染色体显性 CMT 的电生理学和组织学分型之间存在极好的相关性（Buchthal 和 Behse，1977），但是极少数例外（Harriman 和 Currie，1979；Gherardi 等，1983）。有明显突出的洋葱球的组织活检可能来自传导速度大于 38m/s 的患者，相反，传导速度明显减慢的患者可能出现轴突 CMT 的组织学图像。后者可能是由于轴突的严重丢失，特别是大的有髓纤维轴突丢失，导致存活的神经纤维传导速度变慢。前者中的一些可能属于"中间型"，或者可能代表病理上运动神经和感觉神经脱节。

19.6　CMT 相关的早发性脱髓鞘神经疾病

大多数围生期早发性遗传性周围神经疾病表现为脱髓鞘表型（58%），运动神经传导速度减慢，表明脱髓鞘或髓鞘缺失（Baets 等，2011）。早发性遗传性多

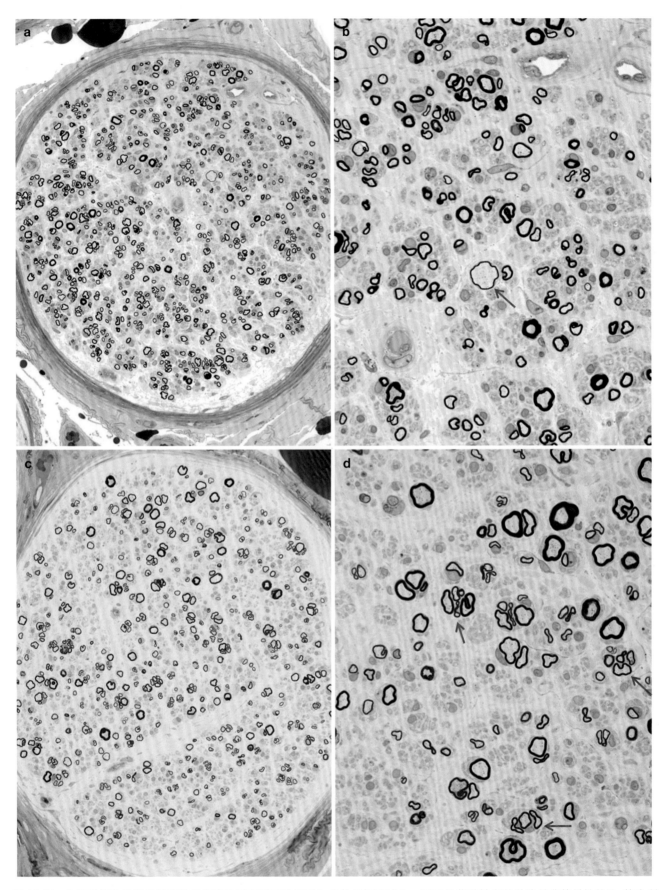

图 19.11　2 例遗传性轴突性周围神经疾病显示有髓纤维和再生丛数量轻度减少。罕见的薄髓轴突的肿胀是非特异性的(b,箭头所示)。一个有着 18 年病程的 28 岁显性遗传 CMT-2 女性患者的活检(a,b)。(c,d)显示了一位 58 岁女性患者的活检,患者是显性遗传性轴突神经疾病并伴有痉挛性下肢截瘫,可能是 CMT-5。注意再生丛(d,箭头所示)。(1μm 厚切片,a,c,400×;b,d,1000×)

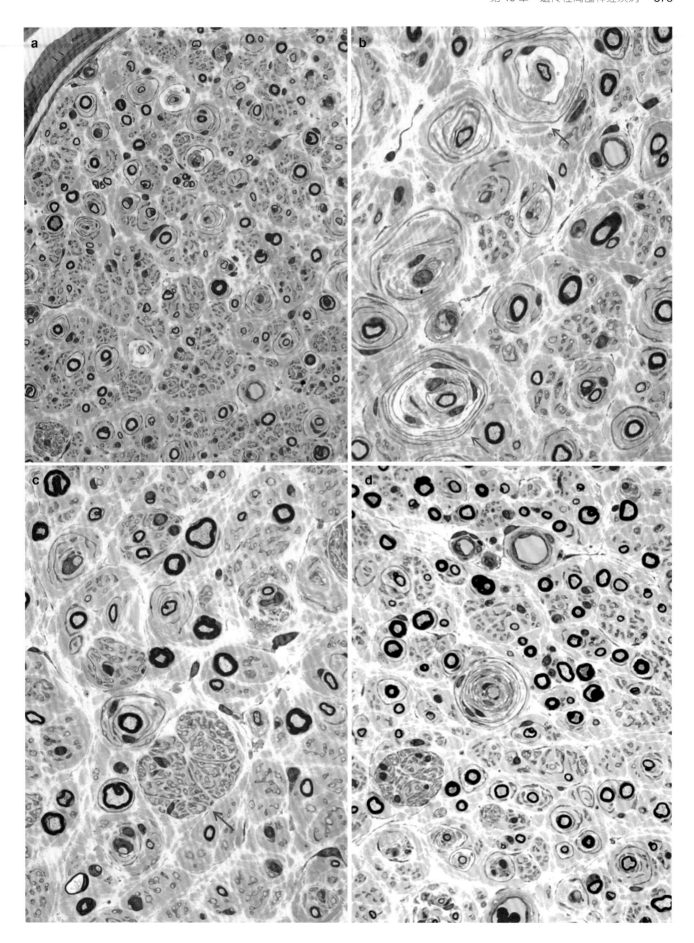

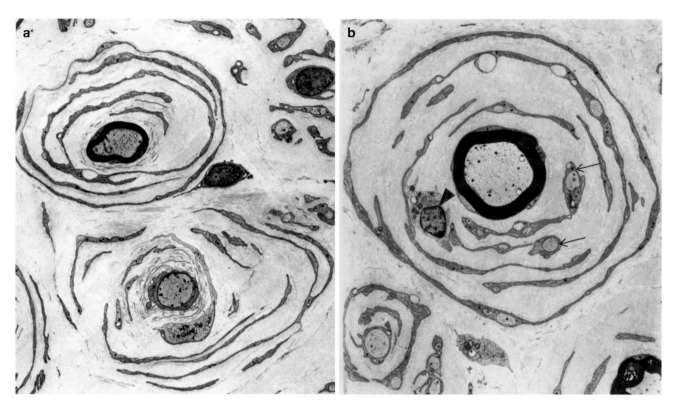

图 19.13　"中间型"CMT 中洋葱球形态的变化。中央轴突被短的多余基底层包围,一个裸露,一个有薄的髓鞘(a)。在(b)中,中央纤维是有髓鞘的,并且可以看到在洋葱球环的施万细胞中的微轴突(箭头所示)。洋葱球内淋巴细胞(三角箭头所示)的意义不确定,否则就没有炎症。图 19.12 的情况相同。(a,3360×;b,4080×)

发性周围神经疾病并不是一个单一的疾病,而是代表了广泛且异质的临床和遗传疾病谱,包括多个基因中的显性和隐性突变(Baets 等,2011)。有几个因素妨碍了对先天性周围神经疾病的分类尝试,其中包括单基因异常可导致多种不同严重程度的表型,单一表型可能由不同基因突变引起,相同的表型可能由新生显性突变或隐性突变引起。许多患有早发性先天性周围神经疾病的患儿在多次测试后仍然没有明确的诊断(Yiu 和 Ryan,2012;Baets 等,2011)。对于目前的胎儿期和婴儿期脱髓鞘性周围神经疾病的分类,可参考 Yiu 和 Ryan(2012),Landrieu 和 Baets(2013)及 Baets 等(2011 年)。

先天性髓鞘减少性周围神经疾病 (CHN),也称 CMT-3 的 Dejerine-Sottas 病(DSD)和 CMT-4(也称为常染色体隐性 CMT-1),是胎儿期和婴儿期脱髓鞘性 CMT 的发病形式。大多数早发型周围神经疾病的婴儿可能会表现出两种表型之一。第一组是真正的先天性的,其特点是围生期出现肌张力下降、肌无力、关节挛缩、呼吸功能不全、神经传导减慢至 6~12m/s 或更低(Ouvrier 等,1987;Benstead 等,1990),这些患者发育迟缓。第二个也是最常见的类型,在新生儿期之后,婴儿期出现了运动迟缓和足部畸形,并且进入成年期后缓慢发展(Yiu 和 Ryan,2012)。

先前命名为 CMT-III(CMT-3 和 DSD)的 Dejerine-Sottas 综合征是 CDN 的第一个也是最明确定义的一个亚组;然而,它却与 CHN 在临床和病理学表现上大量的重叠。分子遗传学显示,两者实际上都处于 CMT-1 疾病谱的最末端(Landrieu 和 Baets,2013)。值得注意的是,Dejerine 和 Sottas 最初报道的两个姐弟中,一个在婴儿期发病,另一个在 14 岁时发病(Dyck 等,1993)。

Dejerine-Sottas 和 CHN 是复杂的遗传性综合征

图 19.12　"中间型"CMT。一名遗传性周围神经疾病的 30 岁女性,神经传导速度轻度降低,遗传方式不确定。显示了不均一的病理改变模式(a)。虽然有些纤维是正常的,但其他则表现为典型或巨大的洋葱球(b,箭头所示)或大的失神经支配带(c,箭头所示)或两者都有(d)。(1μm 厚切片,a,400×;b-d,1000×)

(Gabreels-Festen,2002),已报道为散发型或常染色体隐性遗传。它们至少涉及 3 种不同基因(*EGR2*,*PMP22*,*MPZ*)新型显性突变,且与 *EGF2* 和 *periaxin* 基因中的隐性突变有关。CMT-3 是一种严重的早发性肥大型多发性神经疾病(两岁以前发病),患者出现运动发育迟滞,此病是一种进展性和致残性的临床病理过程,其中一半患者活不过 10 岁并需要借助轮椅生活(Dyck 等,1993;Anderson 等,1973;Ouvrier 等,1987;Guzzetta 等,1982;Weller,1967)。大多数患者周围神经疾病明显,脑脊液蛋白升高,运动神经传导速度低于 6~12m/s。在 DSS 和 CMT-1 之间存在临床和电生理学重叠,因为它们来自相同组基因的突变。尽管 DSD 中的残疾程度比 CMT 更为严重,但现在许多人把 DSD 归类于 CMT-1 组中。

19.6.1　光学显微镜

神经活检可见大量洋葱球,内皮细胞纤维化轴突减少,特别是髓鞘减少。根据轴突直径推测,许多应有髓鞘的纤维缺乏髓鞘或表现为不成比例的薄髓纤维

(图 19.14a,b)(Guzzetta 等,1982)。组织学特征使人联想到显性遗传的 CMT-1,但更严重的是神经增粗、洋葱球形成和轴突丢失(图 19.14)。多达 50%的结间区在横截面上表现为脱髓鞘,在单纤维分离分析时更显著(Dyck 和 Gomz,1968 年;Dyck 等,1970,1971b;Ouvrier 等,1987 年)。尽管轴突大量丢失,但含有髓鞘碎片的巨噬细胞并不常见。然而,明显可见的是,当轴突外还有髓鞘时,无论轴突大小如何,髓鞘总是非常薄(图 19.14 和图 19.15)。有髓轴突的数量减少,有时严重减少,直径明显变小。年龄大致相同的患者中,在常染色体显性遗传的 CMT-1 和 DSS 中观察到的轴突损失的程度可以有重叠(Ouvrier 等,1987)。无髓轴突数量似乎是正常的,但随着有髓轴突直径变小和脱髓鞘,可能难以与小的无髓鞘轴突区分开来。

19.6.2　电子显微镜

洋葱球是一个突出的特点,而且可能占很大的比例。髓鞘板层是由施万细胞及冗余的基底膜组成(图

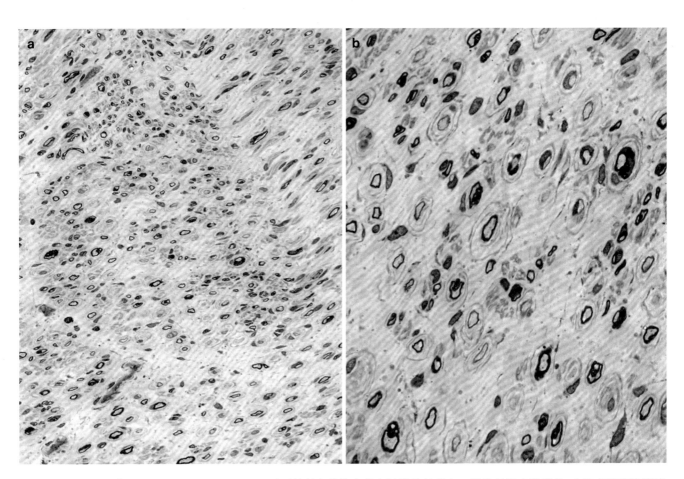

图 19.14　CDN-经典 Dejerine-Sottas(CMT-3)。显示不是所有的轴突都有髓鞘并且很大一部分是没有髓鞘的,也没有见到脂质碎片。薄的洋葱球较突出(b)。(1μm 厚切片,a,400×;b-d,1000×)(Tissue courtesy of Dr.V. Jay,Toronto)

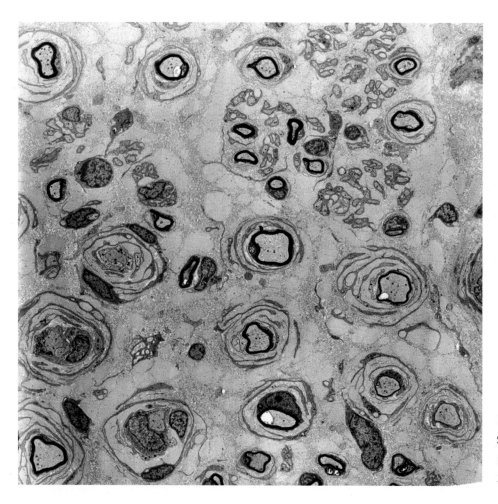

图 19.15 CDN－经典 Dejerine-Sottas。低倍镜视图显示缺乏完整的髓鞘和许多含有脱髓鞘和髓鞘再生纤维的洋葱球。（1800×）

19.15 和图 19.16a）。髓鞘形成减少,不论直径大小,每个髓鞘化的轴突只有 10~20 个髓鞘片层(Dyck 等,1971a)。Ouvrier 等(1987)报道,这一致认为在形态学上可区分常染色体显性遗传的 CMT-1 和 CMT-3：在 10 例儿童发病的 CMT-1 中,G 比率(见第 3 章)低于 0.69,而 6 例 Dejerine-Sottas 的 G 比率高于 0.81。施万细胞内可能出现髓鞘碎片。已经报道胶原蛋白和失神经支配的施万细胞带轻度增加，是轻度无髓鞘轴突损失的敏感指标(Ouvrier 等,1987)。

19.6.3 发病机制

由于 PMP 重复突变和点突变也与 CMT-1A 相关(见前文)，显然临床和组织学表型取决于其他因素,可能是基因突变位点。已经在符合 DSS 临床或组织学标准的患者中发现了髓鞘蛋白 Po 中的突变(Hayasaka 等,1993d;Himoro 等,1993)。其中一个突变发生在 Po 的跨膜结构域中,另一个在细胞外可变的免疫球蛋白样区域中。在一个病例中,这些研究者发现 Po 在外周髓鞘中的数量是正常的(Tachi 等,1994)。与 PMP22 突变一样,Po 的突变也与 CMT-1 表型相关(参见前文：CMT-1B)。

19.6.4 伴有基底膜洋葱球的 CMT Ⅲ 型 (CMT-3 BLOB)

提出伴有基底膜洋葱球的 CMT Ⅲ 型(CMT-3 BLOB)的是 Gabreels-Festen 和 Gabreels(1993)。他们的文献综述确定了约 30 个这样的病例(Harati 和 Butler,1985;Joosten 等,1974;Lutschg 等,1985;Balestrini 等,1991;Ono 等,1982;Moss 等,1979;Vital 等,1987;Vallat 等,1987;Lyon,1969;Boylan 等,1992;Guzzetta 等,1982;Kennedy 等,1977)。最常见于出生时或婴儿期发病,其严重程度不一,可以出现关节挛缩,也可进展至成年后出现中度残疾。传导速度通常低于 6m/s。因此,这些患者在临床上与之前讨论的典型 DSS 综合征是不一样的。

19.6.4.1 病理学

光镜检查下可见神经束增粗,神经内膜基质增多

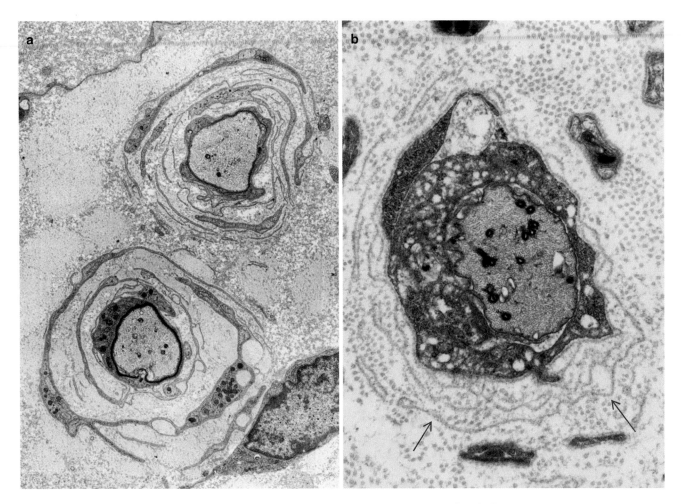

图 19.16　CDN-典型 Dejerine-Sottas。(a,b)基底层的环形成这些洋葱球最显著的部分。(a,7500×;b,10 000×)

(Joosten 等,1974)。仅少数有髓神经纤维仍然存在,但轴突减少并没有那么迅速,因为神经束中大部分轴突是脱髓鞘的。在各种病例报告中,轴突数量可以大幅减少(Gabreels-Festen 和 Gabreels,1993),也可以相对保存完好(Harati 和 Butler,1985;Boylan 等,1992)。大的轴突似乎受影响更严重。

超微结构检查可见髓鞘减少,有时可能是未压缩的。具有特征性的发现是,许多轴突,无论是否有髓鞘,都被基底膜环状环绕(图 19.16b,箭头所示),很少或没有经典的洋葱球结构。在外围可能会发现很薄的施万细胞层。有时施万细胞并不完全围绕在裸露的轴突外面,并且轴突与基底膜相邻而不介入施万细胞的细胞质。可以看到罕见的再生丛,以及罕见的冗余髓鞘折叠。已经报道了在一些完整轴突存在时仍有髓鞘碎片和活动性脱髓鞘的情况 (Joosten 等,1974;Balestrini 等,1991;Moss 等,1979;Lyon,1969;Kennedy 等,1977)。

19.6.4.2 讨论

CMT-3 BLOB 和典型的 DSS 具有许多相同的特征,包括常见的发病年龄、疾病的严重程度、相似的遗传模式、非常缓慢的神经传导速度、频繁的脱髓鞘和显著的髓鞘减少。主要的区别似乎是大量的基底膜洋葱球。然而,这些也出现在"典型"DSS 中(Dyck 和 Gomez,1968;Ouvrier 等,1987),这种差异似乎只是程度上的差异。BLOB 也是 CMT-4A 和 CMT-4C 的一部分,具有 GDAP1(神经节苷脂诱导的分化相关蛋白 1)和 SH3TC2 基因缺陷。许多研究者 (Dyck 等,1993;Ouvrier 等,1987)无法识别两组不同的 Dejerine-Sottas 综合征患者。

19.6.5　伴基底层洋葱球的 CMT-1

Gabreels-Festen 及其同事建议描述一组明显有 BLOB 的患者,但是这些患者在组织学上与前面提及

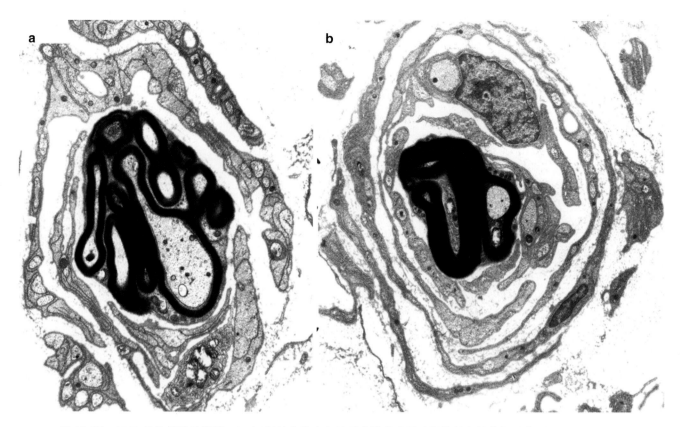

图 19.17　CDN–局灶折叠的髓鞘。(a,b)以轴突为中心的两个洋葱球显示髓鞘复杂的外部冗余环。(a,b,7500×)

的两组有区别，因为其髓鞘异常较轻微(Gabreels-Festen 等,1992a;Gabreels-Festen 和 Gabreels,1993)。这些研究者在文献中发现了几个类似的情况(Meier 等,1976;Nordborg 等,1984;Smith 等,1980)。临床上，患者的临床症状介于典型的 Dejerine-Sottas 综合征和 CMT-1 之间。传导速度通常在 10~30m/s 范围内。所有报道的病例都是散发性或常染色体隐性遗传。CMT-1A 突变检测阴性 (Gabreels-Festen 和 Gabreels,1993)，但可能与 CMT-4A 和 CMT-4C 组有重叠,这些组有 GDAP1 （神经节苷脂诱导的分化相关蛋白 1)和 SH3TC2 基因缺陷。

　　活检可能显示神经内膜间质水肿。有髓纤维密度减少，但无髓纤维相对保留。经典的洋葱球体积小，且数量比 BLOB 少。偶尔出现髓鞘腊肠样结构。纤维活检显示节段性髓鞘变化，没有活动性轴突变性的迹象。在图像上与 Dejerine-Sottas 的最大区别点在于脱髓鞘轴突少见，没有类似于 DSS 的低髓鞘形成。测量时,G 比率在 0.64~0.77 的范围内。

　　Nordborg 等(1984)的报告显示，无髓神经纤维轴突内有层状包涵体，并在有髓神经纤维较少出现，同时伴有频繁的髓鞘再生。

　　由 Gabreels-Festen 及其同事(Gabreels-Festen 等,1990) 提出了另一种形态学异常的 CDN 变体，称为"具有灶性折叠髓鞘的常染色体隐性 CMT(FFM)" (Barbieri 等,1994;Lutschg 等,1985;Routon 等,1991;Vital 等,1987;Ouvrier 等,1990 病例 14.3;Nordborg 等,1984)。Umehara 等在 1993 年描述了一种显性遗传的具有过度折叠的髓磷复合体的运动和感觉周围神经疾病病例。患者出生时出现症状，或出现在第一年内，病情缓慢进展。有的患者病情进展为行动力丧失，需要坐在轮椅上，而其他患者在成年后仍保留较好的行走能力。神经传导速度高于 10~12m/s，而低于 10~12m/s 的界限则通常划定为 Dejerine-Sottas 综合征。脑脊液蛋白通常是正常的。

19.6.5.1 病理学

　　显微镜检查可见两类轴突。许多轴突的髓鞘很薄或者没有髓鞘，并且 G 比率常在 DSS 的范围内。第二类轴突被折叠的冗余髓鞘环或有增生的髓鞘包绕，偶尔有变性迹象。有洋葱球的形成及其数量似乎与患者年龄成正比。在成年患者中，洋葱球更常见，可能达到较大的体积，并经常出现失神经支配。可以看到经典的 OB 和 BLOB。有髓鞘的轴突这一类在年轻的患者中更常见,并且随着年龄的增长数量开始出现下降,大的有髓轴突的数量减少更为严重。可能会看到髓鞘碎片。无髓鞘轴突通常是没有损伤的。纤维活检表明,在 50%~75%的结间区髓鞘中是存在"腊肠样结构"的。

19.6.5.2 讨论

即使在最年轻的患者中,发现冗余的髓鞘环和外展的洋葱球也可能提示髓鞘形成这一主要缺陷(Gabreels-Festen 等,1990)。这种情况下看到的髓鞘腊肠样结构通常比 HNPP 中描述的要小,但是有重叠的情况。然而,灶性折叠的髓鞘也是 CMT-4 综合征中伴有 MTT2、PRX、FGD4 和 MPZ 基因突变的 CHN/DSD 的一部分(Yiu 和 Ryan,2012;Tazir 等,2013)。Nordborg 等报道的 9 例病例(1984)似乎都显示出非常明显的基底膜洋葱球和冗余的髓鞘环。

19.6.6 脱髓鞘的 CMT-3

已经描述了几例周围神经近乎或全部脱髓鞘的病例 (Hakamada 等,1983;Seitz 等,1986;Routon 等,1991;Charnas 等,1988;Kasman 等,1976);这代表了周围神经脱髓鞘最严重的形式。这些患者常常有多发性关节挛缩、颅神经异常,并且寿命较短。活检通常显示轴突数目减少,但轴突形态正常。组织学标志是几乎所有轴突的髓鞘都缺失,一些可能有髓鞘板层。没有看到洋葱球的形成和髓鞘碎片。对出生 4 天和出生 1 个月的患儿进行活检 (Seitz 等,1986;Hakamada 等,1983),显示髓鞘已经缺失,没有碎片。这些情况可能代表轴突不能形成髓鞘(Charnas 等,1988)。这是由于施万细胞或轴突缺陷尚不清楚,尽管存在一些证据表明可能是后一种情况(Sahenk 等,1991)。先天性髓鞘减少症的患者有 MPZ 和 EGR2 基因缺陷(Warner 等,1996,1998)。2012 年 Funalot 等报道了一种患有先天性无髓鞘周围神经疾病的患儿 EGR2 增强子(髓鞘施万细胞成分)的纯合缺失。

19.6.7 对分类的重新考虑

不能过分强调 CHN 病理学的复杂性和重叠与至少 4 种不同基因(EGR2,PMP22,MPZ 和 PRX)的基因缺陷不完全一致。在某些情况下,分离是以腓肠神经病理学为基础的,CHN 中缺少活跃的髓鞘分解和不常

见的洋葱球,以及 DSS 中存在脱髓鞘或髓鞘再生和洋葱球,这意味着 CHN 代表先天性髓鞘形成障碍和 DSS 代表异常脱髓鞘和随后的髓鞘再生(Balestrini 等,1991)。

我们从 Gabreels-Festen 和 Gabreels(1993)提出的一个基于组织分类的方法讨论了 5 组(上面的 A–E)在发病年龄、遗传方式和传导速度快慢等方面存在重叠的疾病。A 组和 B 组之间存在很多共同点,D 组也出现明显的髓鞘减少和基底膜洋葱球增加。一个患者的神经活检显示,在 4 个月时出现近端髓鞘缺失(E 组)和基底膜洋葱球在 1 年后发生退变(B 组)(Ulrich 等,1981)。从一个组织病理学组到另一个组织病理学组的演化,是质疑这种组织病理学分类识别能力和组合特定遗传基因缺陷能力的一个有力论据。组织学图片可能简单地根据施万细胞制造或维持髓鞘的能力和成熟因子的变化而变化。局灶性髓鞘折叠的意义也不清楚。在 Nordborg 等报道的患者中证实了 C 组和 D 组之间的重叠(1984)。最后,典型的 CMT-1 可能显示局灶性冗余的髓鞘和基底膜洋葱球,尽管这些是罕见的特征。

总体而言,我们不认为上述亚组在临床或组织学上有足够明显的差异来考虑作为单独的疾病。对这组患者进行回顾得出的结论是,非常明显的基底层洋葱球,严重的髓鞘减少以及频繁的髓鞘内折或外展,提示非显性遗传,这对于散发性的遗传分类是有用的。

19.7 CMT-4(Charcot-Marie-Tooth 4 型)

常染色体隐性 CMT-1 通常被称为 CMT-4。这是一种常染色体隐性的罕见周围神经疾病,其中一些在北非更为普遍(Parman 等,2004)。

CMT-4A 的患者在 2 岁之前就出现了运动发育的延迟,出现无力并最终导致需要依赖轮椅。CMT-4A 由编码细胞膜蛋白的 GDAP1(神经节苷脂诱导的分化相关蛋白 1)基因突变引起。神经活检显示髓鞘纤维密度严重减少和髓鞘形成减少,并且在一些报道(参见上文)中,存在包含多余的基底层洋葱球,被称为"基底膜洋葱球"。

CMT-4B 构成异质性患者组,是一组常染色体隐性遗传的运动和感觉周围神经疾病,伴局部折叠的髓

鞘。在患儿两三岁时出现症状,伴有严重的远端和近端周围神经疾病,随后病情出现进行性恶化,导致患者需要依赖轮椅并最终早逝。一个显著且扩散的病理表现包括不规则的冗余环和髓鞘的折叠。CMT-4B1患者的 MTMR2(肌管蛋白相关蛋白 2)基因发生突变,运动神经传导速度明显降低,通常低于 12m/s(Gabreels-Festen 等,1992b)。CMT-4B2(Young 和 Suter,2003)是由 MTMR13/SBF2(肌管蛋白相关蛋白-13/组结合因子 2)基因突变所导致的。

致残性脊柱侧弯和儿童期脱髓鞘性感觉运动性周围神经疾病是 CMT-4C 疾病的一种,它与未定性的转录本 K1AA1985(染色体 5q23~q33)中的突变有关。这是 CMT-4 一个相对常见的原因,约占所有病例的17%(Yiu 和 Ryan,2012)。神经活检显示大的有髓神经纤维的损失,其中很少超过 8μm。超微结构的发现包括基底膜洋葱球和增大的施万细胞(Gabreels-Festen 等,1999)。

已经发现 NDRG1 基因(N-Myc-下游调节基因 1)突变与 CMT-4D(因其与保加利亚洛美的罗姆族群体相关,也称为 HMSN-Lom)有关。这种罕见的隐性脱髓鞘综合征还包括听力丧失和畸形。腓肠神经组织学特征包括脱髓鞘、髓鞘再生、洋葱球和轴突再生丛(King 等,1999)。

CMT-4E 由 EGR2 基因突变引起,是 CMT-1D 的等位基因(Warner 等,1999)。出生时出现婴儿松弛综合征的患儿,虽然可能出现运动发育迟滞,但还是可以拥有正常运动能力。运动神经传导速度降低至 3~8m/s,腓肠神经活检显示髓鞘缺如。

CMT-4F 具有严重的表型,有明显的感觉障碍,出生后不久即出现呼吸衰竭,以及 PRX(轴周蛋白,染色体 19q13)基因突变(Takashima 等,2002)。轴周蛋白是有髓施万细胞膜相关选择蛋白。腓肠神经活检显示脱髓鞘、洋葱球和偶见的腊肠样结构形成、局灶性髓鞘增厚、结旁髓鞘环的异常,以及末端环与轴突之间的结旁区隔膜样连接的局灶性缺失(Takashima 等,2002)。

CMT-V 是一种同时有腓骨肌萎缩症和痉挛性截瘫的综合征(Serratrice 等,1990;Behse 和 Buchthal,1977;Harding 和 Thomas,1984;Brust 等,1978)。患者通常在二十多岁时发病,有时缓慢进展到需要依赖轮椅的状态。遗传方式是常染色体显性遗传。电生理研究和神经活检证实了典型 CMT 轴突类型的特征。有些活检是正常的(Behse 和 Buchthal,1977)。受影响的基因是 MFN2、GJB1 和 BSCL2(Pareyson 等,2013)。BSCL2 突变可能引起多种疾病,包括 17 型上肢萎缩性痉挛性截瘫,也称为 Silver 综合征(Pareyson 等,2013)。

CMT-VI 为显性遗传,具有腓骨肌萎缩症(PMA)与 Leber 遗传性视神经萎缩的特征。是由 MFN2 基因突变引起。在 Sommer 和 Schroder(1989)描述的 3 个病例中,有髓纤维(特别是那些大直径的)轻度减少。无髓纤维也受到影响,直径-频率直方图呈双心率并且数量呈轻中度减少。根据所提供的图片来看,洋葱球形成较少或为早期洋葱球结构。作者总结了一些超结构的发现,包括在各种不同类型神经疾病中所看到的非特异性类结晶样包涵体,以及一些包含紧密平行的嵴或非结晶样基质的增大的线粒体。还指出轴突致密核心囊泡的数量增加(Sommer 和 Schroder,1989)。鉴于 Leber 遗传性视神经萎缩是由线粒体 DNA 缺陷引起的,并且 MFN2 蛋白参与线粒体动力学,所以这些发现是非常有意义的。

19.8 遗传性感觉性周围神经疾病

如 Dyck 及其同事所建议的,遗传性感觉性周围神经疾病(HSAN)(有时是自主神经疾病)分为五型(Dyck,1993;Thomas,1993a),其中一些共同的特征包括脊神经节的初级感觉神经元和自主神经系统发育障碍,或出现基于遗传基础的退化。

I 型是临床上最常见的,在患者 20 多岁或以后呈现缓慢进展的远端感觉缺失,很少或没有无力症状。I 型 HSAN 中的自主神经系统症状实际上并不显著。有代表性的特征往往是肢体远端感觉丧失(特别是疼痛觉和温度觉)的并发症,如足部溃疡、萎缩、远端无汗症或关节病。遗传方式是常染色体显性遗传。

图 19.18 遗传性感觉性周围神经疾病伴自主神经疾病。(a,c)HSAN I 型显示了突出的轴突损失和束状区域的完整保留(a),在较高放大倍数下(c)。(b,d)HSAN II 型显示明显的束状萎缩(b)和突出的轴突损失(d)。(电子显微镜和 1μm 厚切片,a,b,100×;c,1500×;d,600×)

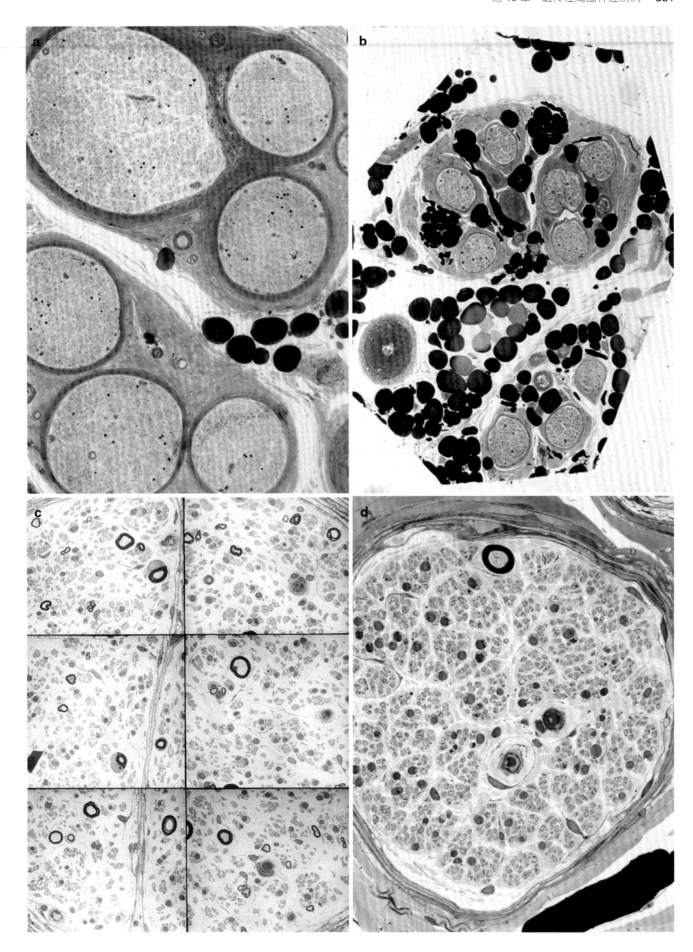

这种疾病的一种形式是由 SPLTLC1（丝氨酸–棕榈酰转移酶 1）基因中的点突变引起的（Kuhlenbaumer 等，2002）。神经活检显示，尽管小的有髓和无髓纤维重度减少（图 19.18a,c），并伴有弥漫性轴突分解，偶尔也可见髓鞘质球，但仍保留了神经束的大小。大的髓鞘纤维受影响较小。脊髓神经节神经元丢失，进入脊髓背根神经节的神经纤维数目显著减少。

Ⅱ~Ⅴ 型 HSAN 是先天性或婴儿期发病的疾病，其中自主神经异常发挥更重要的作用，疾病不会进展或进展极其缓慢（Dyck，1993；Thomas，1993a）。以下为已被确认的遗传缺陷：

HSAN Ⅱ（WNK1 以及 KIF1A 外显子的 FAM134B 和 HSN2 基因突变，在神经末梢有轴突内物质转运缺陷）和明显的萎缩（图 19.18b,d）

HSAN Ⅲ（Riley-Day 综合征，家族性自主神经异常），IKBKAP（κ 轻链多肽抑制剂）基因突变

HSAN Ⅳ（NGF-B 基因缺陷引起的先天性无痛症和无汗症），NTRK1（神经营养因子受体酪氨酸激酶 1）基因突变

HSAN Ⅴ（与 HSAN Ⅳ 类似症状）由 NGF-B 基因缺陷引起

这组罕见疾病通常为散发性或常染色体隐性遗传。Cavanagh 等描述了具有痉挛性截瘫表现的遗传性感觉性周围神经疾病（1979），Thomas 等证实其存在常染色体隐性遗传模式（1994）。

少量病理性资料（Dyck，1993）提示 HSAN Ⅰ 是远端轴突病变。无髓神经纤维的丢失比有髓神经纤维的丢失比例更大，大的有髓神经纤维受累比例是最小的。由于进展缓慢，活动性轴突变性不太可能在神经活组织检查中被发现。纤维活检观察到的节段性髓鞘变化可能继发于轴突萎缩（Dyck，1993）。没有特异性的发现，但选择性无髓鞘和小的髓鞘纤维丢失有一定的鉴别诊断价值（表 7.7）。

"先天性"感觉性周围神经疾病所能提供的病理性材料较少。Dyck（1993）和 Thomas（1993a）提供了相关见解。组织学检查最重要的方面是定量形态计量学，它证明了各种纤维亚群的选择性丧失：Ⅱ 型有髓纤维（Schoene 等，1970；Nukada 等，1982；Ohta 等，1973），Ⅲ 型（Aguayo 等，1971）（Riley-Day）和 Ⅳ 型（Goebel 等，1980）无髓纤维，Ⅴ 型小的髓鞘纤维伴或不伴无髓纤维的 HSAN（Donaghy 等，1987）。在某些情况下，这些可能是由先天神经纤维发育不良造成的，而在另一些情况下，这种疾病可能是一个从宫内开始的缓慢进展的退行性过程（Nukada 等，1982；Ohta 等，1973）。在 Cavanagh 等描述的遗传性感觉性周围神经疾病伴痉挛性截瘫的病例中（1979），超微结构研究表明有髓和无髓纤维严重缺失。

Schoene 等首先在 HSAN Ⅱ 型病例中提到并强调了"空泡化成纤维细胞"（1970），随后在伴有这种病症的其他患者（Nukada 等，1982；Ohta 等，1973），肥厚性周围神经疾病患者（Asbury 等，1971），有 CMT-1 Ⅱ-BLOB 组织学特征的患者（Joosten 等，1974），显示"灶性黏液样变性"的 CMT-1 患者（Meier 和 Bischoff，1977）中也可见。所有这些情况的共同点是可见局灶性或弥漫性神经内膜无定形的黏液样（在光学显微镜下）和纤维状（在电子显微镜下）物质（Asbury 等，1971）。在雷诺小体内可看到外观类似的成纤维细胞，并且沉积的"黏液"物质含有大量的耐酸纤维。在我们看来，这个发现没有太大的诊断意义。

19.9　与遗传性共济失调相关的周围神经疾病

遗传性共济失调综合征经常与周围神经疾病相关，通常主要是感觉纤维轴突病变。其中最常见的是 Friedreich 共济失调，但小脑和周围神经功能障碍也会与其他神经退行性疾病相结合。遗传性共济失调的分类超出了本书的范围（de Jong 等，1991；Subramony 和 Currier，1991）。在本节中，我们只关注 Friedreich 共济失调、无 β 脂蛋白血症和 Chediak-Higashi 综合征，并简要提及检查了周围神经的其他小脑变性。在其他章节中还会有一些结合小脑和周围神经综合征的疾病（参见 19.10、19.11、19.12.1、19.12.2 和 19.12.3 小节）。脊髓小脑/周围神经疾病综合征在某些贮积疾病中进展，包括鞘脂类代谢障碍疾病（异染性脑白质营养不良、尼曼–皮克病）、肾上腺脑白质营养不良和脑腱黄瘤病。

神经活检在慢性小脑性共济失调–轴突性周围神经疾病综合征中是无用的——因为这些发现总是非特异性的。这种情况下的脱髓鞘性神经疾病可能提示为贮积疾病（第 20 章），但鉴于从现代成像和生物化学及分子生物学技术所获得的数据，很少再需要活

检。尽管不具有诊断价值,但 Friedreich 共济失调中周围神经的形态分析已经对周围神经疾病的机制,特别是远端轴突病变和继发性脱髓鞘的概念提供了有价值的见解(Dyck 和 Lais,1973)。

19.9.1　Friedreich 共济失调

19.9.1.1 临床表现

Friedreich 共济失调(FA)是一种常染色体隐性遗传性疾病,在患者 20 多岁时发病,其特征为进行性步态共济失调和构音障碍,下肢腱反射消失,骨骼和心脏异常及大纤维感觉性周围神经疾病。FA 中大纤维感觉丧失是由于后索和远端轴突变性的组合。具有严重周围神经疾病的 FA 患者可能形成不同的亚群(Ben Hamida 等,1991)。电生理学研究表明,相对运动纤维来讲,此病更多累及感觉纤维的轴突远端(Caruso 等,1983;McLeod,1971)。FA 与"类 Friedreich"型早发性小脑性共济失调有区别,后者的腱反射相对保留,不存在视神经病变、骨骼的严重畸形和心脏病(Harding,1993)。

19.9.1.2 病理学

大量的神经活检和尸检材料可用于研究 FA(Caruso 等,1983;Santoro 等,1990;McLeod,1971;Ouvrier 等,1982;Rizzuto 等,1981;Said 等,1986;Lamarche 等,1984)。严重破坏的大的有髓神经纤维无痛性弥漫性轴突损伤几乎普遍存在,可能导致几乎所有的有髓纤维全部丢失(Hughes 等,1968)。有些作者指出偶尔可见再生丛数量的增加(Caruso 等,1983),但相对其他慢性轴突性周围神经疾病中存在的再生丛显著聚集现象,在这种疾病中是非常少见的(McLeod,1971;Said 等,1986)。几乎没有华勒变性。通常很少或没有显著的脱髓鞘成分的证据,虽然偶尔可以看到变细的有髓纤维轴突。洋葱球的形成是罕见的,即使有,也可能是不完整的,并且有时可能是再生丛形成的"假"洋葱球(Rizzuto 等,1981)。Said 等在一个病例中描述了"几个大的洋葱球形成"(Said 等,1986)。无髓纤维数量和频率分布是正常的。

纤维活检的异常是最少见的。在很少一部分纤维中可以看到节段性脱髓鞘和髓鞘再生,沃勒变性也很罕见(Said 等,1986;Dyck 和 Lais,1973;McLeod,1971;Caruso 等,1983)。Dyck 和 Lais(1973)报道,在

某些轴突上出现的节段性髓鞘变性可能继发于轴突变性。

19.9.1.3 发病机制

Friedreich 共济失调的中枢神经系统病变被认为代表伴有脊髓小脑、皮质脊髓束和后索变性的长度依赖性远端轴突病变。另外,脊神经节细胞明显减少(Hughes 等,1968)。关于周围神经疾病是否为伴有轴突萎缩的进行性远端轴突病变(Dyck 和 Lais,1973)或是进展相对较少的发育异常,目前尚存在争议(Said 等,1986;Santoro 等,1990)。一些作者认为疾病持续时间与轴突损失严重程度相关性较差(Caruso 等,1983),再生丛的缺乏以及缺乏明显的组织学进展(Santoro 等,1990)更倾向于后者。然而,Ouvrier 及其同事(1982)发现轴突损失的严重程度与患者年龄相关。其遗传缺陷是由 FXN 编码的 frataxin 蛋白所致,它是一种核编码的分子伴侣,发病机制是在线粒体中影响了铁代谢和氧化应激(Schmucker 等,2008)。

19.9.2　非 Friedreich 遗传性脊髓小脑/小脑变性

非 Friedreich 遗传性脊髓小脑/小脑变性有时根据皮质脊髓束的发现或小脑特征的基础上进行分辨,可以根据非常明显的后索病变与 Friedreich 共济失调相区分。可以通过常染色体显性遗传这一模式或发病年龄超出 FA 正常范围这一途径来与 FA 相区分。此病的分类是复杂的(Soubramony 和 Currier,1991)。在这类疾病中,周围神经疾病的重要性与 FA 相比较少被研究。

Santoro 等(1992)研究了一些"类 Friedreich"型早发性小脑性共济失调和腱反射存在的病例(Harding,1993)。显示非特异性轴突神经疾病伴有髓纤维严重丢失,有时更多地影响大的有髓纤维。

McLeod 和 Evans(1981)回顾了 19 例家族性橄榄体脑桥小脑(OPCA-Menzel 型)或小脑橄榄体(Holmes 型)变性的患者。只有 2 例出现明显的周围神经疾病,但 19 例中有 9 例出现轴突型的神经传导异常。对 5 例进行神经活检,在 3 例中证实存在有髓神经纤维的丢失,而没有像典型的 FA 中那样有大的有髓纤维丢失倾向。无髓神经纤维正常。Rossi 等报道只在 1 个病例中显示,显性遗传的 OPCA 活检(1986)出现轻度轴

突变性影响大的有髓纤维,并在第二个病例中只出现了一个轻度增生的再生丛(Rossi 等,1986)。

在 12 例印度地区常见的常染色体显性遗传性橄榄体脑桥小脑变性患者中,有 8 例有轴突性周围神经疾病的临床证据,11 例有轴突性周围神经疾病的电生理证据。3 例患者进行了定量的腓肠神经检查,显示慢性轴突变性对大的有髓神经纤维影响更为严重(Wadia 等,1978)。对 13 例芬兰地区患有隐性遗传的婴儿型小脑性共济失调的患者中进行神经活检,发现存在轴突性感觉性周围神经疾病,并且随年龄增长恶化(Koskinen 等,1994)。大的有髓纤维被更严重地耗尽,并且很少观察到洋葱球和再生丛。

日本的 9 例遗传性和 12 例散发性 Friedreich 脊髓小脑变性患者的神经活检报告均报道了轻度轴突变性,而选择性地侵犯大的有髓神经纤维(Matsuoka 等,1984)。在纤维活检中经常可见节段性髓鞘病变,并且最有可能是继发于轴突改变。遗传组和散发组之间没有明显差异。

19.9.3 无 β 脂蛋白血症

19.9.3.1 临床表现

无 β 脂蛋白血症(Bassen-Kornzweig 病)是罕见的常染色体隐性遗传性多系统疾病,血清中 β 脂蛋白缺失。症状在患者十几岁或者二十多岁时出现,周围神经疾病表现为腱反射减弱和轻微的主要累及感觉的周围神经疾病(Yao 和 Herbert,1993;Wichman 等,1985)。可见共济失调、意向性震颤、胃肠道症状、视网膜色素变性、振动觉和本体觉缺失,以及典型的肌肉骨骼无力和遗传性周围神经疾病。电生理学研究表明,此病为多累及感觉的轻度轴突性周围神经疾病(Miller 等,1980;Wichman 等,1985)。外周红细胞表现出棘红细胞增多,血清胆固醇和甘油三酯降低。在神经系统的发病机制中,维生素 E 缺乏症与肠道脂肪吸收障碍有关(Yao 和 Herbert,1993)。

无 β 脂蛋白血症是由编码微粒体甘油三酯转运蛋白的 MTP 基因缺陷引起的,该蛋白参与甘油三酯、胆固醇酯和磷脂在跨磷脂表面的转移(Sharp 等,1993)。一种在遗传学上不同但临床上相似的病症,即低 β 脂蛋白血症,是由载脂蛋白 B(APOB)基因缺陷引起的(Pessah 等,1993;Kane 和 Havel,1989)。

19.9.3.2 病理学

周围神经组织学资料很少见。早期的 3 篇报道表明,无 β 脂蛋白血症或低 β 脂蛋白血症的周围神经疾病本质上是脱髓鞘,但在这些报道中所进行的组织学研究是不充分的(Asbury 和 Johnson,1978)。最近的数据来自 Wichman 等(1985)和 Miller 等(1980 年)报道的 4 个病例。在这些病例中,有髓纤维的密度并没有超出正常范围,但是大的有髓纤维的减少和再生丛数量的增加(30~64 个/mm²)可以证实存在轻微的轴突病变。远端腓肠神经比近端受到更严重的影响(Wichman 等,1985)。虽然无髓纤维的直方图略发生左移改变,但无髓纤维密度和失神经支配的施万细胞的密度仍在正常范围内,表明无髓神经纤维很少或没有受累(Wichman 等,1985)。恒河猴在维生素 E 缺乏后导致后索和周围神经中轴突丢失,以及轴突发育营养不良(Nelson 等,1981),这是在无 β 脂蛋白血症和囊性纤维化引起的维生素 E 缺乏的患者,其腓肠神经活检中见到的结果(图 17.10)。纤维活检显示郎飞结经常变宽,但节段脱髓鞘或髓鞘再生的发生率没有增加。没有观察到洋葱球,轻度髓鞘改变可能是无关紧要的发现(Wichman 等,1985)。

在其他病因引起的维生素 E 缺乏患者中,通常由于吸收不良导致,周围神经病理学相似(参见第 17.6.4 节)。

19.9.4 Chediak-Higashi 综合征

Chediak-Higashi 综合征是一种常染色体隐性遗传疾病,以免疫缺陷、淋巴系统恶性肿瘤、白化病及可能包括小脑性共济失调和周围神经疾病的神经系统综合征为特征(Blume 和 Wolff,1972)。染色体 1q 上的 CHS1 或 LYST 基因突变被认为与之相关。病理学可发现白细胞中巨大的溶酶体。

已经报道了少量的神经活检(Lockman 等,1967;Misra 等,1991;Pezeshkpour 等,1986;Blume 和 Wolff,1972;Myers 等,1963)。这些都显示有髓纤维变性与小髓鞘轴突的相对减少。无髓纤维的数量也有所减少,直方图显示出双峰分布,表明有再生活性。没有明显的节段性髓鞘病变。在施万细胞、内皮细胞和成纤维细胞中存在的巨大溶酶体最好用电子显微镜观察,而且神经内膜肥大细胞要比正常的大 10 倍(1~2μm 对

0.1~0.2μm），失去正常卷曲的外观（Misra 等，1991；Blume 和 Woltt，1972；Lockman 等，1967）。鉴于淋巴系统恶性肿瘤的发病率增加，在这些患者中也必须考虑肿瘤浸润神经的可能性(Myers 等，1963)。

19.10　巨轴突性周围神经疾病

19.10.1　临床表现

1972 年报道了第一例常染色体隐性遗传的巨轴突性周围神经疾病（GAN）(Asbury 等，1972)，90 年代中期约有 30 例。由于认识到中枢神经系统受累是常见的，并且在神经系统之外可以看到组织学变化，所以这个疾病更准确的名称可能是"巨轴突疾病"(Maia 等，1988；Richen 和 Tandan，1992)。一种由中间丝所引起的广泛组织紊乱是导致该疾病的原因（Guazzi 等，1991）。临床发病年龄在 7 岁以前。Tandan 等(1987)提供了一项全面的临床描述(Tandan 等，1987)。报道的大多数病例都是散发性的，但与血缘关系有关或显示兄弟姐妹也可患病(Kumar 等，1990；Takebe 等，1981；Maia 等，1988)，且提示遗传方式为常染色体隐性遗传。Bomont 等(2000)定义了染色体 16q23.2 上编码 gigaxonin 的 GAN 基因缺陷，其被认为是 E3 泛素连接酶的底物衔接子，影响蛋白酶体依赖的微管相关蛋白降解（如 MAP1B，MAP8 和微管蛋白折叠伴侣）(Hentati 等，2013)。

GAN 基本上是一种儿科疾病，通常在出生后最初 3 年出现行走困难，在青少年时期进入卧床状态。可能会出现共济失调和认知障碍，骨骼畸形常见。患者的头发几乎总是卷曲的。神经系统检查记录了一种对称的以远端为主的感觉运动周围神经疾病，中枢神经系统表现出小脑、颅神经、皮质脊髓束和脑皮质的异常。磁共振成像可能会让人联想到脑白质营养不良(Richen 和 Tandan，1992；Donaghy 等，1988b)。电生理检查提示具有不同程度的脱髓鞘特征的长度依赖性轴突性周围神经疾病。脑脊液检查是正常的。在一个缺乏维生素 B_{12} 和巨大弥漫性轴突病变的成人病例被报道后(Schochet 和 Chesson，1977)，对没有维生素 B_{12} 缺乏的患者中补充维生素 B_{12} 并不能取得令人满意的结果(Fois 等，1985；Takebe 等，1981)。这种疾病在患者二三十岁时不断恶化直至死亡。狗也有相似的表现

(King 等，1993)。

19.10.2　病理学

GAN 的诊断不需要神经活检。如果临床表现可疑，皮肤活检中发现各种细胞类型的丝状聚积物即足以证实诊断(见后文)。

19.10.2.1 光学显微镜

GAN 在腓肠神经中的特征性变化是大量扩张的轴突，外面通常由稀薄的髓鞘包绕或没有髓鞘包绕(图 19.19a，b)。纵切面显示轴突肿胀代表轴突的局灶性增大(图 19.19b，箭头所示)。一些脱髓鞘的肿胀轴突与周围的许多施万细胞连在一起。扩张的轴突直径可达 50μm，但通常在 20~30μm 范围内。每一束通常有几个这样的巨大轴突，横截面上多达 1%~5% 的轴突都有这种变化(图 19.19a)。可以看到一些洋葱球的形成和再生丛，但这些并不是主要变化。

神经纤维的定量检查揭示了与疾病持续时间和严重程度相关的轴突丢失，并包括所有神经纤维类型和尺寸。然而，却很少见活动性的轴突退化。纤维活检表明，轴突肿胀为纺锤形，长 100~200μm，可能与郎飞结没有任何联系(Asbury 等，1972；Koch 等，1977；Prineas 等，1976；King 等，1993)。多达 50% 的纤维活检可能显示轴突肿胀(Tandan 等，1987)。可以看到节段性脱髓鞘和髓鞘再生，脱髓鞘节段可能存在于结间区而没有任何局灶性肿大(Koch 等，1977)。

19.10.2.2 电子显微镜

超微结构检查显示，随着轴浆、分离的线粒体、微管和其他细胞器转移至轴膜下，轴突开始增大，而增大的轴突与神经丝随机缠绕，并形成各种形状（图 19.20a，b，图 19.21a，b 和图 19.22a，b)。在一些有髓和无髓纤维中，可能出现丝状物密度的增加但不会膨胀。尽管丝状物的聚集是 GAN 的基本特征，但是也可以看到充满线粒体、小管或膜细胞器，几乎没有细丝或仅中央核心细丝的非扩张性轴突。纵向切片显示这些区域可以解释为整个轴突中的微管和其他细胞器含量相对恒定的结果，部分局灶性肿胀区域伴有的细丝节段积聚，在相邻轴突萎缩的区域却几乎完全没有细丝(Asbury 等，1972)。

GAN 中丝状堆积的一个重要特征是神经丝的局

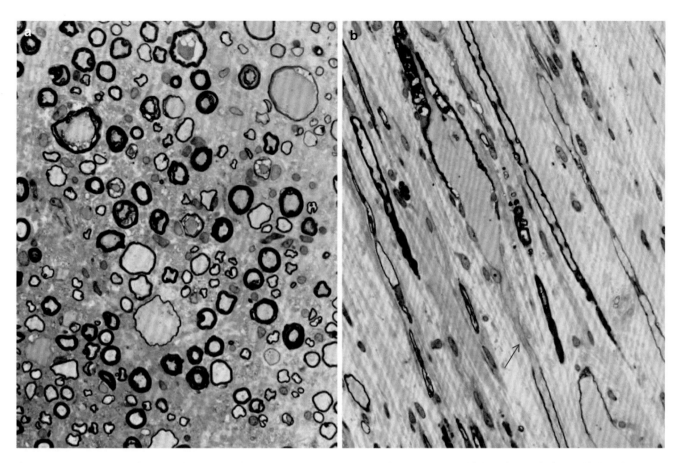

图 19.19 GAN。(a,b)许多有髓神经纤维肿胀并显示变细的髓鞘。纵向切片显示节段性的轴突肿胀和正常直径的轴突肿胀的起源(b,箭头所示)。(1μm 厚切片,a,b,1000×)(Tissue courtesy of Dr. J. Larmarche,sherbrooke)

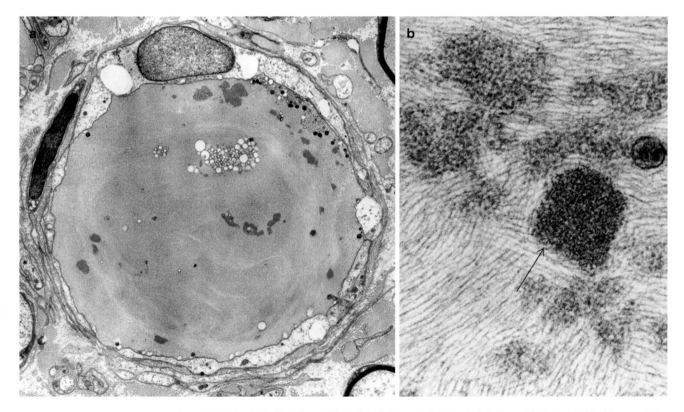

图 19.20 GAN。(a)显示了一个巨大的轴突,仍有薄髓鞘。更高的放大倍数显示片状的嗜铱特性(b,箭头所示)并与神经丝融合。(a,3000×;b,52 700×)

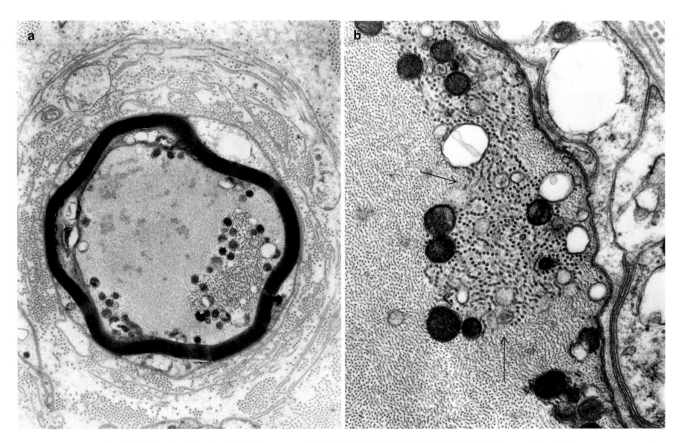

图 19.21 GAN。有髓纤维由重叠的基底层包围(a)。显示微管和线粒体向轴膜的分离和边缘化(b,箭头所示)。(a,11 360×;b,33 600×)

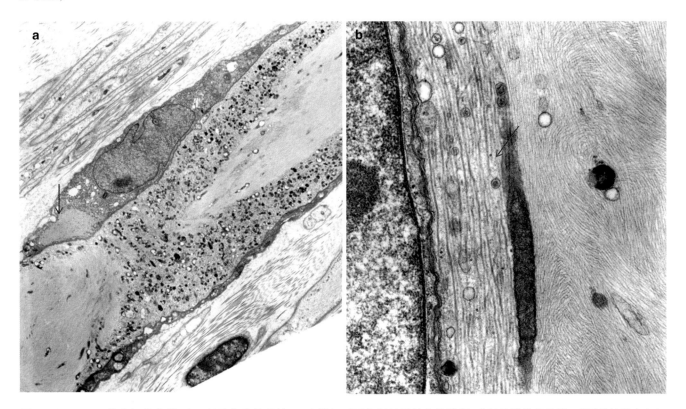

图 19.22 GAN。纵向切片表明,由于丝状物的局灶性,一个横切面可能仅显示丝状体贮积,或仅是膜状细胞器,或两者的结合(a)。显示施万细胞中的细丝堆积(a,箭头所示)。其中神经纤维堆积的旋涡状外观与微管的纵向方向相反(b,箭头所示)。(a,3840×;b,22 400×)

灶性不规则聚集(图 19.20a,b,箭头)。通常直径为0.1~1μm,不被任何膜包围,并且大多数是紊乱的不规则非结晶样/颗粒状,而其他则为次结晶嗜锇体(Gambarelli 等,1977;Donaghy 等,1988a)。聚集体不显示丝状亚结构,但细丝似乎参与提高聚焦密度,这一现象表明它们由紧密堆积的神经丝组成(图 19.20b)(Donaghy 等,1988a)。已经讨论了它们与胶质 Rosenthal 纤维的相似性(Koch 等,1977)。在 GAN 中见到细丝的一个显著特征是它们缺少侧向延伸的侧臂,并且这种特征的细丝可见于糖尿病患者,以及患有溶剂和双硫仑中毒患者的肿胀轴突。

GAN 的大多数报道已经指出,在施万细胞中(图 19.22a)存在丝状体的积聚,在成纤维细胞和神经束膜以及内皮细胞中少见(图 19.23)(Bolthauser 等,1977;Gambarelli 等,1977;Koch 等,1977;Prineas 等,1976)。在成纤维细胞、朗格汉斯细胞、肥大细胞和来自皮肤活检的黑色素细胞中观察到类似的积聚,因此没有神经活检也能诊断此病 (Prineas 等,1976;Takebe 等,1981;Fois 等,1985)。

通常在光学显微镜下可偶尔见到洋葱球形成,但不是一个非常突出的特点。可以看到一些巨型轴突周围的薄壁髓鞘正处于不同的分裂阶段,但在正常大小

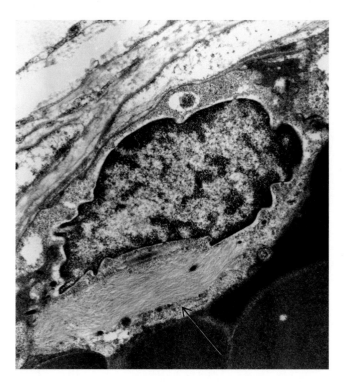

图 19.23 GAN。神经内皮细胞异常细丝聚集体(箭头)。(9940×)

的轴突周围未见原发性髓鞘变化。几个相邻的施万细胞可以散布在巨大的脱髓鞘轴突表面上。

一系列神经活检(Gambarelli 等,1977;Donaghy 等,1988a)清楚地展示了与疾病进展平行的巨大轴突变化的进展。事实上,可能在第一次活检中看不到巨大的轴突改变,但随后会非常明显。

19.10.3　发病机制

轴突病变引起 GAN 的周围神经疾病。Donaghy 及其同事(1988a)和 King 等(1993)详细研究了 GAN 的轴突超微结构。在非常高的放大倍数下,不可能在正常轴突中看到远离纵向排列的神经丝侧臂,而对形成侧臂的多肽 NF-H 的免疫染色是正常的。GAN 中神经丝之间的最小间距为 12~30nm,小于正常值 24~60nm。这些研究者报道,GAN 中的神经丝比正常明显增厚(为 12.5nm,而正常情况下为 10.1nm)。因此,他们猜想轴突丝聚集的基础是神经丝侧臂突出,并非垂直于长丝的长轴,而是倒向一侧,从而解释了正常神经丝免疫染色的存在和细丝厚度的增加及分离减少。在六碳化合物诱导的中毒性神经疾病中观察到的巨大轴突改变不同于在 GAN 中观察到的改变,因为没有看到紧密的外观和细丝厚度增加与侧臂的缺失,结旁区轴突肿胀明显(Spencer 和 Schaumburg,1977 年)。这些观察表明,这两种巨轴突性周围神经疾病的机制是完全不同的。

临床表现(卷曲的头发)、活检、尸检(Peiffer 等,1977)和放射学资料显示,在 GAN 中,不仅只有周围神经轴突受到影响。中枢神经系统(CNS)长传导束疾病提示中枢-周围远端轴突疾病(Thomas 等,1987)。中枢神经系统广泛受累,包括小脑、皮质下白质,上下行传导束存在神经元丢失,巨大的轴突肿胀,胶质细胞增生和 Rosenthal 纤维形成(Dubeau 等,1985;Peiffer 等,1977;Thomas 等,1987;Kretzschmar 等,1987)。GAN 患者所培养的成纤维细胞中,丝状体积聚物的波形蛋白免疫染色呈阳性(Pena,1982)。神经丝、胶质细丝、角蛋白丝和波形蛋白都属于中间丝,但是由不同基因编码(Klymkowsky 和 Plummer,1985)。朗格汉斯细胞、肥大细胞和皮肤活组织检查中的黑色素细胞会出现类似的丝状聚集,因此无须进行神经活检即可进行诊断。对 GAN 患者培养的成纤维细胞中所见的细丝聚集结构、合成和生化性质的研究证明,中间丝亚单位

蛋白的合成或结构没有缺陷。这些观察结果表明,在巨轴突神经疾病中,控制中间丝的组装和结构组织有异常(Pena,1982;Klymkowsky 和 Plummer,1985;Donaghy 等,1988)。然而,最近的分析认为,gigaxonin 是利用蛋白酶降解途径降解细胞骨架中间丝的主要因素(Mahammad 等,2013)。

19.10.4　鉴别诊断

巨大轴突肿胀与丝状聚积物是惊人的组织学发现,但看到单一的肿胀轴突或找到一些伴有细丝聚积的正常大小轴突不足以做出诊断。当在周围神经中常见细丝聚积的肿胀轴突(每束 1 个或更多)时,鉴别诊断的范围可缩小到一系列毒性周围神经疾病,包括六碳化合物、丙烯酰胺、二硫化碳及相关产品中毒(第 18 章)和上面讨论的基因相关的巨轴突性周围神经疾病。这两类只是表面上相似。GAN 中的轴突肿胀比中毒性周围神经疾病更严重,GAN 中见到的嗜铱性凝结物不是六碳中毒性周围神经疾病的特征(King 等,1993;Asbury 和 Brown,1980)。在 GAN 中神经丝横截面较大,排列更紧密(King 等,1993)。

少数的神经疾病会伴有巨大的弥漫性轴突肿胀,但具有非典型的临床特征,且遗传缺陷不同。其中包括伴有心脏疾病的常染色体显性遗传的 CMT-2 表型(Vogel 等,1985),结蛋白丝状沉积性神经肌病和心肌病(Sabatelli 等,1994),散发性成人发病的维生素 B_{12} 缺乏的周围神经疾病 (Schochet 和 Chesson,1977 年)。这些病例的病理描述表明,肿胀的轴突并不像典型的 GAN 那么多、那么大。Ben Hamida 等报道的高度近亲家族(1990)具有典型的组织学表现,但病情进展缓慢,可存活至成人晚期,并且 6 名患者的头发都没有发生卷曲。

不伴巨大轴突肿胀的轴浆性嗜铱性结晶样包涵体可见于多种周围神经疾病患者甚至正常人,而且本身并不具有特异性。神经轴突营养不良症的肿胀轴突中充满了膜性细胞器,而不是神经丝(见后文第 19.14.1 小节),但是在一个记录的病例中,可见与 GAN 类似的有一些丝状轴突肿胀和细丝聚积在各种非神经细胞中,研究者推测在两者之间存在一定的关系(Begeer 等,1979)。葡萄糖多聚体病的局灶性轴突肿胀显然不是由于丝状体聚集造成的(第 21 章)。尽管在 GAN 的肌内神经中可以检测到充满神经丝的局灶

性轴突肿胀,但是这种发现是非特异性的,并且可以在正常情况下观察到(Alderson,1992)。

19.11　Refsum 病(CMT-4)

19.11.1　临床表现

Refsum 病是以常染色体隐性方式遗传的一种罕见的脂质代谢紊乱性疾病(Skjeldal 等,1993)。大多数 Refsum 病(RD)的患者存在植烷醇-CoA 羟化酶缺陷,这是由于结构基因 PHYH/PAHX 突变所致(Wanders 和 Komen,2007),其导致植烷酸(3,7,11,15-四甲基十六烷酸,一种 3-甲基支链脂肪酸)在组织和体液中的聚集(Poll-The 和 Gaerner,2012)。目前报告的大部分病例都来自斯堪的纳维亚半岛、法国北部和英国。特征性持续性的临床特征是视网膜色素变性、周围神经疾病、小脑变性和脑脊液蛋白升高。其他常见但可变的特征是鱼鳞病和听力损失。发病通常是在患者十几岁或二十几岁,因视网膜变性可引起夜盲症。通常会出现周围神经疾病和共济失调,如果不加以治疗,则会持续进展。周围神经疾病可能是主要临床表现,并表现为腓骨肌萎缩型综合征,在大多数情况下,运动受累比感觉更明显。周围神经可以明显增粗,电生理检查通常可以显示周围神经疾病,导致传导速度急剧减慢,有时降至 10m/s 以下(Staunton 等,1989),脑脊液蛋白总是升高。

Refsum 病与植烷酸 α-氧化失败有关(Steinberg,1989)。大多数患者在 20 岁之前就有明确的疾病表现。做出诊断是至关重要的,因为长期限制膳食中植烷酸摄入的治疗可以阻止和部分地改变症状(Skjeldal 等,1993;Gibberd 等,1985)。血浆置换可用于快速降低血清中植烷酸的水平(Harari 等,1991)。未经治疗的患者血清中植烷酸水平会升高,在正常的患者中则不会发生。然而,这种表现并不是 Refsum 病的特征性表现,也可见于其他过氧化物酶体紊乱的疾病如 Zellweger 综合征(Steinberg,1989;Skjeldal 等,1993)。在经过治疗或者限制饮食的患者中,植烷酸水平可能是正常的,但是测定培养的成纤维细胞的 α-脂肪酸氧化,结果是异常的(Skjeldal 等,1993)。临床表现可能类似于脊髓小脑变性或遗传性周围神经疾病。发热、外科手术、妊娠或体重减轻都会导致症状明显恶

化。如果周围神经也发生了这种恶化,那么可能会被诊断为 GBS 或 CIDP,并可经脑脊液和电生理学检查证实(Veltema 和 Verjaal,1961;Staunton 等,1989;Kuntzer 等,1993;Hungerbuhler 等,1985)。

19.11.2 病理学

在电子显微镜出现之前(Veltema 和 Verjaal,1961;Cammermeyer,1956;Nevin 等,1967;Allen 等,1978;Schott 等,1968)和之后(Barbieri 等,1981;Dereux 和 Gruner,1963;Dotti 等,1985;Fardeau 和 Engel,1969;Fardeau 等,1970;Lenz 等,1979;Lapresle 等,1974;Hungerbuhler 等,1985;Flament-Durand 等,1971;Savettieri 等,1982)均对周围神经疾病进行了相关的组织学研究。

19.11.2.1 光学显微镜

Refsum 病的周围神经疾病通常被认为是肥大型,但最突出的变化常见于神经丛和马尾(Lapresle 等,1974)。尽管在电子显微镜出现之前就已经认识到了周围神经疾病的肥大特性(Cammermeyer,1956),但活检仅描述了非特异性改变且没有见到洋葱球形成(Schott 等,1968)。用光学显微镜不能确切地鉴定出的洋葱球,在某些情况下可用电子显微镜鉴定出来,但是所看到的结构可能是相当普通的(Lapresle 等,1974;Fardeau 等,1970;Barbieri 等,1982)。此外,即使在现代,也有不存在或几乎不存在洋葱球的报道(Dotti 等,1985;Hungerbuhler 等,1985;Staunton 等,1989)。因此,在 Refsum 病中,洋葱球的重要性可能大不相同,即使没有看到洋葱球的形成,也不能排除诊断。

有髓神经纤维的总数通常会显著减少,大的有髓纤维更易受损。髓鞘的弥漫性变薄可证明节段性脱髓鞘和髓鞘再生,并且较少能观察到活动性节段性脱髓鞘,充满碎屑的细胞是罕见的。神经内膜血管玻璃样变和神经纤维化是常见的非特异性改变。

一些神经活检报告无异常发现,但尚不清楚在这些病例中是否使用了电子显微镜(Petit 等,1986)。但即使使用了电子显微镜,这些异常改变可能也是相当轻微的(Barbieri 等,1981)。

19.11.2.2 电子显微镜

早期有关 Refsum 病超微结构形态的报道(Fardeau 和 Engel,1969;Fardeau 等,1970;Flament-Durand 等,

1971),在非髓鞘化施万细胞内可见类结晶样包涵体,直径约 $1\mu m$,也可能存在于线粒体内(图 5.9a,b)。然而,现在已经清楚地知道,这些包涵体在其他各种类型的周围神经疾病中也可看到,所以它们不一定出现在 Refsum 病中。其他非特异性致密体也可能在 Refsum 病的施万细胞中存在(Fardeau 和 Engel,1969),也描述了非典型的轴突线粒体(Savettieri 等,1982)。特别值得注意的是在髓鞘化施万细胞中观察到的脂褐质(Thomas,1993b),因为这种色素通常限于非髓鞘的施万细胞内。但是,我们也在 1 例 Dejerine-Sottas 综合征的病例中见到了这种现象。我们还没有研究非髓鞘化纤维的累及。

19.11.3 发病机制

所检查的 Refsum 病患者都是纯合子,是位于 10 号染色体上编码植烷醇-CoA 羟化酶的 PHYH 或 PAHX 基因中失活突变所致(Mihalik 等,1997)。植烷酸代谢的紊乱导致了血清和组织植烷酸的升高,植烷酸的积累导致细胞和器官损伤并且与疾病的严重程度有关。虽然对一些周围神经内膜植烷酸的测量结果尚未达成共识(Yao 和 Dyck,1987),但植烷酸可以掺入膜脂,特别是髓鞘,可能会干扰膜的稳定性(Steinberg,1989)。α 氧化缺陷导致的其他后果也包括导致一系列疾病的形成(Steinberg,1989)。

19.12 伴损伤 DNA 修复机制的周围神经疾病

一个精细的修复系统已经进化到可以应对由于环境影响而发生的细胞 DNA 的持续损害。这种修复机制的遗传缺陷涉及几种人类神经退行性疾病的发病机制(Wood,1991;Friedberg,1992),其中一些具有周围神经疾病表现。

19.12.1 Cockayne 综合征

Cockayne 综合征(CS)是一种常染色体隐性脑白质营养不良样疾病,以生长障碍和小头畸形、发育迟缓,以及智力低下、早衰和恶病质(Nance 和 Berry,1992)为特征。Cockayne 综合征 A 和 B 分别由编码切除修复交叉互补蛋白 8 或 6(ERCC8 或 ERCC6)基因(Mallery 等,1998)中的纯合或复合杂合突变引起。除了 DNA 修复缺陷外,转录失调、氧化还原平衡改变和

线粒体功能障碍也与这种疾病的发病有关（Cleaver 等，2013）。周围神经疾病可能是早期的重要表现（Campistol Plana 等，1991），但更多的时候这种异常只出现在神经传导中，表现为中至重度弥漫性减慢。

关于周围神经病理学的一些报道已经明确地表明周围神经疾病是由脱髓鞘引起的，通常伴随着洋葱球形成（Ohnishi 等，1987；Grunnet 等，1983；Roy 等，1973；Vos 等，1983；Moosa 和 Dubowitz 1970；Sasaki 等，1992；Weidenheim 等，2009）。不是所有的活检都显示异常（Gamstorp，1972），但这可能是由于使用了相对不敏感的组织学技术（Vos 等，1983）。在一篇综述中，6 例患儿中有 3 例婴儿期发病且病情严重，3 例患儿病情较轻，均有部分脱髓鞘和髓鞘再生的证据，其中许多都有髓鞘减少（Vos 等，1983）。在婴儿发病的病例似乎更严重，偶尔可见裸露的轴突。在儿童发病的病理中，未见裸露的轴突，但常见洋葱球形成。虽然很少有活动性轴突病变的证据存在，但可见不同程度的慢性轴突丢失，且与疾病持续时间相关。大的有髓纤维、小的有髓纤维和无髓纤维都可能受到影响。纤维活检研究表明，脱髓鞘是原发性的（Ohnishi 等，1987；Sasaki 等，1992）。

在一些情况下，电子显微镜可见髓鞘化和非髓鞘化施万细胞及神经束膜细胞中的包涵体（Vos 等，1983；Grunnet 等，1983；Roy 等，1973）。这被描述为含有电子致密粒状颗粒基质的膜结合空泡，可以看到小的空隙，其中一些空隙具有颗粒状或膜状内容物。

19.12.2　着色性干皮病（XP）

这是一种常染色体隐性综合征，其特征在于光诱导的眼睛和皮肤损伤的高发生率及不同程度的大脑和小脑变性。已经在几个不同的染色体上发现了几种遗传缺陷（在 ERCC2、ERCC5 和 XPA 中），但都与 DNA 切除修复的基因家族有关（Wood，1991）。一些与 XP 相关缺陷的患者具有 Cockayne 综合征的特征（Wood，1991；Vermeulen 等，1993）。周围神经的受累通常是次要特征，并且随着年龄的增加而进展非常缓慢。Kanda 及其同事们（1990）提供了一个全面的综述。

大量的周围神经活检和尸检材料（Kanda 等，1990；Thrush 等，1974；Tachi 等，1988；Fukuhara 等，1982；Hentati 等，1992）表明，有髓鞘和较少无髓鞘的纤维呈现出与疾病持续时间以及严重程度相一致的慢性髓鞘丢失。大的有髓纤维受影响最为严重。很少观察到活跃的轴突变性。有些纤维可能髓鞘太薄，而且仅见 1 或 2 层施万细胞的小洋葱球。单纤维分离研究表明存在轴突变性或混合轴突变性/脱髓鞘的过程。没有特定的超微结构特征。神经纤维丢失的模式被认为提示远端轴突病或神经元病（Kanda 等，1990）。

19.12.3　共济失调毛细血管扩张症

共济失调毛细血管扩张症是一种常染色体隐性遗传的脊髓小脑变性，早期表现为进行性共济失调，痴呆和锥体外系运动障碍（Woods 和 Taylor，1992）。皮肤和眼球毛细血管扩张几乎是一个固定的特征，淋巴网状内皮细胞病变的发生率很高，伴有复发性感染，淋巴组织发育不全，IgA 和 IgE 缺乏。轴突性感觉运动神经疾病是疾病晚期但常见的表现（Woods 和 Taylor，1992）。淋巴细胞对辐射的敏感性增加，淋巴网状内皮细胞恶性肿瘤，特别是非霍奇金淋巴瘤和淋巴细胞性白血病常见。遗传缺陷与染色体 11q 有关（Gatti，1993）。迄今为止，已发现了共济失调毛细血管扩张症基因（ATM）中的 500 多个双等位变异（Buzin 等，2003；Huang 等，2013）。与过氧化物酶体相关定位于细胞核和细胞质中的 ATM 蛋白是多功能的，并且通过协调多个底物的磷酸化调节细胞周期，在 DNA 损伤修复及细胞存活和死亡中起关键作用（Huang 等，2013）。

目前已有少量的神经活检研究报道（Asbury 和 Johnson，1978；Gardner 和 Goodman，1969；Malandrini 等，1990；Cruz-Martinez 等，1977；Jerusalem 和 Bischoff，1972；Barbieri 等，1986；Gressner 等，1972）。这些图片显示了慢性有髓纤维轴突的丢失，但是通常在大的有髓纤维中最显著。可能会出现一些节段性髓鞘变化和罕见的小洋葱球。无髓鞘轴突计数正常。具有高度特异性但并不总是被检测到的特征是施万细胞具有不规则的轮廓和多个内折的巨大深染的核。已有一些研究者强调施万细胞、巨噬细胞和其他神经内膜细胞中多形态的膜结合碎片的存在，提供的许多材料也显示了 Pi 颗粒或脂褐素的存在（Gardner 和 Goodman，1969；Jerusalem 和 Bischoff，1972）。线粒体形态可能会发生改变（Gardner 和 Goodman，1969）。

19.13　卟啉代谢缺陷性周围神经疾病

19.13.1　临床表现

卟啉代谢途径的缺陷是卟啉病发生的基础(Moore，1993)。参与肝细胞和红细胞合成血红蛋白的酶是不同的，只有由肝血红蛋白合成缺陷引起的肝卟啉病与周围神经疾病有关。肝卟啉病包括急性间歇性卟啉病、遗传性粪卟啉病和混合型卟啉病。酶缺陷及其染色体定位是众所周知的，且均为常染色体显性遗传(Moore，1993)。这三种疾病的临床表现是不可区分的(Windebank 和 Bonkovsky，1993)。患者经常出现腹痛、脑病和周围神经疾病急性发作症状，但后者可能单独发作(Eales 和 Linder，1962)。缓慢进展的频发周围神经疾病较为罕见(di Trapani 等，1984)。运动缺陷占主导地位，近端肢体和面部无力多见，自主神经紊乱通常较为突出。电生理学研究揭示了轴突性周围神经疾病，脑脊液检查通常无明显变化(Albers 等，1978；Eales 和 Linder，1962)。

通常，诱导微粒体 P450 酶活性的药物可使卟啉发生贮积；压力和饥饿具有同样的效果(Windebank 和 Bonkovsky，1993)。遗传性酪氨酸血症由于酪氨酸代谢(延胡索酰乙酰乙酸水解酶)最后一步的先天性障碍所引起，可能表现为与卟啉病类似的急性神经性危象，这可能是由于卟啉代谢的间接损伤所引起(Mitchell 等，1990)。

19.13.2　病理变化

尽管早先强调局灶脱髓鞘病变(Campbell，1963；Denny-Brown 和 Sciarra，1945；Gibson 和 Goldberg，1956)，但现在认为急性卟啉病是一种轴突性疾病(Thorner 等，1981；Anzil 和 Dozic，1978；Cavanagh 和 Mellick，1965；di Trapani 等，1984；Barohn 等，1994)。我们对一例患者进行了神经活检，在两个月后进行了尸检(病例 19.2)(Thorner 等，1981)。急性期的光镜检查显示活动性轴突变性，没有明显的节段性髓鞘变化(图 19.24a)。经常可见轴突萎缩、轴突-施万细胞网络和其他非特异性轴突改变。大的有髓神经纤维受累最严重。无髓鞘轴突在总数上是正常的，但是在纤维直径-频率直方图上显示出向左位移。目前存在多种非特异性退行性改变，尤其值得注意的是一小群无髓神经纤

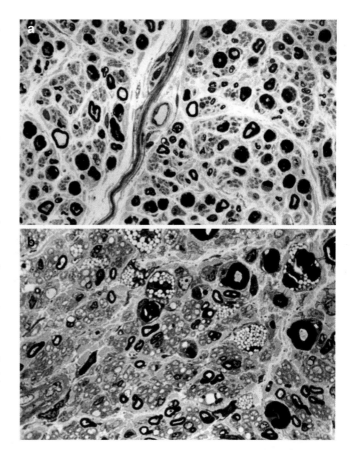

图 19.24　卟啉病。最初的腓肠神经活检(a)显示急性大规模的轴突变性。在两个月后的尸检中，许多泡沫状的巨噬细胞在有髓纤维丢失的背景下分散在内膜中(b)。(切片，a，b，600×)

维，表现为神经丝密集堆积的轴突肿胀(Thorner 等，1981)。活检两个月后进行尸检，在胫神经中发现更多的慢性轴突性神经疾病，神经内膜中出现大量泡沫巨噬细胞(图 19.24b)。更频繁的再生丛出现。检查脊髓背根和腹侧根神经节，发现更为轻微的轴突性周围神经疾病。纤维计数的定量分析和轴突与髓鞘板层数目的比率表明，轴突萎缩和纤维丢失远端比近端更严重。脊神经节和前角细胞存在轻度至中度丢失。

目前只有少数关于卟啉病病因的报道，与我们的发现大致相符(Barohn 等，1994；di Trapani 等，1984；Anzil 和 Dozic，1978；Cavanagh 和 Mellick，1965；Sweeney 等，1970)。有趣的是，在 Sweeney 等报道的尸检研究中(1970 年)，近端神经中轴突变性的严重程度大于远端神经，与 Cavanagh 和 Mellick(1965)报道的病例相反。在病程较长的遗传性卟啉病中，活检显示急性和慢性轴突变化，但也可见洋葱球形成(di Trapani 等，1984)。研究者将这些髓鞘的变化解释为可能继发于轴突疾病(di Trapani 等，1984)。在遗传性酪氨酸血症

中,急性神经危象期间进行的 3 例神经活检证实了活动性轴突变性(Mitchell 等,1990)。

19.13.3　发病机制

我们对上述讨论的组织学资料的分析表明急性卟啉病是一种远端轴突病变,尽管目前还不清楚为什么在临床上运动纤维比感觉纤维受影响更严重。这与 Cavanagh 和 Mellick 的结论(1965)是一致的。在无髓纤维中观察到的局灶性细丝聚集提示轴突运输改变。神经血红蛋白的缺乏可以解释轴突功能的紊乱(Moore,1993)。相反,只有肝卟啉病中的周围神经疾病的发生可能是由胆红素原或 δ-氨基酮戊酸(δ-ALA)的贮积所致,这在红细胞生成性卟啉病中是不存在的。在遗传性酪氨酸血症(Mitchell 等,1990)和遗传性 δ-ALA 脱水酶缺乏症(Mercelis 等,1990)中,存在与卟啉病类似的与尿液 δ-ALA 排泄增加相关的神经症状,该症状表明 δ-ALA 的增加是最可能的病因。可能的机制包括竞争 GABA 结合位点、模拟 GABA 结合、氧化应激产生自由基,以及核和线粒体 DNA 损伤(参见 Lin 等,2013)。

病例 19.2

一名 46 岁的白人女性,既往有抑郁症和一次严重腹痛腹泻病史,因长期呕吐而入院。诊断为胆囊炎,尽管进行了手术治疗,但术后 3 周仍继续呕吐。在此期间,尽管她的思维仍保持敏捷且有定向力,但可以观察到患者的情绪变得淡漠,并存在近期记忆受损。在随后数天时间里,出现四肢无力,下肢比上肢受累更严重,并有便秘和充盈性尿失禁。检查发现上肢肌力为 4 级(MRC),下肢肌力为 3 级。肱二头肌和其他部位腱反射减弱或消失。手脚都有轻微的触觉减退。神经传导和肌电图显示轴突性周围神经疾病。脑脊液检查无明显变化。血液、尿液和大便卟啉的分析证实了卟啉病的诊断。急性期 1 个月时进行神经活检。在随后的一个月中,患者的大脑病变和周围神经疾病恶化,入院后 3 个月患者全身感染念珠菌而死亡。

19.14　其他基因导致的周围神经疾病

19.14.1　婴儿型神经轴突营养不良

19.14.1.1 临床表现

神经轴突营养不良(INAD)是一种常染色体隐性

遗传的退行性疾病,表现为进展性脑病,在患者出生数年后出现运动和认知衰退,患儿通常在 10 岁前死亡(Seitelberger,1986)。患儿的小脑萎缩并且苍白球中有铁的贮积。周围神经系统的受累通常被中枢神经系统的表现掩盖,但可以通过低张力、反射减弱和肌肉萎缩而显现出来。最常见的变异在婴儿早期发病,但是疾病的相关临床表现会较晚出现(Seitelberger,1986)。儿童时期的神经疾病也有报道(Shimono 等,1977)。因此,尽管任何含有轴突的组织都足以用于诊断,但皮肤和结膜活检是重要的诊断途径(Ceuterick 和 Martin,1990;Duncan 等,1970;Lehmann 和 Goebel,1992;Martin 等,1979;Wisniewski 和 Wisniewski,1980)。关于结膜活检的敏感性存在一些不一致的结论(Ceuterick and Martin,1990;Crisci 等,1989),但由于其发病率较低,可在神经活检之前进行。

19.14.1.2 光学显微镜

NAD 病变的主要部位是中枢神经系统,轴突球状肿胀至正常直径的两倍或更多(Seitelberger,1986)。然而,在周围神经和肌内神经纤维中也可见类似的肿胀(Duncan 等,1970;Berard-Badier 等,1971;Lehmann 和 Goebel,1992;Shimono 等,1976,1977;Martin 和 Martin,1972;Sengel 和 Stoebner,1972;Yagishita 等,1978)。单纯的沃勒变性不常见,髓鞘纤维密度正常或轻度降低(图 19.25a)。营养不良的轴突可能并不常见,每束只有一两个 (Shimono 等,1976,1977);Martin 在 6 个神经束只发现了 3 个这样的轴突。营养不良的轴突也可能是萎缩性的而不是肿胀的,它们的轴浆轮廓可能不规则,质地可能是粒状或不均匀的(图 19.25b)。覆盖的髓鞘通常变薄或完全消失。轴突球体的 PAS 染色呈阳性,且其嗜银性是可变的。

19.14.1.3 电子显微镜

超微结构显示,肿大的轴突主要由线粒体、细丝、糖原和各种致密体、颗粒和空泡的局灶性堆积及随机排列的微管泡样结构(推测为轴浆网)的贮积组成(图 19.26a,b 和图 19.27a,b)。可以看到松散分离的平行线性或圆形同心膜阵列。常可见到变形的线粒体和含糖原样颗粒的空泡。微管和神经丝的密度似乎降低(Berard-Badier 等,1971)。无髓鞘轴突最明显的变化就是出现营养不良(Barlow 等,1989;Sengel 和 Stoebner,1972),但是在有髓鞘的轴突和神经末梢中也可以见

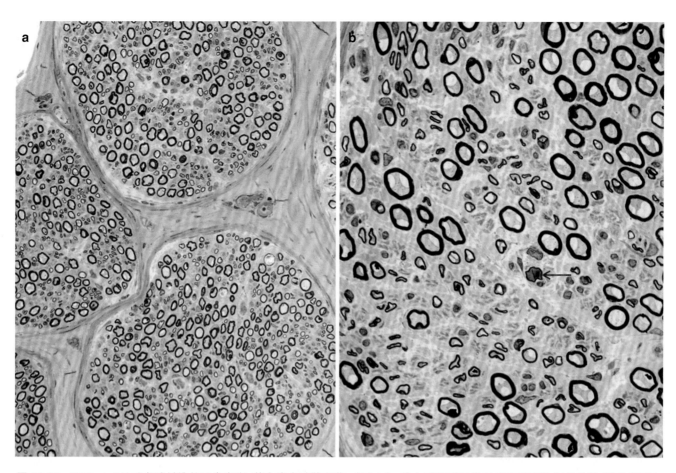

图 19.25　NAD。(a)显示有髓纤维的正常密度,其中许多髓鞘变薄。在(b)中,单个不规则纤维显示密度不均匀的轴浆(箭头所示)。(1μm 厚切片,a,200×;b,1000×)(Tissue courtesy of Dr.J. Michaud,Montreal)

到。非神经细胞,特别是施万细胞,也可能表现出特征性的贮积（Wisniewski 和 Wisniewski,1980;Yagishita 等,1978）。

　　管状细胞器的积聚是轴突疾病的非特异性标志之一(将图 19.26 和图 19.27 与图 4.6a,b 比较)。然而,在光镜下可见每个神经束的轴突都有营养不良,同时在显微镜下观察到微管和营养不良的线粒体,这些都提示神经轴突营养不良。

19.14.1.4 发病机制

　　INAD(Seitelberger 病,也被称为脑铁蓄积的神经变性-2A,NBIA2A)主要是由 PLA2G6 基因突变所致(Gregory 等,2008;Landrieu 和 Baets,2013),56 例 INAD1 患者中有 45 例(79%)有这种突变。Seitelberger 认为这是一种疾病谱的一部分,其中轴突运输或神经元代谢中的未知缺陷导致特征性肿胀形成（Seitel- berger,1986）。Lehmann 和 Goebel(1992)提出了快速轴突运输机制的缺陷。然而,在非神经元细胞中发现异常细胞质

组织(Yagishita 等,1978)提示由于轴突独特的代谢需要,系统性缺陷的轴突病变表现可能更为显著。

19.14.2　草酸盐沉积症的周围神经疾病

　　原发性高草酸尿症是由乙醛酸盐代谢中的常染色体隐性缺陷引起的,其导致草酸钙晶体在肾内和肾外沉积。由几种基因引起至少三种形式的原发性高草酸尿症:1 型（AGXT,丙氨酸-乙醛酸转氨酶）、2 型（GRHPR,乙醛酸还原酶/羟基丙酮酸还原酶）和 3 型（DHDPSL）。常见肾衰竭。这种情况下,周围神经疾病可能是由肾衰竭引起的,但下面概述的传导速度减慢并不是典型的尿毒症性神经疾病,并且与病理检查中发现的神经节段脱髓鞘病变相符。我们曾经见过这样一种病例,尽管进行血液透析并且稳定了 BUN 和肌酐的含量,但仍存在严重的周围神经疾病,提示草酸钙在神经中的沉积可能起到了一定的作用(Bilbao 等,1976)。在尸检时,从桡神经和坐骨神经采集的标本揭示了伴慢性、活动性轴突变性和节段性脱髓鞘的混合

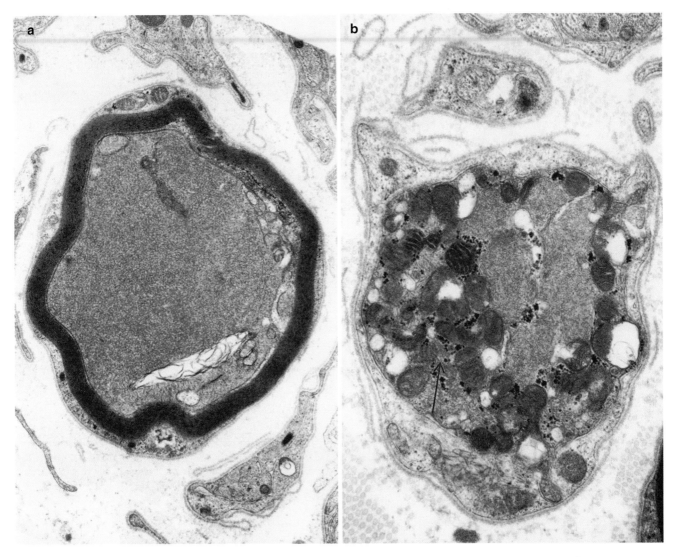

图 19.26　NAD。在有髓和无髓的轴突中显示为典型的微管泡系统。显示在无髓纤维周围的线粒体周围的聚集体(b，箭头所示)。(a，15 620×；b，25 200×)

图像。最值得注意的是存在许多扩张的折射晶体、扩张的髓鞘(图 19.28a,b)。也看到了一些被巨细胞吸附的神经内膜晶体。没有证据显示存在微血管损伤。电子显微镜确认节段性脱髓鞘和轴突变性的存在,并在施万细胞中发现晶体。Hall 等(1976)也在血管壁中发现晶体沉积,并且支持节段性脱髓鞘是继发于轴突损害这一观点,其他作者也有类似的发现(Moorhead 等,1975;Hall 等,1976)。

19.14.3　强直性肌营养不良症的周围神经改变

肌强直性营养不良(MyD)是一种多系统疾病,传统上强调肌肉受累。由于 DMPK 基因或 ZNF9 中三核苷酸重复的杂合性扩展,此病有几种表现形式。然而,神经病理特征(与 MyD 中葡萄糖不耐症的发生无关)也

有描述(Panayiotopoulos 和 Scarpalezos,1976;Mondelli 等,1993)。电生理学研究显示轻度感觉运动轴突性神经疾病(Mondelli 等,1993)。这得到了组织学检查结果的支持,有时表现为有髓纤维(特别是直径较大)的轻度丢失,而沃勒变性罕见(Cros 等,1988)。已经描述了可能继发于脱髓鞘的轴突萎缩 (Mondelli 等,1993;Cros 等,1988)。MyD 中周围神经的一些形态学分析是完全正常的(Pollock 和 Dyck,1976)。神经内膜纤维化有时非常突出(Kito 等,1973),并在一个病例中导致可触及的神经增粗(Borenstein 等,1977)。已描述了一些未成熟洋葱球的形成(Borenstein 等,1977)。可能有两组患有 MyD 和周围神经疾病的患者:只有轻度轴突改变的肌强直性营养不良症的患者,以及具有 MyD 和更严重遗传性家族性周围神经疾病的患者。

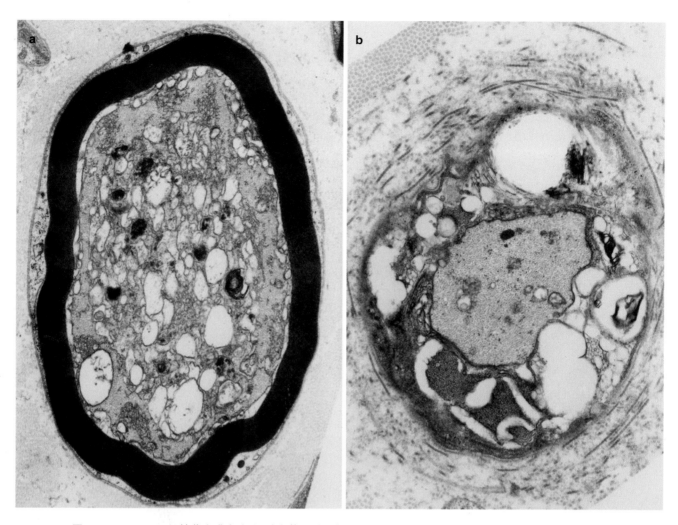

图 19.27   NAD。(a)轴浆充满大液泡、致密体和髓样体。在(b)中存在节段脱髓鞘。(a,9680×;b,12 780×)

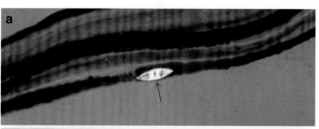

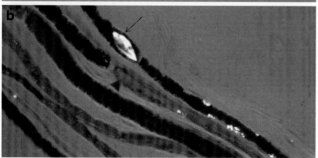

图 19.28   草酸盐沉积症的周围神经疾病。单纤维制备过程中显示有髓神经纤维中出现晶体(a 和 b,箭头所示)。超微结构显示在施万细胞中可发现以上改变。注意存在节段性脱髓鞘(b,箭头所示)。

参考文献

Aguayo AJ, Nair CPV, Bray GM (1971) Peripheral nerve abnormalities in the Riley Day syndrome. Findings in a sural nerve biopsy. Arch Neurol 24:106–116

Albers JW, Robertson WC, Daube JR (1978) Electrodiagnostic findings in acute porphyric neuropathy. Muscle Nerve 1:292–296

Alderson K (1992) Axonal swellings in human intramuscular nerves. Muscle Nerve 15:1284–1289

Allen IV, Swallow M, Nevin NC et al (1978) Clinicopathological study of Refsum's disease with particular reference to fatal complications. J Neurol Neurosurg Psychiatry 41:323–332

Anderson RM, Dennett X, Hopkins IJ et al (1973) Hypertrophic interstitial polyneuropathy in infancy: clinical and pathologic features in two cases. J Pediatr 82:619–624

Anzil AP, Dozic S (1978) Peripheral nerve changes in porphyric neuropathy: findings in a sural nerve biopsy. Acta Neuropathol 42:121–126

Arts WFM, Busch JFM, Van Der Brand HD et al (1983) Hereditary neuralgic amyotrophy. J Neurol Sci 62:261–279

Asbury K, Brown MJ (1980) The evolution of structural changes in distal axonopathies. In: Spencer PS, Schaumburg HH (eds) Experimental and clinical neurotoxicology. Williams & Wilkins, Baltimore, pp 179–192

Asbury AK, Cox SC, Baringer JR (1971) The significance of giant vacuolation of endoneurial fibroblasts. Acta Neuropathol 18:123–131

Asbury AK, Gale MK, Cox SC et al (1972) Giant axonal neuropathy: a unique case with segmental neurofilamentous masses. Acta Neuropathol 20:237–247

Asbury AK, Johnson PC (1978) Pathology of peripheral nerves. Major problems in pathology, vol 9. WB Saunders, Philadelphia

Attal C, Robain O, Chapuis G (1975) Familial nerve trunk paralyses. Dev Med Child Neurol 17:787–792

Baets J, Deconick T, Vrient ED et al (2011) Genetic spectrum of hereditary neuropathies with onset in the first year of life. Brain 2011(134):2664–2676

Balestrini MR, Cavaletti G, D'Angelo A et al (1991) Infantile hereditary neuropathy with hypomyelination: report of two siblings with different expressivity. Neuropediatrics 22:65–70

Barbieri F, Filla A, Campanella G et al (1981) A new case of Refsum's disease. A clinical, biochemical, and ultrastructural study. Acta Neurol 3:475–490

Barbieri F, Santoro L, Crisci C et al (1986) Is the sensory neuropathy in ataxia-telangiectasia distinguishable from that in Friedreich's ataxia? Morphometric and ultrastructural study of the sural nerve in a case of Louis-Barr syndrome. Acta Neuropathol 69:213–219

Barbieri F, Santangelo R, Crisci C et al (1990) A family with tomaculous neuropathy mimicking Charcot-Marie-Tooth disease. Clin Neurol Neurosurg 92:289–294

Barbieri F, Santangelo R, Caparelli G et al (1994) Autosomal recessive motor and sensory neuropathy with excessive myelin outfolding in two siblings. Can J Neurol Sci 21:29–33

Bardosi A, Friede RL, Ropte S et al (1987) A morphometric study on sural nerves in metachromatic leukodystrophy. Brain 110:683–694

Barlow JK, Sims KB, Kolodny EH (1989) Early cerebellar degeneration in twins with infantile neuroaxonal dystrophy. Ann Neurol 25:413–415

Barohn RJ, Sanchyez JA, Anderson KE (1994) Acute peripheral neuropathy due to hereditary coproporphyria. Muscle Nerve 17:793–799

Begeer JH, Hounthoff HJ, van Weerden TW et al (1979) Infantile neuroaxonal dystrophy and giant axonal neuropathy. Are they related? Ann Neurol 6:540–548

Behse F, Buchthal F, Carlsen F et al (1972) Hereditary neuropathy with liability to pressure palsies: electrophysiological and histopathological aspects. Brain 95:777–795

Behse F, Buchthal F, Carlsen F, Knappeis GG (1974) Endoneurial space and its constituents in the sural nerve of patients with neuropathy. Brain 97:773–784

Behse F, Buchthal F (1977) Peroneal muscular atrophy (PMA) and related disorders. II. Histological findings in sural nerves. Brain 100:67–85

Ben Hamida M, Hentati F, Ben Hamida C (1990) Giant axonal neuropathy with inherited multisystem degeneration in a Tunisian kindred. Neurology 40:245–250

Ben Hamida M, Attia-Romdhane N, Triki CH et al (1991) Analyse clinique et genetique de 188 familles d'heredo-degenerescence spinocerebelleuse. Maladies de Friedreich et heredo-ataxies de P. Marie. Rev Neurol 147:798–808

Benstead TJ, Kuntz NL, Miller RG et al (1990) The electrophysiologic profile of Dejerine-Sottas disease (HSMN-III). Muscle Nerve 13:586–592

Berard-Badier M, Gambarelli D, Pinsard N et al (1971) Infantile neuroaxonal dystrophy, or Seitelberger's disease. II. Peripheral nerve involvement: Electron microscopic study in one case. Acta Neuropathol Suppl 5:30–39

Berciano J, Combarros O, Figols J et al (1986) Hereditary motor and sensory neuropathy type II. Clinicopathological study of a family. Brain 109:897–914

Berciano J, Combarros O (1990) Prevalence of Charcot-Marie-Tooth disorders in Cantabria, Spain. In: Lovelace RE, Shapiro HK (eds) Charcot-Marie-Tooth disorders: pathophysiology, molecular genetics, and therapy. Alan R. Liss Inc, New York, pp 65–72

Bergoffen J, Trofatter J, Pericak-Vance MA et al (1993a) Linkage localization of X-linked Charcot-Marie-Tooth disease. Am J Hum Genet 52:312–318

Bergoffen J, Scherer SS, Wang S et al (1993b) Connexin mutations in X-linked Charcot-Marie-Tooth disease. Science 262:2039–2042

Bilbao JM, Berry H, Marotta J et al (1976) Peripheral neuropathy in oxalosis. A case report with electron microscopic observations. Can J Neurol Sci 3:63–67

Bird TD, Ott J, Gilblett ER et al (1983) Genetic linkage evidence of heterogeneity in Charcot-Marie-Tooth neuropathy (HSMN type I). Ann Neurol 14:679–684

Bird SJ, Sladky JT (1991) Corticosteroid responsive dominantly inherited neuropathy in childhood. Neurology 41:437–439

Blume PS, Wolff SM (1972) The Chediak-Higashi syndrome: studies in four patients and a review of the literature. Medicine 51:247–280

Bolthauser E, Bischoff A, Isler W (1977) Giant axonal neuropathy. Report of a case with normal hair. J Neurol Sci 31:269–278

Bomont P, Cavalier L, Blondeau F et al (2000) The gene encoding gigaxonin, a new member of the cytoskeletal BTB/kelch repeat family is mutated in giant axonal neuropathy. Nat Genet 26:370–374

Borenstein S, Noel P, Jacuoy J et al (1977) Myotonic dystrophy with nerve hypertrophy: report of a case with electrophysiological and ultrastructural study of the sural nerve. J Neurol Sci 34:87–99

Bouche P, Gherardi R, Cathala HP et al (1983) Peroneal muscular atrophy: part 1. Clinical and electrophysiological study. J Neurol Sci 61:389–399

Boylan KB, Ferriero DM, Greco CM et al (1992) Congenital hypomyelination neuropathy with arthrogryposis multiplex congenita. Ann Neurol 31:337–340

Bradley WG, Madrid R, Davis CJF (1977) The peroneal muscular atrophy syndrome. III. Clinical, electrophysiological and pathological correlations. J Neurol Sci 32:123–136

Brust JC, Lovelace RE, Devi S (1978) Clinical and electrodiagnostic features of Charcot-Marie-Tooth syndrome. Acta Neurol Scand Suppl 68:1–142

Buchthal F, Behse F (1977) Peroneal muscular atrophy (PMA) and related disorders. I. Clinical manifestations as related to biopsy findings, nerve conduction and electromyography. Brain 100:41–66

Buzin CH, Gatti RA, Nguyen VQ et al (2003) Comprehensive scanning of the ATM gene with DOVAM-S. Hum Mutat 21:123–131

Cammermeyer J (1956) Neuropathological changes in hereditary neuropathies: manifestation of the syndrome heredopathia atactica polyneuritiformis. J Neuropathol Exp Neurol 15:340–361

Campbell JAH (1963) The pathology of South African genetic porphyria. S Afr J Lab Clin Med 9:197–203

Campistol Plana J, Reverola de Veciana A, Poo Arguelles P (1991) Peripheral neuropathy as a presenting form of Cockayne syndrome. Arch Neurobiol (Madr) 54:141 (abstr)

Caruso G, Santoro L, Perretti A et al (1983) Friedreich's ataxia: electrophysiological and histological findings. Acta Neurol Scand 67:26–40

Castaigne P, Cathala HP, Brunet P et al (1976) Paralysies tronculaires recidivantes et neuropathie chronique concomitante. J Neurol Sci 30:65–82

Cavanagh JB, Mellick RS (1965) On the nature of the peripheral nerve lesions associated with acute intermittent porphyria. J Neurol Neurosurg Psychiatry 28:320–327

Cavanagh NP, Eames RA, Galvin RJ et al (1979) Hereditary sensory neuropathy with spastic paraplegia. Brain 102:79–94

Ceuterick C, Martin JJ (1990) Skin biopsy is useful for diagnosis of infantile neuroaxonal dystrophy. Ann Neurol 28:109–110

Chance FP, Matsunami N, Lensch W et al (1992) Analysis of the DNA duplication 17p11.2 in Charcot-Marie-Tooth neuropathy type 1 pedigrees: additional evidence for a third autosomal CMT1 locus. Neurology 42:2037–2041

Chance PF, Alderson MK, Leppig KA et al (1993) DNA deletion associated with hereditary neuropathy with liability to pressure palsies. Cell 72:143–151

Charnas L, Trapp B, Griffin J (1988) Congenital absence of peripheral myelin: abnormal Schwann cell development causes lethal arthrogryposis multiplex congenita. Neurology 38:966–974

Cleaver JE, Bezrookove V, Revet I et al (2013) Conceptual developments in the causes of Cockayne Syndrome. Mech Ageing Dev 134:284–290

Crawford TO, Griffin JW (1991) Morphological and ultrastructural evaluation of the sural nerve in children with Charcot Marie Tooth disease: implications for pathogenesis and treatment. Ann Neurol 30:500 (abstr)

Crisci C, Gomez MR, Hoherger GG (1989) Is conjunctival biopsy useful for diagnosis of neuroaxonal dystrophy? Ann Neurol 26:691

Cros D, Harnden P, Pouget J et al (1988) Peripheral neuropathy in myotonic dystrophy: a nerve biopsy study. Ann Neurol 23:470–476

Cruz-Martinez A, Barrier M, Gutierrez AM et al (1977) Abnormalities in sensory and mixed evoked potentials in ataxia-telangiectasia. J Neurol Neurosurg Psychiatry 40:44–49

DeBruyne J, Dehaene I, Martin JJ (1980) Hereditary pressure sensitive neuropathy. J Neurol Sci 47:385–394

de Jong JMBV, Bolhuis PA, Barth PG (1991) Differential diagnosis of the patient with hereditary cerebellar and spinocerebellar disorders. In: de Jong JMBV (ed) Handbook of clinical neurology, vol 60, Hereditary neuropathies and spinocerebellar atrophies. Elsevier Science Publishers, Amsterdam, pp 643–699

Denny-Brown D, Sciarra D (1945) Changes in the nervous system in acute porphyria. Brain 68:1–16

Dereux J, Gruner JE (1963) La maladie de Refsum. Rev Neurol 109:599–608

Di Trapani G, Casali C, Tonali P et al (1984) Peripheral nerve findings in hereditary coproporphyria. Light and ultrastructural studies in two sural nerve biopsies. Acta Neuropathol 63:96–107

Donaghy M, Hakin RN, Bamford JM et al (1987) Hereditary sensory neuropathy with neurotrophic keratitis. Description of an autosomal recessive disorder with a selective reduction of small myelinated nerve fibres and a discussion of the classification of the hereditary sensory neuropathies. Brain 110:563–583

Donaghy M, King RHM, Thomas PK et al (1988a) Abnormalities of the axonal cytoskeleton in giant axonal neuropathy. J Neurocytol 17:197–208

Donaghy M, Brett EM, Ormederod IEC et al (1988b) Giant axonal neuropathy: observations on a further patient. J Neurol Neurosurg Psychiatry 61:991–994

Dotti MT, Rossi A, Rizzuto N et al (1985) Atypical phenotype of Refsum's disease: clinical, biochemical, neurophysiological and pathological study. Eur Neurol 24:85–93

Drac H (1989) On the specificity of focal thickenings of myelin in peripheral nerves. Neuropatol Pol 27:151–168

Dubeau F, Michaud J, Lamarre L et al (1985) Giant axonal neuropathy: a complete autopsy study. J Neuropathol Exp Neurol 44:355 (abstr)

Duncan C, Strub R, McGarry P et al (1970) Peripheral nerve biopsy as an aid to diagnosis in infantile neuroaxonal dystrophy. Neurology 20:1024–1032

Dunn HG, Daube JR, Gomez MR (1978) Heredofamilial brachial plexus neuropathy (hereditary neuralgic amyotrophy with brachial predilection) in childhood. Dev Med Child Neurol 20:28–46

Dyck PJ (1966) Histologic measurements and fine structure of biopsied sural nerve: normal, and in peroneal muscular atrophy, hypertrophic neuropathy, and congenital sensory neuropathy. Mayo Clin Proc 41:742–774

Dyck PJ, Gomez MR (1968) Segmental demyelinization in Dejerine-Sottas disease: light, phase-contrast, and electron microscopic studies. Mayo Clin Proc 43:280–296

Dyck PJ, Gutrecht JA, Bastron JA et al (1968) Histologic and teased fiber measurements of sural nerve in disorders of lower motor and primary sensory neurons. Mayo Clin Proc 43:81–123

Dyck PJ, Ellefson RD, Lais AC et al (1970) Histologic and lipid studies of sural nerves in inherited hypertrophic neuropathy: preliminary report of a lipid abnormality in nerve and liver in Dejerine-Sottas disease. Mayo Clin Proc 45:286–327

Dyck PJ, Johnson WJ, Lambert EH, O'Brien PC (1971a) Segmental demyelination secondary to axonal degeneration in uremic neuropathy. Mayo Clin Proc 46:400–431

Dyck PJ, Lambert EH, Sanders K et al (1971b) Severe hypomyelination and marked abnormality of conduction in Dejerine-Sottas hypertrophic neuropathy: myelin thickness and compound action potential of sural nerve in vitro. Mayo Clin Proc 46:432–436

Dyck PJ, Lais AC (1973) Evidence for segmental demyelination secondary to axonal degeneration in Friedreich's ataxia. In: Kakulas BK (ed) Clinical studies in myology. Excerpta Medica, Amsterdam, pp 253–263

Dyck PJ, Lais AC, Offord KP (1974) The nature of myelinated nerve fiber degeneration in dominantly inherited hypertrophic neuropathy. Mayo Clin Proc 49:34–39

Dyck PJ, Oviatt KF, Lambert EH (1981a) Intensive evaluation of referred unclassified neuropathies yields improved diagnosis. Ann Neurol 10:222–226

Dyck PJ, Lais AC, Karnes JL et al (1981b) Permanent axotomy, a model of axonal atrophy and secondary segmental demyelination and remyelination. Ann Neurol 9:575–583

Dyck PJ, Swanson CJ, Low PA et al (1982) Prednisone responsive hereditary motor and sensory neuropathy. Mayo Clin Proc 57:239–246

Dyck PJ, Karnes JL, Windebank AJ et al (1983) Minimal pathologic expression of a mutant gene for hereditary motor and sensory neuropathy. Mayo Clin Proc 58:419–425

Dyck PJ, Karnes JL, Lambert EH (1989) Longitudinal study of neuropathic deficits and nerve conduction abnormalities in hereditary motor and sensory neuropathy type I. Neurology 39:1302–1308

Dyck PJ (1993) Neuronal atrophy and degeneration predominantly affecting peripheral sensory and autonomic neurons. In: Dyck PJ, Thomas PK (eds) Peripheral neuropathy, 3rd edn. W.B. Saunders, Philadelphia, pp 1065–1093

Dyck PJ, Chance P, Lebo R, Carney JA (1993) Hereditary motor and sensory neuropathies. In: Dyck PJ, Thomas PK et al (eds) Peripheral neuropathy, 3rd edn. WB Saunders, Philadelphia, pp 1094–1136

Eales L, Linder GC (1962) Porphyria - the acute attack. An analysis of 80 cases. S Afr Med J 36:284–292

Earl CJ, Fullerton PM, Wakefield GS et al (1964) Hereditary neuropathy with liability to pressure palsies. Q J Med 33:481–498

Fardeau M, Engel KW (1969) Ultrastructural study of a peripheral nerve biopsy in Refsum's disease. J Neuropathol Exp Neurol 28:278–294

Fardeau M, Abelanet R, Laudat PH et al (1970) Maladie de Refsum: Etude histologique, ultrastructurale, et biochimique d'une biopsie d'un nerf peripherique. Rev Neurol 122:185–196

Federico A, Malandrini A, Scarpini E et al (1989) Biochemical and tissue culture studies of nerve in tomaculous neuropathy. In: Scarpini E, Fiori MG, Pleasure D, Scarlato E (eds) Peripheral nerve development and regeneration: recent advances and clinical applications. Liviana Press, Padova, pp 275–281

Felice KJ, Poole RR, Blaivas M, Albers JW (1994) Hereditary neuropathy with liability to pressure palsies masquerading as slowly progressive polyneuropathy. Eur Neurol 34:173–176

Flament-Durand DJ, Noel A, Rutsaert J et al (1971) A case of Refsum's disease: clinical, pathological, ultrastructural and biochemical study. Pathol Eur 6:172–191

Fois A, Balestri P, Farnetani MA et al (1985) Giant axonal neuropathy. Endocrinological and histological studies. Eur J Pediatr 144:274–280

Friedberg EC (1992) Xeroderma pigmentosum, Cockayne's syndrome, helicases, and DNA repair: what's the relationship? Cell 71:887–889

Fukuhara N, Kumamoto T, Takesawa H et al (1982) The peripheral neuropathy of De Sanctis-Cacchione syndrome: histological, ultrastructural, and morphometric studies. Acta Neuropathol 56:194–200

Gabreels-Festen AAWM, Joosten EMG, Gabreels FJM et al (1990) Congenital demyelinating motor and sensory neuropathy with focally folded myelin sheaths. Brain 113:1629–1643

Gabreels-Festen AAWM, Joosten EMG, Gabreels FJM et al (1991) Hereditary motor and sensory neuropathy of neuronal type with onset in early childhood. Brain 114:1855–1870

Gabreels-Festen AAWM, Gabreels FJM, Joosten EMG et al (1992a) Hereditary neuropathy with liability to pressure palsies in childhood. Neuropediatrics 23:138–143

Gabreels-Festen AAWM, Gabreels FJM, Jennekens FGI et al (1992b) Autosomal recessive form of hereditary motor and sensory neuropathy Type I. Neurology 42:1755–1761

Gabreels-Festen A, Gabreels F (1993) Hereditary demyelinating motor and sensory neuropathy. Brain Pathol 3:135–146

Gabreels-Festen AAWM, Gabreels FJM, Hoogendijk JE et al (1993) Chronic inflammatory demyelinating polyneuropathy or hereditary motor and sensory neuropathy? Diagnostic value of morphological criteria. Acta Neuropathol 86:630–635

Gabreels-Festen A, Van Beersum S, Eshuis L et al (1999) Study on the gene and phenotypic characterisation of autosomal recessive demyelinating motor and sensory neuropathy (Charcot–Marie–Tooth disease) with a gene locus on chromosome 5q23–q33. J Neurol Neurosurg Psychiatry 66:569–574

Gabreels-Festen A (2002) Dejerine-Sottas syndrome grown to maturity: overview of genetic and morphological heterogeneity and follow-up of 25 patients. J Anat 200:341–356

Gambarelli D, Hassoun J, Pellissier JF et al (1977) Giant axonal neuropathy. Involvement of peripheral nerve, myenteric plexus and extra-neuronal area. Acta Neuropathol 39:261–269

Gamstorp I (1972) Donohue's syndrome - leprechaunism - Cockayne's syndrome. A report of two patients and discussion of the relation between Donohue's syndrome and Cockayne's syndrome. Eur Neurol 7:26–33

Gardner MB, Goodman WN (1969) Ataxia-Telangiectasia. Electron microscopic study of a nerve biopsy. Bull Los Angeles Neurol Soc 34:23–38

Gatti RA (1993) Candidates for the molecular defect in ataxia-telangiectasia. Adv Neurol 61:127–132

Gherardi R, Bouche P, Escourolle R et al (1983) Peroneal muscular atrophy. Part 2. Nerve biopsy studies. J Neurol Sci 61:401–416

Gibberd FB, Billimoria JD, Goldman JM et al (1985) Heredopathia atactica polyneuritiformis: Refsum's disease. Acta Neurol Scand 72:1–17

Gibson JB, Goldberg A (1956) The neuropathology of acute porphyria. J Pathol Bacteriol 71:495–508

Goebel HH, Veit S, Dyck PJ (1980) Confirmation of virtual unmyelinated fiber absence in hereditary sensory neuropathy type IV. J Neuropathol Exp Neurol 39:670–675

Gregory A, Westaway SK, Holm IE et al (2008) Neurodegeneration associated with genetic defects in phospholipase A(2). Neurology 71:1402–1409

Gregory R, Thomas PK, King RHM et al (1993) Coexistence of hereditary motor and sensory neuropathy type I and IgM paraproteinemic neuropathy. Ann Neurol 33:649–652

Gressner P, Dahlmann W, Spaar FW et al (1972) Muskel und nervenbioptische, immunochemische sowie elektrophysiologische Befunde bei Louis-Barr Syndrome (ataxia-telangiectasia). Z Neurol 202:139–150

Grossiord A, Lacert P, Got C et al (1973) Paralysies tronculaires familiales. Une observation avec biopsie d'un nerf peripherique. Lesion histopathologiques d'un type tres particulier. Rev Neurol 128:426–428

Grunnet ML, Zimmerman AW, Lewis RA (1983) Ultrastructure and electrodiagnosis of peripheral neuropathy in Cockayne's syndrome. Neurology 33:1606–1609

Guazzi GC, Maandrini A, Gerli R, Federico A (1991) Giant axonal neuropathy in two siblings: a generalized disorder of intermediate filaments. Eur Neurol 31:50–56

Guzzetta F, Ferriere G, Lyon G (1982) Congenital hypomyelination polyneuropathy: pathological findings compared with polyneuropathies starting later in life. Brain 105:395–416

Hagberg B, Lyon G (1981) Pooled European series of hereditary peripheral neuropathies in infancy and childhood. A "correspondence work shop" report of the European Federal of Child Neurology Societies (EFCNS). Neuropediatrics 12:9–17

Hahn AF, Brown WF, Koopman WJ et al (1990) X-linked dominant hereditary motor and sensory neuropathy. Brain 113:1511–1525

Hahn AF (1993) Hereditary Motor and Sensory Neuropathy: HMSN type II (neuronal type) and X-linked HMSN. Brain Pathol 3:147–155

Hakamada S, Humagai T, Hara K et al (1983) Congenital hypomyelination neuropathy in a newborn. Neuropediatrics 14:182–183

Hall BM, Walsh JC, Horvath JS et al (1976) Peripheral neuropathy complicating hyperoxaluria. J Neurol Sci 29:343–349

Hall SM (1994) Tomaculous neuropathy. J Neurol Neurosurg Psychiatry 57:16

Hannibal MC, Ruzzo EK, Miller LR et al (2009) SEPT9 gene sequencing analysis reveals recurrent mutations in hereditary neuralgic amyotrophy. Neurology 72:1755–1759

Harari D, Gibberd FB, Dick JPR et al (1991) Plasma exchange in the treatment of Refsum's disease (heredopathia atactica polyneuritiformis). J Neurol Neurosurg Psychiatry 54:614–617

Harati Y, Butler IJ (1985) Congenital hypomyelinating neuropathy. J Neurol Neurosurg Psychiatry 48:1269–1276

Harding AE, Thomas PK (1980a) The clinical features of hereditary motor and sensory neuropathy types I and II. Brain 103:259–280

Harding AE, Thomas PK (1980b) Autosomal recessive forms of hereditary motor and sensory neuropathy. J Neurol Neurosurg Psychiatry 43:669–678

Harding AE, Thomas PK (1980c) Genetic aspects of hereditary motor and sensory neuropathy (types I and II). J Med Genet 17:329–336

Harding AE, Thomas PK (1984) Peroneal muscular atrophy with pyramidal features. J Neurol Neurosurg Psychiatry 47:168–172

Harding AE (1993) Clinical features and classification of inherited ataxias. Adv Neurol 61:1–14

Harriman DGF, Currie S (1979) Peroneal muscular atrophy studied by motor-point and sensory nerve biopsy. In: Serratrice G, Roux H (eds) Peroneal atrophies and related disorders. Masson, New York, pp 87–106

Hayasaka K, Himoro M, Sato W et al (1993a) Charcot-Marie-Tooth neuropathy type 1B is associated with mutations of the myelin P0 gene. Nat Genet 5:31–34

Hayasaka K, Ohnishi A, Takada G et al (1993b) Mutation of the myelin P0 gene in Charcot-Marie-Tooth neuropathy type I. Biochem Biophys Res Commun 194:1317–1322

Hayasaka K, Takada G, Ionasescu VV (1993c) Mutation of the myelin P0 gene in Charcot-Marie-Tooth neuropathy type 1B. Hum Mol Genet 2:1369–1372

Hayasaka K, Himoro M, Sawaishi Y et al (1993d) De novo mutation of the myelin P0 gene in Dejerine-Sottas disease (hereditary motor and sensory neuropathy type III). Nat Genet 5:266–268

Hentati F, Ben Hamida C, Zeghal M et al (1992) Age dependent axonal loss in nerve biopsy of patients with xeroderma pigmentosum. Neuromuscl Disord 2:361–369

Hentati F, Hentati E, Amouri R (2013) Chapter 52. Giant axonal neuropathy. In: Said G, Krarup C (eds) Handbook of clinical neurology, vol 115 (3rd series), Peripheral nerve disorders. Elsevier BV, Amsterdam, pp 933–938

Himoro M, Yoshikawa H, Matsui T et al (1993) New Mutation of the myelin P0 gene in a pedigree of Charcot-Marie-Tooth neuropathy type 1. Biochem Mol Biol Int 31:169–173

Hoogendijk JE, Hensels GW, Gabreels-Festen AAWM et al (1992) De novo mutation in hereditary motor and sensory neuropathy type I. Lancet 339:1081–1082

Hoogendijk JE, Janssen EAM, Gabreels-Festen AAWM et al (1993) Allelic heterogeneity in hereditary motor and sensory neuropathy type Ia (Charcot-Marie-Tooth disease type 1a). Neurology 43:1010–1015

Huang Y, Yang L, Wang J et al (2013) Twelve novel *ATM* mutations identified in Chinese ataxia telangiectasia patients. Neuromolecular Med 15:536–540

Hughes JT, Brownell B, Hewer RL (1968) The peripheral sensory pathway in Friedreich's ataxia: an examination by light and electron microscopy of the posterior nerve roots, posterior roots ganglia, and peripheral sensory nerves in cases of Friedreich's ataxia. Brain 91:803–817

Hungerbuhler JP, Meier C, Rousselle J et al (1985) Refsum's disease: management by diet and plasmapheresis. Eur Neurol 24:153–159

Ionasescu VV, Ionasescu R, Searby C (1993) Screening of dominantly inherited Charcot-Marie-Tooth neuropathies. Muscle Nerve 16:1232–1238

Ip CW, Kroner A, Bendszus M et al (2006) Immune cells contribute to myelin degeneration and axonopathic changes in mice overexpressing proteolipid protein in oligodendrocytes. J Neurosci 26:8206–8216

Jacobs JM, Gregory R (1991) Uncompacted lamellae as a feature of tomaculous neuropathy. Acta Neuropathol 83:87–91

Jerusalem F, Bischoff A (1972) Ataxia-telangiectatica: Elektronen-mikroskopische biopsiebefunde des nervus sural von zwie fallen. Zentralbl Neurol 202:128–138

Joosten E, Gabreels F, Gabreels-Festen A et al (1974) Electron microscopic heterogeneity of onion-bulb neuropathies of the Dejerine-Sottas type: two patients in one family with the variant described by Lyon (1969). Acta Neuropathol 27:105–118

Joy JL, Oh SJ (1989) Tomaculous neuropathy presenting as acute recurrent polyneuropathy. Ann Neurol 26:98–100

Julien J, Vital C, Lagueny A et al (1988) Hereditary motor and sensory neuropathy type II with axonal lesions. J Neurol 235:254–255

Kanda T, Oda M, Yonezawa M et al (1990) Peripheral neuropathy in xeroderma pigmentosum. Brain 113:1025–1044

Kane JP, Havel RJ (1989) Disorders of the biogenesis and secretion of lipoproteins containing the B apolipoproteins. In: Scriber CR, Beaudet AL, Sly WS, Valle D (eds) The metabolic basis of inherited disease. McGraw Hill, New York, pp 1139–1164

Kasman M, Bertstein L, Schulman S (1976) Chronic polyradiculoneu-ropathy of infancy: a report of three cases with familial incidence. Neurology 26:565–573

Kennedy WR, Sung JH, Berry JF (1977) A case of congenital hypomy-elination neuropathy. Clinical, morphological, and chemical studies. Arch Neurol 34:337–345

Killian JM, Kloepfer HW (1979) Homozygous expression of a dominant gene for Charcot-Marie-Tooth neuropathy. Ann Neurol 5:515–522

King RH, Sarsilmaz M, Thomas PK et al (1993) Axonal neurofilamentous accumulations: a comparison between human and canine giant axonal neuropathy and 2,5-HD neuropathy. Neuropathol Appl Neurobiol 19:224–232

King RH, Tournev I, Colomer J (1999) Ultrastructural changes in peripheral nerve in hereditary motor and sensory neuropathy-Lom. Neuropathol Appl Neurobiol 25:306–312

Kito S, Yamamoto M, Fujimori N et al (1973) Studies on myotonic dystrophy. In: Kakulas BA (ed) Basic research in myology. Excerpta Medica, Amsterdam, pp 651–673

Klein CJ, Duan X, Shy ME (2013) Inherited neuropathies: clinical overview and update. Muscle Nerve 48:604–622

Klymkowsky MW, Plummer DJ (1985) Giant axonal neuropathy: a conditional mutation affecting cytoskeletal organization. J Cell Biol 100:245–250

Kobsar I, Hasenpusch-Theil K, Wessig C et al (2005) Evidence for macrophage-mediated myelin disruption in an animal model for Charcot-Marie-Tooth neuropathy type 1A. J Neurosci Res 81:857–864

Koch T, Schultz P, Williams R et al (1977) Giant axonal neuropathy: a childhood disorder of neurofilaments. Ann Neurol 1:438–451

Koskinen T, Sainio K, Rapola J et al (1994) Sensory neuropathy in infantile onset spinocerebellar ataxia (IOSCA). Muscle Nerve 17:509–515

Kretzschmar HA, Berg BO, Davis RL (1987) Giant axonal neuropathy: a neuropathological study. Acta Neuropathol 73:138–144

Kuhlenbaumer G, Young P, Hunermund G et al (2002) Clinical features and molecular genetics of hereditary peripheral neuropathies. J Neurol 249:1629–1650

Kulkens T, Boluis P, Wolterman RA et al (1993) Deletion of the serine 34 codon from the major peripheral myelin protein P0 gene in Charcot-Marie-Tooth disease type 1B. Nat Genet 5:35–39

Kumar K, Barre P, Nigro M et al (1990) Giant axonal neuropathy: clinical, electrophysiologic, and neuropathologic findings in two siblings. J Child Neurol 5:229–234

Kuntzer T, Ochsner F, Schmid F et al (1993) Quantitative EMG analysis and longitudinal nerve conduction studies in a Refsum's disease patient. Muscle Nerve 16:857–863

Lamarche JB, Lemieurx B, Lieu HB (1984) The neuropathology of "typical" Friedreich's ataxia in Quebec. Can J Neurol Sci 11:592–600

Landrieu P, Baets J (2013) Early onset (childhood) monogenic neuropathies. In: Said G, Krarup C (eds) Handbook of clinical neurology, vol 115 (third series), Peripheral nerve disorders. Elsevier BV, Amsterdam

Lapresle J, Man HX, Metreau R (1974) Documents anatomiques concernant un cas de maladie de Refsum. Rev Neurol 130:103–110

Lawson VH, Graham BV, Flanigan KM (2005) Clinical and electro-physiologic features of CMT2A with mutations in the mitofusin 2 gene. Neurology 65:197–204

Leblhuber F, Reisecker F, Willeit J et al (1991) Clinical and electrodi-agnostic findings, nerve biopsy, and blood group markers in a family with hereditary neuropathy with liability to pressure palsies. Acta Neurol Scand 83:166–171

Lebo RV, Chance PF, Dyck PJ et al (1991) Chromosome 1 Charcot-Marie-Tooth syndrome (HSMN1B) locus in Fc-gamma receptor gene region. Hum Genet 88:1–12

Lehmann J, Goebel HH (1992) Intermediare generalisierte form der neuroaxonalen dystrophie - licht- und elektronenmikroskopische befunde. Acta Histochem Suppl 42:311–318

Lenz H, Sluga E, Berheimer H et al (1979) Refsum krankheit und ihr verlauf bei diatetischer behandlung durch 2 1/2 jahre. Nervenarzt 50:52–60

Lhermitte F, Gautier JC, Rosa A (1973) Neuropathie recurente familial. Rev Neurol 128:419–424

Lin CS-Y, Park SB, Krishnan AV (2013) Chapter 36. Porphyric neuropathy. In: Said G, Krarup C (eds) Handbook of clinical neurology, vol 115 (3rd series), Peripheral nerve disorders. Elsevier BV, Amsterdam, pp 613–627

Lockman LA, Kennedy WR, White JG (1967) The Chediak-Higashi syndrome: electrophysiological and electron microscopic observations on the peripheral neuropathy. J Pediatr 70:942–951

Low PA, McLeod JG, Prineas JW (1978) Hypertrophic Charcot-Marie-Tooth disease: light and electron microscope studies of the sural nerve. J Neurol Sci 35:93–115

Lupski JR (1993) In: Appel S (ed) Current neurology. Mosby-Yearbook, Chicago, pp 41–58

Lutschg J, Vassella F, Boltshauser E et al (1985) Heterogeneity of congenital motor and sensory neuropathies. Neuropediatrics 16:33–38

Lyon G (1969) Ultrastructural study of a nerve biopsy from a case of early infantile chronic neuropathy. Acta Neuropathol 13:131–142

Maia M, Pires MM, Guimaraes A (1988) Giant axonal disease: report of three cases and review of the literature. Neuropediatrics 19:10–15

Madrid R, Bradley WG (1975) The pathology of neuropathies with focal thickening of the myelin sheath (tomaculous neuropathy): studies on the formation of the abnormal myelin sheath. J Neurol Sci 25:415–448

Madrid R, Bradley WG, Davis CJF (1977) The peroneal muscular atrophy syndrome. Clinical, genetic, electrophysiological and nerve biopsy studies. Part 2. Observations on pathological changes in sural nerve biopsies. J Neurol Sci 32:91–122

Mahammad S, Prasanna Murthy SN, Didonna A (2013) Giant axonal neuropathy–associated gigaxonin mutations impair intermediate filament protein degradation. J Clin Invest 123:1964–1975

Malandrini A, Guazzi GC, Alessandrini C et al (1990) Peripheral nerve involvement in ataxia telangiectasia: histological and ultrastructural studies of peroneal nerve biopsy in two cases. Clin Neuropathol 9:109–114

Malandrini A, Guazzi GC, Federico A (1992) Sensory-motor chronic neuropathy in two siblings: atypical presentation of tomaculous neuropathy. Clin Neuropathol 11:318–322

Mallery DL, Tanganelli B, Colella S et al (1998) Molecular analysis of mutations in the CSB (ERCC6) gene in patients with Cockayne syndrome. Am J Hum Genet 62:77–85

Mancardi GI, Uccelli A, Bellone E et al (1994) 17p11.2 duplication is a common finding in sporadic cases of Charcot-Marie-Tooth type 1. Eur Neurol 34:135–139

Martin JJ, Martin L (1972) Infantile neuroaxonal dystrophy: Ultrastructural study of the peripheral nerves and of the motor end plates. Eur Neurol 8:239–250

Martin JJ, Leroy JG, Liebert J et al (1979) Skin and conjunctival biopsies in infantile neuroaxonal dystrophy. Acta Neuropathol 45:247–251

Martinelli P, Fabbri R, Moretto G et al (1989) Recurrent familial brachial plexus palsies as the only expression of " tomaculous" neuropathy. Eur Neurol 20:61–66

Matsuoka Y, Sugimura K, Sobue I (1984) Peripheral nerve involvements in spinocerebellar degenerations. In: Sobue I (ed) Peripheral neuropathy. Proceedings of the international symposium on peripheral neuropathy. Excerpta Medica, Amsterdam, pp 138–145

Mayer RF, Garcia-Mullin R (1968) Hereditary neuropathy manifested by pressure palsies-a Schwann cell disorder. Trans Am Neurol Assoc 93:238–240

McLeod JG (1971) An electrophysiological and pathological study of peripheral nerves in Friedreich's ataxia. J Neurol Sci 12:333–349

McLeod JG, Evans WA (1981) Peripheral neuropathy in spinocerebellar degenerations. Muscle Nerve 4:51–61

Meier C, Maibach R, Isler W et al (1976) Dynamic aspects of peripheral nerve changes in progressive neural muscular atrophy. J Neurol 211:111–124

Meier C, Bischoff A (1977) Focal mucoid degeneration of peripheral nerve. Light and electron microscopic observation in a sural nerve biopsy of a case of progressive neural muscular atrophy (Charcot-Marie-Tooth). Acta Neuropathol 37:69–72

Meier C, Moll C (1982) Hereditary neuropathy with liability to pressure palsies: report of two families and review of the literature. J Neurol 228:73–95

Mercelis R, Hassoun A, Verstraeten L et al (1990) Porphyric neuropathy and hereditary delta-aminolevulinic acid dehydratase deficiency in an adult. J Neurol Sci 95:39–47

Mihalik SJ, Morrell JC, Kim D et al (1997) Identification of PAHX, a Refsum disease gene. Nat Genet 17:185–189

Miller RG, Davis CJF, Illingworth DR et al (1980) The neuropathy of abetalipoproteinemia. Neurology 30:1286–1291

Misra VP, King RHM, Harding AE et al (1991) Peripheral neuropathy in the Chediak Higashi syndrome. Acta Neuropathol 81:354–358

Mitchell G, Larochelle J, Lambert M et al (1990) Neurologic crises in hereditary tyrosinemia. N Engl J Med 322:432–437

Mondelli M, Rossi MA, Malandrini A et al (1993) Axonal motor and sensory neuropathy in myotonic dystrophy. Acta Neurol Scand 88:141–148

Moore MR (1993) Biochemistry of porphyria. Int J Biochem 25:1353–1368

Moorhead PJ, Cooper DJ, Timperley WR (1975) Progressive peripheral neuropathy in a patient with primary hyperoxaluria. Br Med J 2:312–313

Moosa A, Dubowitz V (1970) Peripheral neuropathy in Cockayne's syndrome. Arch Dis Child 45:674–677

Moss RB, Sriram S, Kelts A et al (1979) Chronic neuropathy presenting as a floppy infant with respiratory distress. Pediatrics 64:459–464

Myers JP, Sung JH, Cowen D et al (1963) Pathological findings in the central and peripheral nervous systems in Chediak Higashi disease. J Neuropathol Exp Neurol 22:357 (abstr)

Nance MA, Berry SA (1992) Cockayne Syndrome: review of 140 cases. Am J Med Genet 42:68–84

Nelson JS, Fitch CD, Fischer V et al (1981) Progressive neuropathologic lesions in vitamin-E-deficient rhesus monkeys. J Neuropathol Exp Neurol 40:166–186

Nevin NC, Cumings JM, McKeown F (1967) Refsum's syndrome: heredopathia atactica polyneuritiformis. Brain 90:419–428

Nicholson GA (1991) Penetrance of the hereditary motor and sensory neuropathy Ia mutation: assessment by nerve conduction studies. Neurology 41:547–552

Nicholson G, Nash J (1993) Intermediate nerve conduction velocities define X-linked Charcot-Marie-Tooth neuropathy families. Neurology 43:2558–2564

Nordborg C, Conradi N, Sourander P et al (1984) Hereditary motor and sensory neuropathy of demyelinating and remyelinating type in children: Ultrastructural and morphometric studies on sural nerve biopsy

specimens from 10 sporadic cases. Acta Neuropathol 65:1–9

Nukada H, Pollock H, Haas LF (1982) The clinical spectrum and morphology of type II hereditary sensory neuropathy. Brain 105:647–665

Nukada H, Dyck PJ, Karnes JL (1983) Thin axons relative to myelin spiral length in hereditary motor and sensory neuropathy, type I. Ann Neurol 14:648–655

Ochoa J (1978) Recognition of unmyelinated fiber disease: morphologic criteria. Muscle Nerve 1:375–387

Oda K, Miura H, Shibasaki H et al (1990) Hereditary pressure-sensitive neuropathy: demonstration of "tomaculae" in motor nerve fibers. J Neurol Sci 98:139–148

Ohi T, Kyle RA, Dyck PJ (1985) Axonal attenuation and secondary segmental demyelination in myeloma neuropathies. Ann Neurol 17:255–261

Ohnishi A, Mitsudome A, Murai Y (1987) Primary segmental demyelination in the sural nerve in Cockayne's syndrome. Muscle Nerve 10:163–167

Ohta M, Ellefson RD, Lambert EH et al (1973) Hereditary sensory neuropathy type II. Clinical, electrophysiologic, histologic and biochemical studies of a Quebec kinship. Arch Neurol 29:23–37

Ono J, Senba E, Okada S et al (1982) A case report of congenital hypomyelination. Eur J Pediatr 138:265–270

Ouvrier RA, McLeod JG, Morgan GJ et al (1981) Hereditary motor and sensory neuropathy of neuronal type with onset in early childhood. J Neurol Sci 51:181–197

Ouvrier RA, McLeod JG, Conchin TE (1982) Friedreich's ataxia. Early detection and progression of peripheral nerve abnormalities. J Neurol Sci 55:137–145

Ouvrier RA, McLeod JG, Conchin TE (1987) The hypertrophic forms of hereditary motor and sensory neuropathy: a study of hypertrophic Charcot-Marie-Tooth disease (HSMN type I) and Dejerine-Sottas disease (HSMN type III) in childhood. Brain 110:121–148

Ouvrier R, McLeod JG, Pollard J (1990) Peripheral neuropathy in childhood, International review of child neurology series. Raven, New York, case 14.3

Panayiotopoulos CP, Scarpalezos S (1976) Dystrophia Myotonia: peripheral nerve involvement and pathogenic implications. J Neurol Sci 1–16

Parman Y, Battaloglu E, Baris I et al (2004) Clinico-pathological and genetic study of early onset demyelinating neuropathy. Brain 127:2540–2550

Pareyson D, Piscoquito G, Moroni I (2013) Peripheral neuropathy in mitochondrial disorders. Lancet Neurol 12:1011–1024

Peiffer J, Schlote W, Bischoff A et al (1977) Generalized giant axonal neuropathy: a filament-forming disease of neuronal, endothelial, glial, and Schwann cells in a patient without kinky hair. Acta Neuropathol 40:213–218

Pellissier JF, Pouget J, De Victor B et al (1987) Neuropathie tomaculaire: etude histologique et correlations electrocliniques dans 10 cas. Rev Neurol 143:263–278

Pena SDJ (1982) Giant axonal neuropathy: an inborn error of organization of intermediate filaments. Muscle Nerve 5:166–172

Pessah M, Beucler I, Loux N et al (1993) Genetic exclusion of apo-B gene in recessive abetalipoproteinemia. Biochem Biophys Res Commun 190:97–103

Petit H, Leys D, Skjeldal OH et al (1986) La maladie de Refsum. Correlations epidemiologiques, cliniques et biologiques. Six cas. Rev Neurol 142:500–508

Pezeshkpour G, Kurent JS, Krarup C et al (1986) Peripheral neuropathy in Chediak-Higashi syndrome. J Neuropathol Exp Neurol 45:353 (abstr)

Pich S, Bach D, Briones P et al (2005) The Charcot-Marie-Tooth type 2A gene product, Mfn2, up-regulates fuel oxidation through expression of OXPHOS system. Hum Mol Genet 14:1405–1415

Poll-The BT, Gaerner J (2012) Clinical diagnosis, biochemical findings and MRI spectrum of peroxisomal disorders. Biochim Biophys Acta 1822:1421–1429

Pollock M, Dyck PJ (1976) Peripheral nerve morphometry in myotonic dystrophy. Arch Neurol 33:33–39

Pou Serradell A, De Paiva VJ, Alameda F et al (1992) Paralysie recidivante familiale du plexus brachial neuropathie tomaculaire. Rev Neurol 148:123–128

Prineas JW, Ouvrier RA, Wright RG (1976) Giant Axonal Neuropathy-a generalized disorder of cytoplasmic microfilament formation. J Neuropathol Exp Neurol 35:458–479

Rautenstrauss B (2011) Targeting inherited peripheral neuropathies in the postgenomic era. Neurology 77:540–548

Reilly RM, Murphy SM, Laura M (2011) Charcot-Marie-Tooth disease. J Peripher Nerv Syst 16:1–14

Reisecker F, Leblhuber F, Lexner R et al (1994) A sporadic form of hereditary neuropathy with liability to pressure palsies: clinical, electrodiagnostic, and molecular genetic findings. Neurology 44:753–755

Richen P, Tandan R (1992) Giant axonal neuropathy: progressive clinical and radiologic CNS involvement. Neurology 42:2220–2222

Rizzuto N, Monaco S, Moretto G et al (1981) Friedreich's ataxia. A light and electron microscopic study of peripheral nerve biopsies. Acta Neuropathol Suppl 7:344–347

Roa BB, Garcia CA, Suter U et al (1993a) Charcot-Marie-Tooth disease type 1A. Association with a spontaneous point mutation in the PMP gene. N Engl J Med 329:96–101

Roa BB, Garcia CA, Pentao L et al (1993b) Evidence for a recessive PMP22 point mutation in Charcot-Marie-Tooth disease type 1A. Nat Genet 5:189–194

Roos D, Thygesen P (1972) Familial recurrent polyneuropathy. A family and a survey. Brain 95:236–248

Rossi A, Paradiso C, Cioni R et al (1985) Charcot-Marie-Tooth disease: study of a large kinship with an intermediate form. J Neurol 232:91–98

Rossi A, Ciacci G, Federico A et al (1986) Sensory and motor peripheral neuropathy in olivopontocerebellar atrophy. Acta Neurol Scand 73:363–371

Rossor AM, Polke JM, Houlden H, Reilly MM (2013) Clinical implications of genetic advances in Charcot-Marie-Tooth disease. Nat Rev Neurol 9:562–571

Routon MC, Robain O, Mayer M et al (1991) Neuropathies hereditaires sensitivomotrices a debut congenital. Rev Neurol 147:577–585

Roy S, Srivastava RN, Gupta PC et al (1973) Ultrastructure of peripheral nerve in Cockayne's syndrome. Acta Neuropathol 24:345–349

Rozear MP, Pericak-Vance MA, Fischbeck K et al (1987) Hereditary motor and sensory neuropathy, X-linked: a half century follow-up. Neurology 37:1460–1465

Sabatelli M, Mignogna T, Lippi G et al (1994) Autosomal recessive hypermyelinating neuropathy. Acta Neuropathol 87:337–342

Sagnelli A, Piscosquito G, Pareyson D (2013) Inherited neuropathies: an update. J Neurol 260:2684–2690

Sahenk Z, Mendell JR, Lee D et al (1991) Evidence for impaired axonal stimulus in congenital hypomyelinating/amyelinating neuropathies. Neurology 41(Suppl 1):340 (abstr)

Said G (1980) A clinicopathologic study of acrodystrophic neuropathies. Muscle Nerve 3:491–501

Said G, Boudier L, Zingraff J et al (1983) Different patterns of uremic polyneuropathy: a clinicopathologic study. Neurology 33:567–574

Said G, Marion MH, Selva J et al (1986) Hypotrophic and dying back nerve fibers in Friedreich's ataxia. Neurology 36:1291–1299

Said G, Lacroix C, Chemouilli P et al (1991) Cytomegalovirus neuropathy in acquired immunodeficiency syndrome: a clinical and pathological study. Ann Neurol 29:139–146

Sander S, Nicholson GA, Ouvrier RA et al (1998) Charcot–Marie–Tooth disease: histopathological features of the peripheral myelin protein (PMP22) duplication (CMT1A) and Connexin32 mutations (CMTX1). Muscle Nerve 21:217–225

Santoro L, Perretti A, Crisci C et al (1990) Electrophysiological and histological follow-up study in 15 Friedreich's ataxia patients. Muscle Nerve 13:536–540

Santoro L, Perretti A, Filla A et al (1992) Is early onset cerebellar ataxia with retained tendon reflexes identifiable by electrophysiologic and histologic profile? A Comparison with Friedreich's ataxia. J Neurol

Sci 113:43–49

Saporta MA, Shy ME (2013) Inherited peripheral neuropathies. Neurol Clin 31:597–619

Sasaki K, Tachi N, Shinoda M et al (1992) Demyelinating peripheral neuropathy in Cockayne syndrome: a histopathologic and morphometric study. Brain Dev 14:114–117

Savettieri G, Camarda R, Galatioto S et al (1982) Refsum disease. Clinical and Morphological report on a case. Ital J Neurol Sci 3:241–245

Schmucker S, Argentini M, Carelle-Calmels N et al (2008) The in vivo mitochondrial two-step maturation of human frataxin. Hum Mol Genet 17:3521–3531

Schochet SS, Chesson AL Jr (1977) Giant axonal neuropathy: possibly secondary to Vitamin B12 malabsorption. Acta Neuropathol 40:79–83

Schoene WC, Asbury AK, Astrom K-E et al (1970) Hereditary sensory neuropathy. A clinical and ultrastructural study. J Neurol Sci 11:463–487

Schott B, Masson R, Quincy C et al (1968) Etude clinique et biologique d'une famille de maladie de Refsum-Thiebaut. Rev Neurol 118:230–236

Seitelberger F (1986) Neuroaxonal dystrophy: its relation to aging and neurological diseases. In: Vinken PJ, Bruyn GW, Klawans HL (eds) Handbook of clinical neurology, vol 5, Extrapyramidal disorders. Elsevier, Amsterdam, pp 391–415

Seitz RJ, Wechsler W, Mosny DS et al (1986) Hypomyelination neuropathy in a female newborn presenting as arthrogryposis congenita. Neuropediatrics 17:132–136

Sengel A, Stoebner P (1972) Interet de la biopsie neuro-musculaire dans le diagnostic de la dystrophie neuro-axonale infantile: Etude ultrastructurale de 3 cas dont 2 familiaux. Acta Neuropathol 21:109–116

Serratrice G, Pellissier JF, Desnuelle C et al (1990) Familial spastic paraplegia with peroneal atrophy (9 cases). In: Lovelace RE, Shapiro KH (eds) Charcot Marie Tooth disorders: pathophysiology, molecular genetics, and therapy. Alan R. Liss, New York, pp 59–64

Sghirlanzoni A, Pareyson D, Balestrini MR et al (1992) HSMN III phenotype due to homozygous expression of a dominant HMSN II gene. Neurology 42:2201–2204

Sharp D, Blinderman L, Combs KA et al (1993) Cloning and gene defects in microsomal triglyceride transfer protein associated with abetalipoproteinemia. Nature 365:65–69

Shimono M, Ohta M, Asada M et al (1976) Infantile neuroaxonal dystrophy: ultrastructural study of peripheral nerve. Acta Neuropathol 36:71–79

Shimono M, Ohta M, Kuroiwa Y (1977) Spastic paraplegia with neurogenic amyotrophy manifesting ballooned axons in sural nerve. Acta Neuropathol 39:9–12

Shy ME, Patzko A (2011) Axonal Charcot-Marie-Tooth disease. Curr Opin Neurol 24:475–483

Skjeldal OH, Stokke O, Refsum S (1993) Phytanic acid storage disease: clinical, genetic, and biochemical aspects. In: Dyck PJ, Thomas PK et al (eds) Peripheral neuropathy, 3rd edn. W.B. Saunders, Philadelphia, pp 1149–1154

Sladky JT, Brown MJ, Berman PH (1986) Chronic inflammatory demyelinating polyneuropathy of infancy: a corticosteroid-responsive disorder. Ann Neurol 20:76–81

Smith TW, Bhawah J, Keller RB et al (1980) Charcot-Marie-Tooth disease with hypertrophic neuropathy: a neuropathologic study of two cases. J Neuropathol Exp Neurol 39:420–440

Sommer C, Schroder JM (1989) Hereditary motor and sensory neuropathy with optic atrophy. Arch Neurol 46:972–977

Spencer PS, Schaumburg HH (1977) Central-peripheral distal axonopathy: the pathology of dying back poly neuropathies. In: Zimmerman H (ed) Progress in neuropathology. Grune & Stratton, New York, pp 253–295

Staunton H, Murphy S, Dervan P (1989) The effect of prednisolone in Refsum's disease. Ir J Med Sci 158:50–51

Steinberg D (1989) Refsum disease. In: Scriver CR, Beaudet AL, Sly WS, Valle D (eds) The metabolic basis of inherited disease, 6th edn. McGraw-Hill, New York, pp 1533–1550

Su U, Brooks DG, Li L et al (1993) Myelin protein zero gene mutated in Charcot-Marie-Tooth type 1B patients. Proc Natl Acad Sci U S A

90:10856–10860

Subramony SH, Currier RD (1991) The classification of familial ataxia. In: de Jong JMBV (ed) Handbook of clinical neurology, vol 60, Hereditary neuropathies and spinocerebellar atrophies. Amsterdam: Elsevier Science Publishers, pp 271–284

Suter U, Welcher AA, Ozcelik T et al (1992) Trembler mouse carries a point mutation in a myelin gene. Nature 356:241–244

Suter U, Welcher AA, Snipes GJ (1993) Progress in the molecular understanding of hereditary peripheral neuropathies reveals new insights into the biology of the peripheral nervous system. Trends Neurosci 16:50–56

Sweeney VP, Pathak MA, Asbury AK (1970) Acute intermittent porphyria. Increased ALA-synthetase activity during an acute attack. Brain 93:369–380

Tachi N, Sasaki K, Kusano T et al (1988) Peripheral neuropathy in four cases of group A Xeroderma pigmentosum. J Child Neurol 3:114–119

Tachi N, Kasai K, Chiba S et al (1994) Expression of P0 protein in sural nerve of a patient with hereditary motor and sensory neuropathy type III. J Neurol Sci 124:67–70

Takashima H, Boerkoel CF, De Jonghe P et al (2002) Periaxin mutations cause a broad spectrum of demyelinating neuropathies. Ann Neurol 51:709–715

Takebe Y, Koide N, Takahashi G (1981) Giant axonal neuropathy: report of two siblings with endocrinological and histological studies. Neuropediatrics 12:392–404

Tandan R, Little BW, Emery ES et al (1987) Childhood giant axonal neuropathy: case report and review of the literature. J Neurol Sci 82:205–228

Tazir M, Bellatache M, Nouioua S, Vallat J-M (2013) Autosomal recessive Charcot-Marie-Tooth disease: from genes to phenotypes. J Peripher Nerv Sys 18:113–129

Thomas C, Love S, Powell HC et al (1987) Giant axonal neuropathy: correlation of clinical findings with postmortem neuropathology. Ann Neurol 22:79–83

Thomas PK (1993a) Hereditary sensory neuropathies. Brain Pathol 3:157–163

Thomas PK (1993b) Phytanic acid storage disease: pathology of Refsum's Disease. In: Dyck PJ, Thomas PK et al (eds) Peripheral neuropathy, 3rd edn. WB Saunders, Philadelphia, pp 1154–1160

Thomas FP, Lebo RV, Rosoklija G et al (1994) Tomaculous neuropathy in chromosome 1 Charcot-Marie-Tooth syndrome. Acta Neuropathol 87:91–97

Thomas PK, Landon DN, King RHM (1997) Diseases of the peripheral nerves. In: Graham DI, Lantos PL (eds) Greenfield's neuropathology, 6th edn. Arnold, London, pp 367–487

Thorner PS, Bilbao JM, Sima AAF, Briggs S (1981) Porphyric neuropathy: an ultrastructural and quantitative case study. Can J Neurol Sci 8:281–287

Thrush DC, Holti G, Bradley WG et al (1974) Neurological manifestations of xeroderma pigmentosum in two siblings. J Neurol Sci 22:91–104

Timmerman V, Clowes VE, Reid E (2013) Overlapping molecular pathological themes link CMT neuropathies and hereditary spastic paraplegias. Exp Neurol 246:14–25

Tome FMS, Fardeau M, Dudognon P et al (1979) Note on the nerve and muscle lesions of Charcot-Marie-Tooth amyotrophy. In: Serratrice G, Roux H (eds) Peroneal atrophies and related disorders. Masson, New York, pp 107–118

Ulrich J, Hirt HR, Kleihues P et al (1981) Connatal polyneuropathy: a case with proliferated microfilaments in Schwann cells. Acta Neuropathol 55:39–46

Umehara F, Takenaga S, Nakagawa M et al (1993) Dominantly inherited motor and sensory neuropathy with excessive myelin folding complex. Acta Neuropathol 86:602–608

Valentijn LJ, Bass F, Wolterman RA et al (1992) Identical point mutations of PMP-22 in Trembler-J mouse and Charcot-Marie Tooth disease type Ia. Nat Genet 2:288–291

Vallat JM, Gil R, Leboutet MJ et al (1987) Congenital hypo-and hypermyelination neuropathy: two cases. Acta Neuropathol 74:197–201

Vallat J-M, Mathis S, Funalot B (2013) The various Charcot–Marie–Tooth diseases. Curr Opin Neurol 26:473–480

Vanasse M, Dubowitz V (1981) Dominantly inherited peroneal muscular atrophy (hereditary motor and sensory neuropathy type I) in infancy and childhood. Muscle Nerve 4:26–30

van Weerden TW, Houthoff HJ, Sie O et al (1982) Variability in nerve biopsy findings in a kinship with dominantly inherited Charcot-Marie-Tooth disease. Muscle Nerve 5:185–196

Veltema AN, Verjaal A (1961) Sur un cas d'heredopathie taxique polynevritique: maladie de Refsum. Rev Neurol 104:15–23

Verhagen WIM, Gabreels-Festen AAWM, van Wensen PJM et al (1993) Hereditary neuropathy with liability to pressure palsies: a clinical electroneurophysiological and morphological study. J Neurol Sci 116:176–184

Verhalle D, Lofgren A, Nelis E et al (1994) Deletion in the CMT1A locus on chromosome 17p11.2 in hereditary neuropathy with pressure palsies. Ann Neurol 35:704–708

Vermeulen W, Jaeken J, Jaspers NG et al (1993) Xeroderma pigmentosum complementation group G associated with Cockayne syndrome. Am J Hum Genet 53:185–192

Vital A, Ferrer X, Lagueny A et al (2001) Histopathological features of X-linked Charcot–Marie–Tooth disease in 8 patients from 6 families with different connexin32 mutations. J Peripher Nerv System 6:79–84

Vital C, Julien J, Vallat JM et al (1979) Charcot-Marie-Tooth disease: a histological study in 30 patients. In: Serratrice G, Roux H (eds) Peroneal atrophies and related disorders. Masson, New York, pp 69–85

Vital A, Vital C, Riviere JP et al (1987) Variability of morphological features in early infantile polyneuropathy with defective myelination. Acta Neuropathol 73:295–300

Vital A, Vital C, Julien J et al (1989) Polyneuropathy associated with IgM monoclonal gammopathy: immunological and pathological study in 31 patients. Acta Neuropathol 79:160–167

Vital A, Vital C, Brechenmacher C et al (1990) Chronic inflammatory demyelinating polyneuropathy in childhood: ultrastructural features of peripheral nerve biopsy in four cases. Eur J Pediatr 149:654–658

Vital A, Vital C, Julien J et al (1992) Occurrence of active demyelinating lesions in children with hereditary motor and sensory neuropathy (HMSN) type I. Acta Neuropathol 84:433–436

Vogel P, Bariel M, Goebel HH, Dyck PJ (1985) Hereditary motor sensory neuropathy Type II with neurofilament accumulation: new finding or new disorder. Ann Neurol 17:455–461

Vos A, Gabreels-Festen A, Joosten E et al (1983) The neuropathy of Cockayne's syndrome. Acta Neuropathol 61:153–156

Wanders RJ, Komen JC (2007) Peroxisomes, Refsum's disease and the alpha- and omega-oxidation of phytanic acid. Biochem Soc Trans 35:865–869

Warner LE, Hilz MJ, Appel SH et al (1996) Clinical phenotypes of different MPZ(P0) mutations may include Charcot-Marie-Tooth type 1B, Dejerine-Sottas, and congenital hypomyelination. Neuron 17:451–460

Warner LE, Mancias P, Butler IJ et al (1998) Mutations in the early growth response 2 (EGR2) gene are associated with hereditary myelinopathies. Nat Genet 18:382–384

Warner LE, Svaren J, Milbrandt J, Lupski JR (1999) Functional consequences of mutations in the early growth response 2 gene (EGR2) correlate with severity of human myelinopathies. Hum Mol Genet 8:1245–1251

Wadia N, Irani P, Mehta L et al (1978) Evidence of peripheral neuropathy in a variety of heredo-familial olivo-ponto-cerebellar degeneration frequently seen in India. In: Sobue I (ed) Spinocerebellar degenerations. University Press of Tokyo, Tokyo, pp 239–250

Weidenheim KM, Dickson DW, Rapin I (2009) Neuropathology of Cockayne Syndrome: evidence for impaired development, premature ageing, and neurodegeneration. Mech Ageing Dev 130:619–636

Weimer LH, Podwall D (2006) Medication-induced exacerbation of neuropathy in Charcot Marie Tooth disease. J Neurol Sci 242:47–54

Weller RO (1967) An electron microscopic study of hypertrophic neuropathy of Dejerine and Sottas. J Neurol Neurosurg Psychiatry 30:111–125

Wichman A, Buchthal F, Pezeshkpour GH et al (1985) Peripheral neuropathy in abetalipoproteinemia. Neurology 35:1279–1289

Windebank AJ (1993) Inherited recurrent focal neuropathies. In: Dyck PJ, Thomas PK et al (eds) Peripheral neuropathy, 3rd edn. WB Saunders, Philadelphia, pp 1137–1148

Windebank AJ, Bonkovsky HL (1993) Porphyric neuropathy. In: Dyck PJ, Thomas PK et al (eds) Peripheral neuropathy, 3rd edn. WB Saunders, Philadelphia, pp 1161–1168

Wisniewski K, Wisniewski HM (1980) Diagnosis of infantile neuroaxonal dystrophy by skin biopsy. Ann Neurol 7:377–379

Wood RD (1991) Human diseases associated with defective DNA excision repair. J R Coll Physicians Lond 25:300–303

Woods CG, Taylor AM (1992) Ataxia telangiectasia in the British Isles: the clinical and laboratory features of 70 affected individuals. Q J Med 82:169–179

Yagishita S, Itoh Y, Nakano T et al (1978) Infantile neuroaxonal dystrophy. Schwann cell inclusion in the peripheral nerve. Acta Neuropathol 41:257–259

Yao JK, Dyck PJ (1987) Tissue distribution of phytanic acid and its analogues in a kinship with Refsum's disease. Lipids 22:69–75

Yao JK, Herbert PN (1993) Lipoprotein deficiency and neuromuscular manifestations. In: Dyck PJ, Thomas PK et al (eds) Peripheral neuropathy, 3rd edn. WB Saunders, Philadelphia, pp 1179–1193

Yasuda H, Shigeta Y, Dyck PJ (1990) Axon caliber and neurofilament content and three dimensional alterations of axon in hereditary motor and sensory neuropathy type II. In: Lovelace RE, Shapiro KH (eds) Charcot-Marie-Tooth disorders: pathophysiology, molecular genetics, and therapy. Allan R. Liss, New York, pp 87–92

Yiu EM, Ryan MM (2012) Demyelinating prenatal and infantile developmental neuropathies. J Peripher Nerv Syst 17:32–52

Yoshikawa H, Dyck PJ (1991) Uncompacted inner myelin lamellae in inherited tendency to pressure palsy. J Neuropathol Exp Neurol 50:649–657

Yoshikawa H, Nishimura T, Nakatsuji Y et al (1994) Elevated expression of messenger RNA for peripheral myelin protein 22 in biopsied peripheral nerves of patients with Charcot-Marie-Tooth type 1A. Ann Neurol 35:445–450

Young P, Suter U (2003) The causes of Charcot–Marie–Tooth disease. Cell Mol Life Sci 60:2547–2560

先天性的代谢障碍表现为以细胞内异常沉积物积累为特征的多系统疾病,最常见为溶酶体病。最近的一篇文章(Boustany,2001)提出一种对溶酶体贮积症更广泛的定义,这些疾病包括细胞内沉积、合成酶、溶酶体膜或其他膜蛋白和运输缺陷。之前,检测和鉴别沉积物障碍的组织学检查,包括神经活检,是一种重要的诊断手段。然而,随着对生物化学和基因缺陷的进一步了解,基因技术、体液和培养细胞的酶活性测定,以及异常沉积物的检测逐渐成为诊断的手段之一。然而,对具有不典型的临床表现或没有条件进一步生化和基因检测的患者,神经活检是一种有用的诊断手段,并且对于少数沉积性疾病,组织学检查也很有必要。

20.1　神经鞘脂沉积病

神经鞘磷脂是一种脂质,其主链中的甘油被复杂的氨基醇——鞘氨醇所取代。同类分子包括神经节苷脂、硫苷脂和脑苷脂,在生物膜构成和功能中发挥重要作用。特异性酶缺陷导致不同组织溶酶体内脂质病理性沉积,尽管尚不清楚这一过程如何引起细胞损伤。这类疾病包括异染性脑白质营养不良、球形细胞性脑白质营养不良(Krabbe病)、法布里病、尼曼-皮克病、Farber病、GM1 和 GM2 神经节苷脂沉积病、Gaucher病。

20.1.1　异染性脑白质营养不良

异染性脑白质营养不良(MLD)是一种由于芳基硫酸酯酶 A 活性缺陷导致硫苷脂异常沉积所导致的疾病。最常见的变异(表型 MIM#250100)为芳基硫酸酯酶 A(ARSA,蛋白质产物脑硫脂)缺陷。MLD 的 AB 型变异(MIM#249900)是染色体 10q22.1 上的鞘脂激

活蛋白基因(PSAP)变异,引起神经鞘脂激活蛋白 B 缺陷,从而导致 ARSA 活性降低。多发性硫酸脂酶缺乏症(MIM #272200)是由于激活酶修饰因子 I 基因(SUMF1)变异导致芳基硫酸酯酶 A、B、C 缺陷引起。这种变异引起的临床表现和其他变异一样,尿中除了硫苷脂外还存在黏多糖(Hahn 等,1981;Thomas,1993;February,2006)。以上均通过常染色体隐性遗传。另外,ARSA 假缺陷(MIM#250100),体内 ARSA 酶活性为正常对照的 5%~20%。MLD 的临床特点不同,可分为以下几型:婴儿型(50%~60%),青少年型(20%~30%)和成人型(15%~20%)(Fluhary,2006)。在一个家系中发病年龄常一致(Alves 等,1986;Haltia 等,1980;Percy 等,1977)。分子生物学的进一步研究也证实了以上分类(Polten 等,1991)。

20.1.1.1 临床表现

婴儿型通常 3 岁前起病,主要表现为运动功能延迟或退化和认知障碍。随着疾病进展,可出现共济失调和肌张力低下,以及智能减退进一步加重,通常 10 岁前死亡。成人型通常在 15 岁至 21 岁起病,较婴儿型少见,主要表现为智能发育异常,晚期可出现弥漫性神经系统病变,包括视力障碍、共济失调和运动异常。随着疾病进展,不可避免会出现严重乏力和死亡,但是发生时间较晚,通常需要 15 年甚至更久。少年型的临床表现介于婴儿型和成人型之间。多发性硫酸脂酶缺乏症临床表现比 ARSA 缺陷更严重,常伴有器官肥大和此型特有的干皮病。

任一型 MLD 的临床表现都可能有多神经疾病,尽管有时只表现为电生理的改变(Percy 等,1977;Vos 等,1982)。偶有报道慢性进展性脱髓鞘病变是儿童或成人 MLD 患者的首发症状(Fressinaud 等,1992;Vos

表 20.1　可引起多神经疾病的沉积性疾病 *

神经鞘脂沉积病	蛋白质/酶缺陷
异染性脑白质营养不良	芳基硫酸酯酶 A(脑硫脂)
	激活酶 B 芳基硫酸酯酶 A 激活因子
	芳基硫酸酯酶 A、B、C(多激活酶缺陷)
球形细胞样脑白质营养不良(Krabbe 病)	半乳糖神经酰胺-β-半乳糖苷酶
法布里病(弥漫性体血管角质瘤)	α-半乳糖苷酶 A
尼曼-匹克病(A 型)	酸性鞘磷脂酶
Farber 病(脂肪肉芽肿病)	酸性酰胺酶
GM1 神经节苷脂沉积症	β-半乳糖苷酶
GM2 神经节苷脂沉积症(多种综合征)	氨基己糖苷酶
	GM2-激活蛋白
其他	
肾上腺脑白质营养不良	ABCD1 过氧化物酶运载体
丹吉尔病	α 脂蛋白
脑腱黄瘤病	线粒体胆固醇-27-羟化酶
糖原沉积症 III 型(Cori-Forbes)	Debrancher 酶(淀粉-1,6-葡糖苷酶)
唾液酸沉积症 I 型	糖蛋白特异性 α 唾液酸苷酶
Wolman 病	溶酶体酸性脂肪酶/胆固醇酯酶
尼曼-皮克病(C 型)	NPC1 基因相关产物

* 本章讨论的一些沉积性疾病,如 NCL、MPS 和 Pompe 病,因为不会引起多神经疾病,不在此表中列出。

等,1982;Yudell 等,1967)。多神经疾病的脱髓鞘改变可体现为传导速度减慢(Vos 等,1982;Martin 等,1982a)。

MLD 可通过血液样品或培养细胞的脑硫脂活性下降或基因检测发现基因缺陷等方式诊断。然而,在少数芳基硫酸酯酶 A 激活蛋白缺陷的病例中,酶活性测定正常 (Hahn 等,1981;Shapiro 等,1979;Stevens 等,1981)。相反,较为常见的 ARSA 假缺陷被证实可能干扰酶活性的测定 (Hohenschutz 等,1989;Kappler 等,1991;Penzien 等,1993)。没有检测家族成员的情况下,解释 ARSA 的低活性比较困难(Vos 等,1982)。硫苷脂的积累可见于所有类型 MLD,这可以区分 MLD 与 ARSA 假缺陷,并且尿沉渣细胞中发现异染性物质或尿硫苷脂分泌大量增加(Moser,1985)。目前并没有完全弄清楚 ARSA、PSAP 和 SUMF1,鉴别仍存在难度。

20.1.1.2 病理

中枢神经系统表现出皮质下"U"形纤维豁免的弥漫性脱髓鞘改变,伴有神经元的丢失和大量吞噬异染性物质碎片的吞噬细胞 (Gregoire 等,1966;Haberland

等,1973;Alves 等,1986;Satoh 等,1988)。中枢神经系统中见到的包涵体超微结构与后文描述的周围神经系统中见到的一样(Gregoire 等,1966)。在非神经组织中也可见到异染性沉积物(Haberland 等,1973;Gregoire 等,1966;Satoh 等,1988)。

活检的作用

MLD 患者可行神经活检(Vos 等,1982;Martin 等,1982a;Thomas 等,1977;Percy 等,1977;Bardosi 等,1987;Bischoff,1979)。产后可在所有的神经活检中见到特征性沉积物,甚至出现在临床和电生理发生异常之前(Argyrakis 等,1977)。有报道显示妊娠期 23 周至 26 周之间也可见到沉积物,甚至出现在脱髓鞘改变之前(Martin 等,1982a;Meier 和 Bischoff,1976)。有一篇关于一对姐妹的报告,这对姐妹的神经中没有特征性包涵体,也没有临床或电生理证据表明神经疾病,所有的生物化学特点都不典型,所以 MLD 的诊断值得商榷(Iannaccone 等,1993)。皮肤活检的帮助也不大(Dolman 等,1975)。

MLD 的诊断并不需要神经活检。MLD 的确诊必须满足以下检查中至少一点:ARSA 的分子检测(目前已知的唯一一个基因,该基因变异所致芳基硫酸酯酶 A 缺陷),尿中检测到硫苷脂和(或)在神经系统组织中发现异染性脂质沉积(Fluharty,2006)。然而,当生化检测是假阴性时,活检也许能发挥作用。对于少数有神经疾病但没有发现中枢神经系统疾病的患者,可暂不考虑 MLD 诊断,神经活检也许能发现不一样的诊断(Fressinaud 等,1992;Vos 等,1982,病例 20)。Vos 及其同事的一篇报告(1982)提到,22 例患者中有 2 例患者进行了神经活检,其中 1 名被诊断为 MLD,并且帮助区分 MLD 和另外 2 例患者的鉴别诊断。

光镜

　　MLD 沉积物的组织学特点只有在冰冻组织上才能得到可靠的评价。对冰冻切片进行酸化甲酚紫(Hirsch-Peiffer 技术)或甲苯胺蓝染色,并寻找棕色或黄棕色异染物质似乎是可行的选择,尽管其他苯胺色如吖啶染色或甲苯胺蓝染色也能看到异染性物质(Olsson 和 Sourander,1969)。MLD 沉积物质 PAS 染色阳性,甲酚紫染色在偏振光下显示黄绿二色性(Dayan,1967;Takahashi 和 Naito,1985)。吖啶黄染色可见黄-橙染色(Olsson 和 Sourander,1969)。

　　冰冻切片的 Reich Pi 颗粒物质染色特点和 MLD 包涵体相似(Olsson 和 Sourander,1969),尽管 Dayan(1967)表明使用 Hirsch-Peiffer 技术 Pi 颗粒物被染成红色,而不是棕色。Dayan(1967)在一个 15 岁 MLD 患者的神经纤维中观察到细胞核周围和结旁区"沉积物"为 Pi 颗粒物,如果是这样的话,大量该物质也许能成为这个年龄最具有标志性的特征。在使用电子显微镜之前,MLD 的诊断可以通过发现大量异染性物质,特别是神经内膜的吞噬细胞来确定,少量含有异染性物质的施万细胞累积解释起来可能有难度(Olsson 和 Sourander,1969)。电镜对于检测包涵体和显示超微结构十分敏感。

　　我们认为在施万细胞中,沉积物在细胞核周围密度最高,为 0.5~2.0μm 的颗粒物。除此之外,在髓鞘外面,形成髓鞘的施万细胞中可见同中心的薄层嗜锇体,周围包绕着无异染性的物质并形成一层环。神经内膜的吞噬细胞通常围绕血管周围排列,可含有包涵体。

　　在 MLD 中,有髓的轴突数量减少,各种大小的轴突丢失,因此直径-频率直方图还是能保持双峰样(Martin 等,1987)。变性轴突和再生丛不常见。目前没

有很多关于脱髓鞘纤维的研究,但是前景很好(病例报告 NEJM 1987)。弥漫性少髓鞘经常可见(图 20.1a,b),并可见小的"洋葱球"样形成,见于婴儿型和成人型病例(Bardosi 等,1987;Martin 等,1982a;Thomas 等,1977;Vos 等,1982)。洋葱球通常是不成熟的,而且在 Haltia 等报道(1980)的 5 例少年型 MLD 患者和 Hahn 等报道(1981)的 1 例由激活蛋白缺陷导致的 MLD 患者中很显著。髓鞘通常是不规则的,伴有重塑和大量髓环形成。在婴儿型病例中可见活跃的脱髓鞘、裸露的轴突和有碎片的吞噬细胞,吞噬细胞常沿血管周围和神经束膜下聚集。成人型病例中,上述过程较缓慢,活跃的脱髓鞘和含有碎片的细胞(图 20.2)十分常见(Martin 等,1982a;Thomas 等,1977;Haltia 等,1980)。然而,Percy 及其同事发现脱髓鞘的速度更多地与病程相关,而不是起病年龄(1977)。例如,在成人型早期快速进展的患者中,实施活检发现与婴儿型一样的活跃脱髓鞘改变。纤维改变可能很突出。

　　单纤维分离的研究表明节段性脱髓鞘是主要的病理改变,这与局部突出的包涵体无关(Dayan,1967)。

电镜

　　MLD 的沉积物质是单层膜复合物并且有不同的超微结构。"凝灰岩"小体边界清楚,混合有颗粒状物质,电镜下呈浅染的空泡样,周期性分布于各个区域的包涵体(图 20.3a,b 和图 20.4a,b)。第二种类型的包涵体超微结构有许多不同的名字,包括"盘状""棱柱样"或"鲱骨样"(Gregoire 等,1966;Luijten 等,1978;Martin 等,1982a;Rutsaert 等,1973)。根据切面的不同,形状从迷宫样、蜂窝状或薄层平行排列不等,我们使用最常见于各类文献的"棱柱样"来描述不同的形态。"凝灰岩"小体样包涵体常见于棱柱样结构,并融合成更加非结构化的物质区域,表明从一种贮积形式到另一种贮积形式的转换。第三种贮积形式是"斑马样"小体,一种横贯有亮、暗条带的卵圆形或圆形复合物,常由一些紧密的薄层构成。这些容易与 Reich Pi 颗粒混淆,但是在脱髓鞘的施万细胞和吞噬细胞中较少见(Bischoff,1979)。不同形态的包涵体彼此融合,可能表现出不同的方向性或被折叠成同一种沉积物质。不论为哪类包涵体,通常每隔 5.6~6.0μm 出现一次,比髓鞘少,且为胞内沉积硫苷脂的典型表现(Rutsaert 等,1973)。

　　沉积物可见于形成髓鞘的施万细胞中、无髓鞘的

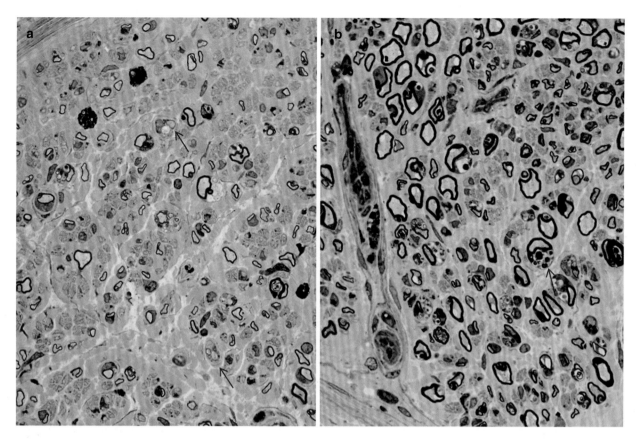

图20.1 MLD中大多数纤维可见脱髓鞘(a,b)。可见节段性脱髓鞘(a,箭头所示),一些施万细胞含有薄层嗜锇物质(b,箭头所示)。(1μm厚切片,a,600×;b,1000×)(Tissue courtesy of Dr.D.Agamanolis)

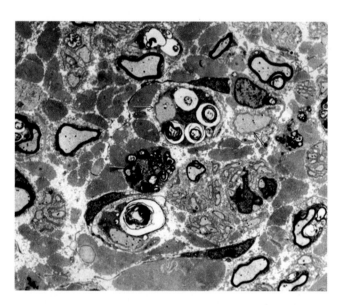

图20.2 MLD低倍镜下腓肠神经可见沿裸露轴突的连续性物质(箭头所示)和薄髓鞘以及吞噬有硫苷脂的吞噬细胞(三角箭头所示)。(2500×)

施万细胞(因此,不来源于髓鞘分解)和吞噬细胞中。形成髓鞘的施万细胞可能含有"凝灰岩"小体,而无髓鞘的施万细胞则表现出"棱柱样"包涵体(Martin等,

1982a),两者都可能来源于溶酶体。激活酶缺陷的MLD患者组织学检查有典型的发现,但也表现为内皮下的板层状物质(Hahn等,1981)。尽管大多数报告未提及这一点,少数研究者也称轴突中可发现包涵体,并且报告了一个病例(Thomas等,1977)。

在不同起病年龄的患者中均可见包涵体,尽管相比成人型或青少年型(10%有髓鞘纤维),婴儿型患者更多见(20%~45%有髓鞘纤维)(Martin等,1982a)。Luijten等(1978)发现不同起病年龄的包涵体的超微结构不同,婴儿型以"凝灰岩"小体为主,青少年型以"棱柱样"为主,成人型主要以"斑马样"为主,但是以上结果只是基于每型1例患者的研究。Martin等(1982)研究了10名患者,其结果也显示出类似的模式,但是不论起病年龄和基因亚型的完整超微结构病理则是由Hahn、Martin、Thomas等发现(Hahn等,1981;Martin等,1982a;Thomas等,1977)。

MLD中,同心圆样板层状嗜锇样结构常见于有髓纤维中,常位于其他正常压缩的髓鞘之外,这与光镜下见到的卵圆形结构一致(Cravioto等,1966)。这些结构

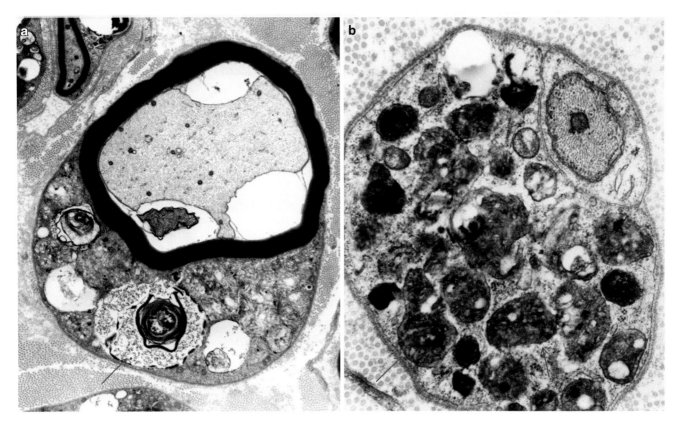

图 20.3 MLD。(a)电镜下显示光镜下的同心圆样结构是含有被糖原包围的髓样螺旋的次级溶酶体(a,箭头所示)。(b)MLD 包涵体的特点,可见"凝灰岩"小体。(a,11 000×;b,23 660×)

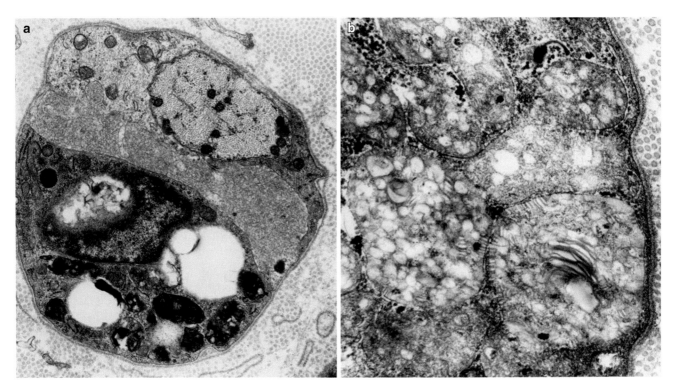

图 20.4 施万细胞内可见"凝灰岩"小体,周围围绕着脱髓鞘轴突(a),(b)为高倍镜下所见。(a,13 520×;b,49 010×)

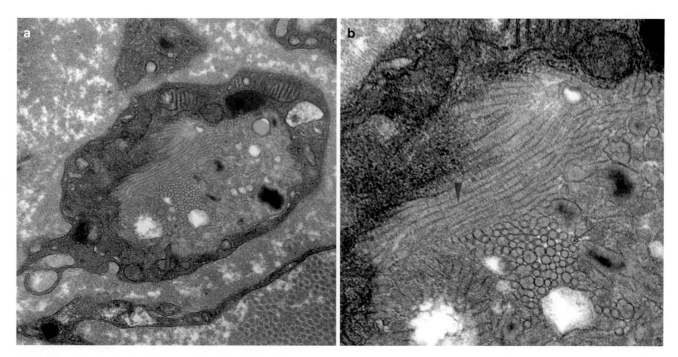

图 20.5 （a,b)巨噬细胞内可见大的"棱柱样"沉积物堆砌(b,箭头所示）及纵轴切面观(b,三角箭头所示）。（a,25 000×；b,60 000×）

出现频率和 MLD 包涵体不同，而与髓鞘类似(Argyrakis等,1977)，而且偶尔可见髓样螺旋结构和完全压缩的髓鞘间的连续性(Cravioto 等,1966)，这提示该结构是髓鞘重塑过程中的一个阶段，与沉积物并无直接关联。实际上，在其他神经疾病中也观察到类似的髓鞘现象,尽管没这么明显。然而,Thomas 等(1977)发现板层状小体有 8nm，未能检测到完整髓鞘的连续性部位。因此,有一种可能是这些小体表现为脂质沉积物在次级溶酶体内被分解。细胞器可能表现出非特异性改变,如糖原增加(Argyrakis 等,1977)，异常形成的线粒体(Argyrakis 等,1977;Cravioto 等,1966)或内质网扩张(Argyrakis 等,1977)。

有一些研究者描述了异常疏松的髓鞘结构(Cravioto 等,1966;Pery 等,1977;Hahn 等,1981;Webster,1962;Bischoff,1979)。这和一些副蛋白有关的神经疾病中广泛的髓鞘不同(见第 14 章)，区别在于松弛的髓鞘常是波浪形的,并且主致密线的分隔也不那么一致。Bischoff 在糖尿病性和肾性神经疾病患者中描述了类似的松弛样髓鞘(图 4.38 和图 4.39,参考 Bischoff,1979)，以及 Vital 和 Vallat 在先天性和麻风病性神经疾病患者也发现有类似改变（图 90、91、168、169、见 Vital 和 Vallat,1987)。我们则从未观察到此种现象,想知道这是否由于固定或组织创伤引起的 MLD 患者神

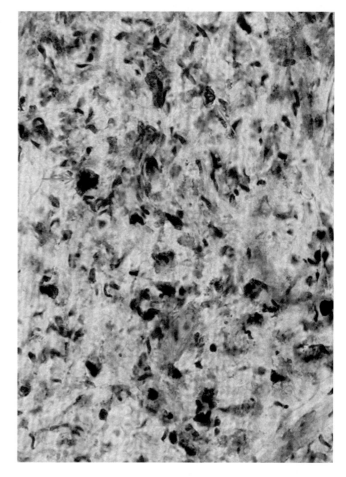

图 20.6 酸化甲酚紫染色(Hirsh Pfeiffer 染色)可见棕色 MLD 内容物(箭头所示)。（400×）

经改变。

20.1.1.3 发病机制和治疗

所有类型 MLD 的共同点在于硫苷脂的累积，这也是异染性内容物的主要成分（Suzuki 等，1967）（图 20.6）。在髓鞘细胞发生改变之前就可见贮积性物质，在脱髓鞘的施万细胞中不能检测到未清除的髓鞘残骸（Meier 和 Bischoff，1976）。硫苷脂累积和节段性髓鞘损害之间缺乏联系（Martin 等，1982a；Dayan，1967），这提示施万细胞功能障碍不一定与沉积物的毒性作用有关。另一种可能是 MLD 中脂肪酸分解和髓鞘的物理特性也可能以某种方式导致髓鞘损伤（Thomas，1993）。

MLD 的病因主要是芳基硫酸酯酶 A 功能障碍激活蛋白（AB 变异）和多激活酶。ARSA 基因的特点已确定（Gieselmann 等，1991）。不同起病年龄的 MLD 亚型的主要区别似乎与残存的 ARSA 活性有关（Polten 等，1991）。在细胞培养中，来源于成人型 MLD 患者的成纤维细胞比来源于晚期婴儿型患者的更有能力清除硫苷脂（Percy 等，1977）。Polten 及其同事分离出了 ARSA 两种重要的变异型："I"等位基因和"A"等位基因。前者引起 RNA 不稳定从而无法合成 ASA，后者导致降解 ASA 蛋白的快速合成（Polten 等，1991）。带有 I/I 基因型的患者缺乏功能性 ASA 活性，并且在婴儿期即可表现出来。带有 A/A 基因的患者可有足够的酶活性，直到成人期早期才表现出来。I/A 基因型患者介于两者之间（Polten 等，1991）。MLD 假缺失基因是另一种 ARSA 等位基因，酶活性足以保证正常的表型，即使有 MLD 的成对等位基因（Penzien 等，1993）。尽管等位基因理论似乎能够解释表型的不同，但是仍有一些家系表型的不同难以用此理论解释（Clarke 等，1989）。

MLD 的病理机制在缺乏脑苷脂磺酰基转移酶的转基因（CST）大鼠得到进一步研究。CST 大鼠表现出成熟的郎飞结中 Nav1.6 通道维持障碍，以及从结旁区向近结旁区的迁移，导致 Caspr 和神经束蛋白 155（NF155）簇的消失，而后者是轴突–胶质细胞连接的重要组成部分（Eckhardt，2008；Dupree 等，2005）。在周围神经系统中，CST 缺乏的神经在郎飞结处延伸出轴突突出物，异常扩大的囊泡和异常短或缺失的 Caspr 和 NF155 簇（Hoshi 等，2007）。除此之外，Schmidt-Lanterman 切迹的增多和膜联蛋白 II 水平的升高提示 Schmidt-Lanterman 切迹结构的改变（Eckhardt，2008；Hayashi 等，2007）。

已有研究针对许多溶酶体沉积性疾病提出了多种治疗方案（Miranda 等，2013；Patil 和 Maegawal，2013；Pierret 等，2008）。酶替代治疗（ERT）正在进行临床试验。能够穿过血脑屏障或血神经屏障的小分子胶囊可作为不同 ASA 变异的酶增强剂，或者作为分子伴侣，或者作为蛋白质内稳态调节剂，以减少硫苷脂的生物合成或针对原发性 ARSA 下游缺乏的不同影响通路。骨髓来源或脐带血来源的造血干细胞也是一种可行的治疗方式，特别是使用 ARSA 基因过表达的细胞。骨髓来源的间充质干细胞（BM-MSC）也是一种可能的治疗方法（Miranda 等，2013；Patil 和 Maegawal，2013 修订）。BM-MSC 能提供缺陷蛋白，分泌许多神经营养因子和细胞因子，并且系统注射后能为受损组织提供保护。一些小分子药物伴侣能通过内质网纠正有错误折叠倾向的变异的酶，其他小分子药物可通过正常化钙水平而对溶酶体环境发挥作用（Patil 和 Maegawal，2013）。

20.1.2 球形细胞样脑白质营养不良

20.1.2.1 临床表现

球形细胞样脑白质营养不良（Kradde 病）（GLD，MIM#245200）是一种常染色体隐性遗传疾病，主要是由于半乳糖脑苷脂（GALC）基因变异引起半乳糖脑苷脂-β-半乳糖苷酶活性缺失而导致的神经和非神经组织中半乳糖脑苷脂的累积。与 MLD 类似，GLD 的非典型形式（MIM #611722）是由于激活酶 A 活化因子缺失。通常在 1 岁左右起病，表现为智力发育迟滞、易怒，快速进展的痉挛强直、失明、耳聋，起病几年内死亡（Hagberg，1984）。一些儿童期较晚起病的患者，病程进展较慢，主要表现为视力下降、共济失调、痉挛和痴呆，可以存活 10~20 余年（Kolodny 等，1991）。成人期起病的非常少见（Hagberg 1984；Hedley-Whyte 等，1988）。周围神经疾病经常是婴儿期疾病的一小部分，但是远端反射减弱或肌张力低下可以提供一些依据，并且随着年龄增加，症状也越来越明显（Hogan 等，1969；Kolodny 等，1991；Dunn 等，1969）。已有以神经疾病为主要症状的病例报道（Hedley-Whyte 等，1988；

Lyon 等,1991)。更多见的是仅有神经疾病的电生理证据,典型的有传导速度减慢(Dunn 等,1969;Suzuki 和 Grover,1970;Kolodny 等,1991;Lyon 等,1991)。通过检测培养的成纤维细胞、白细胞或血浆中 β-半乳糖苷酶活性,或者最近的基因分析检测,可以诊断((Kolodny 等,1991)。

20.1.2.2 病理

球形细胞样脑白质营养不良这个名称,一方面是因为该病为累及中枢神经系统的脱髓鞘病变,另一方面是因为该病中可见球形细胞和内含 PAS 阳性物质且直径达 12μm 的多核巨细胞 (Allen 和 de Veyra,1967;Suzuki 和 Grover,1970)。球形细胞主要见于大脑,常在血管周围,也可见于非神经组织,但在周围神经中不可见。然而,超微结构检查提示球形细胞中累积的物质和周围神经系统中累积的物质一样。

光镜

光镜下经常无法提供周围神经疾病的诊断依据。在 GLD 的综述中,Lyon 等 1991 年注意到 10 个活检中有 7 个表现出节段性脱髓鞘,其余 3 个为正常,但是据说只在 3 个病例中观察到典型的包涵体。然而,该神经研究进行到了哪一步尚不明确。回顾病例报道和文献中描述的病例让我们怀疑,大多数神经活检能否在电镜下看到典型包涵体(Bischoff 和 Ulrich,1969;Hedley-Whyte 等,1988;Hogan 等,1969;Lake,1968;Dunn 等,1969;Martin 等,1974;Lyon 等,1991;Schlaepfer 和 Prensky,1972;Schochet 等,1976;Sourander 和 Olsson,1968;Suzuki 和 Grover,1970;Thomas 等,1984;Vital 和 Vallat,1987;Yunis 和 Lee,1972)。在 23 周龄胎儿而不是 20 周龄胎儿的神经活检中可见沉积物(Martin 等,1981)。

在中枢神经系统中见到的多核 PAS 阳性细胞,在周围神经系统中未见到。一些研究者描述了神经内膜中含有 PAS 阳性颗粒或染苏丹物质的细胞,但是都不多见(Suzuki 和 Grover,1970;Schochet 等,1976;Schlaepfer 和 Prensky,1972;Allen 和 de Veyra,1967),且与对照组难以区分(Bischoff 和 Ulrich,1969)。没有检测到异染性物质,油红染色也是阴性(Dunn 等,1969;Hogan 等,1969)。仍需进一步寻找沉积物的组织生物学特点(Sourander 和 Olsson,1968;Allen 和 de Veyra,1967)。

GLD 的神经活检提示脱髓鞘性神经疾病,伴一些

细髓鞘的纤维和多突出的洋葱球样新生物以及正在进行的脱髓鞘。在一些报道中,强调了裸露轴突活跃的节段性脱髓鞘以及包含碎片的吞噬细胞(Dunn 等,1969;Suzuki 和 Grover,1970),然而另一些报道可见弥漫性少髓鞘和惰性的病理特性(Thomas 等,1984;Vos 等,1983)。大多数病例中轴突数目轻度到中度减少,但是并没有看到典型的沃勒变性。大的有髓鞘纤维有时也被严重损耗,无髓鞘纤维则有剩余 (Martin 等,1974;Schlaepfer 和 Prensky,1972)。包含碎片的吞噬细胞可见于神经内膜,通常聚集在毛细血管周围(图 20.7)。在油镜下,这些细胞内可见针样包涵体。节段性脱髓鞘和髓鞘再生是主要的病理过程。

电镜

超微结构显示 GLD 包涵体特征性改变:管状或棱柱样,直或稍弯曲和拉长的膜结构物质(图 20.8a-c)。由于切面的不同,形状可以从多边形或不规则的空裂隙到中空的针状结构,宽度仅 10nm。这些空间隙

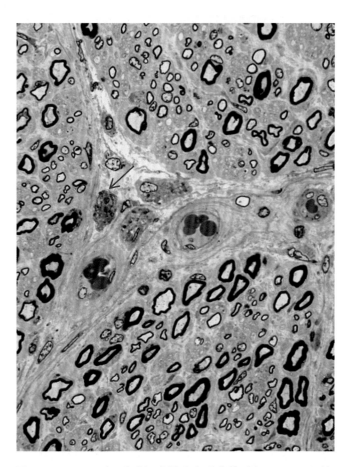

图 20.7　Krabbe 病(球形细胞样脑白质营养不良,GLD)。血管周围的吞噬细胞(箭头所示)被大量少髓鞘的轴突包围。(1μm 厚切片,1000×)

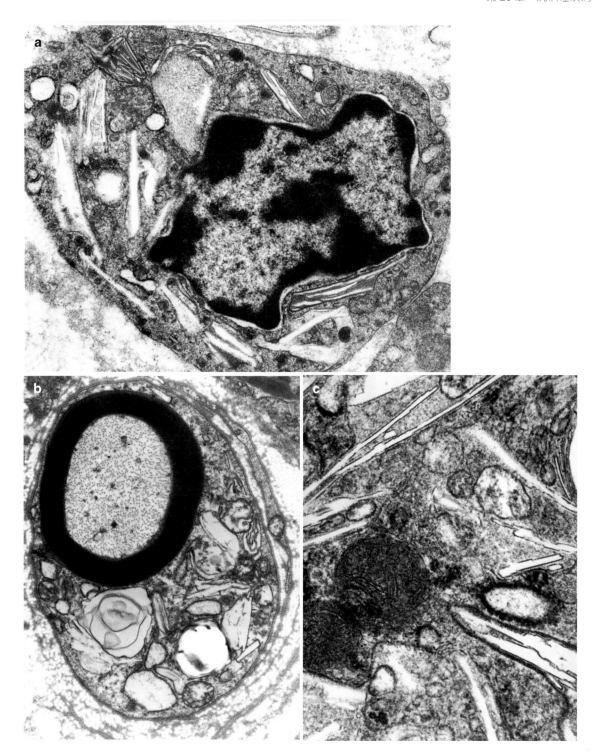

图 20.8 Krabbe 病(GLD)特征性包涵体可见于吞噬细胞(a)和施万细胞(b)及高倍镜(c)。(a,27 600×;b,12 780×;c,46 200×)

可能含有少量嗜锇颗粒或一些平行板层沉积物(Martin 等,1974)。可能大多数的沉积物都在组织制备中被移除。包涵体看起来十分坚硬并且抗降解,针样裂隙有时看起来向其中突出甚至破坏包含它们的细胞质膜,并受挤压至细胞外(Bischoff 和 Ulrich,1969)。可看到包涵体随意分布于神经内膜(Thomas,1993)。典型的

GLD 包涵体见于巨噬细胞和多达一半的有髓鞘和无髓鞘的施万细胞内(Bischoff 和 Ulrich,1969)。

一些报告称巨噬细胞内的沉积物表现出溶酶体结构,包含直径或曲直径约 30nm 的小管(Schochet 等,1976;Yunis 和 Lee,1972;Vos 等,1983;Goebel 等,1990)。类似的物质有时也可在中枢神经系统的球形细胞中

找到，并且和纯化的牛脑苷脂的超微结构相似（Yunis和Lee，1972；Schochet等，1976）。

20.1.2.3 发病机制和治疗

GLD髓鞘损伤和细胞死亡的机制尚不确定（Suzuki和Suzuki，1989）。半乳糖脑苷脂-β-半乳糖苷酶（也称为半乳糖脑苷脂酶）的功能缺陷与GLD有关。有同样缺陷的狗和大鼠也有类似疾病（Suzuki和Suzuki，1989），GLD只累及半乳糖脑苷脂沉积的组织。注射脑苷脂到动物组织，而不是其他神经鞘脂也能产生典型的球形细胞（Olsson等，1966）。GLD"难消化"的沉积物（见前文描述）可能与多核巨细胞形成有关。相关的神经鞘磷脂——鞘氨醇半乳糖苷也可被半乳糖脑苷脂-β-半乳糖苷酶分解，在GLD中也可发现其数目增加，并且有强细胞毒性（Suzuki和Suzuki，1989）。通过研究GLD的抽搐小鼠模型提出了不同的神经疾病机制，包括坐骨神经的细胞凋亡蛋白酶3的激活（发生在脱髓鞘之前）、轴突不稳定性、轴突运输缺陷和郎飞结处的包括钠离子通道在内的离子通道下调（Siddiqi等，2006；Sakai，2009；Kagitani-Shimono等，2008；Smith等，2011）。在脂质筏（White等，2009）中鞘氨醇半乳糖苷迅速累积（Suzuki，1998）并且可能干扰多条信号传导（Suzuki，1998）。因此，半乳糖脑苷脂的积累和细胞毒性的鞘氨醇半乳糖苷有可能引起GLD组织改变和组织损伤（Suzuki和Suzuki，1989）。

正如其他溶酶体疾病，在人类和动物中都开展了试验性治疗，包括造血干细胞移植、分子伴侣、酶替代治疗、底物去除、基因治疗和细胞因子治疗（Sakai，2009）。Siddiqi等2006年发现12例患者造血干细胞移植平均随访18个月后，其中有7例患者（60%）的神经传导得到改善。

20.1.3 法布里病

20.1.3.1 临床表现

法布里病（MIM#301500），在一些关于皮下血管角化瘤的文献中也被称为"弥漫性体血管角化瘤"，是一种X染色体连锁的遗传病变，主要由α-半乳糖苷酶A（GLA）基因变异引起，定位于X染色体的长臂上，并且编码α-半乳糖苷酶A，其完全形式只影响男性，尽管杂合子女性患者也可能有轻微症状（Morgan等，1990；Brady，1993；Biegstraaten等，2012）。症状发

生的年龄通常在儿童或青少年期，然而诊断常在成人期，皮肤病变和角膜"螺旋状"萎缩（图20.9）的重要性很多年都未得到重视（Morgan等，1990）。典型表现有肾功能损害或发作性疼痛感觉异常，以及作为重要死因的心脑血管疾病等。未进行透析和肾移植是中年肾衰竭患者的常见死亡原因。自主神经功能障碍包括少汗或无汗、唾液和泪液分泌减少、胃肠道功能障碍，但汗液分泌减少既可由自主神经疾病引起，也可因汗腺直接受累所致（Bersano等，2012）。常规的临床电生理检查来寻找周围神经疾病的依据通常一无所获，但是一些评价小纤维功能（Ohnishi和Dyck，1974；Morgan等，1990）的检查和表皮内轴突数量的检查（IENFD，Biegsträten等，2012）能提示病变。DRG神经元细胞体中糖脂的累积和胞体的丢失也发挥作用（Schiffmann，2006）。基于临床特点通常是疑诊，确诊需要靠血浆或白细胞中受影响的α-半乳糖苷酶A的酶活性检测。受累患者其酶活性较正常值可下降10%甚至更多，杂合子女性患者可下降50%。分子技术也能用来显示GLA的缺陷。

20.1.3.2 病理

神经病理学检查对法布里病的诊断价值较小，这主要是因为临床表现的特异性和有其他可靠的非侵入性检查。如果获得了组织，法布里病的沉积物主要见于血管细胞，即内皮细胞、平滑肌细胞和周细胞中；皮肤活检能准确显示特征性的包涵体。然而，当怀疑该诊断时，神经活检能提示特征性的组织学特点，这

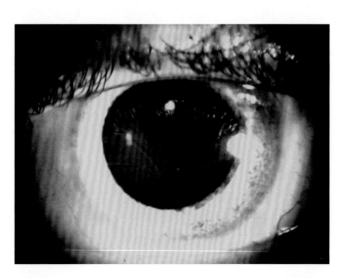

图20.9　角膜涡状营养不良（"涡角膜病"）是法布里病的特征性改变。

在女性的试验中有所发现。还有其他关于神经组织学的详细报告(Ohnishi 和 Dyck，1974；Kocen 和 Thomas，1970；Bischoff 等，1968；Gemignami 等，1984；Sima 和 Robertson，1978；Tabira 等，1974；Fukuhara 等，1975；Vital 等，1984；Tome 等，1977；Pellissier 等，1981；Schiffmann，2006)。

光镜

光镜下可见不同类型细胞的沉积物积累。包涵体是双折光性的，并且对于新鲜的冰冻切片可以在偏光显微镜下准确显示"马耳他十字"(图 20.10)。冰冻切片以及可靠度稍低的石蜡包埋组织，可见苏丹黑 B、油红染色、LFB 染色和 PAS 染色阳性，随着被淀粉酶消化，染色减少 (Fukuhara 等，1975；Kocen 和 Thomas，1970；Hashimoto 等，1965)。沉积物在石蜡包埋过程中会被部分降解，HE 染色常显示极少的病理改变(图 20.11a)，但是甲醛固定的组织暴露于 3% 的铬酸钾 1 周可减少这种问题发生(Desnick 和 Bishop，

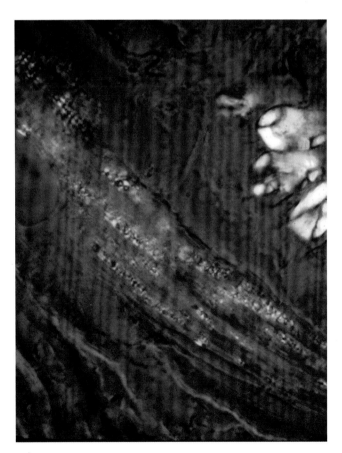

图 20.10　法布里病，偏光显微镜下可见神经束膜的双折光性"马耳他十字"(箭头所示)，为染色的新鲜冰冻切片。(400×)

1989)。嗜锇甲苯胺染色塑料包埋的切片常较好保存轴突(图 20.11b)也避免了这一问题，并且直径在 1~2μm 的包涵体能在内皮细胞、周细胞、平滑肌细胞、神经束膜细胞核、成纤维细胞中准确显示，但在施万细胞或轴突中则不可见(图 20.11c~e)。

法布里病中典型的周围神经疾病相对选择性地丧失了小的有髓和无髓纤维 (Ohnishi 和 Dyck，1974；Kocen 和 Thomas，1970；Gemignami 等，1984)。然而，在我们的病例中并未观察到这种情况 (病例 20.1)(图 20.11 和图 20.12)，大量文献报告描述了大髓鞘或全髓鞘纤维的损耗 (Fukuhara 等，1975；Pellissier 等，1981；Vital 等，1984；Tabira 等，1974)。快速的退行性改变很少见，这主要是由于病程的逐渐进展，再生丛群也是突出的改变(Gemignami 等，1984)。相伴的肾损伤或许能解释大髓鞘纤维的损耗，但是很多大纤维损耗的神经疾病见于轻微异常或肾功能正常的 GLD 患者(Fukuhara 等，1975；Pellissier 等，1981)(病例 20.1)。脱髓鞘不是法布里病的主要神经疾病，尽管一些纤维可能显示出脱髓鞘-髓鞘再生的过程，这也许是其次要特点(Gemignami 等，1984；Ohnishi 和 Dyck，1974)。

电镜

超微结构显示嗜锇包涵体的特征性改变。尽管酸性磷酸酶染色表明沉积物主要存在于溶酶体内(Hashimoto 等，1965)，其限制性膜常不可见。电子致密的包涵体可能呈圆形 (特别是在神经束膜细胞中，图 20.13a，b)，呈"逗号"样(图 20.14)，或呈"斑马"样。在高倍镜下偶尔可见 4~7nm 包涵体出现，其他包括规则排列的同心圆或六角形，或无一定形状的电子致密物(图 20.14)。大多数研究都没有描述施万细胞或轴突中的包涵体，但有少数作者描述了这些细胞中的包涵体 (Sima 和 Robertson，1978；Perrelet 等，1969；Vital 和 Vallat，1987)。

内皮细胞中包涵体的沉积可以十分明显，但很少到管腔被堵塞的程度(图 20.15a，b)。无髓鞘的纤维可能比对照组表现出更频繁而活跃的变性，去神经的无髓鞘施万细胞亚单位可能增加(Sima 和 Robertson，1978；Ohnishi 和 Dyck，1974)。无髓鞘纤维数量的直方图可以显示出向小 UF 直径的变化(Pellissier 等，1981)。

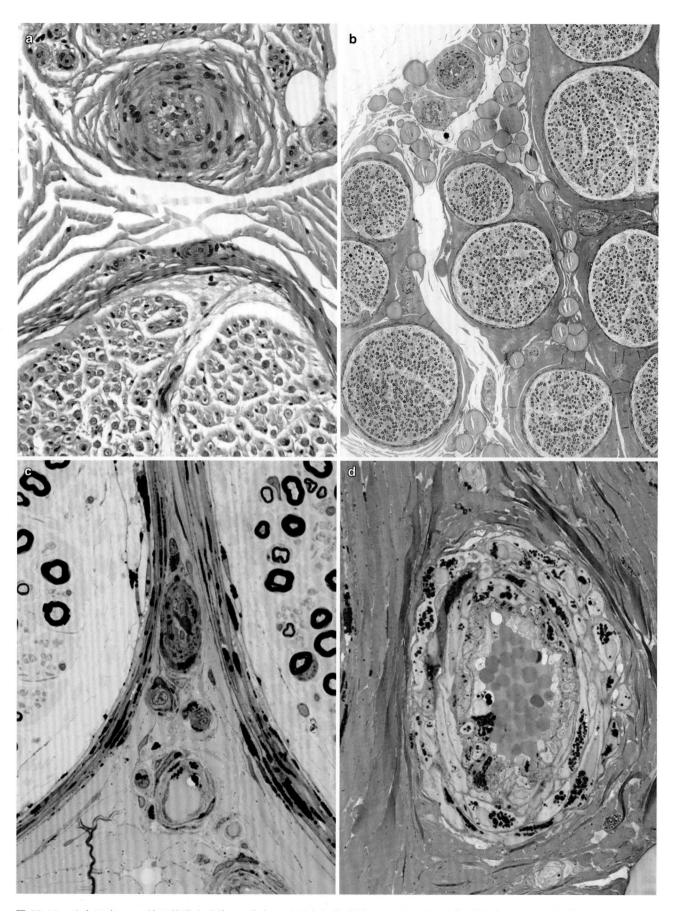

图 20.11 法布里病。(a)神经外膜小动脉 HE 染色显示只有细微受累。(b)所有神经束都受累并且显示出相对较少的轴突丢失。(c-e)神经束膜、内皮和神经内膜巨噬细胞胞质中可见大量的嗜锇脂质。(1μm 厚切片;a,400×;b,10×;c-e,1000×)(待续)

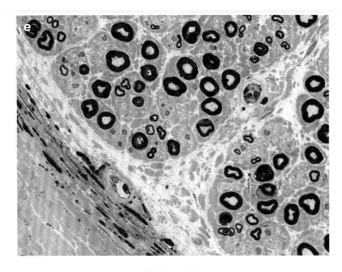

图 20.11（续）

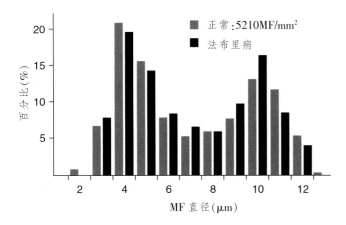

图 20.12 法布里病，纤维密度轻微减少，没有小髓鞘轴突丢失。

20.1.3.3 发病机制和治疗

缺陷基因（GLA，α-半乳糖苷酶 A，MIM#300644）位于 X 染色体长臂上，编码 α-半乳糖苷酶 A。在法布里病患者身上发现的许多不同的删除和点突变都能导致异常形成或异常加工的蛋白质（Bernstein 等，1989；Lemansky 等，1987）。基因缺陷和疾病临床表现之间的准确关系尚不明确。周围神经疾病被认为是优先发生的累及小的有髓鞘和无髓鞘轴突细胞胞体的神经疾病（Ohnishi 和 Dyck，1974；Gemignami 等，1984；Morgan 等，1990）。法布里病中显著的血管受累被认为是周围神经功能障碍的原因之一（Fukuhara 等，1975）。

酶替代治疗和小分子伴侣能提高动物模型和法布里患者培养细胞的残余酶活性（Bersano 等，2012；Toyooka，2011，2013）。但是，IENFD 在酶替代治疗 12~

18 个月后无明显改变（Schiffmann 等，2006），尽管有证据表明小纤维功能提高（Hilz 等，2004）。

病例 20.1

一名 34 岁北爱尔兰男性患者，因头痛和短暂性视物模糊就诊。1 年前有左上肢和下肢无力病史，持续数天。详细询问病史得知，青少年时期有未经诊断的腿和手臂尖锐的刺痛，儿童期因腹痛行阑尾切除术（正常阑尾）。患者有 4 个兄弟（非同卵双胞胎）和 1 个姐姐，均体健。父母体健。神经系统查体正常，但怀疑左视盘轻度水肿，建议眼科会诊。眼科会诊医师认为没有视盘水肿，但角膜浑浊，提示法布里病可能。眼底血管造影正常。

患者 5 个月后因"突发左眼视力下降"入院。诊断考虑为视神经疾病，但为炎性还是血管性暂时不明确；症状无明显改善，考虑血管性可能性大。可观察到涡角膜病。在肩后、侧腹和腹股沟区可见红斑状丘疹。面颊和唇部可见毛细血管扩张。这时神经系统查体可见右上肢和下肢无力、弥漫性反射亢进和双侧巴氏征阳性。两年后出现小便障碍，需要间断导尿。尽管这次可以靠生化检验诊断法布里病，但为了排除葡萄糖多聚体病建议神经活检。

实验室检验结果为肝肾功能正常和心脏彩超正常。脑脊液检测提示轻微细胞数增多，一共查了两次，相隔 6 个月（细胞数分别是 9、17，淋巴细胞为主），蛋白和糖及颅内压正常。寡克隆带阴性。三次查头部 CT 和 MRI 正常。血浆 α 半乳糖苷酶为 22.5ng/(mg·h)（正常>100），尿神经鞘氨醇己三糖苷分泌增加。神经传导速度和肌电图正常。小纤维功能和汗腺没有做特异性检测。

20.1.4 尼曼-皮克病

20.1.4.1 临床表现

尼曼-皮克病（NP）是一组以鞘磷脂和（或）胆固醇在组织中积累为特点的疾病的总称（Spence 和 Callahan，1989）。所有的亚型都以常染色体隐性遗传为主。目前根据生化和分子生物标准可将尼曼-皮克病分为以下几种类型：A 型（MIM#257200），B 型（MIM#607616）（即旧的分类中的 I 型），即缺乏酸性鞘磷脂酶和鞘磷脂沉积病（Takahashi 等，1992），C 型和 D 型（MIM#257220）（即旧分类中的 II 型），即缺乏

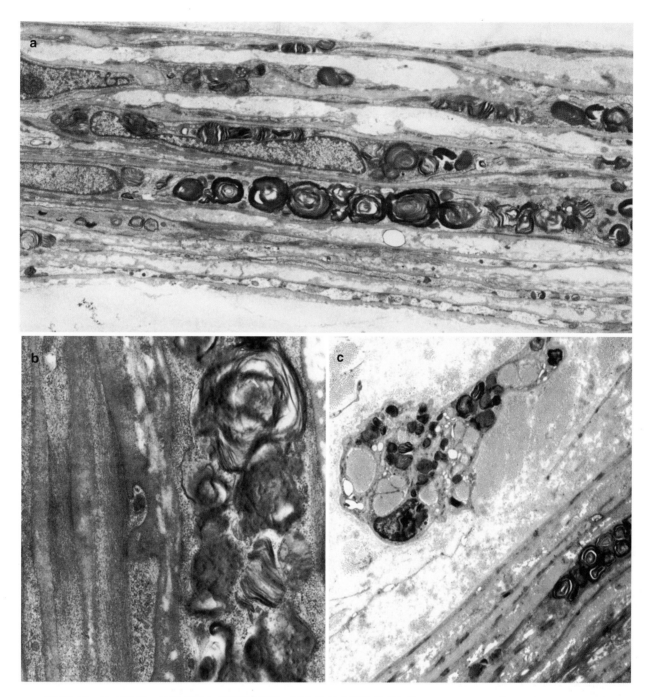

图 20.13 法布里病。神经束膜中的脂质沉积(a,b)和神经内膜的吞噬细胞(c)。(a,3840×;b,19 760×;c,6000×)

NPC1 蛋白和胞内胆固醇异常运输的溶酶体疾病。所有类型均可见泡沫细胞浸润和内脏器官肥大,但只有 A 型和 C 型有严重的神经系统受累(快速进展性的神经退行性病变,通常在 2~3 年内导致死亡),B 型没有此过程(McGovern 和 Desnick,2011)。

内脏器官肥大是 NP 临床表现的核心,活检提示"泡沫细胞"、含有沉积物的吞噬细胞,超微结构见后文描述。周围神经疾病通常不是疾病临床表现的重要部分(Gumbinas 等,1975)。以下讨论的所有神经受累

的 NP 患者几乎都表现为传导速度减慢,提示脱髓鞘神经疾病。

传统的诊断主要是依靠临床表现和组织学特点:骨髓或肝活检可见泡沫细胞。最近的组织培养或体液中检测鞘磷脂酶活性已经替代基因检测。A 型 NP 病主要是由鞘磷脂磷酸二酯酶-1(SMPD1)基因突变引起,该基因编码鞘磷脂酶(ASM;Schuchman 等,1992),C 型和 D 型 NP 病主要是由于 NPC1 基因突变引起。最近很多小分子介质包括环糊精都被用来改善内脏

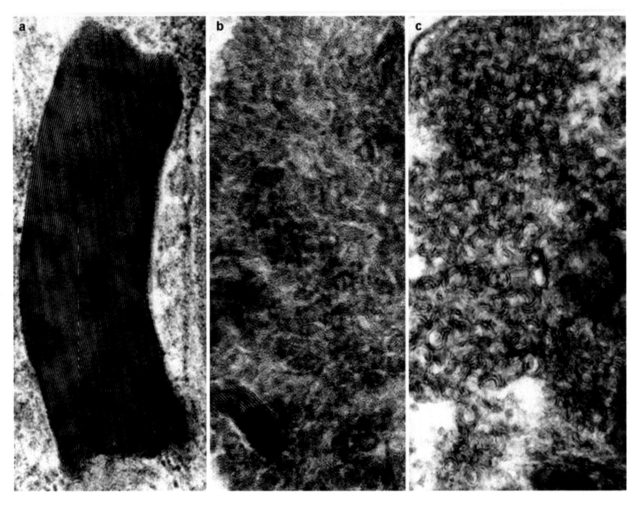

图 20.14　法布里病。沉积的脂质的不同形态。(a,165 600×;b,c,164 800×)

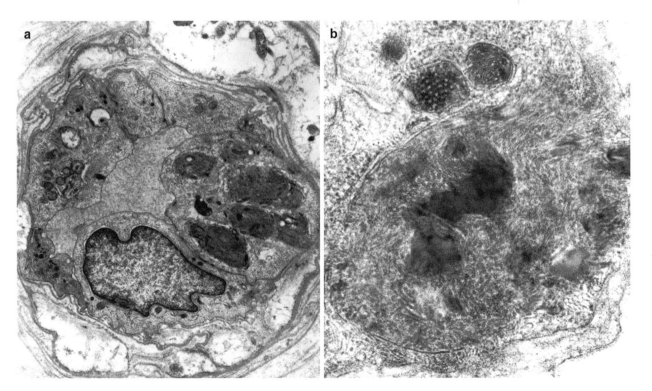

图 20.15　法布里病。神经外膜的血管,表现出内皮细胞和平滑肌细胞中的脂质沉积。(a,6250×;b,20 000×)

和神经退行性变 (Perez-Poyato 和 Pineda, 2011; Liu 等, 2010)。

20.1.4.2 病理

很少有关于 NP 周围神经疾病的临床病理研究 (Landrieu 和 Said, 1984; Da Silva 等, 1975; Gumbinas 等, 1975; Hahn 等, 1994; Elleder 1989; Elleder 等, 1986; Babel 等, 1970 p130; Bischoff 1979; Dubois 等, 1990)。大多数报道都是关于 A 型 NP, 除了 Elleder 等 (1989) 和 Hahn 等 (1994)。我们的研究包括哥哥和姐姐的 3 个神经活检, 姐姐有 A 型 NP, 并且存活至成年期。姐姐的两次神经活检相隔 15 年。

光镜

A 型 NP 患者的腓肠神经表现为弥漫性髓鞘变薄 (图 20.16a, b)。Yoshiki 可在神经内膜中见到典型的 "泡沫细胞"(Gumbinas 等, 1975)。这些大细胞通常分布在血管周围, 以及可见细小的多层泡状细胞质(图 20.16c)。光镜可提高分辨率来检测大小约 1μm 的施万细胞包涵体。低温恒温切片下, 沉积物可呈现出 "马耳他十字" 双折射, 类似于法布里病(Elleder, 1989), 尽管在我们的组织中并未观察到此现象。油红染色阳性的物质既可见于冰冻切片, 也可见于石蜡包埋切片, 沉积物在吉姆萨染色下清楚可见。一些脂质包涵体可有自发荧光。

在大多数文献中, 轴突数量轻微减少或没有减少, 在我们的研究经验中, 哪怕过了很多年, 也是这样 (Dubois 等, 1990; Hahn 等, 1994; Landrieu 和 Said, 1984)。来自同一患者的两次神经活检, 一次在 35 岁, 一次在 50 岁, 并没有发现可提示疾病进展的明显的组织学改变 (图 20.17a-c)。常见超薄的髓鞘 (图 20.16a-c), 伴有轴突裸露, 活跃的脱髓鞘少见 (Gumbinas 等, 1975; Hahn 等, 1994; Landrieu 和 Said, 1984; Da Silva 等, 1975)。洋葱球样结构在我们的组织中也可见到, 但没有被报道。Dubois 等 (1990) 报道的两名患者没有明显的光镜下神经疾病证据, 但在超微结构下提示施万细胞中可见沉积物。

电镜

A 型 NP 典型的超微结构是有膜包涵体的累积, 主要见于形成髓鞘的施万细胞和无髓纤维(图 20.18)及组织细胞中(图 20.19a, b)。在已有报道中, 沉积物有多种形态, 包括同心圆螺旋状的松弛堆砌的膜结构、无定形或颗粒状电子致密物, 有时可见单个或多个透亮空泡, 或 "斑马" 样包涵体。一些沉积物须与脂褐质和蜡样质鉴别(图 20.18 和图 20.19a, b), 正如 Elleder(1989)指出的, 网状内皮系统中的大多数沉积物其实是脂色素, 特别是较晚发病的变异中(Spence 和 Callahan, 1989)。在我们的患者中, 沉积物主要是无定形的或脂褐质样, 没有见到 "斑马" 样物质。然而, 有时嗜锇区可表现出来源于无定形的 4~6nm 的物质(图 20.19b)。光镜下见到的泡沫细胞其实是包含与施万细胞中类似的沉积物质的巨噬细胞(图 20.19a)。包涵体也可见于内皮细胞、周细胞、肌细胞、神经束膜细胞、骨髓和成纤维细胞(图 20.20a, b)。轴突改变没那么明显, 并且是非特异性改变, 包括微丝丢失、线粒体累积、轴-浆囊泡增加和存在许多致密体 (Babel 等, 1970; Landrieu 和 Said, 1984)。Babe 等 1970 年描述了轴突中的有膜包涵体, 可见 5.6~6nm 的板层物质, 但是轴突内胞质体的板层状物没有特异性, 可能与施万细胞中发生的沉积过程无关。

C 型 NP 患者, 轴突的改变似乎是组织学表现的中心部分(Hahn 等, 1994; Elleder, 1989), 但是可用材料的缺乏阻碍了这一观点的推广。Hahn 等 1994 年描述了大多数神经内膜细胞中可见很多螺旋状和多小叶的绒毛状物质。然而, 这些研究者强调存在轴突改变, 偶尔可见 "神经微丝的累积、血管截面图、致密体和异常的线粒体, 类似神经轴突萎缩的改变"(Hahn 等, 1994)。Elleder(1989)也对皮下神经轴突做出以下结论:"是神经轴突萎缩的一种非特异性类型"。C 型 NP 患者皮肤活检可见轴突和施万细胞中有包含致密物的溶酶体或清晰背景下松弛堆砌的板层状物质, 也可见于成纤维细胞、上皮细胞和周细胞(Boustany 等, 1990)。Hahn 等 (1994) 描述了内皮细胞中卷曲样包涵体, 与神经中见到的蜡样体和脂褐质相似。

病例 20.2

一名 37 岁男性患者因痴呆和共济失调就诊。3 岁时发现脾大。在青少年时表现精神分裂样精神障碍, 20 多岁时出现痴呆, 肢体共济失调, 进展性步态不稳。37 岁时检查提示严重痴呆, 没有明显的乏力, 反射存在, 粗感觉正常, 所有肢体的共济失调。神经传导检查提示正常的振幅, 远端潜伏期稍延长, 运动和感觉神经传导速度为 30m/s, 提示轻微脱髓鞘神经疾病。CT 提示严重的小脑萎缩, 蚓部受累比半球明显。

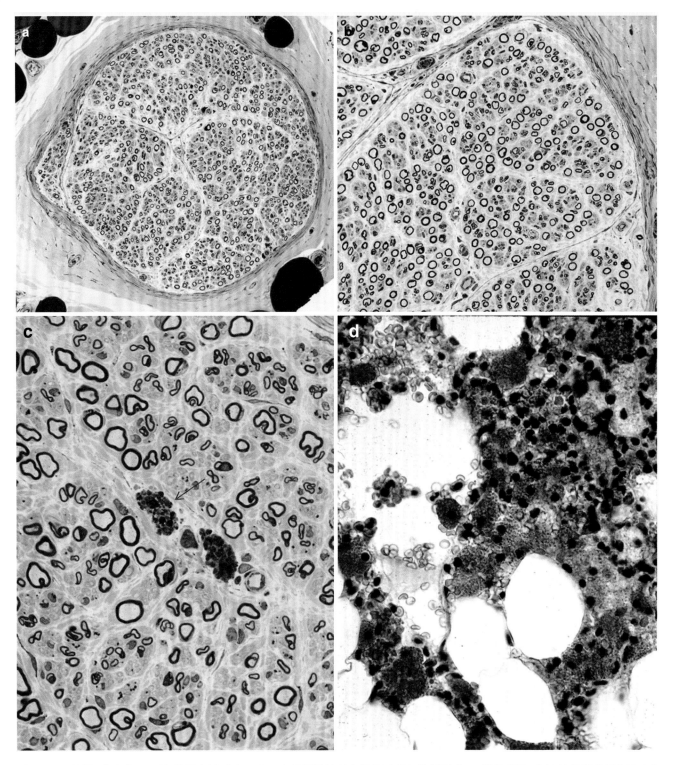

图 20.16　尼曼-皮克病。A 型:髓鞘广泛减少(a,b),血管周围神经内膜的巨噬细胞脂质化(c,箭头所示)和泡沫骨髓组织细胞(d)的普遍减少。(a-c:1μm 厚切片;d:冷冻切片,油红 O 染色;a,400×;b,600×;c,1000×;d,1000×)

　　患者的姐姐在青少年时也表现出步态障碍,进展较慢,40 岁时要依赖助步器。她也有认知功能减退,还表现出情绪控制障碍,需要精神药物控制。50 岁时检查发现轻微智力减退,眼底检查正常,眼外肌运动正常,轻微构音障碍。肢体肌力和肌张力尚可,反射减弱但可引出,针刺和振动觉没有明显减退。跟膝胫试验表现出轻微共济失调,步态为宽基步态,略共济失调。肝脾大。35 岁时行神经传导检查,患侧的振幅和神经传导速度较健侧稍下降,提示轻微神经疾病。

　　患者行肝活检,显示大量的泡沫细胞。肝活检组

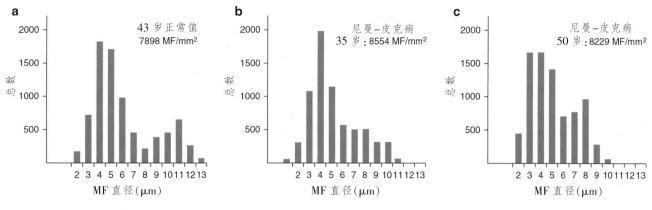

图 20.17　与年龄匹配对照(a)相比,跨越 15 年的两个活检显示正常纤维密度(b,c)。

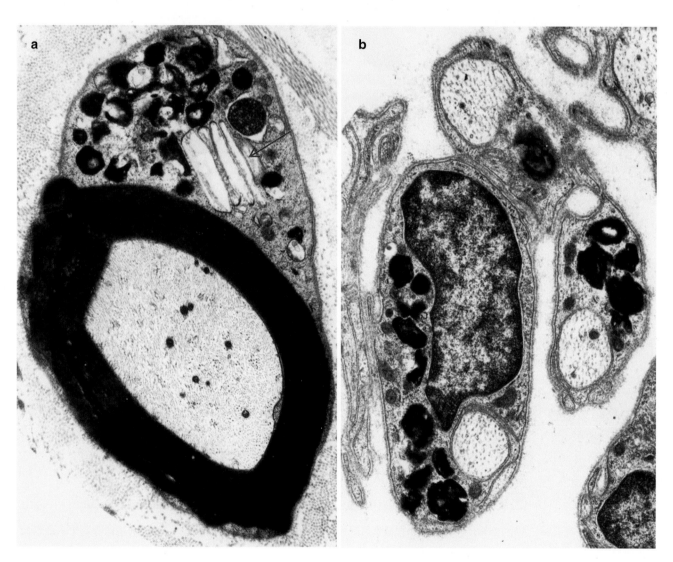

图 20.18　尼曼-皮克病。A 型:脂质包涵体,其中大部分与脂褐素不可区分,在髓鞘形成和非髓鞘化施万细胞的细胞质中可见。注意 Pi 体(a,箭头所示)。(a,11 172×;b,16 188×)

织的脂质分析提示鞘磷脂累积。其姐姐的培养成纤维细胞的鞘磷脂酶活性为 1.1nmoL/(mg·h)[十分位数距 8.6~289nmoL/(mg·h)]。患者的培养成纤维细胞和血浆鞘磷脂酶活性低于正常下限的 10%。患者在 38 岁时行神经活检,姐姐在 35 岁和 50 岁时行神经活检(图 20.16 至图 20.10)。

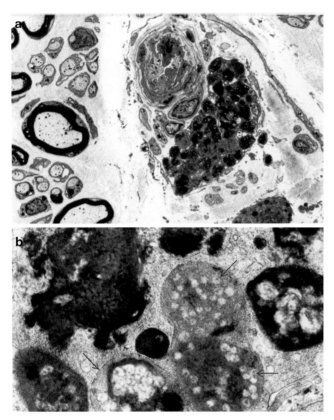

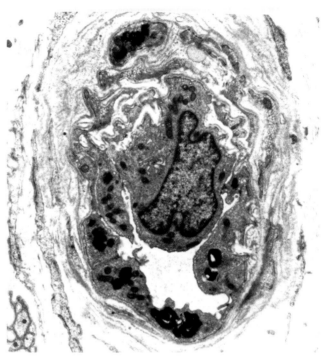

图 20.20 尼曼-皮克病。A 型:内皮细胞和周细胞中脂质包裹体。(7040×)

图 20.19 尼曼-皮克病。A 型:血管周围神经支配大量巨噬细胞,载有脂质碎片。在(b)同心圆物质(箭头所示)区域混合有变异性嗜锇无定形物质。(a,3040×;b,45 144×)

20.1.5 Farber 病(脂肪肉芽肿病)

20.1.5.1 临床表现

Farber 病(FD)是一种少见的常染色体隐性遗传病变(MIM#228000),主要是由 ASAH1 基因突变引起,该基因编码为酸性酰胺酶,突变引起酸性酰胺酶缺失,该酶是鞘脂类神经酰胺代谢所必需的(Moser 等,1989;Zappatini-Tommasi 等,1992;Alayoubi 等,2013)。特征性的临床表现为播散性皮下结节,皮下、血管周围水肿和声带变厚。约半数患者中枢神经系统可受累。周围神经系统受累常见,表现为肌张力低下和肌萎缩, 神经传导速度显著减慢 (Fujiwaki 等,1992;Pellissier 等,1986)。10 年内可快速进展,直至死亡,尽管有些患者可存活至 30 多岁(Moser 等,1989)。

20.1.5.2 病理

Farber 病结节的组织学检查提示肉芽肿浸润,有时可见成熟的肉芽肿形成。沉积物可有多种超微结构,包括 Farber 体、"香蕉"体和"斑马"体(Zappatini-Tommasi 等,1992;Burck 等,1985)。Farber 体是卷曲的管状结构,直径 14~17nm,通常在有膜的空泡中大量发现或游离于胞质中,被认为与沉积的酰胺有关(Rauch 和 Aubock,1983;Takahashi 和 Naito,1985;Pellissier 等,1986)。它们和 Batten-Kufs 病的曲线形特征略有相似之处,但是较小且为管状,不是片状的。Farber 体见于神经外组织中的成纤维细胞、组织细胞和内皮细胞。斑马体已在内皮细胞中得到描述(Rauch 和 Aubock,1983)。

已仔细研究几个神经活检标本(Vital 和 Vallat,1987;Vital 等,1976;Pellissier 等,1986;Rauch 和 Aubock,1983;Burck 等,1985)。神经的光学显微镜检查显示广泛的髓鞘形成,可能显示大轴突的轻微损失,不足以降低总 MF 密度使其低于正常(图 20.21a)(Pellissier 等,1986 年)。Vital 等(1976)表明,无髓细胞在他们的标本中没有受累,但没有进行量化。高倍镜 LM 可以揭示髓鞘性施万细胞中的病理性空泡(图 20.21b)。Vital 等的病例中,冷冻切片没有显示任何苏丹碱性或异染性物质(1976)。

超微结构检查具有诊断性(图 20.22)。髓鞘细胞含有电子透明的膜结合裂缝,其形状从针状到细长的

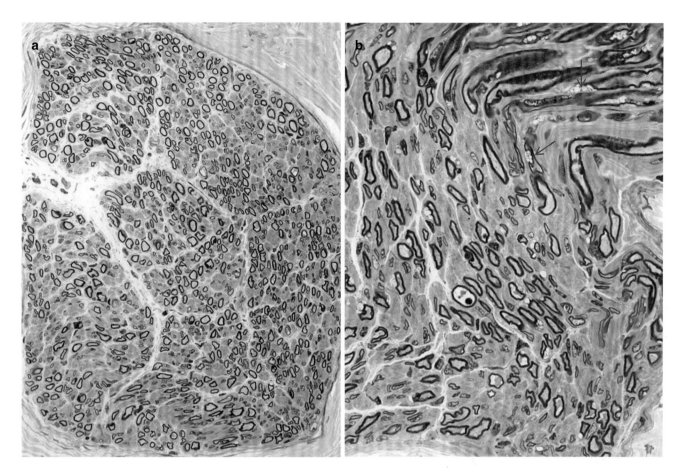

图 20.21　法布里病。MF 密度正常(a),髓鞘减少和光镜下空包涵体在施万细胞质中的积累(b,箭头所示)。(1μm 厚切片;a,400×;b,1000×)(Tissue courtesy of Dr. V. Jay)

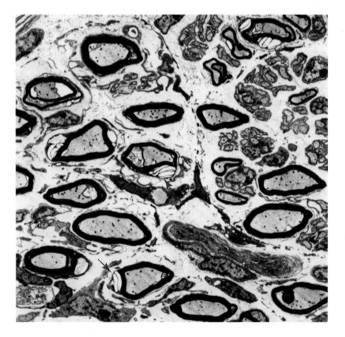

图 20.22　法布里病。髓鞘的施万细胞可见"香蕉"体(箭头所示)。(4000×)

矩形、角形、多边形和甚至环形(图 20.23a,b)。其直径达到 5μm,可以压迫轴突,并且几乎仅见于髓鞘性施万细胞 (Rauch 和 Aubock,1983;Schmoeckel 和 Hohlfed,1979)。推测这些结构为脂质,在制备过程中被洗掉。有时存在残留,Pellissier 等(1986)描述为"……或为均匀嗜锇物质,或为具有电子致密层状组分且着色不太深的物质"。我们还只在非髓鞘化施万细胞中观察到了新的膜结合的细长小体,其包含周围围绕无定形电子致密物的中央纵向条纹区域(图 20.24)。

20.1.5.3 发病机制和治疗

通过将已知的人类 ASAH1 突变"敲入"保守的小鼠 Asah1 基因座中建立小鼠模型(Alayoubi 等,2013)。在该模型中,已经确定神经酰胺的积聚促进 MCP-1 的释放,MCP-1 将循环单核细胞募集到组织并积聚,并且不能降解它们吞噬的鞘脂和神经酰胺,从而放大了 FD 特征的泡沫状外观。在该实验模型中使用编码人酸性神经酰胺酶基因的重组慢病毒载体进行新生儿

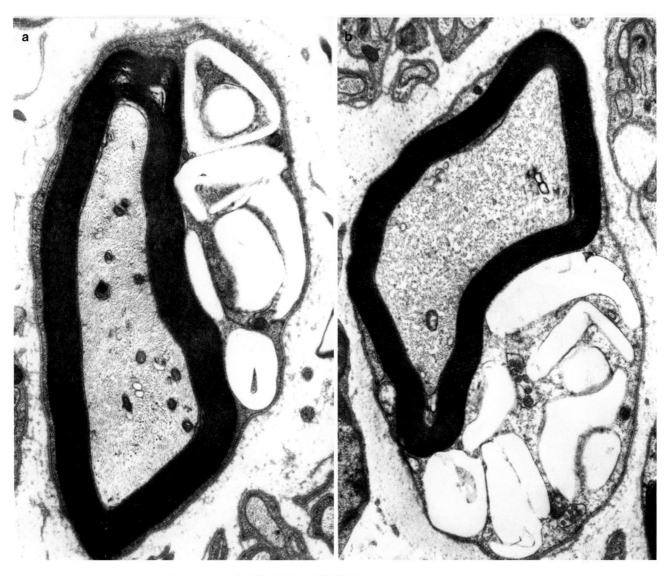

图 20.23 法布里病典型的"香蕉"体形态。(a,14 910×;b,12 320×)

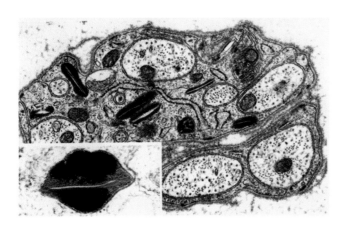

图 20.24 Farber 病中非髓鞘化施万细胞包含有膜结合细长条纹体。(a,20 080×;插图,91 200×)

基因治疗已显示出有益的效果。在患者中,同种异体骨髓移植已显示在减少法布里病的外周性症状方面取得了成功,但未能改善神经病理症状和延长患者寿命(Ehlert 等,2007)。

20.1.6 其他鞘脂沉积病

神经活检的检查已在许多其他鞘脂沉积症中进行,但可用的周围神经材料太少,无法进行详细讨论。为完整囊括这些疾病,在此简单讨论。

GM2 神经节苷脂沉积症(MIM#272800)是由氨基己糖苷酶活性缺陷引起的(表 20.1),并且表现为广泛的婴儿和成人发病疾病谱系,其中最常见的是 Tay-Sachs 病(Federico 等,1991a)。周围神经疾病不是该疾病的重要部分,但运动神经元病变在晚发病例中很常见。

特征性的沉积包涵体是神经元核周的膜性胞质小体。在一些成人发病病例的腓肠神经活检中可见髓鞘纤维密度的降低和轴突再生活性的证据(Mitsuo 等,1990;Mitsumoto 等,1985;Federico 等,1986,1991a)。遗憾的是,这些病例报告均没有提到超微结构的发现,没有明确记录腓肠或其他外周感觉神经的活检。在 Tay-Sachs 病中,坐骨神经在光学显微镜下可观察到髓鞘和轴突肿胀的严重破坏,但无 EM 结果(Kristensson 等,1967)。GM2 神经节苷脂沉积症的婴儿(Tay-Sachs)和青少年(Sandhoff)变体中,末端髓鞘和未髓鞘化的神经纤维中观察到轴突内膜性胞质小体,在皮肤和肌肉样本中观察到"斑马"体和致密的无定形内容物(Schmitt 等,1979;Abe 等,1985;Dolman 等,1977;Thomas 等,1989;Burck 等,1979)。Bischoff 的研究(图 4.61)表明在 Tay-Sachs 病患者中可见含有嗜铑性多层包涵体的无髓性纤维,但没有指定组织来源(Bischoff,1979)。最近的药理研究显示可保护突变蛋白质免于降解,增加其溶酶体数量和代谢功能(Chiricozzi 等,2013)。分子伴侣治疗已经尝试用于 GM1 神经胶质瘤病、法布里病、Gaucher 病和 Morquio B 病(Chiricozzi 等,2013)。

GM1 神经节苷脂沉积病是由神经节苷脂 β-半乳糖苷酶缺乏引起的常染色体隐性疾病(多种类型包括 M230500、230600、230650)(不同于 Krabbe 的半乳糖基脑苷脂 β-半乳糖苷酶缺陷疾病)。通常在出生时或婴儿期发作,伴有张力减退、内脏器官肥大和樱桃红斑。Bischoff(1979)发现了内含少量电子致密颗粒和无定形物质的膜结合施万细胞包涵体。在肌肉和皮肤活检标本的研究中 (Tome 和 Fardeau,1976;Vissian 等,1970),施万细胞和轴突表现出类似的包涵体,其有时包含平行排列的片层结构。周细胞、神经外膜细胞、内皮细胞和平滑肌细胞含有类似于在该疾病中其他组织中观察到的那些低电子密度的空泡(O'Brien 等,1975;Dolman 等,1977)。β-半乳糖-/-小鼠中的酶缺陷和糖鞘脂累积可通过静脉内注射腺病毒载体或脑室内注射表达小鼠 β-半乳糖苷酶的腺相关病毒纠正或缓解(Brunetti-Pierri 和 Scaglia,2008 中综述)。第二种方法是使用化学伴侣(N-辛基-4-表-b-缬氨酸酰胺,NOEV)来稳定突变体 β-半乳糖苷酶蛋白以恢复酶活性(Matsuda 等,2003)。

20.2 肾上腺性脑白质营养不良

20.2.1 临床表现

肾上腺性脑白质营养不良(ALD,MIM#300100)是由长链脂肪酸(VLCFA)代谢缺陷引起的 X 连锁疾病(Faust 等,2010)。有数种疾病变异,并且在同一家族中可发生一种以上的表型(Moser 等,1992)。儿童 ALD 形式最常见,发病年龄在 3~12 岁,神经系统表现通常在肾上腺功能不全的临床症状之前。患者表现出行为障碍,其次是听力和视力受损及运动异常。通常在发病后 1~10 年内疾病进行性发展导致死亡。其次为肾上腺脊髓神经病(AMN)变异,发病年龄通常在 20~40 多岁,伴随进行性痉挛性截瘫、小便障碍和感觉功能障碍(Griffin 等,1977)。肾上腺功能不全在许多患者中明显或者出现在一些变异情况下,并且在其他患者中通常可以用生物化学检测证明。可能发生没有神经系统症状的阿狄森病,但神经系统症状通常随时间推移出现。鉴于该疾病是 X 连锁隐性的,男性患者受影响严重,但也发现明显症状性的女性杂合子,通常是 AMN。神经疾病通常不是儿童期疾病的特征(Schaumburg 等,1975)。在 AMN 中,通常存在神经疾病,尽管不总是存在,但是经常发现传导减慢(Griffn 等,1977)。新生儿肾上腺脑白质营养不良是一种完全不同的常染色体隐性疾病(Moser 等,1984;Mito 等,1989)。

腓肠神经活组织检查在这种疾病中没有显著作用,但已经研究了一些活检材料(Martin 等,1982b;Pages 和 Pages,1985;Chazot 等,1979;Cohadon 等,1975;Gastaut 等,1988;Mito 等,1989;Julien 等,1981;Vital 和 Vallat,1987,图 253 和图 254;Kumamoto 等,1985;案例记录 NEJM 1982;Schaumburg 等,1975,1977)。

20.2.2 病理

肾上腺性脑白质营养不良的组织学图像随着所检查的组织而变化。在 CNS 中,后脑区域存在最严重的髓鞘弥漫性丢失,另外可见淋巴细胞和浆细胞于血管周围的炎症性浸润。充满脂质的巨噬细胞可见于活动性脱髓鞘区域中,并且超微结构检查揭示特征性包涵体。类似的沉积物可在肾上腺皮质细胞和特定的 Leydig 细胞以及周围神经中找到,但是炎症不是这些疾病的主要特征。

20.2.2.1 光学显微镜

AMN 和 ALD 的周围神经在光学显微镜下有时显示为无异常或显示慢性轴突丢失和脱髓鞘改变的非特异性组合。大的有髓纤维可以选择性丢失，并且可以看到一些再生丛。无髓轴突可能正常或数量减少（Griffin 等，1977；麻省总医院病例记录，1982；Pages 和 Pages，1985）。在大多数情况下容易检测到洋葱球，并且提示脱髓鞘和髓鞘再生的薄髓鞘形成纤维较常见（图 20.25）。脱髓鞘过程是缓慢的，因为很少看到裸轴突和碎片填充的神经内膜巨噬细胞。在 CNS 组织中观察到的淋巴细胞浸润不是这种疾病累及周围神经的特征。

20.2.2.2 电镜

ALD 和 AMN 可显示特征性的超微结构包涵体，但是它们在周围神经中比在 CNS 中更难以看到，即使是在 AMN 变异中（Schaumburg 等，1975，1977）。实际上，只有少数报道的病例具有该疾病的典型包涵体（Martin 等，1982b；Gastaut 等，1988；Julien 等，1981；Pages 和 Pages，1985；Schaumburg 等，1975）。沉积物在施万细胞和巨噬细胞中可见，可以是单层膜结构，并且通常由随机排列或规则排列的线性结构所形成的聚集

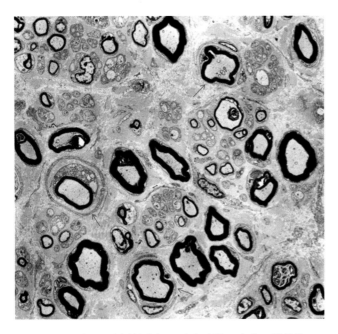

图 20.25　一名 21 岁男性的肾上腺脊髓神经疾病。低倍镜 EM 视野的神经内膜显示变薄髓鞘和洋葱球（箭头）。(2340×)(Tissue courtesy of Dr. J. Michaud)

体组成。典型的外形是细长的，可以是双层或三层，两个外薄层每个厚度为 2.5nm，由 1~7nm 的空间分隔。沉积物的基础结构是三层的，但是取决于截面平面，可以产生双层横截面外观（Ghatak 等，1983）。第三层（内层）是可识别的，比其他两层更薄（Julien 等，1981；Gastaut 等，1988）。糖原颗粒和电子透气区域通常可划分出沉积物。有时，也许是因为组织制备方法，没有看到薄层物质，只可以识别曲线透明区域和糖原颗粒（Martin 等 1982b）。施万细胞或巨噬细胞细胞质的大部分区域可以被随机排列的包含有空泡和糖原颗粒混合的包涵体填充（Gastaut 等，1988）。Martin 及其同事（1982b）在约 5% 与有髓纤维相关的施万细胞中发现这样的包涵体。

一些研究者评论了 Reich Pi 颗粒或 Pi 颗粒样包涵体的增加（Askanas 等，1979；Chazot 等，1979；Kumamoto 等，1985；Schaumburg 等，1977）。在蒙特利尔的 J. Michaud 博士提供给我们的 21 岁 AMN 男性患者病例中，这也是超微结构检查的主要结果（图 20.26a，b）。当仔细检查这些 Pi 颗粒时，可以看到常常存在双层结构，这表明这些结构由被认为是 ALD 典型沉积物质的单个双层结构堆叠而成（图 20.26b 和图 20.27）（Gastaut 等，1988）。也可见脂褐质在髓鞘性施万细胞中的异常积累（Askanas 等，1979；Chazot 等，1979），并存在于我们检查的神经中。

Ghatak 等 1983 年已经提出，在巨噬细胞中看到的包涵体有膜结构包绕，而在实质细胞（即施万细胞）中观察到的包涵体没有膜（Ghatak 等，1983 年）。

一例新生儿肾上腺脑白质营养不良病例已显示同时有轴突变性和节段性髓鞘变化，并且在电镜超微结构下发现典型的包涵体（Mito 等，1989 年）。

20.2.3　发病机制

长链脂肪酸(VLCFA)的贮积被认为是 ALD 的必要诊断特征。这种疾病被称为过氧化物酶体障碍，因为 VLCFA 在过氧化物酶体代谢，而不是在线粒体中像短链脂肪酸一样在线粒体中代谢。然而，连锁分析将 ALD 的遗传缺陷定位于 X 染色体的 q28 区域（Moser 等，1992），而不是过去认为的过氧化物酶体木质素–CoA 连接酶活性（Singh 等，1992）。相反，基因缺陷涉及编码过氧化物酶 ATP 结合盒转运蛋白的三磷酸腺苷(ATP)结合盒转运蛋白超家族 D 成员 1(ABCD1、MIM#300371)(Mosser 等，1993)。很可能遗传缺陷导

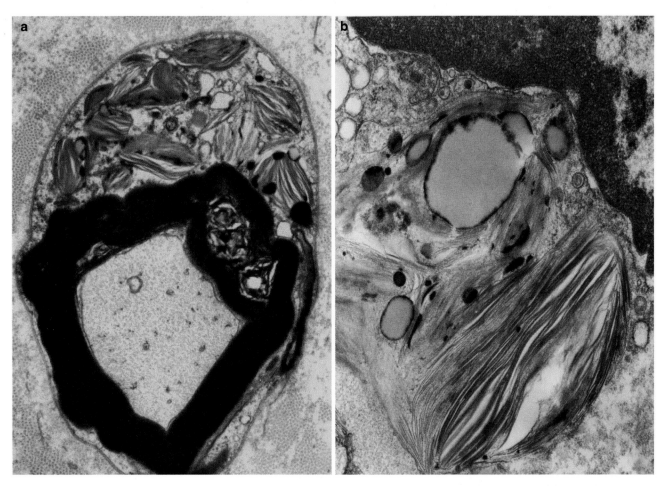

图 20.26　肾上腺脊髓神经疾病。有髓施万细胞(a)中的 Pi 体样胞质体使胞质膨胀。这些 Pi 小体由双层亚单位(b)的梭形聚集物组成,并且可以在两极处见到脂滴。(a,11 440×;b,35 000×)

致长链脂肪酸进入过氧化物酶体降解(Jang 等,2011)。现在可通过遗传分析诊断,而不是通过测长链脂肪酸含量或活检。尽管已经提出了常染色体变异基因座的存在,仍然无法解释家族中疾病的表型变异性(Moser 等,1992)。

目前尚不清楚疾病表现是如何引起的。已经假定沉积物的直接毒性,并且似乎与肾上腺细胞损伤有关(Moser 和 Moser,1989)。降低血清 VLCFA 的治疗性试验显示神经传导的改善,但并未引起重视(Moser 等,1992)。在治疗之前或之后,血浆 VLCFA 水平与疾病严重性之间没有相关性(Moser 和 Moser,1989;Aubourg 等,1993)。然而,部分原因可能是开始治疗的年龄。年轻的无症状男孩(正常 MRI,<6 岁)可通过"Lorenzo 油"饮食降低血清长链脂肪酸,并对治疗有一些反应。骨髓移植可逆转 ALD 的早期神经和神经放射学特征(Aubourg 等,1990)。最近,从缺乏供体匹配的两个 ALD 患者中去除自体 CD34+细胞,用编码野生型 ABCD1 的慢病毒载体进行遗传校正,然后在接受清病毒治疗后再输注到患者中(Cartier 等,2009)。在 24~30 个月的随访中,粒细胞、单核细胞及 T 和 B 淋巴细胞群表达正常的 ALD 蛋白,表明造血干细胞的成功转导,并且患者 MRI 保持稳定。周围神经结构或功能未在本研究中进行检查。

来自 ALD 患者的髓鞘可能含有较高比例的胆固醇酯(Brown 等,1983)。在 ALD 患者的中枢神经系统中观察到的显著炎症表明免疫机制起作用,但是免疫抑制治疗对于 ALD 是无益的(Griffin 等,1985;Moser 和 Moser,1989)。在 ALD 的周围神经损伤中,炎症似乎不重要。目前认为异常的氧化稳态可能由 VLCFA 诱导,可能引起 ALD/AMN 中的轴突变性(Faust 等,2010)。在 AMN 患者中 DRG 神经元的萎缩和后柱退化,与这些神经元中 ABCD1 的强表达相关(Faust 等,2010)。

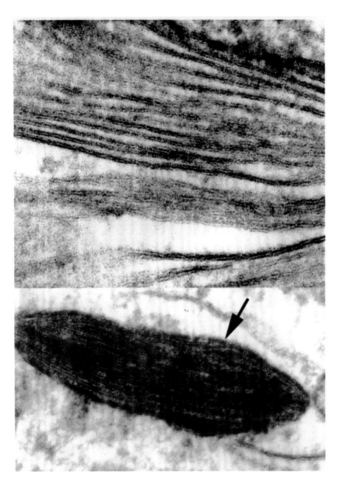

图 20.27 肾上腺脊髓神经疾病。孤立的伸长的双层结构与巨噬细胞细胞质中的梭形横纹细胞质体(箭头所示)相关。(48 300×)

20.3 神经元蜡样质脂褐质沉积症 (Batten-Kufs 病)

20.3.1 临床表现

通常称为神经元蜡样质脂褐质病 (NCL;MIM 基因和表型数据见表 20.2),该病是一组临床病理性疾病,其共同特征是自发荧光物质的膜内累积,使脂褐素沉积在老化的大脑(Carpenter 等,1977)。NCL 的发病率取决于地理位置,流行率估计从一些地区的 1/1 000 000,到斯堪的纳维亚国家的 1/100 000 (Mole 等,2011;Boustany,2013)。各种 NCL,现在包括 10~14 种不同的 NCL 基因变异(表 20.2)(Boustany,2013;Haltia 和 Goebel,2013),其特征在于每种疾病独特的电子致密超微结构特征,主要由一组基因变异引起,表现为多种物质的沉积,并且以多种与年龄相关的模式存在

(Haltia 和 Goebel,2013)。NCL 是由 CLN 基因缺陷引起(表 20.2,Boustany,2013;Cotman 等,2013),1995 年首次发现青少年起病型中的高尔基体膜蛋白 CLN3 缺陷。NCL 是最常见的儿科神经退行性病变,并且以常染色体隐性遗传方式遗传,尽管成年患者可能具有常染色体显性遗传模式(Jarvela 等,1992;Wisniewski 等,1992)。临床特点取决于发病年龄,在一个家系中通常是一致的(Wisniewski 等,1992)。10 岁前发病的患者,被分为婴儿型 (Haltia-Santavuori)、晚期婴儿型(Jansky-Bielschowsky)和青少年型(Spielmeyer-Vogt)型,其特征是癫痫、肌阵挛和进行性脑视网膜变性。晚期发作的神经元蜡样质脂褐质沉积症患者不出现视网膜变性,并且可能表现为进行性肌阵挛性癫痫或具有锥体外系或小脑性运动症状的痴呆疾病(Berkovic 等,1988)。

周围神经疾病不是疾病谱的重要部分,神经传导研究可为正常或轻度异常,这种改变很难与抗惊厥药或慢性疾病的影响区分 (Joosten 等,1973;Dom 等,1979;Blatt-Lyon,1975)。

20.3.2 病理

20.3.2.1 一般特点

Batten-Kufs 病的病理特点已有广泛研究(Carpenter 等,1972,1977;Berkovic 等,1988;Wisniewski 等,1992;Boustany,2013;Haltia 和 Goebel,2013)。组织检查仍然是一个重要的诊断手段,尽管分子遗传分析已成为区分亚型最关键的标准。皮肤、结膜和外周血的电子显微镜检查是侵入性最小、信息量最大的诊断程序(Carpenter 等,1977;Goebel 等,1976;Wisniewski 等,1992;Dolman 等,1975)。含神经元的组织,如直肠或脑活组织检查也可能具有一定的作用(Martin,1991;Goebel 等,1976),但可能由于成年人的年龄变化而变得复杂。沉积物表现出自发荧光与显著的脂质和碳水化合物染色,这是脂褐质和蜡样质(年龄相关的色素沉着)的共同特征。然而,超微结构检查显示多种包涵体形态,不完全是像脂褐素的颗粒状和无定形状,尽管也可以看到后者的改变。

Batten-Kufs 病中含有胞质体的包涵体大小通常为 1~2μm,并且许多不同的超微结构都已被描述(图20.28 和图 20.29)。例如,"曲线状体"被定义为"弯曲堆叠的片层,暗线和浅线交替出现,其中暗线宽度为

表20.2　人类神经元蜡样质脂褐质沉积症的变异

疾病	命名	临床表型	基因	基因产物
CLN1	Haltia-Santavuori	经典婴儿型、晚期婴儿型	CLN1(PPT1)	PPT-1
CLN2	Jansky Bielschowsky	经典晚期婴儿型、青少年型[a]	CLN2(TPP1)	TPP-1
CLN3	Spielmeyer-Sjögren	青少年型[a]	CLN3	CLN3蛋白(battenin)
CLN4	Parry	成人常染色体显性[a]	CLN4(DNAJC5)	DnaJ同源亚家族C成员5193
CLN5	晚期婴儿型、青少年型(之前是CLN9)	晚期婴儿型变异,青少年型,成人型[a]	CLN5	CLN5蛋白
CLN6	青少年早期(Lake Cavanaugh),晚期婴儿型Costa Rican-Indian变异,成人Batten-Kufs类型A	晚期婴儿型变异,成人[a](Batten-Kufs类型A)[a]	CLN6	CLN6蛋白
CLN7	晚期婴儿型Turkish变异	晚期婴儿型变异[a]、青少年型[a]、成人型[a]	CLN7(MFSD8)	主要的促进蛋白超家族结构域蛋白8
CLN8	北方癫痫,进展性EPMR	型变异EPMR[a]	CLN8	CLN8蛋白
CLN10	先天性	先天经典型[a],晚期婴儿型[a],成人型[a]	CLN10(CTSD)	组织蛋白酶D
CLN11	成人变异	成人型[a]	CLN11(GRN)	Progranulin194
CLN12	青少年便有	青少年型,Kufor-Rakeb综合征[a]	CLN12(ATP13A2)	–
CLN13	成人Batten-Kufs类型B	成人型Kufs[a]	CLN13(CTSF)	组织蛋白酶F
CLN14	婴儿型	青少年型,进行性肌阵挛性癫痫3[a]	CLN14(KCTD7)	钠离子通道四聚体结构域蛋白7195

来源:Reprinted with permission from Boustany.

EPMR,癫痫伴有精神发育迟滞

[a] 有神经系统受累。

35~40A,浅线为40~45A。堆叠的片层通常形成弧形或半圆形。堆叠中的浅线数量在2~6(Carpenter等,1977)。这些沉积的物质包含在单层限制性膜内(图20.28)。当这些截面是直的,且具有相同的性质时,它们被称为"线状体"(Carpenter等,1977)。"指纹状体"(图20.29)被定义为由平行成对的致密线形成的结构,每对线由约15A宽的薄透明空间隔开。每对致密线宽度约23A,并且每对致密线与其相邻成对的致密线隔开25A。线可以是直的或弯曲的。在一些截面中,线对相交并产生蜂窝状图案或六边形格子(Carpenter等,1977)。与"曲线状体"一样,在膜结构包绕的胞质体内可看到指纹状体,实际上可能是两种类型的包涵体混杂在一个胞质体中(图20.28)。另一种类型的包涵体显示出嗜锇颗粒状内容物(Carpenter等,1977)。

在神经元、施万细胞、成纤维细胞、内皮细胞、骨骼肌细胞和外泌性汗腺等多种细胞中可见各种包涵体。包涵体类型在神经和内脏器官中的分布较复杂,超出了本书所探讨的范围(Berkovic等,1988;Carpenter

等,1977;Boustany,2013)。包涵体类型和疾病分类之间存在强烈但并非绝对的相关性(Carpenter等,1977;Wisniewski等,1992;Haltia等,1973)。最近,Goebel和Müller(2013)描述了3种NCL脂蛋白模式:混合或单独的颗粒状(婴儿型NCL或CLN1)、曲线状(晚期婴儿型NCL或CLN2)、指纹状(经典青少年型NCL或CLN3),混合型(CLN5~CLN8)。颗粒性嗜锇沉积物与婴儿型的多样性有关,晚期婴儿型与线状有关,少年发病型与指纹体有密切的关系。在成人型(Kufs病)中,通常存在指纹状体和曲线状包涵体,但有些可能代表更复杂的模式(Josephson等,2001)。

20.3.2.2 神经活检的地位

神经活检相对于肌肉或皮肤活检的敏感性尚未得到全面评估,但关于后两者的文献较多,且前者相关报告缺乏,表明神经活检是优先考虑的诊断方法。然而,如果研究未知病因的神经退行性改变过程,神经活检可能更有用,因为它在可能与Batten-Kufs病相

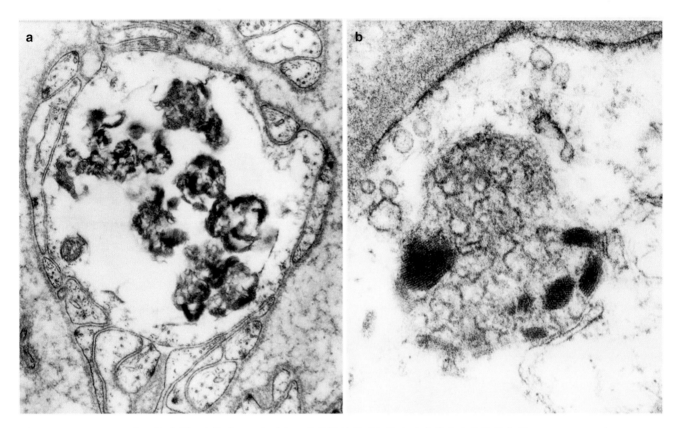

图 20.28　Batten-kufs 病，该病例 7 岁发病，35 岁死亡。非髓鞘性施万细胞含有曲线状和指纹状物质。(a, 27 300×; b, 64 220×)
(Tissue courtesy of Dr. J. Maguire)

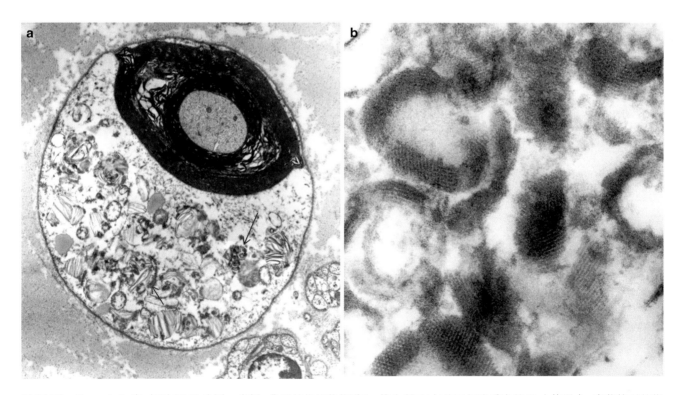

图 20.29　Batten-kufs 病，与图 20.28 为同一病例。典型的指纹状物质(a, 箭头所示)与施万细胞质中的 Pi 小体混合。高倍镜下的指纹状物质的病理特点。(a, 16 640×; b, 12 6040×)

似临床特点的疾病中都有异常改变,如本章其他部分所述。

周围神经的尸检或活检已在 Kufs 病(Berkovic 等,1988;Dom 等,1979;Josephson 等,2001)和 Batten 病早期婴儿(Anzil 等,1975;Haltia 等,1973)、晚期婴儿和青少年型的变体中有相关报道(Goebel 等,1976;Joosten 等,1973;Carpenter 等,1972;Towgligi 等,1973)。一些其他病例已被报告为 Batten-Kufs 病,但具有不典型特征或未完全研究,导致无法确诊(Vallat 等,1985;Kristensson 等,1967)。在一些亚型中,没有足够的材料来总结周围神经中的包涵体的类型及其定位。

20.3.2.3 周围神经病理

最常见的是各类神经纤维数目无改变(Goebel 等,1976;Joosten 等,1973)。在 Kufs 病的一个病例中可见轻度的沃勒变性,但在无力的患者中这种变化的意义是不确定的(Berkovic 等,1988)。有报道称,周围神经活检即使进行了细致的超微结构检查也没有异常(Berkovic 等,1988;Towel ghi 等,1973;Dom 等,1979),但神经活组织检查提示 Batten-Kufs 病的概率也是未知的。在大多数情况下无法观察到自发荧光物质。

在电镜下,来自青少年型和晚期婴儿型病例的周围神经活检和尸检材料中可观察到曲线状体和指纹状体(Carpenter 等,1972;Joosten 等,1973;Goebel 等,1976;Towfilghi 等,1973)。早期婴儿型病例中可见颗粒状嗜锇沉积物(Anzil 等,1975;Haltia 等,1973)。有髓鞘和无髓鞘的施万细胞可有最显著的改变。内皮细胞、巨噬细胞、周围神经细胞和平滑肌细胞也显示包涵体,但轴突则没有(Carpenter 等,1972)。在 Kufs 病中,神经活检不可能显示特征性内含物(Dom 等,1979;Berkovic 等,1988);据 Vallat 等在 1985 年的报道,在施万细胞显示非典型包涵体的病例在后续文献综述中不被接受为 Kufs 病(Berkovic 等,1988)。在一些报道中被认为会有大量 Pi 颗粒(或 Pi 颗粒样包涵体)(Goebel 等,1976)。

20.3.2.4 发病机制

NCL 的亚型在遗传上是截然不同的(Yan 等,1992;Boustany,2013),造成不同表现的基因缺陷位于不同染色体并且产生不同的基因产物(表 20.2)(Yan 等,1992;Hall 等,1991;Goebel,1995;Boustany,2013;

Haltia 和 Goebel,2013)。沉积物主要由不溶性蛋白和 20%~40% 脂质组成(Hall 等,1991;Martin,1991)。高尔基膜蛋白、可溶性溶酶体蛋白棕榈酰蛋白硫酯酶 1(PPT1)和三肽基肽酶 1(TPP1)、组织蛋白酶 D 和 F 及 ER 蛋白等的缺陷已经有相关研究(Jalanko 和 Braulke,2009;Boustany,2013)。Shacka(2012)建立了 NCL 的小鼠模型,并且新治疗方式的发展遵循了溶酶体疾病的多种治疗途径(Pierret 等,2008)。

20.4 Tangier 病(无 α 脂蛋白血症)

20.4.1 临床表现

Tangier 病是一种非常罕见的常染色体隐性遗传病变(MIM#205400),其特征在于严重高密度脂蛋白(HDL)缺陷、组织巨噬细胞中的甾醇沉积和动脉粥样硬化。ATP 结合盒转运体 ABCA1 中的突变导致 Tangier 病和其他家族性 HDL 缺陷(Rust 等,1999;Oram,2000)。周围神经疾病是发病的主要表现,并且至少一半患者的临床表现明显,多在 20 多岁至 70 多岁时起病(Pollock 等,1983)。神经疾病多种多样,可有急性或慢性发病的感觉和运动症状,复发或进展性病程,近端或远端主导,以及对称或不对称模式(Fazio 等,1993)。在一些情况下,存在上肢相对较少的大纤维感觉缺失,并表现出假性脑脊髓空洞症样改变,在其他人中表现出 Lewis-Sumner 样 CIDP(Zyss 等,2012)。常常存在面部麻痹。病理性橙灰色扁桃体是胆固醇沉积在该淋巴样组织网状上皮细胞的结果。电生理检查通常显示轴突的特征,但一些报告记录了传导速度的减慢。低胆固醇血症和正常或升高的血清脂质水平可提示 Tangier 病的诊断,血清中缺乏 HDL 以及脂蛋白电泳提示 apo-A1 缺乏或水平极低、Pro-apo-A1 比例增加或 ABCA1 基因突变可进一步确诊(Assmann 等,1989;Rust 等,1999)。

20.4.2 病理

Tangier 病是一种罕见疾病,并且因其临床表现多变,临床上较少考虑此病。神经活检可高度提示该诊断。目前已经进行了许多详细的形态学研究(Antoine 等,1991;Fazio 等,1993;Kocen 等,1973;Marbini 等,1985;Dyck 等,1978;Pollock 等,1983;Pietrini 等,1985;

Engel 等,1967;Gibbels 等,1985;Zyss 等,2012)。皮肤活检可能是合理的和侵入性较小的形态学诊断手段(Gibbels 等,1985)。

值得一提的是,在强调 Tangier 病的神经疾病的原始报告中没有看到周围神经中的脂质沉积 (Engel 等,1967)。然而,甚至在轴突或髓鞘没有或几乎没有异常的情况下,通常可以在显微镜下观察到施万细胞、内皮细胞和周细胞的空泡化 (Dyck 等,1978;Pietrini 等,1985;Zyss 等,2012)。常规制备可以溶解脂质沉积物,但是用新鲜冷冻切片,沉积物质被油红 O 染成亮红色。

通常可观察到不同严重程度的轴突损失,并且在最严重的病例中可能是破坏性的。这些变化是慢性的,不同的报道中再生活动的程度是不同的(Marbini 等,1985)。在一个快速进展的神经疾病的神经活检描述中,可以注意到活动性和局灶性轴突减少(Fazio 等,1993)。无髓纤维的数量也减少了。这种疾病的脱髓鞘成分的证据较少见,但已被几位研究者做出相关评论:即表现为薄的有髓甚至裸轴突、基本的洋葱球形成和过度髓鞘化的纤维(Pollock 等,1983;Fazio 等,1993;Marbini 等,1985;Gibbels 等,1985)。

临床疾病与神经活检结果之间存在良好的相关性。因此,在手被严重累及而腿部保留的病例中,腓肠神经活检显示轴突和髓鞘很少有异常或没有异常(Dyck 等,1978;Pietrini 等,1985)。具有假性脊髓空洞症的患者显示轴突改变,其具有可变的再生活性,并且无髓鞘和小髓鞘纤维比大髓鞘纤维受到的影响相对更严重(Antoine 等,1991;Dyck 等,1978;Kocen 等,1973;Schmalbruch 等,1987)。然而,Gibbels 等(1985)研究了假性脊髓空洞症的病例,其中大 MF、小 MF 和 UF 成比例受损。多灶性或复发性神经疾病的患者表现出轻度的非选择性轴突损失,伴有明显的节段性髓鞘改变,但脱髓鞘/髓鞘再生的非随机模式表明其可能继发于轴突病变的影响(Pollock 等,1983)。在慢性进行性神经疾病的一个活检病例中,观察到伴再生丛和洋葱球的混合性轴突/脱髓鞘形成。目前还没有关于髓鞘变化是原发性还是继发性的研究(Marbini 等,1985)。

20.4.2.2 电镜

超微结构显示胞质呈圆形或椭圆形,沉积物空泡直径 0.5~3μm,电子透明区的形成大概与组织制备期间脂质成分的去除有关。研究者们将多种包涵体描述为膜结合(Dyck 等,1978)和非膜结合(Gibbels 等,1985),或两者并存(Pollock 等,1983)。过去认为空泡在去神经的施万细胞中数量最多 (Antoine 等,1991;Dyck 等,1978)。事实上,Dyck 及其同事 1978 年指出,在他们的病例中,具有完整有髓轴突的施万细胞中脂质空泡的数量与对照组没有差别。然而,其他研究者描述了在完整的轴突施万细胞中的脂质空泡,特别存在于不形成髓鞘的施万细胞(Pollock 等,1983),较少存在于形成髓鞘的施万细胞以及周细胞、神经束膜细胞和内皮细胞中(Fazio 等,1993;Gibbels 等,1985;Marbini 等,1985)。多达 25%~50%的非髓鞘细胞可显示一个或多个胞质空泡(Pollock 等,1983)。Gibbels 等(1985)还评论了脂褐质样物质在不形成髓鞘的施万细胞中的突显性,以及在有髓鞘的施万细胞中电子致密无定形区或片状物质的存在(Gibbels 等,1985)。空泡化的巨噬细胞少见,通常分布在血管周围。

在一些报道中,观察到无髓纤维非常严重的损耗,其对应于假性脊髓空洞症的临床模式(Antoine 等,1991;Kocen 等,1973;Dyck 等,1978;Gibbels 等,1985)。可能会出现轴突变性的非特异性变化,如线粒体增大或纤维和膜细胞器沉积。

20.4.3 发病机制

Dyck 等(1978)注意到轴突损失和脂质球之间的相关性,表明沉积物是神经疾病的结果,而不是原因。Dyck 等(1978)提出了假设:沃勒变性后失去了正常清除碎片的机制。然而,其他研究者未能证实这一观察结果(Marbini 等,1985;Gibbels 等,1985)。一些研究者讨论了疾病的多病灶性质,微血管的参与和局灶性轴突损伤的证据可能提示局部缺血以某种方式造成神经疾病(Fazio 等,1993;Marbini 等,1985)。假性脊髓空洞症变体的两个病例尸检研究已经证实了前角和 DRG 神经元中的包涵体,这表明至少在这些情况下,该疾病可能是神经疾病,尽管在这两个报告中脂质沉积的确切本质似乎并不是相同的(Antoine 等,1991;Schmalbruch 等,1987)。

最近的研究提出,Tangier 病和相关神经疾病的基础来自 ATP 结合盒 1 基因 (ABCA1) 中的突变。ABCA1 控制分泌胆固醇和磷脂到脂质较少的载脂蛋白的细胞途径。Tangier 病的脂蛋白缺陷支持这样的假设，新合成的载脂蛋白不通过 ABCA1 途径获得细胞脂质，导致它们的快速降解以及在巨噬细胞中积累过量的胆固醇。ABCA1 调节胆固醇和磷脂流入胆固醇逆运输途径，这对于清除过量的巨噬细胞内胆固醇和预防动脉粥样硬化至关重要 (Oram, 2000; Iatan 等，2012)。最近的证据表明施万细胞中胆固醇酯沉积及背根和感觉神经中脂质积累可导致结旁区功能障碍 (Cai 等，2006)，支持原发性神经疾病和继发性轴突变性的机制 (Zyss 等，2012)。

20.5 脑腱黄瘤病(胆汁淤积)

20.5.1 临床表现

脑腱黄瘤病(CTX)是一种罕见的常染色体隐性遗传疾病(MIM#213700)，其特征是进行性脊髓小脑综合征、痴呆和腱黄瘤，通常在儿童期起病并且缓慢进展至成年期(Bjorkhem 和 Skrede, 1989)。可能不存在黄瘤(van Hellenberg-Hubar 等，1992)。周围神经疾病可仅有轻微改变，也可为严重的多发性神经疾病(Wang 等，2007; Pilo 等，2011)。传导速度减慢，表明明显的脱髓鞘 (Argov 等，1986; Kuritsky 等，1979; van Hellenberg-Hubar 等，1992)。临床诊断通常较明显，可通过检测血浆、胆汁、粪便和尿液中的高胆固醇水平或基因缺陷的测定来确诊。用鹅脱氧胆酸或 HMG-CoA 还原酶抑制剂治疗来降低血液胆固醇水平，可终止病情进展，并且基本上可逆转疾病(Salen 等，1991; Keren 和 Falik-Zaccai, 2009)。

20.5.2 病理

神经活检(Ohnishi 等，1979; Argov 等，1986; Donaghy 等，1990; Pop 等，1984; Pilo 等，2011)显示纤维密度或轻微或严重的缓慢降低，其中大的有髓纤维受影响最严重。无髓纤维幸免于难，或者仅略有降低。可以看到轴突的再生活性。大多数活检都强调了节段性脱髓鞘伴髓鞘再生，单纤维分离研究和观察洋葱球形成均能佐证病变可十分突出(Argov 等，1986)，也可十分轻微(Donaghy 等，1990; Pop 等，1984)。Wang 等 2007 年将CTX 中的多发性神经疾病分为三种病理类型：①轴突多发性神经疾病，其中轴突变性和髓鞘形成再生丛是主要病理变化；②脱髓鞘性多发性神经疾病，特征在于大量脱髓鞘、薄髓鞘和有髓鞘的洋葱球；③混合性

多神经疾病，其中轴突和髓鞘都受累。尽管一篇报道描述了髓鞘形成和不形成髓鞘的施万细胞胞浆中存在小的膜结合的透明区域(Donaghy 等，1990)，但是没有特征性包涵体且脂质沉积通常在神经中不可见。

20.5.3 发病机制

CTX 是由胆汁酸合成中的缺陷和由此导致的废物沉积所引起，所述底物转而参与到胆甾烷醇的形成中，并且与胆固醇在全身各种组织中沉积。在人 2 号染色体编码的线粒体固醇 27-羟化酶的活性与疾病相关，并且已经鉴定编码固醇 27-羟化酶的 CYP27A1 基因存在突变 (Leitersdorf 等，1993; Meiner 等，1994; Gallus 等，2006)。

20.6 其他沉积性疾病

20.6.1 黏多糖症(MPS)

20.6.1.1 临床表现

MPS 是由氨基葡聚糖发生明显的缺陷而导致的生理功能紊乱。该病有多种亚型，Neufeld 和 Meunzer (1989)写了一篇这方面的综述，典型表现包括身材短小、骨骼畸形、面容丑陋和各种严重的神经系统症状。除了因结缔组织增生和营养不足所致的局部压迫性神经疾病外，周围多发性神经疾病一般不会发生(Neufeld 和 Meunzer, 1989; Karpati 等，1974; Swift 和 McDonald, 1976)。一些周围神经的活检和尸检报告提示 MPS，包括 Ⅰ 型 Hurler(Jellinger 等，1990); Ⅱ 型 Hunter(Swift 和 McDonald, 1976; Schmitt, 1981; Karpati 等，1974); Ⅲ 型 SanfilipoMPS(Bischoff, 1979; Martin 等，1979)。

20.6.1.2 病理

神经活检常显示正常的有髓纤维和无髓纤维，反映了周围神经疾病不是疾病谱的重要方面(Karpati 等，1974; Swift 和 McDonald, 1976; Schmitt, 1981)。一例患者表现为多发性神经疾病，直到神经活检发现特征性包涵体时才怀疑 MPS 的诊断(Karpati 等，1974)。在超微结构层次，MPS 的特征性包涵体是斑马体。斑马体是一个由膜包被的胞质体，膜上面有电子透明和电子致密的区域，电子致密区域是由有周期性变化的薄膜构成。这些现象最常见于有髓神经纤维的施万细

胞,但也可以在成纤维细胞和神经束膜细胞见到。1976年 Swift 和 McDonald 发现并描述了存在于结旁施万细胞胞浆的致密体。在成纤维细胞和神经束膜细胞中可见空泡包涵体,其中包含少量散在的颗粒和纤维物质。现有的匮乏信息并不能够在神经活检中为区分 MPS 的 I 型、II 型、III 型提供依据,皮肤活检可见类似致密体(O'Brren 等,1975)。细胞包涵体病(黏多糖症 II 型)(Martrr 等,1975)不形成髓鞘的施万细胞、成纤维细胞、周围神经的周细胞中可见电子透亮空泡。

20.6.2　糖原沉积病

周围神经疾病并不是糖原沉积病的一个重要表现。Pompe 病是一种编码酸性 α-葡萄糖苷酶基因缺陷所致的染色体疾病, 酸性 α-葡萄糖苷酶也称麦芽糖酶,定位于 17 号染色体。即使 Goebel 等强调轻微的、非特异性的轴浆改变,但在 Pompe 病中,神经活检未发现任何纤维丢失或形态学的证据。超微结构检查发现糖原聚集在神经内膜细胞特别是施万细胞中(Araoz 等,1974;Goebel 等,1977;Vital 和 Vallat,1987,图 20.6;de Martin 等,1976)。轴突中也可见糖原积累,但不如施万细胞那么多,也不太典型。沉积的糖原可以被膜所包被,也可以游离在胞浆中。Goebel 等 1977 年认为糖原和脂褐质共存于溶酶体中是 Pompe 病所特有的。

周围神经疾病可见于 III 型糖原沉积病(Cori-Forbes 病,MIM#232400),是由位于染色体 1p21 上编码糖原脱支酶的基因(AGL)发生纯合子或者复合杂合突变所致,遵循常染色体隐性遗传。在一次腓肠神经活检中,Ugawa 发现了中到重度轴突的丢失和罕见的大面积充满糖原的肿胀轴突。糖原沉积在所有的神经内膜细胞中。即使在另外一个报告中 (Sancho 等,1990),皮肤神经纤维并无类似的明显改变,但在肌肉活检中,肌肉内的无髓神经纤维的施万细胞中发现大量的糖原聚集(Powell 等,1985;Pellissier 等,1979)。

IV 型糖原沉积病是由编码糖原脱支酶的基因突变导致的,葡聚糖体聚集在各种细胞及轴突中。组织学鉴别诊断包括成人葡聚糖体病和 Lafora 病。

20.6.3　唾液酸沉积病

1 型和 2 型唾液酸沉积病是由编码唾液酸苷酶(NEU1)基因变异而导致糖蛋白特异性 α-神经氨酸苷酶缺陷的常染色体隐性遗传病,1 型唾液酸沉积病的特点是进行性肌阵挛性癫痫综合征和樱桃红斑疹及非色素性视网膜退变。2 型比较常见的表现有面容丑陋和骨骼变形,并有 β-半乳糖苷酶的活性下降和 α-神经氨酸苷酶等缺陷同时存在 (Beaudet 和 Thomas,1989),周围神经疾病不是沉积病的主要表现,但是在 1 型和 2 型唾液酸沉积病中均比较常见。该疾病的确诊依赖基因缺陷的测定和新生的成纤维细胞及白细胞中神经氨酸苷酶活性的测定(Beaudet 和 Thomas,1989)。

沉积物被发现存在于包括循环池中的淋巴细胞在内的许多组织中(Beaudet 和 Thomas,1989;Miyatake 等,1979)。在 1 型唾液酸沉积病患者腓肠神经的检查中发现轴突脱失和节段性脱髓鞘及髓鞘再生的混合状态。光镜下甲苯胺蓝染色半薄切片发现施万细胞中含有空泡,这些空泡被认为含有膜包被的空间及膜状和颗粒状的电子致密物质(Steinman 等,1980)。这篇报道中的沉积物据说和异染性脑白质营养不良中的"凝灰岩"体类似。在 2 型唾液酸沉积病中腓肠神经的异常在光镜下无法体现,但在超微结构检查可发现施万细胞和成纤维细胞中含有细小的颗粒物质(Miyatake 等,1979)。

20.6.4　沃尔曼病

这是一个罕见的常染色体隐性遗传病(活产婴儿患病率<1/100 000),主要是因为脂质和胆固醇异常积聚在各种组织中而导致神经脂质代谢异常(Byrd 和 Power,1979;Fasano 等,2012),由位于染色体 10q24~q25 上的溶酶体酸性脂肪酶 A(LIPA)基因突变产生缺陷所致,产生了两种明显的疾病表型:Wolman 病和胆固醇酯沉积病(CESD)。CESD 是因为溶酶体酸性脂肪酶(LAL)完全或者部分缺乏所致。LAL 是溶酶体水解甘油三脂和胆固醇酯的必备物质,而细胞主要是通过受体介导的胞吞作用接入低密度脂蛋白来获得甘油三脂和胆固醇酯,LAL 缺乏则不能水解甘油三脂和胆固醇酯,造成这两种物质在细胞中的贮积。在胆固醇酯沉积病中,溶酶体酸脂肪酶的缺乏影响了 ABCA1 基因的调节和高密度脂蛋白的形成(Bowden 等,2011)。如果酶的功能很低或者根本没有功能,临床症状在婴儿时期就会出现,表现为生长受限、肠道吸收不良、肝/脾大和早期夭折(Wolman 病)。如果酶的活性稍微高一点,临床症状出现的时间会推后,表现为肝纤维化、

血脂异常和早期的动脉粥样硬化(CESD,Reynolds,2013)。

敲除大鼠的溶酶体酸性脂肪酶的基因可以模拟人类 CESD 和 Wolman 病。通过注入 LAL 蛋白的酶替代疗法和通过腺病毒介导的 LIPA 基因重组转入小鼠中都有减轻细胞内甘油三酯和胆固醇酯聚集的效果。

嗜苏丹脂滴聚集于神经元、胶质细胞、内皮细胞和组织细胞中。周围神经表现出相似的脂质包涵体,最明显的地方是在髓鞘化的施万细胞细胞核旁区域,但也可以见于内皮细胞、非髓鞘化的施万细胞、神经束膜细胞中。在早期的报道中,光镜下并无特殊发现(Guazzi 等,1968)。

20.7 沉积性疾病的鉴别诊断

阅读本节就会知道在沉积性疾病中有多种细胞内内容物。即使临床症状、生化检查、基因分析能够解决几乎所有需要鉴别的疾病,我们还是在下面列了一个简明的鉴别表格(表 20.3 和表 20.4)。某些包涵体的超微结构是它们所代表的疾病特征,比如 MLD 的"凝灰岩"体和棱柱体、Batten-Kufs 病的曲线状体或者 ALD 的三层线体。指纹样体和神经元蜡样质脂褐质沉积病强烈相关,但也可见 GM1 和 GM2 神经节苷脂沉积病和黏多糖沉积病(Goebel 等,1981;Goebel 和 Braak,1989)。

表 20.3　沉积性疾病的多发神经疾病

伴随脱髓鞘的神经疾病
异染性脑白质营养不良症
球形细胞样脑白质营养不良症
肾上腺性脑白质营养不良症
尼曼-皮克病(1 型)
脑腱黄瘤病
法布里病(某些病例)
1 型唾液酸沉积病
轴突性神经疾病
法布里病
Tangier 病(某些病例)
GM1 和 GM2 神经节苷脂沉积病
尼曼-皮克病(2 型)
Ⅲ型糖原沉积病

表 20.4　沉积性疾病的鉴别诊断

嗜锇物质
异染性脑白质营养不良症(msc,nmsc,mp>en,ax)
法布里病(en,pc,sm,pn > ax,nmsc)
尼曼-皮克病 A 型(除 ax 之外所有)
Batten-Kufs 病(msc,nmsc,en,pc,fb)
斑马体
异染性脑白质营养不良症(msc,nmsc,mp)
黏多糖症(msc,fb)
法布里病(en,pc,sm,pn)
尼曼-皮克病(msc,nmsc,en,mp)
Pi 颗粒(msc,nmsc)
?GM1 神经节苷脂沉积症(ax)
?法布里病(en)
膜包被裂缝或多边形空间
Krabbe 病(msc,nmsc,mp)
肾上腺性脑白质营养不良症(msc,umsc,mp)
法布里病(msc > nmsc,mp)
空泡
Tangier(nmsc>其他细胞,不在轴突中)
GM1 神经节苷脂沉积症(en,pc,pn,fb))
I-细胞病(nmsc,fb,pn)
黏多糖症(fb,pn,sc,en,pc)
脑腱黄瘤病(msc,nmsc)
Wolman 病(?除 ax 以外所有)
1 型唾液酸沉积病(sc)

msc,形成髓鞘的施万细胞;nmsc,不形成髓鞘的施万细胞;ax,轴突;en,内皮细胞;fb,成纤维细胞;mp,巨噬细胞;pn,神经束膜细胞;pc,周细胞;sm,平滑肌细胞。

?包涵体十分少见和(或)模糊不清。

脂质沉积也会有完全非特异性的表现,像层状包涵体、空泡,或者是含有嗜锇的晶体/非晶体的胞质体。鉴别与沉积过程有关的细胞类型对鉴别诊断非常有帮助。熟悉像 Reich Pi 颗粒和脂褐素沉积这样正常的组织结构是非常重要的,只有这样才不会把疾病误诊为那些根本就不存在的疾病。因为髓鞘化的施万细胞通常不积聚大量的脂色素,这样的改变就有可能指向包括尼曼-皮克病、NCL、肾上腺皮质功能障碍症和 Tangier 病在内的沉积性疾病。对于先天性髓鞘形成不良性神经疾病,我们已经在髓鞘化的施万细胞中发现脂褐素。

参考文献

Abe T, Ogawa K, Fuziwara H et al (1985) Spinal ganglia and peripheral nerves from a patient with Tay–Sachs disease. Acta Neuropathol 66:239–244

Alayoubi AM, Wang JCM, Au BC, Carpentier S et al (2013) Systemic ceramide accumulation leads to severe and varied pathological consequences. EMBO Mol Med 5:827–842

Allen N, de Veyra E (1967) Microchemical and histochemical observations in a case of Krabbe's leukodystrophy. J Neuropathol Exp Neurol 26:456–474

Alves D, Pires MM, Guimaraes A, Miranda MC (1986) Four cases of late onset metachromatic leukodystrophy in a family: clinical, biochemical and neuropathological studies. J Neurol Neurosurg Psychiatry 49:1417–1422

Anderson RA, Rao N, Burym RS et al (1993) In situ localization of the genetic locus encoding the lysosomal acid lipase/cholesteryl esterase (LIPA) deficient in Wolman disease to chromosome 10q23.2-23.3. Genomics 15:245–247

Antoine JC, Tommasi M, Boucheron S et al (1991) Pathology of roots, spinal cord and brainstem in syringomyelia-like syndrome of Tangier disease. J Neurol Sci 106:179–185

Anzil AP, Blinzinger K, Harzer K et al (1975) Cytosome morphology and distribution of generalized ceroid lipofuscinosis in a 28 month old boy with normal myeloperoxidase activity. Neuropadiatrie 6:259–283

Araoz C, Sun CN, Shenefelt R et al (1974) Glycogenosis type II (Pompe's disease): ultrastructure of peripheral nerves. Neurology 24:739–742

Argov Z, Soffer D, Eisenberg S, Zimmerman Y (1986) Chronic demyelinating peripheral neuropathy in cerebrotendinous xanthomatosis. Ann Neurol 20:89–91

Argyrakis A, Pilz H, Goebel HH, Muller D (1977) Ultrastructural findings of peripheral nerve in a preclinical case of adult metachromatic leukodystrophy. J Neuropathol Exp Neurol 36:693–711

Askanas V, McLaughlin J, Engel WK, Adornato BT (1979) Abnormalities in culture muscle and peripheral nerve of a patient with adrenomyeloneuropathy. N Engl J Med 301:588–590

Assmann G, Schmitz G, Brewer HB Jr (1989) Familial high density lipoprotein deficiency: Tangier disease. In: Scriver CR, Beaudet AL, Sly WS, Valle D (eds) The metabolic basis of inherited disease, 6th edn. McGraw-Hill, New York, pp 1267–1282

Aubourg P, Blanche S, Jambaque I et al (1990) Reversal of early neurologic and neuroradiologic manifestations of X-linked adrenoleukodystrophy by bone marrow transplantation. N Engl J Med 322:1860–6186

Aubourg P, Adamsbaum C, Lavallard-Rousseau MC et al (1993) A two-year trial of oleic and erucic acids ("Lorenzo's Oil") as treatment for adrenomyeloneuropathy. N Engl J Med 329:745–752

Babel J, Bischoff A, Spoendlin H (1970) Ultrastructure of the peripheral nervous system and sense organs. CV Mosby Co., St. Louis, p 130

Bardosi A, Friede RL, Ropte S, Goebel HH (1987) A morphometric study on sural nerves in metachromatic leukodystrophy. Brain 110:683–694

Beaudet AL, Thomas GH (1989) Disorders of glycoprotein degradation: mannosidosis, fucosidosis, sialidosis, and aspartylglucosaminuria. In: Scriver CR, Beaudet AL, Sly WS, Valle D (eds) The metabolic basis of inherited disease, 6th edn. McGraw Hill, New York, pp 1611–1614

Berkovic SF, Carpenter S, Andermann F et al (1988) Kufs' disease: a critical reappraisal. Brain 111:27–62

Bernstein HS, Bishop DF, Astrin KH et al (1989) Fabry disease: six gene rearrangements and an exonic point mutation in the α-galactosidase gene. J Clin Invest 83:1390–1399

Bersano A, Lanfranconi S, Valcarenghi C et al (2012) Neurological features of Fabry disease: clinical, pathophysiological aspects and therapy. Acta Neurol Scand 126:77–97

Biegstraaten M, Hollak CEM, Bakkers M et al (2012) Small fiber neuropathy in Fabry disease. Mol Genet Metab 106:135–141

Bischoff A (1979) The peripheral nerves. In: Johannsessen JV (ed) Electron microscopy in human medicine, vol 6. McGraw-Hill, New York

Bischoff A, Ulrich J (1969) Peripheral neuropathy in globoid cell leukodystrophy (Krabbe's disease): ultrastructural and histochemical findings. Brain 92:861–870

Bischoff A, Fierz U, Regli G et al (1968) Peripher–neurologische storungen bei der Fabryschen krankheit (Angiokeratoma corporis diffusum universale). Klinisch-elektronen-mikroskopische befunde bei einem fall. Klin Wochenschr 46:666–671

Bjorkhem I, Skrede S (1989) Familial disease with storage of sterols other than cholesterol: cerebrotendinous xanthomatosis and phytosterolemia. In: Scriver CR, Beaudet AL, Sly WS, Valle D (eds) The metabolic basis of inherited disease, 6th edn. McGraw-Hill, New York, pp 1283–1293

Blatt-Lyon B (1975) Peripheral nerve involvement in Batten–Spielmeyer–Vogt's disease. J Neurol Neurosurg Psychiatry 38:175–179

Boustany R-MN (2013) Lysosomal storage diseases—the horizon expands. Nat Rev Neurol 9:583–598

Boustany RN, Kaye E, Alroy J (1990) Ultrastructural findings in skin from patients with Niemann–Pick disease, type C. Pediatr Neurol 6:177–183

Bowden KL, Bilbey NJ, Bilawchuk LM et al (2011) Lysosomal acid lipase deficiency impairs regulation of ABCA1 gene and formation of high density lipoproteins in cholesteryl ester storage disease. J Biol Chem 286:30624–30635

Brady RO (1993) Fabry disease. In: Dyck PJ, Thomas PK et al (eds) Peripheral neuropathy, 3rd edn. WB Saunders, Philadelphia, pp 1169–1178

Brown FR, Chen WW, Kirschner DA et al (1983) Myelin membrane from adrenoleukodystrophy brain white matter - biochemical properties. J Neurochem 41:341–348

Brunetti-Pierri N, Scaglia F (2008) GM1 gangliosidosis: review of clinical, molecular, and therapeutic aspects. Mol Genet Metab 94:391–396

Burck U, Harzer K, Goebel HH (1979) The ultrastructural pathology of dermal axonal endings in lysosomal disease. J Neuropathol Exp Neurol 38:306, Abstract

Burck U, Moser HW, Goebel HH et al (1985) A case of lipogranulomatosis Farber: some clinical and ultrastructural aspects. Eur J Pediatr 143:203–208

Byrd JC, Power JM (1979) Wolman's disease: ultrastructural evidence of lipid accumulation in central and peripheral nervous systems. Acta Neuropathol 45:37–42

Cai Z, Blumbergs PC, Cash K et al (2006) Paranodal pathology in Tangier disease with remitting-relapsing multifocal neuropathy. J Clin Neurosci 13:492–497

Carpenter S, Karpati G, Andermann F (1972) Specific involvement of muscle, nerve, and skin in late infantile and juvenile amaurotic idiocy. Neurology 22:170–186

Carpenter S, Karpati G, Andermann F et al (1977) The ultrastructural characteristics of the abnormal cytosomes in Batten–Kuf's disease. Brain 100:137–156

Cartier N, Hacein-Bey-Abina S, Bartholomae CC et al (2009) Hematopoietic stem cell gene therapy with a lentiviral vector in X-linked adrenoleukodystrophy. Science 326:818–823

Case records of the Massachusetts General Hospital (1982) Case 5-1982. N Engl J Med 306:286-293

Case records of the Massachusetts General Hospital (1984) Case 7-1984. N Engl J Med 310:445-455

Chazot G, Sassolas G, Kopp N et al (1979) Adrenomyeloneuropathie: forme adulte d'adrenoleucodystrophie. Paraparesie spastique et insuffisance surrenale chronique, a propos de 3 cas. Rev Neurol 135:211–220

Chiricozzi E, Niemir N, Aureli M et al (2013) Chaperone therapy for GM2 gangliosidosis: effects of pyrimethamine on β-hexosaminidase activity in Sandhoff fibroblasts. Mol Neurobiol. doi:10.1007/s12035-013-8605-5

Clarke JTR, Skomorowski AM, Chang PL (1989) Marked clinical differences between two sibs affected with juvenile metachromatic leukodystrophy. Am J Med Genet 33:10–13

Cohadon F, Vital C, Loiseau P et al (1975) Leucodystrophie avec insufficiance surrenalienne (adrenoleucodystrophie): etude de trois case familiaux avec ultrastructure d'un case biopsie. Rev Neurol 131:407–418

Cotman SL, Karaa A, Staropoli JF et al (2013) Neuronal ceroid lipofuscinosis: impact of recent genetic advances and expansion of the clinicopathologic spectrum. Curr Neurol Neurosci Rep 13(8):366. doi:10.1007/s11910-013-0366-z

Cravioto H, Obrien JS, Landing BH, Finck B (1966) Ultrastructure of peripheral nerve in metachromatic leucodystrophy. Acta Neuropathol 7:111–124

Da Silva V, Vassella F, Bischoff A et al (1975) Niemann-Pick's disease: clinical, biochemical and ultrastructural findings in a case of the infantile form. J Neurol 211:61–68

Dayan AD (1967) Peripheral neuropathy of metachromatic leukodystrophy: observations on segmental demyelination and remyelination and the intracellular distribution of sulphatide. J Neurol Neurosurg Psychiatry 30:311–318

de Martin JJ, Barsy T, den Tandt WR (1976) Acid maltase deficiency in non-identical adult twins. J Neurol 213:105–118

Desnick RJ, Bishop DF (1989) Fabry disease: α-galactosidase deficiency. In: Scriver CR, Beaudet AL, Sly WS, Valle D (eds) The metabolic basis of inherited disease, 6th edn. McGraw Hill, New York, p 1759

Dolman CL, MacLeod PM, Chang E (1975) Skin punch biopsies and lymphocytes in the diagnosis of lipidoses. Can J Neurol Sci 2:67–73

Dolman CL, MacLeod PM, Chang E (1977) Fine structure of cutaneous nerves in ganglioside storage. J Neurol Neurosurg Psychiatry 40:588–594

Dom R, Brucher JM, Ceuterick C et al (1979) Adult ceroid-lipofuscinosis (Kufs' disease) in two brothers. Retinal and visceral storage in one diagnostic muscle biopsy in the other. Acta Neuropathol 45:67–72

Donaghy M, King RHM, McKeran RO et al (1990) Cerebrotendinous xanthomatosis: clinical, electrophysiological and nerve biopsy findings, and response to treatment with chenodeoxycholic acid. J Neurol 237:216–219

Du H, Duanmu M, Witte D et al (1998) Targeted disruption of the mouse lysosomal acid lipase gene: long-term survival with massive cholesteryl ester and triglyceride storage. Hum Mol Genet 7:1347–1354

Du H, Schiavi S, Levine M et al (2001) Enzyme therapy for lysosomal acid lipase deficiency in the mouse. Hum Mol Genet 10:1639–1648

Du H, Heur M, Witte DP et al (2002) Lysosomal acid lipase deficiency: correction of lipid storage by adenovirus-mediated gene transfer in mice. Hum Gene Ther 13:1361–1372

Dubois G, Mussini JM, Auclair M et al (1990) Adult sphingomyelinase deficiency: report of 2 patients who initially presented with psychiatric disorders. Neurology 40:132–136

Dunn HG, Lake BD, Dolman DL, Wilson J (1969) The neuropathy of Krabbe's infantile cerebral sclerosis (globoid cell leukodystrophy). Brain 92:329–344

Dupree JL, Mason JL, Marcus JR et al (2005) Oligodendrocytes assist in the maintenance of sodium channel clusters independent of the myelin sheath. Neuron Glia Biol 1:1–14, Pubmed

Dyck PJ, Ellefson RD, Yao JK et al (1978) Adult-onset of Tangier disease. I. Morphometric and pathologic studies suggesting delayed degradation of neutral lipids after fiber degeneration. J Neuropathol Exp Neurol 37:119–137

Eckhardt M (2008) The role and metabolism of sulfatide in the nervous system. Mol Neurobiol 37:93–103

Ehlert K, Frosch M, Fehse N et al (2007) Farber disease: clinical presentation, pathogenesis and a new approach to treatment. Pediatr Rheumatol Online J 5:15. doi:10.1186/1546-0096-5-15, PMCID: PMC1920510

Elleder M (1989) Niemann–Pick disease. Pathol Res Pract 185:293–328

Elleder M, Nevoral J, Spicakova V et al (1986) A new variant of sphingomyelinase deficiency (Niemann–Pick): visceromegaly, minimal neurological lesions, and low in vivo degradation rate of sphingomyelin. J Inherit Metab Dis 9:357–366

Engel WK, Dorman JD, Levy RI et al (1967) Neuropathy in Tangier disease: alpha-lipoprotein deficiency manifesting as familial recurrent neuropathy and intestinal lipid storage. Arch Neurol 17:1–9

Fasano T, Pisciotta L, Bocchi L (2012) Lysosomal lipase deficiency: molecular characterization of eleven patients with Wolman or cholesteryl ester storage disease. Mol Genet Metab 105:450–456

Faust PL, Edward M, Kaye EM, Powers JM (2010) Myelin lesions associated with lysosomal and peroxisomal disorders. Expert Rev Neurother 10:1449–1466

Fazio R, Nemni R, Quattrini A et al (1993) Acute presentation of Tangier polyneuropathy: a clinical and morphological study. Acta Neuropathol 86:90–94

Federico A, Ciacci G, D'Amore I et al (1986) GM2 gangliosidosis with hexosaminidase A and B defect: report of a family with motor neuron disease-like phenotype. J Inherit Metab Dis 9(suppl 2):307–310

Federico A, Palmeri S, Malandrini A et al (1991a) The clinical aspects of adult hexosaminidase deficiencies. Dev Neurosci 13:280–287

Federico A, Battistini S, Ciacci G et al (1991b) Cherry red spot myoclonus syndrome (type I sialidosis). Dev Neurosci 13:320–326

Fluharty AL (2006) Arylsulfatase A deficiency. In: Pagon RA, Adam MP, Bird TD, Dolan CR, Fong CT, Smith RJH, Stephens K (eds) GeneReviews™ [Internet]. Seattle: University of Washington; 1993–2014. 2006 May 30 [updated 2014 Feb 06]

Fressinaud C, Vallat JM, Masson M et al (1992) Adult onset metachromatic leukodystrophy presenting as isolated peripheral neuropathy. Neurology 42:1396–1398

Fujiwaki T, Hamanaka S, Koga M et al (1992) A case of Farber disease. Acta Paediatr Jpn 34:72–79

Fukuhara N, Suzuki M, Fujita N, Tsubaki T (1975) Fabry's disease. On the mechanism of the peripheral nerve involvement. Acta Neuropathol 33:9–21

Gallus GN, Dotti MT, Federico A et al (2006) Clinical and molecular diagnosis of cerebrotendinous xanthomatosis with a review of the mutations in the CYP27A1 gene. J Neurol Sci 27:143–149

Gastaut JL, Pellisier JF, Pfister B et al (1988) Adrenoleuco-myeloneuropathie. Un cas familial. Rev Neurol 144:338–346

Gemignami F, Marbini A, Bragaglia MM, Govoni E (1984) Pathological study of the sural nerve in Fabry's disease. Eur Neurol 23:173–181

Ghatak NR, Nochlin D, Peris M, Myer EC (1983) Morphology and distribution of cytoplasmic inclusions in adrenoleukodystrophy. J Neurol Sci 50:391–398

Gibbels E, Schaefer HE, Runne U et al (1985) Severe polyneuropathy in Tangier disease mimicking syringomyelia or leprosy. Clinical, biochemical, electrophysiological, and morphological evaluation, including electron microscopy of nerve, muscle, and skin biopsies. J Neurol 232:283–294

Gieselmann V, Polten A, Kreysing J et al (1991) Molecular genetics of metachromatic leukodystrophy. Dev Neurosci 13:222–227

Goebel HH (1995) The neuronal ceroid-lipofuscinoses. J Child Neurol 10:424–437

Goebel HH, Braak H (1989) Adult neuronal ceroid-lipofuscinosis. Clin Neuropathol 8:109–119

Goebel HH, Müller HD (2013) Storage diseases: diagnostic position. Ultrastruct Pathol 37:19–22

Goebel HH, Zeman W, Pilz H (1976) Ultrastructural investigations of peripheral nerves in neuronal ceroid–lipofuscinoses (NCL). J Neurol 213:295–303

Goebel HH, Lenard GH, Kohlschutter A, Pilz H (1977) The ultrastructure of the sural nerve in Pompe's disease. Ann Neurol 2:111–115

Goebel HH, Ikeda K, Schulz F et al (1981) Fingerprint profiles in lymphocytic vacuoles of mucopolysaccharidoses I-H, II, III-A, and III-B. Acta Neuropathol 55:247–249

Goebel HH, Harzer K, Ernst JP et al (1990) Late-onset globoid cell leukodystrophy: unusual ultrastructural pathology and subtotal beta-galactocerebrosidase deficiency. J Child Neurol 5:299–307

Gregoire A, Perier O, Dustin P Jr (1966) Metachromatic leukodystrophy, an electron microscopic study. J Neuropathol Exp Neurol 25:617–636

Griffin JW, Goren E, Shcaumburg HH et al (1977) Adrenomyelo-neuropathy: a probable variant of adrenoleukodystrophy I. Clinical and endocrinologic aspects. Neurology 27:1107–1113

Griffin DE, Moser HW, Mendoza Q et al (1985) Identification of the inflammatory cells in the central nervous system of patients with adrenoleukodystrophy. Ann Neurol 18:660–664

Guazzi GC, Martin JJ, Philippart M et al (1968) Wolman's disease. Eur Neurol 1:334–362

Gumbinas M, Larsen M, Lin HM (1975) Peripheral neuropathy in classic Niemann–Pick disease: ultrastructure of nerves and skeletal muscles. Neurology 25:107–113

Haberland C, Brumgraber E, Witting L, Daniels A (1973) Juvenile metachromatic leukodystrophy. Acta Neuropathol 26:93–106

Hagberg B (1984) Krabbe's disease: clinical presentation of neurological variants. Neuropediatrics 15(suppl):11–15

Hahn AF, Gordon BA, Gilbert JJ, Hinton GG (1981) The AB variant of metachromatic leukodystrophy (postulated activator protein deficiency): light and electron microscopic findings in a sural nerve biopsy. Acta Neuropathol 55:281–287

Hahn AF, Gilberg JJ, Kwarciak C et al (1994) Nerve biopsy findings in Niemann–Pick type II (NPC). Acta Neuropathol 87:149–154

Hall NA, Lake BD, Patrick AD (1991) Recent biochemical and genetic advances in our understanding of Batten's disease (ceroid-lipofuscinosis). Dev Neurosci 13:339–344

Haltia M, Goebel HH (2013) The neuronal ceroid-lipofuscinoses: a historical introduction. Biochim Biophys Acta 1832:1795–1800

Haltia M, Rapola J, Santavuori P (1973) Infantile type of so-called neuronal ceroid-lipofuscinosis. Histological and electron microscope studies. Acta Neuropathol 26:157–170

Haltia T, Palo J, Haltia M, Icen A (1980) Juvenile metachromatic leukodystrophy: clinical, biochemical, and neuropathologic studies in nine new cases. Arch Neurol 37:42–46

Hashimoto K, Gross BG, Lever WF (1965) Angiokeratoma corporis diffusum (Fabry). Histochemical and electron microscopic studies of the skin. J Invest Dermatol 44:119–126

Hayashi A, Nakashima K, Yamagishi K et al (2007) Localization of annexin II in the paranodal regions and Schmidt–Lanterman incisures in the peripheral nervous system. Glia 55:1044–1052

Hedley-Whyte ET, Boustany RM, Riskind P et al (1988) Peripheral neuropathy due to galactosylceramide β-galactosidase deficiency (Krabbe's disease) in a 73 year old woman. Neuropathol Appl Neurobiol 14:515–516

Hilz MJ, Brys M, Marthol H et al (2004) Enzyme replacement therapy improves function of C-, Ad, and Ab-nerve fibers in Fabry neuropathy. Neurology 62:1066–1072

Hogan GR, Gutmann L, Chou SM (1969) The peripheral neuropathy of Krabbe's (globoid) leukodystrophy. Neurology 19:1094–1100

Hohenschutz C, Eich P, Friedl W et al (1989) Pseudodeficiency of arylsulfatase A: a common genetic polymorphism with possible disease implications. Hum Genet 82:45–48

Hoshi T, Suzuki A, Hayashi S et al (2007) Nodal protrusions, increased Schmidt–Lanterman incisures, and paranodal disorganization are characteristic features of sulfatide-deficient peripheral nerves. Glia 55:584–594

Iannaccone S, Nemni R, Fazio R et al (1993) Polyneuropathy with antibodies to sulphatide and decreased level of arylsulphatase A. J Neurol 240:260–261

Iatan I, Palmyre A, Alrasheed S (2012) Genetics of cholesterol efflux. Curr Atheroscler Rep 14:235–246

Mendelian Inheritance in Man, OMIM (TM) Baltimore, MD: McKusick-Nathans Institute for Genetic Medicine, Johns Hopkins University, Bethesda: National Center for Biotechnology Information, National Library of Medicine. 2000. Online: http://www.ncbi.nlm.nih.gov/omim/

Jalanko A, Braulke T (2009) Neuronal ceroid lipofuscinoses. Biochim Biophys Acta 1793:697–709

Jang J, Kang HC, Kim HS et al (2011) Induced pluripotent stem cell models from X-linked adrenoleukodystrophy patients. Ann Neurol 70:402–409

Jarvela I, Vesa J, Santavuori P et al (1992) Molecular genetics of neuronal ceroid lipofuscinoses. Pediatr Res 32:645–648

Jellinger K, Paulus W, Grisold W, Paschke E (1990) New phenotype of adult alpha-L-iduronidase deficiency (mucopolysaccharidosis I) masquerading as Friedreich's ataxia with cardiopathy. Clin Neuropathol 9:163–169

Joosten E, Gabreels F, Stanhouders A et al (1973) Involvement of sural nerve in neuronal ceroid-lipofuscinoses: report of two cases. Neuropaediatrie 4:98–110

Josephson SA, Schmidt RE, Millsap P et al (2001) Autosomal dominant Kuf's disease: a cause of early-onset dementia. J Neurol Sci 188:51–60

Julien J, Vallat JM, Vital C et al (1981) Adrenomyeloneuropathy: demonstration of inclusions at the level of the peripheral nerve. Eur Neurol 20:367–373

Kagitani-Shimono K, Mohri I, Yagi T (2008) Peripheral neuropathy in the twitcher mouse: accumulation of extracellular matrix in the endoneurium and aberrant expression of ion channels. Acta Neuropathol 115:577–587

Kappler J, Watts RW, Conzelmann E et al (1991) Low arylsulphatase A activity and choreoathetotic syndrome in three siblings: differentiation of pseudodeficiency from metachromatic leukodystrophy. Eur J Pediatr 150:287–290

Karpati G, Carpenter S, Eisen AA et al (1974) Multiple peripheral nerve entrapments: an unusual phenotypic variant of the Hunter syndrome (Mucopolysaccharidosis II) in a family. Arch Neurol 31:418–422

Keren Z, Falik-Zaccai TC (2009) Cerebrotendinous xanthomatosis (CTX): a treatable lipid storage disease. Pediatr Endocrinol Rev 7:6–11

Kocen RS, Thomas PK (1970) Peripheral nerve involvement in Fabry's disease. Arch Neurol 22:81–88

Kocen RS, King RH, Thomas PK, Haas LF (1973) Nerve biopsy findings in two cases of Tangier disease. Acta Neuropathol 26:317–327

Kolodny EH, Raghaan S, Krivit W (1991) Late onset Krabbe disease (globoid cell leukodystrophy): clinical and biochemical features. Dev Neurosci 13:232–239

Kristensson K, Olsson Y, Sourander P (1967) Peripheral nerve changes in Tay–Sachs and Batten–Spielmeyer–Vogt disease. Acta Pathol Microbiol Scand A 70:630–632

Kumamoto T, Fukuhara N, Ohno T et al (1985) Morphological studies of peripheral nerves and skeletal muscles of an adult case with adrenoleukomyeloneuropathy. Eur Neurol 24:229–236

Kuritsky A, Berginer VM, Korczyn AD (1979) Peripheral neuropathy in cerebrotendinous xanthomatosis. Neurology 29:880–881

Lake BD (1968) Segmental demyelination of peripheral nerves in Krabbe's disease. Nature 217:171–172

Landrieu P, Said G (1984) Peripheral neuropathy in type A Niemann–Pick disease. Acta Neuropathol 63:66–71

Leitersdorf E, Reshef A, Meiner V et al (1993) Frameshift and splice-junction mutations in the sterol 27-hydroxylase gene cause cerebrotendinous xanthomatosis in Jews of Moroccan origin. J Clin Invest 91:2488–2496

Lemansky P, Bishop DF, Desnick RJ et al (1987) Synthesis and processing of α-galactosidase A in human fibroblasts. Evidence for different mutations in Fabry disease. J Biol Chem 262:2062–2065

Liu B, Ramirez CM, Miller AM et al (2010) Cyclodextrin overcomes the transport defect in nearly every organ of NPC1 mice leading to excretion of sequestered cholesterol as bile acid. J Lipid Res

51:933–944

Luijten JAFM, Straks W, Blikkendaal-Lieftinck LF et al (1978) Metachromatic leukodystrophy – a comparative study of the ultrastructural findings in the peripheral nervous system in three cases, one of the late infantile, one of the juvenile, and one of the adult form of the disease. Neuropadiatrie 9:338–350

Lyon G, Hagberg B, Evrard P et al (1991) Symptomatology of late onset Krabbe's leukodystrophy: the European experience. Dev Neurosci 13:240–244

Marbini A, Gemignani F, Ferrarini G et al (1985) Tangier disease. A case with sensorimotor distal polyneuropathy and lipid accumulation in striated muscle and vasa nervorum. Acta Neuropathol 67:121–127

Martin JJ (1991) Adult type of neuronal ceroid lipofuscinosis. Dev Neurosci 13:331–338

Martin JJ, Ceuterick G, Martin L et al (1974) Leucodystrophie a cellules globoides (maladie de Krabbe). Lesions nerveuses peripheriques. Acta Neurol Belg 74:356–375

Martin JJ, Leroy JG, Farriaux JP et al (1975) I-cell disease (mucolipidosis II): a report on its pathology. Acta Neuropathol 33:285–305

Martin JJ, Ceuterick C, Van Dessel G et al (1979) Two cases of mucopolysaccharidosis type III (Sanfilippo). Acta Neuropathol 46:185–190

Martin JJ, Leroy JG, Ceuterick C et al (1981) Fetal Krabbe leukodystrophy: a morphologic study of two cases. Acta Neuropathol 53:87–91

Martin JJ, Ceuterick C, Mercelis R, Joris C (1982a) Pathology of peripheral nerves in metachromatic leucodystrophy: a comparative study of ten cases. J Neurol Sci 53:95–112

Martin JJ, Lowelthal A, Ceuterick C, Gacoms H (1982b) Adrenomyeloneuropathy: a report on two families. J Neurol 226:221–232

Matsuda J, Suzuki O, Oshima A et al (2003) Chemical chaperone therapy for brain pathology in G(M1)-gangliosidosis. Proc Natl Acad Sci U S A 100:15912–15917

McGovern MM, Desnick RJ (2011) Lipidoses (lysosomal storage diseases). In: St. Geme JW III, Schor NF, Behrman RE (eds) Nelson textbook of pediatrics, 19th edn. Saunders Elsevier, Philadelphia, chapter 80.4

Meier C, Bischoff A (1976) A sequence of morphological alterations in the nervous system of metachromatic leucodystrophy: light- and electron microscopic observations in the central and peripheral nervous system in a prenatally diagnosed foetus of 22-weeks. Acta Neuropathol 36:369–379

Meiner V, Meiner Z, Reshef A et al (1994) Cerebrotendinous xanthomatosis: molecular diagnosis enables presymptomatic detection of a treatable disease. Neurology 44:288–290

Miranda CO, Brites P, Sousa MM, Teixeira CA et al (2013) Advances and pitfalls of cell therapy in metabolic leukodystrophies. Cell Transplant 22:189–204

Mito T, Takada K, Akaboshi S et al (1989) A pathological study of a peripheral nerve in a case of neonatal adrenoleukodystrophy. Acta Neuropathol 77:437–440

Mitsumoto H, Sliman RJ, Shafer IA et al (1985) Motor neuron disease and adult hexosaminidase A deficiency in two families: evidence for multisystem degeneration. Ann Neurol 17:378–385

Mitsuo K, Nakano T, Kobayashi T et al (1990) Juvenile Sandhoff disease: a Japanese patient carrying a mutation identical to that found earlier in a Canadian patient. J Neurol Sci 98:277–286

Miyatake T, Atsumi T, Obayashi T et al (1979) Adult type neuronal storage disease with neuraminidase deficiency. Ann Neurol 6:232–244

Mole S, Williams R, Goebel H (eds) (2011) The neuronal ceroid lipofuscinoses (Batten disease), 2nd edn, Contemporary neurology series. Oxford University Press, Oxford

Morgan SH, Rudge P, Smith SJ et al (1990) The neurological complications of Anderson-Fabry disease (alpha galactosidase A deficiency) – investigation of symptomatic and presymptomatic patients. Q J Med 75:491–507

Moser HW (1985) Leukoencephalopathies caused by metabolic disorders. In: Koetsier JC (ed) Demyelinating diseases, vol 3, Handbook of clinical neurology. Elsevier, Amsterdam, pp 583–604

Moser HW, Moser AB (1989) Adrenoleukodystrophy (X-linked). In: Scriver CR, Beaudet AL, Sly WS, Valle D (eds) The metabolic basis of inherited disease, 6th edn. McGraw-Hill, New York, pp 1511–1532

Moser HW, Moser AE, Singh I, O'Niell BP (1984) Adrenoleukodystrophy: survey of 303 cases: biochemistry, diagnosis and therapy. Ann Neurol 16:628–641

Moser HW, Moser AB, Chen WW, Schram AW (1989) Ceramidase deficiency: Farber lipogranulomatosis. In: Scriver CR, Beaudet AL, Sly WS, Valle D (eds) The metabolic basis of inherited disease, 6th edn. McGraw Hill, New York, pp 1645–1654

Moser HW, Moser AB, Smith KD et al (1992) Adrenoleukodystrophy: phenotypic variability and implications for therapy. J Inherit Metab Dis 15:645–664

Mosser J, Douar AM, Sarde CO et al (1993) Putative X-linked adrenoleukodystrophy gene shares unexpected homology with ABC transporters. Nature 361:726–730

Neufeld EF, Meunzer J (1989) The mucopolysaccharidoses. In: Scriver CR, Beaudet AL, Sly WS, Valle D (eds) The metabolic basis of inherited disease, 6th edn. McGraw-Hill, New York, pp 1565–1587

O'Brien JS, Bernett J, Veath ML et al (1975) Lysosomal storage disorders: diagnosis by ultrastructural examination of skin biopsy specimens. Arch Neurol 32:592–599

Ohnishi A, Dyck PJ (1974) Loss of small peripheral sensory neurons in Fabry disease. Arch Neurol 31:120–127

Ohnishi A, Yamashita Y, Goto I et al (1979) De- and remyelination and onion bulb in cerebrotendinous xanthomatosis. Acta Neuropathol 45:43–45

Olsson Y, Sourander P (1969) The reliability of the diagnosis of metachromatic leukodystrophy by peripheral nerve biopsy. Acta Paediatr Scand 58:15–24

Olsson R, Sourander P, Svennerholm L (1966) Experimental studies on the pathogenesis of leucodystrophies. I. The effect of intracerebrally injected sphingolipids in the rat brain. Acta Neuropathol 6(2):153–163

Oram JF (2000) Tangier disease and ABCA1. Biochim Biophys Acta 1529:321–330

Pages M, Pages AM (1985) Adrenomyeloneuropathy. Morphometric and ultrastructural study of the peripheral nerves. Ann Pathol 5:205–207

Patil SA, Maegawal GHB (2013) Developing therapeutic approaches for metachromatic leukodystrophy. Drug Des Devel Ther 7:729–745

Pellissier JF, de Barsy T, Faugere MC et al (1979) Type III glycogenosis with multicore structures. Muscle Nerve 2:124–132

Pellissier JF, Bourdet Bonerandi D, Monier Faugere MC et al (1981) Morphological and biochemical changes in muscle and peripheral nerve in Fabry's disease. Muscle Nerve 4:381–387

Pellissier JF, Berard Badier M, Pinsard N (1986) Farber's disease in two siblings, sural nerve and subcutaneous biopsy by light and electron microscopy. Acta Neuropathol 72:178–188

Penzien JM, Kappler J, Herschokitz N et al (1993) Compound heterozygosity for metachromatic leukodystrophy and arylsulfatase A pseudodeficiency alleles is not associated with progressive neurological disease. Am J Hum Genet 52:557–564

Percy AK, Kaback MM, Herndon RM (1977) Metachromatic leukodystrophy: comparison of early and late-onset forms. Neurology 27:933–941

Perez-Poyato MS, Pineda M (2011) New agents and approaches to treatment in Niemann-Pick type C disease. Curr Pharm Biotechnol 12:897–901

Perrelet A, Forssmann WG, Franceschetti AT, Rouiller C (1969) A study of Fabry's disease. Light and electron microscopy. Dermatologica 138:222–237

Pierret C, Morrison JA, Kirk MD (2008) Treatment of lysosomal storage disorders: focus on the neuronal ceroid-lipofuscinoses. Acta Neurobiol Exp 68:429–442

Pietrini V, Rizzuto N, Vergani C et al (1985) Neuropathy in Tangier disease. Acta Neurol Scand 72:495–505

Pilo B, De Blas G, Sobrido MJ (2011) Neurophysiological study in cerebrotendinous xanthomatosis. Muscle Nerve 43:531–536

Pollock M, Nukada H, Frith RW et al (1983) Peripheral neuropathy in Tangier disease. Brain 106:911–928

Polten A, Fluharty AL, Fluharty CB et al (1991) Molecular basis of different forms of metachromatic leukodystrophy. N Engl J Med 324:18–22

Pop PHM, Joosten E, Van Spreeken A et al (1984) Neuroaxonal pathology of central and peripheral nervous systems in cerebrotendinous xanthomatosis (CTX). Acta Neuropathol 64:259–264

Powell HC, Haas R, Hall CL et al (1985) Peripheral nerve involvement in type III glycogenosis: selective involvement of unmyelinated fiber Schwann cells. Muscle Nerve 8:667–671

Rauch JH, Aubock L (1983) "Banana bodies" in disseminated lipogranulomatosis (Farber's disease). Am J Dermatopathol 5:263–266

Reynolds T (2013) Cholesteryl ester storage disease: a rare and possibly treatable cause of premature vascular disease and cirrhosis. J Clin Pathol 66:918–923

Rust S, Rosier M, Funke H et al (1999) Tangier disease is caused by mutations in the gene encoding ATP-binding cassette transporter 1. Nat Genet 22:352–355

Rutsaert J, Menu R, Resibois A (1973) Ultrastructure of sulfatide storage in normal and sulfatase-deficient fibroblasts in vitro. Lab Invest 29:527–535

Sakai N (2009) Pathogenesis of leukodystrophy for Krabbe disease: molecular mechanism and clinical treatment. Brain Dev 31:485–487

Salen G, Shefer S, Berginer V (1991) Biochemical abnormalities in cerebrotendinous xanthomatosis. Dev Neurosci 13:363–370

Sancho S, Navarro C, Fernandes JM et al (1990) Skin biopsy findings in glycogenosis III: clinical, biochemical, and electrophysiological correlations. Ann Neurol 27:480–486

Satoh T, Suzuki H, Monma N et al (1988) Metachromatic leukodystrophy. Report of siblings with the juvenile type of metachromatic leukodystrophy. Acta Pathol Jpn 38:1041–1051

Schaumburg HH, Powers JM, Raine CS et al (1975) Adrenoleukodystrophy. A clinical and pathological study of 17 cases. Arch Neurol 32:577–591

Schaumburg H, Powers JM, Raine CS (1977) Adrenomyeloneuropathy: a probable variant of ALD: II. General pathological, neuropathological, and biochemical studies. Neurology 27:1114–1119

Schiffmann R (2006) Neuropathy and Fabry disease: pathogenesis and enzyme replacement therapy. Acta Neurol Belg 106:61–65

Schiffmann R, Hauer P, Freeman B et al (2006) Enzyme replacement therapy and intraepidermal innervation density in Fabry disease. Muscle Nerve 34:53–56

Schlaepfer WW, Prensky AL (1972) Quantitative and qualitative study of sural nerve biopsies in Krabbe's disease. Acta Neuropathol 20:55–66

Schmalbruch H, Stender S, Boysen G (1987) Abnormalities in spinal neurons and dorsal root ganglion cells in Tangier disease presenting with a syringomyelia-like syndrome. J Neuropathol Exp Neurol 46:533–543

Schmitt HP (1981) Changes in the voluntary muscles and the peripheral nerves in an autopsy case of MPS type II (Hunter). Neuropediatrics 12:83–91

Schmitt HP, Volk B, Berlet H (1979) Peripheral intraaxonal storage in Tay–Sachs' disease (GM2 gangliosidosis type 1). J Neurol Sci 44:115–124

Schmoeckel C, Hohlfed M (1979) A specific ultrastructural marker for disseminated lipogranulomatosis (Farber). Arch Dermatol Res 266:187–196

Schochet SS, McCormick WF, Powell GF (1976) Krabbe's disease. A light and electron microscopic study. Acta Neuropathol 36:153–160

Schroder JM, May R, Shin YS et al (1993) Juvenile hereditary polyglucosan body disease with complete branching enzyme deficiency (type IV glycogenosis). Acta Neuropathol 85:419–430

Schuchman EH, Levran O, Pereira LV, Desnick RJ (1992) Structural organization and complete nucleotide sequence of the gene encoding human acid sphingomyelinase (SMPD1). Genomics 12:197–205

Shacka JJ (2012) Mouse models of neuronal ceroid lipofuscinoses: useful pre-clinical tools to delineate disease pathophysiology and validate therapeutics. Brain Res Bull 88:43–57

Shapiro LJ, Aleck KA, Kaback MM et al (1979) Metachromatic leukodystrophy without arylsulfatase A deficiency. Pediatr Res 13:1179–1181

Siddiqi ZA, Sanders DB, Massey JM et al (2006) Peripheral neuropathy in Krabbe disease. Effect of hematopoietic stem cell transplantation. Neurology 67:268–272

Sima AAF, Robertson DM (1978) Involvement of peripheral nerve and muscle in Fabry's disease. Arch Neurol 35:291–301

Singh I, Lazo O, Dhaunsi GS, Contreras M (1992) Transport of fatty acids into human and rat peroxisomes. Differential transport of palmitic and lignoceric acids and its implication to X-adrenoleukodystrophy. J Biol Chem 267:13306–13313

Smith B, Galbiati F, Castelvetri LC et al (2011) Peripheral neuropathy in the Twitcher mouse involves the activation of axonal caspase 3. ASN Neuro 3(4):art:e00066. doi:10.1042/AN20110019

Sourander P, Olsson Y (1968) Peripheral neuropathy in globoid cell leucodystrophy (Morbus Krabbe). Acta Neuropathol 11:69–81

Spence MW, Callahan JW (1989) Sphingomyelin-cholesterol lipidoses: the Niemann–Pick group of diseases. In: Scriver CR, Beaudet AL, Sly WS, Valle D (eds) The metabolic basis of inherited disease, 6th edn. McGraw-Hill, New York, pp 1655–1676

Steinman L, Tharp BR, Dorfman LJ et al (1980) Peripheral neuropathy in the cherry-red spot myoclonus syndrome (sialidosis type I). Ann Neurol 7:450–456

Stevens RL, Fluharty AH, Kihara H et al (1981) Cerebroside sulfatase activator deficiency induced metachromatic leukodystrophy. Am J Hum Genet 33:900–906

Suzuki K (1998) Twenty five years of the 'psychosine hypothesis': a personal perspective of its history and present status. Neurochem Res 23:251–259

Suzuki K, Grover WD (1970) Krabbe's leukodystrophy (globoid cell leukodystrophy). Arch Neurol 22:385–396

Suzuki K, Suzuki Y (1989) Galactosylceramide lipidosis: globoid cell leukodystrophy (Krabbe disease). In: Scriver CR, Beaudet AL, Sly WS, Valle D (eds) The metabolic basis of inherited disease, 6th edn. McGraw Hill, New York, pp 1699–1720

Suzuki K, Suzuki K, Chen GC (1967) Isolation and chemical characterization of metachromatic granules from a brain with metachromatic leukodystrophy. J Neuropathol Exp Neurol 26:537–550

Swift TR, McDonald TF (1976) Peripheral nerve involvement in Hunter Syndrome (Mucopolysaccharidosis II). Arch Neurol 33:845–846

Tabira T, Goto I, Kuroiwa Y (1974) Neuropathological and biochemical studies in Fabry's disease. Acta Neuropathol 30:345–354

Takahashi K, Naito M (1985) Lipid storage disease: part II. Ultrastructural pathology of lipid storage cells in sphingolipidoses. Acta Pathol Jpn 35:385–408

Takahashi T, Desnick RJ, Takada G, Schuchman EH (1992) Identification of a missense mutation (S436R) in the acid sphingomyelinase gene from a Japanese patient with type B Niemann–Pick Disease. Hum Mutat 1:70–71

Thomas PK (1993) Other inherited neuropathies. In: Dyck PJ, Thomas PK et al (eds) Peripheral neuropathy, 3rd edn. W.B. Saunders, Philadelphia, pp 1194–1218

Thomas PK, King RHM, Kocen RS, Brett EM (1977) Comparative ultrastructural observations on peripheral nerve abnormalities in the late infantile, juvenile and late onset forms of metachromatic leukodystrophy. Acta Neuropathol 39:237–245

Thomas PK, Halpern JP, King RHM, Patrick D (1984) Galactosylceramide lipidosis: novel presentation as a slowly progressive spinocerebellar degeneration. Ann Neurol 16:618–620

Thomas PK, Young E, King RH (1989) Sandhoff disease mimicking adult-onset bulbospinal neuronopathy. J Neurol Neurosurg

Psychiatry 52:1103–1106

Tome FMS, Fardeau M (1976) Ultrastructural study of a muscle biopsy in a case of GM1 Gangliosidosis type I. Pathol Eur 11:15–25

Tome FMS, Fardeau M, Lenoir G (1977) Ultrastructure of muscle and sensory nerve in Fabry's disease. Acta Neuropathol 38:187–194

Towfighi J, Baird HW, Gametti P, Gonatas NK (1973) The significance of cytoplasmic inclusions in late infantile and juvenile amaurotic idiocy. Acta Neuropathol 23:32–42

Toyooka K (2011) Fabry disease. Curr Opin Neurol 24:463–468

Toyooka K (2013) Chapter 37. Fabry disease. In: Said G, Krarup C (eds) Handbook of clinical neurology. Peripheral nerve disorders, vol 115 (3rd series). Elsevier BV, Amsterdam, pp 629–642

Ugawa Y, Onoue K, Takemura T, Iwamasa T (1986) Accumulation of glycogen in sural nerve axons in adult-onset type III glycogenosis. Ann Neurol 19:294–297

Vallat JM, Bourre JM, Dumont O et al (1985) Case of dementia and myoclonia in an adult with anomalies in polyunsaturated fatty acids in leucocytes and peripheral nerve. Eur Neurol 24:208–216

van Hellenberg Hubar JL, Joosten EM, Wevers RA (1992) Cerebro-tendinous xanthomatosis. Clin Neurol Neurosurg 94:S165–S167

Vissian L, Kermarec J, Manessero J et al (1970) Interet de la biopsie cuta-nee dans les sphingolipidoses et les mucopolysaccharidoses de l'enfant. A propos d'un cas de maladie de Norman–Landing avec recherches enzymatique et ultra-structurales. Ann Dermat Syphil 97:21–38

Vital C, Vallat JM (1987) Ultrastructural study of the human diseased peripheral nerve, 2nd edn. Elsevier, New York, pp 219–243

Vital C, Battin J, Rivel J, Hehunstre JP (1976) Aspects ultrastructuraux des lesions du nerf peripherique dans un cas de maladie de Farber. Rev Neurol 132:419–423

Vital A, Vital C, Maleville J (1984) Fabry's disease: an ultrastructural study of muscle and peripheral nerve. Clin Neuropathol 3:168–172

Vos AJM, Joosten EMG, Fabreels-Festen AAWM et al (1982) The diagnostic value of sural nerve biopsy in metachromatic leukodys-trophy and other conditions with low leucocyte arylsulphatase A activities. Neuropediatrics 13:42–47

Vos AJM, Joosten EMG, Gabreels-Festen AAWM, Fabreels FJM (1983) An atypical case of infantile globoid cell leukodystrophy. Neuropediatrics 14:110–112

Wang Z, Yuan Y, Zhang W et al (2007) Cerebrotendinous xanthomato-sis with a compound heterozygote mutation and severe polyneu-ropathy. Neuropathology 27:62–66

Webster HF (1962) Schwann cell alteration in metachromatic leuko-dystrophy: preliminary phase and electron microscopic observa-tions. J Neuropathol Exp Neurol 21:534–541

White AB, Givogri MI, Lopez-Rosas A et al (2009) Psychosine accu-mulates in membrane microdomains in the brain of Krabbe patients, disrupting the raft architecture. J Neurosci 29: 6068–6077

Wisniewski KE, Kida E, Patxot OF, Connell F (1992) Variability in the clinical and pathological findings in the neuronal ceroid lipofusci-noses: review of data and observations. Am J Med Genet 42: 525–532

Yan W, Boustany RM, Konradi C et al (1992) Localization of juvenile, but not late-infantile, neuronal ceroid lipofuscinosis on chromosome 16. Am J Hum Genet 52:89–95

Yudell A, Gomez MR, Lambert EH, Dockerty MB (1967) The neu-ropathy of sulfatide lipidosis (metachromatic leukodystrophy). Neurology 17:103–111

Yunis EJ, Lee RE (1972) Further observations on the fine structure of globoid leukodystrophy. Hum Pathol 3:371–388

Zappatini-Tommasi L, Dumontel C, Guibaud P, Girod C (1992) Farber disease: an ultrastructural study. Report of a case and review of the literature. Virchows Arch A Pathol Anat Histopathol 420:281–290

Zyss J, Behin A, Couvert P et al (2012) Clinical and electrophysiologi-cal characteristics of neuropathy associated with Tangier disease. J Neurol 259:1222–1226

第 **21** 章

未分类型周围神经疾病及其相似疾病

一些未在其他地方提及的多发性周围神经疾病将在本章重点讨论。部分周围神经疾病为一组临床表现类似的疾病，而其他周围神经疾病可表现为具体的疾病形式。尽管线粒体疾病也被认为是遗传性疾病，但也会在本章中进行讨论。MFN2 和 GDAP1 基因突变所致线粒体缺陷相关性多发性周围神经疾病被纳入 CMT 相关性周围神经疾病，不在此章中赘诉。

21.1 线粒体疾病相关性周围神经疾病

21.1.1 临床表现

当线粒体的数量、结构或功能出现紊乱而出现相应的临床症状时，可诊断为线粒体疾病。这类疾病的疾病谱呈逐渐增长的趋势。线粒体包含 2~10 个由 16 569 个碱基对环组成的重复序列，此段序列编码 13 种蛋白，其中包括氧化磷酸化和线粒体内蛋白合成必需的特异性转录 RNA 和核糖体 RNA。线粒体疾病通常是由于线粒体 DNA 突变所致，也有可能由于核 DNA 缺陷所致。尽管线粒体疾病可直接导致多发性周围神经疾病，但值得注意的是，周围神经疾病也可能是糖尿病、肾衰竭、甲状腺功能减退等疾病的并发症（Finsterer，2005）。Finsterer 研究了 108 位线粒体疾病的患者，结果表明原发性线粒体疾病可导致 35% 的患者出现周围神经疾病（2005）。

线粒体 DNA 突变可分为缺失突变和点突变（Zeviani 和 Antozzi，1992）。缺失突变常为散发性，通常表现为进行性眼外肌麻痹（PEO），眼外肌可单独受累或合并肌肉受累。缺失突变还可表现为 Kearns-Sayre 综合征。点突变通常为母系遗传，临床上可表现为 MELAS（肌病、脑病、乳酸酸中毒、卒中样发

作）、MERRF（伴破碎红纤维的肌阵挛）和 Leber 遗传性视神经萎缩。合并周围神经疾病的肌病可分为以下几类：①线粒体 ATP 酶基因 MTATP6 错义突变所致 NARP（周围神经疾病、共济失调和视网膜色素变性）（Holt 等，1990）；②胸腺磷酸化酶 TYMP 基因缺陷所致 MNGIE（线粒体神经胃肠脑肌病）；③线粒体聚合酶 γPOLG 基因突变所致 SANDO（感觉性共济失调性神经疾病，构音障碍和眼肌麻痹）（Van Goethem 等，2003）。MNGIE 是一种很有意思的周围神经疾病，它由核编码的内皮细胞生长因子 1（ECGF1）缺陷致线粒体 DNA 突变、缺失或缺陷而致病。周围神经疾病也可见于其他线粒体疾病，包括 MELAS、MERFF、PEO 和 KSS。（Nardin 和 Johns，2001）。研究表明，急性坏死性脑病与数种线粒体 DNA 和核 DNA 缺陷有关，这也表明线粒体疾病综合征存在潜在的基因异质性。

25%~50% 的线粒体疾病患者合并周围神经疾病，此类患者周围神经疾病程度较轻，呈长度依赖性，且感觉受损较重（Eymard 等，1991；Mizusawa 等，1991；Yiannikas 等，1986）。神经肌电图常表现为轴突损害，也有脱髓鞘样改变的报道（Finsterer，2005）。周围神经疾病可出现在如下疾病：①核线粒体基因突变，如 POLG1、C10ORF2、TYMP 和 MPV17，致线粒体 DNA 修复或复制缺陷所致线粒体疾病；②呼吸链 V 复合物相关 MTATP6 突变；③MFN2 和 GDAP1 突变致线粒体动态分布即分裂和融合的异常。

近期有研究利用缺乏控制线粒体 DNA 转录，复制和稳定的施万细胞 Tfam 的基因突变小鼠，发现了周围神经疾病以线粒体 DNA 缺失、形态结构异常、电子传递链的中断和呼吸衰竭为特征的神经疾病（Viader 等，2013）。在这一小鼠模型中，神经疾病最先出现小的无髓鞘 C 纤维丢失，随后累及大的有髓轴突，

443

最后出现广泛的脱髓鞘(Viader等,2013)。

21.1.2 病理

在线粒体疾病如 PEO、Leigh 病、MERRF、MELAS 和 MNGIE 中有神经活检或尸检的报道。但线粒体疾病的组织学异常无特异性,且不同线粒体疾病之间也无明显差异。

21.1.2.1 光学显微镜

进行性眼外肌麻痹伴或不伴肌病的神经活检或尸检多表现为慢性有髓纤维脱失,以大的有髓纤维受累最为显著。一项关于髓鞘层数/轴突直径的研究提示轴突萎缩(Pezeshkpour 等,1987)。再生神经丛可增多(Mizusawa 等,1991;Peyronnard 等,1980)。无髓纤维较少受累,但有时亦可出现去神经带或胶原囊数量增加,提示无髓纤维轻度受累的表现(Pezeshkpour 等,1987;Yiannikas 等,1986)。髓鞘改变如髓鞘形成减少、节段性脱髓鞘和伴随洋葱球的髓鞘再生等较为常见,但这是原发性的改变还是继发于轴突改变仍是未解之谜。在 Drachman 的眼肌麻痹附加病相关文章中提到的肥厚性神经疾病尚未被其他研究者描述过,它是一组临床和病理都不典型的线粒体疾病,也可能是周围神经疾病的一种叠加症状,如伴传导阻滞的多发性周围神经疾病或 CIDP。

Leigh 病的周围神经疾病研究表明有髓和无髓纤维密度无明显减少,有髓轴突的减少可能是由于髓鞘脱失和再生的失衡或自身合成减少(Jacobs 等,1990;Schroder,1993)。Leigh 病洋葱球形成最早是由 Goebel 在 1986 年描述(1986)。沃勒变性、节段性脱髓鞘和洋葱球形成在 Leigh 病中并不明显。

点突变所致 MELAS 和 MERRF 综合征患者的活检和尸检可见慢性轴突丢失伴有髓纤维的减少和洋葱球形成(Mizusawa 等,1991;Nicoll 等,1993;Robitaille 等,1980)。SANDO 患者腓肠神经活检可见大型和小型髓鞘纤维的丢失伴神经内膜纤维化(Fadic 等,1997)。

MNGIE 综合征的光镜结果显示慢性轴突缺失伴髓鞘脱失和再生。线粒体营养障碍常伴随嵴的丢失和少量包涵体形成(Pareyson 等,2013)。MNGIE 是一种线粒体综合征,它是由线粒体核苷酸库失衡所致 DNA 复制功能障碍而致病。少量的洋葱球形成较常见,也有部分患者无洋葱球形成或伴随大量洋葱球形成。但

髓鞘的改变是原发性还是继发性仍未知。此外还可以出现神经内膜血管透明样变和神经束或神经内膜纤维化的改变。

21.1.2.2 电子显微镜

比较有意思的是在周围神经疾病的病理中,它是否能与在肌肉中一样找到形态结构异型的线粒体。既往有施万细胞中线粒体总数或局部增多的报道。我们曾在未经过基因确诊的线粒体脑肌病周围神经中发现异常的线粒体 (Peyronnard 等,1980;Threkeld 等,1992)(图 21.1a–c)。类似的特征还可出现在 KSS 和 MELAS 的神经内皮细胞和血管平滑肌细胞(Schroder 和 Sommer,1991)。线粒体肿大可出现在上述线粒体周围神经疾病中 (Goebel 等,1986;Hirano 等,1994)。Schroder 和 Sommer 仔细研究了这些组织并得出结论:与其他类型的周围神经疾病相比,肿大的线粒体(有些包含线粒体嵴紊乱)更常见于线粒体细胞病,但这些表现通常无特异性。最近一项关于大量线粒体周围神经疾病的研究证实了线粒体超微结构的改变,包括线粒体肿大和施万细胞胞浆内线粒体嵴的紊乱。越来越多研究表明细胞内可能存在 Reich Pi 颗粒(Gemignami 等,1982;Gonatas,1967)。

许多学者证实不形成髓鞘的施万细胞包含双层膜包绕的亚晶状体物质(Schroder,1993;Yiannikas 等,1986)。然而,这些内容物不常见于非线粒体疾病周围神经疾病(Schroder,1993)。

仅有 1 例文献报道典型的亚晶状物质聚集于周围神经(Li 等,1991)。其他病例中,亚晶状体物质不太典型。Sommer 和 Schrode 发现在 2 例 CMT-6 患者和 1 例特发性感觉运动性周围神经疾病的施万细胞中可见肿大的线粒体,这些小的无髓施万细胞包含数种线性紧密排列的细胞嵴,且细胞间隙充满亚晶状物质。然而,部分 CMT-6 患者中线粒体所起的作用仍属未知。

在 1 例 PEO 合并或不合并肌病的报道中,肌肉神经纤维的检测证实其轴突结构与 Hirano 小体的超微结构一致(Atsumi 等,1980)。

21.2 成人葡萄糖多聚体症

21.2.1 临床表现

糖原沉积病Ⅳ型、磷酸果糖激酶缺乏症、Lafora 小

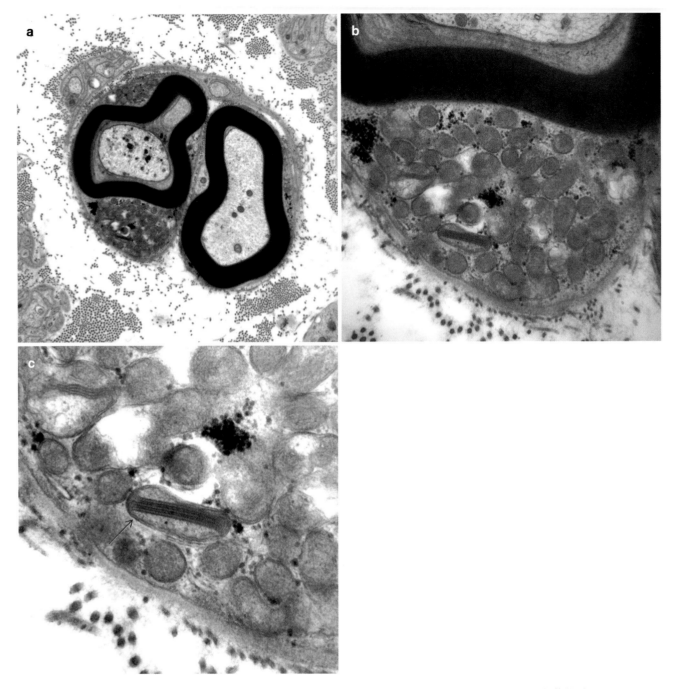

图 21.1　一例未明确的线粒体疾病患者的腓肠神经活检显示施万细胞内线粒体的聚集。施万细胞含亚晶状体物质。(a,12 000×, b,32 000×,c,72 000×)

体病及正常老化等均可出现组织葡聚糖的沉积。我们的研究表明，在约 3% 的腓肠神经活检中可发现葡聚糖小体。近年来，成人葡萄糖多聚体症作为一种有特异性物质沉积的疾病而引起重视(Cafferty 等,1991；Gray 等,1988；Karpati 和 Carpenter,1983；McDonald等,1993；Robitaille 等,1980；Mochel 等,2012)。成人葡萄糖多聚体症可表现为成年起病的进行性上运动神经元疾病、尿失禁、痴呆和感觉运动或单纯的运动周围

神经疾病。1/3 的患者有家族史，表明这是一种常染色体隐性遗传的周围神经疾病。成人葡萄糖多聚体症是由糖原分支酶基因突变所致。同一基因(GBE1)的突变还可致四型糖原贮积病，这是一种以儿童起病、多系统损害为临床表现疾病。葡聚糖小体可见于中枢神经系统和周围神经系统，同时还存在于心肌和其他非神经组织。神经电生理检查常提示轴突型周围神经疾病。

21.2.2 病理改变

尽管腋窝皮肤活组织检查结果较可靠且侵害性更小,可表现为大量的葡聚糖小体聚集在大汗腺的肌上皮细胞,神经活检找到葡聚糖小体是成人葡萄糖多聚体症诊断的必要条件 (Busard 等,1991;Milde 等,2001)。

成人葡萄糖多聚体症的神经活检常表现为每一神经束截面有一个到多个葡聚糖小体沉积(图 21.2a-c)。通常,这些葡聚糖小体位于轴突内,呈圆形,直径 50~70μm(图 21.2a-c),可导致轴突或髓鞘微小的变化(图 21.2d),或导致轴突直径的增大和髓鞘的变薄(图 21.2e)。葡聚糖小体由直径为 6~8nm 无内界膜的分支细丝构成(图 21.2f)。这些内容物常见于有髓鞘的轴突,少见于无髓轴突或施万细胞(Cafferty 等,1991;Vos 等,1983)。纵切面可见内容物呈细长型,且可数个位于同一轴突内(Cafferty 等,1991;Robitaille 等,1980)。这些物质组织特异性较强,常见于轴突或其他周围神经细胞,如内皮细胞、神经束膜、成纤维细胞及巨噬细胞。被炎性细胞包绕的胞外葡聚糖小体可能来源于近期死亡的包含这种小体的轴突(Robitaille 等,1980)。

在多数葡萄糖多聚体症的病例报道中,轻到中度轴突丢失为其主要特点,少见的充满碎片的巨噬细胞常提示慢性萎缩过程。此外还可见再生丛。阶段性的脱髓鞘较少见(Matsumuro 等,1993;Vos 等,1983)。包含大的包涵体的轴突常伴随周围髓鞘的减少,这是由于轴突的膨胀,而非脱髓鞘或髓鞘再生(Yoshikawa 等,1990)。

21.2.3 发病机制

葡聚糖小体 (包括 Lafora 小体和淀粉样小体)的主要成分是葡萄糖聚合物,还有少量的蛋白质、硫酸盐和磷酸基团 (Stam 和 Roukema,1973;Steyaert 等,1990;Milde 等,2001)。最近的一项四氧嘧啶-糖尿病大鼠模型的研究表明糖原的沉积与葡聚糖小体的形成有关(Powell 等,1979)。同样的内容物还可见于Ⅳ型糖原沉积病 (McMaster 等,1979;Schroder 等,1993)。因此,碳酸化合物代谢的紊乱可导致葡聚糖小体的沉积这一推断是合理的。几个德系犹太人成人葡萄糖多聚体症患者有组织特异性的分支酶缺陷(Bruno 等,1992;Lossos 等,1991)。

葡聚糖小体导致周围神经疾病的机制尚不清楚。葡聚糖小体最常见于轴突病变,然而,研究表明这些内容物不一定会导致轴突的损害,事实上,轴突能适应葡聚糖小体的存在(Yoshikawa 等,1990)。周围神经疾病是由大量的葡聚糖小体直接导致还是继发于代谢缺陷仍不清楚。

21.2.4 鉴别诊断

经验表明,神经活检组织中的一个或两个葡聚糖小体无特异性且没有诊断意义。我们的研究发现葡聚糖小体见于 2%~3% 的腓肠神经活检,而有其他研究表明在 8%~15% 的成人腓肠神经活检中可见葡聚糖小体 (Averback 和 Langevin,1978;Busard 等,1990)。此外,葡聚糖小体更常见于肌肉内神经分支(Averback 和 Langevin,1978;Bernsen 等,1989;Fukuhara,1977)。神经内葡聚糖小体的发生率随着年龄的增长而增加,同样淀粉样小体在中枢神经系统中的出现率也随着年龄的增长而增加 (Averback 和 Langevin,1978;Bernsen 等,1989;Busard 等,1990;Thomas 等,1980)。尽管在周围神经中出现葡聚糖小体并不代表成人葡萄糖多聚体症,但周围神经中葡聚糖小体与非特异性中枢神经系统疾病相关(Busard 等,1990)。

当每一神经束可见数个葡聚糖小体,或轴突外存在葡聚糖小体,或出现罕见的直径>30μm 的葡聚糖小体时提示成人葡萄糖多聚体症、Ⅳ型糖原贮积病或 Lafora 病等 (McMaster 等,1979;Schroder 和 Sommer,1991;Bernsen 等,1989;Busard 等,1990)。小于 5 岁或者小于 20 岁的患者一旦发现葡聚糖小体也提示上述疾病(Busard 等,1990;Bernsen 等,1989)。在 CIDP 和糖尿病性周围神经疾病中也可出现葡聚糖小体(Busard 等,1990;Yoshikawa 等,1990;Mancardi 等,1985)。曾报道一例临床表现类似成人葡萄糖多聚体症,周围神经中有大量葡聚糖小体沉积的病例,尸检却未发现其他系统有葡聚糖小体的聚集 (Gray 等,1988)。

21.3 感觉神经疾病综合征

21.3.1 临床表现

需要与感觉神经疾病综合征鉴别的疾病较多(见表 21.1)。排除系统性恶性肿瘤和其他原因明确的周

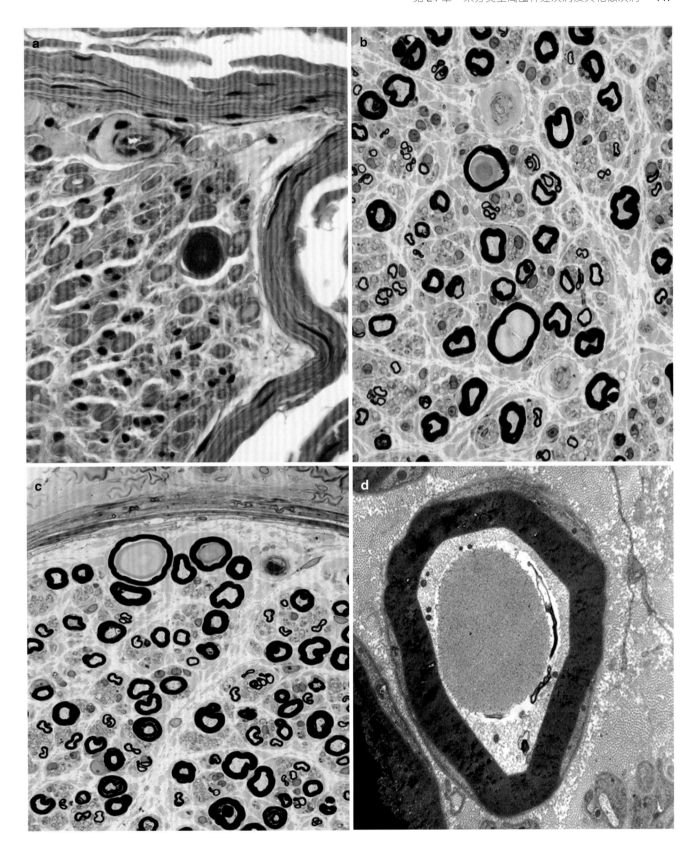

图 21.2 一例 65 岁血管炎患者的腓肠神经活检。在年龄较大的患者，当缺乏相应的临床症状时，神经内出现葡聚糖小体并无明确的临床意义。(a-c)超微结构显示轴突内可见葡聚糖小体。(d)葡聚糖小体可导致轴突直径增大和髓鞘变薄。(e)超微结构显示聚集的纤维丝并无膜包饶。(待续)

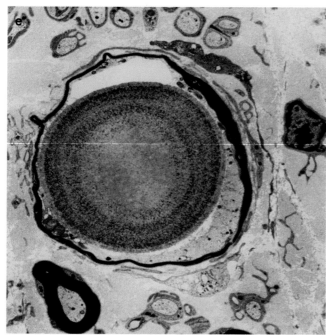 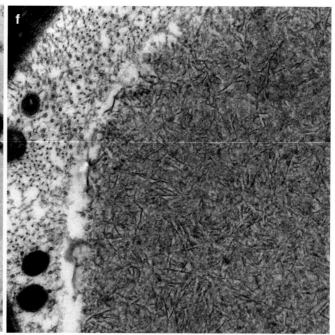

图 21.2(续)

围神经疾病后,仍有部分患者有一定的临床特征但病因未明 (Dalakas,1986;Griffin 等 ,1990;Sobue 等 ,1993;Windebank 等 ,1990)。这些患者可表现为感觉异常、感觉缺失和感觉性共济失调,但无肢体乏力。感觉异常可表现为远端的对称性、不对称性或节段性损害,颅神经可受累。由于有感觉性共济失调,说明以大的纤维受累为主,伴有散在的小纤维功能受损。病情进展速度不一,波动在几天至几年之间,发病率较低。通过对长时间回访的研究,无证据表明其与恶性肿瘤相关。它与胶原病有关,尤其是 Sjögren 综合征,但这仅见于少数患者 (Griffin 等 ,1990;Dalakas,1986;Sobue 等 ,1993;Windebank 等 ,1990)。脑脊液蛋白正常或轻度升高,细胞数常正常。神经传导速度异常常提示感觉轴突的损害,一般不伴有或仅伴轻度的运动神经元受累。目前没有有效的治疗方法,但一部分患者可自行好转。

21.3.2 病理

很多感觉神经疾病综合征的患者行腓肠神经活检 (Dalakas , 1986 ; Griffin 等 , 1990 ; Sobue 等 , 1993 ; Windebank 等 , 1990)。除合并 Sjögren 综合征可出现血管周围单核细胞聚集外,其他患者多无炎性改变。轴突损害可轻微,也可严重,可处于活动期或静止期。再生丛较少见。大的有髓纤维最常受累,但小的有髓或无髓轴突也可受损(Sobue 等 ,1993)。单纤维的节段性脱髓鞘或髓鞘再生继发于轴突萎缩(Sobue 等 ,1993;Windebank 等 ,1990)。

在特发性感觉神经节病变中,除合并 Sjögren 综合征时腓肠神经活检可见大量炎性浸润,其余腓肠神经活检常无特异性改变且不能和其他副肿瘤综合征相鉴别。其他原因也可导致感觉神经疾病,尤其是血管炎和 CIDP。

21.3.3 发病机制

少量尸检和背根神经节活检表明脊神经节有炎症和胞体损失(Griffin 等 ,1990)。但是,脊神经节炎不能解释运动神经元的轻度受累(Windebank 等 ,1990)。尽管可合并自身免疫性疾病,尤其是 Sjögren 综合征,循环中可找到抗脊神经节神经元的抗体(Griffin 等 ,

表 21.1　其他周围神经疾病

线粒体疾病相关周围神经疾病
成人葡萄糖多聚体病
特发性感觉神经病/神经节神经疾病
嗜酸性粒细胞增多症
运动神经元病变
危重病多发性周围神经疾病
多发性对称性脂肪过多症(Madelung 病)

1990）。这与副肿瘤相关性多发性脊神经节病不同。炎症可见于神经干近端（Sobue 等，1993）。上述腓肠神经组织学描述证明 CIDP 的感觉变异型并非这一综合征的主要病因。

21.4　以周围神经疾病为主要表现的高嗜酸性粒细胞综合征

21.4.1　临床表现

高嗜酸性粒细胞综合征是一种以外周血嗜酸性粒细胞增多为主的疾病，并排除引起嗜酸性粒细胞增多的其他疾病，如寄生虫或真菌感染、肉芽肿性脉管炎、过敏反应和恶性肿瘤（Moore 等，1985）。其临床表现为发热、皮疹、肺部浸润和心脏病等多系统症状（Chusid 等，1975）。50%的患者可出现周围神经受累，多表现为轻度对称性多发性感觉神经疾病（Mondelli 等，1993）。也有快速进展的轴突型神经疾病的报道，此类周围神经疾病常以远端受累为主，且多呈不对称性（Dorfman 等，1983；Grisold 和 Jellinger，1985；Sunohara 等，1989）。激素治疗效果较好。

21.4.2　病理

曾有周围神经活检的报道（Dorfman 等，1983；Grisold 和 Jellinger，1985；Lupo 等，1989；Monaco 等，1988；Sunohara 等，1989；Werner 和 Wolf，1990；Wichman 等，1985）。常表现为急性或慢性重度的轴突型周围神经疾病，伴少量再生或不伴再生。以大的有髓纤维损伤为主。周围神经轻度受累或无症状的患者活检可表现为轻度轴突丢失甚至无受损（Vos 等，1983；Wichman 等，1985）。虽然周围组织嗜酸性粒细胞是增高的，只有一例伴血管损害的炎性周围神经疾病的报道，且这一病例为过敏性嗜酸性粒细胞增多症，而非特发性嗜酸性粒细胞增多症（Grisold 和 Jellinger，1985）。Monaco 等报道了 2 例以神经内膜肿胀为主要表现的病例（1988）。还有一些病例以脱颗粒肥大细胞或毛细血管壁和内皮细胞的增厚为主要特征（Lupo 等，1989；Monaco 等，1988）。

21.4.3　发病机制

高嗜酸性粒细胞综合征的临床表现与 Churg-Strauss 脉管炎有重叠的地方，但也有临床变异型。高嗜酸性粒细胞综合征相关周围神经疾病常为非对称性，提示为缺血所致。然而，高嗜酸性粒细胞综合征的周围神经活检多为非炎症性轴突病变，不同于 Churg-Strauss 的坏死性脉管炎。缺血可能是由于嗜酸性粒细胞致内皮细胞损害引起（Dorfman 等，1983）。研究表明，嗜伊红染色阳性可能对诊断具有一定的意义（Lupo 等，1989；Sunohara 等，1989）。

21.5　运动神经元病

运动神经元病，包括肌萎缩侧索硬化和进行性脊肌萎缩，通常不累及感觉纤维，因此有人推测此类患者感觉神经活检是正常的。但有文献报道，这一观点是错误的，尽管运动神经元病的运动异常完全掩盖了其感觉症状，但也常伴感觉受累。

21.5.1　肌萎缩侧索硬化

研究表明，ALS 患者的腓肠神经或其他神经活检常表现为轻度而明确的轴突损伤，有时可伴有轻度沃勒变性，且大型有髓纤维较小型有髓纤维更易受累（Ben Hamida 等，1987；Bradley 等，1983；Dayan 等，1969；di Trapani 等，1986；Dyck 等，1975；Heads 等，1991；Tohgi 等，1977）。目前还没有关于无髓纤维的研究，但其似乎也有受累（Ben Hamida 等，1987；Heads 等，1991）。有时可观察到代表再生活动的再生丛增多。单纤维分离研究表明髓鞘可正常或出现节段性脱髓鞘和髓鞘再生，异常的结间区可沿着某些轴突聚集，这提示继发脱髓鞘的过程（Heads 等，1991）。ALS 患者的无明显神经炎性浸润（Kerkoff 等，1993）。尽管目前有非特异性轴突变性的报道，但没有证据表明其有特异性超微结构的改变（Dalakas，1986）。

在 ALS 早期，通过对 8 例患者和 8 例年龄匹配的对照进行形态学对比，发现腓肠/周围神经中的有髓纤维密度并未明显下降，但 ALS 患者的有髓纤维直径减小，如出现轴突萎缩，以及无髓纤维呈正态分布，这在一定程度上反映了无髓纤维的变性和再生。相反，在 ALS 的晚期阶段，腓肠神经活检可见 30%的有髓纤维丢失和代表无髓纤维病理改变的去神经支配的施万细胞增加（Bradley 等，1983）。

21.5.2　其他运动神经元疾病

远端轴突丢失伴轴突萎缩以及继发性髓鞘丢失和

再生也可见于 X 连锁延髓脊髓神经元病(即 Kennedy 综合征),且这类患者还可出现感觉神经元的原发丢失。研究表明远端型脊髓肌萎缩可表现为以再生丛为主的慢性轴突损伤过程,也有部分患者感觉神经可完全正常(Frequin 等,1991;McLeod 和 Prineas,1971)。近端脊髓肌萎缩症 (Werdnig Hoffman,Kugelberg-Weler)可出现感觉神经的轴突丢失 (Carpenter 等,1978;Probst 等,1981;Winder 和 Auer,1989)。

这一结果的实际意义有以下两点:首先把 ALS 或脊髓肌萎缩患者的腓肠神经作为正常对照是不合理的;第二,部分患这类疾病的患者临床症状不典型,行神经活检只为明确其是否为可治疾病。轻度轴突变性和再生或节段性脱髓鞘及髓鞘再生并不能排除运动神经元病的诊断。

ALS 及脊髓肌萎缩症患者可伴有轴突变性和脊髓神经节神经元的丢失(Carpenter 等,1978;Kawamura 等,1991;Marshall 和 Duchen,1975)。

21.6　危重疾病性多神经疾病

危重疾病以系统性脓毒症和多器官功能衰竭为特征,引起各种脏器的功能衰竭,如肺、心脏、中枢神经系统、肝、肾。最近,危重疾病累及神经系统得到越来越多的重视,研究表明高达 70% 的危重症患者可合并神经系统疾病(Koshy 和 Zochodne,2013)。神经系统受累最常见于使用呼吸机维持呼吸数日至数周仍不能脱机的患者(Garcia Garcia 等,1991;Gorson 和 Ropper,1993;Spitzer 等,1992;Witt 等,1991;Zochodne 等,1987)。由于对危重症患者进行特异性的体格检查比较困难,这类神经系统疾病在临床上常被漏诊。其最可靠的诊断方法是神经电生理检测。肌电图上常表现为神经传导速度正常,感觉运动电位的下降,以及轻至重度的轴突型神经损害。尽管研究表明系统性的原发病得到控制后部分患者仍存在神经功能障碍,大多数患者均可获得良好的效果(Fletcher 等,2003)。

在危重疾病性多神经疾病中,根据其原发病可与弥漫性血管炎周围神经疾病或重型吉兰-巴雷综合征相鉴别。此类患者须行活检以免漏诊这一可治性疾病。尸检和神经活检的病理检查可见轴突变性,不伴明显的髓鞘脱失和炎症,这有助于区别这一疾病与前面所提及的周围神经疾病(Zochodne 等,1987)。无炎性细胞浸润是这一疾病与其他疾病相鉴别的重要标志。炎症常见于血管炎、吉兰-巴雷综合征和心内膜炎相关性周围神经疾病(Pamphlett 和 Walsh,1989)。尽管营养和医源性因素并非其主要致病原因,具体的发病机制仍未明确。最合理的解释是脓毒症伴随的代谢改变,尤其是高浓度的细胞因子和一氧化氮水平上调,加上器官损害所致循环毒性物质的积累和组织中营养物质的缺失共同导致了轴突的损害 (Bolton 等,1993)。

21.7　多发性对称性脂肪过多症

多发性对称性脂肪过多症(Madelung 病)常发生于成年患者,躯干和肢体近端非包裹性脂肪沉积为其诊断的必要条件,脂质沉积以颈部周围最为多见(Enzi,1984)。其发病机制是否与脂质或葡萄糖代谢紊乱有关尚未明确,但多数认为与饮酒过度有关(Enzi,1984;Pollock 等,1988)。感觉运动神经疾病常以运动症状为主,自主神经功能也可明显受累。临床和电生理提示轴突性周围神经疾病 (Chalk 等,1990;Enzi,1984)。多发性对称性脂肪过多症的患者大多数都伴有神经系统受累,且神经系统症状常进展至丧失劳动力(Saiz Hervas 等,2000)。少数患者可出现多系统损害,出现肌病、小脑退行性变、锥体束征等,越来越多的证据表明部分合并多系统受累的多发性对称性脂肪过多症患者伴有线粒体病(Berkovic 等,1991;Holme 等,1993;Klopstock 等,1994)。饮酒可使病情加重(Saiz Hervas 等,2000)。

已有少量 MSL 神经活检的报道,我们也检查了一例(Chalk 等,1990;Enzi 等,1986;Pollock 等,1988)。活检表现为慢性病理改变:有髓纤维,尤其是大的有髓纤维轴突丢失,伴再生丛的形成,无沃勒变性(图 21.3a)。无髓纤维可有轻度丢失。根据我们的经验结合其他报告,尽管部分患者有脱髓鞘和髓鞘再生等提示原发性轴突受损的表现,MSL 周围神经疾病常无明显髓鞘改变,即使在单纤维分离研究中也是如此(Pollock 等,1988)。

电镜检查通常没有特异性。轴突内外观正常的线粒体的聚集较为罕见,但它常提示线粒体功能紊乱。这并不常见(图 21.3b),也可见于其他非特异性轴突病变。我们的研究表明肌肉线粒体内有大量亚晶状体样内容物聚集,且这些内容物并不出现在神经活检的

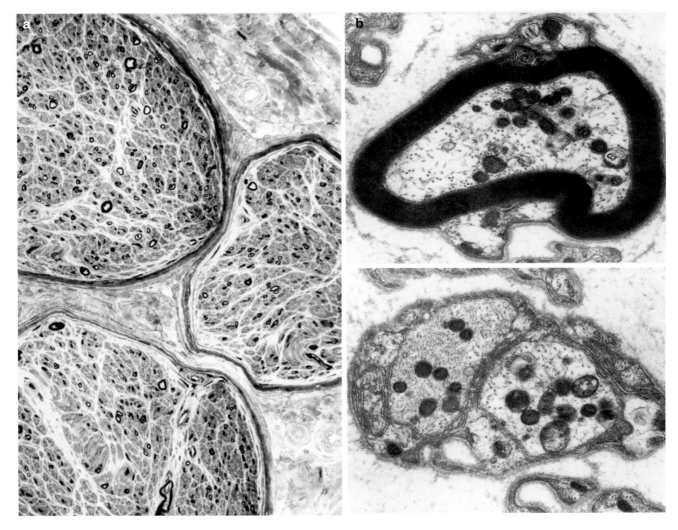

图 21.3　(a)多发性对称性脂肪过多症。大小不一的有髓纤维散在分布。(a)罕见的轴突内正常线粒体聚集意义不定。(b)该患者肌活检示大量含亚晶状内容物的异常线粒体。(a,b,23 660×)

组织中。Pollock 及其同事注意到内部髓鞘层有大量蜂窝样变性。

21.8　外伤性周围神经疾病

外伤性神经损伤有许多形式。慢性神经受压可导致神经嵌压症,后者以局灶性脱髓鞘和雷诺小体数量的增加为特点。雷诺小体为黏液状细胞外基质包绕的成纤维样细胞。慢性压迫也可导致受压神经纤维化、内皮水肿、脱髓鞘、髓鞘再生和轴突丢失。莫尔通神经瘤是由足部趾间神经慢性受压引起,长期受压的神经呈梭形扩张或增厚。同样,腹股沟韧带卡压股外侧皮神经可导致大腿外侧和前部的疼痛、麻木和感觉异常,即感觉异常性骨痛症。此综合征常见于 40~60 岁的肥胖患者,可自行好转(Arnold 和 Elsheikh,2013)。

不同于"神经瘤"这类肿瘤,外伤性周围神经疾病是轴突、成纤维细胞及施万细胞和神经束膜细胞的非肿瘤样反应性增生,其可以在躯体神经或内脏神经自发地出现或由手术和外伤所致。周围神经的创伤性损伤可导致再生,但在创伤损害神经的连续性时再生可被中断。这些肿胀的神经节被称为神经瘤(即创伤性或截肢性神经瘤)。神经干的损伤反映肢体躯干近端神经疾病,特别是血管炎、椎体压缩性骨折或术中神经被有意或无意地切除。

其病理反应为脱髓鞘和髓鞘再生,可导致胶原蛋白的异常聚集和再生轴突形成微神经束(图 21.4a,b)(图 21.4c)与远端联系(图 21.4d)。再生的轴突通常被施万细胞包绕,S100 免疫组织化学显示其可以髓鞘化轴突或包绕为无髓轴突(图 21.4e)。微神经束包含薄的有髓和无髓轴突(图 21.4 f),并被 EMA 染色阳性的

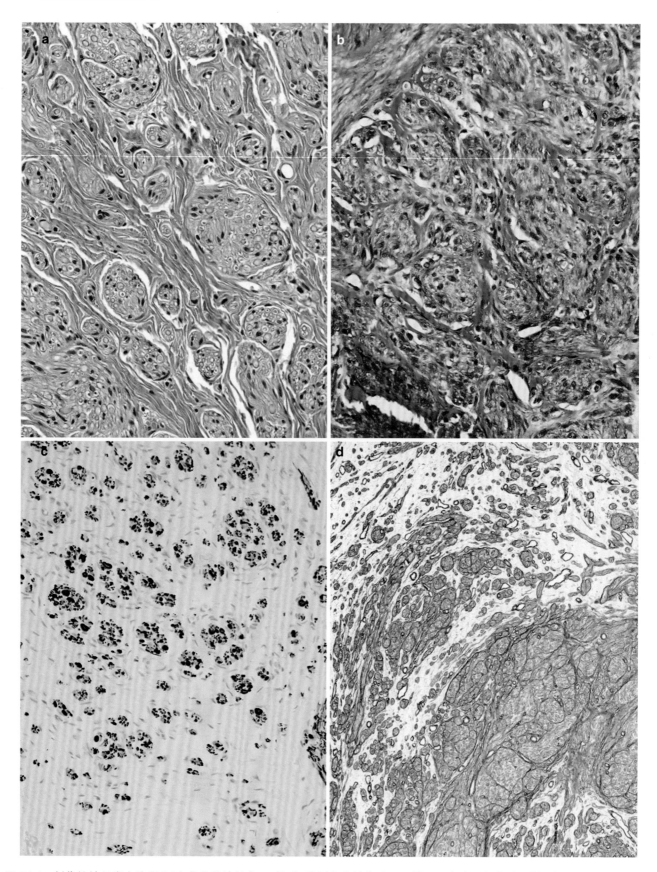

图 21.4 创伤性神经瘤由胶原(b)包绕的微神经束(a)构成。胶原包含轴突丛。(c,神经丝免疫组织化学)受损神经远端显示微神经束源于神经干。(d,胶原蛋白 IV)S100 免疫组织化学显示微神经束内的施万细胞。(e)微神经束包含大型和小型薄壁环状有髓轴突,(f)并被 EMA 染色阳性的神经束膜细胞包饶。(g)(待续)

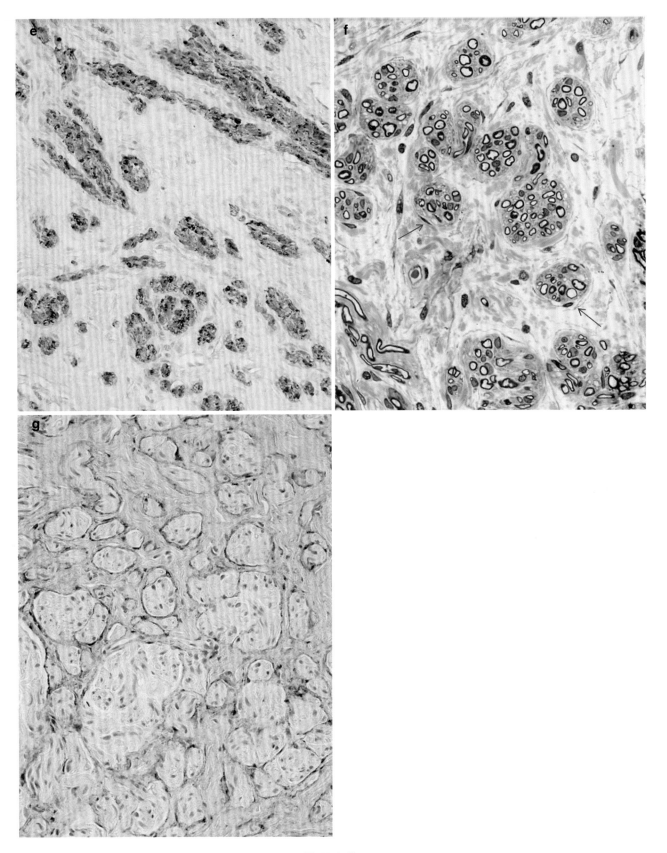

图 21.4(续)

神经束膜细胞所包围(图 21.4g)。

研究发现,神经瘤组织中化学反应性蛋白信号 3A 的表达上调,而后者可导致肌束震颤并抑制轴突生长(Tannemaat 等,2007)。大群再生轴突的聚集表明其未能消除神经再生中多余的轴突。当触摸或移动神经瘤时可产生神经性疼痛,这反映了轴突钠离子通道的变化。这一发现有希望通过靶向阻断 NaV1.7 或 ERK1/2 作为神经损伤和神经瘤形成所致缓解慢性疼痛的治疗方法,并有望推广至其他顽固性疼痛的治疗中(Persson 等,2011)。此外,切除神经瘤残端的远端部分,桥接近端及远段神经断端或神经移植都是治愈性的治疗。

股外侧皮神经是在腹股沟通过的纯感觉神经,其支配的区域为大腿的前外侧部分。感觉异常性股痛症是由股外侧皮神经受压所致,临床表现为麻木、感觉异常和疼痛,主要发生于糖尿病、肥胖、妊娠、着装过紧或手术长期固定某一体位的患者(Parisi 等,2011;Arnold 和 Elsheikh,2013)。我们曾见过一例感觉异常性股痛症的股外侧皮神经活检,以轴突丢失伴神经内膜血管玻璃样变为特点(图 21.5a,b)。

21.9 神经束膜瘤

神经束膜瘤是一种良性的神经内肿瘤,它是由表面类似于洋葱球的神经束膜细胞聚集而成。尽管神经束膜瘤可伴随 22 号染色体突变,但其与神经纤维瘤病 1 型或 2 型不同。神经束膜瘤常累及肢体远端的躯体神经而不累及颅神经,发病前常无创伤史。神经束细胞瘤可累及单个或多个神经束,并有部分病例可有丛状增长(图 21.6a-c)。神经束膜瘤由多个神经束膜同心层构成的类似于洋葱球样粗糙的结构而组成。神经丝免疫组织化学显示围绕轴突的同心结构是可变的,通常可呈簇状,形成比真正洋葱球更大、更粗糙的结构(图 21.6d)。上皮细胞膜抗原的免疫反应呈阳性(EMA,图 21.6e,箭头所示)。有丝分裂较罕见,5%~15%的患者 Ki67 免疫染色可为阳性(Scheithauer 等,2010)。塑料包埋切片证实同心圆突触的粗大组成。超微结构可见有斑片状基底层的突触、未分支突触和大量胞饮囊泡,正如在神经束膜来源细胞中所预期的(图 21.6g)。

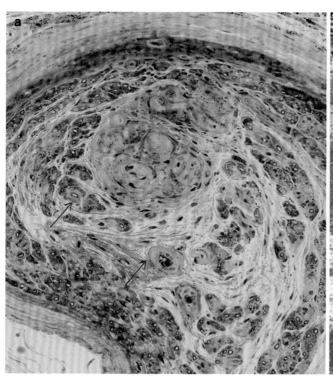
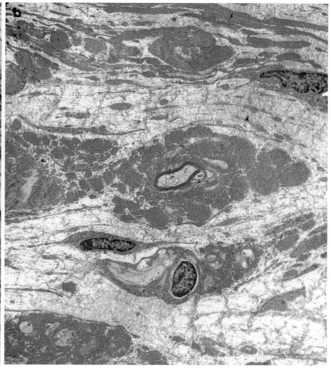

图 21.5 感觉异常性股痛症的股外侧皮神经活检,轴突丢失伴神经内膜血管玻璃样变。(a)超微结构示大量轴突丢失和神经内膜胶原蛋白增多。(a,1μm 厚切片;600×;b,300×)

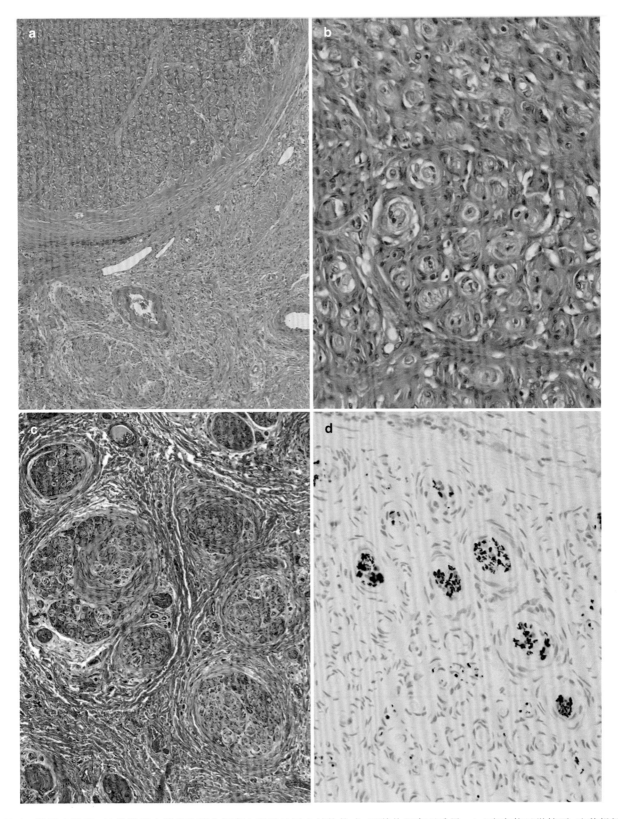

图 21.6 神经束膜瘤。这类神经内膜瘤的部分肌束由粗糙的同心结构构成,而其他肌束不受累。(a)在高倍显微镜下,这种粗糙的同心结构就像洋葱球。(b)丛状增生较多见。(c)神经丝免疫反应性的免疫定位显示神经束膜内轴突丛和其他无轴突的核心。(d) EMA 组织化学证实肿瘤起源于神经束膜。(e)1μm 厚的塑性区进一步证实了肿瘤细胞粗糙的性质和排列的紊乱。(f)超微结构显示神经束膜无分支的性质,局灶性基底膜和胞饮小泡。(a,b,HE 染色;c,HPS 染色;d,e,分别为神经丝和 EMA 免疫组织化学;f,1μm 厚塑性区;g,电镜,2500×)。(待续)

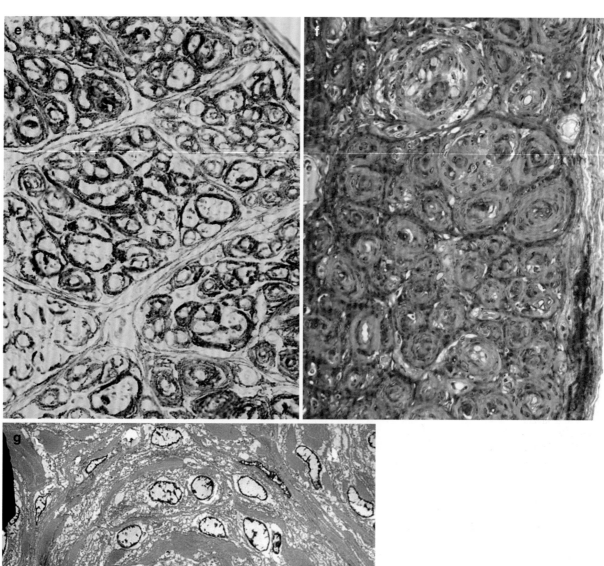

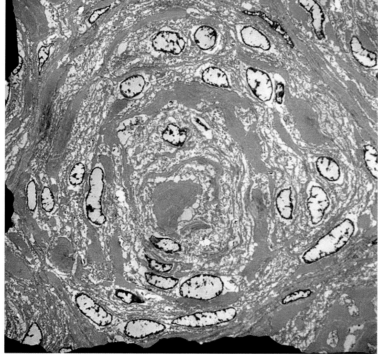

S07–38801_037.tif
S07–38801
2nd set

10 microns
HV=80kV
Direct Mag: 2000×
Pathology EM Research Core

图 21.6(续)

区分神经内神经束膜瘤和洋葱球样神经疾病并不是一件很困难的事情,因为洋葱球样神经疾病通常是遗传性的,S100 具有免疫反应性,但对于 EMA 不具有免疫反应性,通常不会只累及部分肌束而不累及其他肌束。

参考文献

Angel MJ, Bril V, Shannon P et al (2007) Neuromuscular function in survivors of the acute respiratory distress syndrome. Can J Neurol Sci 34:427–432

Arnold WD, Elsheikh BH (2013) Entrapment neuropathies. Neurol Clin 31:405–424

Atsumi T, Yakamura Y, Sato T, Ikuta F (1980) Hirano bodies in the axon of peripheral nerves in a case with progressive external ophthalmoplegia with multisystemic involvement. Acta Neuropathol 49:95–100

Averback P, Langevin H (1978) Corpora amylacea of the lumbar spinal cord and peripheral nervous system. Arch Neurol 35:95–96

Bardosi A, Creutzfeldt W, DiMauro S et al (1987) Myo-, neuro-, gastro-intestinal encephalopathy (MNGIE syndrome) with partial deficiency of cytochrome C oxidase. A new mitochondrial multisystem disorder. Acta Neuropathol 74:248–253

Ben Hamida M, Letaief F, Hentati F, Ben Hamida C (1987) Morphometric study of the sensory nerve in classical (or Charcot disease) and juvenile amyotrophic lateral sclerosis. J Neurol Sci 78:313–329

Berkovic SF, Andermann F, Shoubridge EA et al (1991) Mitochondrial dysfunction in multiple symmetrical lipomatosis. Ann Neurol 29:566–569

Bernsen RAJAM, Busard HLSM, Ter Lakk HJ et al (1989) Polyglucosan bodies in intramuscular motor nerves. Acta Neuropathol 77:629–633

Bolton CF, Young GB, Zochodne DW (1993) The neurological complications of sepsis. Ann Neurol 33:94–100

Bradley WG, Good P, Rasool CG, Adelman LS (1983) Morphometric and biochemical studies of peripheral nerves in amyotrophic lateral sclerosis. Ann Neurol 14:267–277

Bruno C, Servidei S, Shanske S et al (1992) Glycogen branching enzyme in adult polyglucosan body disease. Neurology 42(Suppl 3):230 (abstr)

Busard HLSM, Gabreels-Festen AAWM, Van't Hoff MA et al (1990) Polyglucosan bodies in sural nerve biopsies. Acta Neuropathol 80:554–557

Busard HLSM, Gabreels-Festen AAWM, Renier WO et al (1991) Adult polyglucosan body disease: the diagnostic value of axilla skin biopsy. Ann Neurol 29:448–451

Cafferty MS, Lovelace RE, Hays AP et al (1991) Polyglucosan body disease. Muscle Nerve 14:102–107

Carpenter S, Karpati G, Rothman S et al (1978) Pathological involvement of primary sensory neurons in Werdnig-Hoffman disease. Acta Neuropathol 42:91–97

Cavanagh JB (1999) Corpora amylacea and the family of polyglucosan diseases. Brain Res 29:265–295

Chalk CH, Mills KR, Jacobs JM, Donaghy M (1990) Familial multiple symmetric lipomatosis with peripheral neuropathy. Neurology 40:1246–1250

Chusid MJ, Dale DC, West BD, Wolff SM (1975) The hypereosinophilic syndrome. Analysis of 14 cases with review of the literature. Medicine 54:1–27

Dalakas MC (1986) Chronic idiopathic ataxic neuropathy. Ann Neurol 19:545–554

Dayan AD, Graveson GS, Illis S, Robinson PK (1969) Schwann cell damage in motoneuron disease. Neurology 19:242–246

di Trapani G, David P, La Cara A et al (1986) Morphological studies of sural nerve biopsies in the pseudopolyneuropathic form of amyotrophic lateral sclerosis. Clin Neuropathol 5:134–138

Dorfman LJ, Ransom BR, Forno LS, Kelts A (1983) Neuropathy in the hypereosinophilic syndrome. Muscle Nerve 6:291–298

Drachman DA (1968) Ophthalmoplegia plus. The neurodegenerative disorders associated with progressive external ophthalmoplegia. Arch Neurol 18:654–674

Dyck PJ, Stevens JC, Mulder DW, Espinosa RE (1975) Frequency of nerve fiber degeneration of peripheral motor and sensory neurons in amyotrophic lateral sclerosis: morphometry of deep and superficial peroneal nerves. Neurology 25:781–785

Emory TS, Scheithauer BW, Hirose T et al (1995) Intraneural perineurioma. A clonal neoplasm associated with abnormalities of chromosome 22. Am J Clin Pathol 103:696–704

Enzi G (1984) Multiple symmetric lipomatosis: an updated clinical report. Medicine 63:56–64

Enzi G, Angelini C, Negrin P et al (1986) Sensory, motor, and autonomic neuropathy in patients with multiple symmetrical lipomatosis. Medicine 64:388–393

Eymard B, Penicaud A, Leger JM et al (1991) Etude clinique et electrophysiologique du nerf peripherique dans 28 cas de maladie mitochondriale. Rev Neurol 147:508–512

Fadic R, Russell JA, Vedanarayanan VV et al (1997) Sensory ataxic neuropathy as the presenting feature of a novel mitochondrial disease. Neurology 49:239–245

Finsterer J (2005) Mitochondrial neuropathy. Clin Neurol Neurosurg 107:181–186

Fletcher SN, Kennedy DD, Ghosh IR et al (2003) Persistent neuromuscular and neurophysiologic abnormalities in long-term survivors of prolonged critical illness. Crit Care Med 31:1012–1016

Frequin ST, Gabreels FJ, Gabreels-Festen AAWM, Joosten EMG (1991) Sensory axonopathy in hereditary distal spinal muscular atrophy. Clin Neurol Neurosurg 93:323–326

Fukuhara N (1977) Intra-axonal corpora amylacea in the peripheral nerve seen in a healthy woman. J Neurol Sci 34:423–426

Garcia Garcia A, Lopez Messa J, Aparicio Duque R (1991) Peripheral polyneuropathy complicating conditions of sepsis and multi organ failure. Electromyogr Clin Neurophysiol 31:181–186

Gemignami F, Juvarra G, Marbini A et al (1982) Polyneuropathy in progressive external ophthalmoplegia. Eur Neurol 21:181–188

Gherardi R, Bouche P, Escourolle R et al (1983) Peroneal muscular atrophy. Part 2. Nerve biopsy studies. J Neurol Sci 61:401–416

Goebel HH, Bardosi A, Friede RL (1986) Sural nerve biopsy studies in Leigh's subacute necrotizing encephalomyelopathy. Muscle Nerve 9:165–173

Gonatas NK (1967) A generalized disorder of nervous system, skeletal muscle and heart resembling Refsum's disease and Hurler's syndrome. Am J Med 42:169–178

Gorson KC, Ropper AH (1993) Acute respiratory failure neuropathy: a variant of critical illness polyneuropathy. Crit Care Med 21:267–271

Gray F, Gherardi R, Marshall A et al (1988) Adult polyglucosan body disease. J Neuropathol Exp Neurol 47:459–474

Griffin JW, Cornblath DR, Alexander E et al (1990) Ataxic sensory neuropathy and dorsal root ganglionitis associated with Sjogren's syndrome. Ann Neurol 27:304–315

Grisold W, Jellinger K (1985) Multifocal neuropathy with vasculitis in hypereosinophilic syndrome: an entity or drug induced effect. J Neurol 231:301–306

Heads T, Pollock M, Robertson A et al (1991) Sensory nerve pathology in amyotrophic lateral sclerosis. Acta Neuropathol 82:316–320

Hirano M, Silvestri G, Blake DM et al (1994) Mitochondrial neurogastrointestinal encephalomyopathy (MNGIE): clinical, biochemical, and genetic features of an autosomal recessive mitochondrial disorder. Neurology 44:721–727

Hirano M, Nishigaki Y, Marti R (2004) Mitochondrial neurogastrointestinal encephalomyopathy (MNGIE): a disease of two genomes. Neurologist 10:8–17

Holme E, Larsson NG, Oldfors A et al (1993) Multiple symmetric lipomas with high levels of mtDNA with the tRNA(lys) A→G(8344) mutation as the only manifestation of disease in a carrier of myoclonus epilepsy and ragged-red fibers (MERRF) syndrome. Am J Hum Genet 52:551–556

Holt IJ, Harding AE, Petty RK, Morgan-Hughes JA (1990) A new mitochondrial disease associated with mitochondrial DNA heteroplasmy. Am J Hum Genet 46:428–433

Jacobs JM, Harding NN, Lake BD et al (1990) Peripheral neuropathy in Leigh's disease. Brain 113:447–462

Karpati G, Carpenter S (1983) The clinical spectrum of adult polyglucosan body disease. Neurology 33(Suppl 2):246 (abstr)

Kawamura Y, Dyck PJ, Masatake S et al (1991) Morphometric comparison of the vulnerability of peripheral motor and sensory neurons in amyotrophic lateral sclerosis. J Neuropathol Exp Neurol 40:667–675

Kerkoff A, Troost D, Louwerse ES et al (1993) Inflammatory cells in the peripheral nervous system in motor neuron disease. Acta Neuropathol 85:560–565

Klopstock T, Naumann M, Schalke B et al (1994) Multiple symmetric lipomatosis: abnormalities in complex IV and multiple deletions in mitochondrial DNA. Neurology 44:862–866

Koshy K, Zochodne DW (2013) Chapter 44. Neuromuscular complications of critical illness. In: Said G, Krarup C (eds) Handbook of clinical neurology. Peripheral nerve disorders, vol 115 (3rd series). Elsevier BV, Amsterdam, pp 759–780

Li V, Hostein J, Romero N et al (1991) Chronic intestinal pseudo-obstruction with myopathy and ophthalmoplegia: a muscular biochemical study of a mitochondrial disorder. Dig Dis Sci 37:456–463

Lossos A, Barash V, Soffer D et al (1991) Hereditary branching enzyme dysfunction in adult polyglucosan body disease: a possible metabolic cause in two patients. Ann Neurol 30:655–662

Lupo I, Daniele O, Raimondo D et al (1989) Peripheral neuropathy in the hypereosinophilic syndrome: a case report. Eur Neurol 29:269–272

Mancardi GL, Schenone A, Tabaton M et al (1985) Polyglucosan bodies in sural nerve of diabetic patient with polyneuropathy. Acta Neuropathol 66:83–86

Markesbery WR (1979) Lactic acidemia, mitochondrial myopathy, and basal ganglia calcification. Neurology 29:1057–1061

Marshall A, Duchen LW (1975) Sensory system involvement in infantile spinal muscular atrophy. J Neurol Sci 26:349–359

Matsumuro K, Izumo S, Minauchi Y et al (1993) Chronic demyelinating neuropathy and intra-axonal polyglucosan bodies. Acta Neuropathol 86:95–99

McDonald TD, Faust PL, Bruno C et al (1993) Polyglucosan body disease simulating amyotrophic lateral sclerosis. Neurology 43:785–790

McLeod JG, Prineas JW (1971) Distal type of chronic spinal muscular atrophy - clinical, electrophysiological and pathological studies. Brain 94:703–714

McMaster KR, Powers JM, Hennigar GR et al (1979) Nervous system involvement in type IV glycogenosis. Arch Pathol Lab Med 103:105–111

Milde P, Guccion JG, Kelly J et al (2001) Adult polyglucosan body disease – diagnosis by sural nerve and skin biopsy. Arch Pathol Lab Med 125:519–522

Mizusawa H, Ohkoshi N, Watanabe M, Kanazawa I (1991) Peripheral neuropathy of mitochondrial myopathies. Rev Neurol 147:501–507

Mochel F, Schiffmann R, Steenweg ME et al (2012) Polyglucosan body disease: natural history and key magnetic resonance imaging findings. Ann Neurol 72:433–441

Monaco S, Lucci B, Laperchia N et al (1988) Polyneuropathy in hypereosinophilic syndrome. Neurology 38:494–496

Mondelli M, Rossi A, Passero S, Guazzi GC (1993) Involvement of peripheral sensory fibers in amyotrophic lateral sclerosis: electrophysiological study of 64 cases. Muscle Nerve 16:166–172

Moore PM, Harley JB, Fauci AS (1985) Neurologic dysfunction in the idiopathic hypereosinophilic syndrome. Ann Intern Med 102:109–114

Nardin RA, Johns DR (2001) Mitochondrial dysfunction and neuromuscular disease. Muscle Nerve 24:170–191

Nicoll JA, Moss TH, Love S et al (1993) Clinical and autopsy findings in two cases of MELAS presenting with stroke-like episodes but without clinical myopathy. Clin Neuropathol 12:38–43

Ohama E, Ohara S, Ikuta F et al (1987) Mitochondrial angiopathy in cerebral blood vessels of mitochondrial encephalopathy. Acta Neuropathol 74:226–233

Pamphlett R, Walsh J (1989) Infective endocarditis with inflammatory lesions in the peripheral nervous system. Acta Neuropathol 78:101–104

Pareyson D, Piscosquito G, Moroni I et al (2013) Peripheral neuropathy in mitochondrial disorders. Lancet Neurol 12:1011–1124

Parisi TJ, Mandrekar J, Dyck PJ et al (2011) Meralgia paresthetica: relation to obesity, advanced age, and diabetes mellitus. Neurology 77:1538–1542

Persson AK, Gasser A, Black JA, Waxman SG (2011) Nav1.7 accumulates and co-localizes with phosphorylated ERK1/2 within transected axons in early experimental neuromas. Exp Neurol 230:273–279

Peyronnard JM, Charron L, Bellavance A, Marchand L (1980) Neuropathy and mitochondrial myopathy. Ann Neurol 7:262–268

Pezeshkpour G, Krarup C, Buchtal F et al (1987) Peripheral neuropathy in mitochondrial disease. J Neurol Sci 77:285–304

Pollock M, Nicholson GI, Nukada H et al (1988) Neuropathy in multiple symmetric lipomatosis. Madelung's disease. Brain 111:1157–1171

Powell HC, Ward HW, Garrett RS et al (1979) Glycogen accumulation in the nerves and kidney of chronically diabetic rats. A quantitative electron microscope study. J Neuropathol Exp Neurol 38:114–127

Probst A, Ulrich J, Bischoff A et al (1981) Sensory ganglioneuropathy in infantile spinal muscular atrophy. Light and electron microscopic findings in two cases. Neuropediatrics 12:215–231

Robitaille Y, Carpenter S, Karpati G, DiMauro S (1980) A distinct form of adult polyglucosan body disease with massive involvement of central and peripheral neuronal processes and astrocytes. Brain 103:315–336

Saiz Hervas E, Martin Llorens M, Alvarez L (2000) Peripheral neuropathy as the first manifestation of Madelung's disease. Br J Dermatol 143:684–686

Sasaki H, Kuzuhara S, Kanazawa I et al (1983) Myoclonus, cerebellar disorder, neuropathy, mitochondrial myopathy and ACTH deficiency. Neurology 33:1288–1293

Scheithauer BW, Woodruff JM, Spinner RJ (2010) Chapter 12. Peripheral nerve sheath tumors. In: Perry A, Brat DJ (eds) Practical surgical neuropathology. Churchill Livingstone, Philadelphia, pp 235–285

Schmidt RE, Bilbao JM (in press) Chapter 21. Diseases of peripheral nerve. In: Love S, Perry A, Ironside J, Budka H (eds) Greenfield's neuropathology, 9th edn

Schroder JM (1993) Neuropathy associated with mitochondrial disorders. Brain Pathol 3:177–190

Schroder JM, Sommer C (1991) Mitochondrial abnormalities in human sural nerves: fine structural evaluation of cases with mitochondrial myopathy, hereditary and non-hereditary neuropathies, and review of the literature. Acta Neuropathol 82:471–482

Schroder JM, May R, Shin YS et al (1993) Juvenile hereditary polyglucosan body disease with complete branching enzyme deficiency (type IV glycogenosis). Acta Neuropathol 85:419–430

Simon LT, Horoupian DS, Dorfman LJ et al (1990) Polyneuropathy, ophthalmoplegia, leukoencephalopathy, and intestinal pseudo-obstruction: POLIP syndrome. Ann Neurol 28:349–360

Sobue G, Hashizume Y, Mukai E et al (1989) X-linked recessive bulbospinal neuronopathy. A clinico-pathological study. Brain 112:209–232

Sobue G, Yasuda T, Kachi T et al (1993) Chronic progressive sensory ataxic neuropathy: clinicopathologic features of idiopathic and Sjogren's syndrome-associated cases. J Neurol 240:1–7

Sommer C, Schroder JM (1989) Hereditary motor and sensory

neuropathy with optic atrophy. Arch Neurol 46:972–977

Spitzer AR, Giancarlo T, Maher L et al (1992) Neuromuscular causes of prolonged ventilator dependency. Muscle Nerve 15:682–686

Stam FC, Roukema PA (1973) Histochemical and biochemical aspects of corpora amylacea. Acta Neuropathol 25:95–102

Steiner I, Steinberg A, Argov Z et al (1987) Familial progressive neuronal disease and chronic idiopathic intestinal pseudo-obstruction. Neurology 37:1046–1050

Stevens RD, Marshall SA, Cornblath DR et al (2009) A framework for diagnosing and classifying intensive care unit-acquired weakness. Crit Care Med 37:S299–S308

Steyaert A, Cisse S, Merhi Y et al (1990) Purification and polypeptide composition of corpora amylacea from aged human brain. J Neurosci Methods 31:59–64

Sunohara N, Furukawa S, Nishio T et al (1989) Neurotoxicity of human eosinophils towards peripheral nerves. J Neurol Sci 92:1–7

Tannemaat MR, Korecka J, Ehlert EM et al (2007) Human neuroma contains increased levels of semaphorin 3A, which surrounds nerve fibers and reduces neurite extension in vitro. J Neurosci 27:14260–14264

Thomas PK, King RHM, Sharma AK (1980) Changes with age in the peripheral nerves of the rat. An ultrastructural study. Acta Neuropathol 52:1–6

Threkeld AB, Miller NR, Golnik KC et al (1992) Ophthalmic involvement in myo-neuro-gastrointestinal encephalopathy syndrome. Am J Ophthalmol 114:322–328

Tohgi H, Tsukagoshi H, Toyokura Y (1977) Quantitative changes of sural nerves in various neurological diseases. Acta Neuropathol 38:95–101

Uncini A, Servidei S, Silvestri G et al (1993) Ophthalmoplegia, demyelinating neuropathy, leukoencephalopathy, myopathy, and gastrointestinal dysfunction with multiple deletions of mitochondrial DNA: a mitochondrial multisystem disorder in search of a name. Muscle Nerve 17:667–674

Van Goethem G, Martin JJ, Dermaut B et al (2003) Recessive POLG mutations presenting with sensory and ataxic neuropathy in com-pound heterozygote patients with progressive external ophthalmoplegia. Neuromuscul Disord 13:133–142

Viader A, Sasaki Y, Kim S et al (2013) Schwann cell lipid metabolism linked to mitochondrial deficits leads to axon degeneration and neuropathy. Neuron 77:886–898

Vital A, Vital C (2012) Mitochondria and peripheral neuropathies. J Neuropathol Exp Neurol 71:1036–1046

Vos AJ, Joosten EM, Gabreels-Festen AA (1983) Adult polyglucosan body disease: clinical and nerve biopsy findings in two cases. Ann Neurol 13:440–444

Werner RA, Wolf LL (1990) Peripheral neuropathy associated with the hypereosinophilic syndrome. Arch Phys Med Rehabil 71:433–435

Wichman A, Buchtal F, Pezeshkpour GH et al (1985) Peripheral neuropathy in hypereosinophilic syndrome. Neurology 35:1140–1145

Windebank AJ, Blexrud MD, Dyck PJ et al (1990) The syndrome of acute sensory neuropathy: clinical features and electrophysiologic and pathologic changes. Neurology 40:584–591

Winder TR, Auer RN (1989) Sensory neuron degeneration in familial Kugelberg-Welander disease. Can J Neurol Sci 16:67–70

Witt NJ, Zochodne DW, Bolton CF et al (1991) Peripheral nerve function in sepsis and multiple organ failure. Chest 99:176–184

Yiannikas C, McLeod JG, Pollard JD, Baverstock J (1986) Peripheral neuropathy associated with mitochondrial myopathy. Ann Neurol 20:249–257

Yoshikawa H, Dyck PJ, Poduslo PJ, Giannini C (1990) Polyglucosan body axonal enlargement increases myelin spiral length but not lamellar number. J Neurol Sci 98:107–117

Zeviani M, Antozzi C (1992) Defects of mitochondrial DNA. Brain Pathol 2:121–132

Zochodne DW, Bolton CF, Wells GA et al (1987) Critical illness polyneuropathy. A complication of sepsis and multiple organ failure. Brain 110:819–842

索　引

共同交流探讨　提升专业能力

智能阅读向导为您严选以下专属服务

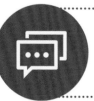 **读者社群：** 读者入群可与书友分享阅读本书的心得体会和周围神经疾病相关知识，提升业务水平，马上扫码加入！

 **推荐书单：** 点击后可获取更多神经科图书推荐。

操作步骤指南

第一步　微信扫码直接使用资源，无须额外下载任何软件。

第二步　如需重复使用，可再次扫码。或将需要多次使用的资源、工具、服务等添加到微信"收藏"功能。

扫码添加
智能阅读向导